本草學

韓國生藥學敎授協議會 編著

아카데미서적

본초학 집필자

김창민 교수(강원대 약대)
이정규 교수(경성대 약대)
육창수 교수(경희대 약대)
이제현 교수(경희대 약대)
신승원 교수(덕성여대 약대)
김국환 교수(동덕여대 약대)
김종원 교수(대구효성카톨릭대 약대)
박종희 교수(부산대 약대)
정지형 교수(부산대 약대)
이숙연 교수(삼육대 약대)
임동술 교수(삼육대 약대)
김영중 교수(서울대 약대)
김진웅 교수(서울대 약대)
이강노 교수(성균관대 약대)
지옥표 교수(성균관대 약대)
이범구 교수(성균관대 약대)
양기숙 교수(숙명여대 약대)
정시련 교수(영남대 약대)
이승호 교수(영남대 약대)
임종필 교수(우석대 약대)
김양일 교수(우석대 약대)
김윤철 교수(원광대 약대)
이상국 교수(이화여대 약대)
성충기 교수(전남대 약대)
이익수 교수(전남대 약대)
우은란 교수(조선대 약대)
문영희 교수(조선대 약대)
황완균 교수(중앙대 약대)
이민원 교수(중앙대 약대)
배기환 교수(충남대 약대)
김영호 교수(충남대 약대)
이경순 교수(충북대 약대)
노재섭 교수(충북대 약대)
이무남(전 대한약사회 부회장)

「本草學」發刊에 부쳐

생약은 모든 의약품의 근원이며 본초가 그 생약의 일부임은 그 누구도 부정할 수 없는 진리입니다. 1951년 4월에 서울대학교 약학대학에서 본초학 강좌가 개설되었으며, 교과서 서문에 「약학대학 교과목에 본초학을 둔 것은 약사가 개업후 생약취급에 있어서 충분한 지식과 실효적인 본초처방에 대한 능력을 부여하고자 하는데 있다」고 기록되어 있음은 그 진리를 밝히는 증좌요, 역사적 사실이었습니다.

이미 대부분의 약사들이 약학대학 이수과정에서 본초학을 배웠으며 고 申佶求 선생께서 한의과학대학보다 훨씬 앞서 약학대학에서 본초학을 가르치기 위해 동분서주하시던 모습을 약사들은 생생히 기억하고 있습니다. 이러한 배경에서 약사들은 현대의 체계화된 이론인 생약학 및 약용식물학 등과 비교연구할 수 있는 능력을 배양했던 것입니다.

약학교육은 의약품을 가르치고 배우는 것이며 본초가 그 교육범위에서 벗어날 수 없다는 사실 또한 변할 수 없는 진리입니다. 질병의 예방·치료에 활용되는 의약품이 전혀 다른 학문이며, 전혀 달리 쓰여짐이 결코 아니라는 것도 재론이 필요없는 전제입니다. 비록 전래되어온 경험적 기록을 그대로 신봉하는 입장과 현대 과학적 관점에서 분석코자 하는 자세의 차이가 있다고 하더라도, 본초는 엄연한 의약품이며 인체내에서의 약리작용을 갖는 동일한 물질이기 때문에 약학에서 뗄래야 뗄수 없는 탐구대상인 것입니다.

약사가 본초학을 접하는 의미는 순수한 학문적 토대의 구축이며 약학을 성숙시키는 과정입니다. 또한 학문이 발전되기 위해서는 인접학문과의 교류는 물론, 건설적인 비판이 수용될 수 있어야 하며 본초학도 같은 맥락에서 의·약학의 관점에서 심도있게 조명되어야 할 것입니다.

그러나 불행하게도 한약에 대한 정책이나 제도가 비전문가들의 학문 외적인 편견으로 그 방향성을 상실하고 있어 안타깝기 그지 없습니다. 한약은 국민보건과 국민의 편익을 위해 존재하는 학문의 대상이며, 널리 응용되어야 할 의약품이지 특수계층이 점유해야 할 민족의 문화재가 아니라는 것이 우리 약사들의 판단입니다. 때문에 우리 약사들은 의약품의 전문직으로서 본초학을 학문의 차원에서 접근하고 보강하려 합니다. 일시적인 정책의 오류로 제도가 왜곡되고 직능범위가 변화된다 하더라도 학문의 본질은 뒤집을 수 없으며 평생공부의 의지를 꺾을 수도 없는 것입니다. 대한약사회가 생약학교수협의회의 전폭적인 참여와 협조로 이 본초학 책자를 발간하기에 이른 것은 바로 위와같은 신념이 있었기 때문입니다.

특히 기미·귀경론만이 본초학의 생명이자 범접할 수 없는 이론인 것으로 오도하고, 생약학과 굳이 구분하려는 주장이 부각되어 있으나 궁극적으로 인체내의 약리활성을 지니는 의약품으로서의 분석적 연구는 필연의 과정입니다. 선조들의 지혜와 체험의 기록에 적지 않은 진리가 담겨져 있을 것이지만 현대과학의 관점에서 이론적 체계를 재정립하고 그 실체를 밝혀내는 일이야말로 약학의 영역이자, 약사가 해야 할 일인 것입니다. 이는 본초학 책자의 새로운 발간에 즈음하여 우리 약사들이 다짐하는 각오임과 동시에 의미심장한 선언이기도 합니다. 따라서 이 책자가 과거와 미래의 상호단절이 아니라 약학의 발전이라는 선상에서 매우 중요한 기여를 하게 될 것으로 믿어 의심치 않습니다.

그 동안 짧은 시간이었음에도 불구하고 원고집필과 감수에 힘써주신 生藥學敎授協議會의 金一赫회장님을 비롯한 여러 교수님과 대한약사회의 관계임원진, 그리고 함께 노고를 아끼지 않으신 모든 분께 깊은 감사를 드립니다.

1994년 11월

大 韓 藥 師 會

會長

머 리 말

1993년과 1994년은 약학을 전문으로 하고 있는 우리들에게 놀라움과 충격을 안겨준 잊지못할 시기로 역사 속에 영원히 기록될 것입니다.

이러한 와중에서도 저희들은 대한약사회가 대외적으로는 하위법 등 약사관련 법규라도 합리적으로 운영될 수 있도록 여러가지로 노력해 왔고, 대내적으로는 과거를 돌이켜 보면서 거친 것은 다듬고 미진한 것은 보완하는 등 약사의 영역을 고수하기 위해 최선을 다하고 있으며, 개정약사법에서 요구되고 있는 사안에 대해서도 기간내에 우선적으로 대비하려고 노력하는 모습을 긍정적으로 지켜보고 있었습니다.

그동안 전국의 약학대학에서는 본초학을 비롯한 한약관련과목이 대부분 선택과목으로 설강되어 있었기 때문에 그 강의내용이 대학마다 조금씩 다르다는 것은 학문의 특성상 당연한 일에 속했었습니다.

그러나 이 시점부터는 한약관련과목의 교과내용과 그에 대한 전문가의 견해도 다소는 통일할 필요가 있고 그 통일된 내용에 대해서는 약학을 전문으로 하고 있는 모두에게 전달되도록 하여 어떠한 경우에도 학문적으로 강하게 대처할 필요가 있음을 느끼게 됩니다.

이러한 이유로 하여 대한약사회에서는 변화된 약사 한약의 환경에 능동적으로 대처하기 위해서는 먼저 한약관련과목에 대한 통일된 교과서가 엮어져야 하고 이 교과서를 중심으로 약학대학의 한약학 관련 교수인 저희들의 학문적인 견해가 제시되어야 한다는 의견을 전달해온 바 있습니다.

이에 전국의 약학대학에 재직하고 있는 한약학 관련 교수들은 여러 차례의 모임을 가지고 조제지침서에 수재된 145종의 생약과 기타 중요하게 취급되고 있는 111개의 생약 등 모두 256종의 생약을 대상으로 대한약전, 생약규격집, 일본약국방, 중국약전 및 중국의 중의학원이나 중약학원에서 강의되고 있는 중약학 교과서를 참고로 하여 한의약학적인 내용을 주로 하는 본초학교과서를 분담하여 집필하자는 데 의견의 일치를 보게되었습니다.

시간적으로 촉박함을 모르는 바 아니지만 그 동안 저희들이 대학에서 한약관련과목을 강의하면서 다듬어 두었던 교과 내용을 체계적으로 정리하여 추가하는 한편, 중국의 중약학 교과서에 제시되고 있는 고전의 내용도 보완하여 첨부함으로써 교과의 내용이 그 깊이와 폭에서 충실을 기할 수 있도록 최선을 다하기로 하였습니다.

이는 개정약사법 중의 한약에 관한 부분이 약학을 전문으로 하는 우리들에게 불만스럽다고 하여 우리가 공부하여야 하고 소중하게 간직하여야 할 내용까지도 소홀하게 취급해서는 안된다는 것이며, 또한 어떠한 경우에도 이를 계승발전시켜야 하는 데는 우리가 주체가 되어야 함을 다짐하는 뜻이기도 합니다.

이 책을 집필하는 동안에 저희들 모두는 자성하는 마음과 함께 이 기회를 소중한 기회로 여겼으며, 이를 계기로 우리의 것을 다시 복원시켜야 함은 물론 그 연구에도 열과 성을 다해야 할 것임을 느꼈습니다.

이제 우리 모두는 이 책을 집필하면서 느꼈던 그 아픔을 마음 속 깊이 되새기면서 이 내용들을 재정리 해야 할 것이고 여기에 끊임없는 연구와 노력을 추가하여 우리의 지식을 연마하는 데 배전의 노력을 다해야 할 것입니다.

아쉬운 것은 이 책이 현대 생약학적인 내용에 본초학적인 내용을 추가한 것이 아니라 본초학적인 내용만을 중점적으로 다루었다는 점이므로 현대의약학적인 내용에 대해서는 생약학 관련 서적들을 참고하여 주시기 바라며 기타 미비한 점에 대해서는 강의를 진행하면서 보완할 것을 약속드립니다.

1994년 11월

著 者 識

차　　례

본문 **本草名중** * 표시가 되어 있는 것은 보사부 고시 1994-26호 「한약처방의 종류 및 조제방법에 관한 규정」 100처방내에 포함된 본초들 입니다.

제1편
총론(總論)

제1장 本草와 本草學의 정의

본초(本草)라는 말은 중국에서 "어느 무렵부터 쓰여 왔는가, 또 학문으로서 체계를 세운 것은 언제부터인가, 그 성격은 어떤 것인가" 하는데 대해서는 여러가지 설이 있다.

동한(東漢)의 반고(班固)가 쓴 역사서 ≪한서(漢書)≫ 중의 교사지(郊祀志)에 "方士, 使者, 副佐, 本草待詔, 七十餘人, 皆歸家"라 하여 본초(本草)라는 문자가 나오는 데 이것은 한나라 성제(成帝)의 건시(建時) 2년(BC 31년)에 당시 승상이었던 의충(醫衝)이 조정(朝廷) 내의 풍기(風紀)를 바로 잡기 위하여 이들을 파면할 것을 성제(成帝)에게 주상(奏上)하여 이들의 직(職)을 파(罷)한 내용이다. 여기에서 방사(方士)라 함은 선술(仙術)을 펴는 직명이고, 사자(使者), 부좌(副佐)는 여기에 종속된 직명이며, 본초대조(本草待詔)라 함은 소위 신선술(神仙術)을 행하여 여러가지 선단(仙丹) 등의 비약(秘藥)을 정련(精鍊)하는 당시의 연금술사(鍊金術士)에게 부여하는 관직명이다.

그 시절에 한나라 궁정(宮廷)에는 대대로 천지(天地)를 사(祀)하고 선조(先祖)를 제(祭)하는 고례(古禮)가 있었음에도 불구하고 괴이한 점술(占術)이나 마술(魔術)을 쓰는 풍조가 만연하여 선인사(仙人祠), 진보사(陳寶祠) 등을 사(祀)하는 등 조정내의 풍기가 문란해지므로 마땅히 고례(古禮)에 복귀시키고 여기에 관여되었던 이들을 파면하고 추방시켰던 것이다.

이로 보면 당시의 본초(本草)가 현재 인식되는 것과는 달리 의약을 다루는 학문이 아니라 어딘가 음사사교적(淫祠邪敎的)인 내용을 담고 있음을 알 수 있고 본초(本草)가 당시의 의료에 쓰이던 약물과는 꼭 일치하는 말이 아님을 알 수 있다.

본초(本草)는 본래 신선(神仙)과 의약의 이면성(二面性)을 가지고 있음을 ≪신농본초경(神農本草經)≫의 기록에서도 관찰되고 있다.

≪한서예문지(漢書藝文志)≫에는 본초(本草)라고 하는 문자는 보이지 않지만 의학 및 약학에 관한 책은 방기략(方技略) 중에 있는 데 여기에는 의경(醫經), 경방(經方), 신선(神仙) 및 방중(方中)의 4부문으로 나뉘어 있다. 이 중 경방(經方)은 임상의학과 같은 것으로 치료의 실제, 약물, 식이요법 등을 기록한 것이고 신선(神仙)은 불로연년(不老延年)을 기록한 것이다. 경방(經方)에는 ≪신농황제식금(神農黃帝食禁)≫ 7권, 탕액경방(湯液經方) 32권 등이

있고, 신선(神仙)에는 황제잡자지균(黃帝雜子芝菌) 18권, 신농잡자기도(神農雜子技道) 23권이 있어서 여기에서도 본초의 이면적(二面的)인 성격이 잘 나타나 있다.

본초(本草)라는 뜻에 대해서도 여러가지 설이 있다.

≪한서예문지(漢書藝文志)≫ 중에 경방(經方)을 설명하는 말에 "經方者, 本草石之寒溫, 量疾病之淺深, 假藥味之滋, 云云. 〈경방은 초석(草石)의 한온(寒溫)에 본(本)을 두고 질병의 천심(淺深)을 양(量)으로 하며 약미(藥味)의 자(滋)를 가(假)하고….〉"라 하는 데서 본초는 초목(草木) 및 광석(鑛石)의 한온(寒溫)에 근거를 둔 것이라는 설도 내세우고 있다.

또 한보승(韓保昇)은 그의 저서 ≪촉본초(蜀本草)≫에서 "약에는 玉石草木蟲獸가 있는 데 본초(本草)라고 이름한 것은 여러 약중에 초류(草類)가 가장 많기 때문이다."라 하여 "약물이 되는 것에는 초근목피(草根木皮)가 가장 많기 때문에 약물학 전체를 본초(本草)라 이름한 것이다."라고 소박하게 해석하고 있다.

이상과 같은 점에서 본초(本草)라는 학문은 전한(前漢) 말경에 생겨났고 그 성격은 신선방술(神仙方術)에 관계가 깊은 것이며 불로연년(不老延年)을 목표로 하는 것에서 부터 몸을 건강하게 한다는것 까지를 결부시켜 질병을 치료하는 약물을 연구하는 학문으로 발전해 왔다.

이와 같은 본초학은 인접학문의 발전과 더불어 생약학(生藥學)이라는 현대적인 학문으로 발전하게 되었고 본초라는 용어도 생약의 일부라는 개념으로 변하게 되었다.

그러나 중국을 중심으로 한 중의약학(中醫藥學)이나 우리나라를 중심으로 한 한의약학(韓醫藥學)에 흔히 이용되고 있는 생약(生藥)에 대해서는 한의약학(韓醫藥學)과 관련이 깊은 내용을 보완하여 생약학(生藥學)의 고전개념(古典概念)인 본초학(本草學)으로 독립시키라는 물리적인 압력이 가해지고 있다.

그 결과 생약학과의 차별성을 고려하여 본초학(本草學)에서는 주로 생약학의 고전적인 내용에 한약방제(韓藥方劑)를 중심으로 정리한 임상응용을 추가하고 여기에 유명본초서의 내용을 보완하는 것이 필요하였다.

즉, 본초학은 "한의약학에서 주로 쓰이는 내용을 중심으로 개개 생약에 대하여 기원(基原), 역사(歷史), 채취(採取), 수치(修治), 저장(貯藏), 감별(鑑別), 성미(性味), 귀경(歸經), 효능(效能) 및 효과(效果), 임상응용(臨床應用), 용법용량(用量用法) 및 사용상의 주의에 관하여 연구하는 학문이다."라고 정의할 수 있다.

제2장 中國 本草의 基源과 本草學의 발전

1. 본초의 기원과 성립

1) 원시시대(原始時代 · BC 21세기 이전)

원시시대에 인류는 음식물을 얻는 과정에서 약리작용이 있는 물질을 섭취하여 구토, 설사, 복통, 마비, 의식장해 등의 불쾌한 반응을 경험함에 의해 먹을 수 있는 것과 독성물질을 구별하는 지식을 축적함과 동시에 어떤 독성물질을 섭취하면 역으로 질병의 고통을 경감시킬 수 있다던가 소실시킬 수 있다는 것도 알게 되었다. 이와 같은 경험을 반복하는 과정에서 간단한 약물요법도 행할 수 있게 되었다. 이것이 "의식동원(醫食同源)"에 대한 근거이기도 하지만 아직은 몇개의 약에 대해서만 그 이용방법을 알 수 있을 뿐이었다.

한대(漢代)의 ≪회남자 · 수무훈(淮南子 · 修務訓)≫에는 "神農嘗百草之滋味……, 一日而遇七十毒"라 기록되어 있어 이를 잘 입증하고 있다. 그러나 이 말은 다른 뜻에서 신농시대는 어렵목축(漁獵牧畜)시대로 부터 농업으로 이행하는 때이며 〈백초(百草)를 맛보았다〉는 약물을 열심히 찾던 과정을 의미하고 〈하루에 70가지독을 만났다〉는 약물(毒)을 알기위한 과정이 상당히 광범위했다는 것을 나타내고 있다.

2) 하(夏), 은(殷), 주(周) ; 춘추전국시대(春秋戰國時代 · 기원전 21세기 – 기원전 220년)

사회가 진보하여 생산력이 증대되었고 약물에 대한 인류의 인식과 수요가 점점 증가하였으며 약물도 야생품의 채취에서 재배로 이행하였고 식물에서 동물, 광물로 그 범위가 넓어졌다.

이 시대에 특히 본초학이 크게 발전했던 이유는 다음과 같이 세가지를 들 수 있다.

첫째는 문자의 출현이다. 이 때문에 그 때까지 구전(口傳)되어 오던 의약지식이 문자화되어 장기보존이 가능하게 되었다〈예 : 주례(周禮), 시경(詩經), 산해경(山海經) 등〉.

둘째는 술의 출현이다. 약술 등을 만들어 치료에 이용할 수 있었다. 갑골문자(甲骨文字)에는 약주(藥酒)의 기재가 있고 당시에는 약주도 질병의 예방과 치료에 사용되었다고 한다. 주제(酒劑)의 사용은 약물의 치료효과를 높였기 때문에 후세에도 크게 영향을 미쳤는 데 내경(內經)의 13개 방제 중 4개가 주제(酒劑)이고, 금궤(金匱), 천금방(千金方), 외대비요(外臺秘要), 태평성혜방(太平聖惠方), 본초강목(本草綱目) 중에도 내복용(內服用)이나 외용(外用)의 주제(酒劑)가 많이 수록되었다. 따라서 후세에는 "주(酒)는 백약(百藥)의 장(長)이다." "주(酒)는 기혈(氣血)을 수통(輸通)시킨다"라고 말하게 되었다. 한자의 구조를 살펴보면 "의(醫)"의 글자에도 "주(酒)"가 사용되는등 술과 의약은 밀접한 관계가 있고 술을 이용한 치료는 의약의 발전사상 중요한 위치를 점하게 되었다.

셋째는 도자기의 사용이다. 도자기의 사용으로 음식물의 가공에 대한 지식도 매우 풍성하게 되었으며 탕액(湯液)이 발명되는 조건이 이루어지게 되었다. 전설에 의하면 탕액을 창시했다고 하는 상(商)나라의 이윤(伊尹)은 고대의 음식물인 팽임(烹飪)을 잘 만들었다 하며 ≪자치통감(資治通鑒)≫에서 伊尹이 이르기를 "百姓들이 病苦(疾苦)에 시달리면 힘써 藥材로 湯液을 만들어 치료하여야 하는데 藥材의 寒, 熱, 溫, 凉의 性質를 的確히 알고, 酸, 苦, 辛, 甘, 鹹, 淡의 맛을 適切히 配合하며, 맑고 가벼운 陽氣는 上昇케하고, 무겁고 탁한 陰氣는 下降케하여 應當 12經絡의 表裏에 藥效가 나타나게 해야 한다."(閔生民之疾苦, 作湯液本草, 明寒熱溫凉之性, 酸苦甘辛鹹淡之味, 輕淸濁重, 陰陽昇降, 走十二經絡表裏之宜)라 하여 의학에 정통하였음을 알려주고 있어 탕제(湯劑)의 발명은 음식물의 발전과 밀접한 관계가 있었다는 것을 설명해주고 있다.

탕제는 치료효과가 좋고 복용하기도 쉬우며 약물의 독성과 부작용을 경감시킬 수 있었으므로 이후부터는 가장 널리 상용되는 제형(劑型)의 하나가 되었다.

중국의 약학발전을 볼 수 있는 정식 문자의 기재는 서주시대(西周時代 · BC1066-BC771)부터 이다. ≪상서(尙書)≫의 설명편(說命篇)에는 "약불명현(藥不瞑眩), 궐질불추(厥疾弗瘳)〈약의 부작용으로 인한 어질증이나 구토(瞑眩), 급작스러운 졸도로 인사불성(厥證)이 되었을 때는 약으로 치료하여도 낫지 않는다〉"라 하였고, ≪주례(周禮)≫의 천관총재하(天官冢宰下)에는 "醫師掌醫政令, 聚毒藥以供醫事.〈의사는 의료에 관한 정령(政令·法令)을 관장(管掌)하며 모든 독(毒)과 약(藥)을 모으고 공급(供給)하는 것을 의업(醫業)으로 삼는다" 및 "以五味, 五穀, 五藥養其病.〈五味, 五穀, 五藥으로 病을 治療한다〉"이라 하였는 데 한(漢)나라의 정현(鄭玄)은 "오약(五藥)은 초(草), 목(木), 충(蟲), 석(石), 곡(穀)을 말한다"라고 주석을 달아 주고 있다. 소위 오약(五藥)이라 함은 구체적으로 오종(五種)의 약물을 가리키는 것이 아니라 당시에 초보적으로 쓰고 있는 약물을 가리킨다. 서주(西周)시대의 문학작품인 ≪시경(詩經)≫은 중국에 현존하는 문헌 중 가장 빠르고 구체적으로 약물에 대하여 기록한 서적에 속한다. 기록된 약물은 창이자, 작약, 구기자, 잉어(鯉魚), 섬여 등 100여종이나 되고 이들에 대한 채집, 성상, 산지 및 복용계절에 대하여 기재하고 있는 데 이 약들은 다수가 후세의 본초서에도 기재되어 약용되는 것으로 확인되었다.

≪산해경(山海經)≫에는 선진(先秦)시대 중국 각지의 명산(名山), 대천(大川) 및 산물(產物)의 일부에 대하여 기록하고 있는데 ≪시경≫과 마찬가지로 약물에 관한 전문저서는 아니지만 많은 약물과 이들에 대한 산지(產地), 효용(效用), 성능(性能) 등에 대하여 명확히 기술하고 있다.

산해경(山海經)에 기재된 약물은 학자에 따라 다소 차이가 있지만 일반적으로 크게 4류로 나누어지고 그 중 동물약 67종, 식물약 52종, 광물약 3종, 수류(水類) 1종과 분류하기가 어려운 것 3종을 포함하여 모두 126종에 대하여 기재하고 있다. 또한 복용법에 대해서도 탕복(湯服), 식용(食用) 등의 내복(內服)과 패대(佩帶), 목욕(沐浴), 도말(塗抹) 등의 외용으로 구별하고 있고, 병(病)의 종류도 내(內), 외(外), 부(婦), 안(眼), 피부(皮膚) 등의 질환으로 나누어 31종류를 기재하고 있으며 보약과 예방약 등을 기재하고 있는 것으로 보아 당시 약물에 관한 지식은 상당히 풍부하였음을 알 수 있다.

1975년에 장사(長沙)의 마왕퇴삼호한묘(馬王堆三號漢墓)에서 출토된 비단에 쓴 글씨에는 동주(東周), 전국시대의 "五十二病方"이 보존되어 있는 데 여기에는 280여개의 의방(醫方)과 240여종의 약물이 기재되어 있고 또한 환(丸), 산(散), 탕(湯)의 제형(劑型)이 있었다는 것을 나타내고 있다.

2. 본초의 발전

1) 춘추전국시대(春秋戰國時代)

춘추전국시대에는 사회에 변혁이 오고 생산력이 발전하였으며 "제자봉기(諸子蜂起), 백가쟁명(百家爭鳴)"의 국면이 나타났다. 당시의 의가에는 음양오행설(陰陽五行說)이 지배적인 사상이었고 자연과 사람을 동일시 하는 정체관(整體觀)이 저변을 이루고 있었다.

≪황제내경(黃帝內經)≫이 출현하여 의학을 발전시킬 수 있는 이론적인 기초가 마련되었고 본초학의 발전에도 영향을 미친 바가 크다. ≪소문(素問)·지진요대론(至眞要大論)≫에는

"寒者熱之, 熱者寒之 〈寒할때에는 熱하고, 熱할때에는 寒한다〉"라 하고, ≪소문(素問)·장기법시론(藏氣法時論)≫에는 "신산(辛散)", "감완(甘緩)", "산수(酸收)", "고견(苦堅)", "함연(鹹軟)" 〈辛味는 邪氣를 散하고, 氣를 通하게 하며, 甘味는 氣血을 補하고, 痙攣을 緩解할 수 있으며, 酸味는 收斂하고, 縮止할 수 있으며, 苦味는 瀉하거나 濕을 乾燥시킬 수 있으며, 鹹味는 멍울을 연하게 하여서 排出하도록 할수 있다〉 하여 사기오미(四氣五味) 학설에 이론적인 기초를 마련하고 있고, ≪소문(素問)·선명오기편(宣明五氣篇)≫에는 "五味所入, 酸入肝, 辛入肺, 苦入心, 鹹入腎, 甘入脾, 是爲五入. 〈五味의 歸經處는 酸은 肝으로, 辛은 肺, 苦는 心, 鹹은 腎, 甘은 脾로 들어가는데 이를 五入이라 한다〉"이라 하여 경락학설(經絡學說)을 선도하고 있다. 소문(素問)의 육미지대론(六微旨大論)에 "昇降出入, 無器不有.〈昇降出入에는 일정한 형태가 없다〉"라 한 것과 소문(素問)의 음양응상대론(陰陽應象大論)에 "味厚者爲陰, 薄者爲陰中之陽. 氣厚者爲陽, 薄者爲陽中之陰. 〈맛이 진한 것은 陰이고, 淡白한 것은 陰속의 陽이며, 氣가 豊富한 것은 陽이고, 輕微한 것은 陽속의 陰이다〉"이라 한 것등은 후세의 승강부침학설(昇降浮沈學說)에 이론적인 근거를 마련해 준 예에 속한다. 또한 내경(內經) 중에 나오는 오장고욕보사(五臟苦欲補瀉) 및 오운육기(五運六氣)와 오장(五臟)의 관계는 본초의 임상응용에 대해 지대한 영향을 미쳤다.

이와 같은 사실에서 볼 때 중국의 본초학은 이미 이 시기 즉 선진시대(先秦時代)에 그 기본적인 틀을 완성하고 있었음을 알 수 있다.

2) 진한시대(秦漢時代·기원전 221-서기220년)

생산력이 발전했고 과학이 진보했으며 내외교통이 날마다 발달하여 서역(西域)의 번홍화(番紅花), 포도, 호도 등의 약재가 내지로 들어 왔고, 소수민족 및 변방지역의 서각, 호박, 사향 및 남해의 여지, 용안 등이 내지로 들어와 약용되는 등 풍부한 본초학적인 내용을 갖추게 되었다.

서한(西漢) 초기에는 약물에 대한 전문서가 민간에도 등장했다. 한나라 무제(武帝) 때에 사마천이 쓴 사기(史記)의 편작(扁鵲), 창공열전(倉公列傳)에는 주나라 전국시대(기원전 250년경)의 최고의 의사인 편작(扁鵲)의 치료법이 실려 있다. 순우의(淳于意)가 쓴 약론(藥論)에 대하여 한서(漢書) 누호전(樓護傳)에는 "의경(醫經), 본초(本草), 방술(方術) 등에 대한 수십만 글자가 있다."라고 기술하고 있고, 한서(漢書) ≪평제기(平帝紀)≫에는 "元始五年, 徵天下通知…本草以及五經, 論語, 孝經, 稱雅教授者…遣至京師."라 하여 진한(秦漢) 시대에 이미 본초에 대한 전문저서가 등장하였고, 많은 본초교수(本草敎授)가 있었으며, 본초학의 발전도 이미 규모를 갖추기 시작했음을 알 수 있다.

중국에 현존하는 최고(最古)의 본초학 전문저서로는 신농본초경(神農本草經), 약하여 본경(本經)이 있다. 본경(本經)은 서한말년(西漢末年)에서 동한(東漢) 초기에 성서(成書)된 것으로 고증(考證)되어 있으나 당시의 의가(醫家)가 한대이전의 용약(用藥)의 경험을 집대성하여 "신농(神農)"이라는 이름을 앞에 붙여 저작한 것으로 보는 견해가 지배적이다. 본경(本經)은 만들어 진 후 500여년간 습용(襲用)되었고 원전(原典)은 당나라 초기에 이미 실전(失傳)되었으나 그 내용은 다른 본초서에 남아 있다. 현재의 각종 판본(版本)은 명청(明淸) 이래의 학자들이 교정(校訂), 집일(輯佚), 정리(整理)한 것으로서 이중 孫星衍, 孫馮翼 양씨가 편집한 판본, 顧觀光씨가 편집한 판본, 일본인 森立之씨가 편집한 판본이 유명하다. 원본은 3권이고 상중하(上中下)의 삼품분류(三品分類)로 되어 있다. 이 책에는 365개의 약물이 기재되어 있고 효능별로 상품(上品) 120종, 중품(中品) 120종, 하품(下品) 125종으로 나누고 있으며 한약학의 기본이론인 사기오미(四氣五味)의 임상응용에 관하여 계통적으로 기술하고 있고 동시에 약물의 산지, 채취, 포제(炮製), 배오(配伍), 금기(禁忌), 복용법등 용약의 원칙에 대한 기본이론을 제시하였으며 170종의 병명(病名)도 기재하고 있다. 상산-항학(抗瘧), 황련-치리(治痢), 당귀-조경(調經), 고련자-구충(驅蟲), 아교-지혈(止血), 오두-지통(止痛), 마황-정천(定喘), 해조(海藻)-치영(治癭) 등 기재된 약물효과가 지금도 인정되는 것이 많다.

이와 같이 신농본초경은 최초의 귀한 약학문헌이라 할 수 있고 한(漢)이전의 약물에 대한 지식의 총화라 할 수 있으며 중국 사대경전(四大經典) 중의 하나이고 본초학의 발전에 지대한 공헌을 한 책이다.

3) 삼국(三國), 양진(兩晋), 남북조(南北朝)시대 (220-589년)

≪본경(本經)≫이 만들어 진 후에 후한(後漢), 삼국(三國), 양진(兩晋)을 거쳐 남제(南齊)에 이르는 동안 임상에서의 용약법(用藥法)은 끊임없이 발전하였고 외국과의 통상 및 문화교류가 있었기 때문에 서역(西域) 남해제국(南海諸國)의 약물인 유향, 소합향, 침향 등의 향료약(香料藥)이 수입되어 새로운 약물이 많이 증가되었다. 그 결과 이들 새로운 약물에 대해 기재해야 하고 새로운 약물의 효능과 효과 및 그에 대한 새로운 지식을 익혀야 하며 치료분야에도 많은 변화를 초래하게 되었다.

남조(南朝) 양대(梁代)의 도홍경(陶弘景, 452-536년)은 신농본초경(神農本草經)에 개재된 약물에 명의별록(名醫別錄) 중의 명의부품(名醫副品) 365종을 합쳐서 모두 730종의 약물(朱書神農, 墨書別錄)에 대하여 주석을 달아 7권으로 나누어 정리한 신농본초경집주(神農本草經集註), 一名 ≪集註本草≫를 편찬하였다.

분류방법은 상(上), 중(中), 하(下)의 삼품 이외에 약물을 자연속성(自然屬性)에 따라 옥석(玉石), 초(草), 목(木), 충수(蟲獸), 과채(果菜), 미식(米食), 유명미용(有名未用) 등의 7류(類)로 나누는 새로운 분류방법을 제시했다.

또 "풍(風)을 치료할 때에는 방풍, 방기, 진교, 궁궁이 등이 있고, 황달(黃疸)에는 인진호, 치자, 자초 등을 활용한다."라는 등 80여종의 질병에 통용되는 "제병통용약(諸病通用藥)"을 창안하여 후세의 약물을 효능에 따라 분류하는데 대한 기초를 마련하였다.

이 책은 대곡광서사(大谷光瑞師)의 명령으로 중앙아시아를 탐험한 귤서초사(橘瑞超師)에 의하여 돈황(敦煌)의 천불동(千佛洞)에서 발견되었다. 서문 부분 밖에 없지만 후세의 본초는 모두 이 책을 근거로 하여 편성되었기 때문에 후세의 본초서인 당대(唐代)의 신수본초(新修本草), 송대(宋代)의 증류본초(證類本草)에 이르기까지 이 책의 내용이 남아 있어 그 전내용을 알 수 있다.

위진(魏晋)이래 300여년 동안의 약물학 발전을 총 망라한 본초서이고 고래의 본초서를 처음으로 정리하였다는 특징이 있고 6세기까지 중국의 고대 본초를 총괄한 위대한 명저서에 속한다. 또한 당대의 신수본초(新修本草)는 이 책을 토대로 하여 보충 개수한 것이라는 것도 알아두어야 할 사항이다.

이 시대에 유명한 본초서로는 이 이외에 뇌공(雷公)의 ≪포자론(炮炙論)≫이 있다. 뇌효(雷斅)(420-479년)는 유송(劉宋)의 사람으로 당시의 약물포제 경험을 정리하여 뇌공포자론(雷公炮炙論)을 찬하였다. 이 책은 약물포제의 전문서로서 "적당히 포제(炮製)를 하면 약효(藥效)를 높이고 독성(毒性)을 경감시킬 수 있다."라고 하여 약품 가공기술의 발전을 촉진시켰다. 원서(原書)는 산실(散失)되었으나 내용의 대부분은 후세의 본초서와 관련된 책에 인용되어 뇌공포자론(雷公炮炙論) 삼권(三卷)을 만들 수 있었다. 당시의 포제방법에는 증(蒸), 자(煮), 초(炒), 배(焙), 자(炙), 포(炮), 단(煅), 침(浸), 주침(酒浸), 초침(醋浸), 수비(水飛) 등이 있었고 후세의 포제기술에 기여한 바가 크며 현재에도 사용되고 있다.

4) 수당시대(隋唐時代 · 581-907년)

이 시대는 남북이 통일되어 경제와 문화가 번영하였고 외국과의 무역과 교통도 매우 발달하였으며 인도(印度)와 서역(西域)의 약품반입이 날마다 증가하였고 의약의 학술도 많이 발전했다. 의학 방면에서도 소원방(巢元方)이 칙명(勅命)에 의해 ≪제병원후론(諸病源候論)≫을 편찬하였는 데 이 책은 위진(魏晋)이래 의료경험을 집대성한 것으로 내용이 풍부하고 주로 각과 질병의 병원과 증상 및 진단(診斷)과 양생(養生) 그리고 도인(導引)을 포괄하여 설명한 것이다.

수서경적지(隋書經籍志)에 의하면 수나라의 본초서적은 20여종이 있었고 채약(採藥), 종약(種藥)등의 전문서적도 나왔으나 아깝게도 대부분 망실되었다.

당대(唐代 · 618-907년)에는 정부의 사업으로 본초서를 편성했다. 당나라 초기에는 도홍경(陶弘景)의 ≪본초경집주(本草經集註)≫가 본초의 기간서였지만 이 책은 도홍경(陶弘景) 개인이 사찬(私撰)한 것이고 도홍경의 견문은 남방(南方)에 편재되어 있기 때문에 전국이 통일되고 외국과의 왕래가 빈번해진 당나라는 이 시점에서 정부가 주관해서 전국 어디에서나 참고할 수 있는 본초서를 만드는 것이 필요하게 되었다.

이에 현경 4년(659)에 소경(蘇敬) 등은 고종(高宗)의 명에 의해 도홍경(陶弘景)의 신농본초경집주(神農本草經集註)의 기초위에 수 · 당이래의 일부 새로운 약재를 더 증보하고 수정개편을 가하여 증보개정(增補改訂)하여 현경 4년(659)에 신수본초(新修本草) 20권을 완성시켰다.

이 책은 세계에서 최초로 국가에서 반포(頒布) 한 약전(藥典)으로서 당본초(唐本草)라고도 하는 데 본초(本草), 약도(藥圖), 도경(圖經)의 세 부분으로 조성되어 있다. 본초(本草) 20권, 목록(目錄) 1권, 약도(藥圖) 25권, 도경(圖經) 7권으로 모두 53권이고 본초경집주(本草經集註)의 약물 730종에 신약 114종(일설에 의하면 120종)을 첨가하여 모두 844종(일설에 의하면 850종)의 약물을 기재하고 있다. 이 중에는 안식향, 후추, 혈갈, 용뇌 등 외래의 약물과 수료(水蓼), 율초(葎草), 산사자, 인중백 등의 민간약도 포함되었고, 분류도 옥석(玉石), 초(草), 목(木), 수(獸), 금(禽), 충(蟲), 어(魚), 과채(果菜), 미곡(米穀), 유명미용(有名未用) 등의 11류로 분류하였다. 또한 약물의 그림도 첨가했는 데 이것이 본초도보(本草圖譜)의 창시가 되었다.

이 책은 내용이 풍부하고 자료수집이 정밀하였으며 아주 높은 과학적인 가치를 지니고 있어 찬란했던 당대(唐代)의 본초학의 발전을 반영하고 있고 중국만이 아니라 세계의학의 발전에도 영향을 미친 바 크다. 이 책은 유럽에서 1542년에 나오고 가장 오래된 유럽 최고(最古)의 약전보다 800년이나 앞선 것이다.

원책은 이미 망실되었는데 일본 평안시대(平安時代)의 고금본(古今本)이 교또의 인화사(仁和寺)에 한부 소장되어 있고 돈황의 석실에서 고초단간(古鈔斷簡)이 발견되어 이를 자료로 완전한 복원이 이루어졌다.

이 시대부터는 개인이 저작한 책도 많이 나왔는데 유명한 저서로는 아래와 같은 것이 있다.

견립언(甄立言)의 ≪약성론(藥性論)≫은 약물의 성미, 유독, 무독, 효능, 주치, 배오(配伍) 등 광범위하게 기술했으며 특히 약성이론(藥性理論)을 상세하게 기록했다. 맹선(孟詵)의 ≪식료본초(食療本草 · 701-704년)≫는 식물요법(食物療法)의 전문저서로서 당시 음식물의 영양에 관하여 많은 지식을 제시해 주었다.

신수본초(新修本草)가 나오고 80년이 지난 개원 27년(739년)에 진장기(陳藏器)가 신수본초(新修本草)의 오류를 바로 잡음과 동시에 증보하여 본초습유(本草拾遺)를 편찬하였다. 이 책은 용약의 범위를 확대하였고, 증류본초(證類本草)에 인용한 예를 보면 광물류 110여종 등 모두 488종의 약물을 증가시켰다. 또한 약효를 표시함에 있어 선(宣), 통(通), 보(補), 설(泄), 경(輕), 중(重), 조(燥), 습(濕), 활(滑), 삽(澁)의 10종 분류법을 채택하므로써 후세에 본초의 임상분류에 대한 효시를 이루었다.

5) 오대(五代 · 907-960년)

신수본초(新修本草)에서 도경(圖經)이 망실되어 내용에 보충수정할 필요가 생겨나서 촉(蜀)나라 맹창(孟昶)이 한보승(韓保昇) 등에게 명하여 증광영공본초(憎廣英公本草), 일명 촉본초(蜀本草)를 편찬케 했다. 이 책은 신수본초(新修本草)에 교정보주(校訂補註)를 가하고 도경(圖經)을 첨부한 것으로 약물의 성미, 형태, 산지 등 많은 부분에서 내용을 증가시킨 것이다.

6) 송대(宋代 · 960-1279년)

송나라 시대에는 화약, 나침반, 활자인쇄술의 발명으로 과학문화는 상당한 변화를 가져왔다.

의약학 분야에서는 임상의학이 진보함에 따라 본초학의 발전을 촉진하여 본초의 수는 크게 증가하였을 뿐 아니라 효능에 관한 지식도 심화되었으며 포제(炮製)기술이 발전하여 성약(成藥)에 널리 이용되고 있었다. 이와 같이 의약학 지식이 크게 진보함과 동시에 특히 인쇄술의 발전은 송나라 이전의 본초서 등을 재정리하거나 수정하여 널리 보급할 수 있게 됨으로써 중국의 본초학은 이 때에 완성되었다고 하여도 과언이 아닐 정도로 눈부시게 발전하였다.

개보(開寶) 6년(973년)에 칙령(勅令)을 받은 유한(劉翰), 마지(馬志) 등이 신수본초(新修本草)와 촉본초(蜀本草)를 개정증보하여 송대(宋代) 제1부 관수본초(官修本草)인 개보신상정본초(開寶新詳定本草)를 간행하였다.

책이 완성된 후에 그 부족함을 발견하고 974년 이방(李昉) 등이 교열수정하여 개보중정본초(開寶重定本草), 일명 개보본초(開寶本草)를 간행하였다. 이 책은 모두 21권으로 신수본초(新修本草)보다 133종이 증가된 983종의 약물이 기재되어 있다. 신농본초경(神農本草經)의 내용을 흰글씨로 쓰고 명의별록(名醫別錄)의 내용을 검은 글씨로 쓴 양식은 후에 증류본초(證類本草)가 이어 받았다. 개보본초(開寶本草)에 기재된 신약 중에는 천마, 경삼릉, 필발, 노회, 현호색, 육두구, 보골지, 사군자, 하수오, 위령선, 천남성, 골쇄보, 정향, 오약, 합개, 오배자, 오령지, 호황련 등 오늘 날에도 상용되고 있는 약물이 새롭게 증가되었지만 이들은 맹선(孟詵)의 식료본초(食療本草) 및 진장기(陳藏器)의 본초습유(本草拾遺) 등에 당나라 본초학자들이 최초로 기재한 것을 정식으로 칙찬본초(勅撰本草)에 기재한 경우에 속하고, 당나라 시대 지방에서 민간약으로 쓰고 있던가 또는 외국에서 수입된 약들이 송나라에 이르러서는 일반화되어 버린 경우라고도 할 수 있다.

인종(仁宗)의 가우(嘉祐) 2년(1057년)에 한기(韓琦)의 상언(上言)에 의하여 본격적인 의약서의 교간(校刊)이 이루어지기 시작했는데 최초로 다루게 된 것이 본초서(本草書)였다.

장우석(掌禹錫), 임억(林億), 장동(張洞), 소송(蘇頌) 등의 네 사람은 개보본초(開寶本草)를 교정하고 여기에 신주(新註)와 신약(新藥)을 가하여 가우(嘉祐) 6년(1061년)에 제 3부 관수본초(官修本草)인 가우보주신농본초(嘉祐補註神農本草), 일명 가우본초(嘉祐本草)를 칙찬(勅撰)하였다.

신약(新藥)은 당 이후에 여러 본초서(本草書)에 나타난 83종을 신보(新補)라 하고 당시 통용되는 약 중에서 이름 높은 의사들의 의견을 들어 선정한 17종을 신정(新定)이라 하여 개보본초(開寶本草)에 모두 99종을 추가한 1,082종의 약물을 기재하고 20권으로 만들었다. 새로 증가된 100종의 약물은 대부분 잘 쓰지 않는 것이지만 오늘 날에도 상용하는 것에는 호로파, 해대(海帶), 해금사 등이 있다.

가우본초(嘉祐本草) 편찬 후에 장우석(掌禹錫) 등은 당본초(唐本草)의 예에 따라 약도(藥圖)와 도경(圖經)을 함께 편찬할 것을 요청하고 전국의 산약지(產藥地)에 명하여 소산 약물의 표본 및 약도, 그리고 개화, 결실, 채집시기, 약효 등을 써서 보내게 하고 외국산약물은 약물표본을 보내게 하여 그 자료에 의해 소송(蘇頌)이 3년에 걸쳐 편찬한 것이 ≪도경본초(圖經本草)≫, 일명 본초도경(本草圖經) 21권이다. 따라서 가우보주본초(嘉祐補註本草)와 도경본초(圖經本草)는 자매편이라 할 수 있다.

사천(四川)의 진승(陳承)은 가우보주신농본초(嘉祐補註神農本草)와 도경본초(圖經本草)가 권위있는 약물서이지만 개인이 이들을 모두 소유하고 있기가 어렵고 이용하기가 불편한 점을 감안하여 두책을 합한 뒤에 고금(古今)의 논설과 개인의 견해를 첨가하여 1092년에 중광보주신농본초병도경(重廣補註神農本草竝圖經) 23권을 만들었다.

진승(陳承)과 같은 무렵에 사천(四川)의 명의 당신미(唐愼微)는 동일한 가우보주신농본초(嘉祐補註神農本草)와 도경본초(圖經本草)를 근간으로 하고 여기에 고금의 단방(單方)과 경사백가(經史百家)의 약물에 관한 자료를 수집하여 1097년에 경사증류비급본초(經史證類備急本草), 일명 증류본초(證類本草) 31권을 편찬하였다.

이 책은 초고본(草稿本)으로 새로 476종의 약물을 증가시켜 모두 1,558종의 약물과 부방 3,000여수 그리고 글과 그림을 함께 기재하였으며 처방과 약물을 겸하여 기록하고 있다. 이후 500여년 동안 쓰여 온 저서로 송 이전의 본초학 발전의 총화라 할 수 있고, 여러 전문가의 의견을 집록한 점이 특징이라 할 수 있다.

경사증류비급본초(經史證類備急本草)는 교본(校本)이어서 간행되지 않았지만 대관(大觀) 2년(1108)에 집현손공(集賢孫公)이 이를 입수하고 애성(艾晟)이 교간(校刊)하여 간행한 것이 경사증류대관본초(經史證類大觀本草) 31권이고 약하여 대관본초(大觀本草)라 한다. 기재약물은 가우보주본초(嘉祐補註本草)보다 660종이 늘어 모두 1,744종이고, 각 약물 모두에 그림을 첨부하였으며, 부방도 3,000수(首) 이상 실렸다. 이 같은 도문병중(圖文併重) 및 방약겸수(方藥兼收)로서의 편집체제는 전대의 본초서에서 진일보한 것으로 실용적이며 동시에 고대의 방약(方藥)의 문헌적 자료를 후세에 보존하기에 커다란 공헌을 이룬 방법에 속한다. 애성(艾晟)은 약간의 수정을 가하여 진승(陳承)의 설을 별설(別說)로 기재하고 있지만 대부분은 당신미(唐愼微)의 원문을 그대로 인용하고 있다.

대관본초(大觀本草)는 지방판이었으므로 정화(政和) 6년(1116년)에 의관 조효충(曹孝忠) 등은 휘종(徽宗)의 명을 받아 대관본초(大觀本草)를 교정하여 칙판(勅版)으로 정화신수경사증류비용본초(政和新修經史證類備用本草) 30권, 일명 정화본초(政和本草)를 간행하였다.

이와 같이 당신미(唐愼微)의 증류본초(證類本草)를 기본으로 한 본초서, 즉 경사증류비급

본초(經史證類備急本草, 證類本草), 경사증류대관본초(經史證類大觀本草, 大觀本草)와 정화신수경사증류비용본초(政和新修經史證類備用本草, 政和本草)는 본초경집주(本草經集註) 이래의 각종 본초를 집대성한 모범적인 본초서라고 사가들은 말하고 있다. 이 후 명나라 이시진(李時珍)의 본초강목(本草綱目)이 나오기 까지 500여년 동안 이들 증류본초(證類本草) 계통의 본초가 본초계를 지배했다.

정화본초(政和本草)가 간행될 무렵 마침 정강(靖康)의 난이 일어나 그 판목(版木)과 함께 판본(版本)도 금나라 군대에 빼았겼기 때문에 남송(南宋)에는 이 책이 없었다. 이 무렵 구종석(寇宗奭)은 가우본초(嘉祐本草)와 도경본초(圖經本草)의 오류를 고치고 불비한 점을 보충할 목적으로 정화(政和) 6년(1116년)에 본초광의(本草廣義) 20권을 저술하였다. 가우본초(嘉祐本草)에서 찬출(撰出)한 467종의 약물과 부록 35종을 합하여 모두 502종에 대하여 산지, 형상, 감별법, 용약법, 약리에 관하여 간단하게 기록한 것이지만 발명한 것은 많고 약성이론에 뛰어나 간명하게 한 점 등에서 세인의 호평을 받았다. 그 후 경원(慶元) 원년(1195년)에 중간할 때 본초연의(本草衍義)라 개명한 것이 현재에도 통용되고 있다.

7) 금원시대(金元時代 · 1115-1368년)

금(金)과 남송(南宋)이 중국을 남북으로 나누고 대치하고 있을 때는 잠시 소강상태는 유지하고 있었지만 문화적인 교류는 없었다.

남송(南宋)의 초기에 왕계선(王繼先) 등이 고종(高宗)의 명을 받아 대관본초(大觀本草)를 개정하고 여기에 약간의 지견을 가하여 소흥(紹興) 29년(1159년)에 소흥교정경사증류비급본초(紹興校定經史證類備急本草) 31권, 일명 소흥본초(紹興本草)를 진상(進上)하였다. 이 책은 현재 사본(寫本) 10여부가 전해지고 있지만 완본(完本)은 아니다. 그러나 그 약도(藥圖)는 대관본초(大觀本草) 및 정화본초(政和本草)의 미비점을 보완하였다는 점에서 중요하다.

남북으로 분단된 후 북방에서는 금(金)의 통치에 의해 사회경제는 크게 파괴되었고 백성들의 생활은 매우 어려워졌다. 금은 여러가지의 사회제도에 있어서 북송의 제도를 답습했지만, 특히 의료면을 해결해야 하는 것은 시급한 문제였으므로 이 방면에 역점을 두었다. 이 때문에 당시의 의가들은 현실적인 의료에 직면하여 새로운 의학이론을 개발하기 위해 노력하였고 이러한 노력은 원(元)시대까지 계속되었다. 이와 같이 실제임상에 기초하여 의학이론을 발전시키려는 노력에 의해 중국의학사상 유명한 유완소(劉完素)(河間, 1110-1200), 장종정(張從正)

(子和, 1156-1228), 이고(李杲)(東垣, 1180-1251), 주진형(朱震亨)(丹溪, 1281-1358)의 금원사대가(金元四大家)에 의한 학설이 생겨나게 되었다. 이 금원의학은 발한(發汗), 토하(吐下) 등 사제(瀉劑)를 주로 쓰는 유장의학(劉張醫學)과, 강장(強壯), 자양(滋養)의 온보제(溫補劑)를 주로 쓰는 이주의학(李朱醫學)으로 나누어진다.

이상과 같이 새로운 의학이 풍미했다면 약물면에서도 여기에 대응하는 새로운 형태의 본초가 육성되야 하는 데 이렇게 하여 탄생한 것이 약성이론(藥性理論)을 중심으로 한 장원소(張元素)의 결고진주낭(潔古珍珠囊)이고 여기에 약성이론을 대폭적으로 충실하게 한 것이 이고(李杲)의 용약법상(用藥法象)과 왕호고(王好古)의 탕액본초(湯液本草)이다.

송나라까지 약물의 기미(氣味)에 대한 생각은 약물요법의 기본적인 개념과는 다르지 않았지만 한(寒), 열(熱), 온(溫), 량(凉)의 사기(四氣), 신(辛), 감(甘), 산(酸), 고(苦), 함(鹹)의 오미(五味) 모두가 애매해서 치료는 모두 경험에 근거하여 행해졌다.

그러나 금원시대에 이르러서는 이론적인 치료법을 목적으로 하여 소문(素問)의 음양응상대론(陰陽應象大論)에 근거를 두고 기미(氣味)에 대한 구체적인 이론을 만들어 내었다. 약물의 성질인 기(氣)와 미(味)가 그 약물의 작용을 규제하는 기본적인 요소이다 라는 전제하에 지금까지 애매하게 알아오던 기미의 개념을 필요불가결한 개념으로 바꾸어 놓았다. 또한 여기에 오행설(五行說)에서의 상생(相生), 상극(相剋)이 가해지고 한층 더 관념적인 이론까지 도입시켰다. 또 약물의 군(君), 신(臣), 좌사(佐使)는 신농본초경(神農本草經)에서는 "상약(上藥)이 군(君)이고, 중약(中藥)이 신(臣)이며, 하약(下藥)이 좌사(佐使)이다."라 하였지만 금원(金元)의 본초에서는 "병(病)을 치료하는 것이 군(君)이고 군(君)을 돕는 것이 신(臣)이며 신(臣)에 응하는 것이 사(使)로 상중하삼품(上中下三品)은 아니다."라 하여 소문(素問)의 지진요대론(至眞要大論)의 설을 받아드렸다. 여기에 이고(李杲)는 질병별로 군약(君藥)을 지정하고 "병을 주(主)하는 것이 군으로, 예를 들면 풍(風)을 치하는 데는 방풍이, 상초의 열을 치하는 데는 황금, 중초의 열을 치하는 데는 황련, 습(濕)에는 방기, 한(寒)에는 부자류가 각각 군이다."라 하였다. 이러한 이론은 명청(明淸)이 이어 받았고 오늘날은 중국과 한국의 용약에 대한 기초가 되고 있다.

금나라의 장결고(張潔古, 元素)가 1186년에 저술한 진주낭(珍珠囊)은 약 100종의 약물을 기재하여 성미(性味), 음양(陰陽), 승강부침(昇降浮沈), 귀경(歸經), 주치(主治) 등을 전문적으로 논하여 후세에 약성(藥性)을 주체(主體)로 하는 본초학의 토대가 되었다.

그 밖에 주단계(朱丹溪)는 본초연의습유(本草衍義拾遺)를 저술하여 본초연의(本草衍義)

를 보충하였고, 원대(元代)의 홀사혜(忽思慧)는 1330년에 음선정요(飮膳正要)를 저술하여 음식요법을 총괄, 발전시킴과 동시에 약물증류법에 의한 주제법(酒製法)을 기재하였다.

8) 명대(明代 · 1368-1644년)

외국과의 교류가 나날이 빈번해졌고 상품경제가 신속하게 발전했으며 의약지식도 풍부해져서 이미 오래 전부터 이용되어 온 증류본초(證類本草)와는 다른 새로운 본초서가 출현할 것이 요구되는 시대이기도 했다.

위대한 의약학자(醫藥學者)인 이시진(李時珍)은 1552년에서 1578년까지 27년간 심혈을 기울여 정화본초(政和本草)를 남본(藍本)으로 하고 관련서적 800부를 참고하여 민간에서 익히기를 바라는 약물을 광범위하게 모우고 임상경험을 토대로 하여 3회의 개고(改稿)를 행한 후에 1578년에 의약학의 거서인 본초강목(本草綱目), 일명 강목(綱目)을 저술하였다. 모두 52권으로 정화본초(政和本草)에 149종을 더한 1,894종의 약물(서문에는 1892종이라 기재되어 있음)을 기재하였고, 그림도 1,160장을 끼워 넣었으며, 부방(附方) 11,096수를 수록하고 있다. 전체를 자연분류(自然分類) 방법에 따라 수(水), 화(火), 토(土), 금석(金石), 초(草), 곡(穀), 채(菜), 과(果), 목(木), 기복(器服), 충(蟲), 인(鱗), 개(介), 금(禽), 수(獸), 인(人) 등 16부 62류로 나누고, 약물의 정명은 강으로 표시하고 강의 아래는 목으로 강목을 분명히 하였다. 개개 약물에 대해서는 석명(釋名), 집해(集解), 수치(修治), 주치(主治), 기미(氣味), 발명(發明), 배방(配方) 등을 자세하게 서술하였고 약물명칭의 유래와 의미, 산지, 형태, 진위감별, 채집, 재배, 포제방법, 성미의 효능, 주치의 특징 등을 기재하고 있다. 약물의 기재와 분석은 실물에 의거하여 실제 경험을 중시했고 각가(各家)의 정화(精華)를 수집했으며 잘못된 것을 정정(訂正), 비판(批判)하는 등 광범위하게 고찰하고 있다.

이 책은 16세기 이전의 중국 의약학의 경험과 이론을 총괄하고 본초학과 의학의 발전에 커다란 공헌을 했을 뿐만 아니라 동식물학(動植物學)에도 세계적인 영향을 미쳤다. 이 책은 중국 전체에 유포되었고 17-18세기를 전후하여 국외에도 전파되었다. 현재는 라틴어, 일본어, 프랑스어, 독어, 영어, 러시아어 등으로 번역되어 출판되고 있으며 세계적으로 유명한 약학문헌이 되었다. 이 이외에 다음과 같은 본초서가 알려져 있다.

1406년에 주숙(朱橚)이 쓴 구황본초(救荒本草)에는 식용식물 414종을 도설(圖說)하여 식물요법과 식물학 연구에 공헌했다. 1565년에 진가모(陳嘉謨)가 쓴 본초몽전(本草蒙筌)에는 724종의 약물을 기재하고 여기에 기미(氣味), 치료효과, 산지, 채집, 저장, 감별, 포제, 배오

(配伍), 금기, 칠방(七方), 십제(十劑), 복약방법 등을 상세하게 기술하고 있다. 이 책은 본초강목(本草綱目) 이전의 중요한 본초서이다.

1625년에 유희옹(繆希雍)이 쓴 본초경소(本草經疏)는 신농본초경(神農本草經)이나 도홍경(陶弘景)의 명의별록(名醫別錄) 등에 자신의 경험을 결합시켜 주해를 달았으며 약리를 간명하게 설명한 특징이 있다.

또 본초강목(本草綱目)이 나오기 이전에 유명했던 본초서로는 1505년에 유문태(劉文泰)가 편저한 본초품회정요(本草品滙精要)이다. 이 책은 모두 42권으로 되어 있고 1815종의 약이 기재되어 있다. 개개의 약물에 대해서는 역대주요문헌을 인용하여 효능, 주치, 산지, 채집, 제법, 진위 등을 상세하게 기록하고 있으며 내용이 풍부하고 조리가 정연하며 서술이 간요하다는 장점이 있다.

9) 청대(淸代 · 1644-1911년)

청대(淸代)에는 본초강목(本草綱目)의 영향을 받아 본초에 관한 연구가 성행되고 있었는데 그 연구는 대체로 다음과 같이 세가지 유형으로 나눌 수 있다.

첫째는 이 책의 부족한 점에 대하여 보충하고 수정을 가하는 연구이다. 예로는 본초강목습유(本草綱目拾遺)와 식물명실도고(植物名實圖考)를 들 수 있다.

건륭(乾隆) 30년 (1765년)에 조학민(趙學敏)은 본초강목습유(本草綱目拾遺) 10권을 저술하였다. 이 책에는 921종의 약물을 기재하고 있고 이 중 본초강목에 기재되지 않은 것이 716종으로 거의 대부분이 민간약이라는 특징이 있다. 또한 본초강목에 잘못된 것을 수정보충하였다. 이 책에 근거하면 이 때까지 알려진 본초는 2608종에 이른다.

또 하나는 도광(道光) 28년 (1848년)에 오기준(吳其濬)이 저술한 식물명실도고(植物名實圖考) 38권 및 장편(長編) 22권이다. 이 책은 오기준(吳其濬)이 역임하던 호북(湖北), 강서(江西), 호남(湖南), 운남(雲南), 귀주(貴州), 산서(山西), 복건성(福建省) 등 여러 성(省)에서 실지로 보았던 식물 1,914종을 도설(圖說)한 것이다. 약에 관한 전문서적은 아니지만 내용, 편집은 본초학을 계승한 것으로 그림은 정밀하고 광범위하며 사실적으로 그려져 있으며 많은 식물이 약용으로도 쓰이기 때문에 이 책은 당시의 약초에 대한 기원을 알아보는 가장 좋은 자료이다. 이 점에 대하여 독일 식물학자 E. Bretschneider는 일찌기 그 가치를 인정했다.

둘째는 실제 임상에서 필요한 본초를 중심으로 본초강목(本草綱目)을 간소화시키는 연구이다. 예로는 본초비요(本草備要)와 본초종신(本草從新)을 들 수 있다. 1694년에 왕앙(汪昻)

이 쓴 본초비요(本草備要)에는 478종의 약물이 기재되어 있고 이 책을 증정(增訂)한 오의락(吳儀洛)의 본초종신(本草從新)(1757년)에는 721종이 수록되어 있다. 이 2서(書)는 편집이 간명하고 중요한 점을 요약한 실용적인 면도 있기 때문에 특별히 광범위하게 전파되었다.

셋째는 고증(考證)에 근거하여 유실된 것을 편집하는 연구이다. 노복(盧復)은 신농본초경(神農本草經)을 복원하는 작업을 선두로 하여 여러 학자들에 의한 연구가 잇따랐다.

기타 황궁수(黃宮綉)의 본초구진(本草求眞)(1769년)은 약물520종을 기재하여 형(形),색(色), 기미(氣味), 귀경, 효능, 금기, 제법 등을 논하고 약효도 상호대비하여 이해하기 쉽게 하였으며 실제적인 약성이론을 펴서 참고할 만 하다.

10) 근, 현대(近, 現代 · 1870년-)

중국이 약물을 이용한 역사는 매우 오래되었지만 이것이 끊이지 않고 오늘까지 계속되는 것은 새로운 왕조(王朝)가 탄생할 때마다 이것을 보호(保護)하고 복원(復元)하며 칙찬(勅撰)의 서적을 편찬하였기 때문에 이루어지는 것이고 이러한 전통은 다른 나라에서는 볼 수 없는 일에 속한다.

아편전쟁(1840년) 이후 100여년 동안 중국은 의약학이 충분히 발전하기에는 어려운 여건이었다. 새로운 중국을 설립한 이후 당(黨)과 정부(政府)는 중의약사업(中醫藥事業)의 계승, 정리, 발양(發揚), 제고(提高) 등을 중시하고 있기 때문에 중의약원교(中醫藥園校)를 설립하여 중의약(中醫藥)에 대한 전문적인 인재를 양성하고 중의약연구소(中醫藥硏究所)를 설립하여 약용식물, 약리, 화학, 임상응용에 관한 연구도 진행시키는 등 현재 이 분야는 신속하게 발전되고 있다.

중약원교(中藥園校)의 교과서(敎科書) 등을 제외하고도 중국 각지의 성(省)을 중심으로 중약지(中藥誌)를 발간했고, 소수민족이 쓰는 약들을 정리했으며, 중화인민공화국약전(中華人民共和國藥典)을 계속하여 간행했고, 민간(民間)의 단방(單方)과 경험방(經驗方)을 기초로 하여 전국중초약자료회편(全國中草藥資料會編), 중약대사전(中藥大辭典) 및 약해(藥海) 등을 간행하였다.

중약대사전(中藥大辭典)은 중국의 본초학이 건재하다는 것을 알려주는 대작으로 강소 신의학원편저(江蘇新醫學院編著)이다. 총 5,767종의 약물이 수록되었고, 약물마다 이명, 기원, 원식물, 동물, 광물, 재배사항, 채집, 법제, 약제, 성분, 약리, 포제, 성미, 귀경, 효능, 주치, 용법과 용량, 금기, 처방선택, 임상보고, 학자의 논문, 비고 등 19가지 조항으로 설명하고 있다.

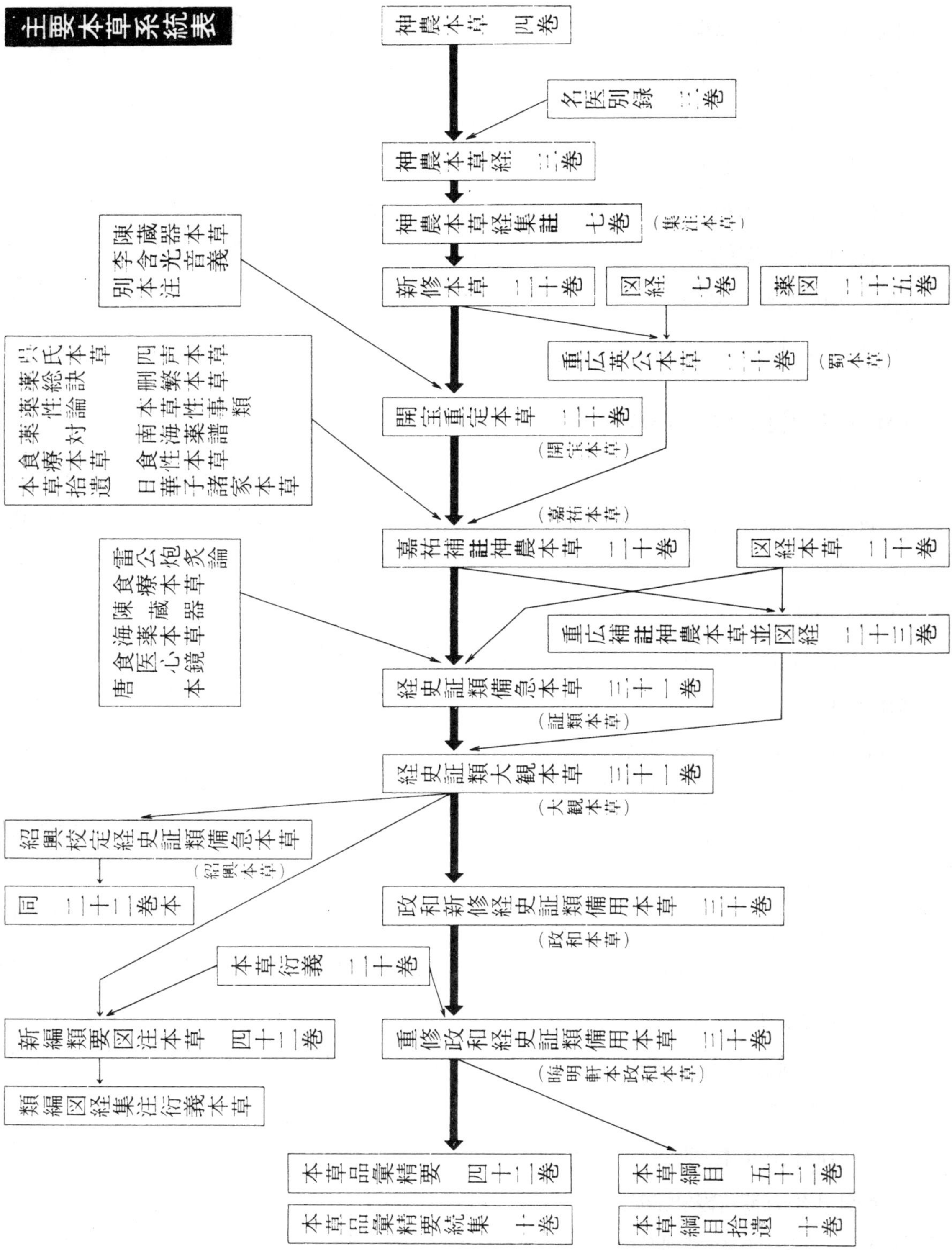
主要本草系統表
神農本草 四巻
名医別録 三巻
神農本草経 三巻
神農本草経集註 七巻
（集注本草）
陳蔵器本草
李含光音義
別本注
新修本草 二十巻
図経 七巻
薬図 二十五巻
重広英公本草 二十巻
（蜀本草）
呉氏本草
薬総訣
薬性論
薬対
食療本草
本草拾遺
四声本草
刪繁本草
本草性事類
南海薬譜
食性本草
日華子諸家本草
開宝重定本草 二十巻
（開宝本草）
（嘉祐本草）
嘉祐補註神農本草 二十巻
図経本草 二十巻
雷公炮炙論
食療本草
陳蔵器本草
海薬本草
食医心鏡
唐本
重広補註神農本草並図経 二十三巻
経史証類備急本草 三十一巻
（証類本草）
経史証類大観本草 三十一巻
（大観本草）
紹興校定経史証類備急本草
（紹興本草）
同 三十一巻本
政和新修経史証類備用本草 三十巻
（政和本草）
本草衍義 二十巻
新編類要図注本草 四十二巻
類編図経集注衍義本草
重修政和経史証類備用本草 三十巻
（晦明軒本政和本草）
本草品彙精要 四十二巻
本草品彙精要続集 十巻
本草綱目 五十二巻
本草綱目拾遺 十巻

主要本草系統表

제3장 炮製

포제(炮製)라 함은 약물을 그대로 이용하거나 제제(製劑)를 만들기에 앞서 한의약학적인 이론에 근거하여 적당한 처리를 가하거나 상품으로서의 가치를 높이기 위하여 적당하게 가공해두는 것을 말하는 것으로 포자(炮炙), 수사(修事) 또는 수치(修治)라고도 말한다.

포제(炮製)의 역사는 오래 되었고 이미 내경(內經), 본경(本經)에도 포제(炮製) 방법이 기재되어 있으며 남북조(南北朝) 시대에는 많은 경험을 중심으로 뇌공포자론(雷公炮炙論)이 저술되는 등 상당한 수준에 있었다. 그 후 포자대법(炮炙大法), 수사지남(修事指南) 등 포제(炮製)의 전문저서도 많이 저술되는 등 나날이 발전하였다.

1. 포제(炮製)의 목적

포제(炮製)의 목적은 대체로 다음과 같이 여덟가지를 들 수 있다.

(1) 여러가지 불순물과 위화물을 제거하여 깨끗하고 순도가 높은 약제를 만들기 위함이다.

야생식물을 채취하거나 재배식물을 채취한 것이므로 채집, 보관, 운반 과정 중에 흙이나 모래, 먼지, 곰팡이, 좀벌레 등으로 충해를 입은 것들이 있을 수 있다. 따라서 포제를 통하여 이들을 깨끗하게 제거해 주므로써 약용량을 정확하게 넣을 수 있게 된다.

(2) 잘라서 음편(飮片)을 만들기 때문에 조제를 하거나 제제(製劑)화를 편리하게 한다.

광물성이거나 패각류 그리고 식물의 근경, 목질류, 종자류 등도 분쇄하여 이용하기 쉽도록 한다. 예를 들면, 광석류인 대자석, 자석 등은 단(煅)하여 부셔 놓는 것이 좋고 너무 단단한 토복령, 천마, 오약 등은 조제 전에 썰어두는 것이 좋으며, 녹각, 서각 등도 박편으로 만들어 두는 것이 좋고 과실이나 종자 등도 조제에 이용하기 쉽도록 하는 것이 좋다.

(3) 약제를 건조해두면 저장에 편리하기 때문이다.

약재를 정선하면 부피가 줄고 가열처리 등에 의해 건조가 충분하며 충란 등이 죽게 되고 공존하는 효소가 파괴되므로 오래 저장하더라도 변질을 막을 수 있게 된다.

(4) 교미, 교취 작용을 돋보이게 하여 복용하기 쉽게 한다.

동물성인 약재처럼 비린내가 심하거나 맛이 몹시 쓴 약을 복용할 때에는 오심이나 구토를 일으킬 수 있는 데 포제를 하게 되면 이러한 부작용을 막을 수가 있다.

예를 들면 주초한 계내금이나 오령지, 교미(矯味)한 상산 등은 그 목적이 교미교취에 있다.

(5) 약물의 독성이나 부작용을 없애거나 줄여줄 수 있다.

약물은 투여 시에 치료효과가 좋아야 하지만 독성이나 부작용이 발생하는 것들에 대해서는 이를 방지할 수 있도록 하여야 한다.

약에 따라서는 독성이 강하거나 약한 것이 있고, 그 작용도 준열(峻烈)한 것이 있는가 하면 조성(燥性)이 강(強)한 것도 있다. 이러한 약들은 인체에 적용할 때 예기치 않은 부작용을 야기할 수 있기 때문에 엄격하게 포제를 행하는 것이 바람직하다.

천오에는 독성이 강한 aconitine이 함유되어 있지만 수침포를 한 후에 끓이게 되면 aconi-ine은 가수분해 되어 독성이 적은 benzoylaconine과 aconine으로 변하여 안심하고 복용할 수 있게 된다.

반하도 그대로쓰면 자극성이 강하여 인후종통(咽喉腫痛)이 있거나 목소리가 나오지 않는 부작용이 생기는데 백반 등의 보료(輔料)를 이용 하여 포제하면 자극성과 독성은 줄어들고 거담작용과 진구작용이 증강된다.

파두나 천금자는 강력한 사하작용이 있는 유질성분을 다량 함유하고 있기 때문에 파두상이나 천금자상 등으로 하면 부작용이 줄어든다.

(6) 약효와 임상적인 치료효과를 높일 수 있다.

포제할 때에는 보료(輔料)를 가하지 않는 경우도 있지만 보료(輔料)를 가할 경우에는 약물과 보료의 협동 작용에 의해 약효를 높일 수도 있다.

예를 들면 현호색을 초제하면 진통 작용과 활혈 작용이 증가되고, 음양곽을 양기름으로 포제하면 강정(強精)작용이 증가되며, 자원을 밀제(蜜製)하면 윤폐진해(潤肺鎮咳)하는 효과가 좋아지고, 황기나 감초 등을 자(炙)하게 되면 보비익기(補脾益氣)하는 효능이 증강된다.

(7) 약성을 완화하게 하거나 바꾸게 할 수 있다.

모든 약물에는 오미(五味)와 오기(五氣)가 있어서 이것에 의해 여러가지 질병을 치료하는데 쓰여왔지만 포제를 하게 되면, 그 성능이 변하게 되고 그 결과 임상에서 요구하는 바를 폭넓게 충족시킬 수 있다.

예를 들면, 천남성은 고신온(苦辛溫)하여 조습(燥濕), 거풍(祛風), 거담(去痰), 진통(鎮痛)하는 효능을 나타내기 때문에 해수에 가래가 많을 경우나 중풍, 안면신경마비, 현운 등에 응용된다. 이것을 우담즙(牛膽汁)으로 제(製)하여 우담남성으로 하면 성(性)이 고량(苦涼)

하게 변하므로 해열, 거담, 평식(平息), 진간(鎭肝)하는 효능을 나타내게 되어 소아가 열이 높고 가래가 많아지며 경풍추축(驚風抽搐)할 때 쓰게 된다.

(8) 약의 귀경을 바꿀 수 있다.

투여된 약물이 온 몸에 골고루 작용하지 아니하고 어느 특정 장기나 경맥의 병변에만 선택적으로 작용하는 것을 경락(經絡)과 장부(臟腑)에 귀납시켜 약의 귀경(歸經)을 설명하고 있다.

약물을 포제하게 되면 작용 부위가 바뀌어 다른 경락(經絡)이나 다른 장부에 귀경하게 된다.

예를 들면 황백을 그대로 쓰면 한하고 고조(苦燥)한 성질이 있어 하초(下焦)의 습열(濕熱)에 의한 임탁(淋濁)이나 발과 무릎이 시리고 약할 때 많이 응용되지만, 주제(酒製)하게 되면 상초(上焦)의 습열(濕熱)에 효능이 있어 혈분병(血分病)에 작용하게 된다. 향부자는 신(辛), 미한(微寒)하여 행기(行氣), 통경(通經), 진통(鎭痛)하는 효능을 나타내기 때문에 월경불순, 월경통, 흉복창통 등에 응용하지만 초제(醋製)하게 되면 간경(肝經)에 작용하게 된다. 또한 소회향은 염제(鹽製)하면 신경(腎經)에 작용하게 된다.

2. 포제(炮制)의 분류(分類)

일반적으로 널리 이용되고 있는 포제(炮製)의 방법(方法)에는 다음과 같은 것이 있다.

1) 수제(水製)

(1) 세(洗)

물로 원약표면(原藥表面)의 토(土), 사(砂), 잡물(雜物)을 씻어 내는 것. 유효성분(有效成分)이 수중에 용해(溶解)되는 것을 방지(防止)하기 위하여 장시간의 세척(洗滌)은 피해야 한다.

(2) 표(漂)

다량의 물에 반복해서 침표(浸漂)하여, 냄새(臭), 독성(毒性) 등을 제거하고 감소시키는 것. 귀판, 별갑, 오장골 등 비린내가 나는 것, 곤포, 해약 등 염분(鹽分)이 있는 것, 오두, 부자 등 독성이 있는 것 등에 사용한다.

(3) 포(泡, 浸)

약물(藥物)을 약액(藥液)에 담구어 극성(劇性)이나 자극성(刺戟性)을 완화시키는 것. 예 : 원지, 오수유를 감초액(甘草液)에 포(泡)한다.

(4) 지(漬, 潤)

물에 침(浸)하면 성분이 손실(損失)될 우려가 있는 약물에 소량의 물을 뿌려서 부드럽게 하여 절편(切片)하기 쉽게 하는 것.

(5) 수비(水飛)

잘게 분쇄(粉碎)하여 유발(乳鉢)에 넣은 약물에 물을 붓고 빻아서 여기에 소량의 물을 가해 휘저어서 상부의 현탁액(懸濁液)을 다른 용기에 옮긴다. 남은 조말(粗末)에 같은 방법을 반복해서 약물이 전부 현탁액이 될 때까지 계속한다. 얻어진 현탁액의 침전물(沈澱物)을 건조하면 아주 고운가루가 얻어진다. 물에 용해(溶解)되지 않는 광석(鑛石), 패각류 (貝殼類)에 적용한다. 순수하고 고운 가루를 얻을 수 있고 제분시(製粉時) 날아가 버리는 손실이 없는 점이 이점이다.

2) 화제(火製)

(1) 단(煅)

강한 불로 직접 또는 간접적으로 소(燒)하여 부서지기 쉽게 하는 것. 약효(藥效)를 높이고 부작용(副作用)을 감소시키며 가루로 만들기 쉽게 한다.

① 직접단(直接煅) : 약을 철제로 된 망위에 놓고 연기가 나지 않는 강한 불로 빨갛게 될 때까지 소단(燒煅)한다. 광석(鑛石), 패각류(貝殼類)에 적용된다.

② 간접단(間接煅) : 약을 철제로 된 남비에 넣고 밀봉(密封)하여 남비 뚜껑에 붙인 종이가 탈 정도까지 약한 불로 가열하는 것. 소실(燒失)될 우려가 있는 것(진종탄, 난발상)

(2) 초(炒)

약물을 후라이팬에 넣고 계속 휘져으면서 가열하는 방법이다.

① 청초(淸炒) : 보료(輔料)를 넣지 않고 초(炒)하는 방법으로 가열하는 정도에 따라 다음과 같이 3종류로 나눌수 있다.

초황(炒黃) : 약한 불로 약물의 표면이 황색이 되어 냄새가 날 정도로 초(炒) 하는 것. 예. 초맥아, 초산조인 등.

초초(炒焦) : 중화(中火)로 약물이 갈색으로 되어 약간 탄 내가 날 정도로 초하는 것. 예. 초신국, 초산사자 등.

초탄(炒炭) : 강화(強火)로 약물의 겉이 까맣게 타서 거의 탄화(炭化)되었지만 본래의 약성(藥性)은 상실되지 않았으며 "초(炒)하여 탄(炭)이 되어도 그 성(性)은 존재함"이 되도록 초하는 것. 극성(劇性)을 완화(緩和)시키고 수렴(收斂), 지혈작용(止血作用)이 강화된다.

② 보료초(輔料炒)

보료(輔料)를 넣고 초(炒)하는 것. 보료(輔料)에 따라 부초(麩炒), 미초(米炒), 토초(土炒), 사초(砂炒) 등으로 구분된다.

부초(麩炒) : 밀기울(麩)과 함께 약이 황색이 될 정도로 초(炒)하는 것. 부(麩)는 체를 사용해서 제거한다. 약물이 비위(脾胃)를 튼튼하게 하는 효력이 높아지고 자극성이 감소하며 약미가 교정된다, 예. 부초백출, 부초지각 등.

미초(米炒) : 미(更米, 糯米)를 가열하고 나서 약을 넣고, 미(米)가 타서 약물이 황색이 될 정도로 초(炒)한다. 약물의 조성(燥性)을 저하시켜 보중익기(補中益氣)의 효력을 높인다. 예. 백출, 당삼 등.

토초(土炒) : 아궁이의 흙을 가열하고 나서 약물을 넣고 약물에 고유한 냄새가 날 정도로 초(炒)하는 것. 토(土)는 체로 제거한다. 보비(補脾), 화위(和胃), 지구(止嘔), 지사(止瀉)효과가 증가된다. 예. 토초백출 등.

사초(砂炒, 砂燙) : 모래(砂)를 가열한 후에 약물을 넣고 휘저으면서 팽창(膨脹)되거나 잘 부서질 때까지 초(炒)하는 것. 모래는 체로 제거한다. 약물이 잘 부서져 탕용(湯用), 연분(研粉), 제환(製丸)하기 쉽다. 예. 천산갑, 귀판, 별갑 등.

(3) 포(炮)

초(炒)와 같은 데 화력이 센 불로 신속하게 조작해서 약물의 체적을 팽창시켜 부서지기 쉽게 하는 것. 예. 포강탄(炮薑炭) 등.

(4) 외(煨)

약물을 뜨거운 회(灰)에 묻어서 굽거나 반죽한 밀가루로 싸서 회(灰)에 묻어 굽는 것을 말하는 데 전자를 직접외(直接煨)라 하고 후자를 간접외(間接煨)라 한다. 또한 종이로 싸서 남비에 넣고 가열하는 것을 격지외(隔紙煨)라고 한다. 약물의 독성(毒性)과 자극성(刺戟性)을 완화시키고 유지(油脂)를 종이에 흡수시키기 때문에 부작용이 감소된다.

(5) 자(炙)

대체로 초(炒)와 같으나, 초하면서 액체보료를 약물 내에 삼입(滲入)시키는 방법이다. 보료(輔料)에 따라 밀자(蜜炙), 주자(酒炙), 초자(酢炙), 염자(鹽炙), 강자(薑炙), 수자(酥炙)로 구분한다.

밀자(蜜炙) : 약물을 자(炙)하면서 꿀을 넣는 방법과 꿀을 냄비에 녹이고 나서 약물을 넣는 방법이 있다. 전자는 황기, 감초, 마황 및 일부의 종자류 약물 등에, 후자는 금은화, 관동화, 비파엽 등의 엽류 약물에 사용한다. 꿀이 약물에 전부 흡수될 때까지 계속 자(炙)한 다음, 소량의 물을 가하여 건조(乾燥)될 때까지 자(炙)한다. 꿀에 의해 윤폐(潤肺), 보중(補中) 작용이 생기고 약미가 교정된다.

주자(酒炙) : 약물을 자(炙)하면서 황주(黃酒)나 백주(蒸溜酒)를 뿌려서 전부 흡수시키거나 약물을 술에 담갔다가 자(炙)하는 방법이 있다. 술의 활혈(活血)하고 통경(通經)하는 효능을 이용하여 약효를 높임과 동시에 맛을 교정한다. 예. 대황, 황금, 백작 등.

초자(酢炙) : 자(炙)하는 방법은 주자(酒炙)와 같고 보료(輔料)로 식초를 쓴다. 식초에 의한 수렴지통(收斂止痛) 작용과 약미의 교정이 목적이다. 예. 청피, 시호, 오령지, 현호색 등.

염자(鹽炙) : 약물량의 2-3%의 염(鹽)을 온수(溫水)에 녹여서 주자(酒炙)와 같은 방법으로 조작한다. 염(鹽)이 지닌 청열양혈(淸熱涼血), 연견(軟堅), 교미(矯味), 방부 (防腐) 등의 효능을 이용한다. 예. 보골지, 소회향, 지모, 황백, 택사 등.

강자 (薑炙) : 생강즙(生薑汁)을 약물에 침투(浸透)시킨 다음 자(炙)한다. 생강의 신(辛), 온(溫)한 성미(性味)를 이용하여 약물의 건위(健胃), 지구(止嘔), 거담(去痰) 등의 작용을 강화시킨다. 예. 황련, 후박, 죽여 등.

수자(酥炙, :油炙) : 참기름이나 양모지로 약물을 자하거나 그냥 자하거나 하여 부서지기 쉽게 함과 동시에 일부 약물의 경우는 유독성분을 파괴시킨다. 예. 油炙虎骨, 灼馬錢子 등.

(6) 홍. 배(烘. 焙)

홍(烘)이란 약물을 약한 불로 건조시키거나 특별히 제작된 건조설비(乾燥設備)로 가열건조(加熱乾燥)하는 것. 배(焙)란 종이를 깔아 놓은 냄비에 약물을 넣고 약한 불에 쬐는 것. 약물의 건조(乾燥)나 독성의 감소 등에 사용한다. 예. 수질, 맹충 등.

3) 수화공제(水火共製)

(1) 증(蒸)

수증기로 찌는 방법으로 주로 약물의 성능(性能)을 바꾸기 위하여 쓴다. 예를 들면, 사하작용이 있는 생대황(生大黃)을 증제(蒸製)하면 주로 청열화습(清熱化濕)하고 활혈거어(活血祛瘀)하는 효능(效能)을 가지게 되고, 여정자, 오미자 등을 증제(蒸製)하면 산미(酸味)가 감소된다.

약물의 성질이나 치료의 필요성에 따라 보료를 넣지 아니하는 청증(清蒸)과 보료로서 초(醋), 주(酒), 강즙(薑汁), 염(鹽), 기타를 가하는 반증(拌蒸)이 있고, 직접 증기(蒸氣)속에 넣는 직접증(直接蒸)과 약물을 다른 용기에 넣고 찌는 간접증(間接蒸) 또는 격수증(隔水蒸) 등이 있다.

(2) 전(煎)

물이나 보료를 넣은 물을 가하여 약물이 충분히 삶아질 때까지 달이는 방법으로 독성이나 극성, 부작용 등을 제거하거나 감소시킬 수 있다.

(3) 쉬(淬)

단소(煅燒)한 약물이 뜨거울 때 초나 약액 속에 넣어 충분히 액체가 침투되도록 하는 방법이다. 약물이 부서지기 쉬워지는 외에 약액이 어떻게 흡수되었느냐에 따라 약성이 바뀐다. 일반적으로 광물류, 패각류에 적용한다.

4) 기타의 포제법(炮製法)

(1) 법제(法製)

포제(炮製)하는 시간이 길고, 보료를 많이 쓰며, 조작이 복잡하고, 엄격한 규정이 요구되는 포제법이다. 예를 들면 생반하(生半夏)를 2-3주간 물에 담근 후 생강과 명반을 가하여 흰 것이 없어질 때까지 삶은 것이 강반하(薑半夏)이다. 생반하(生半夏)를 2-3주간 물에 담근 후 생강, 명반, 석회 등의 보료를 가하고 10일 정도 담근 다음 다시 물에 며칠 동안 표(漂)한 것이 법반하(法半夏)이다.

(2) 제상(製霜)

극성이나 독성이 있는 유지(油脂)를 제거하고 재(滓, 霜)을 만드는 방법을 말한다. 예. 파두상 등.

또한 신선한 박과의 과실에 약재를 주입하고 풍화(風化)시켜서 만들어진 상(霜)으로 박과의 본성(本性)을 이용하는 방법임. 예. 西瓜霜 등.

제4장 본초(本草)의 성능(性能)

한의학적(韓醫學的)으로 보면 약물이 병을 치료하는 기본원리는 병사(病邪)를 제거하고, 병인(病因)을 없애 주며, 장부(臟腑)가 기능적으로 서로 협조하게 하고, 인체 내에서 음양(陰陽)의 편재(偏在)와 과부족(過不足)을 조정해 줌으로써, 건강을 회복할 수 있는 최고의 상태를 만들어 주는 데 있다고 해석된다.

본초에는 이러한 작용을 발휘할 수 있는 성능(性能)이 있고, 이 성능은 약의 종류에 따라 여러가지로 다르지만 사기(四氣), 오미(五味), 승강부침(昇降浮沈), 귀경(歸經), 칠정(七情) 및 독성(毒性)의 유무 등으로 표현되는 질서를 가지고 있다고 보았으며, 이 이론을 음양(陰陽), 장부(臟腑), 경락(經絡) 및 치료법칙(治療法則)에 적용시켜 약물치료법을 창조하고 발전시켜 왔다.

1. 사기(四氣)와 오미(五味)

모든 약물에는 성(性)과 미(味)가 있다.

이 성미(性味)는 가장 중요한 성능(性能)의 하나로, 모든 본초서(本草書)에는 개개 본초의 가장 앞부분에 기미(氣味) 항목을 반드시 두고, 약리작용을 비롯한 한약의 여러가지 작용을 규격화시킴으로써, 임상투약(臨床投藥)에 대한 지표로 제시하고 있다.

따라서 성미를 도외시하고 바로 임상에 임한다는 것은 "장님이 코끼리를 만지는 격"이므로, 이 성미에 대한 기본사상을 잘 익히고 난 후에, 그 임상응용에 대한 지식을 익히는 것이 순서라고 할 수 있다.

성(性)과 미(味)는 각각 사기(四氣)와 오미(五味)로 표시되는데, 사기는 한(寒), 열(熱), 온(溫), 양(凉) 등, 네개의 서로 다른 약성(藥性)으로 표시되고, 오미(五味)는 신(辛), 감(甘), 산(酸), 고(苦), 함(鹹) 등, 다섯개의 서로 다른 미(味)로 표시된다.

1) 사기(四氣)

한(寒), 열(熱), 온(溫), 양(涼) 등, 4종의 약성(藥性)은 약물을 인체에 투약했을 때 인체가 나타내는 반응을 가리키는 것이다.

한약의 사기(四氣)는 병성(病性)과 불가분한 관계에 있는 것으로, 여기에는 환자가 열성병(熱性病)을 앓고 있다면 약물은 차고 시원한 한량약(寒涼藥)을 투약하고, 환자가 한량(寒涼)한 질환을 앓고 있다면 약물은 따뜻하고 뜨거운 온열약(溫熱藥)을 투약하는 것이 원칙이라는 대전제가 따른다.

"소문(素問)"의 지진요대론에서 "한(寒)은 이를 열(熱)하며, 열(熱)은 이를 한(寒)한다"와 신농본초경에서 "한(寒)을 치료하는데는 열약(熱藥)을 사용하고, 열(熱)을 치료하는데는 한약(寒藥)을 사용한다"고 말한 것은 이 원칙을 가리키는 것이고, 이 원칙은 곧 약물의 사기(四氣)를 잘 파악한 후에 병을 치료하는데 써야 한다는 가르침이기도 하다.

이상과 같이 사기(四氣)는 음양사상의 한한(寒熱) 개념에 근거를 두고, 약효와 증상을 대응시켜, 모든 약물을 온열약(溫熱藥)과 한량약(寒涼藥)으로 나눌 수 있도록 하였다.

온열약이란 장부(臟腑), 경락(經絡)을 따뜻하게 하는 약으로써 혈색이 좋아진다, 목소리에 힘이 있다, 다뇨 및 빈뇨가 낫는다, 식욕이 생긴다, 설사가 멈춘다, 대하가 낫는다 등의 정(正)의 효과와 부스럼이 생긴다, 잠이 오지 않는다, 눈곱이 낀다, 소변을 잘 보지 못한다, 변비가 생긴다 등의 부(負)의 효과를 나타낸다.

한량약(寒涼藥)이란 장부, 경락을 차게 하는 약으로써, 얼굴에 붉은 기가 없어진다, 소변이 잘 나오게 한다, 식욕을 억제시킨다, 부스럼을 낫게 한다, 잠이 잘 오게 한다, 눈곱이 끼지 않게 한다, 변비를 낫게 한다 등의 정(正)의 효과와 다뇨나 빈뇨가 생긴다, 밥맛이 없어진다, 설사를 한다, 대하가 생긴다, 냉증이 나타난다 등의 부(負)의 효과를 나타낸다.

이상과 같이 온열약에는 긴장, 흥분, 항진, 강심, 충혈, 보온, 조혈, 염증발현 및 조혈효과가 있고, 한량약에는 완화, 진정, 쇠퇴, 산혈, 산열, 위축, 소염, 혈압강하 및 심장기능을 누그러뜨리는 효과가 있다.

현대의학적인 개념으로 보면 전자는 교감신경작동성약으로, 후자는 부교감신경작동성약으로 해석할 수도 있다.

한(寒)과 량(涼), 온(溫)과 열(熱)은 상대적인 것으로 정도의 차가 있을 뿐이고 본질적인 차이는 없으며, 이것을 보다 구체적으로 표현하기 위하여 대(大), 소(小), 미(微) 등의 접두어를 붙이기도 한다.

한(寒)이나 열(熱) 중 아무 것에도 속하지 않는 것을 평(平)이라 하는데 대부분 작용이 완화한 약들이 여기에 속한다.

2) 오미(五味)

오미(五味)란 신(辛), 감(甘), 산(酸), 고(苦), 함(鹹)으로 표시되는 5종류의 맛을 가리키는 것으로 맛이 다르면 작용도 다르고, 맛이 같으면 작용도 같거나 비슷한 작용을 나타낸다. 이상의 오미 이외에 담미(淡味)와 삽미(澁味)도 있지만 기본적인 것은 오미(五味)로 통일하고 있다. 오미(五味)도 음(陰)과 양(陽)의 어느 한쪽에 속하는데 신(辛), 감(甘), 담(淡)(陽)에 속하고, 산(酸), 고(苦), 함(鹹)은 음(陰)에 속한다.

예로 부터 전해 내려온 경험적인 약효를 요약하면 다음과 같다.

- 신(辛)에는 발산(發散), 행기(行氣), 행혈(行血)작용이 있다.

일반적으로 마황, 박하, 자소 등과 같이 표증을 치료하는 약물이 주종을 이루고 있다.

그러나 목향, 홍화처럼 기혈조체(氣血阻滯)를 치료하는 약물도 여기에 속할 때가 있다.

- 감(甘)에는 보익(補益), 화중(和中), 완급(緩急)의 작용이 있다.

일반적으로 인삼, 숙지황, 황기 등에서처럼 허증을 자보(滋補)하고, 강장하는 작용이 주류를 이루고 있다. 그러나 이당, 감초처럼 약성을 조화시키는 약물도 여기에 속할 때가 있다.

- 산(酸)에는 수렴작용과 고삽(固澁)작용이 있다.

일반적으로 산수유, 오미자, 오배자 등에서 처럼 허한증(虛汗證), 설사 등을 치료하는 약물이 여기에 속한다.

- 고(苦)에는 설(泄)하는 작용과 조(燥)하게 하는 작용이 있다.

설(泄)하는 작용은 여러가지 뜻이 있는 데, 통설(通泄) 작용이 있는 대황을 예로 들면, 열이 관계되어 생기는 변비(熱結便秘)에 활용되고, 강설(降泄) 작용이 있는 행인을 예로 들면, 폐기(肺氣)가 위로 올라가서 생기는 해수(咳嗽)에 활용되며, 청설(清泄) 작용이 있는 치자를 예로 들면, 열이 심하여 안절부절하는 열성심번(熱盛心煩)에 활용된다.

조(燥)하게 하는 작용이라 함은 습증(濕證)에 적용되는 작용이다.

습증에는 한습(寒濕)에 의한 것과 습열(濕熱)에 의한 것이 다른 데 창출처럼 온성(溫性)인 고미약은 한습(寒濕)에 쓰고, 황련처럼 한성(寒性)인 고미약은 습열(濕熱)에 쓴다.

이 이외로 경험에 비추어 황백, 지모와 같은 것은 음(陰)을 견실하게 해 줌으로 신음(腎陰)이 허해지고 휴손(虧損)되어 화(火)가 왕성해지는 음허화왕(陰虛火旺)에 쓰고 있다.

• 함(鹹)에는 딱딱한 것을 부드럽게 하고 설사를 시키는 작용이 있다. 따라서 나력(瘰癧), 담핵(痰核), 비폐(秘閉) 및 열결변비(熱結便秘) 등에 응용된다.

일반적으로 담미(淡味)는 감미(甘味)로 분류되고, 삽미(澁味)는 산미(酸味)로 분류한다.

• 담(淡)에는 삼습이뇨(滲濕利尿)작용이 있다.

저령, 복령에서처럼 수종(水腫), 소변불리((小便不利) 등에 이용된다.

• 삽(澁)에는 수렴고삽(收斂固澁) 작용이 있다.

용골에서처럼 허한(虛汗), 설사, 빈뇨, 활정(滑精), 출혈 등에 이용하는 것이 있고, 모려처럼 삽정(澁精)에 이용하는 것, 적석지에서 처럼 삽장지사(澁腸止瀉)에 이용하는 것이 있다.

약물의 기미(氣味)는 반드시 미각(味覺)에 따른 것만은 아니고, 약물이 인체에 작용하는 반응을 근거로 하여 선택적으로 정하였다고 한다. 예를 들면, 오미자는 그 자체에 산(酸), 고(苦), 감(甘), 신(辛), 함(鹹)의 오미가 있지만 약으로서의 맛은 산(酸)이라고 표시되는 것에서 보듯이 오미(五味)는 입으로 느끼는 맛과 일치하지 않을 수도 있다.

약물은 모두 기(氣)와 미(味)를 가지고 있기 때문에 약물의 성능을 이해하려면 양자를 서로 참조하여 약물마다 구체적으로 분석 연구해 두는 것이 좋고, 성미(性味)가 지니고 있는 공통성 만이 아니라 약물로서의 개성도 파악해 둘 필요가 있다. 예를 들면, 마황과 세신의 성미는 모두 신온(辛溫)으로, 해표산한(解表散寒)이 공통점이지만 마황은 기침을 멈추게 하는 작용이 뛰어나고 세신은 진통작용이 뛰어난 점이 서로 다르다.

기미(氣味)가 다른 약물은 당연히 효능도 다르다. 예를 들면, 계지는 신온(辛溫)으로, 해기발표(解肌發表), 온경산한(溫經散寒)의 작용이 있고, 대황은 고한(苦寒)으로 설열(泄熱), 통변(通便) 작용이 있다.

기(氣)는 같지만 미(味)가 다른 약물은 효능 또한 다르다. 예를 들면, 산수유, 행인, 황기, 자소 등은 다같이 온성약(溫性藥)에 속하지만 산수유는 산온(酸溫)으로 고정삽뇨(固精澁尿) 작용이 있고, 행인은 고온(苦溫)으로 강기지해(降氣止咳) 작용이 있으며, 황기는 감온(甘溫)으로 익기고표(益氣固表) 작용이 있고, 자소는 신온(辛溫)으로 해표이기(解表理氣) 작용이 있다.

또한, 미(味)가 같더라도 기(氣)가 다르면 약물의 효능도 다르다. 예를 들면, 박하, 소회향은 다같이 신미약(辛味藥)에 속하지만 박하는 신량(辛凉)으로 해표(解表)하여 풍열(風熱)을 발산하고, 소회양은 신온(辛溫)으로 이기산한(理氣散寒)한다. 또, 애엽, 고삼은 다같이 고미약에 속하지만 애엽은 고온(苦溫)으로 거한지혈(祛寒止血)작용이 있고, 고삼은 고한(苦

寒)으로 청열조습(淸熱燥濕)작용이 있다.

그리고 약물에 따라서는 한가지 약물이 여러가지 미(味)를 가진 것이 있다. 예를들면 당귀는 성이 온(溫)이고 미는 신감(辛甘)이다. 감(甘)으로 혈(血)을 윤양(潤養)하고, 신(辛)으로 따뜻하게 하고 조혈(造血)하게 한다.

육종용은 성이 온이고 미는 감산함이다. 감(甘)은 따뜻하여 조양(助陽)하는 작용이 있고, 산(酸)과 함(鹹)은 정(精)과 혈(血)을 자양(滋養)하는 작용이 있다.

"내경"에는 오미와 오장과의 관계를 "산(酸)은 간(肝)에 들어가고, 신(辛)은 폐(肺)에 들어가며, 고(苦)는 심(心)에 들어가고, 함(鹹)은 신(腎)에 들어가며, 감(甘)은 비(脾)에 들어간다"로 설명하고 있는데 이것은 음식물이 인체의 생리와 병리에 미치는 영향을 귀납시킨 것으로, 오미(五味)와 오장(五臟)은 밀접한 관계에 있음을 말해 주고 있는 것이다.

이와 마찬가지로 음식물의 섭취에서 일반적인 오미의 균형관계가 무너지면, 장부에도 음양(陰陽)의 편재가 생겨 질병을 일으킨다고 한다.

이러한 오미의 편재를 이용하여 임상에서는 장부간의 음양의 편재와 그 과부족을 조정할 수 있다. 예를 들면, 신미(辛味)가 있는 약은 폐기(肺氣)의 울(鬱)을 산(散)하는데 쓰고, 감미(甘味)가 있는 약은 폐위(肺衛)의 허(虛)를 보(補)하는데 쓴다.

또, 간(肝)에 들어가는 약은 식초를 사용해서 굽고, 신(腎)에 들어가는 약은 소금물로 굽는 것등은 모두가 오미와 오장과의 관계를 나타내는 구체적인 임상운용에 속하는 것이다.

2. 승강부침(昇降浮沈)

승강부침이란 약물의 작용에 근거를 두고 약물의 작용 방향을 가리키는 것으로 승(昇)은 상승, 강(降)은 하강, 부(浮)는 발산 그리고 침(沈)은 삼리(滲利)를 뜻한다.

일반적으로 승(昇)과 부(浮)의 약물에는 승양(昇陽), 발표(發表), 산한(散寒), 선통(宣通) 등의 작용이 있고, 침강(沈降)의 약물에는 강역(降逆), 잠양(潛陽), 사하(瀉下), 삼리(滲利)등의 작용이 있다.

병이 체표 근처에 있거나 비교적 상부에 있을 때는 침강의 약물은 쓰지 말고, 승부의 약물을 쓰는 것이 좋으며, 병이 비교적 하부에 있을 때와 내부에 있을 때에는 승부의 약물은 쓰지 말고, 침강의 약물을 쓰는 것이 좋다.

예를 들면, 병이 표증(表證)이어서 발열, 부맥(浮脈) 등을 나타낼 때는 부(浮)의 약물중 발산(發散) 작용이 있는 형개, 박하 등을 쓰고, 병이 이증(裏證)으로 실증(實證)에 속하는 복창(腹脹), 변비 등을 나타낼 때에는 침(沈)이면서 사하작용이 있는 대황, 지실 등을 쓴다.

또한 병이 상역(上逆)하는 경향(딸꾹질, 천식등)이 있을 때에는 강역(降逆)작용이 있는 대자석, 선복화 등을 쓰고, 병이 하함(下陷)하는 경향(오랜 설사에 의한 탈항, 자궁탈수등)이 있을 때에는 승제(昇提)작용이 있는 시호, 승마 등을 쓴다.

약물의 승강부침은 다음과 같은 방법으로 파악한다.

(1) 약물의 성미(性味)에 의해 식별하는 방법

온열약중 미(味)가 신(辛) 또는 감(甘)이면 대개 승(昇) 또는 부(浮)의 작용이 있다〈예 : 마황, 형개류〉.

한량약중 미(味)가 고(苦)이면 대개 침강(沈降)작용이 있다〈예 :대황, 망초류〉.

그러나 이것은 절대적인 것은 아니고 어디까지나 약물의 효능과 연결시켜 분석하고 판단하여야 한다. 예를 들면, 시호는 한량약에 속하고 미(味)가 고(苦)이므로 침강작용이 있어야 하지만, 소간해울(疏肝解鬱)작용이 있어서 간기(肝氣)를 조달하고, 담기(膽氣)를 부드럽게 한다.

또한, 간의 청양(淸陽)의 기(氣)는 상승하는 작용이 있기 때문에, 시호는 청양(淸陽)을 승(昇)하게 하는 효능이 있다.

또, 보기약(補氣藥)에서도 기(氣)를 살려, 양기(陽氣)의 승발(昇發)을 돕고, 거풍약(祛風藥)에서도 침체된 습(濕)을 순환시켜 기(氣)를 돕는 작용이 있다.

(2) 약물 재질(材質)의 경중(輕重)에 따라 식별하는 방법

국화, 상엽, 연교, 상지와 같이 꽃, 잎, 껍질, 가지등에서 얻은 재질이 가벼운 약물(輕質)은 거의 모두가 승(昇)이나 부(浮)에 속하고, 소자, 지각, 자석, 석결명과 같이 종자, 과실, 광석, 조개껍질등에서 얻은 재질이 무거운 약물(重質)은 거의 모두가 침(沈)이나 강(降)에 속한다.

그러나 예외도 있기 때문에 약물의 구체적인 효능을 참조하여 결정하여야 한다. 예를 들면, 선복화의 미(味)는 고(苦), 신(辛), 함(鹹)이고, 성은 미온(微溫)으로 기(氣)를 내리는 작용(降氣)과 소염작용은 있으나, 사용부위가 꽃인데도 승부(昇浮)작용은 없으며, 창이자는 미(味)는 감(甘), 고(苦)이고, 성(性)은 온(溫)으로 통규발한(通竅發汗)작용과 산풍거습(散風祛濕)작용은 있으나, 용부가 과실인데도 침강작용은 없다.

따라서 약물의 공통성을 이해함과 동시에 약물에 따르는 고유한 성질도 알아 둘 필요가 있다.

• 수치법(修治法)을 쓰면, 승강부침의 작용을 증강시키거나 변화시킬 수도 있다. 예를 들면, 술을 넣어 볶으면 승제(昇提)작용이 강해지고, 식초를 가하여 볶으면 수렴작용이 강해지며, 생강즙을 가하여 볶으면 발산(發散)작용이 강해지고, 소금을 가하여 볶으면 하행(下行)작용이 강해진다.

• 배합하는 방법에 따라 승강부침의 작용을 변경시키거나 증강시킬 수 있다. 예를 들면, 많은 승부약물에 침강약물을 배합하면 침강약은 승부약물의 힘을 약화시키거나 없애며, 동시에 침강약물의 침강작용도 소실된다. 마찬가지로 여러가지 침강약물에 승부약물을 배합하면, 승부약은 침강약의 침강능력을 감약시키거나 없애고 동시에 승부약도 승부능력이 소실된다.

• 처방을 할 때에 승(昇)하는 약만 쓰거나, 강(降)하는 약만을 좌사약(佐使藥)으로 사용하여, 군약(君藥)과 신약(臣藥)의 작용을 병소까지 이끌도록 하기도 한다. 예를 들면, 길경을 좌사약으로 쓰면 약물을 위로 끌어올리고, 우슬을 좌사약으로 쓰면 약물을 아랫쪽으로 끌어내린다.

3. 약물(藥物)의 귀경(歸經)

귀경이란 약물이 작용하는 경락(經絡)을 가리키는 것으로, 장부경락의 이론과 약물의 생체에 대한 반응을 종합하여 얻어낸 것이다.

다시 말하면 마황은 폐경(肺經)에 들어가 기침과 가래를 멎게 하고, 단삼은 심경(心經)에 들어가 심혈(心血)의 어조(瘀阻)를 없애며, 백출은 비경(脾經)에 들어가 비(脾)의 기(氣)를 보하고, 천마는 간경(肝經)에 들어가 간풍(肝風)을 진정시키며, 현삼은 신경(腎經)에 들어가 신음(腎陰)을 자양한다는 뜻이다.

대부분의 약물은 하나의 장부에만 작용한다고 할 수는 없고, 그 효능으로 볼 때 몇 개의 장부에 동시에 작용한다고 할 수 있다.

숙지황에는 자음하고 보혈하는 작용이 있는 데, 심(心)은 혈을 다스리고, 간(肝)은 혈을 장(臧)하며, 신(腎)은 음정(陰精)을 장(臧)한다는 이론으로 유추해 볼 때, 숙지황은 심경, 간경, 신경에 작용한다는 결론을 얻을 수 있다.

또, 황기에는 보기작용이 있는 데, 폐(肺)는 기(氣)를 주관하고 비(脾)는 기혈(氣血)을 만들고 키우는 곳이라는 점에서, 황기는 폐경과 비경에 작용한다는 결론을 얻을 수 있다.

약물의 성능이 다르면 같은 장부에 작용하는 약물이라 하더라도 주치하는 증상이 다르다.

폐경에 작용하는 약물을 예로 들면, 정력자는 폐수(肺水)를 사(瀉)하고, 황금은 폐화(肺火)를 사(瀉)하며, 행인은 폐기(肺氣)를 내리고, 황기는 폐기(肺氣)를 보하는 등, 그 작용이 다르다.

또, 성질이 같은 약물이라도 주치증(主治證)이 다르면 작용하는 장부가 다르다.

청열약(淸熱藥)을 예로 들면, 적작약은 주로 양혈행혈(涼血行血)하는 작용이 있어서 간경(肝經)에 들어가고, 대청엽은 주로 청열해독(淸熱解毒)하는 작용이 있어서 심경(心經)과 위경(胃經)에 들어가며, 현삼은 자음강화(滋陰降火)하는 작용이 있어서 폐경(肺經), 위경(胃經) 및 신경(腎經)에 들어간다.

이와 같이 귀경은 "같은 것 같은 데 다르고, 다른 것 같은 데 같다"라고 할 수 있으므로 실제임상에서는 약의 성능과 장부의 경락이론과의 관계를 잘 파악하여 처방을 운용하는 것이 필요하다 예를 들면, 폐(肺)의 병증으로 담화(痰火)에 속하는 것에는 간경(肝經)에 들어가는 약(瀉火藥)을 선택 배합하고, 습담(濕痰)에 속하는 것에는 가끔 비경(脾經)에 작용하여 습담(濕痰)을 없애는 약물을 선택 배합한다.

4. 배합(配合)과 금기(禁忌)

배합이란 용약의 법칙에 따라, 두가지 이상의 약물을 조합하여 약물의 효능을 충분히 발휘하게 하여 기대한 만큼의 치료효과를 얻는 방법이다.

"용약의 묘는 가감이 제일이며, 용약의 어려움 또한 가감이 제일이다"라고 하였듯이 병의 상태에 잘 맞는 약물을 선택한 후에, 배합의 법칙에 따라 처방하는데 신중을 기해야 한다.

황련을 예로 들어 설명하면, 황련에 목향을 배합한 향련환은 세균성하리에 의한 이급후중(裏急後重)을 치료하고, 황련에 오수유를 배합한 좌금환은 간염에 의한 복통과 탄산(명치 언저리가 쓰리고 아픔)을 치료하며, 육계를 배합한 교태환은 심(心)과 신(腎)이 서로 어울리지 않아서 생기는 불면증을 치료하고, 여기에 생지황을 배합한 **황련청심음은 청심척열(淸心滌熱), 청열사화(淸熱瀉火) 작용이 있다.**

이와 같이 성미는 하나이지만, 배합하는 약물에 따라 주치도 달라지는 예는 아주 많아서, 배합의 묘가 중요함을 잘 설명해 주고 있다.

오랜 세월에 걸친 경험을 통해 약을 선택하고 배합하는 7가지 규칙, 즉 칠정(七情)을 내세워 약물을 배합응용할 수 있도록 하였는데, 이것이 단행(單行), 상수(相須), 상사(相使), 상외(相畏), 상악(相惡), 상쇄(相殺) 및 상반(相反)이다.

십팔반(十八反)(相反의 약물은 18종), "십구외(十九畏)"(相畏의 약물은 19종) 등도 구체적으로 정리되었다.

배합의 기본은 두가지 이상의 약물을 서로 배합함에 의해 일어나는 촉진, 억제, 대항 등의 작용을 분명히 하는데 있으므로, 다음의 몇가지 점을 배합과정에 주의하여야 한다.

(1) 약물의 장점이 발휘될 수 있도록 처방한다.

하나의 약물이 가지고 있는 작용은 한 두가지가 아니며, 그 중에서도 비교적 중요한 작용도 몇개가 꼭 있다.

예를 들면, 빈랑에는 강기행체(降氣行滯), 화습이수(化濕利水) 및 구충(驅蟲)작용이 있는데, 그 중에서도 조충구제작용은 그 효력이 특히 뛰어나기 때문에, 남과자를 배합하여 그 효과를 더욱 높이고 있다.

자소엽과 곽향은 모두 해표(解表)작용이 있어서 감기약에 많이 처방되지만, 그 중에서도 자소엽은 특히 이기(理氣)작용이 뛰어나기 때문에 감기에 의한 흉민(胸悶), 해수(咳嗽)에 처방되고, 곽향은 화습(化濕)작용이 뛰어나기 때문에 감기에 의한 토사(吐瀉)에 처방된다.

이와 같이 방제를 만들 때에는 약물의 작용과 특히 뛰어난 효능을 잘 이용하고 있다.

(2) 서로 촉진작용이 있는 약물을 파악해 두어야 한다.

같은 효능을 지닌 약물을 배합하면 치료효과가 증강되는데, 이와 같은 작용을 상수(相須)라 한다.

천문동과 맥문동을 배합하여 윤폐생진(潤肺生津)하도록 하고, 지모와 황백을 배합하여 자음강화(滋陰降火)하도록 하며, 금은화와 연교를 배합하여 청열해독(淸熱解毒)하도록 하고, 부자와 육계를 배합하여 인화귀원(引火歸源)하도록 하는 것은 상수에 대한 좋은 예이다.

또, 효능이 다른 약물을 배합하여 치료효과를 증강시키는 것을 상사(相使)라 한다.

황기와 당귀를 배합하여 익기생혈(益氣生血)의 작용을 강하게 하고, 대황과 지실을 배합하여 행기통변(行氣通便)의 작용을 강하게 하며, 작약과 감초를 배합하여 완급지통(緩急止痛)의 작용을 강하게 하는 것은 그 좋은 예이다.

(3) 약물이 서로 억제하는 작용을 이용한다.

어떤 약물은 편성(偏性) 혹은 독성(毒性)을 가지고 있기 때문에 부작용을 일으키거나 병을 악화시키거나 하는데, 만약 편성을 억제하거나 독성을 약화시키는 약물을 배합하면 불리한 요소를 없애고 유리한 요소를 촉진시켜 치료효과를 높일 수 있다. 이러한 것이 상외(相畏), 상쇄(相殺), 상악(相惡)에 의한 효과이다.

예를 들면, 생강은 반하의 독성을 억제하는 작용이 있기 때문에 두 약을 배합하면 강역지구(降逆止嘔)의 작용이 증강되고, 대추는 감수의 독성을 약화시키기 때문에 감수와 같이 쓰면 감수의 위장자극을 완화시켜 수음(水飮)을 몰아 낼 수가 있다.

(4) 장부의 특징과의 관계

각 장부는 각각 독특한 생리를 가지고 있기 때문에, 두개 이상의 장부에 작용하는 약물로 병을 치료하고자 할 경우에는 배합하는 약을 알맞게 선정하여야 한다.

예를 들면, 구기자는 간(肝)과 신(腎)을 자보(滋補)하는 작용이 있는데, 신음(腎陰)을 자양하려면 숙지황을 배합하고, 간혈(肝血)을 자보하려면 당귀를 배합한다.

지모는 폐(肺)와 신(腎)에 작용하여 자음강화(滋陰降火)하는 작용이 있는데, 지모를 이용하여 신화(腎火)를 사하려면 황백을 배합하여 사화견음(瀉火堅陰)하는 것이 좋고, 지모로 폐화(肺火)를 사하려면 맥문동을 배합하여 자음윤조(滋陰潤燥)하는 것이 좋다.

제2편
각론(各論)

1

第一章
해표약(解表藥)

해표약(解表藥), 또는 발표약(發表藥)이라 함은 주로 표사(表邪)를 발산시키거나 표증(表證)을 해제시키는 약을 말한다.

여기에 속하는 약들은 대개 신산발표(辛散發表)하거나 경양승부(輕揚升浮)하는 성질이 있고, 주로 폐(肺) 및 방광경(膀胱經)에 작용하여 기표(肌表)에서의 발한(發汗)을 촉진하거나 약간 발한하게 하여 표사를 땀으로 유출시킴으로써 표증을 초기에 치유하여 병사가 다른 경(經)으로 전변(轉變)되지 않도록 한다.

내경(內徑)에서 "표에 있는 것은 땀을 내서 이를 발산시킨다 (其在表者, 汗而發之)."라 한 것은 이를 두고 한 말이다.

해표약(解表藥)은 그 성미(性味)에 따라 크게 신온해표약(辛溫解表藥)과 신량해표약(辛涼解表藥)으로 나누는 데, 전자는 외감풍한(外感風寒)에, 그리고 후자는 풍열범폐(風熱犯肺)에 주로 적용한다.

해표약 중에는 또한 선통투달(宣通透達)하는 작용에, 선폐평천(宣肺平喘), 선독투진(宣毒透疹), 이수소종(利水消腫), 통비지통(通痺止痛), 활혈소옹(活血消癰) 하는 작용도 겸하는 것이 있어 외감천해(外感喘咳), 마진(痲疹), 풍진(風疹), 수종뇨소(水腫尿少), 풍습비옹(風濕痺癰) 및 옹저(癰疽)의 초기에 쓰기도 한다.

해표약(解表藥)을 사용할 때에는 사계절의 기후차 즉, 겨울에는 풍한(風寒)이 많고 봄에는 풍열(風熱)이 많으며 여름에는 서습(暑濕)에 협잡되는 경우가 많고 가을에는 조사(燥邪)에 겸할 경우가 많으므로 외감풍한(外感風寒)인지 또는 외감풍열(外感風熱)인지에 따라 신온해표약(辛溫解表藥), 신량해표약(辛涼解表藥) 이외에 거서약(祛暑藥), 화습약(化濕藥) 또는 윤조약(潤燥藥) 등을 적절히 배합하여 응용하여야 한다.

예를 들면, 허약한 사람이 감기에 걸렸거나 정기(正氣)가 허하고 사기(邪氣)가 실하기 때문에 표사(表邪)를 거산(祛散)하기가 어려운 환자는 그 체질(體質)에 따라 해표약에 보기(補氣), 조양(助陽), 자음(滋陰), 양혈(養血) 등의 보익약(補益藥)을 배합하는 부정거사법(扶正祛邪法)을 써야 한다.

신량해표약(辛涼解表藥)은 온병(溫病)의 초기나 병사(病邪)가 위분(衛分)에 있을 경우에 쓰지만 항상 청열해독약(淸熱解毒藥)을 가하여 써야 한다.

그러나 이 약들은 쉽게 음(陰)을 상하게 하고 기(氣)를 소모시키므로 과량을 쓸 경우에는 땀을 많이 흘려 설건구갈(舌乾口渴)하고 심번불녕(心煩不寧)의 상음증(傷陰證)이 나타나며,

심할 때에는 얼굴이 하얗게 되고 손발이 차며 맥이 끊어질듯한 망양증(亡陽證)까지 초래할 수 있으므로 해표약(解表藥)을 쓸 때에는 땀이 많이 나지 않도록 하는 것이 급선무이다.

또 땀이란 진액(津液)이나 혈한(血汗)과 기원이 같은 것이므로 표허자한(表虛自汗), 음허도한(陰虛盜汗), 창양(瘡瘍)이 오래될 경우, 임병(淋病) 및 실혈자(失血者)에게는 비록 표증(表證)이 있다해도 신중을 기해야 한다.

이 때문에 상한론(傷寒論)에는 "한가(汗家), 창가(瘡家), 실혈가(失血家)에게는 땀을 나게하는 것은 금기이다(汗家 瘡家 失血家 不可汗)"라 하고 있다.

해표약(解表藥)에는 대개 방향신산(芳香辛散)하는 작용이 있기 때문에 탕제로 할 때 오래 달이지 말아야 한다.

현대 약리학적인 연구에 의하면 해표약은 발한(發汗), 해열(解熱), 진통(鎭痛), 억균(抑菌), 항병독(抗病毒), 거담(祛痰), 진해(鎭咳), 평천(平喘) 및 이뇨(利尿) 작용 등이 서로 다르다는 것이 알려졌고, 또 일부약물에서는 강압(降壓) 및 심뇌혈액순환(心腦血液循環)의 개선 작용도 인정된다는 것이 알려졌다.

第一節 辛溫解表藥

신온해표약의 성미(性味)는 대개 신온(辛溫)에 속한다.

신(辛)은 발산(發散)을, 온(溫)은 거한(祛寒)하는 작용이 있으므로 풍한(風寒)을 발산하는 것이 주작용(主作用)이고, 풍한에 외감되어 생기는 오한(惡寒), 발열(發熱), 무한(無汗) 혹은 한출불창(汗出不暢), 두통(頭痛), 신통(身痛), 설태박백(舌苔薄白), 맥부(脈浮) 등을 주증으로 하는 풍한표증(風寒表證)에 적용된다.

약물에 따라서는 표사범폐(表邪犯肺), 해수기천(咳嗽氣喘), 마진불투(麻疹不透), 풍진소양(風疹瘙痒) 및 수종(水腫)의 초기에 풍한표증(風寒表証)이 겸했을 때, 그리고 풍습비통(風濕痺痛) 및 옹저(癰疽)의 초기등 병이 표(表)에 있을 때와 오한(惡寒), 발열(發熱)하는 표증(表證)이 있을 때 쓴다.

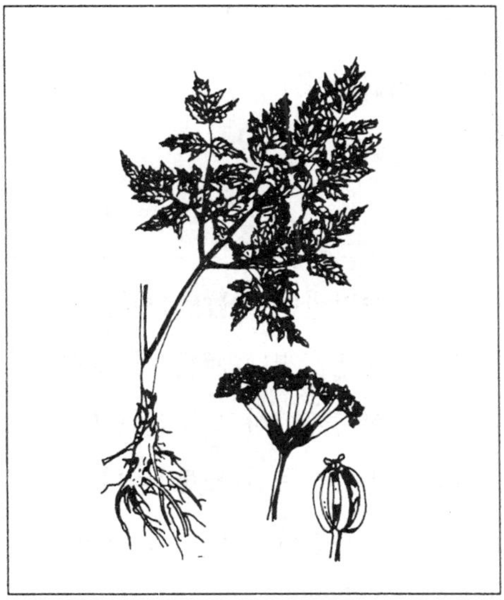

강활(羌活)*

Angelicae Koreanae Radix

【藥性論】KHP, CP.

【처방용명】 羌活, 川羌活, 西羌活

【성미】 辛. 苦, 溫

【귀경】 膀胱, 腎.

【효능】 산한해표(散寒解表), 거풍지통(祛風止痛)

【기원】

이 약은 강활 *Angelica koreana* Maxim. (산형과 Umbelliferae)의 뿌리이다.

중국약전에는 *Notopterygium incisum* Ting et Chang 또는 *N. forbesii* Boiss (산형과 Umbelliferae)의 뿌리와 뿌리줄기를 건조한 것을 수재하고 있다.

【임상응용】

① 풍한감모(風寒感冒)

이 약은 신온(辛溫)으로 기웅(氣雄)하고 산(散)하는 성질이 있고 발표(發表)작용이 강하여 태양경(太陽經)의 기표유풍(肌表游風) 및 풍한사(風寒邪)를 발산(發散)시키기 때문에 거풍산한(祛風散寒), 지통승습(止痛勝濕)의 효능을 나타낸다.

풍한습사(風寒濕邪)가 체표(體表)에 외습하여 생기는 오한(惡寒), 발열(發熱), 무한(無汗), 두통(頭痛), 항강(項強), 지체산통(肢體痠痛)에는 방풍, 세신, 창출, 천궁 등의 발표제습(發表除濕) 및 산한지통(散寒止痛) 작용이 있는 약을 함께 쓴다 (九味羌活湯).

한습(寒濕)이 편중(偏重)한 경우에는 신이, 독활, 고본, 천궁 등을 가하여 쓴다 (羌活勝濕湯).

② 풍한습비(風寒濕痺)

이 약은 신(辛)으로 거풍(祛風)하고 미고(味苦)로 습(濕)을 말리며 성온(性溫)으로 산한(散寒)하여 풍한습사(風寒濕邪)를 제거하고 통증을 멈추게 한다. 그러나 그 작용부위가 위로 치우쳐 있으므로 허리 이하 부위의 풍한습비(風寒濕痺)나 어깨, 등, 무릎관절이 시리고 아플 때에는 방풍, 강황, 당귀 등을 가하여 쓴다(蠲痺湯).

【임상사용의 요점】

강활은 신고.온(辛苦.溫)으로 기미(氣味)는 격렬하다.상승발산(上昇發散)하는 작용이 강렬하여 "기웅(氣雄)으로 해서 산(散)함"이라고 한다.방광경(膀胱經)에 들어가 기표(肌表)의 유풍(游風)과 한습(寒濕)의 사(邪)를 표산(表散)하고 간신(肝腎)에 들어가 관절(關節)을 통리(通利)하여 지통(止痛)한다, 그밖에 풍한(風寒)이나 풍습(風濕)의 외감(外感)에 의한 두통.배강(背強).일신진통(一身盡痛) 또는 풍한습비(風寒濕痺)의 관절동통등에 유효하며 특히 풍한습사(風寒濕邪)에 의한 상반신(上半身)의 기육풍습통(肌肉風濕痛)이나 요배부기육(腰背部肌肉)의 외냉연축(畏冷攣縮)에 적용한다.

【참고】

산풍(散風)의 효력은 방풍보다 강하다.

【용량용법】

3-10g

【사용상의 주의】

이 약은 기미(氣味)가 농열(濃烈)하여 과량을 쓰면 구토(嘔吐)를 일으키므로 비위(脾胃)가 허약한 자에게는 사용하지 않는 것이 좋고, 혈허(血虛)에 의한 비통(痺痛)이나 음허(陰虛)에 의한 두통(頭痛)에는 신중을 기해야 한다.

【고전의 기록】

≪藥性論≫

"治賊風失音不語, 多癢血癩, 手足不遂, 口面喎斜, 偏身麻痺血癩.〈적풍으로 실음하여 말을 못하는 경우와 다선혈나(多癬血癩), 손발을 쓰지 못하는 경우, 입과 얼굴이 돌아간 경우, 몸 한쪽이 마비되고 혈나(血癩)한 경우를 다스린다.〉"

≪用藥法象≫

"治風寒濕痺, 酸痛不仁, 諸風掉眩, 頸項難伸 〈풍한습비(風寒濕痺)와 산통불인(酸痛不仁), 제풍도현(諸風掉眩) 및 목등을 제대로 펴지 못하는 증세를 다스린다.〉"

≪湯液本草≫

"羌活氣雄, 治足太陽風濕相搏, 頭痛, 肢節痛, 一身盡痛者, 非此不能除.〈강활은 기웅(氣雄)하여 족태양(足太陽)에서의 풍습상박(風濕相搏), 두통(頭痛), 지절통(肢節痛) 및 온몸이 모두 통증(痛症)이 있는 자를 다스리는 데 이 약이 아니면 제거할 수가 없다.〉"

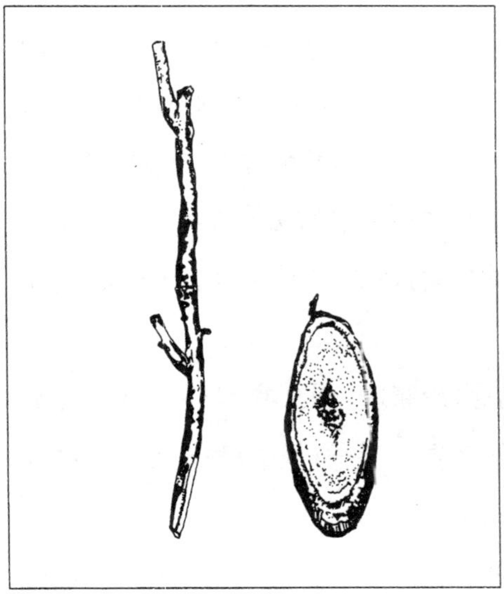

계지(桂枝)*

Cinnamomi Ramulus

【本經】 KHP, CP.

【처방용명】 桂枝, 川桂枝, 嫩桂枝, 桂枝尖

【성미】 辛甘, 溫.

【귀경】 心, 肺, 膀胱

【효능】 발한해기(發汗解肌), 온통경맥(溫通經脈), 통양화기(通陽化氣), 평강충역(平降衝逆)

【기원】

이 약은 계피나무 *Cinnamomum cassia* Blume 또는 그 밖의 동속식물(녹나무과 Lauraceae)의 어린 가지를 말린 것이다.

주된 산지는 중국의 광동(廣東), 광서(廣西) 및 운남성(雲南省) 등지이다.

보통 봄에 금방 난 어린 가지(嫩枝)를 잘라 볕에 말리거나 그늘에 말린 것을 쓴다.

【임상응용】

① 풍한감모 (風寒感冒)

이 약은 신감(辛甘)하며 온후(溫煦)하고 신온(辛溫)으로 발표(發表)하고 산사(散

邪)하며 감온(甘溫)으로 통양(通陽)하고 부위(扶衛)하므로 위(衛)를 도와 표(表)를 실하게 하고 땀을 내게 하여 해기(解肌)하며 풍(風)을 좇고 산사(散邪)하는 효능이 있다.

발한해표(發汗解表)하는 작용은 마황보다 약하기 때문에 풍한(風寒)에 의한 감모(感冒)에는 표허(表虛), 표실(表實)에 관계없이 쓸 수 있고, 표실(表實)하고 땀이 나지 않을 때에는 마황을 가하여 쓴다 (麻黃湯).

또 표허(表虛)하고 땀이 나는 체질에는 백작약을 가하여 쓰면 영위(營衛)를 조화(調和)하고 땀을 내서 해기(解肌)한다(桂枝湯).

② 한응제통(寒凝諸痛)

이 약은 신(辛)으로 산(散)하고 온(溫)으로 통(通)하게 하는 효능이 있어 흉양(胸陽)을 통(通)하게 하고 혈맥(血脈)을 잘 흐르게 하며 산한(散寒)하고 행체(行滯)하기 때문에 한응(寒凝)에 의한 혈체(血滯)로 생기는 여러 통증(痛證)에 고루 사용된다.

흉양(胸陽)이 부진하고 심맥(心脈)이 비조(痺阻)하여 흉비(胸痺), 교통(絞痛) 등이 있을 때에는 지실, 해백 등을 가하여 통양산결(通陽散結)하고 선비지통(宣痺止痛)하게 한다(枳實薤白桂枝湯).

중초(中焦)가 허한(虛寒)하고 완복(脘腹)에 냉통(冷痛)이 있으며 식사를 많이 못하고 변당(便溏) 등이 있을 때에는 백작약, 이당 등을 가하여 온중(溫中)하고 보허(補虛)하며 산한(散寒)하고 지통(止痛)하게 한다(小建中湯).

또 부인(婦人)이 감기에 걸렸거나 혈체(血滯)에 의해 경폐(經閉)되었거나 징하(癥瘕)로 배가 아플 때에는 당귀, 천궁, 오수유 등의 온경산한(溫經散寒), 활혈조경(活血調經)하는 약과 목단피, 도인 등의 파혈소징(破血消癥)하는 약을 함께 쓴다(桂枝茯苓丸).

이 약은 온경(溫經)하여 산한(散寒)하고 거풍(祛風)하여 통락(通絡)하며 지절(肢節)을 횡주(橫走)하므로 풍한비증(風寒痺症)과 어깨와 등(肩背) 및 팔다리 지절(肢節)이 아플 때에는 부자, 생강, 대추 등을 가하여 쓴다(桂枝附子湯).

③ 담음축수(痰飮蓄水)

이 약은 약성이 감온(甘溫)하고 조양화기(助陽化氣)하여 수습(水濕)을 통하게 하므로 양(陽)이 허하여 기화(氣化)가 잘 되지 않거나 수습(水濕)이 정류(停留)되기 때문에 담음(痰飮) 및 축수(蓄水)가 생길 때 적용할 수 있다.

비양(脾陽)이 움직이지 않고 담수(痰水)가 속에 머물러 있어 머리가 어지럽고 가슴이 두근 거릴 때에는 복령, 백출, 감초를 가하여 온양화기(溫陽化氣)하게 하고 건비이습(健脾利濕)하게 한다(苓桂朮甘湯).

또 방광(膀胱)에서 기화(氣化)가 잘 되지 않고 수습(水濕)이 속에 머물러 있어 수종(水腫)이 있고 소변이 잘 나오지 않을 때에는 저령, 택사, 복령, 백출을 가하여 조양화기(助陽化氣)하게 하고 이수삼습(利水滲濕)하게 한다(五苓散).

④ 심계분돈(心悸奔豚)

이 약은 위로는 심(心)을 따뜻하게 하여 맥(脈)을 통하게 하고, 아래로는 방광을 따뜻하게 하여 한응(寒凝)을 흐트러지게 하므로 통양복맥(通陽復脈)하고 충역(衝逆)을 바로 잡아주는 효능을 나타낸다.

따라서 심양(心陽)이 부족하고 동계(動悸)가 있으며 맥(脈)이 결대맥(結代脈)일 때에는 감초, 인삼, 생지황, 맥문동 등을 가하여 통양복맥(通陽復脈)하고 영심지계(寧心止悸)하게 한다(炙甘草湯).

또 양(陽)이 허(虛)하고 음(陰)이 성(盛)하며 겉과 속이 모두 차(寒)고 한사(寒邪) 때문에 상충(上衝)하게 되어 생기는 분돈(奔豚)에는 계지를 배량 가하여 조양거한(助陽祛寒)하고 평강충역(平降衝逆)하게 한다(桂枝加桂湯).

【임상사용의 요점】

계지는 신감·온(辛甘·溫)하다. 주로 폐, 심, 방광(肺, 心, 膀胱)에 들어가며 겸하여 비, 간, 신(脾, 肝, 腎)의 제경(諸經)에 들어 간다.

신산온통(辛散溫通)하고 기혈(氣血)을 진분(振奮)하며 영위(營衛)를 투달(透達)한다. 외(外)로는 표(表)를 지나 기주(肌腠)의 풍한(風寒)을 완산(緩散)하고, 사지(四肢)에 횡주(橫走)하여 경맥(經脈)의 한체(寒滯)를 온통(溫通)하며, 산한지통(散寒止痛)·활혈통경(活血通經)으로 작용함으로 ,풍한표증(風寒表證)·풍습비통(風濕痺痛)·중초허한(中焦虛寒)의 복통(腹痛)·혈한경폐(血寒經閉)등에 대한 상용약(常用藥)이다.

또 발한력(發汗力)을 완화함으로 풍한표증에는 유한(有汗)·무한(無汗)을 불문하고 응용하며 특히 체허감모(體虛感冒)·상지견비동통(上肢肩臂疼痛)·체허신감(體虛

新感)의 풍한비통(風寒痺痛)등에 적용하고 있다. 그밖에 수습(水濕)은 음사(陰邪)가 양기(陽氣)를 얻기 시작하면 화(化)하므로 통양화기(通陽化氣)의 계지는 화습이수(化濕利水)를 강하게 하므로 이수화습약(利水化濕藥)에 배합하여 담음(痰飮)·축수(蓄水)등에 잘 쓰인다. 또 양기쇠미(陽氣衰微)·음한내정(陰寒內停)에 의한 기역천해(氣逆喘咳)·기위분맥(氣衞奔脉)에 대하여, 통양화기(通陽化氣)에 의해 평충강역(平衝降逆)에 작용하는 요약(要藥)이다.

【참고】

① 백작약에 배합하면 표허(表虛)의 외감(外感)에 대하여 영위(營衞)를 조화(調和)하며 해표(解表)하여 발한(發汗)하는 것을 억제하고 허한(虛寒)에 사용하면 온양화리(溫陽和裏)·완급지통(緩急止痛)으로 작용한다.

마황, 부자에 배합하면 온경산한(溫經散寒)·지통(止痛)에, 복령,백출과 사용하면 통양이수(通陽利水)·온화담음(溫化痰飮)에, 당귀, 백출과 배합하면 활혈통경(活血通經)에, 행인, 후박과 배합하면 강기지해(降氣止咳)로 작용한다.

계지는 심(心)의 혈분(血分)에 들어가고, 감온(甘溫)으로 조심양(助心陽)에 작용하며, 자감초와 배합하면 동계(動悸)를 진정한다.

② 계지의 발한력(發汗力)은 마황보다 약하나 온경산한(溫經散寒)하는 효력은 보다 강하다. 마황은 신개고설(辛開苦泄)에 의해 주로 위기(衞氣)를 선발(宣發)하고 주리(腠理)를 열어 발한(發汗)하고 한사(寒邪)를 산(散)한다. 계지는 신감온후(辛甘溫煦)로 주로 영기(營氣)를 투달(透達)하고 해기발한(解肌發汗)하며 풍사(風邪)를 산(散)한다.

풍한(風寒)의 사(邪)가 영위(營衞)를 침범하여 주리(腠理)가 폐색(閉塞)된 표실무한(表實無汗)에는 마황이 적합하다.

【용량용법】

3-10g

【사용상의 주의】

이 약은 신온(辛溫)이어서 조열(燥熱)하여 상음(傷陰)하고 동혈(動血)하기 쉬우므로 외감열병(外感熱病), 음허화왕(陰虛火旺), 혈열망행(血熱妄行) 등에는 사용을 금하고, 임부(妊

婦)나 월경과다(月經過多)인 경우에는 신중을 기해야 한다.

【고전의 기록】

≪本經≫

"主上氣咳逆, 結氣, 喉痺吐吸, 利關節〈상기하여 해역(咳逆)하고 결기(結氣)하며 후비토흡(喉痺吐吸)을 다스리고 관절(關節)을 이(利)하게 한다.〉"

≪珍珠囊≫

"去傷風頭痛, 開腠理, 解表發汗, 去皮膚風濕〈상풍(傷風)에서 두통을 없애고 주리(腠理)를 열어주며 해표(解表)하고 발한(發汗)하며 피부풍습(皮膚風濕)을 없애 준다.〉"

≪別錄≫

"溫筋通脈, 止煩出汗. 〈근육을 따뜻이 하여 맥을 통하게 하며 답답한 것을 그치게 하고 땀을 나게 한다.〉"

≪本經疏證≫

"能利關節, 溫經通脈…… 其用之道有六, 曰和營, 曰通陽, 曰利水, 曰下氣, 曰行瘀, 曰補中, 其功最大, 施之最廣, 無如桂枝湯, 則和營其首功也.〈관절(關節)을 이(利)하게 하고 경맥(經脈)을 온통(溫通)하게 하며…… 그 쓰이는 바는 6가지가 있으니 화영(和營), 통양(通陽), 이수(利水), 하기(下氣), 행어(行瘀), 보중(補中)이다. 처방으로 가장 효능이 크고 적용범위가 넓은 것은 계지탕만한 것이 없으며 그 중에 화영(和營)이 으뜸이다.〉"

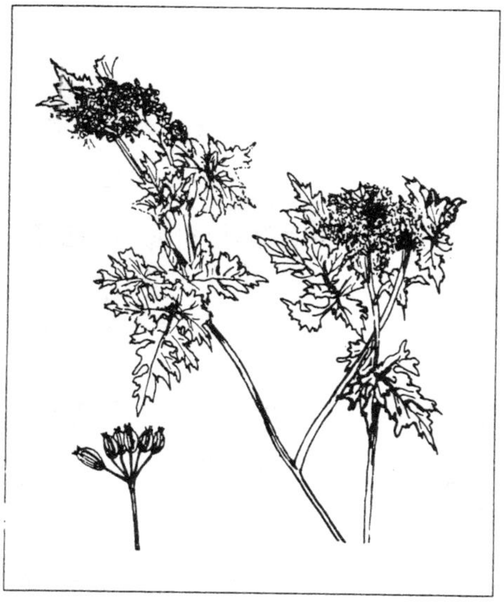

고본(藁本)*

Angelicae Tenuissimae Radix

【本經】 KHP, CP

【처방용명】 藁本, 川藁本, 香藁本

【성미】 辛, 溫.

【귀경】 膀胱.

【효능】 거풍산한(祛風散寒), 승습지통(勝濕止痛)

【기원】

이 약은 고본 *Angelica tenuissima* Nakai (산형과 Umbelliferae)의 뿌리이다.

중국에서는 *Ligusticum sinense* Oliv. 또는 *L. jeholense* Nakai et Kitag. 의 뿌리줄기를 쓴다.

우리나라에서는 산에서 채취한 것과 재배한 것을 모두 쓰고, 중국고본은 湖南, 四川, 遼寧 및 河北등지가 주산지이다. 봄에 채집하여 노두(蘆頭)와 발근(髮根)을 제거하고 볕에 말린 것을 쓴다.

【임상응용】

① 풍한감모(風寒感冒)

이 약은 신온(辛溫)하고 향조(香燥)하며 승부(升浮)하는 성질이 있고, 그 작용이 활발하며 전정(巓頂)까지 도달하기 때문에 태양경에 있는 풍한사(風寒邪)를 발산시키는 장점이 있다.

따라서 태양풍한(太陽風寒)이나 순경상범(循經上犯)에 의한 두통, 비색(鼻塞), 전정통이 심할 때에 이 약은 병소에 가서 산한발표(散寒發表), 거풍지통(祛風止痛)하는데 강활, 창출, 천궁 등의 거풍지통약(祛風止痛藥)을 가하여 쓴다 (神朮散).

풍한습사(風寒濕邪)에 외감되어 온몸이 쑤실 때에는 방풍, 강활, 만형자 등과 같이 쓴다(羌活勝濕湯).

② 풍한습비(風寒濕痺)

이 약은 피부경락(皮膚經絡)사이의 한습사(寒濕邪)를 제거하고 거풍지통(祛風止痛)하는 효과가 있다.

풍한습비(風寒濕痺), 지절종통(肢節疼痛)에는 강활, 방풍, 위령선, 창출 등의 거풍습약(祛風濕藥)을 가하여 쓰고, 장간한습(腸間寒濕)을 겸하여 제거해주므로 한습복통(寒濕腹痛)과 납소변당(納少便溏) 등에 건강, 사인, 백출, 진피 등을 가하여 쓴다.

【임상사용의 요점】

고본은 신온웅장(辛溫雄壯)하고 향열(香烈)의 기미(氣味)가 있다. 족태양방광경(足太陽膀胱經)에 들어가고 또한 독맥(督脈)을 통하며, 특히 전정(巓頂)에 이르러 거풍(祛風), 산한(散寒), 승습(勝濕), 지통(止痛)작용이 있고 또한 발산해표(發散解表)한다. 외감풍한(外感風寒) 혹은 풍습(風濕)에 의한 두통(頭痛), 편두통(偏頭痛), 신통(身痛)에 좋으며, 특히 전정두통(巓頂頭痛)에 대한 상용약이어서 전정(巓頂)으로의 인경약(引經藥)으로 쓴다. 또한 풍한습사(風寒濕邪)에 의한 지체동통(肢體疼痛), 풍습비통(風濕痺痛)이나 한습(寒濕)에 의한 복통설사(腹痛泄瀉)에도 효과가 있다. 그밖에 외용하면 피부풍습소양(皮膚風濕瘙痒)과 개선(疥癬)에 유효하다.

【참고】

고본, 강활, 백지, 천궁은 두통에 효과가 있으나 고본은 방광경(膀胱經)에 들어가 두정통(頭頂痛)에, 강활은 방광경에 들어가 후두통(後頭痛)에, 백지는 양명경(陽明經)에 들어가 전액통(前額痛)에, 천궁은 소양경(少陽經)에 들어가 측두통(側頭痛)에 각각 유효한다.

【용량 용법】

3-10g

【사용상의 주의】

혈허(血虛)에 의한 두통(頭痛)에는 복용하지 않는 것이 좋다.

【고전의 기록】

≪本經≫

"主婦人疝瘕, 陰中寒腫痛, 腹中急, 除風頭痛. 〈부인산하(婦人疝瘕)와 음중한종통(陰中寒腫痛), 복중급(腹中急)에 쓰고 제풍두통(除風頭痛)한다.〉"

≪珍珠囊≫

"治太陽頭痛, 巓頂痛, 大寒犯腦, 痛連齒頰. 〈태양두통(太陽頭痛)과 전정통(巓頂痛), 대한범뇌(大寒犯腦), 통연치협(痛連齒頰)을 치료하는데 쓴다.〉"

≪用藥法象≫

"頭面身體, 皮膚風濕. 〈머리, 얼굴, 신체, 피부의 풍습(風濕)치료에 쓴다.〉"

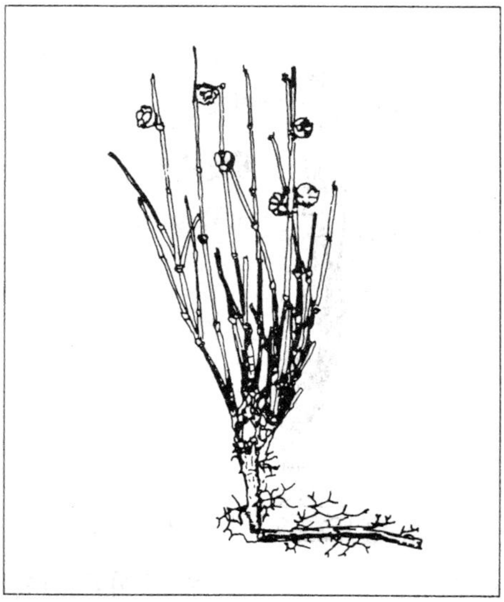

마황(麻黃)*

Ephedrae Herba

【本經】 KP, JP, CP

【처방용명】 生麻黃, 淨麻黃, 炙麻黃, 麻黃絨, 蜜炙麻黃

【성미】 辛, 微苦, 溫

【귀경】 肺, 膀胱

【효능】 발한해표(發汗解表), 선폐평천(宣肺平喘), 이수소종(利水消腫)

【기원】

이 약은 마황 *Ephedra sinica* Stapf 및 기타 동속식물(마황과 Ephedraceae)의 초질경을 건조한 것이다.

기타 동속식물에는 목적마황 *E. equisetina* Bunge, 중마황 *E. intermedia* Schrenk et Mey.이 알려져 있다.

9-10월 사이에 채집하여 그늘에 말려 알맞게 절단한다. 마황은 육진의 일종으로 채집후 오래된 것을 양품으로 쓴다. 신선한 것이 좋다는 설도 있다. 주된 산지는 중국의 하북(河北), 산서(山西), 내몽고(內蒙古), 감숙(甘肅), 요령(遼寧) 및 사천(四川) 등지이다.

【임상응용】

① 풍한감모(風寒感冒)

이 약은 신미(辛味)로 발산(發散)하고 온(溫)한 성질로 산한(散寒)하는 데, 주로 폐와 방광경에 작용하여 주리(腠理)를 열고 모공(毛孔)을 뚫게 하여 발한(發汗)시켜 해표(解表)하게 함으로써 풍한사(風寒邪)를 몰아낸다. 또 발산작용이 매우 강한 신온해표약이기 때문에 풍한(風寒), 오한(惡寒), 무한(無汗), 발열(發熱), 두통(頭痛) 및 맥(脈)이 부긴(浮緊)한 중증(重證)에만 사용하고 있다.

풍한표실증(風寒表實證)인 경우에는 계지를 배합하여 사용한다(麻黃湯).

② 해수기천(咳嗽氣喘)

이 약은 신미로 발산하고 고미로 설강(泄降)하며 온한 성질로 통하게 하기 때문에 폐경에 작용하여 밖으로는 풍한을 발산시키고 안으로는 폐기를 통하게 열어주므로써 선폐평천하는 작용을 발휘한다.

따라서 풍한이 외를 속박하고 폐기가 한데 뭉쳐 선강(宣降)하지 못하는 천해실증(喘咳實證)에 행인, 감초를 가하여 쓴다(三拗湯).

또한 이 약에 세신, 건강, 반하 등과 같이 온폐화음(溫肺化飮), 지해평천(止咳平喘) 작용이 있는 약을 배합하여 한담정음(寒痰停飮), 해수기천(咳嗽氣喘), 담다청냉(痰多淸冷)을 치료하는 데 쓴다(小靑龍湯).

폐열이 옹성하고 고열이 나며 숨이 아주 가쁜 경우에는 석고, 행인, 감초를 가하여 신량(辛涼)한 성미로 설강하게 하고 폐열을 내리게 하여 숨이 가쁜 증세를 가라앉힌다(麻杏甘石湯).

③ 풍수수종(風水水腫)

이 약은 위로는 폐기를 열어 발한을 촉진하고 아래로는 방광에 작용하여 이수작용(利水作用)을 발휘하게 함으로써 선통이뇨(宣通利尿)하는 요약으로 취급된다.

풍사가 표를 침습하고, 폐기가 선강하지 못하여 생기는 수종, 소변불리에, 오한이 있고 발열하는 표증을 겸할 때에는 감초를 같이 쓰고 (甘草麻黃湯), 여기에, 내열이 있고 비허를 겸한 경우에는 석고, 생강, 감초, 백출 등을 배합한다 (越婢湯, 越婢加朮湯).

이 이외에 마황은 산한작용과 체한 것을 통하게 하는 작용이 있기 때문에 계지, 백출, 감초 등을 가하여 풍한비증(風寒痺證)과 지절동통(肢節疼痛)을 치료하는 데 쓴다(麻黃加朮湯).

또 음저, 담핵의 치료에는 녹각교, 육계, 백개자, 숙지황 등을 가하여 온양익정(溫陽益精), 산한파결(散寒破結)하는 효능을 발휘하게 한다(陽和湯).

【임상사용의 요점】

마황은 신온(辛溫), 미고(味苦)하고 폐, 방광에 귀경한다. 신산(辛散), 고강(苦降), 온통(溫通)하는 작용이 있어 폐기를 열어 선산(宣散)시키고 주리(腠理)를 열어 모규(毛竅)를 뚫게 함으로써 풍한(風寒)을 발산(發散)시킨다. 이러한 작용에 의해 풍한외속(風寒外束)에 의한 표실무한(表實無汗) 및 폐기(肺氣)가 옹알(壅遏)한 천해(喘咳)를 치료하는 데 상용된다. 또 폐기(肺氣)를 선산(宣散)하고 수도(水道)를 통조(通調)함과 동시에 방광(膀胱)을 온화(溫化)하여 이수(利水)하게 함으로써 수종(水腫)에 표증(表證)을 겸한 경우에도 적용한다. 신산온통(辛散溫通)하는 효능이 있기 때문에 산풍투진(散風透疹), 온경산한(溫經散寒)하는 데도 쓸 수 있다.

【참고】

그대로 쓰면(生麻黃, 淨麻黃) 발한작용이 강해지고, 구어서 쓰면(炙麻黃) 발한작용은 약해지지만 지해평천하는 작용은 돋보이게 된다.

계지를 배합하면 발한해표(發汗解表) 작용이, 행인을 배합하면 지해평천(止咳平喘) 작용이, 건강과 함께 쓰면 온폐화음(溫肺化飮) 작용이, 석고와 함께 쓰면 청열선폐(淸熱宣肺) 작용이, 백출을 함께 쓰면 이수소종(利水消腫) 작용이, 그리고 부자와 함께 쓰면 온경산한(溫經散寒) 작용이 강해진다.

【용량. 용법】

1.5-10g

【사용상의 주의】

이 약은 발한작용이 강하므로 표허(表虛)하여 자한(自汗)이 있거나 음허(陰虛)하여 도한(盜汗)이 있는 경우 및 신불납기(腎不納氣)에 의한 허천(虛喘)에는 조심해서 써야 한다.

【고전의 기록】

≪本經≫

"主中風, 傷寒頭痛, 溫瘧, 發表出汗, 祛邪熱氣, 止咳逆上氣, 除寒熱. 〈주로 중풍·상한두통·온학에 땀을 나게 하여 사기와 열기를 제거하고 해역상기를 멎게 하며 한열을 제거한다."

≪別錄≫

"通腠理, 解肌. 〈주리를 열어 해기한다〉."

≪本草綱目≫

"散目赤腫痛, 水腫, 風腫." "麻黃乃肺經專藥, 故治肺病多用之, 張仲景治傷寒, 無汗用麻黃, 有汗用桂枝. 〈목적종통·수종·풍종을 흐트려 준다. 마황은 폐경락의 전용약이므로 폐병에 많이 쓰고 장중경은 상한병으로 무한에는 마황을 쓰고 유한에는 계지를 썼다.〉"

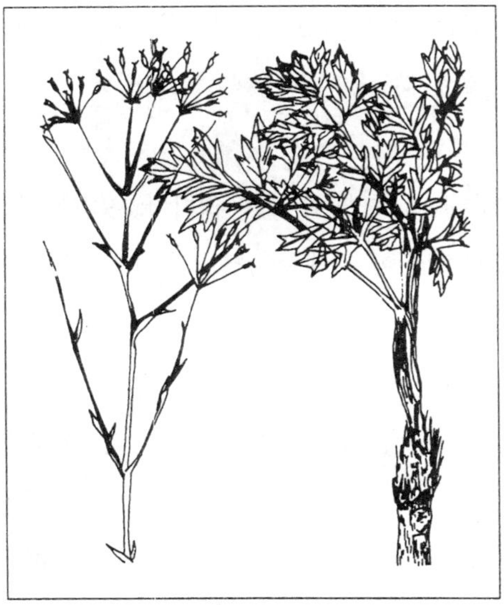

방풍(防風)*
Ledebouriellae Radix

【本經】 KP, JP, CP

【처방용명】 防風, 青防風, 口防風, 炒防風, 防風炭

【성미】 辛. 甘, 微溫

【귀경】 膀胱, 脾, 肝.

【효능】 발표산풍(發表散風), 승습지통(勝濕止痛), 해경정축(解痙定搐)

【기원】

이 약은 방풍 *Ledebouriella seseloides* Wolff *Saposhnikovia divaricata* Schischkin(미나리과

Umbelliferae)의 뿌리 및 뿌리줄기이다.

중국의 흑룡강, 길림, 요령 등 동북삼성에서 생산된다.

【임상응용】

① 외감표증(外感表證)

이 약은 신온(辛溫)으로 발산(發散)하고 기미(氣味)가 승(升)하는 성질을 갖추고 있어 신미(辛味)로 풍(風)을 치료하는 효과가 좋다. 기표(肌表)의 풍사(風邪)를 발산할 뿐 아니라 경락(經絡)에 있는 습(濕)을 제거해 주며 지통(止痛)작용도 있고 미온이어서 조성(燥性)이 적어 성질이 부드럽다. 이 때문에 외감표증(外感表證)에는 한열(寒熱)에 관계없이 쓰고, 풍진(風疹)과 소양(瘙痒)에도 상용(常用)한다.

풍한표증(風寒表證), 두통(頭痛), 신통(身痛) 및 오풍한(惡風寒)에는 형개, 강활, 독활 등을 가하여 쓰고(荊防敗毒散), 외감풍습(外感風濕)과 두통여리(頭痛如裏 : 꽉묶여 조여 드는 느낌의 두통), 신중지통(身重肢痛)에는 강활, 고본 등을 가하여 쓴다(羌活勝濕湯).

풍열표증(風熱表證)으로 발열(發熱), 오풍(惡風), 인통(咽痛), 미해(微咳)할 경우에는 박하, 선태, 연교 등의 신량해표약(辛涼解表藥)을 가하여 쓰고, 풍진소양(風疹瘙痒)에는 고삼, 형개, 당귀 등의 산풍지양(散風止痒), 활혈소어약(活血消瘀藥)을 가하여 쓴다(消風散).

② 풍습비통(風濕痺通)

이 약은 거풍산한(祛風散寒)하고 승습지통(勝濕止痛)하므로 풍한습비(風寒濕痺), 지절동통(肢節疼痛), 근맥연급(筋脈攣急)에 적용되는데, 이 때에는 강활, 계지, 강황 등의 거풍습약(祛風濕藥)을 가하여 쓴다(蠲痺湯).

③ 파상풍증(破傷風證)

이 약은 외풍(外風)을 거(祛)하고 내풍(內風)을 식(熄)하며 모든 풍을 치료하므로 방풍이라고 한다.

풍독(風毒)이 내침(內侵)하여 경락(經絡)을 관통(貫通)하여 생기는 아관긴폐(牙關緊閉), 각궁반장(角弓反張), 파상풍(破傷風) 등에는 천마, 천남성, 백부자 등을 가하여 쓴다(玉眞散).

또 소아(小兒)의 고열(高熱)과 급경(急驚)에는 우황, 조구등, 황련 등의 양간식풍약

(涼肝熄風藥)을 보조약으로 가하여 쓴다(涼驚湯).

④ 기타

이 약을 초탄(炒炭)한 것은 지혈(止血), 지사(止瀉) 작용이 있으므로 장풍하혈(腸風下血)에는 지유, 괴각, 황금탄 등을 가하여 쓰고, 간강비약(肝強脾弱)의 복통설사(腹痛泄瀉)에는 진피, 백작약, 백출 등을 가하여 소간이비(疏肝理脾)하고 지통지사 (止痛止瀉) 하게 한다(痛瀉要方).

【임상사용의 요점】

방풍은 신감(辛甘)하고 미온(微溫)하다. 상부승산(上浮昇散)하는 성질이 있어 전신(全身)의 풍사(風邪)를 발산(發散)함으로 치풍(治風)에 상용된다. 미온(微溫)하나 조(燥)하지 않고 감완(甘緩)하여 준열(峻熱)하지 않으며 작용이 완화하기 때문에 풍약(風藥)의 윤약(潤藥)이라 부르고 외풍표증(外風表證)에 풍한(風寒)과 풍열(風熱)을 가리지 않고 쓴다. 거풍(祛風) 작용이 장점이면서 승습(勝濕) 작용도 있으므로 습사(濕邪)를 겸한 외감풍사(外感風邪)에 적합하고 풍한습비(風寒濕痺)에 의한 관절산통(關節痠痛)에도 효과가 있다. 또한 거풍지양(祛風止痒) 하는 작용이 있어 피부양진(皮膚痒疹)에 쓰고, 거풍지경(祛風止痙)하는 작용이 있어 파상풍의 경련에 쓰며, 비(脾)의 울화(鬱火)를 산(散)하고 비습(脾濕)을 수제(搜除)하므로 구취(口臭), 구창(口瘡), 통사(痛瀉) 등에도 쓴다. 이 약을 초탄(炒炭)하여 사용하면 지사, 지혈작용을 발현하기 때문에 설사, 변혈(便血), 붕루(崩漏)에도 쓸 수 있다.

【용량용법】

3-10g

【사용상의 주의】

음허화왕(陰虛火旺)이나 풍한습사(風寒濕邪)가 관여하지 아니한 경우에는 쓰지 않는 것이 좋다.

【고전의 기록】

≪本經≫

"主大風頭眩痛, 惡風, 風邪盲目無所見, 風行周身, 骨節疼痛. 〈대풍두현통(大風頭眩痛), 오

풍(惡風), 풍사(風邪)에 의한 목맹(目盲)으로 보이지 않을때, 풍(風)이 전신을 감싸고 있을 때나 골절동통(骨節疼痛) 등을 다스린다.〉"

≪別録≫

"脇痛, 脇風…… 四肢攣急〈협통, 협풍…… 사지연급에 사용한다.〉"

≪千金要方≫

"解鳴頭毒. 解蕪花毒.〈오두의 독과 무화의 독을 해독한다.〉"

≪本草滙言≫

"主諸風周身不遂, 骨節酸痛, 四肢攣急, 痿痺痼痓等症〈여러 풍으로 몸을 못쓰고, 골절의 시린 통증, 사지의 갑작스런 경련, 위비간경(痿痺痼痓)등의 증세에 쓴다.〉"

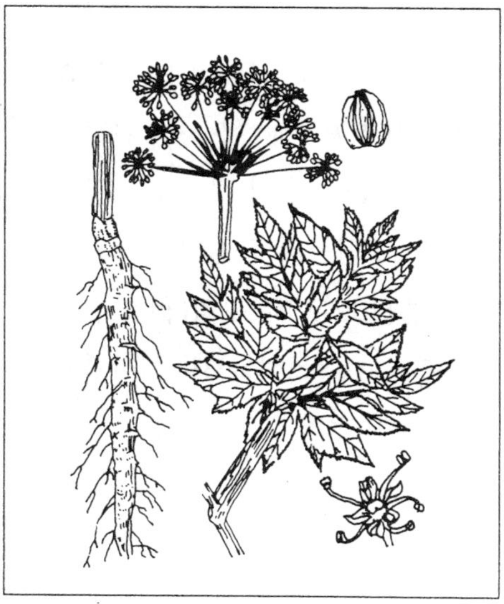

백지(白芷)*

Angelicae Dahuricae Radix

【本經】KP, JP, CP

【처방용명】 白芷, 杭白芷, 香白芷

【성미】 辛, 溫

【귀경】 肺, 胃.

【효능】 해표산풍(解表散風), 통규지통(通竅止痛), 조습지대(燥濕止帶), 소종배농(消腫排膿)

【기원】

이 약은 구릿대 *Angelica dahurica* Benth. et Hook. 또는 그 변종(미나리과 Umbelliferae)의 뿌리이다.

중국 약전에는 구릿대 이외에 변종으로 *A. dahurica* Benth. et Hook. var. *formosana* Shan et Yuan의 건조한 뿌리를 수재하고 있다.

여름에서 가을에 걸쳐 잎이 누렇게 시들 때 채취하고 수염 뿌리를 제거한 후 양건(陽乾)한 것을 쓴다.

【임상응용】

① 외감풍한(外感風寒), 두통비색(頭痛鼻塞)

이 약은 신온(辛溫)으로 발산(發散)하고 방향(芳香)으로 주찬(走竄)하여 그 성분이 위로 올라가 폐(肺)에 작용하며 밖으로는 풍한(風寒)을 발산(發散)하고 위로는 비공(鼻孔)을 열어 주어 통증을 그치게 하는 효과가 있다.

풍한외감(風寒外感), 두통, 비색(鼻塞) 등에는 방풍, 강활 등을 가하여 쓴다 (九味羌活湯).

② 양명두통(陽明頭痛) 치통비연(齒痛鼻淵)

이 약은 신온(辛溫)하고 조산(燥散)하는 효능이 있고 양명경(陽明經)에 있는 풍습사를 발산시키는 작용이 있으며 방향이 윗쪽으로 가기 때문에 통규지통하는 작용도 있다. 따라서 양명두통이나 비연두통 및 풍화아통(風火牙痛)에 상용한다.

양명두통(陽明頭痛), 미릉골통(眉稜骨痛) 및 두풍통(頭風痛) 등의 외감풍한(外感風寒)에 속하는 증상에는 단독으로 쓰거나(都粱丸), 형개, 방풍, 천궁 등을 가하여 쓸 수도 있다(川芎茶調散).

외감풍열(外感風熱)에는 박하, 국화, 만형자 등을 가하여 쓰고, 치통(齒痛)과 풍냉(風冷)에는 세신을 가하여 쓰며, 풍화(風火)일 때에는 석고, 황련을 가하여 쓴다.

비연두통(鼻淵頭痛)이면서 콧물이 흐를 경우(時流濁涕)에는 창이자, 신이, 박하 등을 가하여 쓴다(蒼耳子散).

③ 대하과다(帶下過多)

백지는 양명경(陽明經)에 있는 풍습사(風濕邪)를 잘 제거해 주고 습을 말리고 대하를 멈추게 하는 효능이 있으므로 양명습성(陽明濕盛)이나 습탁하주(濕濁下注) 및 부녀(婦女)의 대하과다(帶下過多)에 쓸 수 있다.

한습하주(寒濕下注)에 속하여 백대(白帶)가 과다(過多)할 경우에는 녹각상, 포강탄, 백출, 산약, 용골 등의 온양건비(溫陽健脾), 수렴지대(收斂止帶) 작용이 있는 약들을 가하여 쓴다(白帶丸).

한편 습열대하(濕熱帶下)에는 반드시 차전자, 황백등의 청열조습(清熱燥濕) 및 이습(利濕) 작용이 있는 약을 함께 써야 한다.

④ 창옹종독(瘡癰腫毒)

백지는 소종배농(消腫排膿)하고 활혈지통(活血止痛)하는 효능이 있어 외과(外科)

영역에서 상용된다.

옹저(癰疽)의 초기나 홍종열병(紅腫熱病)에는 금은화, 당귀, 천산갑 등 청열해독(淸熱解毒), 소종배농(消腫排膿)의 효능이 있는 약을 가하여 쓴다 (仙方活命飮).

이 약에 괄루인, 패모, 포공영, 청피, 적작약 등의 청열해독(淸熱解毒), 행기활혈(行氣活血) 작용이 있는 약을 가하여 유옹종통(乳癰腫痛)을 치료하기도 한다.

이 약은 피부의 풍습(風濕)에 의한 소양(瘙痒)에 쓰면 거풍지양(祛風止痒)하기도 하고, 또 독사교상(毒蛇咬傷)에도 쓰여 왔다.

【임상사용의 요점】

백지는 신온방향(辛溫芳香)이다. 신(辛)으로 해표산풍(解表散風)하고 온(溫)으로 산한제습(散寒除濕)하며 방향(芳香)으로 상달통규(上達通竅)하고 풍한(風寒)을 발산하며 습탁(濕濁)을 없애고 비규(鼻竅)를 통하게 하는 작용이 있다. 위, 대장, 폐(肺)의 삼경(三經)에 있는 풍습사(風濕邪)를 제거한다. 이 약은 주로 두면(頭面)을 순행하는 위경에 작용하기 때문에 풍한(風寒)에 의한 두통, 아통(牙痛), 비색(鼻塞), 비연(鼻淵) 등 얼굴과 머리부위의 제질환에 효과가 좋고, 특히 미릉골통(眉稜骨痛)에 유효하며, 지통(止痛) 작용과 비규(鼻竅)를 통하게 하는 작용이 뚜렷하다.

또한 풍사(風邪)를 발산하고 한습(寒濕)을 없애는 효능에 의해 피부의 풍습(風濕)에 의한 소양(瘙痒), 경폐(經閉), 통경(痛經), 풍습비통(風濕痺痛), 한습대하(寒濕帶下)에도 효과를 나타낸다. 신산(辛散)하여 소종(消腫), 배농(排膿)하는 작용을 나타내기 때문에 유옹종통(乳癰腫痛), 장풍장독(腸風臟毒). 옹저창양(癰疽瘡瘍)에 상용된다.

【참고】

이 약은 신온(辛溫)함으로 풍한(風寒), 풍습(風濕)에 알맞다. 단 풍열·풍화·습열(風熱, 風火, 濕熱)일 경우에도 청열사화(淸熱瀉火), 청리습열(淸利濕熱) 작용이 있는 방제에 소량 배합하여 치료효과를 높이는 인경약(引經藥) 또는 반좌약(反佐藥)으로 이용할 수 있다. 풍열(風熱)에 의한 미릉골통(眉稜骨痛)에는 황금을, 풍화(風火)에 의한 치통에는 석고를, 습열(濕熱)에 의한 대하(帶下)에는 황백을 가하여 쓰는 것이 좋다.

【용량용법】

3-10g. 외용일 경우에는 적당량을 쓴다.

【사용상의 주의】

음허(陰虛), 혈열(血熱)일 경우에는 금기(禁忌)이다.

【고전의 기록】

≪本經≫

"主女人漏下赤白, 血閉陰腫, 寒熱, 頭風侵目淚出. 〈부인의 적, 백대하 및 혈폐(血閉)에 의한 음종(陰腫), 한열(寒熱)이나 두풍(頭風)이 눈에 작용하여 눈물이 흐르는 것을 다스린다.〉"

≪日華子本草≫

"主乳癰, 發背, 瘰癧, 腸風痔漏, 排膿, 瘡痍疥癬, 止痛, 生肌, 去面疵瘢. 〈유옹, 발배, 나력, 장풍치루, 배농, 창이개선등을 주치하고 지통, 생기, 거면차반한다.〉"

≪珍珠囊≫

"主頭面皮膚風濕燥痒. 〈얼굴, 피부의 풍열조양(風濕燥痒)을 치료하는데 쓴다.〉"

≪本草綱目≫

"治鼻淵, 鼻衄, 齒痛, 眉稜骨痛, 大腸風秘…… 蛇傷, 刀箭金瘡 〈콧물, 코피, 치통, 미릉골통, 대장풍비…… 등의 치료와 독사에게 물린데, 칼, 활 등에 의한 금창을 치료한다.〉"

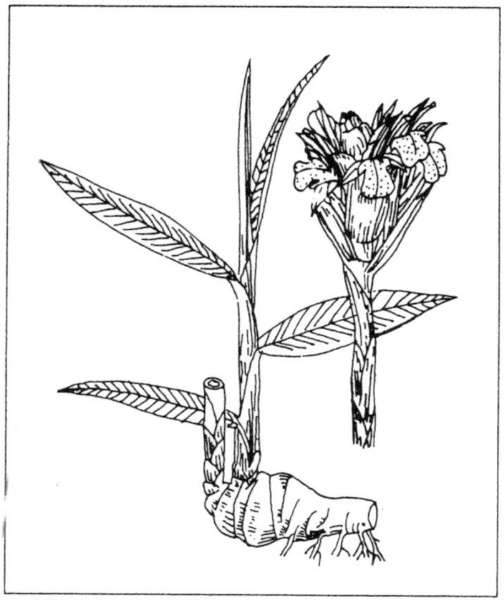

생강(生薑)*

Zingiberis Rhizoma

【別錄】 KP, JP, CP

【처방용명】 生薑, 鮮生薑

【성미】 辛, 溫

【귀경】 肺, 脾, 胃

【효능】 발한해표(發汗解表), 온중지구(溫中止嘔), 화담지해(化痰止咳)

【기원】

이 약은 생강 *Zingiber officinale* Rosc.(생강과 Zingiberaceae)의 신선한 뿌리줄기이다. 9-11 월에 채취하여 수염뿌리를 제거한 후 그대로 쓰거나 포(炮)하여 쓴다.

【임상응용】

① 풍한감모(風寒感冒)

이 약은 신(辛)으로 발산(發散)하고 온(溫)으로 산한(散寒)하며 폐에 들어가 표로 달리는 작용이 있으므로 발한해표(發汗解表)하고 거풍산한(祛風散寒)하지만 단독으로는 작용이 비교적 약하다.

따라서 가벼운 풍한감모(風寒感冒)에는 단독으로 복용하고 대부분의 경우에는 신온해표제(辛溫解表劑)에 가하면 발한해표(發汗解表) 작용을 증강시킬 수 있다 (桂枝湯).

② 위한구토(胃寒嘔吐)

이 약은 온위산한(溫胃散寒)하고 화중강역(和中降逆)하며 지구(止嘔)하는 효능이 있기 때문에 "토하는 병을 치료하는 성약(嘔家聖藥)"이라는 별명이 붙었다.

적절한 약을 배합하여 각종 구토에 쓸 수 있는 데, 위한(胃寒)에 의한 구토(嘔吐)에는 반하를 가하여 쓰고 (小半夏湯), 위열(胃熱)에 의한 구토(嘔吐)에는 황련이나 죽여를 가하여 쓴다.

강반하, 강죽여 등과 같이 일부의 지구약(止嘔藥)에 강즙(薑汁)을 넣어 지구작용(止

嘔作用)을 증강시키기도 한다.

③ 풍한해수(風寒咳嗽)

생강은 신온(辛溫)으로 발산(發散)하는데, 밖으로는 풍한(風寒)을 발산하여 해표(解表)하고, 안으로는 온폐화담(溫肺化痰)하여 지해(止咳)하는 효력이 있다.

따라서 풍한객폐(風寒客肺), 담다해수(痰多咳嗽), 오한두통(惡寒頭痛)일 경우에는 행인, 자소, 진피, 반하 등을 가하여 쓴다(杏蘇二陳湯).

④ 기타

이 약은 반하, 천남성 및 어해(魚蟹)의 독(毒)을 풀어주는 능력이 있다.

【임상사용의 요점】

생강은 신(辛), 미온(微溫)하다. 폐(肺)에 들어가 발산풍한(發散風寒). 거담지해(祛痰止咳)로, 비위(脾胃)에 들어가 온중거습(溫中祛濕). 화음관중(化飮寬中)으로 작용함으로 풍한감모(風寒感冒)의 두통비색(頭痛鼻塞). 담다해수(痰多咳嗽) 및 수습비만(水濕痞滿)에 쓰인다. 또 역기(逆氣)를 산(散)하여 구토를 멎게함으로 '薑은 嘔家의 聖藥이다'라 하여 풍한감모(風寒感冒). 수습정중(水濕停中)을 불문하고 위한기역(胃寒氣逆)에 의한 오심구토(惡心嘔吐)에 대단히 유효하다.

【용량용법】

3-10g. 달여서 복용하거나 즙을 내어 복용한다.

【사용상의 주의】

이 약은 음(陰)을 상하게 하고 화(火)를 도우기 때문에 음허(陰虛)하여 내열(內熱)이 있는 경우에는 복용하지 않는 것이 좋다.

【고전의 기록】

≪別錄≫

"主傷寒頭痛鼻塞, 咳逆上氣, 止嘔吐. 〈상한(傷寒)의 두통(頭痛)과 비색(鼻塞) 및 해역(咳逆)으로 상기(上氣)하는 증을 다스리고 구토(嘔吐)를 멈추게 한다.〉"

≪本草拾遺≫

"汁解毒藥…… 破血調中, 去冷陳痰, 開胃. 〈즙은 해독약으로 쓰고…… 파혈조중(破血調中)

하여 차고 오래된 담을 제거하고 위를 개창(開暢)시킨다.〉"

≪本草綱目≫

"生用發散, 熱用調中. 〈그대로 쓰면 발산(發散)하고 익혀서 쓰면 조중(調中)한다.〉"

≪本草從新≫

"行陽分而祛寒發表, 宣肺氣而解鬱調中, 暢胃口而開痰下食. 〈양분(陽分)을 행하게 하여 한(寒)을 물리치고 발표(發表)하게 하며 폐기(肺氣)를 선산하고 해울조중(解鬱調中)하며 위구(胃口)를 시원하게 하여 개담(開痰)하고 음식을 잘 소화시킨다.〉"

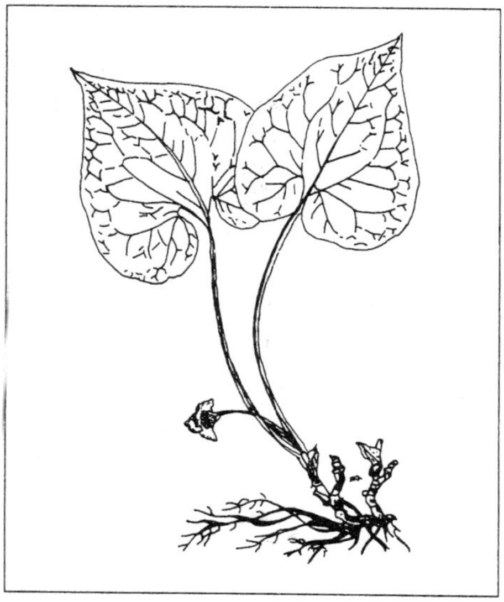

세신(細辛)*
Asiasari Radix

【本經】KP, JP, CP

【처방용명】 北細辛, 炙細辛

【성미】 辛, 溫

【귀경】 肺, 腎

【효능】 거풍산한(祛風散寒), 통규지통(通竅止痛), 온폐화음(溫肺化飮)

【기원】

이 약은 쪽도리풀 *Asiasarum sieboldii* F. Maekawa 또는 민쪽도리풀 *Asiasarum heterotropoides* F. Maekawa var. *mandshuricum* F. Maekawa 및 기타 동속식물 (쥐방울과 Aristolochiaceae)의 지상부를 될 수 있는 대로 제거한 뿌리 및 뿌리줄기를 말린 것이다.

열매가 성숙한 여름이나 이른 가을에 캐어 흙과 모래를 제거하고 음건한 것을 쓴다.

【임상응용】

① 풍한표증(風寒表證)

이 약은 신온(辛溫)으로 발산(發散)하고 방향(芳香)으로 투달(透達)하며 폐(肺)에 작용하여 표(表)에 있는 풍한(風寒)을 발산(發散)하고 신(腎)에 작용하여 이(裏)에 있는 고냉(痼冷)을 제거하여 양허외감(陽虛外感)을 다스리는 요약이다.

몸이 약하고 양허(陽虛)한 사람이 풍한(風寒)에 외감(外感)하여 한사(寒邪)가 편성(偏盛)하고 오한(惡寒)하지만 땀은 나지 않으며 발열(發熱)하고 맥침(脈沈)일 경우에는 마황, 부자를 가하여 조양(助陽), 산한(散寒), 해표(解表)하게 한다(麻黃附子細辛湯).

일반적으로 풍한(風寒)에 외감(外感)하여 생기는 표증(表證)에는 강활, 방풍, 백작약 등을 가하여 신온해표(辛溫解表)하는 작용을 증강시킨다(九味羌活湯).

② 풍한두통(風寒頭痛), 비색비연(鼻塞鼻淵), 아통비통(牙痛痺痛)

이 약은 신온(辛溫)이고 향찬(香竄)하며 성질이 격렬하여 통규(通竅), 산한(散寒), 지통(止痛)하는 작용이 있으므로 풍한두통(風寒頭痛), 비색비연(鼻塞鼻淵), 풍습비통(風濕痺痛) 등에 고르게 적용한다.

외감풍사(外感風邪), 편정두통(偏正頭痛), 전정작통(巓頂作痛) 등에는 천궁, 강활, 백지 등을 가하여 쓴다(川芎茶調散).

비색비연(鼻塞鼻淵), 두통유제(頭痛流涕)에는 가루로 하여 적은 양을 콧속으로 불어넣거나, 백지, 창이자, 신이 등을 가하여 달이고 내복한다.

풍냉아통(風冷牙痛)에는 단독으로 쓰거나 백지를 가하여 달인 물로 함수(含漱)하며(聖濟-細辛湯), 필발을 가하여 달인 물로 함수(含漱)하면 오래된 치통에 효과가 좋다.

위화아통(胃火牙痛)인 경우에는 석고, 황련 등의 청열약(清熱藥)을 가하여 쓰고, 충치아통(蟲齒牙痛)에는 살충력이 있는 봉방(蜂房)을 가하여 달인 물로 함수(含漱)하고, 풍한습비통(風寒濕痺痛)에는 독활, 상기생, 방풍 등을 가하여 쓴다(獨活寄生湯).

③ 한음해천(寒飮咳喘)

이 약은 신온(辛溫)이고 조성(燥性)이 있어 온폐(溫肺)하고 산한(散寒)하며 화담지해(化痰止咳)하므로 한사(寒邪)가 폐(肺)를 범하여 속에 정음(停飮)되고 해수기천(咳嗽氣喘)하며 가래가 많고 묽을 경우에 오미자, 건강을 가하여 쓴다(小青龍湯, 苓甘五味薑辛湯).

【임상사용의 요점】

세신(細辛)은 신온(辛溫)하고 성열(性烈)하다. 밖으로는 풍한(風寒)을 발산하고 안으로는 한음(寒飮)을 화(化)하며 위로는 두통(頭痛)을 소(疏)하고 아래로는 신기(腎氣)를 통하게 하여 개규(開竅)하고 지통(止痛)한다. 풍한(風寒)에 의한 두통(頭痛), 신통(身痛), 비색(鼻塞) 및 한음내정(寒飮內停)에 의한 해수(咳嗽), 기천(氣喘), 담다(痰多)에 대한 주약이고, 특히 풍한(風寒)에 한음(寒飮)이 겸할때 적합하다. 풍한습비(風寒濕痺)에 의한 관절구련(關節拘攣), 동통(疼痛)에도 쓰고, 신향(辛香)하여 주찬(走竄)하므로 분말을 코에 넣으면 통규취체(通竅取嚔)하기 때문에 개관성신(開關醒神)하도록 하는 구급약으로 사용된다.

【참고】

① 이 약은 산한(散寒)하는 효력은 강하지만 발한(發汗) 작용은 약하므로 해표제로서는 주약으로 쓰지 않고, 산한(散寒), 화음(化飮), 지통(止痛)하는 효능을 이용하여 양허음한(陽虛陰寒), 한음(寒飮)에 대한 표증(表證) 또는 동통이 강한 표증(表證)에 사용한다. 또 진통의 목적으로 한열(寒熱)에 관계없이 배합하여 사용한다.

【용량용법】

5-3g. 외용일 경우는 적당량을 쓴다.

【사용상의 주의】

이 약은 신온조열(辛溫燥烈)하여 정기(正氣)를 다치게 하므로 기허(氣虛)에 의한 다한(多汗)이나 음허양항(陰虛陽亢)에 의한 두통(頭痛) 및 폐조음상(肺燥陰傷)에 의한 건해(乾咳)에는 금기(禁忌)이고 다량(多量)을 쓰지 말아야 한다.

노려(藘藜)와는 상반(相反)하므로 같이 쓰지 말아야 한다.

【고전의 기록】

≪本經≫

"主咳逆, 頭痛腦動, 百節拘攣, 風濕痺痛, 死肌. 〈해역(咳逆), 두통뇌동(頭痛腦動), 백절구련(百節拘攣), 풍습비통(風濕痺痛) 및 죽은 살에 사용한다.〉"

≪本草別說≫

"細辛, 若單用粉末, 不可過錢匕, 多則氣悶塞, 不通者死. 〈세신은 단독으로 쓸 때는 가루로

하여 쓰되 약숟가락(錢匕)양을 넘지 않도록 한다. 너무 과하면 기(氣)가 민(悶)하고 색(塞)하게 되고 이것이 통하지 않게 되면 죽기 때문이다.〉"

≪本草正義≫

"細辛, 芳香最烈, 宣泄鬱滯, 而能上達巓頂, 通利耳目, 旁達百骸, 無微不至, 內之宣絡脈而疏通百節, 外之行孔竅直達透肌膚. 〈세신은 방향(芳香)이 아주 강렬하여 선설울체(宣泄鬱滯)하고 위로는 전정(巓頂)에 이르러 이목(耳目)을 통리(通利)하게 하고 곁으로는 백해(百骸)에까지 이른다. 이처럼 미세한 곳까지 이르러 안으로는 낙맥(絡脈)을 펴주고 백절(百節)을 소통(疏通)시키며 밖으로는 공규(孔竅)를 통행하여 직접 기부(肌膚)에 까지 침투한다.〉"

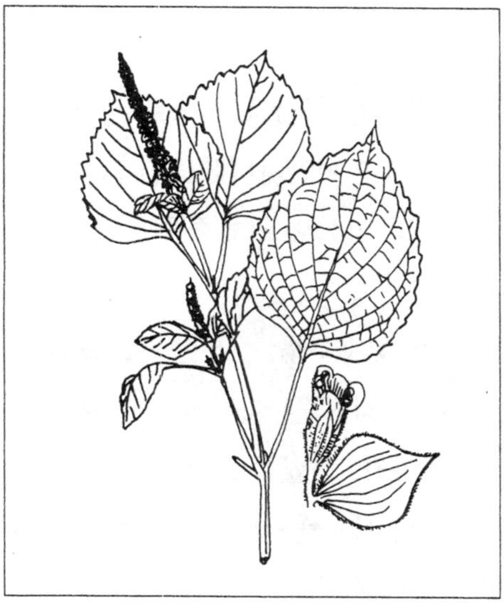

소엽(蘇葉)*

Perillae Herba

【別錄】 KP, JP, CP

【처방용법】 蘇葉, 紫蘇葉, 蘇梗, 老蘇梗, 紫蘇

【성미】 辛, 溫.

【귀경】 肺, 脾.

【효능】 발한해표(發汗解表), 행기관중(行氣寬中), 해어해독(解魚蟹毒)

【기원】

이 약은 차조기 *Perilla sikokiana* Nakai,(*P. frutescens* Britton var. *acuta* Kudo) 및 그밖의 근연식물 (꿀풀과 Labiatae)의 잎과 끝가지이다.

우리나라에서 재배되고 있는 근연식물에는 주름소엽(*P. frutescens* Brit. var. *crispa* Deane)과 들깨(*P. frutescens* Brit. var. *japonica* Hara) 및 품종으로 반소엽 (*P. frutescens* Brit. form. *discolor* Nakai)과 녹소엽(*P. frutescens* Brit. form. *viridis* Makino)등이 있다.

【임상응용】

① 풍한감모(風寒感冒)

이 약은 신산(辛散)하고 온통(溫通)하며 매우 방향성(芳香性)이어서 폐(肺)에 작용하여 신온(辛溫)하고 향산(香散)하는 효능을 나타내기 때문에 밖으로는 주리(腠理)를 통하게 하고 모규(毛竅)를 열어 발표(發表)하고 산한(散寒)하며, 안으로는 폐기(肺氣)를 선산(宣散)하고 담결(痰結)을 화하게 하며 이기지해(利氣止咳)하고 겸하여 위로는 비색(鼻塞)을 통하게 함으로 외감풍한(外感風寒), 오한발열(惡寒發熱), 두통비색(頭痛鼻塞), 해수담다(咳嗽痰多)에 상용한다.

풍한해수(風寒咳嗽)에는 전호, 행인 등을 가하여 해표산한(解表散寒), 선폐지해(宣肺止咳)하게 하고(杏蘇散), 외감풍한(外感風寒)에 기체흉민(氣滯胸悶)을 겸한 경우에는 향부자, 진피를 가하여 쓴다(香蘇散).

② 비위기체(脾胃氣滯)

이 약은 기향(氣香)이 입비(入脾)하여 신산(辛散)하고 행기(行氣)하므로 성비관중(醒脾寬中)하고 행기지구(行氣止嘔)하는 요약이며 동시에 이기안태(理氣安胎)하는 효과도 있어서 비위기체(脾胃氣滯), 흉민구역(胸悶嘔逆) 및 임신오조(姙娠惡阻)에 상용한다.

외감풍한(外感風寒), 내상습체(內傷濕滯), 기기불창(氣機不暢), 흉민구토(胸悶嘔吐), 한열두통(寒熱頭痛)의 증상에는 곽향, 진피, 반하, 후박 등을 가하여 쓰면 이기화중(理氣和中), 산한화습(散寒化濕)하는 효과가 더욱 좋아지고 (藿香正氣散), 태기상역(胎氣上逆), 흉민구토(胸悶嘔吐), 임신오조(姙娠惡阻) 및 태동불안(胎動不安)에는 사인, 진피 등의 이기안태약(理氣安胎藥)을 같이 쓰면 약효를 증강시킬 수 있다.

③ 어해중독(魚蟹中毒)

이 약은 신향(辛香)하여 비위(脾胃)를 조리하고 화중지구(和中止嘔)하며 어해(魚蟹)의 독을 풀어준다.

따라서 어해(魚蟹)의 변질(變質), 식후복통(食後腹痛), 구토설사(嘔吐泄瀉)에는 단독으로 달여서 복용하거나 생강, 반하, 진피, 곽향, 백지 등을 가하여 쓴다.

그밖에 이 약은 기분(氣分)을 조절하고 방향(芳香)으로 해울(解鬱)하므로 반하, 후박, 생강, 복령을 가하여 쓰면 행기해울(行氣解鬱)하고 화담산결(化痰散結)하는 효과에 의해 칠정(七情)이 울결(鬱結)하고 담응기체(痰凝氣滯)하며 매핵기(梅核氣)가 있을 때 좋은 효과를 나타낸다 (半夏厚朴湯).

【임상사용의 요점】

자소는 신온(辛溫)하고 방향성(芳香性)이다. 기분(氣分)에 작용하여 풍한(風寒)을 발산(發散)하고 행기관중(行氣寬中)하여 안태(安胎)하게 한다. 풍한(風寒)에 의한 오한(惡寒), 발열(發熱), 무한(無汗)인 표증, 비폐기체(脾肺氣滯)에 의한 해수(咳嗽), 흉민(胸悶), 오심(惡心), 구토(嘔吐) 등에 쓰고, 특히 풍한표증(風寒表症)에 흉민(胸悶)하고 구오(嘔惡)할 때 쓴다. 그밖에 어해(魚蟹)중독에 의한 복통토사(腹痛吐瀉)에도 유효하다.

【참고】

① 자소는 발산풍한에, 소경은 이기해울(理氣解鬱). 안태(安胎)에 좋은 효과를 나타내는데 일반적으로 잎과 줄기를 합하여 자소로 쓴다.

② 자소는 마황, 계지처럼 발한작용은 없으므로 경증인 표한에 쓰고, 소경은 이기해울하는 작용이 있으므로 기울 및 매핵기에 쓰며, 성질이 완하므로 허약자에게도 좋다.

③ 기체에 의한 태동불안(胎動不安)에는 기기를 통창하여 효과를 나타내기 때문에 혈열 및 기허에 의해 태원이 불고하여 생기는 태동불안에는 쓸 수가 없다.

【용량용법】

3-10g, 오래 달이면 안된다(不宜久煎).

【사용상의 주의】

표허(表虛)에 기약(氣弱)한 경우나 온병(溫病)에는 금기이다.

【고전의 기록】

≪別錄≫

"下氣, 除寒中, 〈기(氣)를 내리고 중초(中焦)가 찬 증세를 없애준다.〉"

≪藥性本草≫

"以生食作羹, 殺一切魚肉毒. 〈생으로 국을 만들 때, 모든 어육의 독을 없애 준다.〉"

≪滇南本草≫

"發汗, 解傷風頭痛, 消痰, 定吼喘. 〈땀을 나게 하고 상풍두통(傷風頭痛)을 풀어주며 담을 없애고 후천(吼喘)을 가라앉힌다.〉"

≪本草綱目≫

"解肌發表, 散風寒, 行氣寬中, 消痰利肺, 和血溫中, 止痛, 定喘, 安胎. 〈해기발표하고 풍한(風寒)을 발산시키며 행기관중(行氣寬中)하고 가래를 없애고 폐(肺)를 이롭게 하며 화혈온중(和血溫中)하며 통증을 멈추고 천식을 잡아주며 안태(安胎)하게 한다.〉"

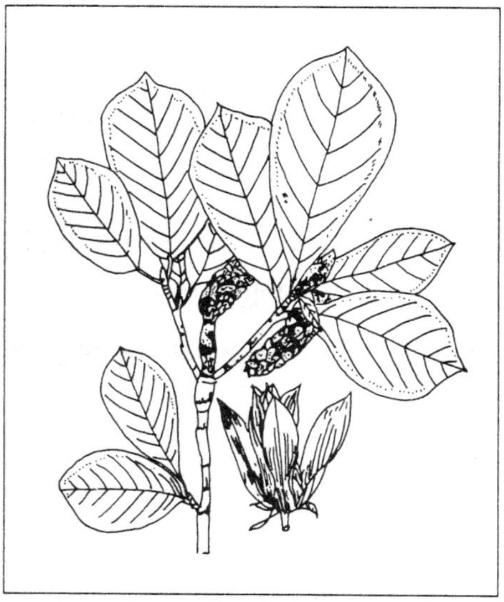

신이(辛夷)*
Magnoliae Flos

【本經】 KHP, CP.

【처방용명】 辛夷花, 木筆花, 春花, 辛夷

【성미】 辛, 溫

【귀경】 肺, 胃

【효능】 발산풍한(發散風寒), 선통비규(宣通鼻竅)

【기원】

이 약은 목련 *Magnolia kobus* DC. 또는 백목련 *M. denudata* Desr.(목련과 Magnoliaceae)의 꽃봉오리이다.

중국약전에는 이 이외에 망춘화 *M. biondii* Pamp 및 *M. sprengeli* Pamp 등의 꽃봉오리(花蕾)도 수재하고 있고, JP에는 *M. salicifolia* Maxim의 꽃봉오리도 수재하고 있다.

이른 봄 꽃봉오리(花蕾)가 아직 피지 않았을 때 따서 볕에 널어 말린 것을 쓴다.

【임상응용】

① 비연두통(鼻淵頭痛)

이 약은 신온(辛溫)으로 발산(發散)하고 방향(芳香)으로 통규(通竅)하며 위로 가는 성질이 있어 청기(淸氣)를 승달(升達)시켜 풍사(風邪)를 산(散)하고 비규(鼻竅)를 통(通)하게 함으로 비연두통(鼻淵頭痛)에 중요하게 쓰인다.

비연(鼻淵), 비색(鼻塞)이 있고 냄새를 맡지 못하며 때로 탁한 코를 흘리고 풍한(風寒)에 치우칠 경우에는 백지, 세신, 창이자, 방풍 등의 발산풍한(發散風寒)하고 통규지통(通竅止痛)하는 약을 가하여 쓴다.

풍열(風熱)에 치우친 경우에는 국화, 연교, 황금, 박하, 창이자를 많이 가하여 쓰면 풍열(風熱)을 소산(疏散)시키고 통규(通竅), 지통(止痛)하는 효과를 얻을 수 있다.

② 풍한두통(風寒頭痛)

이 약은 발산풍한(發散風寒)하고 통규지통(通竅止痛)하는 효능이 있어 외감풍한(外感風寒)과 두통(頭痛), 비색(鼻塞)에 천궁, 방풍, 백지 등의 발산풍한약(發散風寒藥)을 가하여 쓴다.

【임상사용의 요점】

신이는 신온방향(辛溫芳香)으로 경부상승(輕浮上昇)한다. 폐경(肺經)에 들어가 폐부(肺部)의 풍한(風寒)을 산(散)하여 비규(鼻竅)를 통하여 위경(胃經)에 들어가 청양(淸陽)의 기(氣)를 두뇌(頭腦)에 상달(上達)하여 두통을 멎게 함으로 비연(鼻淵), 비색(鼻塞), 비즙(鼻汁) 혹은 풍사(風邪)에 의한 두통(頭痛)에 적용한다.

【참고】

해표(解表)로도 작용하나 효력은 아주 약함으로 일반적인 외감표증(外感表證)에는 별로 사용하지 않는다. 그리고 분말을 비중(鼻中)에 불어 넣어 재채기를 일으켜 비폐(鼻閉)를 개선하기도 한다.

【용량용법】

3-10g

이 약은 털(毛)이 있어 인후(咽喉)를 자극하므로 내복시(內服時)에는 망사포(紗布)로 싸서 포전(包煎)한다.

【사용상의 주의】

음허화왕(陰虛火旺)한 자는 복용하지 않는 것이 좋다.

【고전의 기록】

≪本經≫

"主五臟身體寒熱, 頭風腦痛, 面䵟, 〈오장, 신체의 한열(寒熱), 두풍뇌통(頭風腦痛) 및 면간(面䵟) 등을 다스린다.〉"

≪別錄≫

"溫中解肌, 利九竅, 通鼻塞涕出. 〈중초를 따뜻하게 하며 해기하고 구규(九竅)를 이(利)하게 하며 막힌 코를 열어 콧물을 나오게 한다.〉"

≪本草綱目≫

"鼻淵, 鼻鼽, 鼻窒, 鼻瘡及痘後鼻瘡. 〈비연(鼻淵), 비구(鼻鼽), 비질(鼻窒), 비창(鼻瘡) 및 천연두 후의 비창(鼻瘡) 치료에 쓴다.〉"

"辛夷之辛溫, 走氣而入肺, 能助胃中淸陽上行, 所以能溫中, 治頭面目鼻之病. 〈신이의 신온(辛溫)은 기(氣)를 움직여 폐(肺)로 들게 함으로 위(胃)를 도와 청양(淸陽)을 상행(上行)시키기 때문에 중초를 따뜻하게 하여 머리, 얼굴, 눈, 코의 병을 치료한다.〉"

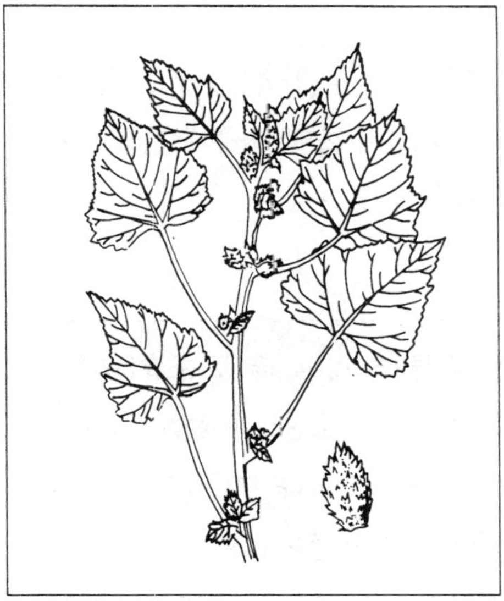

창이자(蒼耳子)*
Xanthii Fructus

【本經】 KP, JP, CP

【처방용명】 卷耳

【성미】 辛, 苦, 溫. 有小毒

【귀경】 肺

【효능】 발한산풍(發汗散風), 제습승양(除濕升陽), 통규지통(通竅止痛)

【기원】

이 약은 도꼬마리 *Xanthium stramonium* L.(국화과 Compositae)의 열매이다.

중국약전에는 *X. sibirium* Patr. 을 수재하고 있다. 가을에 거두어 볕에 말린 다음 딱딱한 가시를 볶아(炒) 없앤 다음 사용한다.

【임상응용】

① 비연두통(鼻淵頭痛)

이 약은 온(溫)으로 통달(通達)하고 신(辛)으로 발산(發散)하며 고(苦)로 습탁(濕濁)을 말림으로 옛부터 "모든 열매의 기능은 다 아래로 내려가는 역할을 하는데 오직 창이만은 홀로 올라간다 (諸子皆降, 蒼耳獨升)"라 하였다.

또한 이 약은 승양(升陽), 통규(通竅), 지통(止痛)하는 효능이 있어 비연두통(鼻淵頭痛)이나 냄새를 못 맡는 증세(不聞香臭), 탁한 콧물을 수시로 흘리는 증세(時流濁涕) 등에 신이, 백지, 박하 등을 가하여 쓴다 (蒼耳子散). 또한 외감풍한(外感風寒), 오한무한(惡寒無汗), 두통비한(頭痛鼻寒)에는 신이, 방풍, 백지, 강활, 고본 등을 가하여 쓴다.

② 풍습비통(風濕痺痛)

이 약은 거풍제습(祛風除濕)하고 통락지통(通絡止痛)하므로 풍습비증(風濕痺證)이나 사지구련(四肢拘攣)에 단독으로 쓰거나 진교, 잠사, 비해 등과 술에 담궈(泡酒) 복용한다(史國公藥酒).

③ 기타

이 약은 풍진소양(風疹瘙痒)에 지부자, 백선피, 백질려 등을 가하여 쓰고, 가루로 하여 대풍자의 기름으로 환제를 만들어 개선마풍(疥癬痳風)에 쓰며, 산풍제습(散風除濕)하는 효능이 있어 살충지양(殺蟲止痒)하는 효과도 얻을 수 있다.

【임상사용의 요점】

창이자는 감고온(甘苦溫)하다. 온화(溫和)로 소달(疏達)하고 고(苦)로 조습(燥濕)하며, 감완(甘緩)으로 준(峻)하지 않고 산풍거습(散風祛濕)·소산선통(疏散宣通)의 효능이 있다. "제지(諸子)는 강(降)하나 창이(蒼耳)는 혼자서 올라간다"라고 말하여지는 것과 같이 상(上)은 전정(巓頂, 頭頂)에 이르러 통규지통(通竅止痛)하고 하(下)는 족슬(足膝)밖의 피부에 도달하여 풍한두통(風寒頭痛)·비연유체(鼻淵流涕), 창진소양(瘡疹瘙痒)·비통구련(痺痛拘攣)등에 유효하다.

【용량용법】

3-10g을 달여서 복용하거나 환제 또는 산제로 하여 복용한다.

【사용상의 주의】

혈허(血虛)에 의한 두통(頭痛)에는 복용하지 않는 것이 좋고, 과량을 복용하면 중독을 일으켜 구통, 복통, 설사등이 생긴다.

【고전의 기록】

≪本經≫

"主風頭寒痛, 風濕周痺, 四肢拘攣痛, 惡肉死肌. 〈풍두한통(風頭寒痛), 풍습주비(風濕周痺), 사지구련통(四肢拘攣痛), 썩은살 제거등에 쓴다.〉"

≪日華子本草≫

"治一切風氣, 塡髓暖腰脚, 治瘰癧疥癬及瘙痒.〈일체의 풍기(風氣)를 치료하고 뼈속을 채워 허리와 발을 따뜻이 하며 나력(瘰癧),개선(疥癬) 및 가려움증을 치료한다.〉"

≪要藥分劑≫

"治鼻淵鼻瘜, 斷不可缺, 能使淸陽之氣上行巓頂也, 〈비연비식(鼻淵鼻瘜)의 치료에 결단코 없어서는 안될 약이다. 청양(淸陽)의 기운으로 하여금 위로 이마와 정수리까지 이르게 해 주는 약이다.〉"

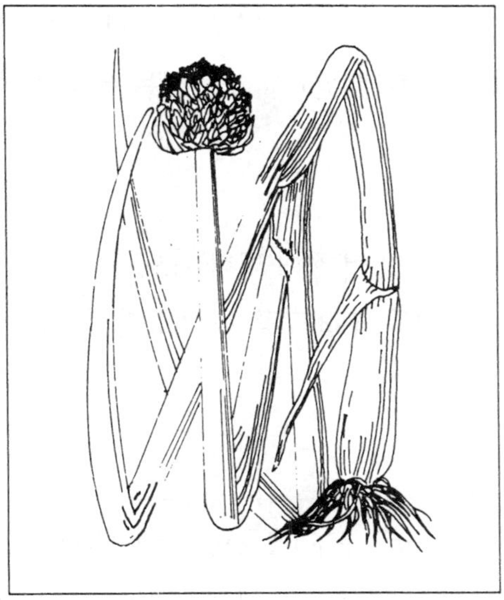

총백(葱白)*

Allii Fistulosi Bulbus

【本經】KHP, CP

【처방용명】 葱白, 葱白頭

【성미】 辛, 溫

【귀경】 肺, 胃

【효능】 발한해표(發汗解表), 산한통양(散寒通陽)

【기원】

이 약은 파 *Allium fistulosum* L.(백합과 Liliaceae)의 신선한 뿌리이다.

【임상응용】

① 풍한감모(風寒感冒)

이 약은 신산온통(辛散溫通)하고 주찬(走竄)하는 성질이 있어 발표(發表)하고 이(裏)로 들어가며 발한(發汗), 해표(解表), 산한(散寒)하는 효능이 있다.

그러나 작용이 비교적 약하기 때문에 풍한감모(風寒感冒), 오한무한(惡寒無汗), 두통비한(頭痛鼻寒) 등 비교적 가벼운 증세일 때 생강, 두시 등을 가하여 쓴다.(連鬚葱白湯, 葱豉湯).

② 하리맥미(下痢脈微), 음한복통(陰寒腹痛)

이 약은 신산온통(辛散溫通)하고 양기(陽氣)를 잘 통하게 하며 한응(寒凝)을 해산시키는 효능이 있으므로 한사(寒邪)가 이에 들고 비양(脾陽)과 신양(腎陽)이 허(虛)하며 음한(陰寒)이 아주 심하고 음성격양(陰盛格陽)하여 생기는 하리청곡(下痢淸穀), 사지궐냉(四肢厥冷), 맥미욕절(脈微欲絶) 등으로 대표되는 소음병(少陰病)에 이용된다.

이 약은 상하를 잘 통하게 하고 통양산한(通陽散寒)하는 효능이 있기 때문에 부자, 건강을 배합하여 파음회양(破陰回陽), 구역복맥(救逆復脈)하는 효과를 얻는다 (白通湯).

또 이 약을 잘 찧어서 배꼽부위(臍部)에 붙이고 다시 온울(溫熨, 다리미불로 따뜻이

죔)하면음한(陰寒)에 의한 복통(腹痛) 및 한응(寒凝)에 의한 기조(氣阻), 그리고 방광(膀胱)의 기화(氣化)가 안되어 생기는 소변창폐증(小便脹閉症)에 쓰며 이는 통양산한(通陽散寒)의 효과에 의한다.

③ 기타

이 약은 겉에 붙이면 산결통유(散結通乳)하는 효능이 있어 젖이 맺혀 나오지 않는 증상 및 유방창통(乳房脹痛) 등을 치료할 수 있고 창옹정독(瘡癰疔毒)을 치유할 수 있으며 해독산결(解毒散結)하는 효능도 발휘한다.

【임상사용의 요점】

총백은 신온(辛溫)하다. 신산온통(辛散溫通)에 의해 상하(上下)를 선통(宣通)하며 표리(表裏)를 통달(通達)하고, 외(外)로는 풍한(風寒)의 사(邪)를 산(散)하여 해표(解表)하며, 내(內)로는 양기(陽氣)를 통하여 지통(止痛)한다. 풍한감모(風寒感冒)의 발열오한(發熱惡寒)에 적용하는것 외에 음한응체(陰寒凝滯)를 선통(宣通)하여 상하(上下). 내외(內外)에 양기(陽氣)를 통함으로 음한내성(陰寒內盛)에 의한 상(上)의 대양(戴陽)이나 외(外)의 격양(格陽)에도 유효하다. 다만 발한(發汗)의 힘은 약함으로 풍한표증(風寒表證)에는 경증(輕證)에 쓰인다.

【참고】

① 엽(葉)은 "청총관(青葱管)"이라 하여, 맥락(脈絡)을 통달(通達)하는 효능을 갖고 있으므로 맥락울체(脈絡鬱滯)에 의한 협륵(脇肋)의 동통(疼痛)에 사용한다.

② 총백과 계지는 외(外)로 표사(表邪)를 산(散)하고 내(內)로 양기(陽氣)를 통한다.
계지는 영분으로 작용하여 조화영위(調和營衛). 해기산사(解肌散邪)의 효능을 갖고 있어 한출(汗出), 오풍(惡風)에 적합하다. 총백은 신산(辛散)의 성질이 강하고 위분(衛分)에 작용하여 산한발표(散寒發表)함으로 무한(無汗), 오한(惡寒)에 적용한다. 그러나 총백은 윤성(潤性)임으로 신온편조(辛溫偏燥)의 계지와는 다르므로 자음약(滋陰藥)과 같이 음허(陰虛)의 표증(表證)에도 사용한다.
총백과 계지는 통양(通陽)으로 작용하고 계지는 신감온후(辛甘溫煦)로 작용하여 상(上)은 심양(心陽)을 돕고 하(下)는 신양(腎陽)을 온(溫)하여 기화(氣化)를 강하게 함으로 담음(痰飮), 수종(水腫)등에 사용한다. 총백은 신산온통(辛散溫通)에 의해 양기(陽氣)의 비색(痺塞)을 선통(宣通)함으로 한응기조(寒凝氣阻)에 사용한다.

【용량용법】

3-10g, 외용일 경우에는 적당량을 쓴다.

【사용상의 주의】

신온(辛溫)하고 발산(發散)작용이 있으므로 표허(表虛)하고 땀이 많이 날 때에는 복용하지 않는 것이 좋고, 밀, 대추, 지황, 상산 등과 함께 복용하지 않는 것이 좋다 (本草綱目).

【고전의 기록】

≪本經≫

"主傷寒, 寒熱, 汗出, 中風, 面目腫. 〈상한(傷寒), 한열(寒熱), 한출(汗出), 중풍(中風), 면목(面目)의 종(腫)을 치료하는데 쓴다.〉"

≪別錄≫

"主傷寒頭痛. 〈상한두통(傷寒頭痛)에 쓴다.〉"

≪本草綱目≫

"蟲積心痛, 止大人陽脫, 陰毒腹痛, 小兒盤腸內釣, 婦人妊娠溺血, 通乳汁, 散乳癰, 利耳鳴, 涂猘犬傷. 〈충적심통(蟲積心痛)과 어른의 양탈(陽脫)을 그치게 하고 음독복통(陰毒腹痛)을 그치게 한다. 어린이의 반장내조(盤腸內釣), 임산부의 임신요혈(妊娠溺血)을 고치며, 유즙(乳汁)을 소통케 하고 유옹(乳癰)을 산(散)한다. 이명(耳鳴)을 고치며 미친개에게 물린 상처의 독을 빼준다.〉"

≪本草從新≫

"發汗解肌, 通上下陽氣, 仲景白通湯, 通脈四逆湯, 幷加之以通脈回陽, 若面赤格陽于上者, 尤須用之, 〈발한해기(發汗解肌)하고 양기(陽氣)를 위 아래로 통(通)하게 하며 중경(仲景)의 백통탕 및 통맥사역탕 등을 쓰면 통맥회양(通脈回陽)도 기대할 수 있다. 만약, 면적격양(面赤格陽)할 때에는 반드시 이를 써야 한다.〉"

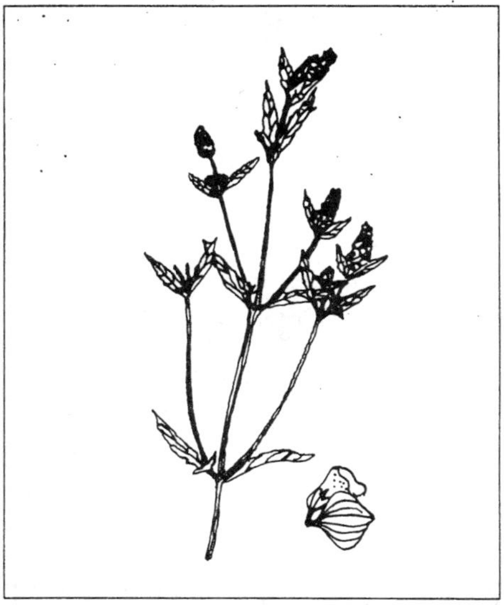

향유(香薷)*
Elscholtziae Herba

【開寶本草】 KHP, CP

【처방용명】 香茹, 陳香薷, 香菜, 香茸, 蜜蜂草

【성미】 辛, 微溫

【귀경】 肺, 脾, 胃

【효능】 발한해표(發汗解表), 화습화중(化濕和中), 이수소종(利水消腫)

【기원】

이 약은 꽃향유 *Elscholtzia splendens* Nakai et Maekawa, 애기향유 *E. saxatilis* Nakai et. Kitakawa, 가는잎 향유 *E. angustifolia* Kitakawa 및 향유 *E. patrini* Garck (꿀풀과 Labiatae)의 전초를 건조한 것이다.

【임상응용】

① 음한폐서증(陰寒閉暑症)

이 약은 신온(辛溫)으로 발산(發散)하고 폐경(肺經)에 작용하여 발한(發汗), 해표(解表), 산한(散寒)하고, 그 기(氣)는 향기로와 비위(脾胃)로 들어가 화습거서(化濕祛暑)하며 화중(和中)함으로 여름에는 승양음냉(乘涼飲冷), 외감풍한(外感風寒), 내상서습(內傷暑濕) 등에 쓴다.

오한발열(惡寒發熱), 두통무한(頭痛無汗), 구토복사(嘔吐腹瀉), 심번구갈(心煩口渴), 흉민태이(胸悶苔膩) 등은 더위가 음한(陰寒)에 막혀 일어나는 현상이므로 음한폐서증(陰寒閉暑症)에는 후박, 백편두를 가하여 쓴다(香薷飮)

② 수종각기(水腫脚氣)

이 약은 신(辛)으로 발산(發散)하고 온(溫)으로 통(通)하게 하며 발월양기(發越陽氣)하고 산수화비(散水和脾)하여 이수소종(利水消腫)하는 효능이 있기 때문에 비허수종(脾虛水腫), 소변불리(小便不利) 및 각기수종(脚氣水腫)에는 단독으로 쓰거나 건비

이수(健脾利水) 작용이 있는 백출을 가하여 쓴다(薷朮丸).

【임상사용의 요점】

향유는 신온(辛溫)이며 방향(芳香)이 있다. 외(外)로는 양기(陽氣)를 발월(發越)하여 발표산한(發表散寒)하면서 내(內)로는 화중화습(和中化濕)하는 선외화내(宣外和內)에 작용한다. 그리고 하월(夏月)의 수냉음냉(受冷飮冷)에 의하여 양기(陽氣)가 음사(陰邪)에 조알(阻遏)되어 생기는 두통, 형한(形寒), 발열, 무한과 복통토사(腹痛吐瀉)등의 음서(陰暑)에 대한 주요한 해표약(解表藥)이며, 선인(先人)은 "하월(夏月)의 향유를 쓰는 것은 동월(冬月)의 마황을 쓰는 것과 같다"라고 하고 있다. 그밖에 이수소종(利水消腫)의 효능도 있고 약력(藥力)이 약함으로 임상적으로 사용하지 않는다. 또 기미(氣味)가 청향(淸香)함으로 전액(煎液)으로 함수(含嗽)하면 구취(口臭)에 유효하다.

【참고】

향유는 신온(辛溫)으로 발한해표(發汗解表)하여 이수(利水)로 작용하여 마황과 유사함으로 "하월(夏月)의 마황"이라 불리운다. 향유는 알조(遏阻)된 양기(陽氣)를 발월(發越)하여 발한해서(發汗解暑), 화중화습(和中化濕)하는 작용이 있고, 마황은 폐기를 개선(開宣)하고 모규(毛竅)를 투발(透發)시켜 발한해표하며 발한(發汗), 산한(散寒)의 작용이 강하나 화중화습(和中化濕)의 효능은 없다. 폐기(肺氣)를 선강(宣降)하고 수도(水道)를 통조(通調)함에 의해 지해평천(止咳平喘)하고 이수(利水)하는 효능을 나타낸다.

【용량용법】

3-10g. 이수퇴종(利水退腫)에는 반드시 진하게 달여서(濃煎) 복용한다.

【사용상의 주의】

이 약은 신온발한(辛溫發汗)하는 작용이 비교적 강하기 때문에 표허(表虛) 및 양서증(陽暑證)에는 금기이다.

【고전의 기록】

≪別錄≫

"主霍亂腹痛, 吐下, 散水腫. 〈곽란복통, 토하(吐下)에 쓰며 수종(水腫)을 없앤다〉"

≪滙南本草≫

"發汗, 溫胃, 和中. 〈땀을 나게 하며 위를 따뜻이 하고 중초를 화(和)하게 한다.〉"

≪本草綱目≫

"世醫治暑病, 以香薷飮爲首藥, 然暑日乘涼飮冷, 致陽氣爲陰邪所遏 , 遂病頭痛, 發熱惡寒, 煩燥口渴, 或吐或瀉, 或霍亂者, 宜用此藥, 以發越陽氣, 散水和脾, 香薷夏月解表之藥, 如冬月之用麻黃, 氣虛者尤不宜多服. 〈의사들은 더위 먹은 병에 향유음을 최고의 약으로 치지만 더운 날 더위를 식히기 위해 찬 것을 마셔서 양기가 음사(陰邪)로 인해 막혀 두통, 발열, 오한, 번조, 구갈하고 혹은 토하거나 혹은 설사하거나 혹은 곽란할 때에는 이 약을 써서 발월양기(發越陽氣)하고 산수화비(散水和脾)토록 한다. 향유는 여름의 해표약(解表藥)이고 겨울에는 마황을 쓰며 기허(氣虛)한 자에게는 많이 복용시키지 말아야 한다.〉"

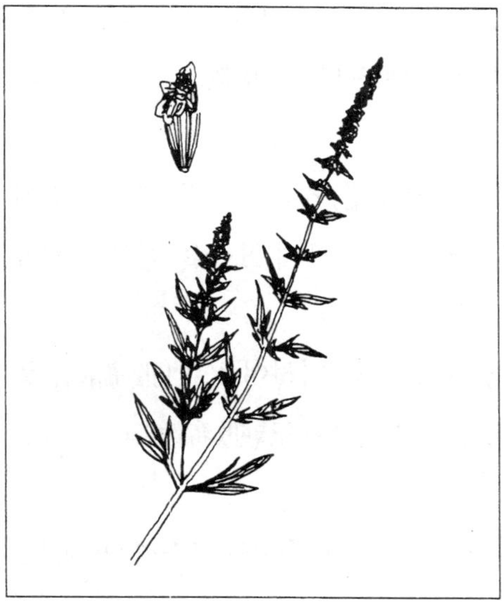

형개(荊芥)*

Nepetae Spica

【本經】 KP, JP, CP

【처방용법】 荊芥穗, 炒荊芥, 荊芥炭, 芥穗炭, 荊芥

【성미】 辛, 微溫

【귀경】 肺, 肝

【효능】 발표산풍(發表散風), 초탄지혈(炒炭止血)

【기원】

이 약은 형개 *Nepeta japonica* Maxim.(= *Schizonepeta tenuifolia* Briqiet) (꿀풀과 Labiatae) 의 꽃필 때의 꽃대(花穗)이다.

강소(江蘇), 절강(浙江), 강서(江西) 등 중국의 각지에 널리 분포되어 있고 거의가 재배품으로 충당하고 있다.

【임상응용】

① 외감표증(外感表證)

이 약은 신산(辛酸)하고 향찬(香竄)하며 경양(輕揚)하는 성질이 있고 발표산풍(發表散風)에 뛰어나다. 또 미온(微溫)으로 격렬하지 않기 때문에 외감표증(外感表證)에 풍한(風寒)이나 풍열(風熱)을 가리지 않고 상용한다.

풍한감모(風寒感冒), 오한발열(惡寒發熱), 두통무한(頭痛無汗)에는 방풍, 강활, 독활 등을 가하여 쓰고(荊防敗毒散), 풍열두통(風熱頭痛), 목적인통(目赤咽痛) 등에는 신량해표약(辛涼解表藥)인 박하와 청열해독약인 금은화, 연교 등을 가하여 쓴다(銀翹散).

② 마진(麻疹), 풍진(風疹)

이 약은 경양투산(輕揚透散)하고 거풍지양(祛風止痒)하며 선산진독(宣散疹毒)하는 효능이 있어 표사(表邪)가 외속(外束)하거나 소아마진(小兒麻疹)이 피어나지 않을 때 선태, 박하, 자초, 노근을 가하여 쓴다(透疹湯).

산풍(散風), 지양(止痒), 조습(燥濕), 활혈(活血) 작용이 있는 고삼, 방풍, 적작약 등을 가하여 풍진소양(風疹瘙痒)이나 습진양통(濕疹痒痛)에 쓴다 (消風散).

③ 창양초기(瘡瘍初起), 겸유표증(兼有表證)

이 약은 산풍(散風)하여 해표(解表)하는 효능에 소창(消瘡)하는 효능을 겸하고 있기 때문에 창양(瘡瘍)의 초기나 독사(毒邪)가 표(表)에 있는 증세에 표증을 겸하고 있을 때 쓴다.

풍한표증(風寒表證)만 나타날 때에는 강활, 천궁, 독활 등을 가하여 쓰며(敗毒散), 풍열표증이 주를 이룰 때에는 금은화, 연교, 시호 등을 가하여 쓴다(銀翹敗毒散).

④ 토뉵하혈(吐衄下血)

이 약을 초탄(炒炭)한 것은 지혈(止血) 작용이 있어서 여러 종류의 출혈증(出血證)에 쓴다.

혈열망행(血熱妄行), 토혈(吐血), 육혈(衄血) 등에는 생지황, 백모근, 측백엽 등의 양혈지혈약(涼血止血藥)을 가하여 쓰고, 변혈(便血), 치혈(痔血) 등에는 지유, 괴화, 황금탄 등을 가하여 쓰며, 부녀(婦女)의 붕루하혈(崩漏下血)에는 종려탄(棕櫚炭), 혈여탄(血余炭), 연방탄(連房炭) 등의 고붕지혈약(固崩止血藥)을 함께 쓴다.

이 이외에 이 약은 산풍지경(散風止痙)하는 효능이 있기 때문에 한 때에는 부녀(婦女)의 산후수풍(產後受風)이나 아관긴폐(牙關緊閉), 근맥연급(筋脈攣急)한 경우에 초탄(炒炭)한 것을 가루로 하여 10g씩을 황주(黃酒)나 어린이 오줌으로 송복(送服)한다.

【임상사용의 요점】

형개는 신온(辛溫)하고 방향기청(芳香氣清)하다. 경양(輕揚)으로 소산(疏散)하며, 신(辛)하나 격렬하지 않고, 미온(微溫)하나 조(燥)하지 않으며, 성질이 완화하고 신산소풍(辛散疏風)을 주작용으로 하여 풍한(風寒)을 발산하거나 풍열(風熱)을 소산시키고 혈중의 풍열(風熱)을 소산(疏散)하는 효능도 나타낸다. 그러므로, 풍사(風邪)가 외감(外感)된 경우에는 풍한(風寒)이나 풍열(風熱)에 관계없이 쓸 수 있으며 특히 풍사(風邪)가 화열울체(化熱鬱滯)하여 생기는 두통・목적(目赤)・인후종통(咽喉腫痛)에 효과가 있다. 또 혈중의 풍열(風熱)을 투사(透邪)하고 외출(外出)시켜 투진지양(透疹止痒)・산결소창(散結消瘡)하는 작용을 나타내므로 창독(瘡毒)의 초기・마진(麻疹)

이 잘 피어나지 않을 때 · 풍진(風疹)에 의한 소양(瘙痒)에도 효과가 있다. 그리고, 거풍해경(祛風解痙)하는 효능도 있으므로 부녀(婦女)가 산후모풍(産後冒風)으로 구금발경(口噤發痙)할 때에도 쓰인다.

【참고】

① 형개수는 방향기열(芳香氣烈)하고 효능이 형개보다 강하며 초탄(炒炭)하면 미가 고삽(苦澁)으로 변화하여 지혈하는 작용을 나타낸다.

② 그대로 쓰면 거풍소산(祛風疏散)하는 작용이 있는 데 형개수 쪽이 효능이 강하고, 초하여 쓰면 발한작용이 완화해지기 때문에 땀이 나지 않을 때에는 그대로 쓰고 땀이 날 때에는 초하여 쓰면 좋다. 초탄한 것은 지혈작용도 있다.

③ 형개와 자소는 발한해표(發汗解表) 작용이 있지만 자소는 산한작용이 우수하고 형개는 거풍작용이 우수하다. 자소는 기분(氣分)에 주로 작용하여 이기관중(理氣貫中). 안태지구(安胎止嘔)하는 데 반하여 형개는 혈분(血分)에 주로 작용하여 풍열을 없애서 산어지혈(散瘀止血)한다. 이 때문에, 이혈제(理血劑)에는 형개를, 이기제(理氣劑)에는 자소를 쓰는 일이 많다.

④ 오래 끓이지 말아야 하며, 발표투진(發表透疹)에는 그대로 쓰고 지혈(止血), 지경(止痙)에는 초탄하여 쓴다.

【용량용법】

3-10g

【사용상의 주의】

발표산풍(發表散風)하는 약이므로 표허(表虛)하고 땀이 날 경우에는 쓰지 않는 것이 좋다.

【고전의 기록】

≪別錄≫

"主寒熱, 鼠瘻, 瘰癧生瘡, 下瘀血, 除濕痺. 〈한열(寒熱), 서루(鼠瘻), 나력생창(瘰癧生瘡)을 다스리고 어혈(瘀血)을 내리며 습비(濕痺)를 제거한다.〉"

≪本草綱目≫

"散風熱, 淸頭目, 利咽喉, 消瘡腫, 治項強, 目中黑花, 及生瘡陰癩, 吐血, 衄血, 下血, 血痢, 崩中, 痔漏.〈풍열(風熱)을 발산하고 두목(頭目)을 맑게 하며 인후(咽喉)를 이(利)하게 하고 창종(瘡腫)을 삭이며 항강(項強), 목중흑화(目中黑花) 및 생창음퇴(生瘡陰癩), 토혈(吐血), 육혈(衄血), 하혈(下血), 혈리(血痢), 붕중(崩中), 치루(痔漏)를 다스린다.〉"

第二節 신량해표약(辛涼解表藥)

신량해표약은 대부분 성미(性味)가 신량(辛涼)하고 발한해표(發汗解表)작용이 비교적 완만하며 주로 풍열(風熱)을 선산시키는 작용을 한다. 풍열(風熱)에 외감(外感)되어 발열(發熱), 미오풍한(微惡風寒), 인건(咽乾), 구갈(口渴), 두통(頭痛), 목적(目赤), 설태박황(舌苔薄黃), 맥부(脈浮) 등이 있을 때에 쓴다.
약에 따라서는 풍열(風熱)에 의한 목적다루(目赤多淚), 인후종통(咽喉腫痛), 마진불투(麻疹不透) 및 풍열해수(風熱咳嗽)에도 쓴다.

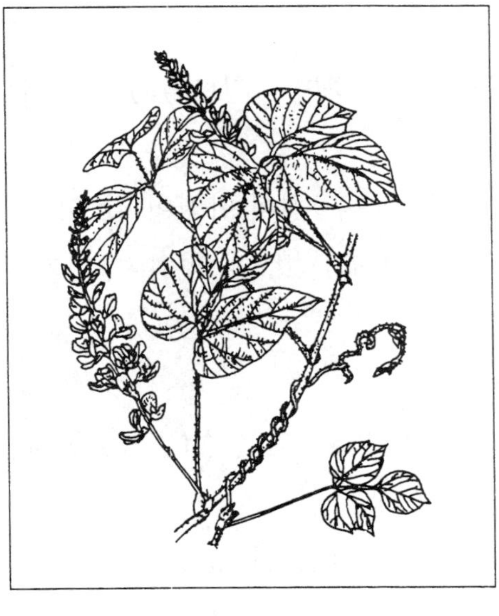

갈근(葛根)*

Puerariae Radix

【本經】 KP, JP, CP

【처방용명】 乾葛根, 粉葛根, 煨葛根, 粉葛, 乾葛, 葛根

【성미】 甘. 辛, 涼

【귀경】 脾, 胃.

【효능】 해기퇴열(解肌退熱), 투발마진(透發麻疹), 생진지갈(生津止渴), 승양지사(升陽止瀉)

【기원】

이 약은 칡 *Pueraria thunbergiana* Benth.(콩과 Leguminosae)의 주피를 제거한 뿌리이다.

일본약전에는 *P. lobata* Ohw를 수재하고 있고, 중국약전에는 *P. lobata* Ohw 와 *P. thomsonii* Benth.을 수재하고 있다. 봄과 가을에 채취하여 볕에 말리거나 외(煨)하여 쓴다.

【임상응용】

① 외감표증(外感表證)

이 약은 감신성량(甘辛性涼)하고 경양승산(輕揚升散)하며 비(脾)와 위(胃)로 입경(入經)하여 발한해표(發汗解表)하고 해기퇴열(解肌退熱)하는 효능이 있다.

따라서 외감표증(外感表證), 사울화열(邪鬱化熱)이나 발열(發熱)이 심하면서 오한(惡寒)은 가벼운 증상, 또는 두통비건(頭痛鼻乾), 태박황(苔薄黃), 맥미홍(脈微洪) 등의 증세에는 시호, 황금, 백지 등을 가하여 쓴다 (柴葛解肌湯).

풍한표증(風寒表證)에 오한(惡寒)하고 땀이 나지 않으며 항배부(項背部)가 몹시 아플 때에는 마황, 계지, 백작약 등을 가하여 쓴다 (葛根湯).

② 마진불투(麻疹不透)

이 약은 표사(表邪)를 발산하고 해기퇴열(解肌退熱)하며 마진(痲疹)을 피어나게 하는 효능이 있다.

따라서 마진(痲疹)의 초기나 표사(表邪)가 외속(外束)하여 마진이 잘 피지 않을 때 에는 승마, 작약, 감초 등을 가하여 쓰고 (升痲葛根湯), 박하, 우방자, 형개, 선의 등을 가하여 쓸 수도 있다.

③ 열병구갈(熱病口渴), 음허소갈(陰虛消渴)

이 약은 감(甘), 양(涼)으로 청열(淸熱)하고 위기(胃氣)의 상승(上升)을 자극하여 진액을 올려 지갈(止渴)하게 하는 효능이 있다.

따라서 열병(熱病)으로 진액(津液)이 상하고 구갈(口渴)이 있을 때에는 노근, 천화분, 지모 등을 가하여 쓰고, 내열(內熱)에 의해 소갈(消渴)이 나타날 때에는 오매, 천화분, 맥문동, 당삼, 황기를 가하여 쓴다 (玉泉丸).

④ 열사열리(熱瀉熱痢), 비허설사(脾虛泄瀉)

이 약은 사열(邪熱)을 청투(淸透)하고 청양(淸陽)을 승발(升發)하여 비

(脾), 위(胃)의 청양기(淸陽氣)를 자극하여 상승시키고 지사지리(止瀉止痢)에도 좋은 효과를 나타낸다.

따라서 표증(表證)이 풀리지 않거나 사열(邪熱)이 이(裏)에 들어 설사, 흉완번열(胸脘煩熱), 구건(口乾), 구갈(口渴)이 있을 때에는 황금, 황련, 감초 등을 가하여 쓴다 (葛根芩連湯).

또 비허(脾虛)에 의한 설사에는 외갈근(煨葛根)을 많이 넣어 그 양산(涼散)작용을 줄이고 승양지사(升陽止瀉)의 효과를 높인다음 인삼, 형개, 백출, 감초, 곽향, 목향 등을 가하여 쓴다 (七味白朮散).

【임상사용의 요점】

갈근은 감윤(甘潤),신산(辛散). 편량(偏涼)이며 경양승산(輕揚昇散)의 성질을 갖고 있다. 비위이경(脾胃二經)에 들어가 주로 양명(陽明)에 작용하고 양명은 기육(肌肉)을 주관 한다. 해기퇴열(解肌退熱). 투발반진(透發斑疹)에 작용하고 특히 위중(胃中)의 청기(淸氣)를 고무상행(鼓舞上行)하여 진액(津液)을 상승(上昇)시켜 근맥(筋脈)을 유윤(濡潤)하여 연급(攣急)을 해제(解除)하고 생진지갈(生津止渴). 지사(止瀉)의 효능이 있다. 그밖에 표증(表證)의 발열(發熱). 무한(無汗). 두통(頭痛). 항강(項強)에 대하여 주약(主藥)이며 반진불투(斑疹不透). 열병구갈(熱病口渴). 소갈(消渴)등에 적용한다. 다만 발한작용이 강하지 못하고 해기퇴열(解肌退熱)에 뛰어나고 사울기표(邪鬱肌表)의 신열불퇴(身熱不退)에는 구갈(口渴). 불갈(不渴) 혹은 유한(有汗). 무한(無汗)을 불문하고 사용하면 좋다.

【참고】

생(生葛根. 粉葛根. 乾葛根)으로 사용하면 해기(解肌). 투진(透疹). 생진(生津)에, 미황(微黃)으로 초(炒)하면 (煨葛根) 지사(止瀉)로 작용된다.

【용량과 용법】

10-15g. 퇴열생진(退熱生津)에는 그대로 쓰고 승양지사(升陽止瀉)에는 외(煨)하여 쓴다.

【고전의 기록】

≪本經≫

“主消渴, 身大熱, 嘔吐, 諸痺, 起陰氣, 解諸毒. 〈소갈(消渴), 신대열(身大熱), 구토, 여러가지 마비를 다스리고 음기(陰氣)를 일으키며 여러가지 독(毒)을 해독한다.〉”

≪別録≫

“療傷寒, 中風, 頭痛, 解肌發毒, 出汗, 開腠理. 〈상한(傷寒), 중풍(中風), 두통(頭痛)을 치료하고 해기발독(解肌發毒)하며 땀을 나게 하고 주리(腠理)를 열어준다.〉”

“生根汁, 療消渴, 傷寒壯熱. 〈생근(生根)의 즙은 소갈(消渴)과 상한장열(傷寒壯熱)을 치료한다.〉”

≪用藥法象≫

“其氣輕浮, 鼓舞胃氣上行, 生津液, 又解肌熱, 治脾胃虛弱泄瀉. 〈그 기가 경부(輕浮)하여 위기(胃氣)의 상행(上行)을 고무하여 진액(津液)이 생기게 하고 기열(肌熱)을 해(解)하며 비위(脾胃)가 허약하여 생기는 설사를 치료한다.〉”

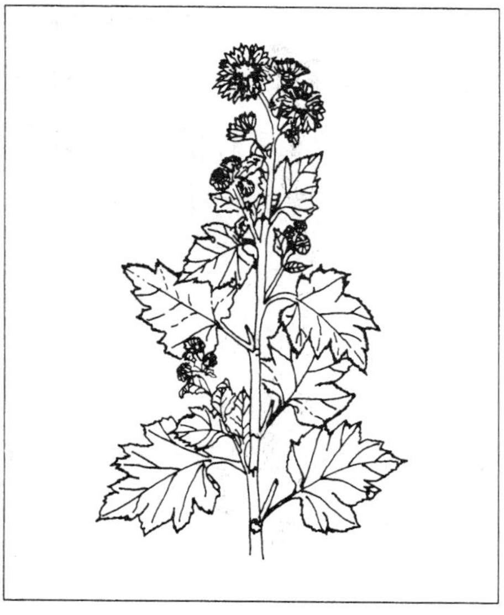

국화(菊花)*

Chrysanthemi Flos

【本經】 KHP, CP

【처방용명】 白菊花, 黃菊花, 野菊花, 滁菊花, 杭菊花, 甘菊花, 甘菊

【성미】 辛, 甘, 苦, 微寒

【귀경】 肺, 肝

【효능】

소산풍열(疏散風熱), 평간명목(平肝明目), 청열해독(清熱解毒)

【기원】

이 약은 감국 *Chrysanthemum indicum* L. 및 국화 *Chrysanthemum morifolium* Ramataelle (국화과 Compositae)의 꽃이다.

꽃이 피었을 때 따서 음건한 것을 쓴다.

【임상응용】

① 풍열감모(風熱感冒), 발열두통(發熱頭痛)

이 약은 질이 가벼워 표(表)에 달(達)하고 기청(氣淸)하여 위로 떠오르며 미한(微寒)으로 청열(淸熱)하여 풍열(風熱)을 소산(疏散)하는 효과가 우수하다.

따라서 풍열(風熱)에 의한 감모(感冒)나 온병(溫病)의 초기, 온사(溫邪)가 폐(肺)를 범하여 발열, 두통, 해수(咳嗽) 등이 나타날 때에는 상엽, 연교, 박하, 길경 등을 가하여 쓴다(桑菊飮).

② 목적혼화(目赤昏花)

이 약은 소풍청열(疏風淸熱)하고 청간사화(淸肝瀉火)하는 효능이 우수하며 익음(益陰)하고 명목(明目)하는 효능도 있다.

따라서 간경(肝經)의 풍열(風熱)이나 간화(肝火)가 상초를 공략하여 생기는 목적동통(目赤腫痛)에는 상엽, 결명자, 용담초, 하고초 등을 가하여 쓰면 소풍(疏風), 청간(淸肝), 명목(明目)에 효과가 좋다.

또 간신(肝腎)이 부족하고 목암혼화(目暗昏花)가 있을 때에는 구기자, 숙지황, 산약 등을 가하여 쓴다 (杞菊地黃丸).

③ 현운경풍(眩暈驚風)

이 약은 간경(肝經)에 들어가 평간잠양(平肝潛陽)할 뿐만 아니라 식풍지경(熄風止痙)하는 효능도 있다.

따라서 석결명, 진주모, 우슬 등을 가하여 쓰면 간양(肝陽)이 상항(上亢)하여 머리가 아프고 어지러운 증세를 다스리고, 영양각, 조구등, 백작약 등을 가하여 쓰면 경궐(痙厥),추축(抽搐)하는 실간풍증(實肝風證)을 다스린다 (羚羊鉤藤湯).

④ 정창종독(疔瘡腫毒)

이 약은 감한(甘寒)으로 눈을 밝게 하고 청열해독(淸熱解毒)하며 정독(疔毒)을 해산(解散)하는 효능이 우수하다. 따라서 정창종독(疔瘡腫毒)에는 금은화, 생감초를 가하여 쓴다(甘菊湯).

【임상사용의 요점】

국화는 감고. 한(甘苦. 寒)으로 방향(芳香)이 있다. 경청량산(輕淸凉散)하면서 감량익음(甘凉益陰)하고 고(苦)로 설열(泄熱)하며, 두목(頭目)의 풍열(風熱)을 제거(除去)하고 평간식풍(平肝熄風)·명목(明目)으로 작용함으로 외감풍열(外感風熱)의 두통목적(頭痛目赤) 혹은 간양상승(肝陽上昇)·간풍내동(肝風內動)의 두운목현(頭暈目眩)에 상용된다.

【참고】

① 품종에 따라 효능이 약간 틀리다. 황국화(黃菊花. 杭菊花)는 미고(味苦)로 설열(泄熱)에 좋고 소산풍열(疏散風熱)에 좋다.

백국화(白菊花. 滁菊花)는 미감(味甘)이며 청열(淸熱)에 좋고 평간명목(平肝明目)에 좋다.

② 국화와 상엽은 폐(肺)와 간(肝)에 들어가 경청소산(輕淸疏散)으로 작용하며 두목(頭目)의 풍열(風熱)을 산(散)하여 평간명목(平肝明目)의 효능을 갖고 외감풍열(外感風熱). 간양상항(肝陽上亢)에 병용(倂用)된다. 상엽은 소산(疏散)이 뛰어나 윤폐지해(潤肺止咳)로 작용하며 국화는 평간명목(平肝明目)이 강하여 익음(益陰)으로 작용함으로 폐조(肺燥)를 양산(凉散)하는데는 상엽을, 간풍상요(肝風上擾)에는 국화를 사용하는 경우가 많다.

【용량. 용법】

10-15g

물로 달여 복용하거나 환제나 산제로 하여 복용하며 풍열(風熱)의 소산(疏散)에는 주로 황국화를 많이 쓰고, 평간명목(平肝明目)에는 백국화를 많이 쓴다.

【고전의 기록】

≪本經≫

"主諸風頭眩, 腫痛, 目欲脫, 淚出. 〈여러종류의 풍으로 인한 두현(頭眩), 종통(腫痛), 목욕탈(目欲脫), 누출(淚出) 등을 다스린다.〉"

≪藥性論≫

"治頭目風熱, 風旋倒地, 腦骨疼痛, 身上一切游風, 令消散, 利血脈. 〈머리와 눈에 풍열(風熱)이 있고 풍으로 땅에 쓰러지며 골머리가 아프고 몸에 생기는 모든 유풍(游風)을 없애주며 혈맥(血脈)을 이(利)하게 한다.〉"

≪本草便讀≫

"平肝疏肺, 淸上焦之邪熱, 治目祛風, 益陰滋腎. 〈평간소폐(平肝疏肺)하고 상초의 사열(邪熱)을 없애며 눈을 거풍(祛風)하여 치료하고 음을 키워 신을 자양한다.〉"

≪本草正義≫

"攝納下降, 能平肝火, 熄內風, 抑木氣之橫逆. 〈섭납하강(攝納下降)하고 간화(肝火)와 내풍(內風)을 평식(平熄)시키며 목기(木氣)의 횡역(橫逆)을 억제한다.〉"

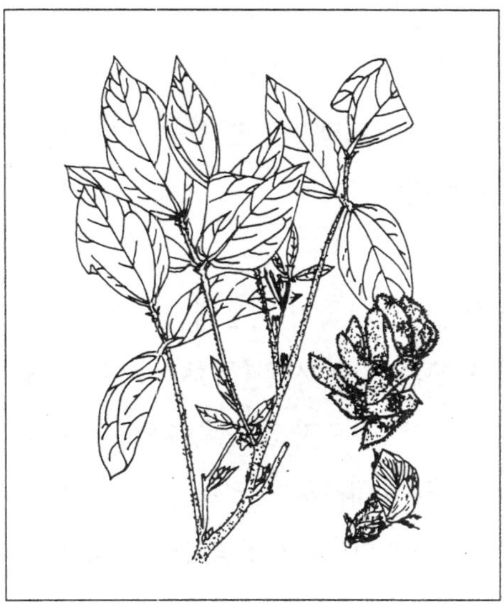

담두시(淡豆豉)

Sojae Semen preparatum

【別錄】 KHP, CP

【처방용명】 香豆豉, 炒豆豉, 香豉, 淡豆豉, 淸豆豉, 豆豉

【성미】 辛, 甘, 微苦, 寒(靑蒿와 桑葉으로 발효했을 경우) 또는 辛, 微溫(麻黃과 蘇葉으로 발효했을 경우)

【귀경】 肺, 胃

【효능】 解表, 除煩

【기원】

이 약은 콩 *Glycine max* Merrill (콩과 Leguminosae)의 씨를 삶아서 발효시킨 것이다.

만드는 방법은 두가지가 있다. 하나는 여름에 대두를 깨끗이 씻어 찐 다음 널판대에 펴놓고 상엽과 신선한 청호로 덮어 발효시킨다. 발효 되어 황색이 되면 상엽과 청호를 걷어내고 맑은 물토 반죽하여 항아리에 넣어 두껑을 덮고 노천(露天)에서 3주간 볕에 둔 후 다시 꺼내에 볕에 말린 것을 약으로 쓴다. 또 하나는 100근 정도씩의 흑대두(黑大豆)를 소엽, 마황 각 4근씩을 넣고 물을 가하여 즙으로 하되 흑대두(黑大豆)가 투명할 정도로 삶은 후 약즙을 짜내고 졸인 후 말린다. 이를 대나무 광주리에 쏟아 부어 볕에 80%쯤 말리고 다시 이를 큰 흙단(壇)을 만들어 그 속에 넣은 다음 입구를 봉하고 여름날 사흘정도 두어 충분히 발효(發酵)시킨다. 그 뒤에 이를 볕에 널어 말린 것을 약으로 쓴다.

【임상응용】

① 감모두통(感冒頭痛)

이 약은 신산(辛散)하고 경부(輕浮)하는 성질이 있어 표사(表邪)를 소산(疏散)하고 발한해표(發汗解表)하는 작용이 평온(平穩)하여 발한(發汗)하면서도 음(陰)을 상하지 않는 것으로 알려져 있기 때문에 풍한(風寒), 풍열(風熱)의 표증(表證)에 응용된다.

따라서 풍열(風熱)에 외감될 경우, 온병(溫病)의 초기에 발열(發熱), 오한(惡寒)하고 두통이 있을 때는 금은화, 연교, 박하 등을 가하여 쓴다(銀翹散). 또 풍한감모(風寒感冒)에는 총백, 길경 등을 가하여 쓴다(葱豉湯, 豉桔梗湯).

② 흉중번민(胸中煩悶), 허번불면(虛煩不眠)

이 약은 외사를 투산할 뿐 아니라 울열(鬱熱)을 선산(宣散)하기 때문에 청열제번(淸熱除煩) 작용이 있는 치자를 가하여 쓰면 외감열병(外感熱病)과 사열(邪熱)이 흉중(胸中)에 내울하여 심중오농(心中懊憹)하고 번열(煩熱)로 잠이 오지 않는 증후일 경우 밖으로는 그 사(邪)를 산(散)하고 안으로는 그 열(熱)을 청(淸)하게 하는 효과를 얻을 수 있다(梔子豉湯). 그러나 이 약은 단지 산(散)하는 효과만 있지 청열(淸熱) 효과는 없다.

【임상사용의 요점】

담두시는 신고감(辛苦甘)하고 소산선투(疏散宣透)의 성질을 갖고 있다. 표사(表邪)를 선투(宣透)하여 울열(鬱熱)을 선산(宣散)하며 해표(解表)하나 상음(傷陰)하지 않는다. 외감표증(外感表證)의 발열, 두통, 무한이나 사열내요흉중(邪熱內擾胸中)의 심흉번민(心胸煩悶)・허번불면(虛煩不眠)에 적용한다. 다만 선산(宣散)으로 작용하나 청열(淸熱)의 효능은 갖고 있지 않다.

【참고】

① 담두시는 두류(豆類)의 흑대두(黑大豆)를 가공한 것이며 흑대두는 약리작용(藥理作用)이 없으나 타약(他藥)과 동제발효(同製醱酵)함으로서 소산선통(疏散宣通)의 효능이 생긴다. 함께만든 약물의 종류에 의해 온, 냉(溫, 冷)의 차이가 생기고 상엽, 청호등을 넣어 제조하면 양성(涼性)으로, 마황, 자소등을 넣어 제조하면 온성으로 바뀐다.

② 두시와 두권은 해표(解表)로 작용하나 두시는 신미(辛味)로 선투(宣透)되고, 두권은 감담(甘淡)으로 청리(淸利)가 위주이다. 다만 양약(兩藥) 모두 힘이 약함으로 경증(輕症)에 사용하는 것이 좋다.

【용량. 용법】

10-15g

특히 상엽, 청호로 발효시킨 것은 풍열감모(風熱感冒), 열병(熱病), 흉중번민(胸中煩悶)에 효과가 있고, 마황과 자소로 발효시킨 것은 풍한감모(風寒感冒), 두통에 효과가 있다.

【사용상의 주의】

한사(寒邪)가 이(裏)에 들었거나 삼음경(三陰經)에 직중한 경우에는 금기이다.

【고전의 기록】

≪別錄≫

"主傷寒頭痛, 寒熱, 瘴氣惡毒, 煩躁滿悶. 〈상한두통(傷寒頭痛), 한열(寒熱), 장기악독(瘴氣惡毒), 번조만민(煩躁滿悶) 등의 치료에 쓴다.〉"

≪本草綱目≫

"下氣調中, 治傷寒, 溫毒發斑, 嘔逆. 〈하기조중(下氣調中)하고 상한(傷寒), 온독발반(溫毒發斑), 구역(嘔逆) 등의 치료에 쓴다.〉"

≪本草從新≫

"發汗解肌, 調中下氣, 治傷寒寒熱頭痛, 煩躁滿悶, 懊憹不眠. 〈발한해기하며 기를 아래로 내려 중초를 조(調)하여 상한한열두통(傷寒寒熱頭痛), 번조만민(煩躁滿悶), 오농불면(懊憹不眠)의 치료에 효과가 있다.〉"

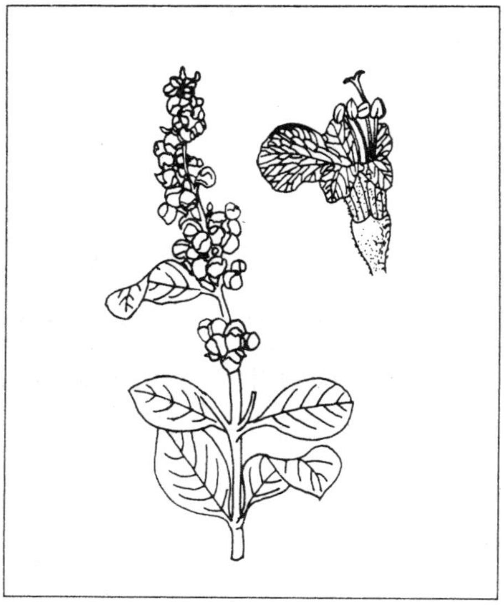

만형자(蔓荊子)*
Viticis Fructus

【本經】KHP, CP

【처방용명】 蔓荊子

【성미】 辛 苦, 微寒

【귀경】 膀胱, 肝, 胃

【효능】 소산풍열(疏散風熱), 청리두목(淸利頭目)

【기원】

이 약은 순비기나무 *Vitex rotundifolia* L. fil. (마편초과 Verbenaceae)의 열매이다.

중국약전에는 *V. trifolia* L. var. *simplicifolia* 및 *V. trifolia* L. 를 수재하고 있다. 여름에 채취하여 음건하거나 황색이 날 때까지 볶아서 쓴다.

【임상응용】

① 풍열감모(風熱感冒), 두통두풍(頭痛頭風)

이 약은 신(辛)으로 산풍(散風)하고 미한(微寒)으로 청열(淸熱)하며 질이 가벼워 위로 뜨므로 주로 머리와 얼굴에 있는 사(邪)를 발산하여 거풍(祛風)하고 지통(止痛)하는 효능을 나타낸다.

따라서 풍열(風熱)에 외감(外感)되어 두통, 두운(頭暈), 두풍(頭風), 편두통(偏頭痛) 등이 나타날 때에는 국화, 박하, 백질려, 천궁, 조구등 등을 가하여 쓴다.

이 약에 승마, 생석고, 황련 등을 가하면 치은종통(齒齦腫痛)을 치료할 수 있고, 석결명, 백작약, 모려, 천마 등을 가하면 간양(肝陽)이 상항(上亢)하여 생기는 두통, 현운을 다스린다.

② 목적종통(目赤腫痛), 목혼다루(目昏多淚)

이 약은 풍열(風熱)을 소산(疏散)하고 두목(頭目)을 청리(淸利)하기 때문에 풍열(風熱)이 위를 공격하여 눈이 충혈되고 붓고아프며, 눈아 혼미하고 눈물을 많이 흘릴 때에는 국화, 선의, 하고초, 용담초를 가하여 쓴다. 이 약은 약성이 승발(升發)하여 두목(頭目)을 청리(淸利)하는데 황기, 인삼, 백작약, 황백 등을 가하여 쓰면 중기부족(中氣不足), 청양불승(淸陽不升), 목생예장(目生翳障), 시물불청(視物不淸) 및 이명이농(耳鳴耳聾) 등에 좋은 효과를 나타낸다(益氣聰明湯).

③ 기타

이 약은 거풍지통(祛風止痛) 작용에 의하여 풍습비통(風濕痺痛)에 쓸 수 있다.

이 때에는 강활, 독활, 천궁, 방풍 등을 가하여 쓴다 (羌活勝濕湯).

【임상사용의 요점】

만형자는 신산고설(辛散苦泄)하다. 한(寒)으로 청열(淸熱)하고 경부상행(輕浮上行)하여 두면(頭面)의 사(邪)를 주로 산(散)한다. 외감풍열(外感風熱)에 의한 두통두운(頭痛頭暈)·목적종통(目赤腫痛)·목혼다루(目昏多淚)·치은종통(齒齦腫痛) 및 두풍작통(頭風作痛)·뇌명(腦鳴)등에 상용한다.

【참고】

① 산풍제습(散風除濕)에도 작용함으로 습비구련(濕痺拘攣)에도 유효하나 현재는 사용하지 않는다.

② 만형자, 고본, 백지는 두통에 유효하다. 고본, 백지는 풍한두통(風寒頭痛)에, 만형자는 풍열두통(風熱頭痛)에 사용한다. 또 고본은 전정두통(巓頂頭痛)에,백지는 전액미릉골간(前額眉稜骨間)의 두통에, 만형자는 태양혈(太陽穴)의 두통에 유효하다.

【용량. 용법】

5-10g

【고전의 기록】

≪本經≫

"主筋骨間寒熱, 濕痺拘攣, 明目堅齒. 〈근골(筋骨)사이의 한열, 습비구련(濕痺拘攣)을 다스리고 눈을 밝게 하며 이를 튼튼히 하는 데에 쓴다.〉"

≪別錄≫

"治頭風痛, 腦鳴, 目淚出. 〈두풍통(頭風痛), 뇌명(腦鳴), 목루출(目淚出) 등을 치료하는 데

에 쓴다.〉"

≪珍珠囊≫

"療太陽頭痛, 頭沈昏悶, 除昏暗, 散風邪, 涼諸經血, 止目睛內痛. 〈태양두통(太陽頭痛)과 두침혼민(頭沈昏悶) 등을 치료하여 혼암(昏暗)을 제거하고 풍사(風邪)를 발산하며 여러 경혈(經血)을 식히고 목정내통(目睛內痛)을 그치게 한다.〉"

≪本草滙言≫

"主頭面除風疾之藥也. 〈머리와 얼굴에 생기는 여러 풍질(風疾)을 치료하는 약이다.〉"

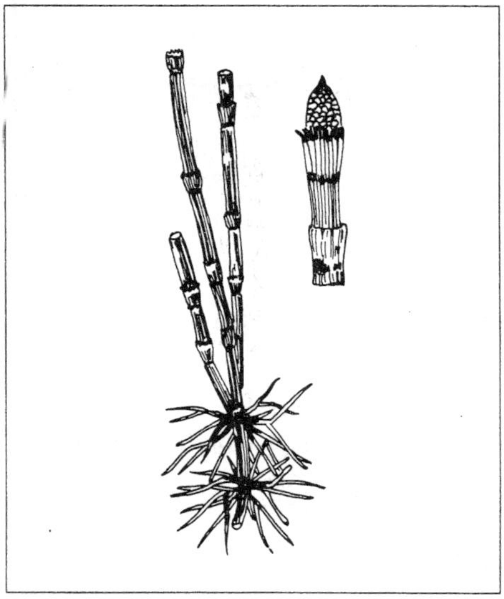

목적(木賊)
Equiseti Herba

【嘉祐本草】 KHP, CP

【처방용명】 木賊, 木賊草

【성미】 甘, 苦, 平

【귀경】 肺, 肝.

【효능】 소산풍열(疏散風熱), 명목퇴예(明目退翳)

【기원】

이 약은 속새 *Equisetum hiemale* Linne(속새과 Equisetaceae)의 지상부이다.

여름에 거두어 잡질과 수염뿌리(鬚根)를 제거한 다음 볕에 말리거나 응달에 말린 것을 쓴다.

【임상응용】

① 풍열목적(風熱目赤), 예장다루(翳障多淚)

이 약은 풍열(風熱)을 산(散)하고 목예(目翳)를 퇴(退)하며 발한해표(發汗解表)하는 효능이 있다.

따라서 외감풍열(外感風熱), 목적예장(目赤翳障), 다루(多淚) 등의 표증(表證)에는 선의, 곡정초, 창출, 황금 등을 가하여 쓴다 (神消散).

그리고, 외장목적(外障目赤), 예막차정(翳膜遮睛)이면서 간허(肝虛)인 경우에는 곡정초, 석결명, 저간을 가하여 쓴다.

② 기타

이 약은 지혈작용도 있으므로 황금, 지유, 괴각 등을 가하여 쓰면 변혈(便血), 치창출혈(痔瘡出血) 등에 쓸 수 있다.

【임상사용의 요점】

목적은 감고. 평(甘苦. 平)하고 경양승산(經揚昇散)한다. 폐경기분(肺經氣分)에 들어가고 간담혈분(肝膽血分)에 들어가 삼경(三經)의 풍열(風熱)을 소산(疏散)하고 소풍퇴예명목(疏風退翳明目)하는 효능을 갖는다. 퇴예(退翳)하는 작용과 발한시키는 작용이 있으므로 안질(眼疾)에 표증(表證)이 보일경우 사용한다. 풍열(風熱)에 의한 목적(目赤)·다루(多淚)·예장(翳障)에도 사용한다.

【참고】

목적과 곡정초는 소풍퇴열명목(疏風退熱明目)에 작용하여 안과(眼科)의 상용약이다. 곡정초는 경부상행(輕浮上行)하고 힘이 강하므로 두면부(頭面部)의 풍열(風熱)을 없애주고 목질(目疾) 이외의 풍열후비(風熱喉痺)· 치통(齒痛)등에도 쓰인다. 목적은 경부외산(輕浮外散)의 힘이 강하고 간담혈분(肝膽血分)의 풍열(風熱)을 소산(疏散)하며 발한(發汗)에도 작용한다. 그외에도 목질(目疾)에 표사(表邪)를 보일 경우에 양자를 배합하여 사용한다. 목적은 예장(翳障)에, 곡정초는 성장(星障)등에도 적용한다.

【용량. 용법】

3-10g

【사용상의 주의】

혈허(血虛)에 의한 목질(目疾)의 경우에는 조심해서 쓴다.

【고전의 기록】

≪嘉祐本草≫

"主目疾, 退翳膜, 消積塊, 益肝膽.〈주로 목질(目疾)을 치료하고 예막(翳膜)을 물리치며 적괴(積塊)를 녹여주고 간담(肝膽)을 보익(補益)한다.〉"

≪本草綱目≫

"解肌, 止淚, 止血.〈기육을 풀어주고 눈물을 그치게 하며 피를 멈추게 한다〉."

≪本草逢原≫

"主目病風熱暴翳, 取其發散肝膽風邪, 久翳及血虛者非宜, 多服令人目腫.〈주로 눈병, 풍열폭예(風熱暴翳)를 치료하여 간담풍사(肝膽風邪)를 발산(發散)시키는데 쓴다. 오래된 백내장과 혈허자에게는 써서는 안된다. 장기복용하면 눈이 붓는다.〉"

≪本草求眞≫

"形質有類似麻黃, 升散也頗相似, 但此氣不辛熱, 且入足少陽膽, 足厥陰肝, 能于二經血分驅散風熱, 使血上通于目, 故爲去翳明目要劑〈형질이 마황과 비슷하고 승산(升散)하는 성질도 비슷하다. 다만 이 기(氣)는 신열(辛熱)이 아니므로 족소양담(足少陽膽)과 족궐음간(足厥陰肝)의 이경(二經)중 혈분(血分)에 들어가 풍열(風熱)을 몰아내므로 그 혈(血)을 눈에까지 통할 수 있도록 한다. 따라서 거예명목(去翳明目)의 요약으로 알려지게 되었다.〉"

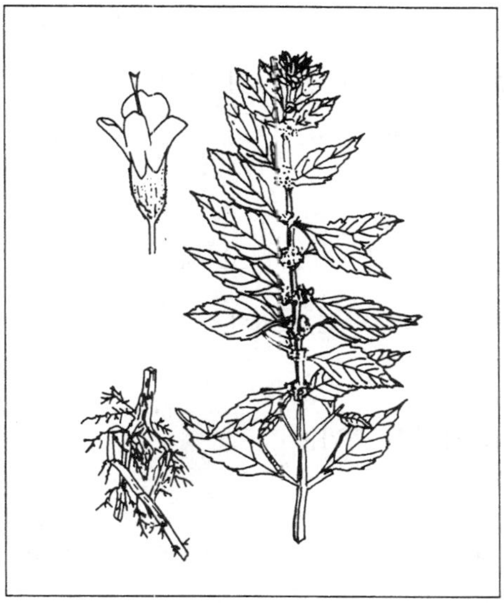

박하(薄荷)*

Menthae Herba

【新修本草】 KP, JP, CP

【처방용명】 薄荷, 薄荷葉, 蘇薄荷, 鮮薄荷, 薄荷梗, 鷄蘇

【성미】 辛, 涼

【귀경】 肺, 肝

【효능】

소산풍열(疏散風熱), 청리두목(淸利頭目), 투진해울(透疹解鬱)

【기원】

이 약은 박하 *Mentha arvensis* var. *piperascens* Malinvaud 또는 그 종간잡종(꿀풀과 Labiatae)의 잎과 지상부이다.

중국약전에는 *M. haplocalyx* Briq. 를 수재하고 있다.

【임상응용】

① 풍열감모(風熱感冒), 온병초기(温病初起)

이 약은 신(辛)으로 발산(發散)하고 양(涼)으로 청열(淸熱)하여 청경양산(淸輕涼散)함으로 풍열(風熱)의 소산(疏散)에 상용된다.

따라서 풍열감모(風熱感冒)나 온병(溫病)의 초기, 사(邪)가 위분(衛分)에 있을 때 생기는 두통(頭痛), 발열(發熱), 미오풍한(微惡風寒)에는 금은화, 연교, 우방자, 형개 등을 가하여 쓴다(銀翹散).

② 두통목적(頭痛目赤), 인후종통(咽喉腫痛)

이 약은 경양승부(輕揚升浮)하고 방향통규(芳香通竅)하여 상초풍열(上焦風熱)을 소산(疏散)하고 두목(頭目)을 맑게 하며 인후(咽喉)를 이(利)하게 하는 효능이 있다.

따라서 풍열(風熱)이 상초를 공격하여 머리가 아프고 눈이 충혈될 때에는 상엽, 국화, 만형자 등을 가하여 쓰고, 풍열(風熱)이 옹성(壅盛)하여 인후(咽喉)가 붓고 아플 때에는 길경, 생감초, 강잠, 형개, 방풍 등을 가하여 쓴다(六味湯).

③ 마진불투(麻疹不透), 풍진소양(風疹瘙痒)

이 약은 질이 가볍고 선산(宣散)하며 풍열(風熱)을 소산(疏散)하고 해표투진(解表透疹)하는 효능이 있으므로 풍열(風熱)이 속표(束表)하고 마진(麻疹)이 피지 못할 때 선의, 형개, 우방자, 자초 등을 가하여 쓴다(透疹湯).

또 풍진소양(風疹瘙痒)에는 고삼, 백선피, 방풍을 가하여 쓴다.

④ 간울기체(肝鬱氣滯), 흉민협통(胸悶脇痛)

이 약은 간경(肝經)에 작용하여 소간해울(疏肝解鬱)하는 데, 시호, 백작약, 당귀 등을 가하여 간울기체(肝鬱氣滯), 흉협창통(胸脇脹痛), 월경불순(月經不順)에 쓴다 (逍遙散).

⑤ 기타

이 약은 방향(芳香)으로 벽예(辟穢)하므로 서습예탁(暑濕穢濁)의 기(氣)에 감염되어 사창(痧脹), 복통(腹痛), 토사(吐瀉)할 때에 곽향, 패란, 백편두 등을 가하여 쓴다.

【임상사용의 요점】

박하는 신량(辛涼)이며 방열(芳烈)의 기(氣)를 가지고 있다. 신(辛)으로 발산(發散)하고 양(涼)으로 청열(淸熱)하며 경부(輕浮)로 상승(上昇)하고 방향(芳香)으로 통규(通竅)하여 상초풍열(上焦風熱)을 소산(疏散)한다. 그밖에 외감풍열(外感風熱)이나 풍열상공(風熱上攻)에 의한 발열해수(發熱咳嗽), 두통목적(頭痛目赤), 인후종통(咽喉腫痛) 및 진투불창(疹透不暢)등에 쓰인다. 또 방향(芳香)의 기(氣)에 의해 소간해울(疏肝解鬱), 벽예(辟穢)로 작용함으로 간울불서(肝鬱不舒)의 흉협창민(胸脇脹悶)이나 여름에 서예(暑穢)를 느껴 생기는 사창복통(痧脹腹痛)등에도 사용한다.

【참고】

① 박하엽은 발한(發汗)작용이 강하고, 박하경(薄荷梗)은 이기통락(理氣通絡) 작용이 강하다.

② 박하는 정제한 결정을 "薄荷腦(薄荷冰)"이라 하고, 청량해열선독(淸涼解熱宣毒)의 효

능이 강하고 산(散)으로 하면 구취(口臭), 구내염(口內炎)에 유효하다.

【용량. 용법】

3-6g. 달일때는 후하(後下)하고 초(炒)하면 신산력(辛散力)이 감소하며 발한(發汗)하는 경우에 좋다.

【사용상의 주의】

이 약은 방향신산(芳香辛散)하여 발한모기(發汗耗氣)하므로 몸이 허약하여 땀을 많이 흘릴 경우에는 사용하지 않는 것이 좋다.

【고전의 기록】

≪新修草本≫

"主賊風傷寒, 發汗, 治惡氣心腹脹痛.〈적풍상한(賊風傷寒), 발한(發汗)을 다스리고 악기심복창통(惡氣心腹脹痛)을 치료한다.〉"

≪用藥法象≫

"淸頭風, 除風熱.〈두풍을 없애고 풍열(風熱)을 제거한다.〉"

≪本草綱目≫

"利咽喉口齒諸病, 治瘰癧, 瘡疹, 風瘙癮疹.〈인후, 입, 치아의 질환에 좋고, 나력(瘰癧), 창진(瘡疹), 풍소은진(風瘙癮疹)을 치료한다.〉"

≪本草備要≫

"消散風熱, 淸利頭目, 頭風頭痛, 失音痰嗽, 眼耳咽喉口齒諸病, 皮膚癮疹, 瘰癧瘡疥.〈풍열(風熱)을 소산(疏散)하고 두목(頭目)을 청리(淸利)하며 두풍두통(頭風頭痛), 실음담수(失音痰嗽) 및 눈, 귀, 인후, 구치의 질환과 피부은진(皮膚癮疹), 나력창개(瘰癧瘡疥) 등에 쓴다.〉"

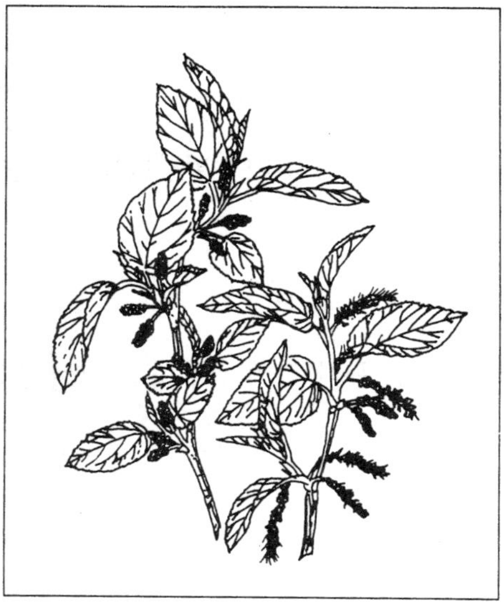

상엽(桑葉)*
Mori Folium

【本經】, KHP, CP

【처방용명】 桑葉, 霜桑葉, 冬桑葉, 蒸桑葉, 炙桑葉

【성미】 苦甘, 寒

【귀경】 肺, 肝

【효능】 소산풍열(疏散風熱), 청폐윤조(淸肺潤燥), 평간명목(平肝明目)

【기원】

이 약은 뽕나무 *Morus alba* L. 및 동속 근연식물(뽕나무과 Moraceae)의 잎이다. 서리를 맞은 후에 따서 볕에 말린 것을 쓴다.

【임상응용】

① 풍열감모(風熱感冒), 두통해수(頭痛咳嗽)

이 약은 감한(甘寒)하고 질이 가벼우며 경청소산(輕淸疏散)하는 작용이 있으므로 풍열(風熱)을 양산(涼散)하는 효과가 있고 청폐(淸肺)하고 지해(止咳)하므로 풍열(風熱)에 의한 감모(感冒)나 온병(溫病)의 초기 및 온사(溫邪)가 폐(肺)를 범할 때 쓴다.

발열(發熱), 두통(頭痛), 해수(咳嗽) 등에는 국화, 연교, 박하, 행인 등을 가하여 쓴다 (桑菊飮).

② 폐열조해(肺熱燥咳)

이 약은 고한(苦寒)으로 폐열(肺熱)을 청설(淸泄)하고 감한(甘寒)으로 익음(益陰)하여 폐조(肺燥)를 양윤(涼潤)한다.

따라서 조열(燥熱)이 폐(肺)를 상했을 때나 마른 기침을 하고 가래가 적을 때에는 그 증세가 가벼우면 행인, 사삼, 패모 등을 가하여 쓰고 (桑杏湯), 그 증세가 심하면 생석고, 맥동, 아교 등을 가하여 쓴다 (淸燥救肺湯).

③ 간양현운(肝陽眩暈), 목적혼화(目赤昏花)

이 약은 고한(苦寒)으로 간경(肝經)에 작용하여 간양(肝陽)을 평강(平降)하는 효능이 있다.

따라서 간양상항(肝陽上亢), 두통현운(頭痛眩暈) 등에는 국화, 석결명, 백작약 등을 가하여 쓰고, 또 풍열(風熱)을 소산(疏散)하고 간화(肝火)를 청설(淸泄)하며 익음(益陰)하고 명목(明目)하는 효능이 있으므로 국화, 결명자, 하고초, 차전자 등 청간명목(淸肝明目) 작용이 있는 약을 가하여 간경(肝經)의 풍열(風熱)과 간화(肝火)가 상초를 공격하여 생기는 목적(目赤), 삽통(澁痛), 다루(多淚) 등을 다스린다.

또한 정혈(精血)을 자보(滋補)하는 흑지마를 가하여 쓰면 간신부족(肝腎不足)과 안목혼화(眼目昏花)의 허증(虛症)을 다스린다(桑麻丸).

④ 기타

이 약은 감한(甘寒)으로 양혈지혈(涼血止血)하는 효과가 있으므로 혈열(血熱)이 망행(妄行)하여 생기는 토혈(吐血), 육혈(衄血) 등을 다스린다. 이 때에는 단독으로 쓰거나 다른 지혈약(止血藥)을 가하여 쓴다.

【임상사용의 요점】

상엽은 고감, 한(苦甘, 寒)하다. 경청소산(輕淸疏散)하면서 감한청윤(甘寒淸潤)하며 폐위풍열(肺衛風熱)을 소해(疏解)하고 조기(燥氣)를 선산(宣散)할 뿐만아니라 간담기분(肝膽氣分)의 화(火)를 청사(淸瀉)하여 두목(頭目)을 이(利)한다. 그밖에 풍열표증(風熱表證)·조열해수(燥熱咳嗽)외에 외감풍열(外感風熱)·간열(肝熱)·간양상항(肝陽上亢)에 관계없이 두통(頭痛)·두운(頭暈)·목적(目赤)·목혼(目昏)에 적합하다. 또 양혈(涼血)의 효능도 겸하므로 혈열토혈(血熱吐血)에 사용한다.

【참고】

만추(晩秋)에 채취한 설상엽(雪桑葉), 동상엽(冬桑葉)의 효과가 뛰어 나고 찌거나 밀자(密炙)하면(蒸桑葉, 炙桑葉) 명목(明目)으로 작용한다.

【용량. 용법】

5-10g. 일반적으로 그대로를 달여서 복용하거나 환제나 산제로 하여 쓴다.

외용(外用)으로는 달인 물로 눈을 씻는다.

【고전의 기록】

≪本經≫

"除寒熱, 出汗. 〈한열(寒熱)을 제거하고 땀이 나게 한다.〉"

≪本草綱目≫

"治勞熱咳嗽, 明目長發. 〈노열해수(勞熱咳嗽)를 치료하고 명목장발(明目長發)하게 한다.〉"

≪本草求眞≫

"淸肺瀉胃, 涼血燥濕, 去風明目.〈폐와 위를 깨끗이 씻어주며 피를 식히고 습기를 말리며 풍을 제거하여 눈을 밝게 한다.〉"

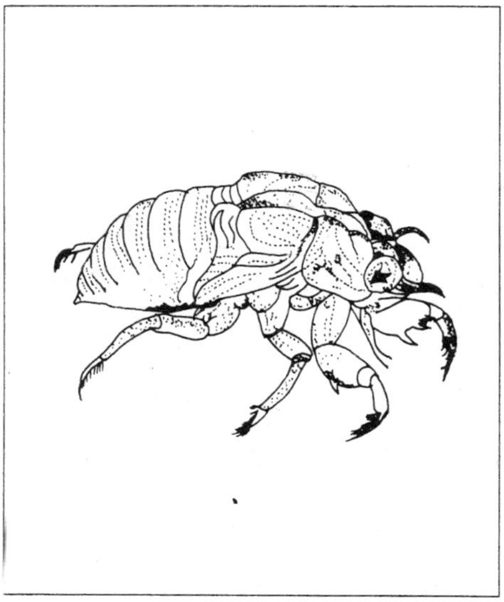

선퇴(蟬退)*

Cicadae Periostracum

【別錄】 KHP, CP

【처방용명】 蟬退, 蟬蛻, 蟬衣, 淨蟬衣, 蟬殼

【성미】 甘, 寒

【귀경】 肺, 肝

【효능】 소산풍열(疏散風熱), 투진지양(透疹止痒), 명목퇴예(明目退翳), 식풍해경(熄風解痙)

【기원】

이 약은 말매미 *Cryptotympana pustulata* Fabricius 및 근연곤충 (매미과 Cicadidae)의 성충이 될 때 탈피한 껍데기이다.

중국의 주된 산지는 산동(山東), 하북(河北), 하남(河南), 강소(江蘇), 절강(浙江) 등지이며 여름, 가을에 거두어 진흙을 씻어내고 볕에 말린 것을 쓴다.

【임상응용】

① 풍열감모(風熱感冒), 인통음아(咽痛音啞)

이 약은 감한(甘寒)으로 청열(淸熱)하고 질(質)이 가벼워 위로 뜨며 폐경(肺經)의 풍열(風熱)을 소산(疏散)하고 선폐(宣肺)하며 말을 못하는 것을 치료하는 데 뛰어나다.

따라서 풍열감모(風熱感冒)나 온병(溫病)의 초기 및 발열(發熱)하고 두통(頭痛)이 있을 때 박하, 연교, 국화 등을 가하여 쓰고, 풍열(風熱)이 상초를 공격하여 목이 아프고 소리가 나지 않을 때에는 반대해(胖大海)를 가하여 쓴다(海蟬散). 이때 길경, 우방자를 함께 쓸 수도 있다.

② 마진불투(麻疹不透), 풍진소양(風疹瘙痒)

이 약은 선산(宣散)하고 투발(透發)하며 풍열(風熱)을 소산(疏散)하여 투진(透疹)하고 지양(止痒)하므로 풍열(風熱)이 밖을 조일 때에나 마진(麻疹)이 피지 못할 때 박하, 우방자, 자초 등을 가하여 쓴다(透疹湯).

또 풍(風), 습(濕), 열(熱)이 서로 다툴 경우와 풍진(風疹), 습진(濕疹)이나 피부소양(皮膚瘙痒)이 있을 경우에는 형개, 방풍, 고삼, 창출 등을 가하여 쓴다(消風散).

③ 목적예장(目赤翳障)

이 약은 간(肝)으로 입경(入經)하여 간경풍열(肝經風熱)을 소산(疏散)시키고 명목퇴예(明目退翳)하는 효능이 있다.

따라서 풍열(風熱)이 상초를 공격하여 눈이 충혈되고 붓고 아프며 예막(翳膜)이 앞을 가릴 때에는 국화, 백질려, 결명자, 곡정초, 밀몽화 등을 가하여 쓴다 (蟬花散).

④ 경간야제(驚癎夜啼), 파상풍증(破傷風證)

이 약은 감한(甘寒)으로 풍열(風熱)을 소산(疏散)시키고 간(肝)을 식혀 식풍지경(熄風止痙)하는 효능이 있으므로 소아(小兒)가 감기에 걸려 놀라거나 경간(驚癎), 야제(夜啼)일 경우에는 이 약의 가루를 박하, 조구등을 달인 물로 먹인다(止啼散).

만약, 소아가 급열(急熱)로 경풍(驚風)을 일으킬 경우에는 이 약에 우황, 황련, 강잠, 천축황 등을 가하여 쓰고, 파상풍(破傷風) 등에는 경증(輕症)이면 이 약의 가루를 황주(黃酒)에 타서 마시고, 중증(重症)이면 천남성, 천마, 강잠, 주사, 전갈을 가하여 쓴다(五虎追風散).

【임상사용의 요점】

선퇴는 감한(甘寒)으로 청열(淸熱)하고 경부(輕浮)로 선산(宣散)한다. 폐, 간에 들어가 풍열(風熱)을 청소(淸疏)한다. 폐경(肺經)의 풍열(風熱)을 양산(涼散)하고 폐규(肺竅)를 개선(開宣)하여 풍열 투진(透疹)·지양(止痒)·이인개음(利咽開音)에 작용함으로 외감풍열(外感風熱)의 발열성아(發熱聲啞)·마진불투(痲疹不透)·풍진소양(風疹瘙痒)등에 유효하다. 간경풍열(肝經風熱)을 없애고 거풍해경(祛風解痙)·명목퇴예(明目退翳)의 효능을 가지고 있으므로 소아경간야제(小兒驚癎夜啼)·파상풍(破傷風)·목적예장(目赤翳障)등에 효과가 있다.

【용량. 용법】

3-10g을 물로 달여 복용하거나 가루로 하여 복용한다.

【사용상의 주의】

〈別錄〉에 '주부인생자불하(主婦人生子不下)'라는 기록이 있으므로 임부에게는 조심해 써야 한다.(愼用)

【고전의 기록】

≪別録≫

"主小兒癎 〈주로 소아간(小兒癎)에 쓴다〉"

≪藥性論≫

"主小兒渾身壯熱, 驚癎 〈주로 소아의 혼신장열(渾身壯熱)이나 경간(驚癎)에 쓴다.〉"

≪本草拾義≫

"治頭風眩暈, 皮膚風熱作痒, 破傷風及疔腫毒瘡, 大人失音, 小兒噤風天吊, 驚哭夜吊, 陰腫. 〈두풍현운, 피부풍열로 인한 가려움증, 파상풍 및 정종독창, 그리고 어른의 실음(失音), 소아의 금풍천적(噤風天吊 : 입을 벌벌 떨며 말을 못함), 경곡야적(驚哭夜吊), 음종(陰腫)을 치료하는데 쓴다.〉"

≪本草濕遺≫

"除目昏障翳····· 治小兒痘疹出不快. 〈눈이 어두운 백내장을 제거하고. 소아의 두진(痘疹)이 피지 않는 것을 치료한다.〉"

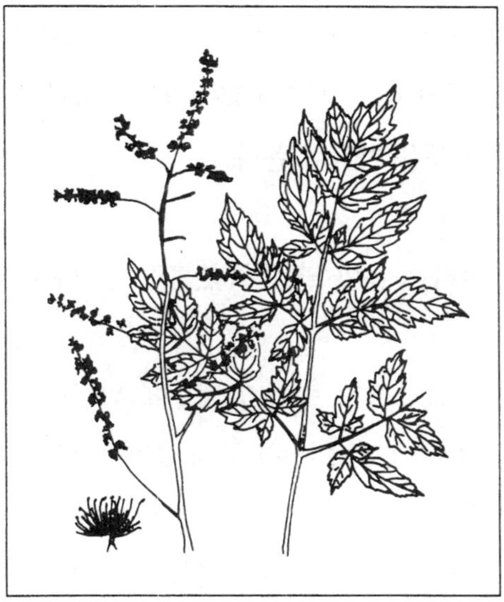

승마(升麻)*
Cimicifugae Rhizoma
【本經】 KP, JP, CP

【처방용명】 升麻, 黑升麻, 關升麻, 綠升麻, 廣升麻, 炙升麻

【성미】 辛, 甘, 微寒

【귀경】 肺, 脾, 胃, 大腸

【효능】

발표투진(發表透疹), 청열해독(淸熱解毒), 승거양기(升擧陽氣)

【기원】

이 약은 승마 *Cimicifuga heracleifolia* Komarov 또는 그 밖의 동속식물 (미나리아재비과 Ranunculaceae)의 뿌리줄기이다.

그 밖의 동속식물중 우리나라에 자생하는 것으로는 왕승마 *C. acerina* Tanaka, 개승마 *C. biternate* Miq. , 눈빛승마 *C. davurica* Max. , 황새승마 *C. foetida* 및 촛대승마 *C. simlex* Wormsk 등이 있다. 여름과 가을에 채취하여 수염뿌리를 제거하고 양건한 것을 쓴다.

【임상응용】

① 풍열두통(風熱頭痛), 마진불투(麻疹不透)

이 약은 신감미한(辛甘微寒)하여 승산(升散)하고 발표투진(發表透疹)하는 효능이 있다.

따라서 풍열(風熱)이 위를 공략하여 생기는 양명두통(陽明頭痛)에는 생석고, 황금, 백지 등을 가하여 쓰고, 풍열(風熱)에 외감되고 여기에 습(濕)이 협잡하여 두면전정통(頭面巓頂痛)이 심한 뇌두풍증(腦頭風證)에는 창출, 박하, 형개수 등을 가하여 풍열(風熱)을 소산(疏散)시키고 습기를 말려 통증을 멈추게 한다 (淸震湯).

또 이 약은 승산발표(升散發表)하고 선독투진(宣毒透疹)하므로 마진(痲疹)의 초기에 발진이 잘 되지 않을 때 갈근, 백작약, 감초 등을 가하여 쓰고(升麻葛根湯), 열독(熱毒)이 비교적 심할 때에는 노근, 자초, 대청엽, 우방자 등을 가하여 쓴다.

② 치통구창(齒痛口瘡), 인후종통(咽喉腫痛)

이 약은 감한(甘寒)으로 열을 내리고 독을 풀며 여러 종류의 열독증(熱毒證)을 다스린다.

특히 양명(陽明)의 열독(熱毒)을 청해(淸解)하는 효능이 우수하기 때문에 위화(胃火)가 위를 공략하여 두통, 치은종통(齒齦腫痛), 구갈생창(口渴生瘡) 등의 증세를 나타날 때에는 석고, 황련, 목단피 등을 가하여 쓴다 (淸胃散).

또 인후종통(咽喉腫痛), 차시단독(痄腮丹毒)의 경우에는 황금, 황련, 현삼, 판람근 등을 가하여 쓰고(普薺消毒飮), 역려(疫癘)에 외감되거나 양독(陽毒)으로 발반(發斑)하거나 인통(咽痛)이 있고 얼굴이 붉을 때에는 별갑, 당귀, 웅황 등을 가하여 쓰며(升麻鱉甲湯), 온독(溫毒)으로 발반(發斑)할 때에는 석고, 대청엽, 서각 등을 가하여 쓴다.

③ 기허하함(氣虛下陷), 구사탈항(久瀉脫肛)

이 약은 비위(脾胃)로 입경(入經)하여 청양(淸陽)의 기(氣)를 잘 끌어 올려 상승시키기 때문에 승양거함(升陽擧陷)에 대한 요약(要藥)으로 알려져 있다.

따라서 기허(氣虛)에 의한 하함(下陷)으로 권태롭고 발열하며 식사를 적게 하고 변이 당(溏)하며 오랫 동안 설사하고 탈항하며 위하수(胃下垂), 자궁하수(子宮下垂)가 있을 때에는 인삼, 황기, 시호 등을 가하여 쓴다 (補中益氣湯).

또 흉중(胸中)에 대기(大氣)가 하함(下陷)하고 숨쉬는 것이 얕고 짧아 많이 들여마시지 못할 때에는 이 약에 시호, 황기, 길경, 지모 등을 가하여 쓰고 (升陷湯), 기허(氣虛)에 의한 붕루하혈(崩漏下血)에는 이 약에 인삼, 황기, 백출, 감초를 가하여 익기(益氣), 승양(升陽), 섭혈(攝血)의 효력을 높여준다(擧元湯).

【임상사용의 요점】

승마는 감신. 미한(甘辛. 微寒)으로 체질(體質)이 공송(空鬆)하다. 미한(微寒)으로 청열(淸熱)하고 경부승산(輕浮昇散)의 성(性)을 갖고 있어 경청승투(輕淸昇透)하여 폐위(肺胃)의 사독(邪毒)을 투해(透解)하고, 비위(脾胃)의 청양(淸陽)의 기(氣)를 승거(昇擧)하여 발표투진(發表透疹)·해독승양(解毒昇陽)의 효능을 갖고 있으며 그 밖에 양명두통(陽明頭痛)·기표풍사(肌表風邪)·반진불투(斑疹不透)·후통구창(喉痛口瘡)·창양종독(瘡瘍腫毒) 및 기허하함(氣虛下陷)의 구사구리(久瀉久痢)·탈항(脫肛)·자궁하수(子宮下垂)등에 유효하다. 그러나 발표(發表)하나 양명기주(陽明肌腠)의 사(邪)를 발산하고 해독하며 시냉역려(時冷疫癘)의 사(邪)를 풀어줌으로 사(邪)가 기주(肌腠)에 울(鬱)하거나 역독(疫毒)의 사(邪)가 표에 있을때 더욱 적합하고 단지 표증에는 거의 사용하지 않는다.

【참고】

① 생용(生用)하면 발표투진(發表透疹). 청열해독(淸熱解毒)에, 밀초(密炒 : 炙升麻)하면 승거양기(昇擧陽氣)로 작용한다.

② 승마. 시호. 갈근은 발표승양(發表昇陽)의 효능이 있다. 갈근은 양명경(陽明經)의 주약(主藥)이며 해기퇴열(解肌退熱)하고 위기(胃氣)를 고무상승(鼓舞上昇)시켜 생진지갈(生津止渴)하고, 외숙(煨熟)하면 승양지사(昇陽止瀉)로 작용한다. 승마는 기표(肌表)의 풍사(風邪)를 산(散)하여 양명두통(陽明頭痛)을 제거하고 비위(脾胃)의 양기(陽氣)를 승거(昇擧)하여 양기하함(陽氣下陷)의 구사(久瀉), 탈항(脫肛). 자궁하수(子宮下垂)에 효과가 있다. 시호는 대부분 소양(少陽)의 사(邪)를 산(散)해서 왕래한열(往來寒熱)을 없애고 승거양기(昇擧陽氣)에 작용하여 기허하함(氣虛下陷)에 사용되나 승제(昇提)의 힘은 승마보다 못하다. 승마. 갈근은 반진(斑疹)을 투발(透發)하고 승마는 해독(解毒)에, 시호는 소간(疏肝)에도 작용한다.

【용량과 용법】

3-10g. 발표(發表), 투진(透疹), 해독(解毒)에는 그대로 쓰고, 승양(升陽), 거함(擧陷), 고탈(固脫)에는 법제하여 쓴다.

【사용상의 주의점】

이 약은 신산(辛散)하는 작용이 강하기 때문에 일반적인 풍열감모(風熱感冒), 마진불투(麻疹不透), 음허화왕(陰虛火旺), 간양상항(肝陽上亢) 등에는 쓰지 않는 것이 좋다.

【고전의 기록】

≪本經≫

解百毒…… 辟瘟疫瘴氣, 邪氣蠱毒. 〈모든 독을 해(解)하고, 온역장기(瘟疫瘴氣) 및 사기(邪氣)와 고독(蠱毒)을 물리친다.〉"

≪別錄≫

"主中惡腹痛, 時氣毒癧, 頭痛寒熱, 風腫諸毒, 喉痛口瘡. 〈중악복통(中惡腹痛)과 시기독력(時氣毒癧), 두통한열(頭痛寒熱)과 풍종제독(風腫諸毒) 및 후통구창(喉痛口瘡)을 치료한다.〉"

≪藥性本草≫

"小兒驚癇, 熱壅不通, 療癰腫. 〈소아의 경기, 열옹불통 및 옹종을 치료한다.〉"

≪本草綱目≫

"消斑疹, 行瘀血, 治陽陷眩暈, 胸脇虛痛…… 久泄, 下痢後重, 遺濁, 帶下崩中. 〈반진(斑疹)을 소멸시키고 어혈(瘀血)을 돌게 하며 양함현운(陽陷眩暈), 가슴, 옆구리의 허통(虛痛), 오랜 설사, 하리(下痢)로 인한 뒤가 무거움, 유탁(遺濁), 대하붕중(帶下崩中)을 치료한다.〉"

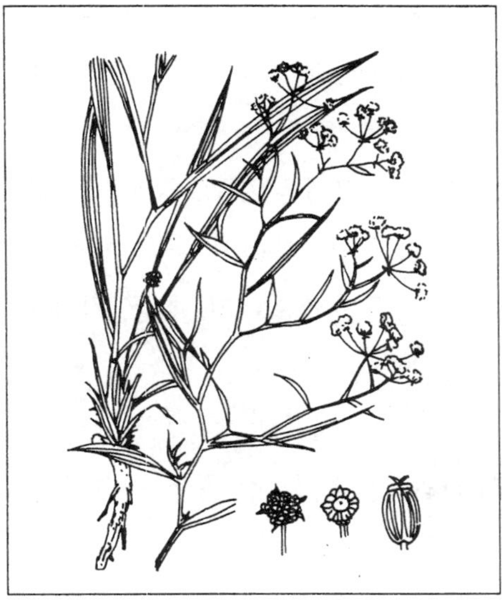

시호(柴胡)*
Bupleuri Radix

【本經】 KP, JP, CP

【처방용명】 柴胡, 硬柴胡, 竹葉柴胡, 山柴胡, 北柴胡, 南柴胡, 細柴胡, 狹葉柴胡, 香柴胡, 軟柴胡, 春柴胡, 秋柴胡, 嫩柴胡, 醋柴胡, 鼈血拌柴胡, 芽胡

【성미】 苦, 辛, 微寒

【귀경】 肝, 膽

【효능】

소산퇴열(疏散退熱), 소간해울(疏肝解鬱), 승양거함(升陽擧陷)

【기원】

이 약은 참시호 *Bupleurum falcatum* L. 및 그 변종식물 (미나리과 Umbelliferae)의 뿌리이다.

중국약전에는 북시호 *B. chinense* DC, 협죽시호 *B. scorzonerifolium* Willd. 가 수재되어 있다.

【임상응용】

① 한열왕래(寒熱往來), 감모발열(感冒發熱)

이 약은 신고(辛苦)하고 미한(微寒)하며 방향(芳香)으로 소설(疏泄)하는 데 특히 반표반리(半表半裏)의 사(邪)를 소산(疏散)하는데 뛰어나기 때문에 사(邪)가 소양(少陽)에 있어 한열(寒熱)이 왕래(往來)하고 흉협(胸脇)이 고만(苦滿)하며 구고(口苦), 인건(咽乾) 등의 소양증(少陽證)을 나타낼 때 요약으로 쓴다.

이 때에는 황금 등을 가하여 쓰고 (小柴胡湯), 감모(感冒)에 의한 발열(發熱)에는 감초를 가하여 쓰며, 열사가 비교적 심한 경우에는 갈근, 황금, 석고 등을 가하여 쓴다(柴葛解肌湯).

② 간울기체(肝鬱氣滯), 흉협창통(胸脇脹痛), 두통목현(頭痛目眩), 월경부조(月經不調)

이 약은 능히 간기(肝氣)를 조달(條達)하고 소간해울(疏肝解鬱)하며 조경지통(調經止痛)하는 효능이 있다.

따라서 혈허간왕(血虛肝旺), 두통목현(頭痛目眩), 월경불순(月經不順), 경행복통(經行腹痛) 등에는 당귀, 백작약 등을 가하여 쓰고 (逍遙散), 흉협(胸脇)이 동통(疼痛)할 때에는 내상간울(內傷肝鬱)이나 외상질박(外傷跌撲)을 불문하고 향부자, 천궁, 작약을 가하여 쓴다(柴胡疏肝散).

③ 기허하함(氣虛下陷), 구사탈항(久瀉脫肛)

이 약은 비위(脾胃)로 입경(入經)하여 청양(淸陽)의 기(氣)를 잘 끌어 올려 상승(上升)시키기 때문에 승양거함(升陽擧陷)에 대한 요약(要藥)으로 알려져 있다.

따라서 기허(氣虛)에 의한 하함(下陷)으로 권태롭고 발열하며 식사를 적게 하고 변이 당(溏)하며 오랫 동안 설사하고 탈항하며 위하수(胃下垂), 자궁하수(子宮下垂)가 있을 때에는 인삼, 황기, 시호 등을 가하여 쓴다(補中益氣湯).

④ 기타

이 약은 퇴열절학(退熱截瘧)하는 효능이 있으므로 학질(瘧疾)에 의한 한열(寒熱)에 상용하는 데 보통 황금, 상산, 초과 등을 가하여 쓴다.

【임상사용의 요점】

시호는 고미신. 미한(苦微辛. 微寒)하고 방향(芳香)을 가지고 있다. 경청상승(輕淸上昇)하여 선투소달(宣透疏達)하고 소양반표반리(少陽半表半裏)의 사(邪)를 소산(疏散)해서 투표설열(透表泄熱)하고, 청양(淸陽)의 기(氣)를 승거(昇擧)하며, 또한 간기(肝氣)를 소설(疏泄)해서 울결(鬱結)을 해제(解除)한다. 그밖에 사재소양(邪在少陽)의 왕래한열(往來寒熱)에 대한 주약(主藥)이며, 간기울결(肝氣鬱結)의 흉협창통(胸脇脹痛). 부녀의 월경부조(月經不調)나 청양하함(淸陽下陷)의 구사탈항(久瀉脫肛)등에도 상용된다.

【참고】

① 일반적으로 생용한다. 초초(醋炒)하면 발산(發散)의 성질이 약해져 지통(止痛)으로 작용하며, 자라피로 처리하면 퇴허열(退虛熱)의 효능을 얻는다.

② 시호는 배합의 차이에 따라 효능이 달라지며 광범한 응용이 가능하다. 갈근. 강활을 배합하면 발한해표(發汗解表)하는 작용이 있고, 황금. 청호를 배합하면 투표설열(透表泄熱)하는 작용이 있으며, 상산. 초과를 배합하면 절학퇴열(截瘧退熱)하는 작용이 있고, 향부자. 울금을 배합하면 소간해울(疏肝解鬱)하는 작용이 있으며, 백작약을 배합하면 소간지통(疏肝止痛)하는 작용이 있고, 백출을 배합하면 조화간비(調和肝脾)하는 작용이 있으며, 인삼. 황기. 승마를 배합하면 승양거함(昇陽擧陷)하는 작용이 있고, 황련을 배합하면 청산울화(清散鬱火) 작용이 있으며, 그리고 지실과는 승청강탁(昇清降濁)하는 작용이 있다.

③ 시호와 갈근은 경청승산(輕清昇散)으로 작용하고 해표퇴열(解表退熱)에 잘 병용된다. 시호는 소간해울(疏肝解鬱)로 작용하고, 익기약(益氣藥)에 배합하면 승거양기(昇擧陽氣)로 작용하지만 생진지갈(生津止渴)의 효능은 없다. 갈근은 생진지갈(生津止渴). 승발청양(昇發清陽)으로 작용하나 소간해울(疏肝解鬱)의 효능은 없다.

【용량. 용법】

3-10g.

식초에 볶은 것(醋炒)은 산성(散性)을 감소시키고 술에 볶은것(酒炒)는 승제력(升提力)을 증진시키며 자라피로 볶은 것(鱉血炒)은 허열(虛熱)을 물리친다.

【사용상의 주의】

이 약은 기역(氣逆)하여 내려오지 않거나 음허화왕(陰虛火旺), 간양상승(肝陽上升)일 때에는 신중을 기해야 한다.

【고전의 기록】

≪本經≫

"主心腹腸胃結氣, 飮食積聚, 寒熱邪氣, 推陳致新. 〈심장, 배, 장, 위의 결기(結氣), 음식적취, 한열사기를 다스리고 신진대사에 도움을 준다.〉"

≪本草綱目≫

"治陽氣下陷, 平肝膽三焦, 包絡相火, 及頭痛眩暈, 目昏, 赤痛障翳, 耳聾耳鳴, 諸症, 及肥氣寒熱, 婦人熱入血室, 經水不調. 〈양기하함(陽氣下陷)을 치료하고, 간(肝), 담(膽), 삼초(三焦) 및 포락상화(包絡相火)를 평온하게 하며, 두통현운, 눈이 어두운 경우, 눈이 충혈되어 아프고 백내장이 있는 경우, 귀가 어둡고 이명증이 있을 때 등의 여러 증세에 효과가 있고 비기

한열(肥氣寒熱), 부인(婦人)의 열입혈실(熱入血室), 월경양이 고르지 못할때 치료효과가 있다.〉"

《本草正義》

"約而言之, 柴胡主治, 止有二層, 一爲邪實, 則爲外邪之在半表半裏者, 引而出之, 使達于表而外邪自發, 一爲正虛, 則爲淸氣之陷于陰分者, 擧而升之, 使返其宅, 而中氣自振, 〈간단히 말하면, 시호는 2개의 주된 효과가 있는 데, 그 하나는 사실(邪實)로서 외사(外邪)가 반표반리(半表半裏)의 상태일 때 이를 표로 끌어내서 외사(外邪)를 자발(自發)케 하는 것이고, 둘째는 정허(正虛)로, 음분(陰分)에 청기지함(淸氣之陷)이 있을 경우 이를 올려 자기 자리를 되돌아가서 중기(中氣)가 스스로 진작(振作)되도록 하는 것이다.〉"

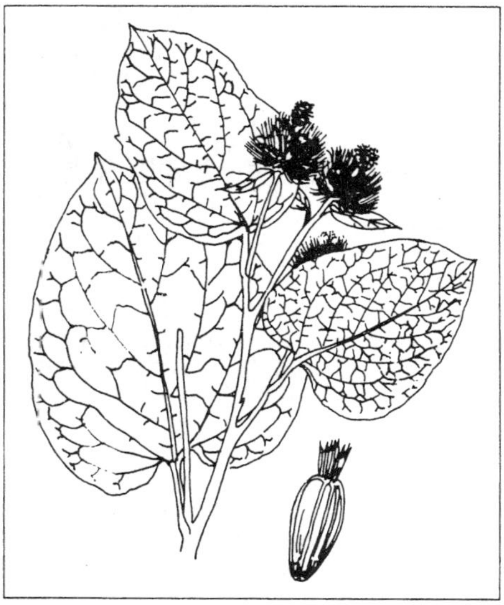

우방자(牛蒡子)*
Arctii Fructus

【別錄】 KHP, CP

【처방용명】 牛蒡子, 大力子, 鼠粘子, 炒牛蒡, 惡實, 熟牛蒡

【성미】 辛苦, 寒

【귀경】 肺, 胃

【효능】

소산풍열(疏散風熱), 선폐투진(宣肺透疹), 이인해독(利咽解毒)

【기원】

이 약은 우방 *Arctium lappa* L.(국화과 Compositae)의 성숙한 열매이다.

8-9월에 과실이 익은후 수확하여 햇볕에 말린 다음 과실을 두드려서 협잡물을 제거하고 또

다시 햇볕에서 완전히 말린 것을 그대로 쓰거나 약한 불로 색갈이 황색이 되고 좋은 냄새가 날 때까지 볶아서 사용한다.

【임상응용】

① 풍열감모(風熱感冒)

이 약은 신산고설(辛散苦泄)하고 한(寒)으로 청열(淸熱)하므로 풍열(風熱)을 소산(疏散)하고 선폐이인(宣肺利咽)하는 효능이 있다.

풍열(風熱)에 의한 감모(感冒)와 인후종통(咽喉腫痛)에는 금은화, 연교, 형개, 길경 등을 가하여 쓴다 (銀翹散).

만약, 풍열이 옹성(壅盛)하고 인후(咽喉)가 붓고 아프며 열독(熱毒)이 비교적 심할 경우에는 대황, 박하, 형개, 방풍 등을 가하여 쓴다(牛蒡湯).

② 마진불투(麻疹不透)

이 약은 청설투산(淸泄透散)하는 효능이 있어 풍열(風熱)을 소산(疏散)한다. 열독(熱毒)을 투설(透泄)하면서 마진의 투발(透發)을 촉진하므로 마진(麻疹)이 피어나지 않아 은장(隱藏)된 경우에는 박하, 형개, 선의, 자초 등을 가하여 쓴다 (透疹湯).

③ 옹종창독(癰腫瘡毒), 차시후비(痄腮喉痺)

이 약은 고한(苦寒)하여 승부(升浮)하는 성질이 있고 여기에 다시 청강(淸降)하는 성질까지 있어 밖으로 그 열을 발산하고 안으로는 그 독을 배설시키기 때문에 청열해독(淸熱解毒), 소종이인(消腫利咽)하는 효과가 있고, 또 활리(滑利)하는 효능에 편중되기 때문에 대소변도 통리(通利)시킨다.

따라서 풍열(風熱)이 외습(外襲)하고 화독(火毒)이 내결(內結)하며 옹종창독(癰腫瘡毒)에 변비(便秘)까지 겹쳤을 경우에는 대황, 망초, 치자, 연교, 박하 등을 가하여 쓴다.

이 약에 괄루인, 연교, 천화분, 청피 등을 가하여 간울화화(肝鬱化火), 위열옹락(胃熱壅絡)에 의한 유옹증(乳癰證)에 쓴다 (瓜蔞牛蒡湯).

또 이 약에 현삼, 황금, 황련, 판람근 등을 가하여 온독발이(瘟毒發頤), 차시후비(痄腮喉痺) 등의 열독(熱毒)에 쓰기도 한다 (普濟消毒飮).

④ 기타

이 약은 선폐이격(宣肺利膈)하고 거담지해(祛痰止咳)하는 효능이 있으므로 마황, 석고, 행인, 황금 등의 신량소설(辛涼疏泄), 청폐평천(淸肺平喘)하는 약을 가하여 폐열해천(肺

熱咳喘)에 쓰며, 아교, 행인, 진피 등의 자음윤폐(滋陰潤肺), 지해화담(止咳化痰) 작용이 있는 약을 가하여 음허화왕(陰虛火旺)에 의한 천해(喘咳)나 가래에 피가 섞이는 증세에 쓴다(補肺阿膠湯).

【임상사용의 요점】

우방자는 신고(辛苦). 한(寒)하며 신산고설(辛散苦泄)하다. 한(寒)으로 청열(淸熱)하고 독사(毒邪)를 외투(外透)하며 담열(痰熱)을 내설(內泄)함으로 풍열협독(風熱挾毒)에 상용하는 요약이다. 소산풍열(疏散風熱). 선폐거담(宣肺祛痰). 투진해독소종(透疹解毒消腫)의 효능을 갖고 있고 체윤(體潤)으로 활장(滑腸)하여 이변(二便)을 통리(通利)함으로 풍열감모(風熱感冒). 폐열담수(肺熱痰嗽). 반진불투(斑疹不透). 인후종창(咽喉腫脹). 옹종창독(癰腫瘡毒)등에 쓰이며 또한 이변불리(二便不利)가 있을 때 적용한다.

【참고】

① 초열(炒熱)하면 한성(寒性)이 경감(輕減)된다.

② 우방자와 박하는 소산풍열(疏散風熱)의 효능이 있으나, 박하는 발한(發汗)이 뛰어 나고, 우방자는 발한투발(發汗透發)의 힘이 약하고 청열해독(淸熱解毒)이 강하므로 풍열(風熱)에는 병용(倂用)하는 경우가 많고 또 박하는 두목(頭目)의 풍열(風熱)을 산(散)하여 피부창진(皮膚瘡疹)을 발산하고, 이기해울(理氣解鬱). 방향벽예(芳香辟穢)에도 작용하며 우방자는 거담(祛痰). 투진(透疹) 소종(消腫) 작용이 있다.

【용량. 용법】

3-10g. 초(炒)해서 쓸 때에는 한성(寒性)이 약간 감소되고 탕제(湯劑)일 경우에는 부수어서 쓴다.

【사용상의 주의】

이 약은 한성(寒性)이어서 활장통변(滑腸通便)하거나 기허(氣虛)에 의해 변(便)이 당(溏)인 경우에는 신중을 기해야 한다.

【고전의 기록】

≪別録≫

"明目, 補中, 除風傷. 〈눈을 밝게 하고 중초를 보하며 풍상(風傷)을 없앤다.〉"

≪珍珠囊≫

"潤肺散氣, 利咽隔, 去皮膚風. 〈윤폐산기(潤肺散氣)하며 인격(咽隔)을 이롭게 하며 피부풍(皮膚風)을 제거해 준다.〉

≪用藥法象≫

"其用有四, 治風濕癮疹, 咽喉風熱, 散諸腫瘡瘍中毒, 利凝滯腰膝之氣是也. 〈그 쓰임은 4가지이니 곧 풍습은진(風濕癮疹), 인후풍열(咽喉風熱)을 치료하며 여러 종창양중독(腫瘡瘍中毒)을 산(散)하고 응체요슬(凝滯腰膝)의 기(氣)를 이(利)하게 한다.〉"

≪本草綱目≫

"消斑疹毒. 〈반진독(斑疹毒)을 없앤다.〉"

2

第二章
청열약(清熱藥)

주로 이열(裏熱)을 청해(清解)하는 약을 청열약(清熱藥)이라 한다.

청열약(清熱藥)은 약성(藥性)이 한량(寒凉)하고 청열사화(清熱瀉火), 조습(燥濕), 양혈(凉血), 해독(解毒) 및 청허열(清虛熱)하는 효능이 있다.

따라서 이러한 약들은 표사(表邪)는 이미 해결되었으나 이열(裏熱)이 심하고, 그러면서도 적체(積滯)되지는 아니한 이열증(裏熱證) 즉, 외감열병(外感熱病), 고열번갈(高熱煩渴), 습열설리(濕熱泄痢), 온독발반(溫毒發斑), 옹종창독(癰腫瘡毒) 및 음허발열(陰虛發熱) 등에 활용된다.

이들은 "소문－지진요대론(素問－至眞要大論)"의 "열할 때는 이를 차게 해야 한다 (熱者寒之)."와 "신농본초경(神農本草經)"의 "열은 찬 약으로 치료한다(療熱以寒藥)."라는 원칙에 따른다고 할 수 있다.

발병의 원인이 서로 다르고, 병의 진전과 변화도 서로 다르며, 환자의 체질도 또한 서로 다르기 때문에 이열증(裏熱證)은 병의 작용부위에 따라 기분증(氣分證)과 혈분증(血分證)으로 나누고, 병세에 따라 실열(實熱)과 허열(虛熱)로 나누고 있다.

이 때문에, 청열약(清熱藥)은 임상에서의 편의를 위하여 청열사화약(清熱瀉火藥), 청열조습약(清熱燥濕藥), 청열양혈약(清熱凉血藥), 청열해독약(清熱解毒藥) 및 청허열약(清虛熱藥)으로 나누고 있다.

청열사화약(清熱瀉火藥)은 기분(氣分)의 열(熱)을 청해(清解)하는 효능이 있어 고열(高熱), 번갈(煩渴) 등으로 나타나는 기분실열증(氣分實熱證)에 쓰고, 청열조습약(清熱燥濕藥)은 청열(清熱)하고 조습(燥濕)하는 효능이 있어 사리(瀉痢), 황달(黃疸) 등으로 나타나는 습열증(濕熱證)에 쓰며, 청열양혈약(清熱凉血藥)은 영분(營分)과 혈분(血分)의 열사(熱邪)를 청해(清解)하는 효능이 있어 주로 토뉵(吐衄), 발반(發斑) 등으로 나타나는 혈분실열증(血分實熱證)에 쓰고, 청열해독약(清熱解毒藥)은 열독(熱毒)을 청해(清解)하는 효능이 있어 옹종(癰腫), 창양(瘡瘍) 등 열독(熱毒)이 아주 심하게 나타나는 병증(病證)에 쓴다. 그리고 청허열약(清虛熱藥)은 허열(虛熱)을 없애고 골증(骨蒸)을 제거하는 효능이 있어 음허(陰虛)에 의한 발열(發熱) 등에 쓴다.

이 때문에 청열약(清熱藥)을 쓸 때에는 어느 부류의 약을 쓸 것인가를 변별(辨別)할 필요가 있고 동시에 겸증(兼證)의 유무(有無)도 알아둘 필요가 있다.

예를 들면, 이열증(裏熱證)에 표증(表證)을 겸(兼)할 때에는 먼저 해표(解表)하고, 후에 청리(清裏)하거나 또는, 해표(解表)와 청리(清裏)를 동시에 행하는 표리쌍해법(表裏雙解法)을 써야 할 것이다.

또 기혈양번(氣血兩燔)인 경우에는 기혈양청법(氣血兩清法)을 써야 할 것이고, 이열적체(裏熱積滯)인 경우에는 사하약(瀉下藥)을 배합해야 할 것이다.

청열약(清熱藥)은 약성(藥性)이 한량(寒涼)하여 잘못하면 비위(脾胃)를 상할 수도 있기 때문에 비위(脾胃)의 기(氣)가 허(虛)하거나 식사량이 적었는 데도 변당(便溏)할 경우에는 신중을 기해야 한다.

그리고, 열병(熱病)은 진액(津液)을 상하게 하고 고한(苦寒)한 약은 쉽게 음(陰)을 상하게 하고 화조(化燥)하게 하는 특성이 있기 때문에 음허(陰虛)인 경우에는 신중을 기해야 하고, 음성격양(陰盛格陽), 진한가열(眞寒假熱)인 경우에는 더욱 정확하게 변별하여 함부로 한량약(寒涼藥)을 투여하는 일이 없도록 주의하여야 한다.

第一節 청열사화약(清熱瀉火藥)

열(熱)과 화(火)는 모두 육음(六淫)에 속하고 양사(陽邪)에 속한다. 열(熱)은 화(火)의 전단계(漸)이며 화(火)는 열(熱)의 극(極)이므로, 청열(清熱)과 사화(瀉火)는 불가분의 관계에 있을 뿐만 아니라 청열(清熱) 작용이 있는 약은 대개 사화(瀉火) 작용도 가지고 있다.

앞에서도 말한 바와 같이, 청열사화약(清熱瀉火藥)은 기분(氣分)에 있는 사열(邪熱)을 청설(清泄)하는 효능이 있으므로 열병사(熱病邪)가 기분(氣分)에 들어가, 고열(高熱), 구갈(口渴), 한출(汗出) 및 번조(煩燥)하고 심할 때에는 신혼섬어(神昏譫語), 맥홍대(脈洪大) 등의 기분실열증(氣分實熱證)을 나타낼 때 적용한다.

임상에 임해서는 이열증의 원인이 폐열(肺熱)인가, 위열(胃熱)인가, 아니면 심화(心火)인가, 간화(肝火)인가 등을 변별하여 적용하여야 한다.

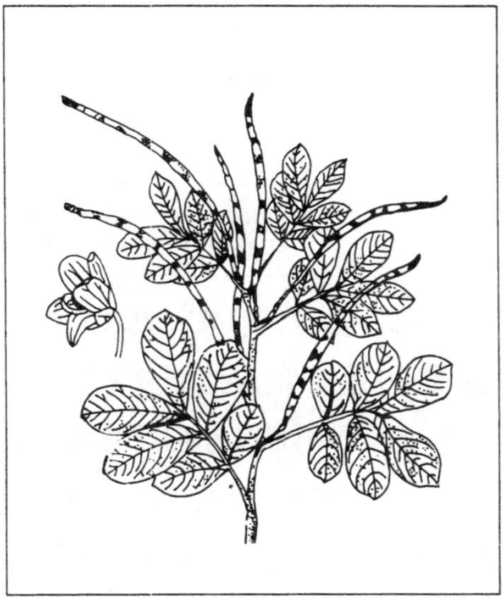

결명자(決明子)*
Cassiae Semen

【本經】 KP, JP, CP

【처방용명】 決明子, 草決明

【성미】 甘, 苦, 鹹, 微寒

【귀경】 肝, 腎, 大腸

【효능】 청간명목(淸肝明目), 윤장통변(潤腸通便)

【기원】

이 약은 초결명 *Cassia obtusifolia* L. 또는 결명자 *Cassia tora* L. (콩과 Leguminosae)의 씨이다.

가을에 거두어 볕에 말린 다음 종자를 털어 모아 그대로 쓰거나 볶아서 쓴다.

【임상응용】

① 목적목암(目赤目暗)

이 약은 고한(苦寒)으로 열을 내리고 감함(甘鹹)으로 음(陰)을 키우므로, 간화(肝火)를 내리면서 겸하여 신음(腎陰)을 키운다. 간(肝)은 눈을 통해 개규(開竅)하고 눈동자(瞳子)는 신(腎)에 속하므로 이 약은 눈을 밝게하는 작용이 뛰어나고 안질에는 허실(虛實)을 가리지 않고 고르게 응용할 수 있다.

따라서 간경실화(肝經實火), 목적종통(目赤腫痛), 수명다루(羞明多淚)에는 하고초, 치자 등을 가하여 쓴다.

또 풍열(風熱)이 상초를 공략하여 머리가 아프고 눈이 붉어질 경우에는 국화, 상엽 등을 가하여 쓰며 간신음(肝腎陰)이 다되어 눈이 침침하고 어두울 경우에는 사원자, 구기자 등을 가하여 쓴다.

② 열결변비 (熱結便秘)

이 약은 성질이 양윤(涼潤)하여 열을 없애고 윤장(潤腸)하는 작용이 있으므로 변을 보게 하는 효과가 있다.

따라서 속열 때문에 장(腸)이 건조하여 변비가 생기는 경우에는 화마인, 괄루인 등을 가하여 쓴다.

【임상사용의 요점】

결명자는 감고함(甘苦鹹) 한(寒)하다. 경양(輕揚)의 기(氣)를 품(稟)하고 있고 승강(昇降)할 수 있는 것이 특징이며 간담(肝膽)의 울화(鬱火)를 청설(淸泄)하고 풍열(風熱)을 소산(疏散)하며 동시에 익신(益腎)하고 더욱이 윤장통변(潤腸通便)에도 쓰인다. 목(目)은 간규(肝竅)로 동자(瞳子)는 신(腎)이 사(司)하기 때문에 간담울열(肝膽鬱熱) 풍열외습(風熱外襲)에 의한 두통목적(頭痛目赤)에도 간신음허(肝腎陰虛)에 의한 목암불명(目暗不明)에도 사용할 수 있어 〈안과상용(眼科常用)의 약물〉이라 불리고 있다. 윤장통변(潤腸通便)의 효능을 가지고 있어 내열장조변비(內熱腸燥便秘)나 간화상염(肝火上炎)의 변비를 동반하는 경우에도 사용한다.

【참고】

하고초와 결명자는 청간명목(淸肝明目)에 작용하여 간화(肝火)의 목적(目赤)에 쓰이고 있다. 하고초는 강간화(降肝火) 산결기(散結氣)에 뛰어나 나력(瘰癧) 영류(癭瘤)의 요약(要藥)이며 결명자는 청간익신(淸肝益腎) 선산풍열(宣散風熱)에 뛰어나고 활장통변(滑腸通便)에도 쓰인다.

【용량 · 용법】

10-15g. 완하제로 쓸 경우에는 오래 달이지 않는다.

【사용상의 주의】

기(氣)가 허하여 변이 당(溏)일 경우에는 쓰지 않는 것이 좋다.

【고전의 기록】

≪本經≫

"主靑盲, 目淫膚赤白膜, 眼赤痛淚出, 久服益精光. 〈청맹(靑盲), 목음부적(目淫膚赤), 백막(白膜), 안적통(眼赤痛), 류출(泪出)에 오래 복용하면 더욱 효과가 있다〉".

≪本草考滇≫

"決明, 味鹹走血, 氣寒治熱, 故治青盲膚膜 出之因熱傷血分者, 系氣分及風寒而致目中諸證, 非其宜矣. 〈결명자는 함미(鹹味)로 주혈(走血)하게 하고 찬(寒) 성질로 열을 내리게 함으로 열이 혈분을 상하게 하여 생긴 청맹(青盲), 부막류출(膚膜泪出)을 치료한다. 만약 기분(氣分) 및 풍한(風寒) 때문에 생긴 안질이라면 적합하지 않다〉".

≪藥性本草≫

"治肝熱風眼赤泪, 每日取一匙挼淨, 空心呑之, 百日後, 夜見物光. 〈간열(肝熱)에 의한 풍안적류(風眼赤泪)를 치료하며 매일 한 숟가락정도를 비벼 씻고 공복에 삼키면 백일 후에 밤에도 물건을 밝게 볼 수 있다.〉"

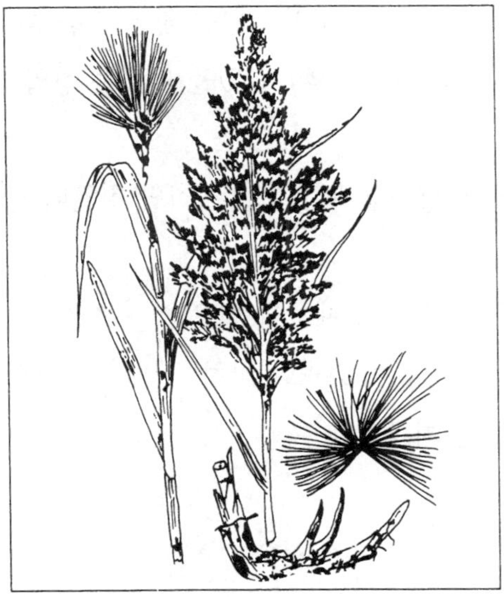

노근(蘆根)*
Phragmitis Rhizoma

【別錄】 KHP, CP

【처방용명】 蘆根, 鮮蘆根, 活蘆根, 乾蘆根, 葦莖, 葦根

【성미】 甘, 寒

【귀경】 肺, 胃

【효능】 청열생진(淸熱生津), 지구제번(止嘔除煩)

【기원】

이 약은 갈대 *Phragmites communis* Trin.(벼과 Gramineae)의 뿌리줄기이다.

늦은 봄이나 초여름 또는 가을에 채취하여 진흙과 수염뿌리를 제거하고 피막(皮膜)을 벗겨서 신성할 때 쓰거나 볕에 말려 쓴다.

【임상응용】

① 열병번갈 (熱病煩渴)

이 약은 감한(甘寒)하고 질(質)이 가벼우며 폐위(肺胃)의 기분실열(氣分實熱)을 없애고, 동시에 음(陰)을 키우고 진액(津液)을 만들며 갈증을 없애고 제번(除煩)하지만 부작용이 없다.

따라서 열병상진(熱病傷津), 번열구갈(煩熱口渴) 또는 설조소진(舌燥少津)하는 증상에는 천화분, 맥문동 등을 가하여 쓴다.

② 위열구역(胃熱口逆)

이 약은 위열(胃熱)을 내리게 하여 강역지구(降逆止嘔)하는 효능이 있다.

따라서 위열(胃熱)에 의한 구얼(嘔噦)의 증세가 있을 때에는 죽여, 강즙 등을 가하여 쓴다.

③ 폐열해수(肺熱咳嗽) 폐옹토농(肺癰吐膿)

이 약은 폐열(肺熱)을 내리고 거담(祛痰), 배농(排膿)하는 효능이 있다.

따라서 폐열해수(肺熱咳嗽)와 객담황조(喀痰黃稠)에는 괄루인, 패모, 황금 등을 같이 쓰며, 풍열(風熱)에 외감되었거나 몸에 열이 있고 해수(咳嗽)가 있을 때에는 상엽, 국화, 길경 등을 가하여 쓴다(桑菊飮).

또 폐옹(肺癰)으로 농액(膿液)을 토할 때에는 의이인, 동과인 등을 가하면 청열배농(清熱排膿)의 효과가 높아진다(葦莖湯).

이 밖에도 이 약은 이뇨(利尿)와 투진(透疹) 작용이 있기 때문에 백모근, 차전자 등을 배합하여 소변단적(小便短赤), 열림삽통(熱淋澁痛)을 치료하고, 박하, 선태 등을 배합하여 마진초기(麻疹初期)의 투발불창(透發不暢)을 치료한다.

【임상사용의 요점】

노근은 감한(甘寒)하고 질이 경(輕)하다. 폐위기분(肺胃氣分)의 열(熱)을 맑게하고 생진지갈(生津止渴)하며 청담(清痰)하고 생진(生津)하여 염사(斂邪)의 폐(幣)가 없으므로 온병초기(溫病初期) 혹은 열병상진(熱病傷津)의 번열구갈(煩熱口渴)에 상용한다. 또한 청위열(清胃熱). 지구예(止嘔穢) 및 청폐열(清肺熱). 이소변(利小便) 작용으로 폐부열독(肺部熱毒)을 하행(下行)시키는 효능을 갖고 있기때문에 위열구역(胃

熱嘔逆). 폐열해수(肺熱咳嗽). 폐옹(肺癰). 폐신울열성 소변빈삭(肺腎鬱熱性 小便頻數)등에 대한 요약이 된다. 기타 선달투진(宣達透疹)의 효능도 있어서 마진(痲疹)의 초기에 사용한다.

【참고】

신선한 것은 청열(淸熱), 생진(生津), 이뇨(利尿) 효과가 뛰어나지만 마른 것은 조금 뒤진다.

"千金"의 葦莖湯에서 위경은 바로 갈대의 지상경을 가리키고 이 상경을 노근의 대용으로 많이 써왔으며 그 약효도 비슷하다고 한다.

【용량 · 용법】

마른 것은 15-30g을 쓰고 신선한 것은 30-60g을 쓴다.

【사용상의 주의】

비위(脾胃)가 허한(虛寒)할 때에는 쓰지 않는 것이 좋다.

【고전의 기록】

≪別錄≫

"主消渴客熱, 止小便利. 〈소갈객열(消渴客熱)을 치료하고, 소변리(小便利)를 그치게 한다.〉"

≪新修本草≫

"療嘔逆不下食, 胃中熱, 傷寒患者彌良. 〈구역질 때문에 먹은 것을 넘기지 못하고 위중(胃中)의 열(熱)을 치료하며, 상한환자(傷寒患者)에게는 더욱 좋다〉".

≪本草求眞≫

"蘆根治無他奇, 惟熱肺降火, 是其所能. 凡人胸中有熱, 則火升上嘔 ; 逆氣不下, 脾肺熱起, 則消渴便數, 甚至不能少忍. 故必得此苦寒以治, 則諸證悉除. 〈노근은 달리 신기하게 치료하는 것은 없고 열폐강화(熱肺降火)하는 것이 곧 그 효능이다. 사람의 흉중(胸中)에 열(熱)이 있으면 화(火)가 올라 구역질을 하게 된다. 역기(逆氣)가 내려가지 않아 비폐(脾肺)에 열이 나기 시작하면 소갈(消渴)이 있고 변이 잦아지며 심하면 참을 수가 없게 된다. 그러므로, 노근의 고한(苦寒)한 성미로 치료하면 여러 증세가 다 사라지게 된다〉".

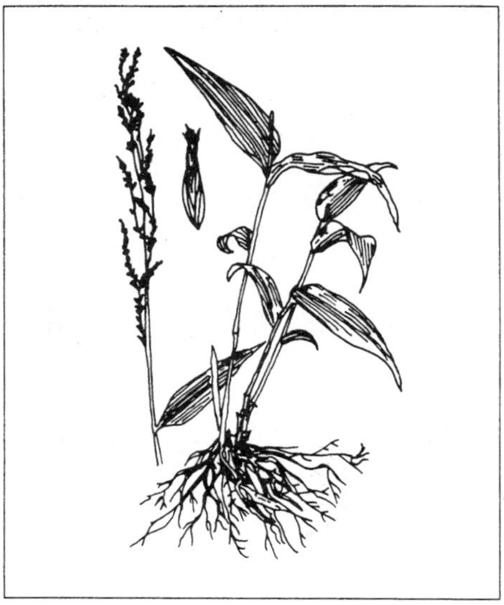

담죽엽(淡竹葉)*
Lophatheri Herba

【本草綱目】 KHP, CP

【처방용명】 淡竹葉

【성미】 甘, 淡, 寒

【귀경】 心, 胃, 小腸

【효능】 청열제번(淸熱除煩), 통리소변(通利小便)

【기원】

이 약은 조릿대풀 *Lophatherum gracile* Brongn.(벼과 Gramineae)의 꽃피기 전의 지상부이다.

여름에 채취하여 양건한 것을 쓴다.

【임상응용】

① 열병번갈(熱病煩渴)

이 약은 감한(甘寒)으로 청심설열(淸心泄熱), 제번지갈(除煩止渴)하는 효능이 있다.

따라서 열병(熱病)으로 진상(津傷)하여 심번(心煩)하고 구갈(口渴)하는 증세에 석고, 노근을 가하여 쓴다.

② 구창요적(口瘡尿赤)

이 약은 감담성한(甘淡性寒)으로 청심강화(淸心降火)하고 삼습이뇨(滲濕利尿)하는 효능이 있다.

따라서 심화(心火)가 왕성하여 입과 혀에 염증이 생길 때와 열(熱)이 소장(小腸)으로 옮겨 생기는 열림삽통(熱淋澁痛)에는 등심초, 활석, 백모근 등을 가하여 쓴다.

【임상사용의 요점】

담죽엽(淡竹葉)은 감담(甘淡) 미한(微寒)하다. 이수통림(利水通淋)에 의한 소장

(小腸) 방광의 습열을 거(去)하여주고 아울러서 청심제번(淸心除煩)작용이 있어, 담죽엽은 청열이수제번(淸熱利水除煩)의 상용약이다. 습열(濕熱)의 소변단적치통(小便短赤齒痛), 심열(心熱)의 번조구갈(煩躁口渴) 구설생창(口舌生瘡), 소아야제(小兒夜啼)등에 사용한다.

【참고】

명대이전의 방제(方劑)에 쓰인 죽엽 또는 담죽엽은 모두 지금의 죽엽이나 담죽엽이 아니고, 같은 과 식물인 솜대 Phyllostachys nigra var. henonis Stapf 또는 P. reticulata Koch의 잎이다. 그 때의 죽엽은 청심제번(淸心除煩) 작용이 우수하고 지금의 것은 청열이뇨(淸熱利尿) 작용이 뛰어나다.

【용량 · 용법】

10-15g

【사용상의 주의】

음허화왕(陰虛火旺), 조열골증(潮熱骨蒸)일 때와 임부(姙婦)에게는 쓰지 않는 것이 좋다.

【고전의 기록】

≪本草綱目≫

"去煩熱, 利小便, 淸心. 〈번열(煩熱)을 제거하고 소변을 이(利)하며 청심(淸心)한다〉".

≪現代實用中藥≫

"淸涼解熱, 利尿. 治熱病口渴, 小便澁痛, 煩熱不寐, 牙齦腫痛. 〈청량해열(淸涼解熱) 작용과 이뇨(利尿) 작용이 있고, 열병(熱病)에 의한 구갈(口渴) 및 소변삽통(小便澁痛), 번열(煩熱)로 잠을 못 이룰 때, 잇몸이 붓고 아플 때 쓴다〉".

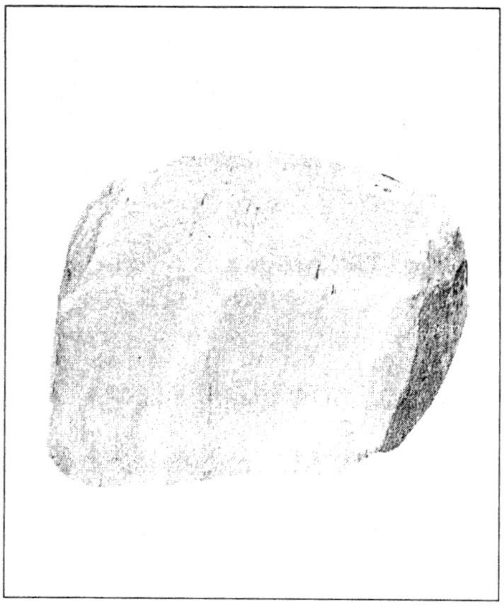

석고(石膏)*
Gypsum

【本經】 KP, JP, CP.

【처방용명】 石膏, 生石膏, 鍛石膏, 熟石膏

【성미】 辛, 甘, 大寒

【귀경】 肺, 胃

【효능】 청열사화(淸熱瀉火), 제번지갈(除煩止渴), 수렴생기(收斂生肌)

【기원】

이 약은 천연의 함수 황산 칼슘으로 그 조성은 대략 $CaSO_4 \cdot H_2O$이다.

중국에는 전국 각지에서 산출되고, 그 중에서도 호북(湖北), 감숙(甘肅), 사천(四川) 등지가 유명하며, 호북(湖北)의 응성산(應城産)을 최고로 친다. 1년 중 언제나 채굴하여 고운 가루로 하여 쓰거나 구워서(鍛用) 쓴다.

【임상응용】

① 장열번갈 (壯熱煩渴)

이 약은 신감한(辛甘寒)하여 생용(生用)하면 폐위(肺胃)의 기분실열(氣分實熱)을 청사(淸瀉)하고 제번지갈(除煩止渴)하는 효능을 나타내며 동시에 해기투열(解肌透熱)하는 효능(效能)도 나타낸다.

따라서 온열병(溫熱病)으로 사(邪)가 기분(氣分)에 있어 장열(壯熱), 번갈(煩渴), 한출(汗出), 맥홍대(脈洪大) 등 실열(實熱)이 왕성할 때는 지모와 함께 쓴다 (白虎湯).

또 기분열성(氣分熱盛)하고 맥(脈)이 부대(浮大)하며 힘이 없는 기진양상(氣津兩傷)인 경우에는 인삼을 배합하여 쓴다 (白虎加人蔘湯).

이 이외에 사(邪)가 점차 깊이 들어와서 기혈양번(氣血兩燔)하고 반진(斑疹)이 나타날 경우에는 서각, 생지황과 같은 청열양혈약(淸熱涼血藥)을 가하여 쓴다(化斑湯).

② 폐열천해(肺熱喘咳)

이 약은 폐경(肺經)의 기분(氣分)에 있는 사열(邪熱)을 청설(淸泄)하는 효능이 있다.

따라서 사열울폐(邪熱鬱肺), 기급천촉(氣急喘促), 해수담조(咳嗽痰稠), 발열구갈(發熱口渴) 등의 증상에 마황, 행인을 가하여 청열(淸熱), 선폐(宣肺), 평천(平喘)하도록 한다 (麻杏甘石湯).

③ 위화아통(胃火牙痛)

이 약은 청사의화(淸瀉胃火)하는 효능이 있다.

따라서 위화상염(胃火上炎), 두통(頭痛), 치은종통(齒齦腫痛) 등에 승마, 황련 등을 가하여 쓴다(淸胃散).

④ 창양불렴 (瘡瘍不斂)

이 약을 구은것(煅用)은 청열수렴(淸熱收斂), 염창생기(斂瘡生肌)하는 효능이 있다.

따라서 창양(瘡瘍)이 헐고 오래도록 창구가 막히지 않거나 습진침음(濕疹浸淫)이나 화상등에 승단(升丹)을 배합하여 외용한다(九一丹).

【임상사용의 요점】

석고(石膏)는 신감(辛甘) 대한(大寒)하다. 폐 위이경(肺 胃二經)에 들어가 감한(甘寒)으로 생진(生津)하고 신(辛)으로 투발(透發)하고 대한(大寒)으로 청열(淸熱)한다. 청열사화(淸熱瀉火)함과 동시에 산열(散熱)하고 외(外)는 기표(肌表)의 열(熱)을 투발(透發)하며 내(內)는 폐위(肺胃)의 열(熱)을 청(淸)하고 퇴열생진(退熱生津)에 의해 제번지갈(除煩止渴)하기 때문에 폐위이경(肺胃二經)의 기분실열(氣分實熱)에 대한 요약(要藥)이 된다. 그러므로 외감열병(外感熱病)의 기분실열(氣分實熱)에 의한 고열한출(高熱汗出) 번갈인음(煩渴引飮) 맥상홍대(脈象洪大) 폐열(肺熱)의 기급비선(氣急鼻搧) 상기천해(上氣喘咳) 위화치성(胃火熾盛)의 두통(頭痛) 치은종통(齒齦腫痛), 구설생창(口舌生瘡)등에 특히 유효하다. 기혈양번(氣血兩燔)의 고열(高熱) 신혼섬어(神昏譫語) 발반발진(發斑發疹)에도 청열량혈약(淸熱凉血藥)과 함께 쓰이며 투열전기(透熱轉氣)하여 양혈산어(凉血散瘀) 화반퇴진(化斑退疹)을 돕는다.

화단(火煅)하여 갈아서 가루로하여 외용하면 생기렴창(生肌斂瘡) 수습(收濕)의 효능이 있어 습진창양(濕疹瘡瘍) 궤양(潰瘍)등에 유효하다.

【참고】

그대로 쓰면(生石膏), 청열사화(清熱瀉火)에 단(煅)하여 쓰면(煅石膏, 熟石膏), 생기렴창(生肌斂瘡)에 사용한다.

【용량 · 용법】

15-60g. 청열사화(清熱瀉火)를 목표로 할 경우에는 생용(生用)하고, 수렴생기(收斂生肌)를 목표로 할 때에는 구어서(煅) 외용한다. 탕으로 할 때에는 부수어서(打碎) 먼저 달인다.

【사용상의 주의】

비위허한(脾胃虛寒) 및 음허내열(陰虛內熱)인 경우에는 쓰지않는 것이 좋다.

【고전의 기록】

≪本經≫

"主中風寒熱, 心下逆氣, 口乾舌焦, 不能息. 產乳, 金瘡 〈주로 중풍한열, 심하(心下)의 역기(逆氣), 입이 마르고 혀가 탈 때, 숨쉬기 어려운 경우. 산유(產乳), 금창(金瘡)에 쓴다.〉"

≪別録≫

"除時氣頭痛身熱, 三焦大熱, 皮膚熱, 腸胃中膈熱, 解肌發汗, 止消渴煩逆, 腹脹, 暴氣, 喘息, 咽熱 〈때에 따라 일어나는 두통(頭痛), 신열(身熱), 삼초(三焦)의 대열(大熱), 피부열, 장과 위속의 격열(膈熱) 등을 제거하고, 해기(解肌)하고 발한(發汗)한다. 또 소갈번역(消渴煩逆)을 멈추게 하고, 복창(腹脹), 폭기(暴氣), 천식(喘息), 인열(咽熱)을 멈추게 한다〉."

≪疫疹一得≫

"石膏性寒, 大清胃熱, 味淡氣薄, 能解肌熱, 體沈性降, 能泄實熱. 非石膏不足以治熱疫 遇有其證輒投之, 無子得心應手, 三十年來, 頗堪自信〈석고는 성이 차서 위열을 대청(大淸)한다. 맛은 담(淡)하고 기(氣)는 박(薄)하여 기열(肌熱)을 내릴 수 있다. 또 갈아 앉히는 성질이 있어(體沈性降) 실열(實熱)을 내릴 수 있다. 석고가 아니면 열역(熱疫)을 치료할수 없다. 이러한 증세에 이를 투약하여 뜻대로 되지 않은 경우가 없었음을 30여년의 경험으로 자신있게 말한다〉."

≪醫學衷中參西録≫

"石膏, 涼而能散, 有透表解肌之 外感有實熱者, 放膽用之, 是以愚用生石膏以治外感實熱, 輕證亦必至兩許 ; 若實熱熾盛, 又恒重用四, 五兩或七, 八兩, 或單用或與他藥同用, 必煎湯三, 四

茶杯, 分四, 五次徐徐溫飮下, 熱退不必盡劑. 〈석고는 차고 발산시킬 수 있으며 투표해기(透表解肌)하는 효능이 있다. 외감으로 실열이 있으면 과감하게 쓰라. 이를 보면, 생석고를 외감실열(外感實熱)에 쓸 경우는 경증(輕證)이라 하더라도 반드시 용량을 헤아려 써야 한다. 실열(實熱)이 심할 경우에는 주로 4, 5냥을 쓰거나 혹 7, 8냥을 쓰거나 하며, 단독으로 투여하거나 다른 약과 같이 쓸 때에도 3, 4찻잔 정도로 달이고 4, 5 차례에 나누어 따뜻할 때 천천히 복용하며, 열이 떨어질 경우에는 전부 복용할 필요가 없다.〉"

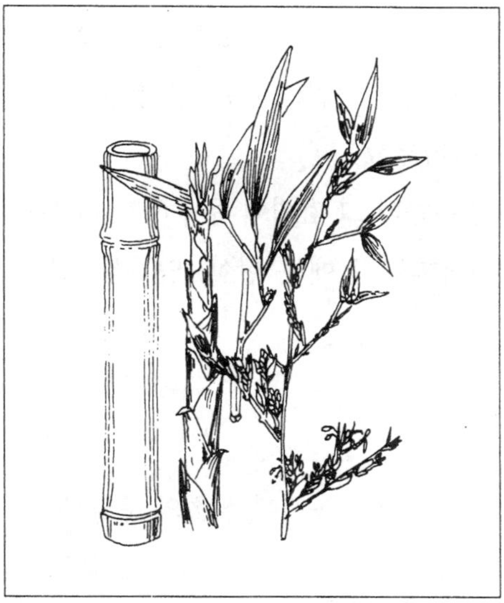

죽엽(竹葉)*

Phyllostachys Folium

【別錄】 KHP, CP

【처방용명】 竹葉, 苦竹葉, 鮮竹葉, 竹葉卷心, 竹葉心

【성미】 甘, 辛, 淡, 寒

【귀경】 心, 胃, 小腸

【효능】 청열제번(淸熱除煩), 생진이뇨(生津利尿)

【기원】

이 약은 솜대 *Phyllostachys nigra* Munro var. *henonis Stapf* ex Rendle(벼과 Gramineae)의 잎이다.

솜대의 잎이 말려 있어 아직 펴지지 않은 어린 잎은 죽엽권심(竹葉卷心)이라 부른다.

【임상응용】

① 열병번갈(熱病煩渴)

이 약은 감한(甘寒)으로 심(心)에 작용하여 청심제번(淸心除煩)하고 생진지갈(生津止渴)하며 상초(上焦)의 풍열사(風熱邪)를 차게 하여 흩어지게 한다.

따라서 열병(熱病)으로 진상(津傷)하고 번열(煩熱)하며 구갈(口渴)이 있을 때에는 석고, 맥문동, 인삼 등과 같이 써서 열병후기(熱病後期)에 여열(餘熱)이 아직 가시지 않거나 기진(氣津)이 모두 상(傷)한 증세를 치료한다(竹葉石膏湯).

또 풍열(風熱)에 외감되었거나 번열(煩熱), 구갈(口渴)이 있을 때에는 금은화, 연교, 박하 등을 가하여 쓴다(銀翹散).

② 구창요적(口瘡尿赤)

이 약은 위(上)로는 심화(心火)를 없애고 열을 내리며, 아래에서는 소장(小腸)을 통(通)하게 하고 이뇨(利尿)하게 함으로 심화(心火)를 하행(下行)하게 하여 소변을 청(淸)하게 하는 효능을 발휘한다.

따라서 심화(心火)가 상염(上炎)하고 입과 혀에 부스럼이 나며(口舌生瘡) 심화(心火)가 소장(小腸)에 이열(移熱)하기 때문에 생기는 소변단적삽통(小便短赤澁痛) 등의 증상에는 목통, 생지황, 감초초(梢) 등을 가하여 쓴다(導赤散).

이 이외에 죽엽권심(竹葉卷心)은 심화(心火)를 없애는데 그 효력이 우수하기 때문에 온열병(溫熱病), 사함심포(邪陷心包), 신혼섬어(神昏譫語) 등에는 현삼, 연자심, 연교심 등을 가하여 쓴다(淸宮湯).

【임상사용의 요점】

죽엽은 신. 감・한(辛. 甘・寒)하다. 청심제번(淸心除煩)함과 동시에 상초의 풍열사(風熱邪)를 소산하므로 온열병 초기의 심흉번열(心胸煩熱)과 열병후기의 번열(煩熱)・구갈에 사용한다. 죽엽권심(竹葉卷心)은 청심제번(淸心除煩) 효과가 좋아 온병의 번열신혼(煩熱神昏)에 사용한다.

【참고】

① 말려있는 그대로의 죽엽의 유엽(幼葉)을 죽엽권심(竹葉卷心) 또는 죽엽심(竹葉心)이라고 하고 신선품이 가장 좋다.

담죽엽은 벼과의 Lophatherum gracile Brongn의 전초(全草)로써 죽엽과는 별종(別種)이고 효능도 다르므로 주의해야 한다.

② 죽엽・죽엽권심과 담죽엽은 모두 청열제번(淸熱除煩) 작용이 있다. 죽엽은 청심제번(淸

心除煩)과 양산상초풍열(涼散上焦風熱)의 효능이 있으며, 죽엽권심은 청심제번에 더욱 뛰어나고, 담죽엽은 이수통림(利水通淋)의 효능이 강하다. 그러므로 열병초기와 열상기음(熱傷氣陰)의 번열구갈(煩熱口渴)에는 죽엽이, 열입심포(熱入心包)의 신혼섬어(神昏譫語)에는 죽엽권심이, 온열(溫熱)에 의한 소변불리·황달뇨적(黃疸尿赤)에는 담죽엽이 각각 사용된다.

【용량·용법】

6-15g. 신성한 것은 15-30g을 쓴다.

【사용상의 주의】

음허화왕(陰虛火旺), 조열골증(潮熱骨蒸)일 때에는 쓰지 않는 것이 좋다.

【고전의 기록】

≪別錄≫

"主胸中痰熱, 咳逆上氣. 〈흉중(胸中)에 있는 담열(痰熱), 해역(咳逆)으로 상기(上氣)하는 증을 다스린다〉".

≪本草經疏≫

"陽明客熱, 則胸中生痰, 痰熱壅滯, 則咳逆上氣. 竹葉辛寒, 能解陽明之熱結, 則痰自消, 氣自下, 而咳逆止矣. 仲景治傷寒發熱大渴, 有竹葉石膏湯, 無非假其辛寒散陽明之邪熱也. 〈양명(陽明)에 열사가 머무르면 흉중(胸中)에 담(痰)이 생기고, 담열이 옹체하면 해역(咳逆)으로 상기(上氣)한다.

죽엽의 맵고 찬 성미는 양명(陽明)의 열결(熱結)을 풀 수가 있으므로 담(痰)은 스스로 해소되고 기(氣)는 스스로 내려 해역(咳逆)을 멈추게 한다. 중경(仲景)이 상한(傷寒)으로 발열(發熱)하고 대갈(大渴)하는 것을 치료할 때 죽엽석고탕을 썼는 데, 이는 곧 신한(辛寒)으로 양명(陽明)에 있는 사열(邪熱)을 흩어지게(寒散) 한 것이다〉".

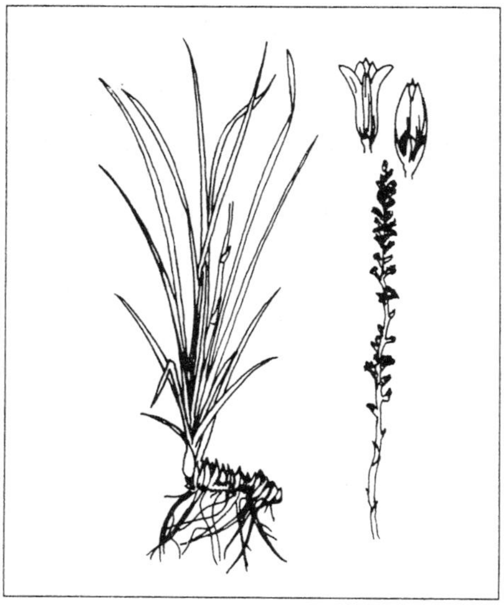

지모(知母)*

Anemarrhenae Rhizoma

【本經】 KP, JP,

【처방용명】 知母, 兒草, 地參

【성미】 苦, 甘, 寒

【귀경】 肺, 胃, 腎

【효능】 청열사화(淸熱瀉火), 자음윤조(滋陰潤燥)

【기원】

이 약은 지모 *Anemarrhena asphodeloides* Bunge(백합과 Liliaceae)의 뿌리줄기이다.

우리나라 전국에서 재배하고, 중국에서는 하북(河北), 산서(山西) 및 동북(東北) 등지에서 주로 재배한다.

가을에 캐어 줄기싹(莖苗)과 수염뿌리를 제거하고 볕에 말린 것을 모지모(毛知母)라 하고, 외피를 벗겨내고 볕에 말린 것을 지모육(知母肉)이라 한다.

【임상응용】

① 열병번갈(熱病煩渴)

이 약은 감한(甘寒)하고 질이 윤(潤)하여 폐위(肺胃)의 기분실열(氣分實熱)을 잘 없애고 번갈(煩渴)을 제거한다.

따라서 사열(邪熱)이 왕성할 경우, 장열(壯熱), 번갈(煩渴), 맥홍대(脈洪大) 등 폐위실열증(肺胃實熱證)에 석고를 가하여 쓴다(白虎湯).

② 폐열해수(肺熱咳嗽), 음허조해(陰虛燥咳)

이 약은 청사폐화(淸瀉肺火), 자음윤폐(滋陰潤肺)하는 효능이 있다.

따라서 폐열해수(肺熱咳嗽)와 담황점조(痰黃粘稠) 또는, 건해담소(乾咳痰少)일 경우에는 흔히 패모와 함께 쓴다(二母散).

③ 골증조열(骨蒸潮熱)

이 약은 신음(腎陰)을 자양하고 신조(腎燥)를 자윤하며 골증을 없애므로 자음강화(滋陰降火)하는 효능이 있다고 할 수 있다.

따라서 음허화왕(陰虛火旺), 골증조열(骨蒸潮熱), 도한(盜汗), 심번(心煩) 등의 증세에는 황백과 같이 쓰고, 경우에 따라서는 양음약(養陰藥)을 함께 써서 자음강화(滋陰降火)하는 효력을 높이고 있다(知柏地黃丸).

④ 음허소갈(陰虛消渴)

이 약은 자음윤조(滋陰潤燥)하고 생진지갈(生津止渴)하는 효능이 있다.

따라서 내열(內熱)이 진액(津液)을 상하여 목이 마르고 물을 찾는 소갈증(消渴證)에 천화분, 갈근 등을 배합하여 쓴다(玉液湯).

【임상사용의 요점】

지모(知母)는 고한(苦寒)하다. 질유성윤(質柔性潤)하고 상(上)은 폐열(肺熱)을 청(清)하여 사화(瀉火)시키며 하(下)는 신화(腎火)를 사(瀉)하여 자음(滋陰)시키고 중(中)은 위화(胃火)를 사(瀉)하여 번갈(煩渴)을 제(除)한다. 청열사화(清熱瀉火)와 자음윤조(滋陰潤燥)의 효능을 가지고 있기 때문에 조열상음(燥熱傷陰)에는 허실(虛實)을 불문하고 사용할 수 있다. 열병(熱病)의 번갈(煩渴) 소갈(消渴) 폐열해수(肺熱咳嗽) 음허조해(陰虛燥咳) 골증조열(骨蒸潮熱)등에 사용하고 자음강화(滋陰降火) 윤조윤장(潤燥潤腸)의 효능이 있기 때문에 음허(陰虛)의 이변불리(二便不利)에도 쓰인다.

【참고】

① 그대로 쓰면(肥知母) 사화(瀉火)의 힘이 강해지고 염수(鹽水)에 초(炒)하면(鹽知母) 자음(滋陰) 퇴허열(退虛熱)에 사용한다.

② 지모(知母)와 석고(石膏)는 청열사화(清熱瀉火) 제번지갈(除煩止渴)의 효능을 갖지만 석고(石膏)는 신감(辛甘) 대한(大寒)으로 폐위(肺胃)의 실화(實火)의 청해(清解)에 효과가 좋고 지모(知母)는 고한(苦寒) 질유(質柔) 성윤(性潤)으로 폐위(肺胃)의 조열(燥熱)의 청윤(清潤)에 좋다. 그러므로 폐열(肺熱)의 실천(實喘)으로 청선폐기(清宣

肺氣)가 필요한 경우나 위화(胃火)의 치통(齒痛) 두통(頭痛)에는 석고(石膏)를 많이 쓰고 폐열조해(肺熱燥咳)로 청폐윤조(淸肺潤燥)가 필요한 경우나 위진부족(胃津不足)의 구갈(口渴)에는 지모(知母)를 많이 쓴다. 양명기분열성(陽明氣分熱盛)으로 상진(傷津)을 동반하는 경우에는 석고(石膏)와 지모(知母)를 병용(倂用)하여 청열(淸熱), 지갈(止渴), 제번(除煩)의 효과를 강화시킨다.

【용량 · 용법】

6-12g, 청열사화(淸熱瀉火)에는 생용(生用)하고, 자음강화(滋陰降火)에는 소금물에 초(炒)하여 쓴다.

【사용상의 주의】

이 약은 차고 윤조하는 성미가 있으므로 활장(滑腸)하는 폐단이 있으므로 비허(脾虛)하여 변당(便溏)할 경우에는 사용하지 않는다.

【고전의 기록】

≪本經≫

"主消渴熱中, 除邪氣, 肢體浮腫, 下水, 補不足益氣 〈갈증과 열중(熱中)을 없애고 사기(邪氣)를 제거하며 지체(肢體)의 부종(浮腫)에 이수하며 익기(益氣)하고 부족을 보한다.〉"

≪用藥法象≫

"瀉無根之腎火, 療有汗之骨蒸, 止虛勞之熱, 滋化源之陰. 〈원인 불명의 신화(腎火)를 내리고, 땀이 나는 골증(骨蒸)을 치료하며, 허로(虛勞)하여 생기는 열(熱)을 내리고, 음의 원천을 자양한다〉".

≪本草綱目≫

"知母之辛苦寒凉, 下則潤腎燥而滋陰, 上則淸肺金而瀉火, 乃二經氣分藥也 〈지모는 신고한량하다. 아래로는 신장의 조를 자윤하고 음을 자양하며, 위로는 폐금을 청하고 사화시키는 이경의 기분약이다〉."

≪本草思辨錄≫

"桂枝芍藥知母湯, 仲景之用知母, 卽 〈本經〉 所謂除邪氣肢體浮腫下水者. 〈계지작약지모탕에서 중경(仲景)은 지모를 쓰는데, 이는 본경에서 사기와 지체부종(肢體浮腫)을 제거하고 이수하게 하는 것과 같다〉."

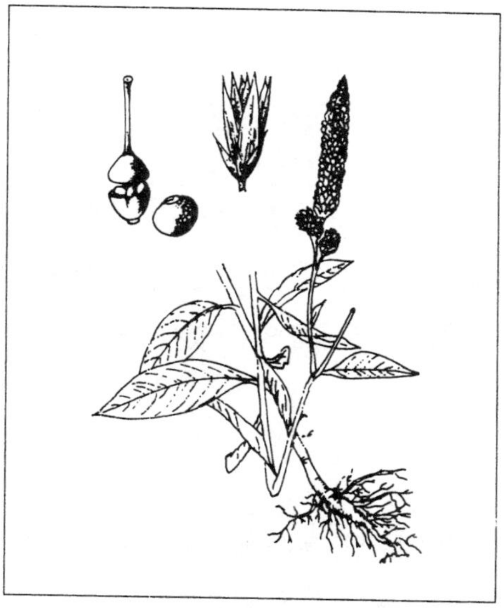

청상자(靑葙子)
Celosiae Semen

【本經】KHP, CP

【성미】 苦, 微寒

【귀경】 肝

【효능】 청설간화(淸泄肝火) 명목퇴예(明目退翳)

【처방용명】 靑葙子

【기원】

이 약은 개맨드라미 *Celosia argentia* L.(비름과 Amarantaceae)의 씨이다.

가을에 씨가 잘 여물었을 때 채집하여 볕에 말린 것을 쓴다.

【임상응용】

① 목적예장(目赤翳障)

이 약은 고한(苦寒)이고 간(肝)에 귀경하며 청강(淸降)하는 작용이 있으므로 간경(肝經)의 실화(實火)를 청설(淸泄)하고 명목퇴예(明目退翳)하는 데 쓴다.

따라서 간화(肝火)가 상염(上炎)하여 목적(目赤), 종통(腫痛)하거나 눈에 예장(翳障)이 생겨 잘 볼 수 없을 때에는 결명자, 밀몽화 등을 가하여 쓴다.

【임상사용의 요점】

청상자는 고한침강(苦寒沈降)하다. 청간량혈(淸肝涼血) 명목퇴예(明目退翳) 작용이 있으므로 간화상염(肝火上炎)의 열독충안(熱毒衝眼)에 의한 목적종통(目赤腫痛) 목생예막(目生翳膜) 시물혼암(視物昏暗)에 사용한다.

【참고】

청상자와 결명자는 청간명목(淸肝明目)의 효능을 가지고 있어 자주 배합하여 사용한다. 결명자는 감고함한(甘苦鹹寒)으로 소산풍열겸익신(疏散風熱兼益腎)에 사용함에 비해서 청상자는 고한(苦寒)으로 침강(沈降)하여 청간사화(淸肝瀉火)에만 사용한다.

【용량 · 용법】

3-15g

【사용상의 주의】

이 약은 동공산대 작용이 있고 간화(肝火)를 청설(淸泄)하는 작용도 있으므로 동공(瞳孔)이 산대해졌거나 간신(肝腎)이 음허(陰虛)하여 생긴 안질에는 사용하지 않는 것이 좋다.

【고전의 기록】

≪本經≫

"主邪氣, 皮膚中熱, 風搔身痒, 殺三蟲, 療唇口靑…… 〈사기(邪氣), 피부에 열이 있는 것, 풍으로 몸이 가려운 것 등을 다스리고 삼충을 죽이며…… 순구청(唇口靑)을 치료한다.〉"

≪藥性論≫

"治肝臟熱毒衝眼, 赤障靑盲翳腫. 〈간장의 열독이 충안(衝眼)되고, 적장(赤障), 청맹(靑盲), 예종(翳腫)을 다스린다.〉"

≪本經逢原≫

"治風熱目疾, 與決明子同功, 〈本經〉 雖不言治目疾, 而主唇口靑, 爲足厥陰經藥, 其明目之功可推, 其治風搔身痒, 皮膚中熱, 以能散厥陰經中血脈之風熱也. 풍열안질에 대해서는 결명자와 같은 효과가 있다. 〈本經〉에 비록 안질을 치료한다고는 하지 않았지만 순구청(唇口靑)을 치료한다는 것으로 보아 족궐음약(足厥陰藥)임을 알 수 있고 명목(明目)하는 효과도 미루어 알 수 있다.

또 풍소신양(風搔身痒)과 피부중열(皮膚中熱)을 치료하는것으로 보아 궐음경혈맥(厥陰經血脈)의 풍열을 발산시키는 것을 알 수 있다."

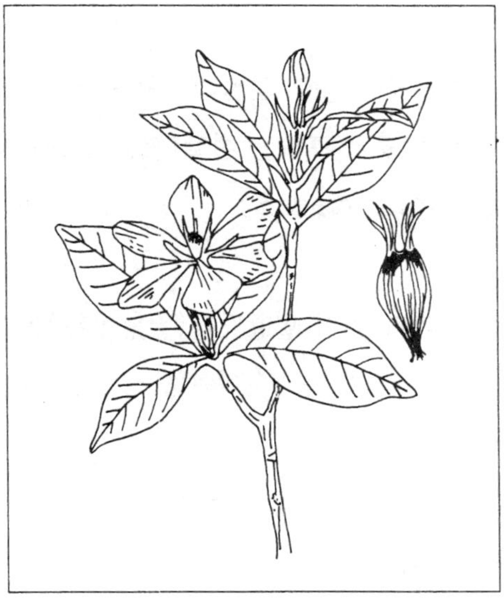

치자(梔子)*

Gardeniae Fructus

【本經】KP, JP, CP

【처방용명】 梔子, 山梔子, 山梔, 山枝, 枝子, 炒梔子, 焦梔子, 黑梔子, 山梔皮, 山梔仁

【성미】 苦, 寒

【귀경】 心, 肝, 肺, 胃, 三焦

【효능】

사화제번(瀉火除煩), 청열이습(淸熱利濕), 양혈해독(凉血解毒)

【기원】

이 약은 치자나무 *Gardenia jasminoides* Ellis 또는 그 밖의 동속식물 (꼭두서니과, Rubiaceae)의 열매이다.

【임상응용】

① 열병번민 (熱病煩悶)

이 약은 고한(苦寒)으로 청강(淸降)하는 효능이 있어 삼초(三焦)의 화사(火邪)를 청사(淸瀉)하여 청심제번(淸心除煩)한다.

따라서 온열병(溫熱病), 사열객심(邪熱客心), 심번울민(心煩鬱悶), 조요불녕(躁擾不寧) 등의 증세가 있을 때에는 담두시(淡豆豉)를 같이 쓰면 사열(邪熱)을 잘 내려주고 해울제번(解鬱除煩)하는 효능을 나타낸다(梔子豉湯).

또 화독(火毒)이 왕성하고 고열(高熱)로 번조(煩燥)하며 신혼섬어(神昏譫語)하는 등 삼초(三焦)에 모두 열(熱)이 있을 때에는 황금, 황련, 황백 등을 가하여 쓰면 그 화세(火勢)를 직접 꺾을 수 있다(黃連解毒湯).

② 습열황달(濕熱黃疸)

이 약은 간담(肝膽)의 습열(濕熱)을 청리(淸利)하게 하여 황달(黃疸)을 치료한다.

따라서 간담(肝膽)의 습열(濕熱)이 울결하여 생기는 황달(黃疸), 발열(發熱), 소변단적(小便短赤) 등의 증상에는 인진호, 대황을 가하여 쓴다(茵陳蒿湯).

③ 혈열토뉵(血熱吐衄)

이 약은 청열(淸熱), 양혈(涼血), 해독(解毒)의 효과가 있어 혈열망행(血熱妄行)에 의한 토혈(吐血), 육혈(衄血), 요혈(尿血) 등의 증세를 치료한다. 이 때에는 백모근, 생지황, 황금 등을 같이 쓴다.

이 이외로, 치자는 청열(淸熱), 양혈(涼血), 해독(解毒)하는 효능(效能)이 있어 열독창양(熱毒瘡瘍)에 금은화, 연교, 포공영 등을 가하여 쓴다.

【임상사용의 요점】

치자(山梔)는 고한(苦寒)으로 청강(淸降)하며 완서(緩徐)하게 하행(下行)한다. 심(心) 폐(肺) 삼초(三焦)의 화(火)를 청(淸)하여 이소변(利小便)하고 기분(氣分)에 들어가 사화제번(瀉火除煩) 설열이습(泄熱利濕)함과 동시에 혈분(血分)에 들어가 양혈지혈(涼血止血) 해독(解毒)작용이 있다.

열병(熱病)의 열온흉격(熱蘊胸膈)에 의한 심번오농(心煩懊憹) 열울혈분(熱鬱血分)에 의한 토뉵하혈(吐衄下血) 창옹열독(瘡癰熱毒) 습열온결(濕熱蘊結)에 의한 임폐황달(淋閉黃疸)등의 요약(要藥)이다.

【참고】

치자피(果皮)는 달표(達表)하는 작용이 우수하여 기부(肌膚)의 열(熱)을 제거하고, 치자인(種子)은 주리(走裏)에 치우쳐 내열(內熱)을 없애게 한다. 또 그대로 쓰면 기분(氣分)에 작용하여 사화(瀉火) 작용을 나타내고, 검게 초(炒)하여 쓰면 혈분(血分)에 작용하여 지혈(止血)한다.

【용량 용법】

3-10g

【사용상의 주의】

이 약은 고한(苦寒)하여 위(胃)를 상하게하므로 비허(脾虛)하여 변당(便溏)할 때에는 쓰지 않는 것이 좋다.

【고전의 기록】

≪本經≫

"主五內邪氣, 胃中熱氣, 面赤酒瘡皶鼻, 白癩赤癩瘡瘍. 〈다섯가지 내사기(內邪氣)와 위중(胃中)의 열기(熱氣), 면적(面赤), 주창사비(酒瘡皶鼻), 백라(白癩), 적라(赤癩), 창양(瘡瘍) 등을 다스린다〉".

≪醫學啓源≫

"療心經客熱, 除煩躁, 去上焦虛熱, 治風. 〈심경(心經)에 열사(熱邪)가 머무른 것을 치료하고 번조(煩躁)를 제거하며, 상초(上焦)의 허열(虛熱)을 없애주고, 풍(風)을 다스린다〉".

≪藥類法象≫

"治心煩懊憹而不得眠, 心神顚倒欲絕, 血滯而小便不利. 〈심번오노(心煩懊憹)하여 잠못이루고, 심신(心神)이 전도(顚倒)하여 끊어질 듯하며, 혈체(血滯)하면서 소변이 불리(不利)한 것을 다스린다〉".

≪本草衍義補遺≫

"瀉三焦火, 清胃脘血, 治熱厥心痛, 解熱鬱, 行結氣. 〈삼초(三焦)의 화(火)를 내리고, 위완혈(胃脘血)을 청(清)하게 하며, 열궐심통(熱厥心痛)을 다스리고, 울열(鬱熱)을 풀어주며 뭉친 기(結氣)를 돌게 한다〉".

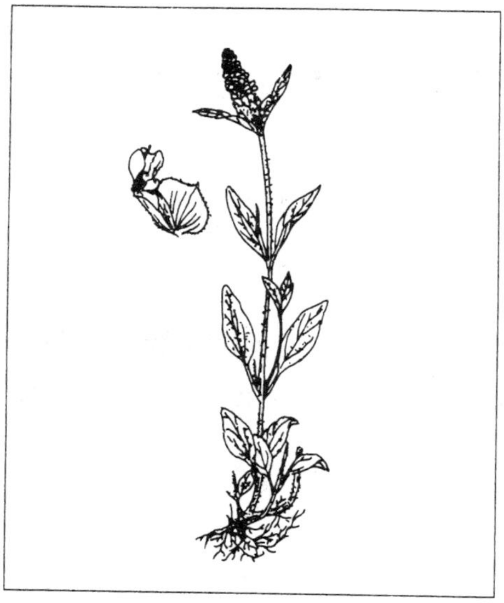

하고초(夏枯草)
Prunellae Herba

【本經】 KP, JP, CP

【처방용명】 夏枯草

【성미】 苦, 辛, 寒

【귀경】 肝, 膽

【효능】 청설간화(淸泄肝火), 산결소종(散結消腫)

【기원】

이 약은 꿀풀 *Prunella vulgaris* L. var. *lilacina* Nakai (꿀풀과 Labiatae)의 꽃이삭이다.

우리나라의 전국 각지에 자생하고, 여름에 꽃이삭이 반쯤 말랐을때 채취하여 양건한 것을 쓴다. 제비꿀 *Thesium chinense* Turcz. (단향과 Santalaceae)을 토하고초(土夏枯草)라 하여 하고초와 같은 용도로 쓰고 있다.

【임상응용】

① 목적종통(目赤腫痛) 두통현운(頭痛眩暈)

이 약은 고한(苦寒)한 성미로 간화(肝火)를 청설(淸泄)하여 소종지통(消腫止痛)하고, 간화(肝火)가 청설(淸泄)하게 되면 혈(血)이 윗 쪽에 공급되므로 양간명목(養肝明目)의 효과를 겸하게 된다.

이 때문에 간화(肝火)가 상염(上炎)하여 눈이 붉게 붓고 아프며 두통이 있고 어지러울 때에는 국화, 결명자 등과 같이 쓴다.

또 간음(肝陰)이 부족하여 눈알이 아프고 그 증상이 밤에 더 심할 경우에는 당귀, 구기자 등과 같이 쓴다(夏枯草散).

② 나력영류(瘰癧癭瘤)

이 약은 신미(辛味)로 뭉친 것을 풀고 고미(苦味)로 열을 내리므로 담화(痰火)가 울결(鬱結)한 것을 풀어준다.

따라서 간울화화(肝鬱化火)와 담화응취(痰火凝聚)가 목덜미에 뭉쳐서 생긴 나력(瘰癧, 임파절결핵), 영류(癭瘤, 갑상선종) 등에 현삼, 모려, 곤포, 해조(海藻) 등을 배합하여 쓴다.

【임상사용의 요점】

하고초는 고한(苦寒)으로 설열(泄熱)하고 신(辛)으로 산결(散結)한다. 간담(肝膽)의 울화(鬱火)를 선설(宣泄)하여 기기(氣機)의 운행(運行)을 서창(舒暢)한다. 목(目)이 간규(肝竅)로 간화(肝火)를 청설(淸泄)하면 음혈(陰血)이 목(目)을 상영(上榮)할 수 있는 명목의 효과가 나타나기 때문에 간화상승(肝火上昇)의 두통(頭痛) 목통(目痛) 현운(眩暈)이나 음혈부족(陰血不足)의 허화상충(虛火上衝)에 의한 목주작통(目珠作痛)에 유효하다. 더욱이 청간산결(淸肝散結)에 사용하기 때문에 간울화화(肝鬱化火)에 의한 연액성담(煉液成痰)으로 담화(痰火)가 결취(結聚)하여 생긴 나력(瘰癧) 영류(癭瘤) 유종(乳腫) 차시(痄腮)등에도 사용한다.

【용량 · 용법】

10-15g을 달여서 복용하거나 고제(膏劑)로 하여 복용한다.

【사용상의 주의】

비위(脾胃)가 허약한 경우에는 조심해서 써야 한다.

【고전의 기록】

≪本經≫

"主寒熱, 瘰癧, 鼠瘻, 頭瘡, 破癥散癭結氣, 脚腫濕痺. 〈한열(寒熱), 나력(瘰癧), 서루(鼠瘻), 두창(頭瘡)을 다스리고, 갑상선종(癭結氣)을 풀며 다리가 붓고 저리는 증세를 완화시킨다.〉"

≪本草衍義補遺≫

"補養血脈. 〈혈맥(血脈)을 보양(補養)한다〉".

≪本草綱目≫

"樓全善云 ; 夏枯草治目珠疼, 至夜則甚者, 神效 ; 或用苦寒藥點之反甚者, 亦神效. 蓋目珠連目本, 肝系也, 屬厥陰之經. 夜甚及點苦寒藥反甚者, 夜與寒亦陰故也. 夏枯稟純陽之氣, 補厥陰

血脈, 故治此如神, 以陽治陰也. 〈누전선은 '하고초는 눈알이 아픈 것을 치료하는 데, 밤이 되면 심해지는 자에게 신기한 효과가 있다' 혹은 고한(苦寒)한 약을 쓰면 오히려 심해지는 자에게 역시 신기한 효과가 있다. 이는 대개 목주연(目珠連) 등 목계(目系)가 간계(肝系)이고 궐음(厥陰)에 속하기 때문이다. 밤에 심하거나 고한(苦寒)한 약으로 더 심해지는 것은 밤(夜)과 한(寒)이 모두 음(陰)이기 때문이다. 하고초는 성품(性稟)이 순양(純陽)의 기(氣)이므로 궐음혈맥(厥陰血脈)을 보(補)한다. 그 때문에 이와 같이 신효가 있는 것인 데, 이는 양(陽)으로 음(陰)을 치료하는 까닭이다.〉"

第二節 청열조습약(清熱燥濕藥)

여기에 속하는 약들은 성미(性味)가 고한(苦寒)한 것들이다.

쓴 맛으로 조습(燥濕)하고, 찬 성질로 청열(清熱)하므로 청열조습(清熱燥濕)하는 효능이 있다.

주 적응증은 습열증(濕熱證)으로 발열흉비(發熱胸痞), 식욕부진(食欲不振), 소변단소(小便短少), 설태황니(舌苔黃膩)증등의 증상이다.

습온(濕溫) 또는 서온(暑溫)에 습(濕)이 협잡된 것과 같이 습열(濕熱)이 온결(蘊結)되었기 때문에 기기(氣機)가 순조롭지 않아 신열(身熱)이 불양(不揚)하다, 흉완(胸脘)이 비민(痞悶)하고, 소변이 단적(短赤)하며 설태가 누렇고 미끌거린다 등의 증상이 나타난다.

습열(濕熱)이 비위(脾胃)를 온결(蘊結)하여 승강(升降)이 비정상이 되면 비만(痞滿)하고 구토하며 설사하게 되고, 습열이 대장에 옹체(壅滯)하여 전도하는 기능을 잃게 되면 설사, 이질, 치루종통 등의 증상이 나타난다.

습열(濕熱)이 간담(肝膽)을 온증(蘊蒸)하면 황달이 나타난다, 옆구리가 당기고 아프다. 입맛이 없고 소변이 붉다, 귀가 붓고 농이 흐른다 등의 증상이 나타나고, 습열(濕熱)이 하주(下注)하면 대하(帶下)가 황색이다, 혹은 열림(熱淋)으로 타는 듯한 통증 등의 증상이 나타난다.

습열(濕熱)이 관절(關節)로 유주(流注)하면 관절이 붉게 붓고 열이 나며 아프고, 습열(濕熱)이 기부(肌膚)에 숨어들면 습진(濕疹), 습창(濕瘡)이 나타난다.

이러한 증상들이 청열조습약(清熱燥濕藥)을 적용할 병증들이다.

그러나 고한(苦寒)한 성미는 위(胃)에 부담을 많이 주고 조(燥)한 성질은 음(陰)을 상하게 하기 때문에 일반적으로 과량을 써서는 안되고, 비위(脾胃)가 허한(虛寒)하며 진액(津液)이 상하고 음(陰)이 다된 자에게는 신중을 기해야 한다.

꼭 써야할 경우라면 건위약이나 양음약(養陰藥)을 함께 써야 한다.

그 외에 이에 해당하는 약물은 대개 사화(瀉火), 해독(解毒)작용을 겸하고 있기 때문에 청열사화약(清熱瀉火藥) 및 청열해독약(清熱解毒藥)을 참작해서 사용할 수 있다.

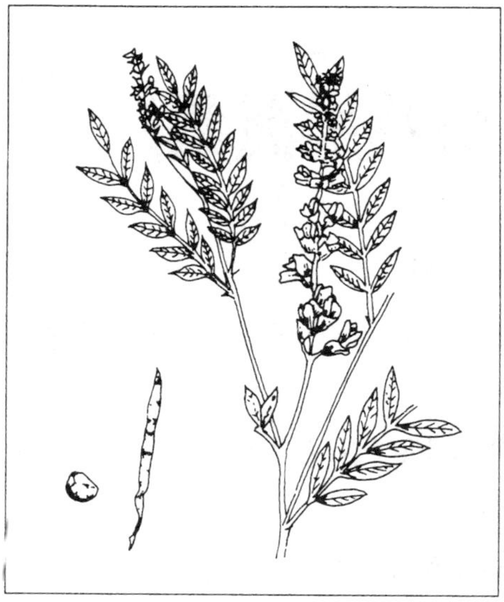

고삼(苦參)*
Sophorae Radix

【本經】 KP, JP, CP

【처방용명】

【성미】 苦, 寒

【귀경】 心, 肝, 胃, 大腸, 膀胱

【효능】 청열조습(淸熱燥濕), 살충이뇨(殺蟲利尿)

【기원】

이 약은 도둑놈의 지팡이 *Sophora flavescens* Ait.(콩과 Leguminosae)의 주피를 벗긴 뿌리이다.

봄과 가을에 채취하여 노두와 수염뿌리를 제거하고 씻어 말린 것을 쓴다.

【임상응용】

① 습열사리(濕熱瀉痢), 황달요적(黃疸尿赤)

이 약의 성미가 고(苦), 한(寒)하고 청열조습하는 효능이 있다. 따라서 장위(腸胃)의 습열온결(濕熱蘊結)과 복통설사(腹痛泄瀉) 및 하리농혈(下痢膿血)에 단독으로 쓰고, 또한 목향 등과 함께 쓴다.

그리고, 습열변혈(濕熱便血), 장풍하혈(腸風下血), 치창출혈(痔瘡出血) 등의 증세에는 생지황(生地黃)과 같이 쓸 수 있다(苦蔘地黃丸).

또 습열온증(濕熱蘊蒸)하여 황달뇨적(黃疸尿赤)인 경우에는 치자, 용담초 등과 같이 쓰면 제습열, 퇴황달(退黃疸)의 효과를 얻을 수 있다.

② 대하음양(帶下陰痒), 습진개선(濕疹疥癬), 소변불리(小便不利)

이 약은 하초(下焦)의 습열(濕熱)을 청해(淸解)하고 동시에 통리소변(通利小便)하여 습열(濕熱)이 소변(小便)을 통해 배출되도록 하며 살충지양(殺蟲止痒)의 효과도 나타낸다. 습열하주(濕熱下注)하여 대하색황(帶下色黃), 음종음양(陰腫陰痒) 및 습진(濕

疹), 피부소양(皮膚搔痒) 등의 증세로 나타날 때에는 황백, 사상자 등을 가하여 쓴다.

그리고 개선(疥癬)에는 고반, 유황 등을 가하여 연고(軟膏)로 만든 다음 이를 환부(患部)에 칠하거나 바른다.

또 임신중에 소변불리(小便不利)할 때에는 당귀, 패모와 같이 쓰면 양혈이기(養血利氣)하고 청열이뇨(清熱利尿)하는 효과를 얻을 수 있다(當歸貝母苦參丸).

방광(膀胱)이 습열온결(濕熱蘊結)하여 소변(小便)이 불리(不利)하고 작열삽통(灼熱澁痛)할 경우에는 포공영(蒲公英), 석위 등과 같이 쓴다.

【임상사용의 요점】

고삼은 고한(苦寒)하고 침강하행(沈降下行)한다. 청열조습(清熱燥濕). 거풍살충(祛風殺蟲)과 동시에 통리소변(通利小便) 작용이 있어서 하리. 치질. 습열창독(濕熱瘡毒). 개선마풍(疥癬麻風). 습열황달(濕熱黃疸)등에도 효과가 있다. 습진창독(濕疹瘡毒). 여성의 음부소양등 피부질환에 내복. 외용하는 경우가 많으나 외세(外洗)보다 환제로 질에 넣는 것이 효과가 더 좋다.

【참고】

고삼은 청열지리(清熱止痢)의 효능은 황련과 유사하고 하초습열을 제거하는 효능은 용담초. 황백과 유사하나 이소변(利小便). 살충의 효능이 있어 피부질환에 주요한 특징을 가지고 있다.

【용량 · 용법】

3-10g. 달여서 복용하거나 환제 또는 산제로 하여 복용하며 외용할 때에는 적당량의 물을 가한다.

【사용상의 주의】

이 약은 성미가 고한(苦寒)하여 위를 상할 수가 있으므로 비위(脾胃)가 허약한 자에게는 쓰지 않는 것이 좋다.

【고전의 기록】

≪本經≫

"主心腹氣結, 積瘕聚, 黃疸, 尿有餘瀝, 逐水, 除癰腫 〈주로 심복(心腹)의 기결(氣結), 징적하취(癥積瘕聚), 황달(黃疸), 오줌후 잔뇨를 치료하며, 축수(逐水)하고 옹종(癰腫)을 제(除)한다.〉"

≪別錄≫

"除伏熱腸澼, 止渴, 醒酒, 小便黃赤, 療惡瘡, 𧏾下部 〈복열장벽(伏熱腸澼)을 제(除)해 주고, 갈증(渴證)을 그치며 술을 깨게하고 소변황적(小便黃赤)을 치료하며 악창(惡瘡)과 하부(下部)는 익(𧏾)을 치료한다.〉"

≪藥性論≫

"赤癩眉脫 〈적라미탈을 치료한다.〉"

≪本草綱目≫

"治腸風瀉血, 幷熱痢 〈장풍사혈(腸風瀉血)과 아울러 열리(熱痢)를 치료한다.〉"

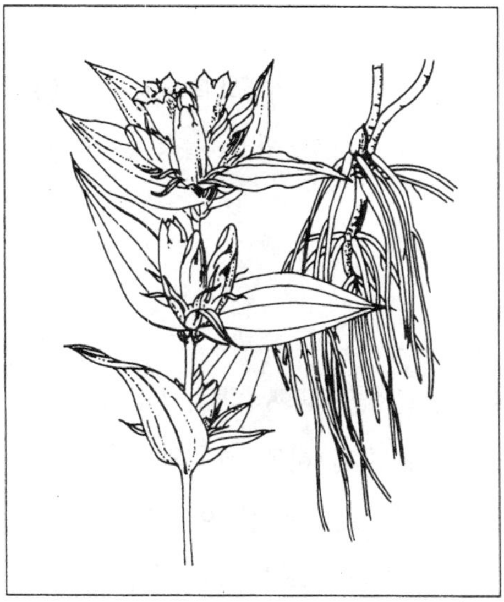

용담(龍膽)*

Gentianae Scabrae Radix

【本經】 KP, JP, CP

【처방용명】 龍膽, 膽草

【성미】 苦, 寒

【귀경】 肝, 膽, 膀胱

【효능】 청열조습(清熱燥濕), 사간담화(瀉肝膽火)

【기원】

이 약은 용담 *Gentiana scabra* Bunge 또는 그밖의 동속 식물 (용담과 Gentianaceae)의 뿌리줄기이다.

중국약전에는 이 이외에 동북용담 *G. mandshurica* Kitag, 삼화용담 *G. triflora* Pall 및 *G. rigescens* Fracho. 을 원식물로 기재하고 있다.

봄과 가을에는 채취하며 양건한 것을 쓰는데 봄에 채취한 것을 상품으로 취급한다.

【임상응용】

① 음종음양(陰腫陰痒), 대하습진(帶下濕疹), 황달뇨적(黃疸尿赤)

이 약은 대고대한(大苦大寒)하여 청열조습(清熱燥濕)하되 특히 하초(下焦)의 습열(濕熱)을 청(清)하는데 뛰어나다.

따라서 습열하주(濕熱下注)하고, 음종음양(陰腫陰痒)하며, 여자의 대하황조(帶下黃稠)와 남자의 음낭종통(陰囊腫痛), 습진소양(濕疹搔痒) 등에 응용되며 황백, 고삼, 창출, 차전자 등의 약을 가하여 쓴다.

또 간담습열(肝膽濕熱), 황달(黃疸), 요적(尿赤) 등에는 인진호, 치자, 황백 등을 가하여 쓴다.

② 목적이농(目赤耳聾), 협통구고(脇痛口苦)

이 약은 고(苦), 한(寒)하여 침강(沈降)하는 성질이 있어 간담실화(肝膽實火)를 사

(瀉)한다.

따라서 간담(肝膽)의 실열(實熱)에 의해 생기는 협통(脇痛), 구고(口苦), 목적(目赤), 두통(頭痛), 이농(耳聾), 이종(耳腫) 등 여러 증상에는 시호, 황금, 목통 등을 같이 쓴다.(龍膽瀉肝湯).

【임상사용의 요점】

용담초는 대고대한(大苦大寒)하며 침강(沈降)하다. 청열조습(淸熱燥濕). 사간강화(瀉肝降火) 작용이 있어 주로 간담실화(肝膽實火)를 청사(淸瀉)하고 하초의 습열을 제거한다. 그러므로 간담실화상역(肝膽實火上逆)의 목적두운(目赤頭暈). 이종이농(耳腫耳聾). 구고협통(口苦脇痛). 인후종통(咽喉腫痛). 급경추축(急驚抽搐). 습열황달(濕熱黃疸). 습열창독(濕熱瘡毒). 하초습열(下焦濕熱)의 음낭습종(陰囊濕腫). 음양대하(陰痒帶下)등에 효과가 있다.

【용량 · 용법】

3-6g. 달인것을 복용하거나 환제 또는 산제로 하여 복용한다.

【사용상의 주의】

비위(脾胃)가 허약한 경우에는 복용치 않는 것이 좋다.

【고전의 기록】

≪本經≫

"主骨間寒熱, 驚癎邪氣, 續絶傷, 定五臟, 殺蠱毒. 〈주로 골간한열(骨間寒熱)과 경간사기(驚癎邪氣)를 다스리며 절상(絶傷)을 잇고, 오장(五臟)을 안정시키며 고독 (蠱毒)을 죽인다.〉"

≪別錄≫

"益肝膽氣, 止驚 〈간담(肝膽)의 기(氣)를 살리고 놀래는 증세를 그치게 한다.〉"

≪珍珠囊≫

"去目中黃及睛赤腫脹, 瘀肉高起, 痛不可忍 〈목중황(目中黃) 및 눈동자가 붉고 종창(腫脹)하며, 어육(瘀肉)이 고기(高起)하여 그 통증을 참아낼 수 없을 경우 이를 제거한다.〉"

≪用藥法象≫

"退肝經熱邪, 除下焦濕熱之腫, 瀉膀胱火. 〈간경(肝經)의 열사(熱邪)를 물리치고, 하초(下焦)의 습열지종(濕熱之腫)을 제거하며, 방광(膀胱)의 화(火)를 사(瀉)한다.〉"

≪藥品化義≫

"膽草傳肝膽之火, 主治目痛頸痛, 兩脇疼痛, 驚癎邪氣, 小兒疳積, 凡屬肝經熱邪爲患, 用之神妙, 其氣味厚重而沈下, 善淸下焦濕熱, 苦囊腫, 便毒, 下疳及小便澁滯, 男子陽挺腫脹, 或光亮出膿, 或莖中痒痛, 女人陰癃作痛, 或發痒生瘡. 以此入龍膽瀉肝湯治之, 皆苦寒騰熱之力也, 亦能除胃熱, 平蛔蟲, 蓋蛔得苦卽安耳. 〈담초는 간담의 화(火)만 다루어 주로 목통경통(目痛頸痛), 양옆구리 통증, 경간사기(驚癎邪氣), 소아의 감적(疳積)을 치료한다. 또한 간경열사(肝經熱邪)로 생기는 질환에 대해서는 신묘(神妙)한 약으로 쓰인다. 그 기미(氣味)가 후중(厚重)하여 아래로 내려가므로 하초(下焦)의 습열(濕熱) 즉, 낭종(囊腫), 변독(便毒), 하감(下疳) 및 소변삽체(小便澁滯), 남자의 양정종창(陽挺腫脹), 광량출농(光亮出膿), 경중양통(莖中痒痛), 여자의 음륭작통(陰癃作痛), 혹은 발양생창(發痒生瘡)에 뛰어난 효과가 있다. 이 처럼 용담사간탕 (龍膽瀉肝湯)으로 치료하는 것은 모두가 고. 한(苦. 寒)의 등열지력이다. 이는 또 위열(胃熱)을 제(除)하고 회충도 평(平)하게 하는데 이는 회충이 고(苦)를 만나면 편안해지기 때문이다.〉"

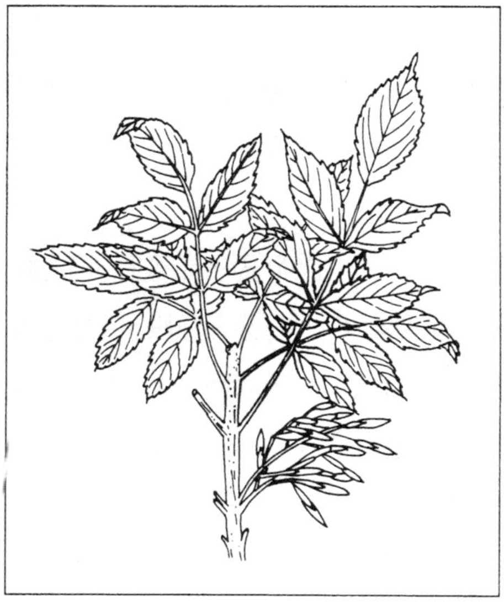

진피(秦皮)
Fraxini Cortex

【本經】 KHP, CP.

【처방용명】 北秦皮, 梣皮

【성미】 苦, 寒, 澁

【귀경】 肝, 膽, 大腸

【효능】 청열조습해독(淸熱燥濕解毒), 지리(止痢) 청간명목(淸肝明目)

【기원】

이 약은 물푸레 나무 *Fraxinus rhynchophylla* Hance (물푸레과 Oleaceae)의 껍질이다.

중국약전에는 이 이외에 *F. chinensis* Rox, *F. chinensis* Rox. var. *acuminata* Lingelsh 또는 *F. stylosa* Lingelsh를 원식물로 기재하고 있다.

봄과 가을에 껍질을 벗겨 양건한 것을 쓴다.

【임상응용】

① 열독사리(熱毒瀉痢), 습열대하(濕熱帶下)

이 약은 고(苦), 한(寒)하고 그 성질은 수삽(收澁)하며 청열조습해독(淸熱燥濕解毒)하는 작용이 있고 지리(止痢), 지대(止帶)하는 작용이 있다.

따라서 열독사리(熱毒瀉痢)와 이급후중(裏急後重)인 경우에는 황련, 황백, 백두옹을 가하여 쓴다(白頭翁湯).

또 습열하주(濕熱下注)하여 적백대하(赤白帶下)에는 단피, 당귀를 가하여 쓴다.

② 목적종통(目赤腫痛) 목생예막(目生翳膜)

이 약은 간담(肝膽)의 화(火)를 청(淸)하므로 명목퇴예(明目退翳)하는 효능이 있다.

따라서 간열(肝熱)이 원인인 목적종통(目赤腫痛), 목생예막(目生翳膜)인 경우에는 진피를 달인 물로 씻어내거나 또는 죽엽, 국화, 황련과 같이 써도 된다.

【임상사용의 요점】

진피(秦皮)는 고한(苦寒)으로 삽성(澁性)을 가지고 있다. 청열조습(淸熱燥濕)과 수렴(收斂) 작용을 겸하고 있어 간담화열(肝膽火熱)을 청설(淸泄)하므로 열리하중(熱痢下重)·목적종통(目赤腫痛)을 치료한다. 선인(先人)은 풍습비(風濕痺)에도 유효하다고 했다.

【참고】

① 본경(本經)에 진피는 풍한습비(風寒濕痺)를 치료한다고 했는데 최근 이 약은 기육(肌肉)의 풍습동통(風濕疼痛)을 경감시키는 작용이 있어 풍습비통(風濕痺痛)에 사용한다.

② 진피와 황련은 지사(止瀉)시키는 효능과 목적종통(目赤腫痛)을 치료하는 효능이 있는데, 황련은 고한(苦寒)으로 청열시키는 효능이 커서 심화(心火)를 사하고 지구(止嘔)시키며, 진피는 성이 삽(澁)하고 수렴하는 효능이 있어 습열대하(濕熱帶下)를 치료한다.

【용량·용법】

3-12g. 달인 것을 복용하거나 환제 또는 산제로 하여 복용한다.

【사용상의 주의】

비위(脾胃)가 허한(虛寒)한 경우에는 쓰지 않는 것이 좋다.

【고전의 기록】

≪本經≫

"除熱, 目中睛翳白膜 〈열(熱)을 제(除)하며 눈속의 예(정속에 이상이 생겨 흐리게 보이는 것임)와 흰막을 치유해준다.〉"

≪藥性本草≫

"明目, 去目中久熱, 兩目赤腫疼痛, 風淚不止. 作湯浴小兒身熱, 煎水澄淸, 洗赤目極效. 〈눈을 밝게 하며, 눈의 오래된 열, 두 눈의 적종동통(赤腫疼痛), 그리고 풍루(風淚)가 계속되는 증세를 없애준다.

달인 액으로 어린이를 씻어주면 신열(身熱)을 내리고, 달인 맑은 액으로 충혈된 눈을 씻으면 효과가 좋다.〉"

≪湯液本草≫

"主熱痢下重 〈주로 열리하중(熱痢下重)에 쓰인다.〉"

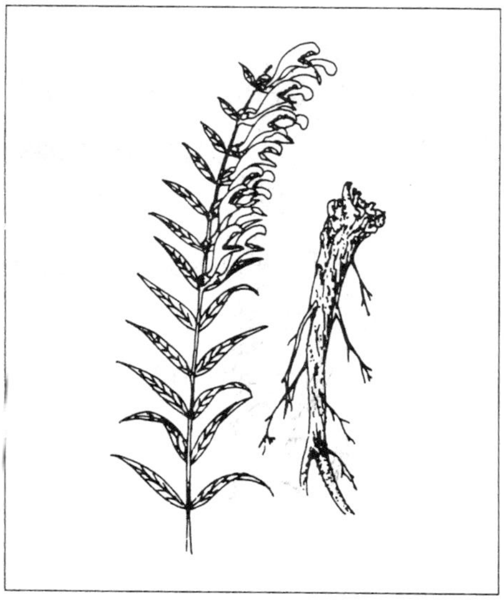

황금(黃芩)*
Scutellariae Radix

【本經】 KP, JP, CP

【처방용명】 子芩, 條芩, 枯芩, 酒芩, 黃芩炭, 元芩

【성미】 苦, 寒

【귀경】 心, 肺, 胃, 膽, 大腸

【효능】 청열조습(淸熱燥濕), 사화해독(瀉火解毒), 지혈안태(止血安胎)

【기원】

이 약은 속썩은 풀 *Scutellaria baicalensis* Georgi(현삼과 Scrophulariaceae)의 주피를 벗긴 뿌리이다.

봄과 가을에 채취하여 줄기와 수염뿌리를 제거하고 양건한 것을 쓴다.

【임상응용】

① 습열비민(濕熱痞悶), 황달사리(黃疸瀉痢)

이 약은 고(苦), 한(寒) 청열조습(淸熱燥濕)하고 폐(肺), 위(胃), 담(膽) 및 대장경(大腸經)의 습열(濕熱)을 청(淸)하게 하며, 특히 중상초(中上焦)의 습열(濕熱)을 청(淸)하게 하는데 뛰어나다.

따라서 습온울조(濕溫鬱阻), 기기불창(氣機不暢), 흉완비민(胸脘痞悶), 오심구토(惡

心嘔吐), 신열불양(身熱不揚), 설태황니(舌苔黃膩) 등의 증세에 활석, 백구인, 통초 등과 같이 응용한다(黃芩滑石湯).

또 습열중조(濕熱中阻), 비만구토(痞滿嘔吐) 등에는 황련, 건강, 반하 등과 서로 배합하여 한열(寒熱)에 병용하고, 신개고강(辛開苦降)토록 한다(半夏瀉心湯).

또 위장습열(胃腸濕熱)의 사리(瀉痢)에는 황련, 갈근을 동용(同用)할 수 있다(葛根芩連湯).

다음으로 습열황달(濕熱黃疸)의 치료에는 인진, 치자를 함께 써서 청열조습(清熱燥濕)과 이담퇴황(利膽退黃)의 효과를 얻을 수 있다.

② **폐열해수(肺熱咳嗽), 열병번갈(熱病煩渴)**

이 약은 폐화(肺火)와 상초(上焦)의 실열(實熱)을 청(清)하게 하는 작용이 있으며, 폐열옹알(肺熱壅遏), 폐실청선(肺失清宣), 해수담조(咳嗽痰稠) 등의 증세에는 단독(單獨)으로도 효과가 있다(清金丸).

여기에 상백피, 지모, 맥문동 등과 같이 써서 청폐지해의 효과를 증진시킬 수 있다(清肺湯).

그 외에 황금은 외감열병(外感熱病), 중상초(中上焦)의 울열(鬱熱)에 의해 생기는 장열번갈(壯熱煩渴), 면적순조(面赤脣燥), 수적변비(溲赤便秘), 태황맥삭(苔黃脈數) 등에도 박하, 대황, 치자, 망초 등을 가하여 사화통변(瀉火通便)하고 상청하설(上清下泄)시키게 한다(涼膈散).

황금은 시호와 같이 쓰면 사(邪)가 반표반리(半表半裏)에 있는 한열왕래(寒熱往來)를 치료할 수 있다(小柴胡湯).

③ **옹종창독(癰腫瘡毒)**

이 약은 비교적 강력한 사화해독(瀉火解毒)의 작용이 있다.

따라서 화독(火毒)이 왕성한 창옹종독(瘡癰腫毒)이나 인후종통(咽喉腫痛)에는 금은화, 연교, 우방자, 판람근 등과 같이 쓴다.

④ **혈열토육(血熱吐衄)**

이 약은 청열양혈(清熱涼血), 지혈(止血)의 효능이 있어, 화독(火毒)이 왕성하고 박혈망행(迫血妄行)의 출혈(出血) 증세를 치료할 수 있다.

예로 토혈뉵혈(吐血衄血), 변혈붕루(便血崩漏)의 증상에 생지, 백모근, 삼칠 등을 가하여 쓴다.

⑤ 태열불안(胎熱不安)

이 약은 청열안태(淸熱安胎)하는 효능이 있어 회태온열(懷胎蘊熱), 태동불안(胎動不安)의 증세에 백출, 당귀 등을 가하여 쓴다(當歸散).

【임상사용의 요점】

황금은 고한(苦寒)하다. 고성(苦性)으로 조습(燥濕)하고 한성(寒性)은 청열하여 폐. 대장. 소장. 비장. 담경 등의 습열을 청리(淸利)하며 특히 폐. 대장의 화(火)를 잘 청설(淸泄)시켜 기표(肌表)에 이르고 안태(安胎)작용도 있다. 그러므로 열병의 번열불퇴(煩熱不退). 폐열해수(肺熱咳嗽). 습열의 비만(痞滿). 사리복통(瀉痢腹痛). 황달(黃疸). 회태온열(懷胎蘊熱)의 태동불안(胎動不安)등에 상용한다. 또 사화해독(瀉火解毒)의 효능이 있어서 열적(熱積)에 의한 토뉵하혈(吐衄下血)또는 옹저종창(癰疽腫瘡). 목적종통(目赤腫痛)에도 효과가 있다. 특히 상중이초(上中二焦)의 습열화사(濕熱火邪)에 사용한다.

【참고】

① 황금에는 고금(枯芩)〔片芩. 속이 빈 오래된 뿌리〕와 조금(條芩)〔子芩. 枝芩. 尖根〕의 구별이 있으며 고금은 가벼워서 위로 올라가서 폐열을 청(淸)하고, 조금은 무거워서 아래로 내려가 대장의 화(火)를 청(淸)한다. 현재는 구별하지 않고 사용한다.

② 생용(黃芩. 淡黃芩)하면 청열사화(淸熱瀉火)에, 초용(炒黃芩)하면 한성(寒性)이 약해져서 안태(安胎)에 사용하며, 주초(酒炒黃芩. 酒芩)하면 상초를 청열(淸熱)하고, 초탄(黃芩炭)하면 지혈(止血)에 각각 작용한다.

③ 황금은 다른 약을 배합함에 따라 효능이 따르다. 시호와 배합하면 왕래한열(往來寒熱)을 제거하고, 백작약과 배합하면 하리를 막으며, 상백피와 배합하면 폐화(肺火)를 설(泄)하고, 백출과 배합하면 안태(安胎)작용이 있으며, 치자와 배합하면 흉격화열(胸膈火熱)을 제거하고, 형개. 방풍과 배합하면 기표(肌表)의 열을 청해(淸解)한다.

【용량 · 용법】

3-10g. 청열(淸熱)에는 그대로 쓰고 안태(安胎)에는 대부분 초용(炒用)하여 쓰며 지혈(止血)에는 초탄용(炒炭用)을 많이 쓴다.

【사용상의 주의】

이 약의 고(苦), 한(寒)은 위(胃)를 상하게 하므로 비위(脾胃)가 허한(虛寒)한 자에게는 사용하지 않는 것이 좋다(不宜使用).

【고전의 기록】

≪本經≫

"主諸熱黃疸, 腸澼泄痢, 逐水, 下血閉, 惡瘡疽蝕火傷 〈여러 가지의 열(熱)에 의한 황달(黃疸), 장벽설리(腸澼泄痢), 축수(逐水), 하혈폐(下血閉), 악창(惡瘡), 저식(疽蝕), 화상(火傷)을 치료하는데에 쓰인다.〉"

≪別錄≫

"療膽熱, 胃中熱 〈담열과 위중열을 치료한다.〉"

≪珍珠囊≫

"凉心, 治肺中濕熱, 瀉肺火上逆, ……安胎 〈심(心)을 양(涼)하게 하며 폐중습열(肺中濕熱)을 치유하며 폐화상역(肺火上逆)을 사(瀉)한다 태(胎)를 안(安)하게 한다.〉"

≪本草綱目≫

"治蝨熱, 濕熱, 頭痛, 奔脈熱痛, 火咳肺痿, 喉腥, 諸失血 〈슬열(蝨熱), 습열(濕熱), 두통(頭痛), 분맥열통(奔脈熱痛), 화해폐위(火咳肺痿), 후성(喉腥) 등 여러 실혈(失血)을 치유한다.〉"

"得酒上行, 得猪膽汁除肝膽火, 得柴胡除寒熱, 得芍藥治下痢, 得桑白皮瀉肺火, 得白朮安胎 〈황금이 주(酒)를 얻으면 상행(上行)하고 돼지 쓸개즙을 얻으면 간(肝), 담화(膽火)를 제거하며, 시호를 얻으면 한열(寒熱)을 없애고, 작약을 얻으면 하리(下痢)를 치유하고, 상백피와 같이 하면 폐화(肺火)를 사(瀉)한다. 또 백출을 함께하면 태(胎)를 안(安)하게 한다.〉"

≪本草正≫

"枯者淸上焦之火, 消痰利氣, 定喘咳, 止失血, 退往來寒熱, 風熱濕熱, 頭痛, 解瘟疫, 淸咽, 療肺痿, 乳癰發背, 尤祛肌表之熱, 故治斑疹, 鼠瘻, 瘡瘍, 赤眼, 實者涼下焦之熱, 能除赤痢, 熱蓄膀胱, 五淋澁痛, 大腸閉結, 便血, 漏血. 〈말린 것은 상초(上焦)의 화(火)를 청(淸)하게 하고 소담이기(消痰利氣)하며 천해(喘咳)를 안정시키고 실혈(失血)을 막으며 한열왕래(寒熱往來)와 풍열습열(風熱濕熱), 두통(頭痛)을 물리치며, 온역(瘟疫)을 풀어주고 목을 청(淸)하게 하며 폐위(肺痿)와 유옹발배(乳癰發背)를 치료한다. 특히 기표지열(肌表之熱)을 없애는

데도 뛰어나다.

따라서 반진(斑疹), 서루(鼠瘻), 창양(瘡瘍), 적안(赤眼)을 치료한다. 또 열매 (實)는 하초(下焦)의 열(熱)을 양(涼)하게 하여 적리(赤痢), 열축방광(熱蓄膀胱), 오림삽통(五淋澁痛), 대장폐결(大腸閉結), 변혈(便血), 누혈(漏血)을 제거해 준다.〉"

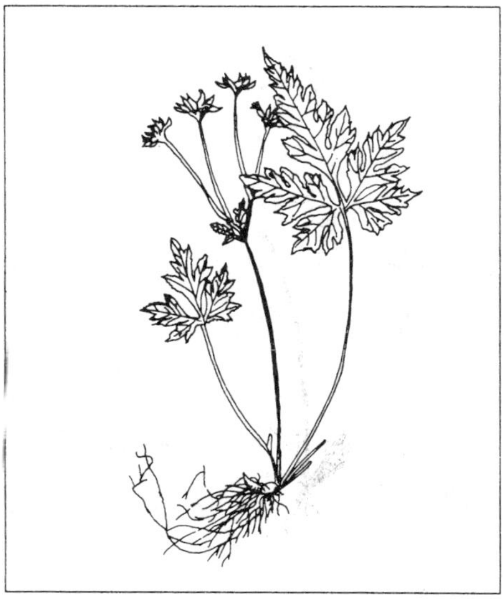

황련(黃連)*
Coptidis Rhizoma

【本經】 KP, JP, CP

【처방용명】 黃連, 川連, 鷄爪連, 雅連, 川黃連, 川雅連, 小川連, 炒黃連, 姜連, 姜川連, 酒連, 酒炒川連, 萸連, 萸黃連

【성미】 苦, 寒

【귀경】 心, 肝, 胃, 大腸

【효능】

청열조습(淸熱燥濕), 사화해독(瀉火解毒)

【기원】

이 약은 황련 *Coptis japonica* Makino 또는 그 밖의 동속 식물(미나리아제비과 Ranunculaceae)의 뿌리를 거의 제거한 뿌리줄기이다.

중국약전에는 *Coptis chinensis* Franch, *C.* ***deltoidea*** C. Y. Cheng. et Hsian 또는 *C. teetoides* C. Y. Cheng.의 뿌리줄기를 수재하고 있다.

심은지 5~7년 되는 것을 가을에 채취하여 건조한 것을 그대로 쓰거나 청초(淸炒), 강초(薑炒), 주초(酒炒), 오수유수초(吳茱萸水炒)로 하여 사용한다.

【임상응용】

① 위장습열(胃腸濕熱), 사리구토(瀉痢嘔吐)

이 약은 대고대한(大苦大寒)하여 청열조습(淸熱燥濕)하는 힘이 황금보다 낫고 특히 중초(中焦)의 습화울결(濕火鬱結)을 청(淸)하는데에 뛰어나다.

이 때문에 한열(寒熱)이 중초(中焦)를 조체(阻滯)하여 기기불창(氣機不暢)하고 완복비만(脘腹痞滿)하며 오심구토(惡心嘔吐)한 증상에 황금, 건강, 반하 등과 같이 쓴다(半夏瀉心湯).

그 다음 습열사리(濕熱瀉痢)의 치료에는 가벼운 경우 단용(單用)으로도 효과(效果)를 볼 수 있고 만약 사리복통(瀉痢腹痛)하며 이급후중(裏急後重)한 경우라면 목향과 같이 쓰면 된다(香連丸).

그리고 사리(瀉痢)에 신열(身熱)까지 겸한 경우라면 갈근, 황금, 감초를 배합한다(葛根芩連湯).

또 하리농혈(下痢膿血)한 증세에는 당귀, 육계, 백작, 목향 등을 배합하여 쓸 수 있다(芍藥湯).

이처럼 이 약은 비(脾), 위(胃), 대장(大腸)의 습열(濕熱)을 잘 제거하기 때문에 습열사리(濕熱瀉痢)를 치료하는 중요한 요약(要藥)이다.

② 열성화치(熱盛火熾), 고열번조(高熱煩躁)

이 약은 사화해독(瀉火解毒)하되 특히 심경실화(心經實火)를 잘 사(瀉)해내는데 뛰어나다.

따라서 삼초열성(三焦熱盛), 고열번조(高熱煩躁)의 경우에는 황금, 황백, 치자 등을 가하여 쓴다(黃連解毒湯).

그리고 열사치성(熱邪熾盛)하고 음액이상(陰液已傷)하며 수휴화염(水虧火炎)하여 심번불면(心煩不眠)할 때에는 황금, 백작, 아교 등을 가하여 자음강화(滋陰降火), 제번안신(除煩安神)의 효과를 도모한다(黃連阿膠湯).

또 심화내성(心火內盛)하여 박혈망행(迫血妄行)하며 토혈육혈(吐血衄血)할 경우 황금, 대황과 같이 써서 청심사화(淸心瀉火)하고 양혈지혈(涼血止血)토록 한다 (瀉心湯).

③ 옹종정독(癰腫疔毒) 피부습창(皮膚濕瘡) 이목종통(耳目腫痛)

이 약은 청열조습(淸熱燥濕)하고 사화해독(瀉火解毒)하면서 더욱이 정독(疔毒)을 치료하는데 뛰어난 효과를 보인다.

따라서 옹종정독(癰腫疔毒)을 치료할 때에는 황금, 치자, 연교 등과 같이 쓴다(黃連解毒湯).

그리고 피부습창(皮膚濕瘡)의 치료에는 황련(黃連)으로 만든 연고(軟膏)를 환부에 바른다. 또 이도절종(耳道癤腫), 이도유농(耳道流膿)의 증세를 치료할 때에는 황련침즙(黃連浸汁)을 환부에 칠하거나 혹은 고반, 빙편(冰片)을 배합해 갈아서 가루로 만들어 외용(外用)으로 쓴다.

그 외에 안목홍종(眼目紅腫)에는 황련전즙(黃連煎汁)을 응용하거나 혹은 인유침즙(人乳浸汁)을 만들어 눈에 넣는다(點眼).

④ 기타

이 약은 위화(胃火)를 청(淸)하게 하는 효능이 있으므로 위화치성(胃火熾盛)으로 인한 구토(嘔吐), 아통(牙痛), 및 소곡선기(消穀善飢) 등의 증세의 치료에 응용된다.

또 이 약은 간화(肝火)를 청(淸)하게 하는 효능을 겸하고 있으므로 간화범위(肝火犯胃)나 간위불화(肝胃不和), 협늑창통(脇肋脹痛), 구토탄산(嘔吐呑酸) 등의 증상에는 오수유(吳茱萸)와 같이 쓰면 된다(左金丸).

【임상사용의 요점】

황련은 대고대한(大苦大寒)하다. 한으로 청열하고 고(苦)로 조습(燥濕)하여 심 위 간 담의 실화(實火)를 청사(淸瀉)하고 위장적체의 습열을 제거하여 청심제번(淸心除煩) 소비(消痞) 지리(止痢)하는 작용이 있으며 습화울결(濕火鬱結)에 대한 주약이다. 그러므로 심화치성(心火熾盛)의 번열신혼(煩熱神昏), 심번불면(心煩不眠), 복통설사 등의 요약이다. 또 청열설화(淸熱泄火), 해독작용도 있으므로 정독옹종(疔毒癰腫), 구설궤양(口舌潰瘍), 습창소양(濕瘡瘙痒) 및 박혈망행(迫血妄行)의 토혈육혈(吐血衄血)에도 효과가 있다.

【참고】

청심화(淸心火). 청대장열(淸大腸熱)에는 생용한다. 초(炒)해서 쓰면(炒黃連) 찬성질이 약해 진다. 청간담화(淸肝膽火)에는 오수유 전즙(煎汁)에 초하고(萸黃連), 상초의 청열에는 술에 초하며(酒炒黃連), 위화의 구오(嘔惡)에는 생강즙으로 초하는등 각각 효과를 증강시킨다.

【용량 용법】

2-10g. 연말(硏末)하여 탄복(呑服)할경우 1-1.5g을 1日 3服 한다. 외용(外用)일 경우 적당량. 초용(炒用)은 한성(寒性)을 낮추고 강즙초용(薑汁炒用)은 청위지구(淸胃止嘔)하며, 주초(酒炒)는 상초화(上焦火)를 청(淸)하게 하며 저담즙초(猪膽汁炒)는 간담실화(肝膽實火)를 사(瀉)해준다.

【사용상의 주의】

이 약은 대고대한(大苦大寒)하므로 과복(過服), 구복(久服)할 경우 쉽게 비위(脾胃)를 상(傷)한다. 따라서 비위허실자(脾胃虛實者)에게는 복용하지 않는것이 좋다.

【고전의 기록】

≪本經≫

"主熱氣目痛, 傷淚出, 明目, 腸澼腹痛下痢, 婦人陰中腫痛 〈주로 열기목통(熱氣目痛) 및 제상누출(眦傷淚出)을 치료하고 눈을 밝게하며 그 외에 장벽복통하리(腸澼腹痛下痢), 부인(婦人)의 음중종통(陰中腫痛)을 치료한다.〉"

≪別錄≫

"主爲臟內熱, 久下泄澼膿血, 止消渴, 大警…… 調胃厚腸, 益膽, 療口瘡 〈주로 장내열(臟內熱), 오래된 설벽농혈(泄澼膿血)을 치유하며 소갈(消渴), 대경(大警)을 그치게 한다. 위(胃)와 장(腸)을 조후(調厚)하며 담(膽)에 좋다. 구창(口瘡)을 치료한다.〉"

"解巴豆毒 〈파두독(巴豆毒)을 해소한다.〉"

≪珍珠囊≫

"其用有六, 瀉心火, 一也, 去中焦濕熱, 二也, 諸瘡必用, 三也, 去風濕, 四也, 治赤眼暴發, 五也, 止中部見血, 六也. 〈그 쓰임은 여섯 가지이니, 첫째 심화(心火)를 사(瀉)하고, 둘째 중초(中焦)의 습열(濕熱)을 제거한다. 셋째 여러 가지 창병(瘡病)에는 필수(必須)로 쓰인다. 넷째 풍습(風濕)을 제거한다. 다섯째 적안폭발(赤眼暴發)을 치료한다. 여섯째 중부견혈(中部見血)을 그치게 한다.〉"

≪本草綱目≫

"去心竅惡血, 解眼藥過劑煩悶及巴豆, 輕紛毒 〈심규악혈(心竅惡血)을 제거하며 안약과제(眼藥過劑)하여 생기는 번민(煩悶) 및 파두(巴豆), 경분(輕粉)의 독(毒)을 해독시킨다.〉"

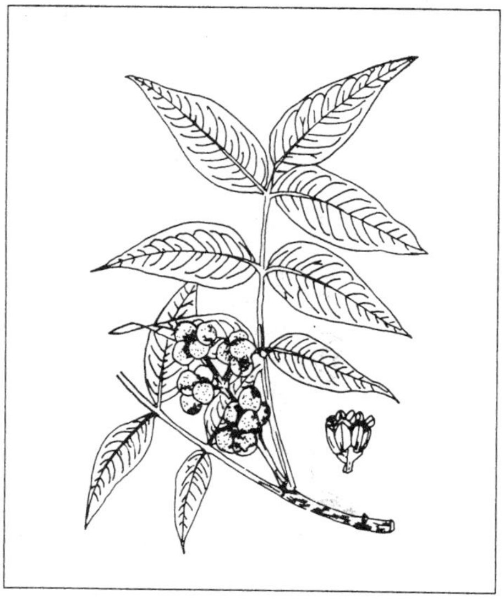

황백(黃柏)*
Phellodendri Cortex

【本經】KP, JP, CP

【처방용명】 川黃柏, 元柏

【성미】 苦, 寒

【귀경】 腎, 膀胱, 大腸

【효능】 청열조습(淸熱燥濕), 사화해독(瀉火解毒), 퇴열제증(退熱除蒸)

【기원】

이 약은 황백나무 *Phellodendron amurense* Rupr. 또는 그밖의 동속 식물 (산초나무과 Rutacae)의 주피를 벗긴 줄기 껍질이다.

4월경에 수피를 벗기고 조피를 제거하여 양건한 것을 쓴다.

【임상응용】

① 습열대하(濕熱帶下), 열림각기(熱淋脚氣), 사리황달(瀉痢黃疸)

이 약의 고한(苦寒)하여 청열조습(淸熱燥濕)하므로 하초(下焦)의 습열(濕熱)을 청사(淸瀉)하는데 뛰어난 효과가 있다. 따라서 습열하주(濕熱下注)하여 대하(帶下)의 황탁예취(黃濁穢臭)가 있을 경우 산약, 검실, 차전자 등과 같이 쓴다(易黃湯).

또 방광습열(膀胱濕熱)로 소변작열(小便灼熱)하고 임리삽통(淋漓澁痛)의 증상에는 차전자, 활석, 목통 등 청열, 이뇨(利尿), 통림(通淋)작용이 있는 약을 가하여 쓴다.

그리고 습열(濕熱)이 하주(下注)하여 각기위벽(脚氣痿躄)하고 족슬종통(足膝腫痛)의 증상이 있는 경우를 치료할 때는 창출, 우슬 등을 함께 쓴다.(三妙丸).

또한 습열사리(濕熱瀉痢)에 백두옹(白頭翁), 황련, 진피 등의 약을 가하여 쓰고(白頭翁湯), 습열(濕熱), 황달(黃疸), 요적(尿赤)의 증상에는 치자를 같이 쓴다(梔子柏皮湯).

② 창양종독(瘡瘍腫毒), 습진습창(濕疹濕瘡)

이 약은 이미 청열조습(清熱燥濕)하는 작용도 있고 사화해독(瀉火解毒)하는 작용도 있으므로 창양종독(瘡瘍腫毒)을 치료할 때는 내복(內服)과 외용(外用)이 모두 가능하다. 내복(內服)에는 흔히 황련, 치자와 같이 쓰고, 외용(外用)에는 황백을 갈아서 분말로 한 다음 저담즙(猪膽汁)이나 달걀을 이용, 청조(清調)하여 환부(患部)에 바른다.

또 습진습창(濕疹濕瘡)이나 음양음종(陰痒陰腫)에는 형개, 고삼, 사상자 등과 같이 쓸 수 있으며 내복과 외세(外洗)가 모두 가능하다.

또한 여기에 다시 청대, 활석, 감초를 가미하여 미세하게 갈아서 환부에 뿌리거나 붙이기도 한다(散敷).

③ 음허발열(陰虛發熱), 도한유정(盜汗遺精)

이 약은 상화(相火)를 청(清)하고 허열(虛熱)을 퇴(退)하는 장점이 있고 이 작용은 지모의 첨가로 강화되며 숙지, 산수유, 구판 등 자음강화약을 같이 쓰게 된다(知柏地黃丸, 大補陰丸).

【임상사용의 요점】

황백은 고한(苦寒)하여 침강(沈降)한다. 청열조습(清熱燥濕)·해독료창(解毒療瘡) 작용이 잇고 신경상화(腎經相火)를 사(瀉)하여 하초의 습열을 청설(清泄)하는 효능이 좋다. 습열온결(濕熱蘊結)에 의한 황달·뇨폐(尿閉)·임탁(淋濁)·대하·열리(熱痢)·설사·혈변·치루·족슬종통(足膝腫痛) 및 음허화왕(陰虛火旺)의 골증노열(骨蒸勞熱)·도한유정(盜汗遺精)·옹종창독(癰腫瘡毒)·습창소양(濕瘡瘙痒)등에 사용한다.

【참고】

① 그대로 쓰면 강화(降火)의 힘이 강하고 소금물로 초하면(鹽黃柏) 신경(腎經)에 들어가

사신화(瀉腎火)의 효능이 증가한다. 효능이 증가한다.

② 황백이 음허화왕(陰虛火旺)에 유효한 것은 "사(瀉)함으로 보(補)한다."라고 하여 상화(相火)를 사(瀉)함으로 더욱더 상음(傷陰)하는 것을 막아주기 때문이며 황백이 자음(滋陰)의 효능을 가진 것은 아니다.

③ 황금·황련·황백은 뚜렷한 고한사화조습약(苦寒瀉火燥濕藥)으로 효능이 유사하고 서로 자주 배합되어 쓰인다. 황금은 사폐화(瀉肺火)하여 해기열(解肌熱)에, 황련은 사심화(瀉心火)하여 제번열(除煩熱)에, 황백은 사신화(瀉腎火)하여 청습열(淸濕熱)에 각기 작용하므로 "황금은 상초를 치료하고 황련은 중초를 치료하며 황백은 하초를 치료한다"라고 말한다.

【용량·용법】

5-10g. 달여서 복용하거나 환제나 산제로 쓴다. 청열(淸熱), 조습(燥濕), 해독(解毒)에는 그대로 쓰고(生用), 사화(瀉火), 제증(除蒸), 퇴열(退熱)에는 염수(鹽水)로 초(炒)하여 쓴다.

【사용상의 주의】

이 약은 고한(苦寒)하여 쉽게 위기(胃氣)를 손상시키므로 비위허실자(脾胃虛實者)에는 쓰지 않는 것이 좋다.

【고전의 기록】

≪本經≫

"主五臟腸胃中結氣熱, 黃疸, 腸痔, 止泄痢, 女子漏下赤白, 陰傷蝕瘡. 〈주로 오장(五臟), 장(腸), 위중(胃中)의 결기열(結氣熱)과 황달(黃疸), 장치(腸痔)등을 치료하며 설리(泄痢), 부녀의 누하적백(漏下赤白), 음상식창(陰傷蝕瘡)을 그치게 한다.〉"

≪別錄≫

"目熱赤痛, 口瘡 〈눈의 열, 붉어짐, 통증, 그리고 구창(口瘡)을 치료한다.〉"

≪珍珠囊≫

"黃柏之用有六, 瀉膀胱龍火, 一也, 利小便結, 二也. 除下焦濕腫, 三也, 痢疾先見血, 四也, 臍中痛, 五也. 補腎不足, 壯骨髓, 六也. 〈황백의 쓰임은 여섯 가지이니, 방광(膀胱)의 용화(龍火)를 사(瀉)함이 첫째요, 이소변결(利小便結)함이 둘째요, 하초습종(下焦濕腫)을 제(除)함

이 셋째요. 이질(痢疾)에 먼저 피를 보이게 함이 넷째요, 배꼽의 통증을 다스림이 다섯째요, 신부족(腎不足)을 보(補)하고 골수(骨髓)를 장(壯)하게 함이 그 여섯째이다.〉"

≪本草衍義補遺≫

"得知母滋陰降火, 得蒼朮除濕淸熱, 爲治痿要藥, 得細辛瀉膀胱火, 治口舌生瘡.〈지모를 얻으면 자음강화(滋陰降火)하고, 창출을 얻으면 제습청열(除濕淸熱)하여 위(痿)를 치료하는 중요한 약이 된다. 또 세신과 같이 쓰면, 방광(膀胱)의 화(火)를 사(瀉)하고 구설생창(口舌生瘡)을 치료한다.〉"

≪本經逢原≫

"黃柏, 生用降實火, 酒製治陰火上炎, 鹽製治下焦之火, 薑製治中焦痰火, 薑汁炒黑治濕熱, 鹽製炒黑制虛火. 陰虛火盛, 面赤戴陽, 附子汁製.〈황백은 생용(生用)하면 실화(實火)를 강(降)하고, 주제(酒製)는 음화상염(陰火上炎)을 치(治)하며, 염제(鹽製)는 하초(下焦)의 화(火)를 치(治)한다. 또 강제(薑製)는 중초(中焦)의 담화(痰火)를 치(治)하고 강즙초흑(薑汁炒黑)은 습열(濕熱)을 치(治)하며, 염주초흑(鹽酒炒黑)은 허화(虛火)와 음허화성(陰虛火盛)을 억제한다. 면적대양(面赤戴陽)에는 부자즙제(附子汁製)를 쓴다.〉"

≪得配本草≫

"以黃柏補水, 以其能自淸自下汎上之陰火, 火淸則水得堅凝, 不補而補也.〈황백으로 수(水)를 보하니 그 능력은 스스로 범상(汎上)의 음화(陰火)를 청하(淸下)한다. 화(火)가 청(淸)한즉 수(水)는 견응(堅凝)을 얻어 보하지 않으면서 보(補)하는 결과를 얻게 된다.〉"

第三節 청열양혈약(清熱涼血藥)

청열양혈약(清熱涼血藥)은 대부분 성미가 감(甘), 고(苦), 함(鹹), 한(寒)한 것이 많다. 함(鹹)은 입혈(入血)하고 한(寒)은 청열(清熱)하며 대개 심(心)과 간경(肝經)에 귀경한다.

심(心)은 혈(血)을 다스리고 간(肝)은 혈(血)을 장(藏)하므로 이 약들은 영분(營分)과 혈분(血分)의 사열(邪熱)을 모두 청해(清解)하는 작용이 있어서 영분(營分), 혈분(血分)의 실열증(實熱證)에 중요하게 이용된다.

온열병(溫熱病)의 열(熱)이 영분(營分)으로 들어가 영음(營陰)을 열작(熱灼)시키면 심신(心身)이 혼란해져서 혀가 붉어지고 신열(身熱)이 밤에 심하며 심번(心煩)하여 잠이 오지 않고 맥이 세삭(細數)한 증세가 나타나고 심해지면 신혼섬어(神昏譫語), 반진은은(斑疹隱隱)의 증상이 나타난다.

또 사(邪)가 심포(心包)에 함입면 신혼섬어(神昏譫語), 설건지궐(舌蹇肢厥) 및 혀가 붉게 되고, 열(熱)이 혈분(血分)으로 들어가 열성(熱盛)하여 박혈(迫血)하면 심신(心身)이 혼란해져서 혀가 몹시 붉고 토혈(吐血), 육혈(衄血), 수혈(溲血), 변혈(便血)이 나타나고 반진(斑疹)이 자암(紫暗)이며 조울증이 생기고 정신이 나가버리는 상태가 되기도 한다.

이 약들은 다른 원인에 의해 생기는 혈열(血熱)에 의한 출혈증(出血證)에도 쓸 수 있고, 이중 생지황, 현삼 등은 그 자신이 이미 청열양혈(清熱涼血)하면서 동시에 자양음액(滋養陰液)하는 작용을 가지고 있기도 하다.

청열양혈약(清熱涼血藥)은 일반적으로 열(熱)이 영혈(營血)에 있는 병증(病證)에 적용됨으로 기혈(氣血)이 모두 번(燔)할 때는 청열사화(清熱瀉火)하는 약과 해독약(解毒藥)을 같이 가하여 기혈을 동시에 청(清)한다.

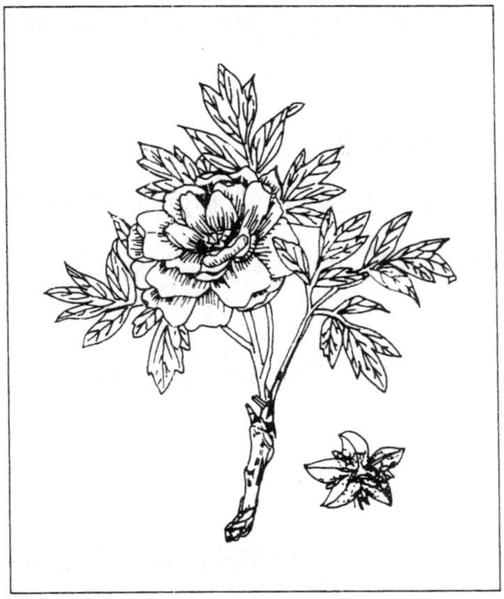

목단피(牧丹皮)*

Moutan Radicis Cortex

【本經】 KP, JP, CP

【처방용명】 牧丹皮, 丹皮, 紛丹皮

【성미】 苦, 辛, 微寒

【귀경】 心, 肝, 腎

【효능】 청열양혈(淸熱凉血), 활혈산어(活血散瘀)

【기원】

이 약은 목단 *Paeonia suffruticosa* Andr.(작약과 Paeoniaceae)의 뿌리껍질이다.

가을에 수확하여 수염뿌리(鬚根)와 외피(外皮)를 제거한 다음, 신선하고 습기가 있을 때에 목심(木心)을 벗겨 제거하고 볕에 말린 것을 그대로 쓰거나 초하여 사용한다.

【임상응용】

① 반진토뉵(斑疹吐衄)

이 약은 미한(微寒)하며 심(心), 간경(肝經)의 혈분(血分)으로 들어가 영분(營分)과 혈분(血分)의 실열(實熱)을 청(淸)하게 함으로써 양혈(凉血), 지혈(止血)의 효능을 가지고 있으므로 온병열(溫病熱)이 영혈(營血)로 들어가 생기는 혈열망행(血熱妄行), 발반발진(發斑發疹), 토혈육혈(吐血衄血) 등에 서각, 생지, 적작과 같이 써서 양혈산혈(涼血散血)의 효과를 발휘토록 한다(犀角地黃湯).

② 음허발열(陰虛發熱)

이 약은 신(辛), 한(寒)하고 또 음분(陰分)으로 들어가 청열(淸熱), 양혈(凉血), 제증(除蒸)하면서 청투(淸透)하는 효력이 있으므로 음분(陰分)의 복화(伏火)를 청투(淸透)하며, 무한골증(無汗骨蒸)의 치료에 이용한다.

온병후기(溫病後期)에 생기는 진액이상(津液已傷)과 야열조량(夜熱早凉) 및 골증무한(骨蒸無汗)의 증세에 별갑, 생지, 지모 등과 같이 쓴다 (淸蒿鱉甲湯).

또 음허발열(陰虛發熱), 골증노열(骨蒸勞熱)의 증상에는 지모, 황백, 숙지 등과 같이 쓴다(知柏地黃丸).

③ **혈체경폐(血滯經閉), 통경징하(痛經癥瘕), 질타손상(跌打損傷)**

이 약은 활혈행어(活血行瘀)하고 통경산징(通經散癥)하므로 어혈(瘀血)로 인해 생기는 경폐통경(經閉痛經), 징하적취(癥瘕積聚)등의 증세에 도인, 적작, 계지를 같이 쓴다(桂枝茯苓丸).

질타손상(跌打損傷), 어종동통(瘀腫疼痛)에는 당귀, 도인, 유향 등과 같이 써서 치료한다.

④ **옹양종독(癰瘍腫毒)**

이 약은 고(苦), 한(寒)하며 청열양혈(清熱涼血)하고 산어소옹(散瘀消癰)하므로 화독치성(火毒熾盛)과 옹종창독(癰腫瘡毒)의 경우에는 은화, 연교, 포공영등과 같이 쓸 수 있다.

장옹초기(腸癰初起)를 치료할 때에는 대황, 도인, 망초등을 가하여 쓴다 (大黃牡丹湯).

【임상사용의 요점】

목단피는 고·신·한(苦·辛·寒)하고 청분(清芬)의 기를 가지고 있다. 고한으로 혈열을 청(淸)하고 신산(辛散)으로 행어(行瘀)하며 청분의 기는 투달(透達)한다. 청열양혈(清熱涼血)·지혈하나 어체(瘀滯)하지 않고 산어활혈(散瘀活血)하나 망행(妄行)하지 않으므로 혈열과 어체에 상용한다. 열입영혈(熱入營血)에 의한 반진·혈열토뉵(血熱吐衄)·혈체경폐(血滯經閉)·손상어혈(損傷瘀血)·창옹종독(瘡癰腫毒)등에 적용한다. 또한 청분의 기에 의한 음분(陰分)의 복화(伏火)를 청투(清透)하므로 음허발열(陰虛發熱)·무한골증(無汗骨蒸)과 간울화왕(肝鬱火旺)에도 유효하다.

【참고】

① 청열양혈(清熱涼血)에는 그대로 쓰고(粉丹皮, 丹皮), 활혈소어(活血消瘀)에는 술로 초해서 쓰며(酒丹皮, 炒丹皮), 지혈에는 초탄(丹皮炭)해서 사용한다.

② 목단피와 생지황은 음허발열(陰虛發熱)에 사용하는데 생지황은 감한자음(甘寒滋陰)하여 음(陰)을 만들어 퇴열시키는 것에 비해 목단피는 청분투달(清芬透達)시켜 퇴열하는

작용에 의해 음(陰)을 만드는 차이점이 있다.

③ 목단피와 계지는 행어(行瘀)의 효능이 있는데 계지는 온성으로 혈한(血寒)의 어체(瘀滯)를 통하게 하고 목단피는 한성으로 혈열의 어체를 통하게 한다.

【용량 · 용법】

6-12g. 달이거나 환제 혹은 산제로 복용한다.

청열양혈(淸熱涼血)에는 생용(生用)을, 활혈산어(活血散瘀)에는 주초용(酒炒用)으로, 지혈(止血)에는 초탄용(炒炭用)으로 한다.

【사용상의 주의】

혈허유한(血虛有寒), 월경과다(月經過多) 및 임산부에게는 사용하지 않는 것이 좋다.

【고전의 기록】

≪本經≫

"主寒熱, 中風瘈瘲, 痙, 驚癇邪氣, 除堅癥瘀血留舍腸胃, 安五臟, 療癰瘡. 〈주로 한열(寒熱), 중풍(中風)으로 인한 징종(瘈瘲), 경(痙), 경간사기(驚癇邪氣)를 다스리며, 견징어혈(堅癥瘀血)이 장위(腸胃)에 남아 있는 것을 제거하며 오장(五臟)을 편히 하고, 옹창(癰瘡)을 치료한다.〉"

≪藥性本草≫

"(治)女子經脈不通, 血瀝腰痛. 〈여자의 경맥불통(經脈不通)과 혈력요통(血瀝腰痛)을 치료한다.〉"

≪珍珠囊≫

"治腸胃積血, 衄血, 吐血, 無汗骨蒸. 〈장위(腸胃)의 적혈(積血)과 코피, 토혈, 땀없는 골증을 치유한다.〉"

≪本草綱目≫

"治血中伏火, 除煩熱. 〈혈중(血中)의 숨은 화(火)를 치료하고 번열(煩熱)을 없앤다.〉"

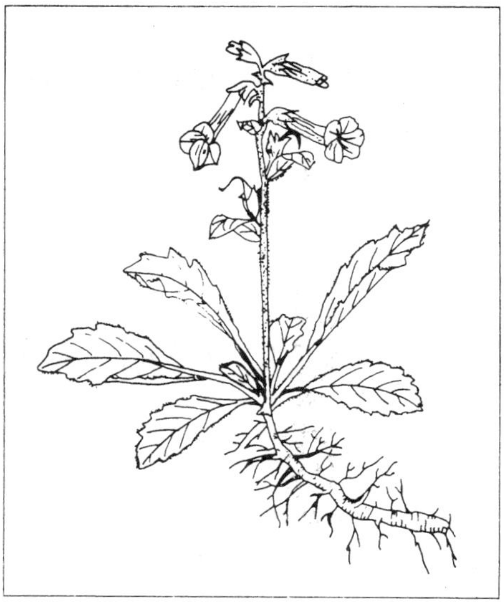

생지황(生地黃)*

Rehmanniae Radix

【本經】 KP, JP, CP

【처방용명】 生地黃, 乾生地, 鮮地黃, 大生地

【성미】 甘, 苦, 寒

【귀경】 腎, 肝, 心

【효능】 청열양혈(淸熱凉血), 양음생진(養陰生津)

【기원】

이 약은 지황 *Rehmannia glutinosa* Libosch. var. *purpurea* Makino 또는 그밖의 동속 식물(현삼과 Scrophulariaceae)의 신선한 뿌리이다.

봄, 가을에 채취하여 수염뿌리를 제거한 것을 그대로 쓴다.

【임상응용】

① 열입영혈(熱入營血), 구건설강(口乾舌絳)

이 약의 감(甘), 한(寒)하며 질윤(質潤)하고 고(苦), 한(寒)은 청열(淸熱)하며, 영분(營分)과 혈분(血分)으로 들어가 청열양혈(淸熱凉血) 및 양음(養陰)의 중요한 약이다.

온열병열(溫熱病熱)이 영혈(營血)로 들어가 장열신혼(壯熱神昏)하고 구건설강(口乾舌絳)한 경우에 서각, 현삼 등과 같이 쓴다(淸營湯).

또 온병(溫病)의 후기(後期)에 여열(餘熱)이 남아서 음액이상(陰液已傷)한 야열조량(夜熱早凉), 설홍맥삭(舌紅脈數)의 경우에는 별갑, 청호, 지모 등과 같이 써서 음을 양(養)하고 허열(虛熱)을 퇴(退)하게 한다(靑蒿鱉甲湯).

② 혈열망행(血熱妄行) 반진토육(斑疹吐衄)

이 약은 청열사화(淸熱瀉火)하여 양혈지혈(凉血止血)한다.

따라서 피가 뜨거워(血熱) 생기는 토혈(吐血), 육혈(衄血), 변혈(便血), 붕루하혈(崩

漏下血), 혈색선홍(血色鮮紅) 그리고 설홍맥삭(舌紅脈數) 등의 증상에 선하엽, 생애엽, 생측백엽을 같이 쓴다(四生丸).

또 온열병열(溫熱病熱)이 영혈(營血)로 들어가 혈열독성(血熱毒盛)해서 생기는 토혈(吐血), 육혈(衄血), 반진자흑(斑疹紫黑) 등의 증상에 서각, 적작, 단피를 같이 써서 양혈지혈과 해독소반(解毒消斑)토록 한다(犀角地黃湯).

③ 진상구갈(津傷口渴), 내열소갈(內熱消渴)

이 약은 감(甘), 한(寒)하고 청열양음(淸熱養陰)하며 생진지갈(生津止渴)하므로 열병상음(熱病傷陰)하여 생기는 설홍구건(舌紅口乾), 번갈다음(煩渴多飮)의 증상에는 옥죽, 맥동, 사삼 등과 같이 쓴다(益胃湯).

또 음허내열(陰虛內熱)의 소갈증(消渴證)과 구갈다음(口渴多飮)의 증상에는 산약, 생황기, 산수유, 저이자와 같이 쓴다(滋膵飮).

한편 온병상음(溫病傷陰)하여 장조변비(腸燥便秘)하고 구건설홍(口乾舌紅)할 때에는 현삼, 맥문동 등과 같이 써서, 증수행주(增水行舟)한다(增液湯).

【임상사용의 요점】

생지황은 감한(甘寒)하고 질윤(質潤)하며 고(苦)로 청열(淸熱)한다. 심·간·신장에 들어가는 자음양혈(滋陰涼血)의 요약이다. 열병상음(熱病傷陰)으로 오는 설강번갈(舌絳煩渴)·변비요적(便秘尿赤), 음휴혈허(陰虧血虛)에서 오는 심번내열(心煩內熱)·골증·소갈, 음허혈열(陰虛血熱)에서 오는 토뉵하혈(吐衄下血)·발반발진(發斑發疹)등에 사용한다.

【참고】

① 신선품을 선생지(鮮生地 : 鮮地黃)이라 하고 건조시킨 것을 건생지(乾生地 : 乾地黃)이라 한다. 어느것이나 성미는 감고·한(甘苦·寒)으 로 청열양혈(淸熱涼血)·자음생진(滋陰生津)의 효능이 있으므로 온병(溫病)의 열입영혈(熱入營血)·열성상음(熱盛傷陰)·혈열망행(血熱妄行)등에 사용한다. 그러나 아래와 같이 다른점도 있다.

선지황은 고미(苦味)가 감미(甘味)보다 강하고 성이 대한(大寒)하여 청열양혈(淸熱涼血)에 뛰어나기 때문에 열입영혈(熱入營血)과 혈열망행(血熱妄行)에 사용한다. 건지황은 고미보다 감미가 강하고 자음양혈(滋陰養血)에 뛰어나므로 음허양항(陰虛陽亢)·

혈허화조(血虛火燥)에 사용한다. 요약하면 열성(熱盛)일 때는 선지황이 좋고 열병후기에 상음(傷陰)으로 여열(餘熱)이 남아 있을때에는 건지황이 좋다.

② 초탄(炒炭)하면 지혈작용이 있다.

③ 건지황을 술로 쪄서 햇볕에 말리는 과정을 번복한 숙지황은 성미가 감·미온(甘·微溫)으로 변화되어 보혈자음(補血滋陰)의 효능을 가지므로 구별하여 사용해야 한다.

④ 생지황과 서각은 양혈청열(涼血清熱)의 효능을 가지고 있어 혈분실열(血分實熱)에 사용하는데 서각은 해독력이 좋고 생지황은 자음효과가 우수하므로 혈열독성(血熱毒盛)에는 서각이 좋고 음혈부족(陰血不足)에는 생지황아 좋다.

【용량 · 용법】

10-30g. 신선품(新鮮品)일 경우 용량을 두배로 늘린다. 달이거나 혹 신선품(新鮮品)은 찧어서 즙(汁)으로 하여 복용한다.

청열생진(清熱生津)에는 그대로 쓰고 지혈(止血)에는 초탄용(炒炭用)으로 한다.

생지황은 건품(乾品)과 선품(鮮品)의 구별이 있다. 선생지황(鮮生地黃)은 미(味)가 감(甘), 고(苦)하며 그 성(性)은 대한(大寒)하여 청열생진(清熱生津)과 양혈지혈(涼血止血)하는 특징이 있다.

그러므로 특히 열병상음(熱病傷陰), 설강번갈(舌絳煩渴), 혈열망행(血熱妄行), 반진토육(斑疹吐衄) 등에 좋고 아울러 행산지력(行散之力)도 가지고 있어 자음불니격(滋陰不膩膈)과 지혈불유어(止血不留瘀)하여 신량해표약(辛涼解表藥)과 같이 사용하여 음허외감(陰虛外感)을 치료할 수 있으며 사용할 때 구별(區別)해야 한다.

【사용상의 주의】

이 약은 그 성질이 한(寒)하여 체(滯)함으로 비허(脾虛) 복만(腹滿), 변당(便溏)에 사용해서는 안된다.

【고전의 기록】

≪本經≫

"主折跌絕筋, 傷中. 逐血痺, 塡骨髓, 長肌肉 〈주로 부러지거나 넘어지거나 근육을 다친 경우, 상중(傷中) 등에 쓰이며, 혈비(血痺)를 쫓아내고 골수(骨髓)를 메워주며 기육(肌肉)을 자라게 한다.〉"

≪別録≫

"主男子 五勞七傷, 女子傷中胞漏下血. 〈주로 남자의 오로칠상(五勞七傷), 그리고 여자의 상중(傷中), 포루(胞漏), 하혈(下血)을 다스린다.〉"

≪珍珠囊≫

"凉血, 生血, 補腎水眞陰. 〈피를 식히고 피를 생기게 하며 신수의 진음(眞陰)을 보(補)한다.〉"

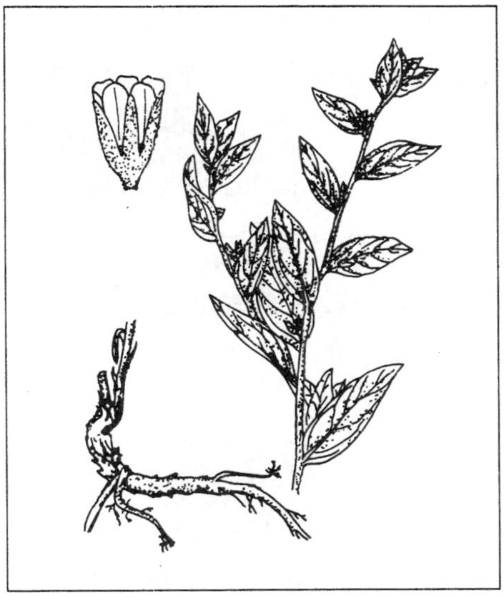

자근(紫根)
Lithospermi Radix

【本經】 KP, JP, CP.

【처방용명】 紫草根, 老紫草, 軟紫草, 硬紫草

【성미】 甘, 寒

【귀경】 心, 肝

【효능】 양혈활혈(凉血活血) 해독투진(解毒透疹)

【기원】

이 약은 자초 *Lithospermum erythrorhizon* Sieb et Zucc (지치과 Boraginaceae)의 뿌리이다.

중국약전에는 이 이외로 신강자초(新疆紫草) *Arnebia euchroma* Johnst. 또는 *A. guttata* Bunge.도 원식물로 수재하고 있다.

봄, 가을에 캐어 줄기와 잎을 제거하고 양건한 것을 쓴다.

【임상응용】

① 반진자흑(斑疹紫黑), 마진불투(麻疹不透)

이 약은 주로 간경혈분(肝經血分)으로 들어가 양혈활혈(凉血活血)하며, 해독투진(解

毒透疹)하는 효능을 가지고 있어 온독발반(溫毒發斑)하고 혈열독성(血熱毒盛)하며 반진자흑(斑疹紫黑)의 증상을 치료하는 데에는 적작, 선태 등과 같이 쓴다 (紫草快斑湯).

또 마진자암(麻疹紫暗)하고 진출불창(疹出不暢)하면서 인후종통(咽喉腫痛)이 있는 경우에는 우방자, 산두근, 연교 등을 배합하여 쓸 수 있다(紫草消毒飮).

그리고 단독(單獨)으로 이 자초를 전복(煎服)하거나 (자초(紫草) 10g을 매일 한 차례씩 연 3일 복용한다.) 혹은 감초, 녹두를 배합(配合)하여 수전복(水煎服)하면 마진(麻疹)의 예방에 효과가 있다.

② 옹저창양(癰疽瘡瘍), 습진음양(濕疹陰痒), 수화탕상(水火燙傷)

이 약은 성미(性味)가 한(寒)하여 능히 양혈해독(涼血解毒)하고 활혈소옹(活血消癰)할 수 있으므로 혈열독성(血熱毒盛)하여 생기는 옹종창양(癰腫瘡瘍)과 습진(濕疹), 음양(陰痒), 물불에 덴 상처(水火燙傷)에 단독(單獨)으로 쓸 수 있다. 즉 식물유(植物油)로 침포(浸泡)하여 여과시킨 다음 유액(油液)을 걸러 자초유침제(紫草油浸劑)로 만들어 환부(患部)에 바른다.

그 외에도 당귀, 백지, 혈갈 등과 배합하여 오고(熬膏)로 만들어 환부에 붙인다 (生肌玉紅膏).

【임상사용의 요점】

자초는 감한(甘寒)으로 청열(淸熱)하고 함(鹹)으로 혈분(血分)에 들어가 양혈활혈(涼血活血) 해독투진(解毒透疹)에 사용할 수 있고 동시에 활장이소변(滑腸利小便)한다. 혈열독성(血熱毒盛)으로 울체(鬱滯)된 때문에 생긴 반진(斑疹)의 투발불창(透發不暢)이나 반진자흑(斑疹紫黑)으로 색불홍활(色不紅活) 또는 창옹종독(瘡癰腫毒)에 사용하고 이변비삽(二便秘澁)을 겸할 수 있는 최적의 약이다. 또한 오고(熬膏)를 외부(外敷)하면 습창궤양(濕瘡潰瘍)에 유효하다.

【용량 · 용법】

3-10g. 외용은 적당량을 사용한다. 달이거나 산제로 복용한다.

외용(外用)은 유침(油浸) 혹은 오고(熬膏)로 하여 쓴다.

【사용상의 주의】

이 약은 성(性)이 한(寒)하면서 활(滑)하여 경사작용(輕瀉作用)이 있다. 따라서 비허변당(脾虛便溏)한 자는 복용해서는 안된다.

【고전의 기록】

≪別錄≫

"通水道, 療腫脹滿痛, 以合膏, 療小兒瘡及面皶. 〈수도(水道)를 소통시키며, 종창만통(腫脹滿痛)을 치료한다. 배합하여 고약(膏藥)을 만들어 소아(小兒)의 창(瘡)과 얼굴의 여드름을 치료한다.〉"

≪藥性論≫

"治惡瘡, 瘟癬. 〈악창과 온선을 치유한다.〉"

≪本草綱目≫

"治斑疹, 痘毒, 活血凉血, 利大腸. 〈반진과 두독을 치료하며 활혈양혈하며 대장을 이한다.〉"

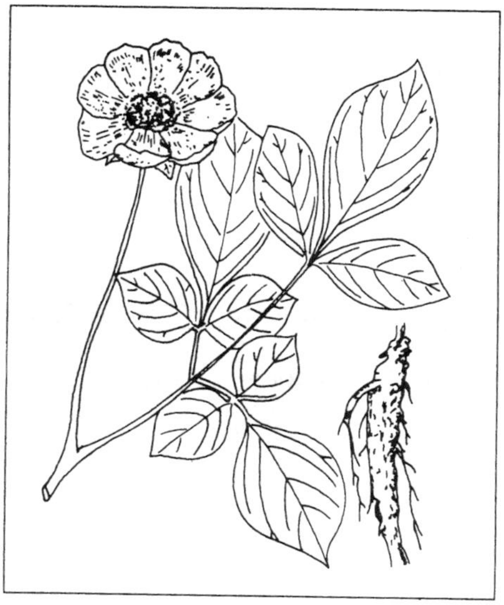

적작약(赤芍藥)*
Paeoniae Radix rubra

【本經】 KHP, CP

【처방용명】 赤芍藥, 京赤芍

【성미】 苦, 微寒

【귀경】 肝

【효능】 청열양혈(淸熱凉血), 산어지통(散瘀止痛)

【기원】

이 약은 적작약 *Paeonia obovata* Maxim., *P. albiflora* var. *hortensis* Makino 또는 그 밖의 동속 근연식물(작약과 Paeoniaceae)의 뿌리이다.

중국약전에는 *P. lactiflora* Pall. , 또는 천적작 *P. veitchii* Lynch를 원식물로 수재하고 있다.

【임상응용】

① 열입영혈(熱入營血), 반진토육(斑疹吐衄)

이 약의 고(苦), 한(寒)하고 주로 간경(肝經)으로 들어가 혈분(血分)에 다니면서 능히 간화(肝火)를 청(淸)하게 하고 혈분(血分)의 울열(鬱熱)을 제거하여 양혈(凉血), 지혈(止血), 산어(散瘀)하는 효능이 있으므로 온병(溫病)의 열(熱)이 영혈(營血)로 들어가 생기는 반진자암(斑疹紫暗) 및 혈열토뉵(血熱吐衄)의 증세에는 서각, 생지, 단피를 같이 쓴다(犀角地黃湯).

② 경폐징하(經閉癥瘕), 질타손상(跌打損傷)

이 약은 고강(苦降)하며 활혈통경(活血通經)하고 산어소징(散瘀消癥)하며 행체지통(行滯止痛)하는 기능이 있으므로 혈열어체(血熱瘀滯)와 폐경통경(閉經痛經)에는 익모초, 단삼, 택난등을 같이 쓰고, 혈어징하(血瘀癥瘕)를 치료할 때는 단피, 도인, 계지 등을 같이 쓴다(桂枝茯苓丸).

그리고 질타손상(跌打損傷)과 어종동통(瘀腫疼痛)에는 유향, 몰약, 혈갈을 같이 쓴다.

③ 옹종창독(癰腫瘡毒)

이 약은 양혈거어(涼血祛瘀)하며 산종소옹(散腫消癰)하므로 열독옹성(熱毒壅盛)과 옹종창독(癰腫瘡毒)에는 은화, 연교, 치자 등을 같이 쓴다.

④ 목적예장(目赤翳障)

이 약은 청열간화(淸熱肝火)하고 산어지통(散瘀止痛)하므로 간화(肝火)가 상공(上攻)하여 생기는 목적종통(目赤腫痛)과 목생예장(目生翳障)에는 국화, 목적, 하고초를 가하여 같이 쓴다.

【임상사용의 요점】

적작약은 고·미한(苦·微寒)하다. 간경의 혈분으로 들어가 청열양혈(淸熱涼血)·산어지통(散瘀止痛)·청간설화(淸肝泄火)하는 효능이 있어 주로 양혈활혈(涼血活血)에 사용한다. 특히 열입영혈(熱入營血)에서 오는 반진·혈열토뉵(血熱吐衄)·혈어(血瘀)에서 오는 경폐(經閉)·통경(痛經)·징하(癥瘕)·질타손상(跌打損傷)·옹종창양(癰腫瘡瘍)·산후의 어혈적취(瘀血積聚), 또한 간울화화(肝鬱化火)의 목적협통(目赤脇痛)등 혈열·혈어·간화에 의한 모든 증상에 사용한다.

【참고】

① 적작약은 신농본초경에서는 백작약과 구별이 안되어 있고 송대의 ≪圖經本草≫에서 처음으로 금작약(金芍藥 : 白芍藥)과 목작약(木芍藥 : 赤芍藥)이 구분되었다. 진무기(陳無己)가 "백은 보하고 적은 사(瀉)하며 백은 수(收)하고 적은 산(散)한다"라고 서술한 것처럼 백작약은 보익하고 적작약은 통사(通瀉)하는 작용이 있다.

② 목단피와 적작약은 청열양혈(淸熱涼血)·활혈산어(活血散瘀)하는 효능이 있으며 병용하는 일이 많다. 목단피는 양혈제증(涼血除蒸)에 뛰어나므로 혈분실열(血分實熱) 뿐만 아니라 음허발열(陰虛發熱)·허열골증(虛熱骨蒸)에도 사용하는 것에 비해서 적작약은 혈분실열에도 사용하나 활혈지통(活血止痛)·청간화(淸肝火)에 뛰어나기 때문에 간열목적(肝熱目赤)·간울협통(肝鬱脇痛)에 사용한다.

【용량·용법】

6-15g. 달이거나 환제 혹은 산제로 복용한다.

【사용상의 주의】

혈한경폐(血寒經閉)에는 쓰지 않는다. 여로와는 상반(相反) 한다.

【고전의 기록】

≪本經≫

“主邪氣腹痛, 除血痺, 破堅積, 寒熱疝瘕, 止痛, 利小便. 〈사기복통(邪氣腹痛)을 주치하며 혈비(血痺)를 제(除)하고 견적(堅積)과 한열산하(寒熱疝瘕)를 깨뜨리며 지통(止痛)하고 소변(小便)을 이(利)한다.〉”

≪本草備要≫

“赤芍主治略同(白芍), 尤能瀉肝火, 散惡血, 治腹痛堅積, 血痺疝瘕, 經閉腸風, 癰腫目赤, 能行血中之滯. 〈적작은 백작(白芍)과 비슷하게 주치하고 특히 간화(肝火)를 사(瀉)하며, 악혈(惡血)을 산(散)한다. 또 복통견적(腹痛堅積), 혈비산하(血痺疝瘕), 경폐(經閉)와 장풍(腸風), 옹종목적(癰腫目赤)을 치유하며, 혈중(血中)의 체(滯)를 행(行)하게 한다.〉”

≪滇南本草≫

“瀉脾火, 降氣, 行血, 破瘀, 散血塊, 止腹痛, 功癰瘡. 〈비화(脾火)를 사(瀉)하며, 기(氣)를 강(降)하고 피를 행(行)하며 어(瘀)를 깨뜨리고 혈괴(血塊)를 흐트리며 복통(腹痛)을 그치게 하고 옹창(癰瘡)을 공략한다.〉”

≪藥品化義≫

“瀉肝火 〈간화(肝火)를 사(瀉)한다.〉”

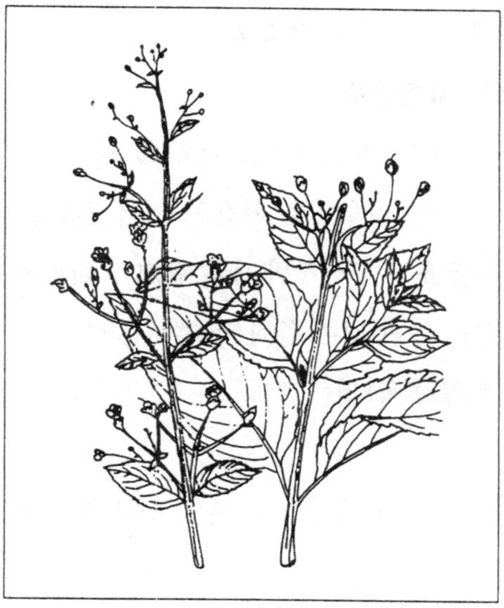

현 삼(玄參)*
Scrophulariae Radix

【本經】 KP, JP, CP.

【처방용명】 元參

【성미】 苦, 甘, 鹹, 寒

【귀경】 肺, 胃, 腎

【효능】 청열양혈(淸熱凉血), 자음해독(滋陰解毒)

【기원】

이 약은 현삼 *Scrophularia buergeriana* Miquel. KHP의 뿌리이다.(현삼과 Scrophulariaceae)

입동(立冬) 전후에 채취하고 내부(內部)의 색깔이 검을 때 까지 볕에 말린 것을 그대로 쓴다.

【임상응용】

① 온사입영(溫邪入營), 내함심포(內陷心包), 온독발반(溫毒發斑), 진상변비(津傷便秘)

이 약의 약성은 고(苦), 감(甘), 함(鹹), 한(寒)하며 그 성질은 윤(潤)하다. 효능은 청열양혈(淸熱凉血)하며 양음윤조(養陰潤燥)하고 사화해독(瀉火解毒)하므로 온병(溫病)의 열(熱)이 영분(營分)으로 들어가 생기는 신열야심(身熱夜甚), 심번구갈(心煩口渴), 설강맥삭(舌絳脈數)에는 생지, 서각, 맥문동을 배합(配合)하여 같이 쓴다(淸營湯).

온병(溫病)의 사(邪)가 심포(心包)에 함(陷)하여 생기는 신혼섬어(神昏譫語)의 경우에 서각, 맥문동, 연교심 등을 함께 쓴다(淸宮湯).

또한 온열병(溫熱病)의 열(熱)이 영혈(營血)로 들어가고, 기분(氣分)의 열사(熱邪)가 다 사라지지 않았으면서 기(氣)와 혈(血)이 모두 번(燔)하여 생기는 발반발진(發斑發疹)의 경우에는 서각, 석고, 지모 등과 같이 쓴다(化斑湯).

한편 온병(溫病)이 상음(傷陰)하여 진소구갈(津少口渴)하고 장조변비(腸燥便秘)한 증상에는 생지, 맥문동과 같이 써서 증액윤조(增液潤燥)시킨다(增液湯).

② **인후종통(咽喉腫痛), 나력담핵(瘰癧痰核), 옹종창독(癰腫瘡毒)**

이 약은 함(鹹), 한(寒)하여 청열강화(淸熱降火)하며, 양혈해독(凉血解毒)하고, 연견산결(軟堅散結)하며, 이인소종(利咽消腫)하는 효능이 있으므로 외감온독(外感溫毒)과 열독옹성(熱毒壅盛)하여 생기는 인후종통(咽喉腫痛), 차시후비(痄腮喉痺), 대두온역(大頭瘟疫) 등의 증세에 박하, 연교, 우방자, 판람근 등과 같이 쓴다(普濟消毒飮).

또 음허화왕(陰虛火旺)으로 생기는 인후종통(咽喉腫痛)에는 맥문동, 길경, 감초를 같이 쓴다(玄麥甘桔湯).

그리고 담화울결(痰火鬱結)하고 나력담핵(瘰癧痰核)한 증상에는 패모, 생모려 등을 같이 쓴다(消瘰丸).

한편 창양종독(瘡瘍腫毒)의 치료에는 은화, 연교, 자화지정 등을 가하여 같이 쓰고, 은화, 감초, 당귀를 가하면 탈저(脫疽)를 치료할 수 있다(四妙勇安湯).

【임상사용의 요점】

현삼은 고함(苦鹹)으로 강설(降泄)하며 한윤(寒潤)하다. 신장의 음기를 자윤하고 떠다니는 화(火)를 억제하여 청상철하(淸上徹下) 효능이 있으므로 자음강화(滋陰降火)의 요약이며 윤조제번(潤燥除煩)·연견해독(軟堅解毒)의 효능이 있다. 자음양혈(滋陰涼血)·제번(除煩)에 의한 열병상음의 심번실면(心煩失眠)·구갈설강(口渴舌絳)·발반발진(發斑發疹)에, 자음강화·해독에 의한 신음부족·허화상염에서 오는 인통목적(咽痛目赤)·골증노열(骨蒸勞熱)·해수객혈(咳嗽咯血)과 열독으로 오는 인후종통(咽喉腫痛)에, 청열연견(淸熱軟堅)·소옹종독(消癰腫毒)에 의한 나력결핵(瘰癧結核)·옹종창독(癰腫瘡毒)에, 자음윤조(滋陰潤燥)·활장통변(滑腸通便)에 의한 장조진고(腸燥津枯)의 대변비결(大便秘結)등에 각각 유효하다.

【참고】

현삼과 생지황은 자신(滋腎)에 사용하는데, 생지황은 감윤(甘潤)으로 자양(滋養)의 힘이 현삼보다 강하고, 현삼은 고함강설(苦鹹降泄)하여 강화(降火)의 힘이 강하다. 그러므로 생지황은 음혈부족(陰血不足)에 사용하고 현삼은 음허화왕(陰虛火旺)에 사용하며 동시에 해독작용도 있으므로 나력창독(瘰癧瘡毒)에도 자주 사용한다.

【용량 · 용법】

10-15g. 달이거나 환제 혹은 산제로 하여 복용한다.

【사용상의 주의】

이 약은 그 성미(性味)가 한(寒)하며 체(滯)하므로 비위(脾胃)가 허한(虛寒)한 환자나 식소변당(食少便溏)한 경우에는 복용(服用)시키지 않는다.

여로와는 반(反)한다.

【고전의 기록】

≪本經≫

"主腹中寒熱積聚, 女人產乳餘疢, 補腎氣, 令人明目. 〈주로 배속의 한열적취(寒熱積聚)와 여인(女人)의 산유여담(產乳餘疢)을 치유하며 신기(腎氣)를 보(補)하고 눈을 밝게 한다.〉"

≪別錄≫

"下水, 止煩渴, 散頸下核, 癰腫. 〈하수(下水)하고 번갈을 그치게 하며 경하핵(頸下核), 옹종(癰腫)을 흐트린다〉"

≪品滙精要≫

"消咽喉之腫, 瀉無根之火. 〈인후(咽喉)의 종(腫)을 소(消)하고, 무근지화(無根之火)를 사(瀉)한다.〉"

≪本草綱目≫

"養陰降火, 解斑毒, 利咽喉, 通小便血滯. 〈양음강화(養陰降火)하며 반독(斑毒)을 해(解)하고 인후(咽喉)를 이(利)하게 하며 소변혈체(小便血滯)를 통(通)하게 한다.〉"

第四節 청열해독약(清熱解毒藥)

독(毒)이라는 의미가 가지고 있는 범위는 상당히 넓은 데, 여기에서의 독(毒)은 화열(火熱)이 옹성(壅盛)하여 일어나는 현상을 가리키는 것으로 보통 열독(熱毒) 혹은 화독(火毒)이라 부르는 범주의 것들이다.

따라서 청열해독약(清熱解毒藥)이란 일반적으로 열독(熱毒)이나 화독(火毒)을 청설(清泄)하는 약이라 할 수 있고, 여기에 해당하는 약들은 청열사화(清熱瀉火) 작용이 있지만 그 중에서도 해독작용(解毒作用)이 더 우수하다는 뜻이다.

주로 적용되는 증상은 옹종(癰腫), 정창(疔瘡), 반진(斑疹), 단독(丹毒), 온독발이(瘟毒發頤), 차시(痄腮), 인후종통(咽喉腫痛), 열독하리(熱毒下痢), 충사교상(蟲蛇咬傷)과 기타 급성열병(急性熱病)이다.

이 약들을 임상에 이용할 때에는 병증에 따라 약을 잘 선택배합하는 것이 중요하다.

열독이 혈분에 있을 때에는 청열량혈약(清熱涼血藥)을 배합하고, 화열(火熱)이 왕성(旺盛)하면 청열사화약(清熱瀉火藥)을 배합하며 습사(濕邪)가 협잡될 경우에는 이습약(利濕藥)이나 조습약(燥濕藥)을 배합해야 하고 창옹(瘡癰)이나 인후종통(咽喉腫痛)인 경우에는 외용약(外用藥)을 같이 쓰는 것이 좋다.

이 이외에도 열독(熱毒)에 의해 혈리(血痢)하고 이급후중(裏急後重)한 경우에는 활혈행기약(活血行氣藥)을 배합하고 창양(瘡瘍)이 허(虛)에 속한 경우에는 보기양혈탁창약(補氣養血托瘡藥)을 같이 쓴다.

다만, 창양(瘡瘍), 후비(喉痺), 이질(痢疾)이 양증이나 열증에 속하지 않고 음증이나 한증에 속할 경우에는 이 약들을 쓰는 것은 좋지 않다.

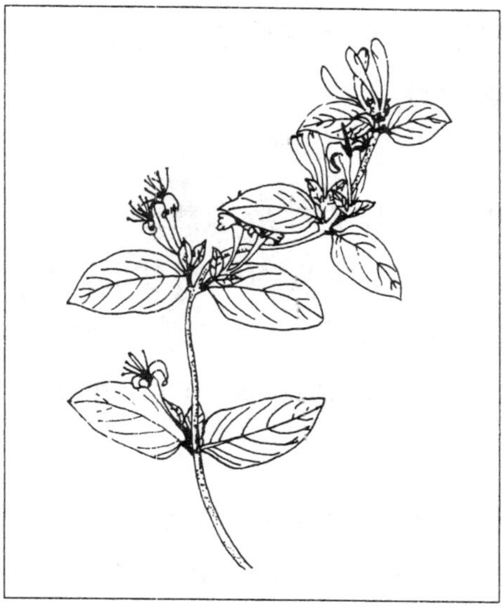

금은화(金銀花)*
Lonicerae Flos

【別錄】 KHP, CP

【처방용명】 金銀花, 雙花, 銀花炭, 忍冬花

【성미】 甘, 寒

【귀경】 肺, 心, 胃

【효능】 청열해독(淸熱解毒), 소산풍열(疏散風熱)

【기원】

이 약은 인동덩굴 *Lonicera japonica* Thunb.(인동과 Caprifoliaceae)의 **꽃봉오리이다.**

중국약전에는 이 이외에 *L. hypoglauca* Miq., L. confusa DC., *L. dasystyla* Rehd. 가 수재되어 있다.

초여름에 꽃봉오리가 맺혀 아직 피지 않은 상태로 따모아 그늘에 말려 그대로 쓰거나 초탄(炒炭)하여 쓰거나 또는 노제(露劑)로 만들어 쓴다.

① 옹종정창(癰腫疔瘡)

이 약은 감,한(甘·寒)하여 청열해독(淸熱解毒)하고 산옹소종(散癰消腫)하는 작용이 매우 강하여 양증(陽證)에 속하는 모든 옹종(癰腫), 정창(疔瘡)에 쓴다.

창옹(瘡癰)의 초기에 붉게 붓고 열이 나며 아플 때에는 단독으로 달여서 복용하거나 그 찌꺼기를 환부에 붙이거나 또는 급자, 천산갑, 방풍, 백지 등을 가하여 쓴다(仙方活命飮).

또 정창종독(疔瘡腫毒)으로 붉게 붓고 열이 나면서 아프며 환부가 딱딱하고 근이 깊을 때에는 자화지정, 야국화. 포공영, 천규 등을 같이 써서 청열해독(淸熱解毒)하는 작용을 강화시키기도 한다(五味消毒飮).

장옹(腸癰),오른쪽 다리를 굽힐 수는 있으나 펼 수 없는 증상(右足屈而不伸) 손을 아파서 만지지 못하는 경우 등에는 당귀, 지유, 맥문동, 황금을 가하여 사용한다(清腸飮).

만약, 폐옹(肺癰)으로 해토농혈(咳吐膿血)에 사용할 때에는 어성초, 노근, 도인, 길경, 감초 등을 함께 써서 청폐(淸肺)하고 배농(排膿)한다.

② 외감풍열(外感風熱), 온병초기(温病初起)

이 약은 감,한(甘. 寒)하며 방향소산(芳香疏散)하여, 폐(肺)의 열사(熱邪)를 잘 흐트려 심위(心胃)의 열독(熱毒)도 청(淸)하므로 풍열(風熱)에 외감(外感)하거나 온병(溫病)의 초기에 신열(身熱), 미오풍한(微惡風寒), 두통, 구갈(口渴), 인통(咽痛), 해수(咳嗽) 등의 증상에는 연교, 박하, 우방자 등을 가하여 풍열(風熱)을 흐트려주면 된다(銀翹散).

또 열이 영혈(營血)로 들어가 설강신혼(舌絳神昏)하고 심번(心煩)하여 잠이 잘 오지 않을 때에는 서각, 생지황, 원삼, 황련 등을 가하여 청영해독(淸營解毒)과 투열양음(透熱養陰)의 효능을 강화시킨다.(淸營湯).

③ 열독사리(熱毒瀉痢)

이 약은 감. 한(甘. 寒)하고 향기가 있어 열독(熱毒)을 잘 풀어주고 옹체(壅滯)를 없애며 혈열(血熱)을 식히고 설사를 멈추게하므로 열독(熱毒)으로 변(便)에 농혈(膿血)이 섞일 때에는 단독으로 달여서 쓰거나 황금, 황련, 백두옹 등을 가하여 설사를 억제하는 효과를 증강시킨다.

또 혈리(血痢)가 위주일 때는 은화탄, 선학초, 백두옹을 가하면 양혈지리(涼血止痢)하는 효과가 강화된다.

④ 기타

이 약에 물을 가하여 증류시킨 것이 금은화로(金銀花露)인데, 청열해서(淸熱解暑)하는 효과가 있어 서열(暑熱)에 의해 번갈(煩渴)하고 인후(咽喉)가 붓고 아플 때 그리고 소아의 열창(熱瘡)과 땀띠등에 효과가 좋다.

【임상사용의 요점】

금은화는 감한(甘寒)하고 청분(淸芬)의 기(氣)를 가지고 있다. 감한(甘寒)하며 청열(淸熱)작용이 있지만 위를 해치지 않고, 방향(芳香)하고 투달(透達)작용이 있어 폐경풍열(肺經風熱)을 선산(宣散)시키며,심위의 열독을 청해(淸解)하므로 산열해독(散熱解毒)하는 양약이다. 산열(散熱)하는 효능에 의하여 외감풍열(外感風熱)이나 열병초기에 열이 나고 약간 오한할때 상용하고, 청열해독하는효능이 있어 창옹종독(瘡癰腫毒)·반진인통(斑疹咽痛)·열독혈리(熱毒血痢)에 상용된다.

【참고】

① 그대로 쓰면 소산풍열(疏散風熱)·청열해독(淸熱解毒)하는 작용이 있고 초탄하여 쓰면 혈분에 들어가 양혈지리(涼血止痢)하는 작용이 있다.

② 금은화로(金銀花露)는 신선한 금은화에 물을 가하여 증류시킨 것인데 해서청열(解暑淸熱)작용이 있다.

【용량·용법】

10-15g

【사용상의 주의】

비위(脾胃)가 허한(虛寒)하거나 기허(氣虛)하여 생기는 창양(瘡瘍)과 농(膿)이 맑은 경우에는 사용하지 않는다.

【고전의 기록】

≪別錄≫

"治寒熱身腫熱毒. 〈한열(寒熱), 신종(身腫), 열독(熱毒)을 치료한다.〉"

≪本草拾遺≫

"主熱毒, 血痢, 水痢, 濃煎服之. 〈주로 열독, 혈리, 수리(水痢)등에 쓰이며 진하게 닳여 복용한다.〉"

≪本草綱目≫

"一切風濕氣, 及諸腫毒, 癰疽疥癬, 楊梅諸惡瘡, 散熱解毒. 〈일체의 풍습기(風濕氣) 및 여러가지 종독(腫毒), 옹저개선 그리고 양매(楊梅)의 여러 악창을 치료하며 열독(熱毒)을 산해(散解)한다.〉"

≪重慶堂隨筆≫

"淸絡中風火實熱, 解溫疫穢惡濁邪. 〈맥락 중의 풍화실열(風火實熱)을 청(淸)하며, 온역(溫疫), 예악(穢惡), 탁사(濁邪)를 해(解)한다.〉"

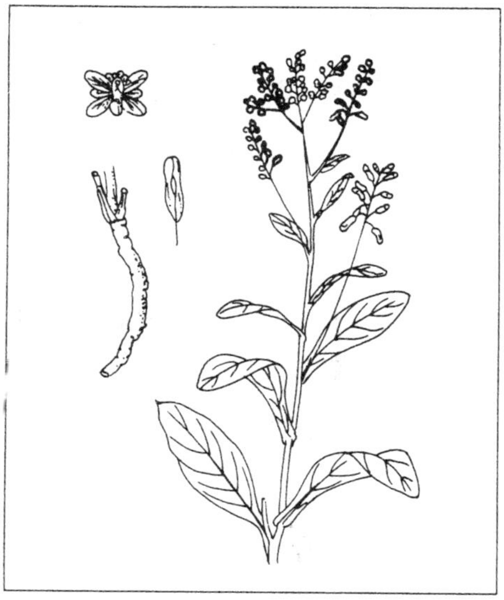

대청엽(大靑葉)
Baphicacanthi Folium

【別錄】 CP

【처방용명】 大靑, 大靑葉, 板藍葉, 板靛葉, 靛靑葉

【성미】 苦, 鹹, 大寒

【귀경】 心, 肺, 胃

【효능】 청열해독(淸熱解毒), 양혈소반(涼血消斑)

【기원】

이 약은 숭람 *Isatis indigotica* Fort.(십자화과 Cruciferae)의 잎을 건조한 것이다.

그러나 중국에서는 이 이외에 *I. tinctoria L.*, *I. oblongata* DC.(십자화과 Cruciferae), 쪽 *Polygonum tinctorium* Ait.(여뀌과 Polygonaceae), 노변청 *Clerodendron cryptophyllum* Spach.(마편초과 Verbenaceae), *Indigofera tinctoria* L.(콩과 Leguminosae) 및 마람 *Strobilanthes flaccidifolius* Nees.(=*Baphicacanthus cusia* Bremek.)(쥐꼬리망초과 Acanthaceae) 등의 잎을 대청엽이라 하여 거래하고 있다.

중국약전에 수재된 숭람의 주산지는 강소, 안미, 하남, 절강 등지이고, 마람의 주산지는 복건, 광서, 강서, 서각 등지이며, 쪽은 하북, 산서 등지가 주산지이고 노변청은 호남, 호북, 강서 등지가 주산지이다.

모두, 가을에 엽편(葉片)을 따서 볕에 말린 것을 쓴다.

【임상응용】

① 열입영혈(熱入營血), 온독열반(温毒熱斑)

이 약은 고. 한(苦, 寒)으로 심(心)과 위(胃)의 화독(火毒)을 해독하고 기분(氣分)에 잘 들어가며, 또 혈분(血分)에 들어가 청열해독(淸熱解毒)할 뿐만 아니라 혈열(血熱)을 식히고 반진(斑疹)을 없애는 작용이 있으므로 열(熱)이 영혈(營血)에 들어가 심위(心胃)에 독(毒)이 성(盛)하고 기(氣)와 혈(血)이 모두 번(燔)하여 생기는 온독발반(溫毒發斑)에는 서각, 치자, 두시 등을 가하여 쓴다(犀角大靑湯).

또 이 약은 풍열표증(風熱表證)과 온병(溫病)의 초기에 발열(發熱), 두통(頭痛), 구갈(口渴), 인통(咽痛) 등이 있을 때에는 금은화, 연교, 형개, 우방자 등의 신량해독(辛涼解毒) 및 청열해독(淸熱解毒)하는 약들을 가하여 쓴다.

② 후비구창(喉痺口瘡), 단독옹종(丹毒癰腫)

이 약은 고. 한(苦, 寒)으로 청열해독(淸熱解毒)하고 이인소독(利咽消毒)하는 효능이 있으므로 인후종통(咽喉腫痛)과 구설생창(口舌生瘡)등에는 신선한 것을 즙을 내서 내복하거나 현삼, 산두근, 황련, 생석고 등을 가하여 쓴다.

또 단독옹종(丹毒癰腫) 등에는 신선한 것을 갈아서 환부에 붙이거나 포공영, 지정, 조휴 등의 청열해독약(淸熱解毒藥)을 가하여 전복한다.

【임상사용의 요점】

대청엽은 함고(鹹苦) 대한(大寒)하다. 함(鹹)으로 혈분에 들어가고 고한(苦寒)으로 청열양혈(淸熱涼血)하는 작용을 겸하여 기표를 순행하고,심 간 위 삼경의 실화열독(實火熱毒)을 풀어주므로 해독의 요약이다. 그러므로 사입영혈(邪入營血)·혈열독성(血熱毒盛)의 발반(發斑), 심위화독상공(心胃火毒上攻)에 의한 인후종통(咽喉腫痛), 구창(口瘡), 화독외산(火毒外散)의 단독(丹毒), 옹종(癰腫)에도 효과가 있고, 외용 내용 동시에 효과가 있다.

【참고】

요즈음 유행성이하선염·일본뇌염·바이러스성폐렴·유행성간염등 바이러스성 질환이나, 유행성 뇌척수막염, 편도선염등의 세균성질환에 사용하여 효과가 있고, 유행성 간염의 간종대에도 사용된다.

【용량·용법】

10-15g. 외용에는 적당량을 쓴다.

【사용상의 주의】

비위(脾胃)가 허한(虛寒)한 자에게는 쓰지 않는 것이 좋다.

【고전의 기록】

≪別錄≫

"時氣頭痛, 大熱, 口瘡. 〈시기(時氣)의 두통(頭痛)과 대열(大熱), 구창(口瘡)을 치료한다.〉"

≪本草正≫

"治溫疫熱毒發斑, 風熱斑疹, 癰瘍腫痛, 除煩渴, 止鼻衄, 吐血…… 凡以熱兼毒者, 皆宜藍葉搗汁用之. 〈온역열독으로 인한 발반(發斑), 풍열습진(風熱濕疹), 옹양종독(癰瘍腫痛)을 치료하고 번갈을 없애고 코피와 토혈을 그치게 한다. 열과 독이 겸한 증상에는 모두 남엽을 찧어 즙을 사용한다.〉"

≪本草綱目≫

"主熱毒痢, 黃疸, 喉痺, 丹毒. 〈주로 열독(熱毒)으로 인한 이질, 황달, 후비, 단독 등에 쓰인다.〉"

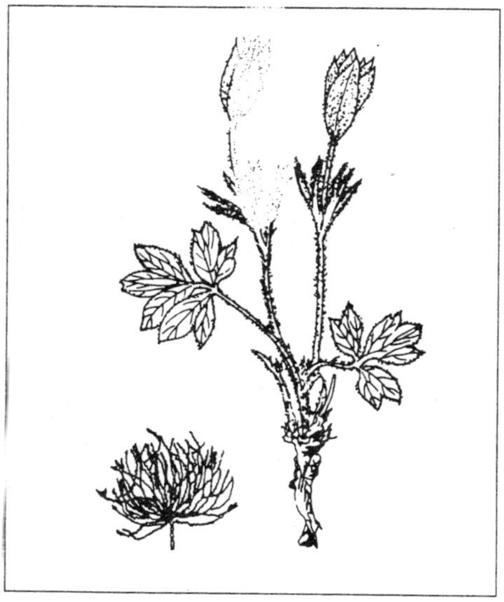

백두옹(白頭翁)
Pulsatillae Radix

【本經】 KHP, CP

【처방명】 白頭翁

【성미】 苦, 寒

【귀경】 大腸

【효능】 청열해독(淸熱解毒), 양혈지리(凉血止痢)

【기원】

이 약은 할미꽃 *Pulsatilla koreana* Nakai (미나리아재비과 Ranunculaceae)의 뿌리이다. 중국약전에는 *P. chinensis* Regel의 뿌리를 수재하고 있다.

봄에 꽃이 피기 전이나 혹은 늦가을에 누런 빛을 띠기 시작할 때 채취하여 뿌리 끝에 있는 흰 솜털만을 남겨둔채 나머지는 모두 다듬어 버리고 양건한 것을 쓴다.

【임상응용】

① 열독혈리(熱毒血痢)

이 약은 고. 한(苦, 寒)으로 강사(降瀉)하여 청열해독(淸熱解毒)하고 혈열(血熱)을 식혀 설사를 멎게 하며 특히 위장(胃腸)의 습열(濕熱) 및 혈분(血分)의 열독(熱毒)을 맑게 하는 작용이 뛰어나기 때문에 열독(熱毒)에 의한 혈리(血痢), 발열(發熱), 복통(腹痛), 농혈(膿血)이 섞이는 설사, 이급후중(裏急後重) 등에 쓰이는 양약이다.

단독으로 쓸 수도 있고, 황련, 황백, 진피(秦皮)를 가하여 쓰기도 한다(白頭翁湯).

② 기타

이 약에 진피(秦皮)를 가하여 달인 액으로 환부를 세척하면 요로감염증을 치료할수 있고, 시호, 황금, 빈랑자를 가하여 쓰면 학질에 효력이 있다.

【임상사용의 요점】

백두옹은 고한설강(苦寒泄降)하다. 혈분(血分)에 들어가 장위(腸胃)의 열독온결(熱毒蘊結)을 제(除)하여 청열해독양혈(淸熱解毒涼血)에 사용한다. 열독하리(熱毒下痢)의 요약(要藥)으로 아메바성 적리(赤痢) 이질(痢疾)에 뚜렷한 효과를 나타낸다.

【용량 · 용법】

6-15g

【사용상의 주의】

허한(虛寒)하여 생기는 설사에는 금기이다.

【고전의 기록】

≪本經≫

"主溫瘧狂易寒熱, 積聚, 癭氣逐血止痛, 療金瘡. 〈온학(溫瘧), 광이한열(狂易寒熱), 징하(癥瘕)가 쌓인 병, 영기(癭氣)등에 쓰고 염증부위에 몰려 있는 피를 풀어주어 통증을 그치게 하며 금창(金瘡)을 치료한다〉."

≪別録≫

"止毒痢. 〈독리(毒痢)를 그치게 한다.〉"

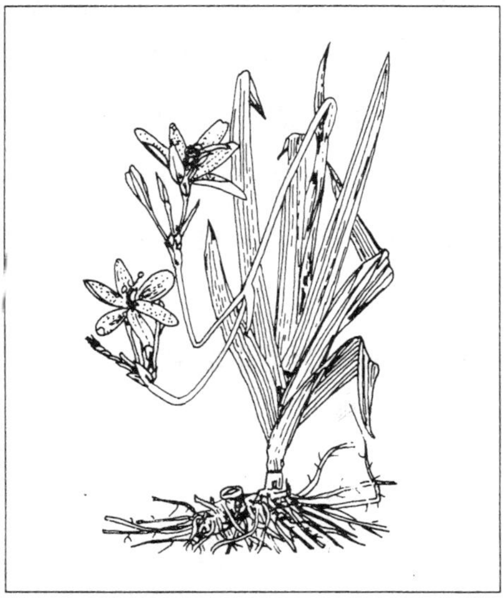

사간(射干)

Belamcandae Rhizoma

【本經】KHP, CP

【처방용명】 射干, 嫩射干, 射干片, 烏扇, 扁竹

【성미】 苦, 寒

【귀경】 肺

【효능】 청열해독(淸熱解毒), 거담이인(祛痰利咽)

【기원】

이 약은 범부채 *Belamcanda chinensis* Lemen.(붓꽃과 Iridaceae)의 뿌리줄기이다.

중국에서는 호북(胡北), 하남(河南), 강소(江蘇), 안휘(安徽) 등지에서 주로 생산되고, 일년 중 언제나 채집이 가능하지만 가을에 캔 것을 제일로 친다.

중국에서 사간과 같은 것으로 취급되는 것으로는 사천에서의 Iris japonica Thunb., 섬서에서의 I. dichotoma Pall. 등이 있다.

【임상응용】

① 인후종통(咽喉腫痛)

이 약은 고. 한(苦, 寒)으로 설강(泄降)하여 청열해독(淸熱解毒)하고 폐로 들어가 청폐사화(淸肺瀉火)하며 강기소담(降氣消痰)하고 또한 간(肝)으로 들어가 산혈소종(散血消腫)하므로 인후종통(咽喉腫痛)의 치료의 요약이다.

담열(痰熱)이 옹성(壅盛)하고 열(熱)에 의해 혈어(血瘀)가 생기며 인후(咽喉)가 종통(腫痛)일 때에는 즙을 내어 함소하던가 식초와 함께 갈아서 함소하여 연(涎)이 나오면 낳는다. 또한 황금, 길경, 감초 등을 같이 써도 된다.

② 담열해천(痰熱咳喘)

이 약은 폐화(肺火)를 없애고 기(氣)를 내리고 가래를 없애는 작용이 있어 해수와 천식을 멎게 한다.

폐열(肺熱)에 의해 기침을 하고 가래가 많을 경우에는 상백피, 마두령, 길경 등의 청열화담약(清熱化痰藥)을 같이 쓰고(射干馬兜鈴湯), 한담기천(寒痰氣喘), 해수담다(咳嗽痰多) 등에는 세신, 생강, 반하 등의 온폐화담약(溫肺化痰藥)을 가하여 쓴다(射干麻黃湯).

【임상사용의 요점】

사간은 고한(苦寒)하다. 고(苦)로 설강(泄降)하고 한(寒)으로 청열(清熱)하며 강화해독(降火解毒) 산혈소종(散血消腫)하여 이인(利咽)하고 또한 청폐(清肺) 소담산결(消痰散結)에도 사용한다. 인후종통(咽喉腫痛)이나 담다천해(痰多喘咳)에 사용하여 인통후비(咽痛喉痺)의 요약이다.

【용량 · 용법】

6-10g

【사용상의 주의】

임부에게는 쓰지말거나 신중히 투여해야 한다.

【고전의 기록】

≪本經≫

"治咳逆上氣, 喉痺咽痛不得消息, 散結氣, 腹中邪逆, 食飮大熱. 〈해역상기(咳逆上氣)나 후비인통(喉痺咽痛)으로 숨을 제대로 쉬지 못하는 증세를 치료하고. 결기(結氣)를 흐트리고 배속의 사역(邪逆), 음식대열(食飮大熱)등을 치료한다.〉"

≪藥性論≫

"治喉痺水漿不入, 通女人月閉, 治疰氣, 消瘀血. 〈인비(喉痺)로 인해 음식을 넘기지 못할 때

의 증세를 치유하고, 여인의 월경(月經)을 통하게 하며, 주기(疰氣)를 치료하고 어혈(瘀血)을 풀어준다.〉"

≪本草綱目≫

"射干能降火, 故古方治喉痺咽痛爲要藥.〈사간은 화기(火氣)를 내리므로 고방에는 후비인통(喉痺咽痛)에 요약으로 쓰였다.〉"

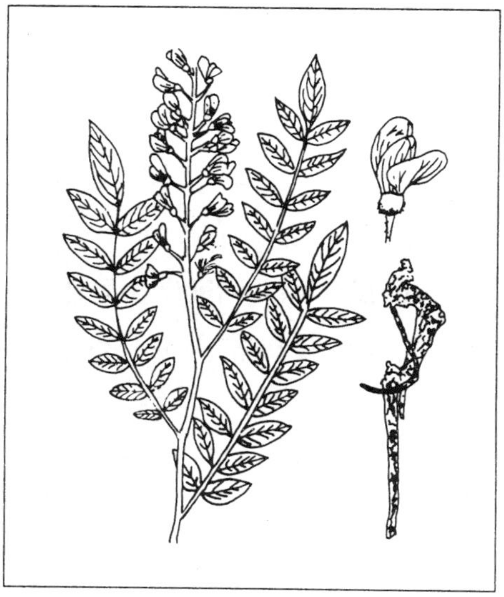

산두근(山豆根)

Sophorae Subprostratae Radix

【開寶本草】KHP, CP

【처방용명】 廣豆根, 山豆根

【성미】 苦, 寒

【귀경】 肺, 胃

【효능】 청열해독(清熱解毒)·이인소종(利咽消腫)

【기원】

이 약은 광두근 *Sophora subprostrata* Chun. et T. Chen. (콩과 Leguminosae)의 뿌리이다.

중국약전에는 월남괴 *S. tonkinensis* Gapnep. 의 건조한 뿌리와 뿌리줄기를 산두근으로 수재하고 있다. 주로 중국의 광서(廣西), 광동(廣東), 귀주(貴州)등에서 생산되며 연중 언제나 채취할 수 있으나 가을에 캔것을 양품으로 취급한다.

【임상응용】

① 인후종통(咽喉腫痛)

이 약은 대고대한(大苦大寒)하여 주로 폐화(肺火)를 청(清)하고 열독(熱毒)을 설

(泄)하여 이인소종(利咽消腫)하는 작용이 있기 때문에 인후종통(咽喉腫痛)에 중요하게 쓰이고 폐화(肺火)에 의한 인후종통(咽喉腫痛)에는 고루 응용할 수 있다.

증상이 가벼울 때에는 단독으로 달여서 복용하거나 함수(含漱)하고 심한 경우에는 원삼, 판람근, 사간 등을 가하면 치료효과가 높아진다.

② 아은종통(牙齦腫痛)

이 약은 대고대한(大苦大寒)하여 위(胃)로 들어가 위화(胃火)를 없애므로 위화(胃火)가 상염(上炎)하여 생기는 아은종통(牙齦腫痛)이나 구설생창(口舌生瘡) 등에 단독으로 달여서 수구(漱口)하거나 혹은 석고, 황련, 승마, 목단피 등을 가하여 쓴다.

③ 기타

이 약은 습열황달, 폐열해수, 옹종창독(癰腫瘡毒) 등의 증세에 응용된다. 근래에는 구단나선체병(鉤端螺旋體病)과 조기폐암, 후두암, 방광암등에 효과가 있는 것으로 알려져 구단나선체병(鉤端螺旋體病)의 치료에는 대청엽, 감초를 가하여 쓰고(豆靑合齊), 또 암의 치료에는 백화사설초, 어성초를 가하여 쓰며, 그 밖에 만성, 전염성간염에도 어느 정도의 치료효과를 보고 있다.

【임상사용의 요점】

산두근은 대고(大苦), 대한(大寒)하다. 심(心), 폐(肺), 위(胃)의 화독(火毒)을 청(淸)하여 해독(解毒) 이인(利咽), 소종(消腫)에 사용한다. 인후종통(咽喉腫痛)의 요약이며 폐·위화독상공(肺·胃火毒上攻)에 의한 인후종통(咽喉腫痛) 치은종통(齒齦腫痛)에 유효하다.

【참고】

① 최근에 암(癌)에 대한 상용약이라 되어 있지만 효과에 관해서는 이후의 검토가 필요하다.

② 마발(馬勃), 산두근(山豆根), 사간(射干)은 인후종통(咽喉腫痛)의 상용약이다. 마발은 신산(辛散)으로 폐(肺)의 풍열(風熱)에 산두근은 대고(大苦), 대한(大寒)으로 열독치성(熱毒熾盛)에, 사간은 강화산혈(降火散血), 소담산결(消痰散結)하기 때문에 열결혈어(熱結血瘀), 담열옹성(痰熱壅盛)에 각각 사용한다.

【용량 · 용법】

3-10g. 외용은 적당량을 쓴다.

【사용상의 주의】

이 약은 대고대한(大苦大寒)하여 과량복용(過量服用)하면 쉽게 구토(嘔吐), 복사(腹瀉), 흉민(胸悶), 심계(心悸) 등의 부작용이 유발됨으로 과량을 쓰지 않아야 하고 비위(脾胃)가 허한(虛寒)한 경우에는 조심해서 쓴다.

【고전의 기록】

≪開寶本草≫

"解諸藥毒, 止痛, 消瘡腫毒, 人及馬急黃發熱, 咳嗽, 殺小蟲. 〈여러가지 약독(藥毒)을 풀어주며, 통증을 그치게 하며, 창종독(瘡腫毒)을 없애며 사람과 말의 급황발열(急黃發熱), 해수(咳嗽)를 해소시키고 소충(小蟲)을 죽인다.〉"

≪圖經本草≫

"採根用, 今人寸截含之, 以解咽喉腫痛極妙. 〈뿌리를 캐서 쓴다. 사람에게 잠간만 물고 있게 해도 인후종통을 풀어주니 지극히 묘하다.〉"

≪本草備要≫

"瀉熱解毒, 去肺大腸風熱, 含之咽汁, 止喉痛, 齒腫, 齒痛. 〈열독(熱毒)을 사해(瀉解)하고 폐(肺)와 대장(大腸)의 풍열을 없애며 입에 이를 물고 있으면 후통, 치종, 치통이 사라진다.〉"

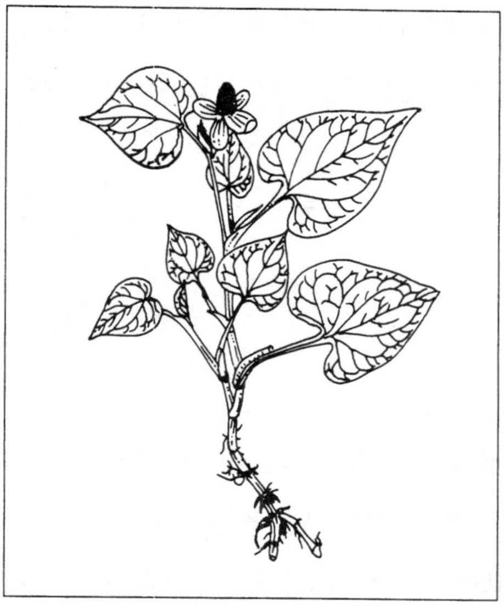

어성초(魚腥草)
Houttuyniae Herba

【別錄】KHP, JP, CP

【처방용명】 蕺菜, 魚腥草, 重藥, 十藥

【성미】 辛, 微寒

【귀경】 肺.

【효능】 청열해독(清熱解毒), 소종배농(消腫排膿), 이수통림(利水通淋)

【기원】

이 약은 약모밀 *Houttuynia cordata* Thunb. (삼백초과 Saururaceae)의 꽃필 때부터 과실이 달릴 때까지의 전초이다.

【임상응용】

① 폐옹토농(肺癰吐膿), 폐열해수(肺熱咳嗽)

이 약은 신미(辛味)로 발산하고 미한(微寒)으로 청열(清熱)하며 주로 폐경(肺經)으로 들어가 폐경(肺經)의 열독(熱毒)을 없애는 작용이 우수하여 담열(痰熱)이 옹폐(壅肺)하여 생기는 폐옹(肺癰), 기침을 하면 농혈(膿血)을 토하는 증상에 좋은 약이고, 폐열(肺熱)에 의한 해수(咳嗽) 그리고 가래가 점조한 경우에 이용된다.

폐옹(肺癰)의 치료에는 길경, 노근, 의이인, 과루인 등을 가하여 쓰고, 열해(熱咳)에는 황금, 상백피, 패모, 지모 등을 가하여 쓴다.

② 열독창양(熱毒瘡瘍)

이 약은 신, 한(辛, 寒)으로 청열해독(清熱解毒)하고 동시에 소옹배농(消癰排膿)하는 효능도 있기 때문에 열독(熱毒)에 의한 창양(瘡瘍)에는 모두 사용이 가능하다.

열독창양(熱毒瘡瘍)에는 야국화, 포공영, 금은화 등을 가하여 쓰거나 또는 신선한 것을 갈아서 붙이기도 한다.

③ 습열임증(濕熱淋證), 습열사리(濕熱瀉痢)

이 약은 청열제습(淸熱除濕)하고 이수통림(利水痛淋)하는 효능이 있어서 온열(溫熱)에 의한 임증(淋證)에 쓰고, 또 대장(大腸)의 습열(濕熱)을 없애기도 함으로 습열(濕熱)에 의한 설사에도 이용된다.

습열(濕熱)에 의한 임증(淋證)에는 차전초, 백모근, 해금사 등을 가하여 쓰고, 습열(濕熱)에 의한 설사에는 황련, 황백 등을 가하여 쓴다.

【임상사용의 요점】

어성초는 신한(辛寒)하다. 선폐산결(宣肺散結), 청열해독(淸熱解毒)에 사용하고 외옹내옹(外癰內癰)을 불문하고 옹종(癰腫)을 소산(消散)시킨다. 열독옹종(熱毒癰腫), 담열옹폐(痰熱壅肺)의 폐옹토농(肺癰吐膿), 폐열(肺熱)의 천해(喘咳), 치창(痔瘡)등에 유효하며 폐옹(肺癰)의 요약이다.

【용량 · 용법】

15-30g.

【사용상의 주의】

이 약은 정유를 함유하고 있으므로 오래 달이지 않아야 한다.

【고전의 기록】

≪別錄≫

"主蠼螋尿瘡. 〈구수뇨창을 다스린다.〉"

≪日華子本草≫

"淡竹筒內煨, 敷惡瘡白禿. 〈담죽통안에 넣어 여린 불로 익혀 악창과 백독(白禿)에 붙인다.〉"

≪本草經疏≫

"治痰熱癰肺, 發爲肺癰吐膿血之要藥. 〈담열폐옹을 치료하며 폐옹에 농혈을 토하는 병의 치료에 쓰이는 중요한 약이다.〉"

≪本草綱目≫

"散熱毒癰腫. 〈열독옹종을 흐트려준다.〉"

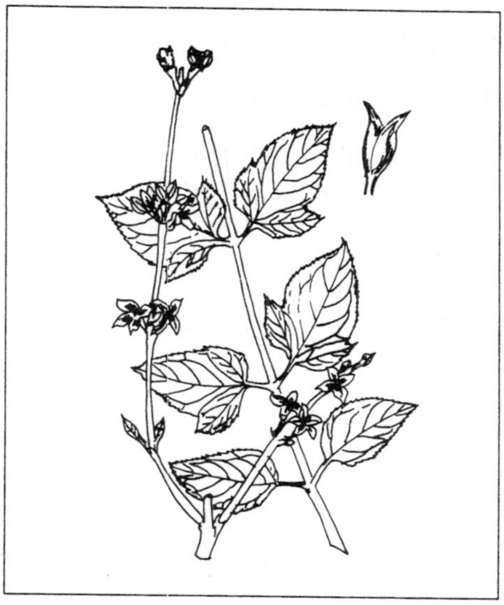

연교(連翹)*

Forsythiae Fructus

【本經】 KP, JP, CP

【처방용명】 靑連翹, 靑翹, 老翹, 黃翹, 連翹殼, 連翹心

【성미】 苦, 微寒

【귀경】 肺, 心, 膽

【효능】 청열해독(淸熱解毒), 소옹산결(消癰散結), 소산풍열(疏散風熱)

【기원】

이 약은 의성개나리 *Forsythia viridissima* Lindley, 개나리 *F. koreana* Nakai 또는 중국개나리 *F. suspensa* Vahl. (물푸레나무과 Oleaceae)의 열매이다.

【임상응용】

① 옹종창독(癰腫瘡毒), 나력담핵(瘰癧痰核)

이 약은 고. 한(苦, 寒)하여 주로 심경으로 들어가 여러가지 통(痛), 양(痒), 창(瘡)을 다스리며 심화(心火)를 청(淸)하게 하고 창독(瘡毒)을 풀어주며 기혈응취(氣血凝聚)를 흐트리고 겸하여 소옹산결(消癰散結)하는 효능이 있기 때문에 "창가(瘡家)의 성약(聖藥)"이라 부르기도 한다.

옹종창독(癰腫瘡毒)에는 금은화, 포공영, 야국화 등의 해독소종약(解毒消腫藥)을 같이 쓰고, 나력담핵(瘰癧痰核)에는 하고초, 상패모, 원삼, 모려 등 청간산결(淸肝散結)하고 화담소종(化痰消腫)하는 약물을 가하여 쓴다.

② 외감풍열(外感風熱), 온병초기(温病初起)

이 약은 고미(苦味)로 사화(瀉火)하고 한성(寒性)으로 청열(淸熱)하며 심· 폐이경(心· 肺二經)에 들어가 심화(心火)를 없애고 상초(上焦)의 풍열(風熱)을 흐트려주는 효과가 우수하므로 풍열(風熱)에 외감(外感)되었을 때와 온열병(溫熱病)에서 발열할 때 사용하고 특히 열병으로 정신이 혼미할 때 좋은 약이다.

풍열(風熱)에 외감(外感)하거나 온병(溫病)의 초기에 발열(發熱), 두통(頭痛), 구갈(口渴), 인통(咽痛)이 있을 때에는 금은화, 박하, 우방자 등을 가하여 쓰고 (銀翹散), 열이 영형(營血)에 들어가 혀가 붉고 정신이 혼미할 때에는 서각, 원삼, 목단피, 금은화 등과 같이 쓴다(淸營湯).

또 열이 심포(心包)에 들어가 고열(高熱)이 나고 정신이 혼미할 때에는 청심사화(淸心瀉火) 작용이 있는 연교심과 서각, 맥문동, 연자심 등을 가하여 쓴다(淸宮湯).

【임상사용의 요점】

연교는 고한(苦寒)하고 경청상부(輕淸上浮)한다. 고(苦)로 사화(瀉火)시키고 한(寒)으로 청열(淸熱)시키며,표리(表裏)를 투달(透達)하고, 청심사화(淸心瀉火)하여 상초의 열을 해산시키는 장점이 있다. 고로 외감풍열(外感風熱)·온사발열(溫邪發熱)·발반발진(發斑發疹)등 외감열병에 의한 번열신혼(煩熱神昏)에 상용한다. 또 청심화(淸心火)하면서 기혈(氣血)을 선창(宣暢)하여 혈적기취(血積氣聚)를 소산시키고 사화해독(瀉火解毒)·소종산결(消腫散結)의 효능을 가지고 있으므로 옹양종독(癰瘍腫毒)·나력결핵(瘰癧結核)에 효과가 있어 창가(瘡家)의 요약이 된다. 그 외에 체열작용과 이뇨작용이 있으므로 열결뇨폐(熱結尿閉)나 열림(熱淋)에 의한 소변불리에 사용한다.

연교심(連翹心)은 청사심화(淸瀉心火)하는 특징이 있고 사입심포(邪入心包)의 번열신혼(煩熱神昏)에 좋은 약이다.

【참고】

① 과실이 익기 시작할 때 채취한 것이 청연교(淸連翹)이고 완전히 익은 다음 채취한 것이 노교(老翹)이다. 종자를 연교심(連翹心), 과실을 연교각(連翹殼)이라 한다.

② 연교와 금은화는 청열해독(淸熱解毒)·양산상초풍열(涼散上焦風熱)의 효과가 있어 화독창양(火毒瘡瘍), 외감열병(外感熱病)에 사용한다. 금은화는 감한(甘寒)하여 위를 손상시키지 않고 청해표열(淸解表熱)에 편중되며 초탄(炒炭)하면 청열지리(淸熱止痢)하는 작용이 있다.

연교는 고한(苦寒)하고 주로 흉격이열(胸膈裏熱)을 청해시키는 작용이 있으며 많이 복용하면 위를 상하게 한다. 소종산결(消腫散結)하고 이뇨작용도 있으며 연교심은 청심화(淸心火), 제번열(除煩熱)에 좋다.

【용량 · 용법】

6-15g

【사용상의 주의】

비위(脾胃)가 허한(虛寒)한 경우와 기허(氣虛)로 묽은 고름이 나오는 경우에는 쓰지 않는 것이 좋다.

【고전의 기록】

≪本經≫

"主寒熱鼠瘻, 瘰癧, 癰腫, 惡瘡, 癭瘤, 結熱, 蠱毒 〈주로 한열(寒熱) 서루, 나력, 옹종, 악창, 영류, 결열, 고독을 치료한다.〉"

≪藥性論≫

"除心家客熱. 〈심가(心家)의 객열(客熱)을 없앤다.〉"

≪日華諸家本草≫

"治瘡癤, 止痛. 〈창절을 치료하고 통증을 그친다.〉"

≪珍珠囊≫

"連翹之用有三, 瀉心經客熱, 一也, 去上焦諸熱, 二也, 爲瘡家聖藥,三也. 〈연교의 쓰임은 셋이니 심경(心經) 의 객열(客熱)을 사(瀉)함이 하나요, 상초(上焦)의 여러가지 열을 거(去)함이 둘째요 창가(瘡家)의 성약(聖藥)으로 쓰이니 셋째이다.〉"

≪本草求眞≫

"連翹味苦微寒, 質軟而浮, 書雖載瀉六經鬱火, 然其輕淸氣浮, 實爲瀉火要劑, 心爲火主, 心淸則諸臟與三皆淸矣……且經有言, 諸痛瘡瘍, 皆屬心火,連翹實爲瘡家聖藥也. 〈연교의 성미(性味)는 고. 미한(苦, 微寒)이고 질(質)은 부드러우면서 뜬다. 여러 의서에 육경울화(六經鬱火)를 사(瀉)한다고 실려 있으나 사실 연교는 경청기부(輕淸氣浮)하여 사화(瀉火)의 요제(要劑)로 쓰인다. 심(心)은 화(火)를 주재하므로 심(心)이 청(淸)한 즉 여러 장기(臟器)와 삼(三)이 모두 청(淸)하게 된다. 또 경에 말하되 '여러 통(痛), 창(瘡), 양(瘍)은 모두 심화(心火)에 속한다'라 했으니 연교야 말로 실제 창가의 성약(聖藥)이다.〉"

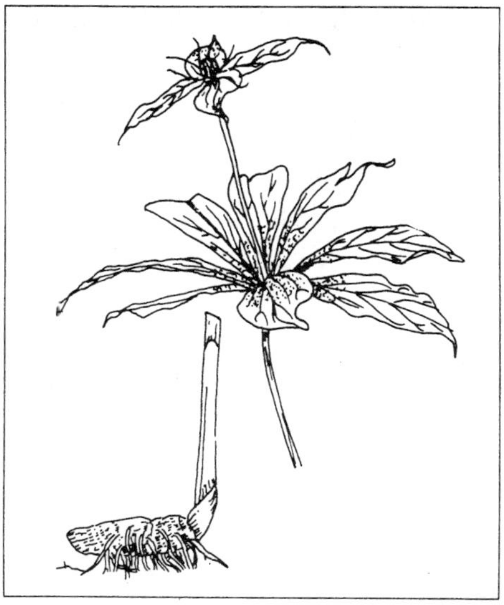

조휴(蚤休)
Paridis Rhizoma

【本經】 CP

【처방용명】 蚤休, 重樓, 草河車, 七葉一枝花

【성미】 苦, 微寒, 有小毒

【귀경】 肝

【효능】 청열해독(清熱解毒), 청종지통(清腫止痛), 양간정경(涼肝定驚)

【기원】

이 약은 삿갓풀 *Paris verticilata* Bieb. 및 동속식물(백합과 Liliaceae)의 뿌리줄기이다.

중국약전에는 칠엽일지화 *P. polyphylla* Smith 및 운남중루 *P. yunnanensis* Franch가 원식물로 수재되어 있다.

늦가을에 채취하여 뿌리털을 제거하고 씻어서 햇볕에 건조한 것을 쓴다.

【임상응용】

① 옹종정창(癰腫疔瘡), 독사교상(毒蛇咬傷)

이 약은 고미(苦味)로 강설(降泄)하고 한성(寒性)으로 청열(清熱)하여 청열해독(清熱解毒)하고 소종지통(消腫止痛)하기 때문에 옹종정독(癰腫疔毒) 및 독사교상(毒蛇咬傷)에 중요한 약이다.

옹종정독(癰腫疔毒)에는 가루로 하여 단독으로 쓰거나 식초를 가하여 환부에 붙이고, 황련, 적작약, 금은화, 감초 등을 가하면 해독소종(解毒消腫)의 효과를 높여준다(奪命丹).

또 독사교상(毒蛇咬傷)에는 반변련(半邊蓮)을 가하여 쓰기도 하고 혹은 단독으로 수전복(水煎服)하거나 가루로 복용하고 또는 식초로 조제하여 환부에 바른다.

② 경풍추축(驚風抽搐)

이 약은 고. 한(苦, 寒)으로 간(肝)으로 들어가 간을 식히고 화를 내리며 식풍(熄風)

하여 지경(止驚)하게 하므로 고열(高熱)이 나고 정신이 혼미하며 경풍추축(驚風抽搐) 할 때에는 조구등, 선태, 울금, 금은화 등을 가하여 쓴다.

③ 기타

이 약은 소종지통(消腫止痛), 화어지혈(化瘀止血)하는 효능이 있어 외상(外傷)에 의한 출혈(出血)이나 어혈(瘀血)에 의한 종통(腫痛) 등에도 응용되며 내복과 외용이 가능하다.

【임상사용의 요점】

조휴는 고한(苦寒)하다. 고설양혈(苦泄涼血)하여 울열(鬱熱)을 청해(清解)하고 소종정통(消腫定痛)하며 사독(蛇毒)을 해독시킨다.

옹저정창(癰疽疔瘡)·독사교상(毒蛇咬傷)의 요약이며 내복·외용한다. 또 고한설강(苦寒泄降)하고 간경(肝經)에 들어가 평간식풍(平肝熄風)작용이 있으므로 소아의 경풍추축(驚風抽搐)에 효과가 있다.

【참고】

포공영, 자화지정, 조휴는 청열해독(清熱解毒)·소종정통(消腫定痛)의 효능이 있다. 포공영은 이수통림(利水通淋)·청리습열(清利濕熱)작용도 있으므로 황달, 열림에 효과가 있고, 자화지정은 양혈해독(涼血解毒)의 효과가 좋아 옹종정독(癰腫疔毒)의 요약이 되며, 조휴는 양간정경(涼肝定驚)하여 소아의 경련에 효과가 있으며 사독교상(蛇毒咬傷)에도 사용한다.

【용량·용법】

5-10g. 外用일 경우에는 적당량을 쓴다.

【사용상의 주의】

몸이 허약하거나 실화(實火)가 없는 열독(熱毒), 음증(陰證)인 외양(外瘍) 및 임산부는 금기이다.

【고전의 기록】

≪本經≫

"主驚癎, 搖頭弄舌, 熱氣在腹中. 〈주로 경간(驚癎), 요두농설(搖頭弄舌) 및 열기(熱氣)가

복중(腹中)에 있는 병을 치유한다.〉"

≪別録≫

"主癲疾, 癰瘡, 陰蝕, 下三蟲, 去蛇毒. 〈주로 전질(癲疾)과 옹창(癰瘡), 음식(陰蝕) 등의 치료에 쓰이며 삼충(三蟲)을 내려보내며 독사의 독을 제거해 준다.〉"

≪本草綱目≫

"去瘧疾寒熱. 〈학질의 한열을 제거한다.〉"

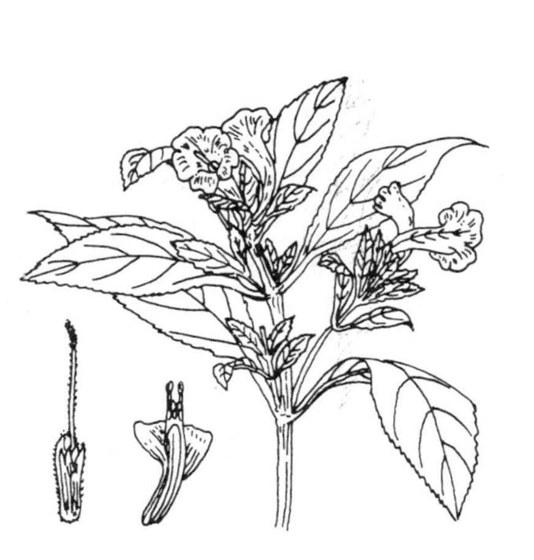

◈ 마 람 ◈

청대(靑黛)

Indigo Pulverata Levis

【藥性論】 KHP, CP

【처방용명】

【성미】 鹹, 寒

【귀경】 肝, 肺, 胃

【효능】 청열해독(淸熱解毒), 양혈소반(凉血消斑), 사간청폐(瀉肝淸肺), 거서정경(祛暑定驚)

【기원】

이 약은 쪽 *Persicaria tinctoria* H. Gross 및 그 밖의 동속 유사식물(여뀌과 Polygonaceae)의 잎을 발효시켜 얻은 가루이다.

중국약전에는 마람 *Baphicacanthus cusia* Bremek. (쥐꼬리망초과 Acanthaceae), 쪽 *Polygonum tinctorium* Ait. (여뀌과 Polygonaceae) 또는 숭람 *Isatis indigotica* Fort. (십자화과 Cruciferae)의 잎 또는 줄기잎을 가공하여 얻은 건조한 가루 또는 덩어리를 수재하고 있다.

가을에 이 식물의 낙엽을 모아 물에 잠기게 하여(水浸泡) 잎이 썩어 껍질에서 떨어질 때까지 둔다. 그 뒤 이 잎을 건져내고 그 물에 알맞는 양의 석회유(石灰乳)를 부어 충분히 섞어 젓되 그 침액(浸液)이 오록색(烏綠色)에서 심홍색(深紅色)으로 변할 때까지 젓는다. 그 다음 액면(液面)의 거품을 제거하고 볕에 말린 것을 쓴다.

【임상응용】

① 온독발반(温毒發斑), 토혈육혈(吐血衄血)

이 약은 한성(寒性)으로 열(熱)을 없애고 함미(鹹味)는 혈(血)로 들어감으로 청열(清熱)하고 해독(解毒)하며 혈열(血熱)을 식히고 반진(斑疹)을 삭이는 효능이 있으므로 온독(溫毒)으로 반진(斑疹)이 나타날 때에는 서각, 생지황, 목단피 등을 가하여 쓰고, 혈열(血熱)이 망행(妄行)하여 토혈(吐血), 육혈(衄血)이 나타날 때에는 생지황, 목단피, 백모근, 측백엽 등을 가하여 쓴다.

② 서열경간(暑熱驚癎), 경풍추축(驚風抽搐)

이 약은 감한(鹹寒)하여 간화(肝火)를 없애고 서열(暑熱)을 쫓는 데 뛰어나서 식풍지경(熄風止痙)하므로 서열(暑熱)에 의해 경간(驚癎)이 생길 때에는 감초, 활석을 가하여 쓰고(碧玉散), 소아(小兒)의 경간추축(驚風抽搐)에는 조구등, 우황 등을 가하여 쓴다(凉驚丸).

③ 해수객혈(咳嗽喀血)

이 약은 감. 한(鹹,寒)으로 주로 간화(肝火)를 없애고 폐열(肺熱)을 내리므로 간화(肝火)가 폐(肺)를 범하여 생기는 해수(咳嗽), 흉통(胸痛), 담중대혈(痰中帶血), 객혈(喀血) 및 폐열(肺熱)에 의한 해수(咳嗽)와 담조(痰稠) 등에 응용된다.

즉, 간화(肝火)가 폐(肺)를 범하여 기침을 하고 가슴이 아프며 가래에 피가 많이 섞이고 객혈 등을 할 때에는 해합분(海蛤粉)을 가하여 쓰고(黛蛤散), 폐열(肺熱)에 의한 해수(咳嗽)에는 괄루인, 패모, 해부석(海浮石) 등을 가하여 쓴다(青黛海石丸).

④ 차시후비(痄腮喉痺),화독창양(火毒瘡瘍)

이 약은 청열(清熱)하고 해독(解毒)하며 혈열(血熱)을 식히고 소종(消腫)하는 효능이 있기 때문에 온역(溫疫)에 외감(外感)하거나 유행성질환으로 생기는 차시후비(痄腮喉痺)에 쓴다.

이 때 빙편을 조금 넣어 조제하여 붙이거나, 황금, 판람근, 현삼을 가하여 달여서 복용하거나, 화독(火毒)에 의한 창양(瘡瘍)에는 포공영, 자화지정, 금은화 등의 해독소창약(解毒消瘡藥)을 가하여 쓰기도 한다.

【임상사용의 요점】

청대는 함(鹹)으로 혈(血)에 들어가고 한(寒)으로 청열시킨다. 간경의 울화를 사산(瀉散)하고, 청간양혈해독(淸肝涼血解毒)작용이 있으므로 온독발반(溫毒發斑) 혈열망행의 토혈육혈(吐血衄血)·간화범폐(肝火犯肺)의 객혈·소아감적(少兒疳積)·발열 등에 사용한다. 외용하면 해독창의(解毒瘡醫)·흡습(吸濕)하는 작용이 있으므로 화열창독(火熱瘡毒)·습창습진(濕瘡濕疹)·구설인후궤양(口舌咽喉潰瘍)등에도 효과가 있다.

【참고】

① 청대는 원식물의 잎과 줄기에 물을 가하여 두두려서 분쇄한 후 석회수등을 가하여 표면에 뜬 청남색의 분말을 채취하여 건조시킨 것이다.

② 청대, 대청엽, 판남근은 대동소이한 효과를 갖고 있다. 대청엽과 판남근은 청열양혈(淸熱涼血)·해심위열독(解心胃熱毒)작용이 있으나, 대청엽은 오독발반, 인후종통에 판남근은 대두온(大頭瘟), 차시후비(痄腮喉痺)에 각각 잘 사용되고 있다. 청대는 해독양혈·청간사화에 작용하므로 화열창독·온독발반·해혈토혈(咳血吐血)등에 적당하다.

【용량·용법】

5-3g

이 청대는 물에 녹이기가 어려우므로 일반적으로 산제로 하여 충복(沖服)하거나 환제로 하여 복용한다.

【사용상의 주의】

위가 찬 환자는 조심해서 써야 한다.

【고전의 기록】

≪藥性論≫

"解小兒疳熱消瘦, 殺蟲. 〈소아의 감열(疳熱)로 인한 소수(消瘦)를 풀어주고 기생충을 없앤다.〉"

≪開寶本草≫

“主解諸藥毒, 小兒諸熱, 驚癎發熱, 天行頭痛寒熱, 煎水硏服之, 亦摩敷熱瘡惡腫, 金瘡下血, 蛇犬等毒. 〈주로 여러가지 약독(藥毒)과 소아의 여러가지 열(熱) 및 경간(驚癎), 발열(發熱) 그리고 매일 생기는 두통과 한열(寒熱)의 해소에 달여서 물을 섞어 갈아 복용한다. 또 열창약종(熱瘡藥腫)이나 쇠붙이로 인한 상처와 하혈, 뱀이나 개에 물린데 비벼서 붙인다.〉”

≪本經逢原≫

“靑黛, 瀉肝膽, 散鬱火, 治溫毒發斑及產後熱痢下重, ≪千金≫藍靑丸用之, 天行寒熱頭痛, 水硏服之. 〈청대는 간담(肝膽)을 사(瀉)하고 울화(鬱火)를 산(散)하며 또 온독발반(溫毒發斑) 및 산후의 열리하중(熱痢下重)을 다스린다. ≪千金≫의 남청환은 천행의 한열, 두통에 물에 개어 이를 복용한다고 하였다.〉”

≪本草求眞≫

“靑黛, 大瀉肝經突火及散肝經火鬱. 〈청대는 간경돌화(肝經突火)를 크게 瀉하며 간경화울(肝經火鬱)을 산(散)한다.〉”

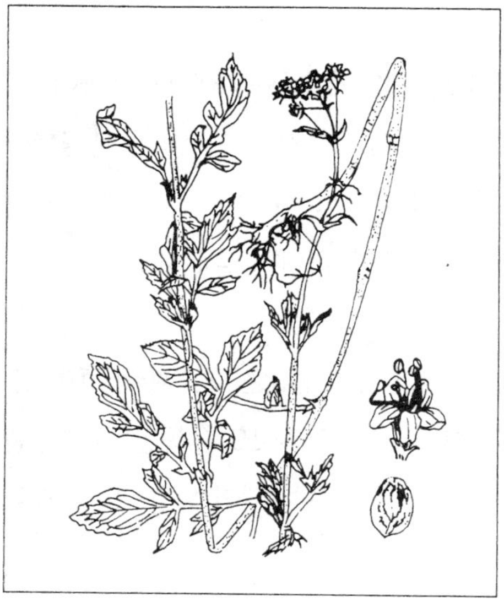

패장(敗醬)

Patriniae Radix

【本經】 KHP, CP

【처방명】 敗醬草, 敗醬

【성미】 辛, 苦, 微寒

【귀경】 胃, 大腸, 肝

【효능】 청열해독(清熱解毒), 소옹배농(消癰排膿), 거어지통(祛瘀止痛)

【기원】

이 약은 **뚝갈** *Patrinia villosa* Jussieu. 또는 마타리 *P. scabiosaefolia* Fischer ex Link. (마타리과 Valerianaceae)의 뿌리이다.

【임상응용】

① 장옹복통(腸癰腹痛), 폐옹토농(肺癰吐膿), 옹종창독(癰腫瘡毒)

이 약은 고, 한(苦, 寒)하며 청열해독(清熱解毒)하고 신(辛)으로 산결배농(散結排膿), 거어지통(祛瘀止痛)하는 작용이 있으므로 옹종(癰腫), 창독(瘡毒)을 치료하는 데 상용된다. 특히 내옹(內癰)에 잘 듣고 그 중에도 장옹(腸癰)에 뛰어나므로 그 장옹(腸癰)에는 농(膿)의 유무에 관계없이 필수적으로 사용되기 때문에 이 약은 "장옹(腸癰)의 요약(要藥)"으로 알려져 있다.

장옹(腸癰)인데 농(膿)이 이미 생겨있는 경우에는 의이인, 부자를 가하여 쓰고(薏苡附子敗醬散), 장옹(腸癰)의 초기에 복통(腹痛)과 변비(便秘)가 있으며 아직 화농(化膿)하지 않았을 때에는 금은화, 포공영, 목단피, 적작약, 도인 등을 가하여 쓰며, 폐옹(肺癰)으로 기침하고 농혈(膿血)을 토할 때에는 어성초, 노근, 길경 등을 가하여 쓰고, 옹종(癰腫), 창독(瘡毒)에는 금은화, 연교 등을 가하여 쓴다. 또한 신선한 것을 지쩌서 외용한다.

② 어조복통(瘀阻腹痛)

이 약은 신(辛)으로 발산(發散)하고 파혈행어(破血行瘀)하여 통경지통(通經止痛)하며 산후에 어조(瘀阻)로 인한 복중자통(腹中刺痛)을 다스리는 효과가 있다.

이 때에는 단독으로 달여서 복용하거나 오령지, 향부자, 당귀 등을 가하여 쓴다.

【임상사용의 요점】

패장초는 신산고설(辛散苦泄)하다. 한(寒)으로 청열(清熱)하고 청강중(清降中)과 행산(行散)의 성질이 있으며 청열해독(清熱解毒), 소종배농(消腫排膿)할 뿐만 아니라 활혈행어(活血行瘀)하고 장위(腸胃)의 어체(瘀滯)를 행(行)하기 때문에 장옹(腸癰)의 요약으로 되어있다. 농(膿)이 있고 없고를 불문하고 응용하면 좋다.

【용량 · 용법】

6-15g. 외용은 적당량을 쓴다.

【사용상의 주의】

비위(脾胃)가 허약(虛弱)하거나 식사를 많이 못하면서 설사를 할 경우에는 금기이다.

【고전의 기록】

≪本經≫

"主暴熱火瘡, 赤氣, 疥瘙疽痔, 馬鞍熱氣. 〈폭열화창, 적기(赤氣), 개소저치, 마안열기(馬鞍熱氣)를 다스린다.〉"

≪別錄≫

"除癰腫, 浮腫, 結熱, 風痺不足, 産後腹痛. 〈옹종, 부종, 결열, 풍비부족, 산후복통을 없앤다.〉"

≪本草綱目≫

"敗醬乃手足陽明厥陰藥也, 善排膿破血, 故仲景治癰及古方婦人科皆用之. 〈패장은 수족의 양명과 궐음경락의 약으로 배농파혈(排膿破血)에 뛰어나므로 중경(仲景)은 옹(癰)의 치료에 썼고, 고방에는 부인과(婦人科)의 치료에 모두 이 약을 썼다.〉"

第五節 청허열약(清虛熱藥)

허열(虛熱)을 없애고 골증(骨蒸)을 가시게 하는 것을 주된 효능으로 삼는 약을 청허열약(清虛熱藥)이라 한다.

이 약들은 주로 간음(肝陰)과 신음(腎陰)이 허(虛)하여 허화(虛火)가 속에서 교란하기 때문에 골증(骨蒸)으로 조열(潮熱)하고 오후가 되면 열이 나며 손바닥과 발바닥에 열이 나고 허번(虛煩)하여 잠을 이루지 못하며 도한(盜汗), 유정(遺精)이 있고 설홍소태(舌紅少苔)이며 맥(脈)이 세삭(細數)하게 나타나는 경우이다.

이 이외에 온열병(溫熱病)의 후기에 사열(邪熱)이 다 없어지지 않아 상음겁액(傷陰劫液)함으로 하여 밤에는 덥고 아침에는 시원하며 열퇴무한(熱退無汗)하는 증상에도 이용된다.

이 약들은 일반적으로 생지황, 원삼, 별갑, 귀판 등과 같은 청열양혈약(清熱涼血藥)이나 청열양음약(清熱養陰藥)을 배합하여 쓴다.

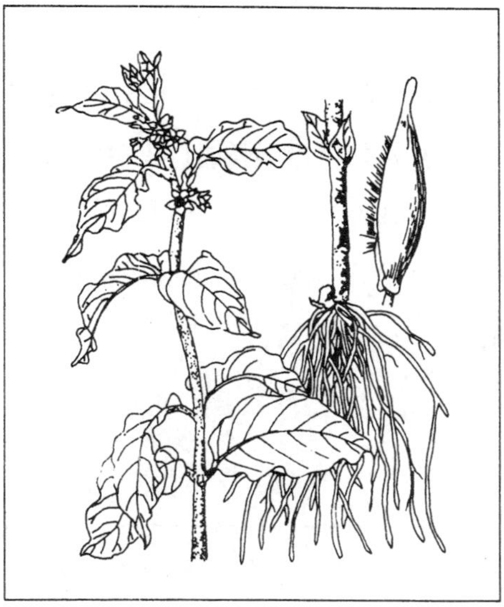

백 미(白薇)
Cynanchi Radix

【本經】KHP, CP

【처방용명】 白薇, 香白薇, 嫩白薇

【성미】 苦, 鹹, 寒

【귀경】 胃, 肝

【효능】 청열양혈(清熱凉血), 이뇨통림(利尿通淋), 해독료창(解毒療瘡)

【기원】

이 약은 털백미 *Cynanchum atratum* Bunge 및 동속식물(박주가리과 Asclepiadaceae)의 뿌리이다.

중국약전에는 동속식물인 C. versicolor Bunge의 뿌리를 백미로 수재하고 있다.

【임상응용】

① 사열입영(邪熱入營), 음허발열(陰虛發熱), 산후허열(産後虛熱)

이 약은 고. 한(苦, 寒)으로 혈분(血分)으로 들어가 청열양혈(清熱凉血), 익음제열(益陰除熱)하는 효능이 있어 실열(實熱)만이 아니라 허열(虛熱)까지 내려주므로 온사(溫邪)가 영분(營分)에 들어가 고열(高熱)로 번갈(煩渴)하고 혀가 붉고 정신이 혼미할때에는 서각. 생지황, 원삼등을 가하여 쓰고 여열(餘熱)이 다 가시지않고 음허발열(陰虛發熱)하며 골증조열(骨蒸潮熱)이 있을때에는 생지황. 지모. 창호등을 동용한다.

또 산후에 혈허(血虛)로 발열하고, 밤에는 덥고 아침에는 시원하며 저열(低熱)이 물러나지 않아 혼궐(昏厥) 하는 등의 증세에는 양혈익음(養血益陰), 청열제증(清熱除蒸)하는 효과를 얻기 위해 당귀, 인삼, 감초 등을 같이 쓴다(白薇湯).

② 열림혈림(熱淋血淋)

이 약은 청열양혈(清熱凉血)하고 이뇨통림(利尿通淋)하는 효능이 있으므로 방광습열(膀胱濕熱)이나 혈림삽통(血淋澁痛) 등에 목통, 활석 및 석고를 가하여 쓴다.

③ 창옹종독(瘡癰腫毒), 인후종통(咽喉腫痛)

이 약은 청열양혈(清熱凉血)하고 동시에 해독료창(解毒療瘡)하는 효능이 있어, 혈열독성(血熱毒盛)으로 인한 창옹종독(瘡癰腫毒)이나 인후종통(咽喉腫痛) 및 독사교상(毒蛇咬傷) 등에 사용된다. 내복과 외용이 가능하며 청열해독약을 같이 써도 된다.

그 밖에도 이 약의 청사폐열(清瀉肺熱)하는 능력을 이용해 폐열해수(肺熱咳嗽)를 치료하는 데, 이 때에는 패모, 해합각 등을 같이 쓴다.

【임상사용의 요점】

백미는 고함·한(苦鹹·寒)하다. 고(苦)는 설강하고 함(鹹)으로 혈액에 들어가며 한(寒)으로 청열하고 혈분의 열사(熱邪)를 청해(清解)하며 허열을 제거하고 또한 이수통림(利水通淋)작용도 있다. 혈열과 음허의 발열에도 사용하고, 사입영혈(邪入營血)의 오후신열(身熱)·열병후기의 음상내열(陰傷內熱)·부녀산후의 음허체약(陰虛體弱)에 의한 번열두혼(煩熱頭昏)·혈열음허에 의한 열림혈뇨(熱淋血尿)나 월경선기(月經先期)에 효과가 있다.

【참고】

백미, 은시호, 지골피, 청호는 효과가 유사하고, 청허열의 작용이 있으며 자주 병용된다. 백미는 청해(清解)작용이 우수하고, 청호도 비슷하게 투달(透達)작용이 우수하다, 은시호와 지골피는 내청(內清)작용은 좋은나 외달(外達)작용은 없다. 백미와 지골피는 청설폐열(清泄肺熱)작용이 있으나 은시호와 청호에는 그 효과가 없다. 백미는 이수통림(利水通淋)작용의 특징이 있다.

【용량·용법】

3-12g을 달여서 복용하거나 환제나 산제로 하여 복용한다.

【사용상의 주의】

비위허한(脾胃虛寒)하여 식소변당(食少便溏)할때는 복용하지 말아야 한다.

【고전의 기록】

≪本經≫

“主暴中風, 身熱肢滿, 忽忽不知人, 狂惑邪氣, 寒熱酸痛, 溫瘧洗洗發作有時.〈폭중풍(暴中風), 신열지만(身熱肢滿), 너무 급해 사람을 알아보지 못하는 증세, 광혹사기(狂惑邪氣), 한열산통(寒熱酸痛), 온학세세(溫瘧洗洗)하여 때가 되면 발작이 있는 경우에 쓰인다.〉”

≪別錄≫

“療傷中淋露, 下水氣, 利陰氣.〈상중임로(傷中淋露)를 치료하며 수기(水氣)를 내리고 음기(陰氣)를 이(利)한다.〉”

≪本草綱目≫

“風溫灼熱多眠, 及熱淋, 遺尿, 金瘡出血.〈풍온(風溫)으로 작열다면(灼熱多眠)한 경우 및 열림(熱淋), 유뇨(遺尿), 쇠붙이로 다친 상처의 출혈등을 치료한다.〉”

≪本草備要≫

“凡天行熱病後, 餘熱未淸及溫疫, 瘴疫, 久而不解者, 必屬陰虛, 除瘧邪藥中, 類中風熱藥中, 俱宜加之.〈무릇 천행열병(天行熱病)후의 여열이 가시지 않았거나 온역(溫疫)과 장역(瘴疫)이 오래도록 풀리지 않은 경우는 반드시 음허(陰虛)에 속한다. 이 백미는 학질을 치료하는 약효군에서 제외시켜 마땅히 중풍제열약(中風除熱藥)의 부류에 포함시켜야 한다.〉”

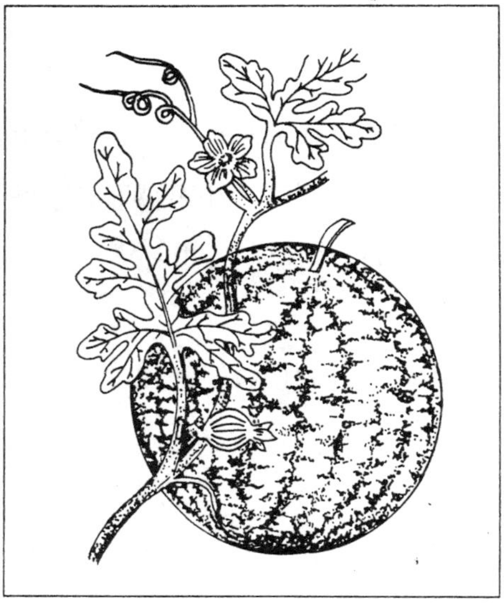

서과(西瓜)*

Citrulli Fructus

【本經】CP

【처방용명】西瓜, 西瓜汁, 西瓜

【성미】甘, 淡, 寒

【귀경】心, 胃, 肺, 腎

【효능】 해서제번(解暑除煩), 지갈이소변(止渴利小便)

【기원】

이 약은 수박 *Citrullus vulgaris* Schrad. (박과, Cucurbitaceae)의 과육 및 과즙이다.

【임상응용】

① 중서(中暑), 서온(暑溫)에 의한 번갈(煩渴)

② 온열병(溫熱病)에 의한 열성상진(熱盛傷津)

【임상사용의 요점】

서과는 감담, 한(甘淡, 寒)하다. 청열해서(淸熱解暑) 이소변(利小便)의 효능을 가지고 있다. 중서(中暑) 서습(暑濕) 및 온열병(溫熱病)의 열성상진(熱盛傷津)에 의한 구갈심번(口渴心煩) 소변불리(小便不利) 및 상주(傷酒)등에 사용하여 〈천생(天生)의 백호탕(白虎湯)〉이라 불리는 청서(淸暑)의 가품(佳品)이다.

【용량 · 용법】

적당량

【사용상의 주의】

열병에서도 실습에는 쓰지 않는다.

【부】 서과취의 (西瓜翠衣)

【처방용명】 西瓜皮, 西瓜翠衣

【성미】 甘, 凉

【효능】 청열해서(淸熱解暑), 이소변(利小便)

【기원】

이 약은 수박 Citrullus vulgaris Schrad. (박과, Cucurbitaceae)의 과피이다.

【임상응용】

청열해서하는 효능은 서과보다 못하지만 이뇨작용은 우수하므로 습열에 의한 뇨적 및 황달 수종에 쓴다. 초(炒)한 분말을 입에 넣으면 구내염에 효과가 있다.

【용량】

15-30g. 달여서 복용한다.

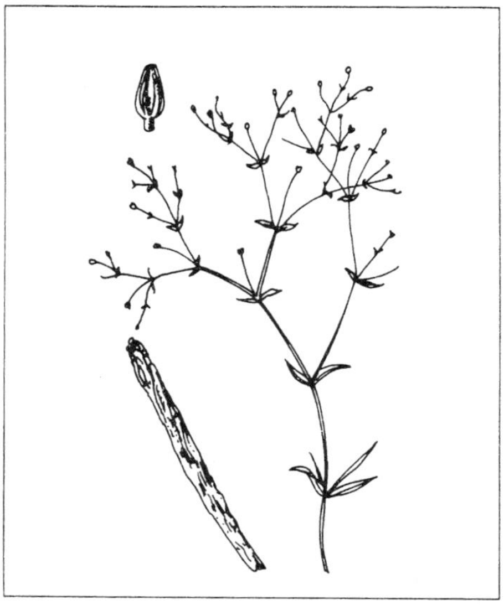

은시호(銀柴胡)
Gypsophilae Radix

【本草綱目拾遺】 KHP, CP

【처방용명】

【성미】 甘, 微寒

【귀경】 肝, 胃

【효능】 청퇴허열(淸退虛熱), 소제감열(消除疳熱)

【기원】

이 약은 대나물 *Gypsophila oldhamiana* Miquel. (석죽과 Caryophyllaceae)의 뿌리이다.

【임상응용】

① 음허발열(陰虛發熱)

이 약은 감. 한(甘,寒)으로 익음(益陰)하여 청열양혈(淸熱涼血)하며 허열(虛熱)은 잘 물리치고 그 성품(性品)은 평화(平和)하므로 음허발열(陰虛發熱), 도한(盜汗), 골증조열(骨蒸潮熱) 등의 증세에 사용되고 지골피, 청호, 별갑 등과 같이 쓴다(靑骨散).

② 감적발열(疳積發熱)

이 약은 감열(疳熱)을 없애는 효능이 있으므로 어린이의 식체(食滯) 혹은 충적(蟲積)으로 인한 감적발열(疳積發熱), 복부팽대(腹部膨大), 구갈소수(口渴消瘦), 모발초고(毛髮焦枯) 등에 치자, 호황련, 계내금, 사군자 및 당삼, 백출 등 청퇴감열(淸退疳熱). 소적소충(消積消蟲). 건비료감(健脾療疳)하는 효능을 얻는다.

【임상사용의 요점】

은시호는 감한(甘寒)하다. 청열양혈(淸熱涼血)작용이 있으며 퇴열(退熱)시키되 고설(苦泄)작용은 없고 이음(理陰)하되 승등(昇騰)작용은 없다. 퇴허열과 제골증(除骨

蒸)에 효과가 좋고 동시에 소아감열(小兒疳熱)을 제거하여 노열골증(勞熱骨蒸)과 소아감열(小兒疳熱)에 상용한다.

【참고】

① 은시호와 청호는 양혈제증(涼血除蒸)의 작용이 있다. 청호는 신향투산(辛香透散)하여 음분(陰分)의 온사(溫邪)를 투표(透表)하고, 청열해서(清熱解暑) 퇴학(退瘧)의 효능을 가지고 있다. 은시호에는 청투(清透)의 효능이 없으나 소아감열에는 효과가 있다.

② 시호와 은시호는 해열효과가 있으나 시호는 외감발열에, 은시호는 음허골증조열(陰虛骨蒸潮熱)에 효과가 있다.

【용량 · 용법】

3-10g. 대제량(大劑量)에는 20g까지 쓸 수 있다.

【사용상의 주의】

풍한(風寒)에 외감되거나 혈허(血虛)로 열이 나지 않을 때에는 쓰지 않는 것이 좋다.

【고전의 기록】

≪本草綱目拾遺≫

"治虛勞肌熱, 骨蒸勞熱, 熱從髓出, 小兒五疳羸熱. 〈허로기열(虛勞肌熱). 골증노열(骨蒸勞熱). 열종수출(熱從髓出) 및 어린이의 오감이열(五疳羸熱)을 치료한다.〉"

≪本草正義≫

"退熱而不苦泄, 理陰而不升騰, 固虛熱之良藥. 〈열을 물리치되 고설(苦泄)하지 않으며 음(陰)을 다스리되 치켜올리지 않으니 진실로 허열(虛熱)치료의 양약이다.〉"

≪本草便讀≫

"銀柴胡, 無解表之性, 從來注本草者, 皆言其能治小兒疳熱, 大人勞熱, 大抵有入肝膽涼血之功. 〈은시호는 해표(解表)의 성능이 없다. 종래의 ≪本草≫에 주석을 단 사람들은 모두 소아의 감열(疳熱), 대인(大人)의 노열(勞熱)을 치료한다고 했으니 대개 간담(肝膽)으로 들어 양혈(涼血)하는 효능이 있기때문에 그렇게 말한듯하다.〉"

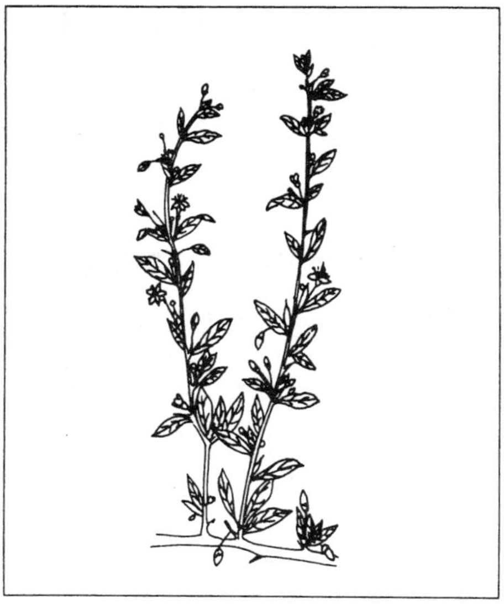

지골피(地骨皮)*
Lycii Cortex Radicis

【本經】 KHP, CP

【처방용명】 地骨皮, 枸杞根皮

【성미】 甘, 淡, 寒

【귀경】 肝, 肺, 腎

【효능】 양혈퇴증(凉血退蒸), 청폐강화(淸肺降火)

【기원】

이 약은 구기자나무 *Lycium chinensis* Miller. (가지과 Solanaceae)의 뿌리껍질이다. 이른 봄이나 늦가을에 채취하고 뿌리의 껍질을 벗겨 양건한 것을 쓴다.

【임상응용】

① 음허발열(陰虛發熱), 도한골증(盜汗骨蒸)

이 약은 감. 한(甘, 寒)하고 청윤(淸潤)하여 간(肝), 신(腎)의 허열(虛熱)을 가시게 하고 땀이 나는 골증(骨蒸)을 없애는 작용이 있어 퇴허혈하고 골증을 치료하는 좋은 약이다. 음허발열(陰虛發熱), 골증조열(骨蒸潮熱), 도한(盜汗)이 있고 몸이 여위고, 오심번열(五心煩熱)하며, 얼굴이 붉고, 맥(脈)이 세삭(細數)하는 등의 증세에 지모, 별갑, 은시호 등을 가하여 쓴다 (地骨皮湯).

② 폐열해수(肺熱咳嗽)

이 약은 감. 한(甘, 寒)으로 폐열(肺熱)을 청설(淸泄)하고 폐중복화(肺中伏火)를 없애 청숙(淸肅)되도록 하는 작용이 있기 때문에 폐화울결(肺火鬱結)과 기역불강(氣逆不降)으로 인한 해수기천(咳嗽氣喘), 피부증열(皮膚蒸熱)등의 증세에 상백피, 감초 등을 가하여 쓴다(瀉白散).

③ 혈열출혈(血熱出血)

이 약은 감. 한(甘, 寒)으로 혈분(血分)으로 들어가 청혈(淸血), 양혈(凉血), 지혈

(止血)하는 효능이 있기 때문에 혈열(血熱)이 망행(妄行)하여 토혈(吐血), 육혈(衄血), 뇨혈(尿血) 등 혈열(血熱)에 의한 출혈(出血)의 증세가 있을때 단독으로 주전복(酒煎服)하거나 백모근, 측백엽 등의 양혈(凉血), 지혈약(止血藥)을 같이 쓸 수도 있다.

④ 기타

이 약은 청열(清熱), 제증(除蒸), 설화(泄火)하면서 동시에 생진지갈(生津止渴)하는 작용을 겸하고 있어 생지황, 천화분, 오미자 등을 가하여 내열(內熱)에 의한 소갈(消渴)을 치료한다.

【임상사용의 요점】

지골피는 감한(甘寒)하고 청강(清降)한다. 청열양혈하면서 폐화(肺火)를 청강(清降)하고, 간신의 허열을 청퇴(清退)하며 퇴열제증(退熱除蒸)하는 좋은 약이다. 음허발열,유한골증(有汗骨蒸) 및 폐열해수,번열소갈에 사용하고, 양혈지혈 작용도 있어 허화망동(虛火妄動), 혈열망행(血熱妄行)의 토혈 혈뇨에도 효과가 있다.

【참고】

지골피와 목단피는 청퇴허열, 청열양혈의 효과가 있으나 목단피는 신한(辛寒)하여 청투(清透)에 편중되어 무한(無汗)에 사용하는 반면에 지골피는 감한(甘寒)하여 청강(清降)하고 유한(有汗)에 사용한다.

또 목단피는 청설간화(清泄肝火)작용이 뛰어나 활혈산어(活血散瘀)하고, 지골피는 청설폐열(清泄肺熱)작용이 강하다.

【용량 · 용법】

6-15g

【사용상의 주의】

풍한(風寒)에 외감되어 열이 나거나 비허(脾虛)하여 변당(便溏)할 경우에는 쓰지 않는다.

【고전의 기록】

≪本經≫

"主五內邪氣. 熱中消渴, 周痺. 〈오내사기(五內邪氣)와 열중소갈(熱中消渴), 주비(周痺)등을 치료한다.〉"

≪珍珠囊≫

"解骨蒸肌熱, 消渴, 風濕痺, 堅筋骨, 凉血. 〈골증기열(骨蒸肌熱). 소갈(消渴), 풍습비(風濕痺)에 쓰고 근골을 튼튼히 하고 혈열을 식힌다.〉"

≪湯液本草≫

"瀉腎火, 降肺中伏火, 去胞中火, 退熱, 補正氣. 〈신화(腎火)를 사(瀉)하고 폐중복화(肺中伏火)를 내리며, 포중화(胞中火)를 거(去)하고 열(熱)을 퇴(退)하며 정기(正氣)를 보(補)한다.〉"

≪藥品化義≫

"地骨皮. 外袪無定虛邪, 內除有汗骨蒸, 上理頭風, 中去胸脇氣, 下利大小腸, 通能奏效, 入瀉白散. 淸金調氣. 療肺熱有餘咳嗽. 〈지골피는 밖으로는 무정허사(無定虛邪)를 거(袪)하고 안으로는 유한골증(有汗骨蒸)을 없앤다. 또 위로는 두풍(頭風)을 다스리며 가운데로는 흉협기(胸脇氣)를 거(去)하고 아래로는 대. 소장(大, 小腸)을 이(利)하여 큰 효과가 있다. 또 입사백산(入瀉白散)하여 청금조기(淸金調氣)하고 폐열(肺熱)로 인한 가시지 않은 해수(咳嗽)를 치료한다.〉"

≪本草求眞≫

"雖與丹皮同治骨蒸之劑, 但丹皮味辛, 能治無汗骨蒸. 此屬味甘, 能治有汗骨蒸. 〈비록 단피와 같이 골증(骨蒸)을 치료하는 것으로 쓰고 있으나, 단피는 그 미(味)가 신(辛)하여 무한골증(無汗骨蒸)에 쓰고 이것은 미(味)가 감(甘)하여 유한골증(有汗骨蒸)의 치료에 쓴다.〉"

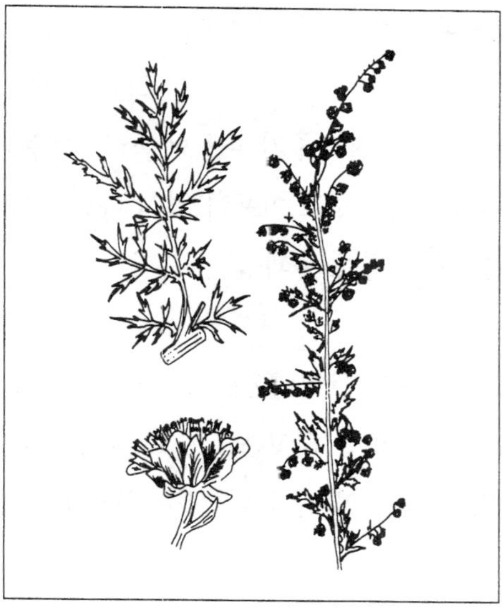

청호(靑蒿)

Artemisiae Apiaceae Herba

【本經】 KHP, CP

【처방용명】 靑蒿, 嫩靑蒿, 香靑蒿, 草蒿

【성미】 苦, 辛, 寒

【귀경】 肝, 膽, 腎

【효능】 청투허열(淸透虛熱), 양혈제증(凉血除蒸), 해서절학(解暑截瘧)

【기원】

이 약은 개똥쑥 *Artemisia annua* L. (국화과 Compositae)의 지상부이다.

이 이외로 개사철쑥 *A. apiacea* Hance의 지상부도 원식물로 취급하고 있다. 여름과 가을에 채취하여 신선한 것을 그대로 쓰거나 양건하여 쓴다.

【임상응용】

① 열병후기(熱病後期), 저열불퇴(低熱不退)

이 약은 고한(苦寒)으로 청열(淸熱)하고 신향(辛香)으로 투산(透散)하여 복열(伏熱)을 청투(淸透)하고 열사(熱邪)를 음분(陰分)에서 양분(陽分)으로 투출(透出)토록 하는 데 뛰어난 효력이 있으므로 온병(溫病)의 후기에 남은 열이 아직도 가시지 않고 상음겁액(傷陰劫液)하며 밤에는 덥고 아침에는 시원하며 열퇴무한(熱退無汗)하거나 열병(熱病) 후에 저열(低熱)이 없어지지 않을 때 응용되는 데, 이 때에는 양음투열(養陰透熱)하는 효능을 높이기 위해 별갑. 지모, 목단피 등을 같이 쓴다(靑蒿鱉甲湯).

② 음허발열(陰虛發熱), 노열골증(勞熱骨蒸)

이 약은 음분(陰分)으로 들어가 복열(伏熱)을 청투(淸透)할 뿐 아니라 허열(虛熱)을 가시게 하고 골증(骨蒸)을 없애는 작용이 우수하여 간신(肝腎)이 부족하고 허화(虛火)가 안에서 어지럽게 함으로 하여 저열(低熱)이 가시지 않고 도한(盜汗), 유정(遺精)이 있으며 입술이 홍색이고 얼굴이 붉으며 혀가 붉고 설태가 적으며 양맥(兩脈)이 세삭

(細數)한 등의 증세에 은시호, 호황련, 지모, 별갑 등과 같이 쓴다 (淸骨散).

③ **외감서열(外感暑熱), 발열구갈(發熱口渴)**

이 약은 방향(芳香)으로 산(散)하고 서열(暑熱)을 잘 풀어주기 때문에 서사(暑邪)를 받아 발열(發熱)하고 땀이 나지 않거나 나며 머리가 혼미하고 아프며 입이 마르고 갈증이 있으며 맥이 홍삭(洪數)할 경우에 연교, 복령, 활석, 통초 등과 같이 쓴다.

④ **학질한열(瘧疾寒熱)**

이 약은 비교적 강력한 학질퇴치제로 학질(瘧疾)에서의 한열(寒熱)을 풀어준다. ≪肘後方≫에는 단독으로 비교적 많은 양을 갈아서 복용하도록 하고 있고, ≪治病活法秘方≫에는 이 약에 계심을 가하여 산제로 복용하도록 하고 있다. 열이 심한 환자에게는 황금, 활석, 청대를 가하여 쓴다(蒿芩淸膽湯).

【임상사용의 요점】

청호는 고한(苦寒)으로 청열하고 방향(芳香)으로 투산(透散)한다. 간담과 혈분의 열을 청설(淸泄)하고, 음분(陰分)의 숨은 열을 밖으로 내보내어 제거한다. 청열양혈퇴증(淸熱涼血退蒸)에 좋은 효과가 있고, 온사상음발열(溫邪傷陰發熱)·골증노열(骨蒸勞熱)을 불문하고 음분의 열에 대해 중요한 약이다. 또 청방소달(淸芳疏達)의 성질에 의해 청투해기(淸透解肌)시켜 거서치학(祛暑治瘧)하는 작용도 있으므로 서온(暑溫)의 외감이나 학질의 한열에도 잘 쓰인다. 그 외에 혈분유열(血分有熱)의 풍진소양(風疹瘙痒)이나 혈열출혈에 지양지혈(止痒止血) 작용이 있다. 고한(苦寒)하지만 방향이 있어 비위나 음혈을 손상시키지 않으므로 혈허유열(血虛有熱)에도 좋다.

【용량·용법】

3-10g 달이거나 신선한 것을 즙을 내서 복용한다.

【사용상의 주의】

오래 달이지 말아야 하고 비위(脾胃)가 허약(虛弱)하여 설사하는 경우에는 복용하지 말아야 한다.

【고전의 기록】

≪本經≫

"主疥瘙痂痒. 惡瘡. 殺蝨, 治留熱在骨節間. 明目. 〈개소가양(疥瘙痂痒)과 악창(惡瘡)을 다스리고 이를 죽이며 골절에 있는 남은 열을 치료하고 눈을 밝게한다.〉"

≪本草圖經≫

"治骨蒸勞熱爲最, 古方多單用之. 〈골증(骨蒸)과 노열(勞熱)의 치료에 가장 뛰어나며, 고방에는 흔히 단독으로 썼다.〉"

≪本草綱目≫

"治瘧疾寒熱. 〈학질의 한열을 치료한다.〉"

≪本草新編≫

"退暑熱. 〈서열(暑熱)을 물리친다.〉"

≪醫林纂要≫

"淸血中濕熱, 治黃疸及鬱火不舒之證. 〈핏속의 습열(濕熱)을 청(淸)하게 하며,황달과 울화(鬱火)가 풀리지 않는 증세를 치료한다.〉"

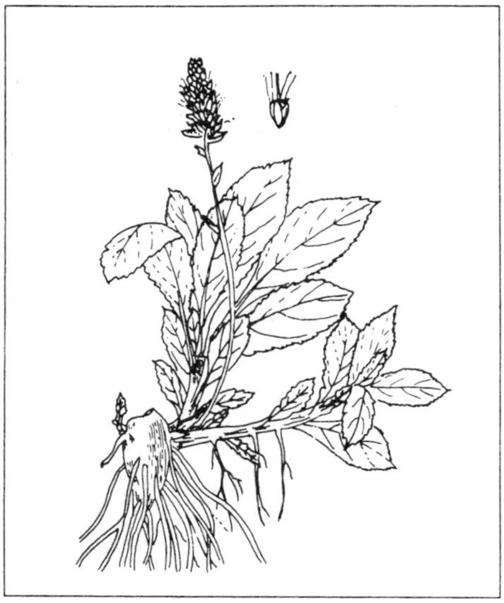

호황련(胡黃連)
Picrorrhizae Rhizoma

【新修本草】 KHP, CP

【처방용명】 胡黃連

【성미】 苦, 寒

【귀경】 心, 肝, 胃, 大腸

【효능】 청퇴허열(淸退虛熱), 소제감열(消除疳熱), 청열조습(淸熱燥濕)

【기원】

이 약은 호황련 *Picrorrhiza kurroa* Benth. (현삼과 Scrophulariaceae)의 뿌리줄기이다.

【임상응용】

① 골증조열(骨蒸潮熱)

이 약은 성한(性寒)으로 심. 간(心, 肝)의 혈분(血分)으로 들어가 허열(虛熱)을 가시게 하고 골증(骨蒸)을 없애며 혈열(血熱)을 식히고 청열(淸熱)하는 효능이 있어 음허발열(陰虛發熱), 노열골증(勞熱骨蒸), 도한유정(盜汗遺精), 야열조량(夜熱早凉)의 증세에 은시호, 지골피와 같이 쓴다(淸骨散).

② 소아감열(小兒疳熱)

이 약은 소아의 감열(疳熱)을 없애주고 위장습열(胃腸濕熱)을 청(淸)하게 하므로 소아의 감적발열(疳積發熱)과 소화불량(消化不良), 복창체수(腹脹體瘦), 저열불퇴(低熱不退) 등에 당삼, 백출, 산사자 등을 같이 쓴다(肥兒丸).

③ 습열설리(濕熱泄痢)

이 약은 고. 한(苦,寒)으로 침강(沈降)하여 위장습열(胃腸濕熱)을 제거하며 약효가 황련과 유사하다. 고한(苦寒)의 성질은 황련밑하다 약하나 이질치료에는 좋은 약이므로 습열옹체(濕熱壅滯), 기기불창(氣機不暢), 하리적백(下痢赤白) 등에는 당귀, 목향, 백두옹 등과 같이 쓴다.

④ 치창종통(痔瘡腫痛)

이 약은 고. 한(苦,寒)으로 청열조습(淸熱燥濕)하고 특히 대장(大腸)의 습화온결(濕火蘊結)을 없애는 데 뛰어나며, 또 치창루창(痔瘡瘻瘡)의 치료에 상용된다. ≪張氏醫通≫에서 이 약에 자 위피와 사향으로 환을 지어 내복하면 치창(痔瘡)을 치료하며 또한 이 약에 석결명, 괴화, 천산갑을 가하고 환제로 하여 치루(痔漏)에 쓴다(黃連閉管丸).

【임상사용의 요점】

호황련은 고한(苦寒)하다. 청심열(淸心熱)·양간담(涼肝膽)의 작용뿐만 아니라, 청습열(淸濕熱)·퇴골증(退骨蒸)의 효과가 있다. 습열적체(濕熱積滯)·노열골증(勞熱骨蒸)·소아감적(小兒疳積)의 양약(良藥)이다.

【참고】

호황련은 황련과 같이 청열조습(淸熱燥濕)의 작용을 가지고 있으나 고한(苦寒)의 성질은 황련보다 강하지 않으나 하초습열(下焦濕熱)을 청도(淸導)하는 효과가 매우 좋다.

【용량·용법】

3-10g

【사용상의 주의】

비위(脾胃)가 허한(虛寒)할 경우에는 조심해서 써야 한다.

【고전의 기록】

≪新修本草≫

"主骨蒸勞熱, 補肝膽, 明目, 治冷熱泄痢,……厚腸胃. 〈주로 골증노열(骨蒸勞熱)을 치료하며 간담(肝膽)을 보(補)하고 눈을 밝게 한다. 냉열설리(冷熱泄痢)를 치유하며……, 장(腸)과 위(胃)를 튼튼히 한다.〉"

≪藥品化義≫

"胡黃連, 獨入血分而淸熱, 丹溪云 ; 骨蒸發熱, 皆積所成, 此能涼血益陰, 其功獨盛療若夜側發熱, 晝側明了, 是熱在血分, 以此佐芎, 歸爲二連湯, 除熱神妙. 〈호황련은 오직 혈분(血分)에 들어가 청열(淸熱)한다. 단계(丹溪)란 사람이 이르기를 골증발열(骨蒸發熱)은 모두가 쌓여

서 생긴 것이라고했다. 이 호황련은 능히 양혈익음(凉血益陰)하며 그 기능이 독특하게 성(盛)하여 밤에 열이 있던 증세가 낮이면 깨끗이 사라진다.

이는 열이 혈분(血分)에 있기 때문이며 이에 호황련에 천궁, 당귀를 더하여 "二連湯"을 쓰면 신묘(神妙)하게도 열이 사라진다.〉"

≪本草正義≫

"凡熱痢脫肛, 痔漏瘡瘍血痢血淋, 溲血瀉血及梅毒疳瘡等證. 濕火結聚, 非此不能直達病所, 而小兒疳積腹膨之實證, 亦可用之.〈무릇 열리로 인한 탈항, 치루창양, 혈리혈림, 수혈사혈 및 매독감창등 습화결취는 이약이 아니면 직접 환부에 닿지 않는다.

또 소아의 감적복팽의 실증(實證)에도 역시 이용할 수 있다.〉"

3

第三章 사하약(瀉下藥)

변통(便通)을 일으키고 대장(大腸)을 활리(滑利)하여 대변을 배출시키는 약 즉,하리(下痢) 작용이 있거나 윤하(潤下) 작용이 있는 약을 사하약(瀉下藥)이라 부른다.

이 약들은 장관(腸管) 내에 적체되어 있는 음식물 및 조시(燥屎)를 배출시켜 제거하거나 청열사화(淸熱瀉火) 작용에 의하여 옹체된 실열(實熱)을 내리는 작용을 하거나 또는 수습(水濕)이나 정음停飮)을 대소변으로 배출시켜 제거함으로써 수종(水腫)을 소퇴(消退)시키는 작용을 한다.

따라서 이 약들은 변을 못 보거나 음식물이 위장에 적체(積滯)되어 있거나 속에 실열(實熱)이 왕성하거나 또는 수음(水飮)이 쌓여 있는 이실증(裏實證)이 주된 대상이 된다.

사하약(瀉下藥)은 그 작용에 따라 공하약(攻下藥), 윤하약(潤下藥) 및 준하축수약(峻下逐水藥)으로 나눌 수 있다.

이 약들을 활용할 때에는 다음과 같은 점에 주의할 필요가 있다.

이실증(裏實證)에 표사(表邪)를 겸했을 때에는 먼저 해표(解表)하고 후에 이를 공략하며 필요에 따라 이를 먼저 공략할 때에도 공하약(功下藥)과 해표약(解表藥)을 같이 써서 표사(表邪)가 내함(內陷)하지 않도록 해야 한다.

이(裏)가 실(實)하고 정기(正氣)가 허(虛)할 경우에는 보양약(補陽藥)을 같이 써서 정기(正氣)를 상(傷)하지 않도록 해야 하고, 이실증(裏實證)에 기체(氣滯)를 겸할 경우에는 행기약(行氣藥)을 같이 써서 행기도체(行氣導滯)하도록 하여야 한다.

이한(裏寒)에 의한 변비(便秘)에는 온리약(溫裏藥)을 같이 써서 산한(散寒)하여 결(結)한 것을 풀어야 하고 위급한 복증(腹症)일 경우에는 청열해독약(淸熱解毒藥)이나 활혈거어약(活血祛瘀藥)을 같이 써서 종합적인 효과가 나도록 해야 한다.

효력이 강한 공하약(攻下藥)이나 준하약(峻下藥)은 정기(正氣)를 손상(損傷)시킬 우려가 있으므로 오래 병을 앓아 몸이 약하거나 산전산후 및 생리기에는 쓰지 않는 것이 좋다.

이 약들은 위기(胃氣)를 손상시키기 쉬우므로 효과를 본 후에는 복용을 중지해야 하고 과량 복용을 삼가해야 한다.

병이 중증(重症)이나 급증(急症)으로 급히 설사를 시켜야 할 경우에는 약량을 많게 하거나 탕제(湯劑)로 만들어 내복(內服)시키고, 병이 완만하여 완하(緩下)시켜야 할 경우에는 약량을 줄이거나 환제(丸劑)를 만들어 내복(內服)시키는 것이 좋으며 독성(毒性)이 비교적 강한 것은 반드시 엄격하게 포자(炮炙)하고 약량도 조절해서 중독(中毒)되지 않도록 주의하여야 한다.

현대약학적인 연구에서도 일부의 사하약 즉, 원화(芫花), 대극, 흑축, 대황에는 정도의 차는 있지만 이뇨작용이 있고, 대황, 감수, 대극, 원화에는 항균작용이 있는 것이 밝혀졌다.

第一節 공하약(攻下藥)

공하약은 공하(攻下) 작용이 비교적 강하고, 약성(藥性)은 대개가 고한(苦寒)하며, 통변(通便)하고 사열(瀉熱)하는 효능이 있어 실열(實熱)이 적체(積滯)하고 조시(燥屎)가 굳어 있는 경우에 활용하며, 준하열결(峻下熱結)하는 작용과 사열(瀉熱)하는 작용을 특징으로 한다.

이 이외에도 실열(實熱)이 옹성(壅盛)한 열증(熱症)일 경우에는 변비(便秘)의 유무에 관계없이 활용하면 “상병치하(上病治下)”, “부저추신(釜底抽薪)”의 효과를 기대할 수 있고, 습열하리(濕熱下痢), 이급후중(裏急後重), 적체복통(積滯腹痛), 사리불상(瀉痢不爽) 등에도 좋은 효과가 기대된다.

“육부(六腑)는 통하게 하는 것이 제일이고 (六腑以通爲用)”, “통하지 않으면 아프며 (不通則痛)”, “통하면 곧 낫는다(通則不痛)”라는 원칙에 따라 이 약들을 여러 분야에 활용하고 있다.

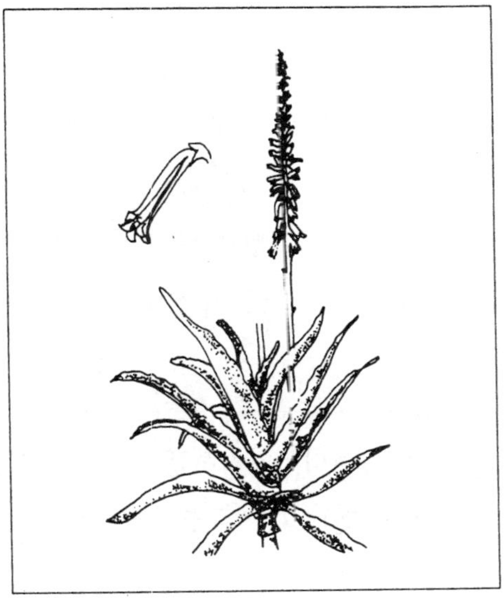

노회(蘆薈)
Aloe

【藥性論】 KP, JP, CP

【처방용명】 蘆薈, 眞蘆薈

【성미】 苦, 寒

【귀경】 肝, 大腸

【효능】 사열통변(瀉熱通便), 청간제번(清肝除煩), 살충료감(殺蟲療疳)

【기원】

이 약은 *Aloe ferox* Miller 또는 *A. africana* Miller 및 *A. spicata* Baker(나리과 Liliaceae)의 잡종의 잎에서 얻은 액즙을 건조한 것이다.

【임상응용】

① 열결변비(熱結便秘)

이 약은 고(苦), 한(寒)으로 사하통변(瀉下通便)하여 간화(肝火)를 청(清)하게 하고 번열(煩熱)을 치료하는 데 뛰어나다.

따라서 주로 열결(熱結)에 의해 변비(便秘)가 있고 번조(煩燥)하여 눈이 보이지 않는 증세에 주사(朱砂)를 가하여 쓰면 청열통변(清熱通便)하며 사화안신(瀉火安神)할 수 있다(更衣丸).

또 변비가 있고 간경(肝經)에 실열(實熱)이 있어 머리가 혼미 하고 아프며(頭昏頭痛), 번조(煩躁)하고 화를 잘 내며 경간(驚癎)의 증세가 보이는 경우에는 초용담, 치자, 청대(青黛) 등을 같이 써서 사화통변(瀉火通便)하고 양간정경(涼肝定驚)하게 한다(當歸蘆薈丸).

② 소아감적(小兒疳積)

이 약은 청열(清熱)하여 통변(通便)하게 할 뿐만 아니라 살충(殺蟲)하여 감(疳)을 치료하는 효능도 있다.

따라서 음식을 절제하지 아니하여 소화불량이 있으며 겸하여 기생충 때문에 얼굴이 누렇고 몸이 여위는 소아감적(小兒疳積)의 증세에는 보기건비약(補氣健脾藥)인 인삼, 백출, 복령과 구충약(驅蟲藥)인 사군자, 무이(蕪荑), 호황련 등을 가하여 쓴다 (肥兒丸).

이 이외로 이 약을 단독으로 쓸 때에는 가루로 하여 붙이면 우치(齲齒, 충치)를 치료할 수 있고, 감초를 가하여 가루로 한 것을 붙이면 선창(癬瘡)을 치료할 수 있다.

【임상사용의 요점】

노회는 대고대한(大苦大寒)하고 체질(體質)이 음유(陰柔)하다. 침강하행(沈降下行)하여 사열통장(瀉熱通腸)하고 준하(峻下)시키는 윤제(潤劑)이다. 주로 간경(肝經)에 들어가 사간화(瀉肝火)・진간풍(鎭肝風)하는 효능을 발휘하고, 심장에 들어가 청심열(淸心熱)・해심번(解心煩)하는 효능도 발휘하므로 간심(肝心)에 화(火)가 있어 경간번열(驚癎煩熱)・목적두운(目赤頭暈)하면서 변비를 겸하고 있을 때 잘 듣는다. 또 위장의 열을 제거하고 살충(殺蟲)하여 감(疳)에도 효력을 발휘하기 때문에 소아의 충적감적(蟲積疳積)에도 상용한다.

【용량・용법】

5-3g을 환제나 산제에 넣어 쓰고 달여서 복용하지는 않는다.

외용(外用)은 적당량으로 환부에 연부(硏敷)한다.

【사용상의 주의】

비위(脾胃)가 허한(虛寒)하여 식사를 잘 못하고 변당(便溏)일 경우 그리고 임부는 복용하지 않는 것이 좋다.

【고전의 기록】

≪開寶本草≫

"治熱風煩悶, 胸膈間熱氣, 明目鎭心, 小兒癲驚風, 療五疳, 殺三蟲及痔病瘡瘻, 解巴豆毒. 〈열풍번민과 흉격사이의 열기를 치료하며 눈을 밝게하고 진정시키는 작용이 있다. 소아의 전경풍(癲驚風)에 쓰고 오감(五疳)을 치료하며 삼충(三蟲)과 치병창루(痔病瘡瘻)에 쓰고 파두의 독을 해독한다.〉"

≪本草滙言≫

"蘆薈, 凉肝殺蟲之藥也, 凡屬肝臟爲病, 有熱者, 用之必無疑也, 但味極苦, 氣極寒, 諸苦藥無出其右者, 其功力主消不主補, 因內熱氣強者可用, 如內虛泄瀉食少者禁之. 〈노회는 간을 식히고 기생충을 죽이는 약이다. 간장(肝臟)에 속한 병으로 열이 있을 때에는 이를 쓰는 것은 의심의 여지가 없다. 다만 맛이 매우 고(苦)하고 기(氣)가 지극히 한(寒)하며 이보다 더 쓴 약은 없다. 이 약의 효능은 소(消)가 위주이고 보(補)가 위주는 아니므로 속열이 있고 기(氣)가 강한 경우에는 쓸 만하다. 속이 허하여 설사를 할 때에는 금기이다.〉"

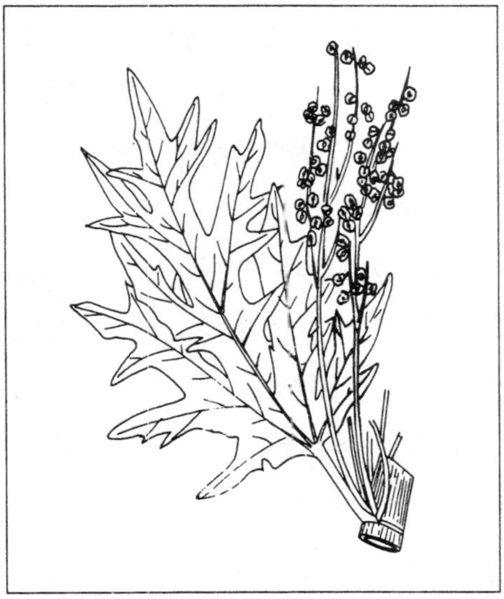

대황(大黃)*
Rhei Rhizoma

【本經】 KP, JP, CP.

【처방용명】 生大黃, 熟大黃, 酒大黃, 大黃炭, 將軍, 川軍, 酒軍, 綿紋生軍, 製綿紋將軍, 大黃, 生川軍, 生綿紋, 酒川軍, 酒洗大黃, 製大黃, 製川軍, 製軍, 製綿紋, 熟軍

【성미】 苦, 寒

【귀경】

脾, 胃, 大腸, 心

【효능】

사열통변(瀉熱通便), 양혈해독(凉血解毒), 축어통경(逐瘀通經)

【기원】

이 약은 금문대황 *Rheum palmatum* L., 장군풀 *R. coreanum* Nakai, 서대황 *R. tanguticum* Max. 및 기타 동속식물의 뿌리줄기이다. **(마디풀과** Polygonaceae)

기타 동속식물에는 중국약전에 수재되어 있는 약용대황 *R. officinale* Baill. 을 대표적으로 들 수 있다. 중국에서는 금문대황과 서대황을 북대황이라 부르는 데 주로 청해(靑海), 감숙(甘肅) 등지에서 생산되고, 약용대황은 남대황이라 부르는 데 주로 사천(四川)에서 생산된다.

늦가을에 줄기와 잎이 모두 말랐을 때나, 이듬해 봄 발아하기 전에 채취하여 수염뿌리를 제거하고 외피(外皮)를 벗겨낸 다음 잘라서 건조하거나 직접 건조한 것을 그대로 쓰거나, 주초(酒炒), 초탄(炒炭) 또는 쪄서 쓴다.

【임상응용】

① 실열적체(實熱積滯), 대변비결(大便秘結)

이 약은 고(苦), 한(寒)으로 침강(沈降)하여 위(胃), 장(腸)을 탕척(蕩滌)하고 실열(實熱)을 준하(峻下)하며 달리고 지키지 않으며(走而不守) 문을 부수고 나가는(斬關奪門) 능력이 있으며, 주로 양명(陽明)으로 들어가 적체된 것을 공략하고 체한 것을 풀어주며 열을 사하여 변을 통하게(瀉熱通便)하는 작용이 뚜렷하다.

따라서 실열(實熱)이 장위(腸胃)에 적체되거나 정류되어 생기는 양명부실증(陽明腑實證)에 활용하고, 부(腑)를 통하게 하여 열(熱)을 사(瀉)하는 데는 주로 망초, 지실, 후박 등을 배합하여 열결(熱結)을 준하(峻下)하게 한다(大承氣湯).

또 이실열결(裏實熱結)하면서 기혈(氣血)이 허(虛)할 경우에는 인삼, 당귀 등의 익기양혈약(益氣養血藥)을 배합하면 부정공하제(扶正攻下劑)가 되고 (黃龍湯), 열결(熱結)하여 음(陰)이 상하고 대변이 조결(燥結)한 경우에는 생지황, 현삼, 맥문동 등의 양음생진약(養陰生津藥)을 배합하여 증수행주(增水行舟)토록 한다(增液承氣湯).

또 비양(脾陽)이 부족하여 냉적(冷積)이 쌓인 변비(便秘)에는 인삼, 부자, 건강 등의 익기온양약(益氣溫陽藥)을 배합하여 온비공하(溫脾攻下)하는 방제를 만들어 쓴다(溫脾湯).

② 혈열토뉵(血熱吐衄), 목적종통(目赤腫痛), 옹종정창(癰腫疔瘡)

이 약은 고한(苦寒)으로 침강(沈降)하는 효능이 있기 때문에 상염(上炎)하고 있는 화(火)를 아래로 설(泄)하며, 심간(心肝)의 혈분(血分)으로 들어가 사화(瀉火), 양혈(涼血), 해독(解毒)하는 작용을 발휘한다.

따라서 심화(心火)가 지나치게 왕성하고 혈열(血熱)이 망행(妄行)하여 생기는 토뉵

(吐衄) 및 열화(熱火)가 상초를 공략하여 생기는 목적종통(目赤腫痛) 등에는 황금, 황련을 같이 쓴다(瀉心湯).

이때 망초, 목단피, 도인 등을 배합할 수도 있고 (大黃牡丹皮湯), 금은화, 황련, 포공영 등을 같이 써서 정창변비(疔瘡便秘)를 치료할 수도 있으며, 지유와 함께 고운가루로 하여 유제를 만들어 쓰면 화상이나 화독(火毒)에 의한 창양(瘡瘍)을 치료할수 있다.

③ 어혈경폐(瘀血經閉), 산후어조(産後瘀阻), 징하적취(癥瘕積聚), 질타손상(跌打損傷)

이 약은 행어파적(行瘀破積)하고 활혈통경(活血通經)하므로 어혈조체(瘀血阻滯)로 인해 발생되는 여러가지 병증에 쓸 수 있다.

어혈(瘀血)에 의한 폐경(閉經)에는 당귀, 홍화, 동변, 술 등과 같이 쓰고(無積丸), 산후복통(産後腹痛)과 복중(腹中)의 어혈(瘀血)이 제부(臍部)에 있을 때에는 도인, 자충을 같이 쓰며 (下瘀血湯), 넘어져서 다쳤을 때(跌打損傷)에는 도인, 당귀미, 천산갑 등을 같이 쓴다(復元活血湯).

④ 습열사리(濕熱瀉痢), 황달수종(黃疸水腫), 담열전간(痰熱癲癇)

이 약은 열을 내려 변을 통하게 하고(瀉熱通便), 대소장(大小腸)을 순조롭게 하며, 습열(濕熱)이 밖으로 나갈 수 있도록 유도해 주므로 여러 종류의 습열증(濕熱證)에 활용한다.

습열(濕熱)이 오랫동안 장(腸), 위(胃)에 머물러 있고, 설사나 이질 등이 있을 때에는 황금, 황련, 목향 등을 같이 쓰고(芍藥湯, 木香檳榔丸 등), 습열황달(濕熱黃疸), 요적(尿赤), 변비(便秘)에는 인진호, 치자 등을 같이 써서 이담퇴황(利膽退黃)하게 한다(茵蔯蒿湯).

그리고, 습열(濕熱)이 옹체하고 음(飮)이 장간(腸間)에 머무른 병증에는 초목, 방기, 정력자 등을 같이 써서 청리습열소종(淸利濕熱消腫)하고 (己椒藶黃丸), 담화(痰火)가 상초를 공략하여 청규(淸竅)를 막으므로써 생기는 전간발광(癲癇發狂)에는 침향, 황금, 몽석 등을 같이 쓴다(礞石滾痰丸).

【임상사용의 요점】

대황은 고한침강(苦寒沈降)하고 기미(氣味)도 후(厚)하다. 바로 소화관을 통해 하초로 가서 위장의 적체(積滯)를 탕척(湯滌)하므로 양명부실(陽明腑實)의 열결변비

(熱結便秘), 장열신혼(壯熱神昏)에 중요한 약이고 참관탈문(斬關奪門)하는 고로 장군(將軍)이라고 부른다. 또 공적도체(攻積導滯)하고 사열통장(瀉熱通腸)하기 때문에 습열의 사리(瀉痢)·이급후중(裏急後重)이나 식적의 사리(瀉痢), 대변불상(大便不爽)에도 효과가 있다. 그 외에 사하설열(瀉下泄熱)에 의해 혈분실열을 청(清)하여 청열사화, 양혈해독하는 작용으로 혈열토육(血熱吐衄)·목적인종(目赤咽腫)·옹종창독(癰腫瘡毒)등의 상부실열에도 사용하고 행어파적(行瘀破積)·활혈통경(活血通經)의 효능을 가지고 있으므로 혈어경폐(血瘀經閉)·산후어조(產後瘀阻)·징하적취(癥瘕積聚)·질타손상(跌打損傷)에도 사용하며, 습열을 대변으로 배출하여 청화습열(清化濕熱)에도 작용하므로 습열내온(濕熱內蘊)의 황달, 수종, 결흉에도 사용한다. 외용하면 청화소종해독(清化消腫解毒)의 효과가 있다.

【참고】

그대로 쓰면(生大黃·生川軍·生錦紋·生軍) 사하의 힘이 강하고, 술을 뿌려 불에 배(焙)하면(酒大黃·酒川軍·酒軍·酒洗大黃) 상부의 화열을 청(清)하며 동시에 활혈행어(活血行瘀)하는 효능이 강해진다. 술과 함께 검은색으로 될때까지 증류하면(製大黃·熟大黃·熟軍·製川軍·製軍·製錦紋) 사하의 힘이 약해지나 청화습열(清化濕熱)의 효능이 강해지고, 초탄(炒炭)하면 화어지혈(化瘀止血)작용이 있다.

【용량·용법】

3-12g. 탕제(湯劑)에 넣을때는 후하(後下)하며 오래 달이지 않고 외용(外用)에는 적당량을 쓴다.

【사용상의 주의】

이 약은 공하파어(攻下破瘀)하는 작용이 준열(峻烈)하여 쉽게 정기(正氣)를 상하게 하므로 실증(實證)이 아닐 경우에는 주의하여 사용하여야 한다.
또 임부나 월경기간 중, 혹은 수유기간 중에는 조심해 쓰거나 쓰지 않는 것이 좋다.

【고전의 기록】

≪本經≫

"下瘀血, 血閉寒熱, 破癥瘕積聚, 留飮宿食, 湯滌腸胃, 推陳致新, 通利水穀, 調中化食, 安和

五臟. 〈어혈, 혈폐에 의한 한열을 내리고, 징하와 적취, 유음(留飮), 숙식(宿食)을 없애며. 장(腸)과 위(胃)를 깨끗이 씻어 신진대사를 도우며 장내의 음식물은 잘 통리(通利)시키고 중초를 조화시켜 소화를 도우며 오장을 편안하게 하고 고르게 한다.〉"

≪藥性本草≫

"通女子經候, 利水腫, 利大小腸, 貼熱腫毒, 小兒寒熱, 時疾煩熱, 蝕膿. 〈여자의 경후(經候)를 통하게 하며 수종(水腫)을 내리고 대소장을 이하게 하며 첩열종독(貼熱腫毒), 어린이의 한열(寒熱), 유행병에 의한 번열(煩熱), 식농(蝕膿)등에 쓰인다.〉"

≪本草綱目≫

"下痢赤白, 裏急腹痛, 小便淋瀝, 實熱燥結, 潮熱譫語, 黃疸, 諸火瘡. 〈적백설사, 속이 당기고 복통이 있을때, 소변임력, 실열로 변비가 생길때, 매일 일정시간에 열이 나서 헛소리를 할 때, 황달, 모든 화상등에 쓰인다.〉"

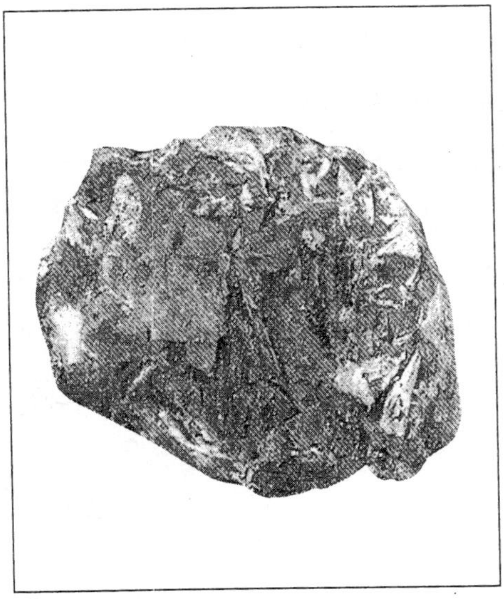

망초(芒硝)*
Natrii Sulfas

【本經】 KP, JP, CP.

【처방용명】 朴硝, 芒硝, 風化硝, 玄明粉, 元明粉, 風化朴硝

【성미】 鹹, 苦, 寒

【귀경】 胃, 大腸

【효능】

사열통변(瀉熱通便), 윤조연견(潤燥軟堅), 청화소종(清火消腫)

【기원】

이 약은 천연산인 함수황산나트륨 $Na_2SO_4 \cdot 10H_2O$, 또는 풍화초 $Na_2SO_4 \cdot 2H_2O$이다.

중국의 하북(河北), 하남(河南), 산동(山東), 강소(江蘇), 안휘(安徽) 등의 광산지역에서 주로 생산된다.

천연광물에 뜨거운 물을 부어 용해시켜 여과한 다음, 여액을 식혀 얻은 결정체를 피초(皮硝)라 하고, 여기에 무우(蘿卜, 蘿蔔)를 썰어 넣어 솥에 넣고 물을 부어 끓인 후 위에 뜨는 액을 취하고 여기에서 결정(結晶)을 석출시키는 것이 바로 망초(芒硝)이다.

망초가 풍화작용을 받아 결정수를 잃은 백색의 분말을 현명분(玄明粉) 또는 원명분(元明粉)이라 한다.

【임상응용】

① 실열적체(實熱積滯), 대변조결(大便燥結)

이 약은 함(鹹)으로 연견(軟堅)하고, 고(苦), 한(寒)으로 청열(淸熱)하여 사열통변(瀉熱通便)하고 윤하조결(潤下燥結)하며 위장을 씻어내고(蕩滌胃腸), 조시(燥屎)를 제거하는 효능을 가지고 있기 때문에, 실열(實熱)이 적체(積滯)되어 장위(腸胃)에 뭉치고 대변이 조결(燥結)하며 헛소리를 하고 발광하는 등의 증세에 응용된다.

이 때에는 대황을 가하여 사하열결(瀉下熱結)하는 작용을 증가시켜 열결(熱結)을 준하(峻下)하고 사열통장(瀉熱通腸)하게 한다 (大承氣湯, 調胃承氣湯 등).

② 옹종창독(癰腫瘡毒), 목적종통(目赤腫痛), 후비구창(喉痺口瘡)

이 약을 외용하면 청열소종(淸熱消腫)하는 효능이 있다.

예를 들면, 현명분, 붕사, 주사, 빙편(冰片) 등을 같이 쓰면 인통(咽痛), 구창(口瘡)을 치료할 수 있고 (冰硼散), 단독으로 물에 풀어 바르면 옹종창독(癰腫瘡毒)을 치료할 수 있으며, 현명분을 안약(眼藥)으로 만들어 점안 하면 목적종통(目赤腫痛)이 사라진다.

또한, 유옹(乳癰)의 초기에 이 약을 밖에 붙이면 종괴(腫塊)가 사그라지고 젖이 나오며, 달인 액으로 치창(痔瘡)을 씻으면 효과가 좋다.

【임상사용의 요점】

망초는 함고(鹹苦) 한(寒)하다. 함(鹹)으로 연견(軟堅)하고 고(苦)로 강하(降下)하며 한(寒)으로 청열(淸熱)하여, 사열통변(瀉熱通便)·윤조연견(潤燥軟堅)의 효능이 있으며 위장삼초(胃腸三焦)의 실열을 탕척(湯滌)하고 조시(燥屎)를 제거한다. 그러므로 실열적취(實熱積聚)의 대변조결(大便燥結)·섬어발광(譫語發狂)등을 나타내는 양명부실증(陽明腑實證)이나 양명의 열이 수음(水飮)과 결합한 결흉에 사용한다. 외용하면 청열소종(淸熱消腫)작용이 있어 옹종창독(癰腫瘡毒), 목적후종구창(目赤喉腫口瘡)등에 효과가 있다.

【참고】

① 가공법에 따라 여러가지 명칭이 있다. 천연의 광물을 가열수해(加熱水解)한 후에 니사(泥砂)·잡질을 제거한 여액을 냉각시켜 석출한 결정을 "피초"(皮硝)라 하고, 그 안에 상면에 응결된 세망(細芒)을 "망초(芒硝)"라 하며, 밑에 있는 괴상(塊狀)을 "박초(朴硝)"라 한다. 망초를 대근(大根)과 같이 끓여 불용물을 제거하고 냉각시킨 후에 석출한 결정을 풍화시켜 백색으로 된 것을 "현명분(玄明分)"이라 한다. "풍화초(風化硝)"는 망초를 풍화탈수한 것이고, "풍화박초(風化朴硝)"는 박초를 풍화시킨 것이다.

② 박초, 망초, 현명분의 효능은 기본적으로 같지만 박초는 잡질이 많으며 사하의 효력이 제일 강하고, 망초는 약간 순수하나 사하작용이 좀 약하며, 현명분은 제일 순수하며 완화한 효과가 있다. 현명분은 안과의 외용약으로 자주 쓰인다.

③ 대황은 고한(苦寒)하고 망초는 함감(鹹甘)하며, 열결변비(熱結便秘)에 쓰면 상호효과를 돕는다. "내경"의 〈열이 속에서 병을 이르키면 치료하는데 함한(鹹寒)을 가지고 하고 보좌하는데는 고감(苦甘)으로 한다.〉를 응용하여 준하열결(峻下熱結)의 효과가 현저히 높다. 대황은 위장기분실열(胃腸氣分實熱)을 사하하는것 뿐만 아니고, 혈분에 들어가 양혈해독(涼血解毒)·행어파적(行瘀破積)하므로 혈열토육(血熱吐衄), 목적종통(目赤腫痛), 경폐징하(經閉癥瘕)에 쓴다. 망초는 청장연견(淸腸軟堅)의 특징이 있다.

【용량·용법】

10-15g. 약을 달인 액에 가루로 하여 가하거나 끓는 물에 용해시켜 복용하며 외용일 때에는 적당량을 쓴다.

【사용상의 주의】

임부는 금기이다.

【고전의 기록】

≪本經≫

"除寒熱邪氣, 逐六腑積聚, 結固留癖, 能化七十二種石. 〈한열사기(寒熱邪氣)를 제거하고 육부적취(六腑積聚)를 쫓아내며 고벽(固癖)을 더이상 번지지 않게 하며 72가지의 석(石)을 화(化)하게 한다.〉"

≪珍珠囊≫

"其用有三, 去實熱一也, 滌腸中宿垢二也, 破堅積熱塊三也. 〈그 쓰임은 3가지이다. 실열(實熱)을 제거함이 하나요, 장 속에 있는 묵은 찌꺼기를 씻어 냄이 둘째요, 굳게 쌓인 열괴(熱塊)를 깨뜨림이 셋째이다.〉"

≪藥品化義≫

"味鹹軟堅, 故能通燥結, 性寒降下, 故能去火燥, 主治時行狂熱, 六腑邪熱, 或上焦膈熱, 或下部便堅. 〈짠 맛이 굳은 것을 부드럽게 하므로 조결(燥結)을 통(通)하게 하고, 찬(寒) 성질이 강하(降下)작용을 발휘하므로 화조(火燥)를 제거한다. 주로 유행성인 광열(狂熱)과 육부(六腑)의 사열(邪熱), 또는 상초(上焦)의 격열(膈熱), 하부(下部)의 변견(便堅)을 치료한다.〉"

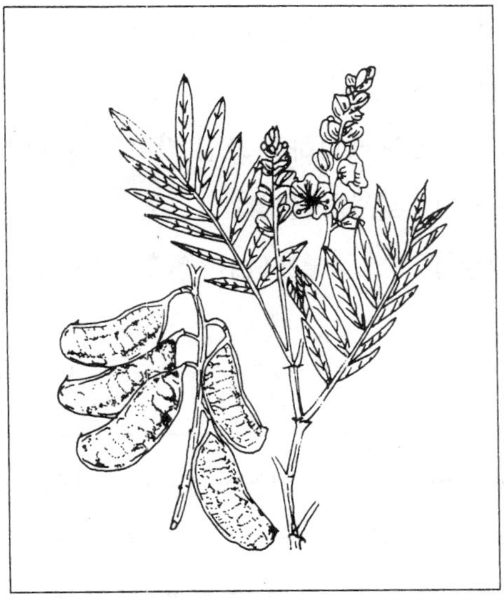

센나엽(番瀉葉)
Sennae Folium

【中藥大辭典】 KP, JP, CP

【처방용명】 番瀉葉, 瀉葉

【성미】 甘, 苦, 寒

【귀경】 大腸

【효능】 사열도체(瀉熱導滯), 행수소창(行水消脹)

【기원】

이 약은 인도센나나무 *Cassia angustifolia* Vahl, 또는 나일센나나무 *Cassia acutifolia* Delile (콩과 Leguminosae)의 작은 잎이다.

인도 센나나무는 주로 인도, 이집트, 수단에서 나고, 나일센나나무는 이집트의 나일강 상류 지역에서 나며, 중국에서는 해남과 운남에서 재배하고 있다.

일반적으로 9월에 채집하여 양건한 것을 쓴다.

【임상응용】

① 열결변비(熱結便秘)

이 약은 사열(瀉熱)하고 도체(導滯)하며 윤조(潤燥) 작용에 의해 통변(通便)하므로 열결변비(熱結便秘)에 효과가 있고 소화를 도우므로 식적변비(食積便秘)에 활용한다.

보통 단미로 복용하는 데, 소량에서는 완하작용이 있고, 대량에서는 준하작용이 있으며, 지실, 후박 및 청피를 배합하면 사하도체(瀉下導滯)하는 효과를 높일 수 있다.

② 복수팽창(腹水膨脹)

이 약은 행수(行水)하고 창만(脹滿)을 해소하는 작용이 있는 데, 복수(腹水)에 의한 팽창(膨脹)에는 감수(甘遂)보다 온건하므로. 단독으로 끓는 물에 포탕(泡湯)하여 복용하거나 흑축, 대복피 등의 이수소종약(利水消腫藥)을 배합하여 사용하기도 한다.

이 약을 단독으로 다(茶)처럼 마시면(매일 3g), 중풍(中風), 심근경색(心筋梗塞) 및 산욕기(產褥期)의 변비에 좋고, 대량(10-15g)을 매일 한번씩 끓은 물에 타서 마시되, 하루 두차례, 연속 1-3제(劑)를 복용하면 급성세균성이질에 효과가 있다.

또 천박, 내복자(炒), 목향, 오약, 도인, 적작약, 망초와 배합하여 쓰면 가벼운 장점연(腸粘連)이나 국부장경조(局部腸梗阻)에 효과가 있다(腸粘連緩解湯).

이상은 모두 이 약이 가지고 있는 사열통장(瀉熱通腸), 소적도체(消積導滯)의 효능을 응용한 예이다.

【임상사용의 요점】

센나엽(番瀉葉)은 고한(苦寒)하다. 점(粘)하고 윤활(潤滑)한 성질을 가지고 있으며 대장에 들어가 적열(積熱)을 사하하고 장조(腸燥)를 습윤시키며 대변을 통하게 한다. 소량을 사용하면 소화를 돕고 적체(積滯)를 제거하므로 열결식적(熱結食積)의 변비·복만에 사용한다. 또 행수소창(行水消脹)의 효과를 가지고 있어서 복수팽창(腹水膨脹)에도 사용된다.

【참고】

① 번사엽의 사하효과는 대황보다 강하다. 1-2g내복으로 5-6시간후에 복통을 동반하지 않은 회석된 배변이 생기므로 습관성변비·노인성변비·체허변비 등에 응용할 수 있지만 효과가 있으면 중지시켜야 한다.

3-6g을 복용하면 2-3시간내에 물설사를 하고 복명복통(腹鳴腹痛)을 동반한다. 대량을 투여하면 설사가 자주나오고 맹렬해진다.

② 사하에 의한 수습배제(水濕排除)의 힘이 감수보다도 완화하지만 양실(陽實)의 수종에 사용할 수 있다.

【용량·용법】

3-6g, 달인 액에 넣을 경우에는 나중에 넣어야 하며 고운 가루로 할 경우에는 5-3g을 그대로 복용하거나 포수(泡水)로 복용한다.

【사용상의 주의】

체질이 허약하거나 임부는 복용하지 말아야 하고 약량이 많을 경우에는 오심(惡心), 구토(嘔吐), 복통(腹痛) 등의 부작용이 생길 수 있는 데, 이 때에는 곽향, 목향을 같이 쓰면 부작용을 경감시킬 수 있다.

第二節 윤하약(潤下藥)

윤하약(潤下藥)은 대부분 식물의 씨나 혹은 껍질속의 속씨(種仁)로서 유지(油脂)를 풍부하게 함유하고 있으며 약성(藥性)은 대개가 감(甘), 평(平)으로 비(脾), 위(胃), 대장(大腸)으로 들어가 윤조(潤燥)시키고 활장(滑腸)하는 작용에 의해 대변을 부드럽게 하여 쉽게 배출시키는 작용을 발휘한다.

그러나 사하(瀉下)시키는 작용이 비교적 느리고, 때로는 자보(滋補)하는 효과도 있기 때문에 노약자나 병을 오래 앓은 경우 및 산후(產後) 등에서 진액이 말라 버리고 음이 허하며 혈허일 경우의 변비에 활용한다.

이 약은 병정(病情)에 근거하여 써야 하고 이에 따라 다른 약들을 잘 배합하여 써야 한다.

열이 성하고 진액이 상한 사람의 변비에는 청열(清熱)하고 양음(養陰)하는 약을 같이 쓸수 있고, 혈허(血虛) 때문에 나타나는 증상일 경우에는 보혈약(補血藥)을 같이 쓰며, 기체(氣滯)를 겸한 경우에는 행기약(行氣藥)을 같이 쓸 수 있다.

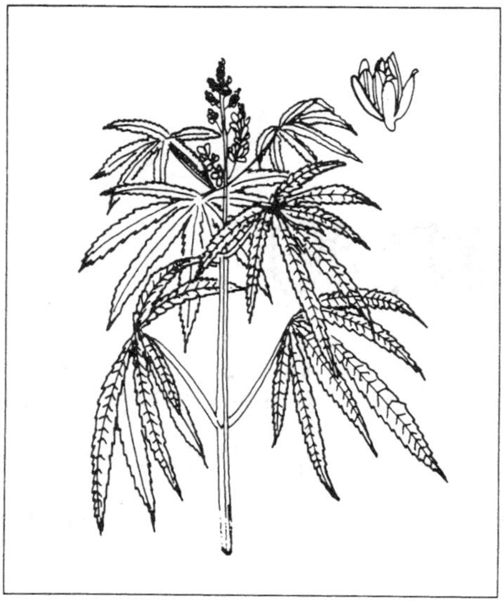

마자인(麻子仁)*
Cannabis Semen

【本經】KHP, CP

【처방용명】 麻仁, 麻子仁, 火麻仁, 大麻仁

【성미】 甘, 平

【귀경】 脾, 大腸

【효능】 윤장통변(潤腸通便)

【기원】

이 약은 삼 *Cannabis sativa* L. (뽕나무과 Moraceae)의 씨이다.

【임상응용】

① 혈허진휴(血虛津虧), 장조변비(腸燥便秘)

이 약은 감(甘), 평(平)하고 유윤(油潤)하여 윤조활장(潤燥滑腸)하고 보허(補虛)하는 작용도 겸하고 있다.

따라서 노인, 허약자, 부녀의 산후에 혈허진고(血虛津枯)하고 장조변비(腸燥便秘)가 있을 때에는 당귀, 도인, 행인, 숙지황등과 같이 쓰고(潤腸丸), 특히 당귀, 육종용, 소자 등을 같이 쓰면 노인의 변비에 효과가 좋다(麻仁蓯蓉湯).

② 위장조결(胃腸燥結) 비약변비(脾弱便秘)

이 약은 양혈렴음(養血斂陰), 윤장통변(潤腸通便) 작용이 있는 백작약, 행인 그리고 사열통장(瀉熱通腸) 작용이 있는 대황, 망초 등을 가하여 쓰면 사열(邪熱)이 상음(傷陰)하게 하거나 소체화왕(素體火旺), 위장조결(胃腸燥結), 위열비약(胃熱脾弱) 등으로 인한 변비, 치창변비(痔瘡便秘), 습관성변비 등에 활용한다(麻子仁丸).

【임상사용의 요점】

마자인은 감평유윤(甘平油潤)하다. 윤조활장통변(潤燥滑腸通便)하는 효과가 있어서 진고(津枯)한 장조변비(腸燥便秘)에 사용한다. 또한 보허자양(補虛滋養)하는 효능도 가지고 있어서 노인·허약한 사람·임산부의 혈허진고(血虛津枯)에 의한 장조변비(腸燥便秘)에 더욱 좋다.

【용량·용법】

3-30g.

【사용상의 주의】

비허(脾虛)하여 심하게 설사할 경우에는 금기이다.

【고전의 기록】

≪本經≫

"補中益氣, 久服肥健補中. 〈보중익기하며 오래 복용하면 살이 찌고 튼튼해지며 중초를 보한다.〉"

≪藥性本草≫

"潤五臟, 利大腸風熱燥結. 〈오장을 부드럽게 하고 풍열에 의한 대장의 조결(燥結)을 이(利)하게 한다.〉

≪本草備要≫

"緩脾潤燥, 治陽明病胃熱汗而便難. 〈완비윤조하며 양명병에서 위열로 땀이 나고 배변이 어려운 것을 다스린다.〉

第三節 준하축수약(峻下逐水藥)

여기에 속하는 약들은 대개 고(苦), 한(寒)하고 설강(泄降)하는 효능이 있으며 사하(瀉下)시키는 작용이 강하다.

이 약들은 작용이 극렬(劇烈)한 복사(腹瀉)를 유도하여 체내에 저류되어 있는 수액(水液)을 대변으로 배출시키며 약물에 따라서는 이뇨작용도 겸하고 있어 이변(二便)을 통리시키는 효과까지 나타냄으로 이 약들은 수종(水腫)으로 창만(脹滿)하다. 흉복(胸腹)에 수가 쌓여 있다. 담음(痰飮)이 결취(結聚)되어 있다. 천만(喘滿)하고 옹실(壅實)하다. 대소변이 나오지 않는다 등 사(邪)는 실(實)하고 정기(正氣)는 아직 허하지 아니한 병증(病症)에 활용한다.

근래에는 이 약들을 간경화(肝硬化), 흡혈충(吸血蟲), 만기(晩期)의 복수(腹水) 및 삼출성 흉막염(滲出性胸膜炎) 등에 활용하여 어느 정도의 효과를 얻고 있다.

이 약들은 대부분 독성이 있기 때문에 포제(炮製), 배합, 제량(劑量), 사용방법 및 금기(禁忌)등에 대해 세심한 주의를 기울여야 한다.

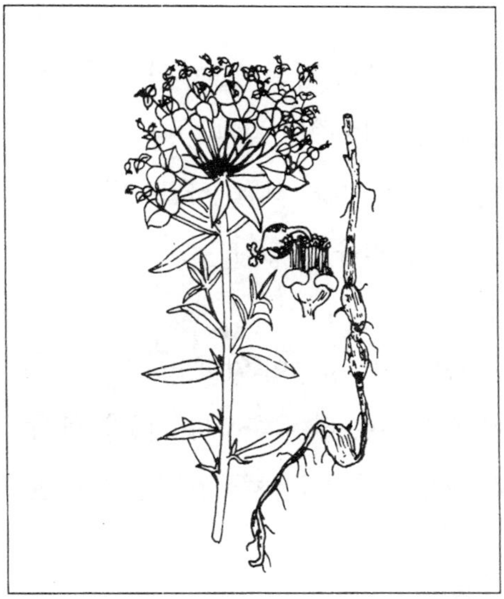

감수(甘遂)
Euphorbiae kansui Radix

【本經】 KHP, CP.

【처방용명】 生甘遂, 醋甘遂, 製甘遂, 煨甘遂, 甘遂, 炒甘遂

【성미】 苦, 甘, 寒, 有毒

【귀경】 肺, 腎, 大腸

【효능】 사수축음(瀉水逐飮), 소종산결(消腫散結)

【기원】

이 약은 감수 *Euphorbia kansui* Liou ex Wang(대극과 Euphorbiaceae)의 코르크층을 벗긴 덩이뿌리이다.

봄에 꽃이 피기 전이나 가을에 잎과 줄기가 모두 마른 후에 채취하여 외피를 벗겨 내고 볕에 말린 후 초제(醋製)하여 쓴다.

【임상응용】

① 수종창만(水腫脹滿), 이변비결(二便秘結)

이 약은 고(苦)로 사강(瀉降)하고 한(寒)으로 청열(淸熱)하여 이변(二便)을 통리(通利)하여 경수(經隧)의 수습(水濕)을 잘 돌게 하여 사수제습(瀉水除濕)하는 준약(峻藥)이다.

이 때에는 대극, 원화, 대황, 빈랑자, 진피, 목향 등을 같이 써서 수종창만(水腫脹滿), 이변비결(二便秘結), 맥실유력(脈實有力), 양실수종(陽實水腫) 등에 활용한다(舟車丸).

② 담음적취(痰飮積聚) 전간발광(癲癇發狂)

이 약은 축담척음(逐痰滌飮)하면서 평천(平喘)하는 효능이 있으므로 흉협(胸脇)에 수가 쌓였거나 해수담타(咳嗽痰唾) 그리고 흉협(胸脇)이 은근하게 아플 때 활용한다.

이 때에는 대극, 원화 등과 같이 분말로 하여 대추를 달인 물로 조복(調服)하여 공수축음(攻水逐飮)하게 한다(十棗湯).

또 이 약은 고(苦), 한(寒)으로 축담척음(逐痰滌飮)하므로 담열(痰熱)이 상요(上擾)하여 청규(淸竅)를 가리기 때문에 전간발광(癲癎發狂)하는 증세 등에 쓴다.

이 때에는 주로 주사(朱砂)를 함께 곱게 갈아 분말을 탄복(呑服)하면, 사열척담(瀉熱滌痰)하고 개규(開竅)하여 심신(心神)을 안정하는 효과를 얻을 수 있다.

③ 옹종창독(癰腫瘡毒)

이 약을 외용하면 해독(害毒), 소종(消腫), 산결(散結)하는 효능이 있다.

따라서 습열옹체(濕熱壅滯), 옹종창독(癰腫瘡毒)에 가루로 하여 환부(患部)에 붙이고, 감초를 진하게 달인 액을 내복하거나 그 외 다른 청열해독약(淸熱解毒藥)을 내복한다.

【임상사용의 요점】

감수는 고한(苦寒)하다. 고(苦)는 강설(降泄)하고 한(寒)으로 제열(除熱)하며 이변(二便)을 통리(通利)시켜 사수제습(瀉水除濕)하는 준약(峻藥)이며 또한 축담척음(逐痰滌飮)하는 작용이 있다. 주로 수습옹성(水濕壅盛)에 의한 수종창만(水腫脹滿)·이변불통(二便不通)의 형증구실(形症俱實)의 양실수종(陽實水腫)에 쓰고, 또 담음적취(痰飮積聚)와 전간담연옹성(癲癎痰涎壅盛)에도 사용한다. 외용하면 소종산결(消腫散結)의 효과가 있다.

【참고】

외(煨)하여 숙용(熟用)해야 한다. 그대로 쓰는 것은 외용에만 쓴다.

【용법·용량】

이 약의 유효성분(有效成分)은 물에 녹지 않으므로 환제나 산제로 하여 0.5-1g씩을 투여한다.

초제(醋製)로 했을 경우는 독성이 감소되고, 생감수(生甘遂)는 외용으로만 쓴다.

【사용상의 주의】

허약자(虛弱者) 및 임부(妊婦)는 피하는 것이 좋고 감초와는 상반(相反)한다.

【고전의 기록】

≪本經≫

“主大腹疝瘕, 腹滿, 面目浮腫, 留飮宿食, 破癥堅積聚, 利水穀道. 〈주로 대복산하(大腹疝瘕)와 복만(腹滿), 얼굴의 부종, 음식이 내려가지 않을 때에 쓰고, 징견적취(癥堅積聚)를 깨며 수곡도(水穀道)를 이(利)하다.〉”

≪珍珠囊≫

“味苦氣寒, 苦性泄, 寒勝熱, 宜達水氣所結之處, 乃泄水之聖藥, 水結胸中, 非此不能除, 故仲景大陷胸湯用之, 但有毒, 不可輕用. 〈성미는 고(苦)하고 기(氣)는 한(寒)하다. 고(苦)는 설(泄)하며 한(寒)은 열(熱)을 내린다. 이에 수기(水氣)가 맺힌 곳까지 도달하여 수(水)를 설(泄)하는 성약(聖藥)이다. 수결흉(水結胸)에는 이것이 아니면 제거할 길이 없다. 이에 중경(仲景)은 대함흉탕(大陷胸湯)에 이것을 썻다. 다만 독(毒)이 있으므로 가볍게 써서는 안된다.〉”

≪本草綱目≫

“甘遂性陰毒, 雖善下水除濕, 然能耗損眞氣, 虧竭津液, …必察病屬濕熱, 有飮有水, 而元氣尙壯之人, 乃可, 施耳, 不然禍不旋踵矣. 〈감수는 성이 음독(陰毒)하여 비록 하수제습(下水除濕)에 뛰어나다고는 하지만 진기(眞氣)를 소모하거나 손상시키고 진액(津液)을 휴갈(虧竭)시킨다. …따라서 그 병이 습열(濕熱)에 속한 것인지를 잘 살펴 음수(飮水)가 있고, 원기(元氣)가 튼튼한 사람에게만 쓰도록 한다. 실시해보고 해야지, 그렇지 않으면 돌이킬 수 없는 화를 초래하게 된다.〉”

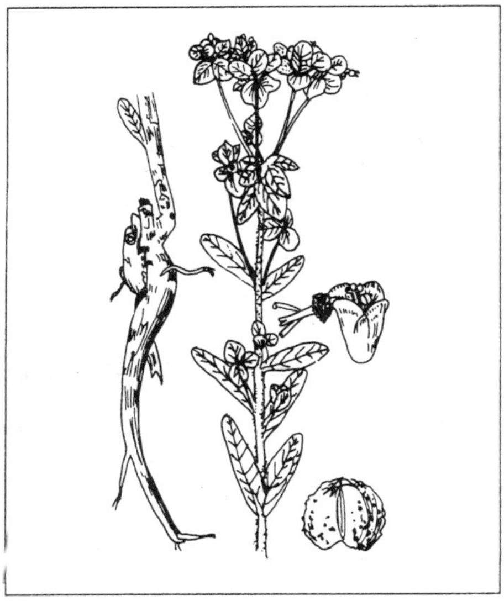

대극(大戟)

Euphorbiae Pekinensis Radix

【本經】 KHP, CP.

【처방용명】 京大戟, 紅芽大戟, 大戟

【성미】 苦, 辛, 寒, 有毒

【귀경】 肺, 腎, 大腸

【효능】 사수축음(瀉水逐飮), 소종산결(消腫散結)

【기원】

이 약은 대극 *Euphorbia pekinensis* Ruprecht(대극과 Euphorbiaceae)의 뿌리이다.

중국약전에는 경대극(京大戟 E. pekinensis Radix)과 홍대극(紅大戟 Knoxiae Radix)이 수재되어 있는데 전자는 우리나라 대극과 같고 후자는 홍아대극 *Knoxia valerianoides* Thorel(꼭두선이과 Rubiaceae)의 뿌리를 가리킨다.

경대극은 주로 중국의 강소, 사천, 강서, 광서 등지에서 나고, 홍대극은 주로 중국의 광서, 광동, 운남, 귀주 등지에서 난다.

양자(兩者)는 똑같이 봄에 발아하기 전이나, 혹은 가을에 잎과 줄기가 모두 말랐을 때에 채취하여 양건하고 초제(醋製)한 것을 쓴다.

【임상응용】

① 수종창만(水腫脹滿), 이변비결(二便秘結)

이 약은 고(苦), 한(寒)하여 하설(下泄)하고 이변(二便)을 통리한다. 특히 장부(臟腑)의 수습(水濕)을 잘 행(行)하게 하므로 사수제습(瀉水除濕)의 준약(峻藥)으로 널리 알려져 있다.

효능은 감수와 같으나 그 작용은 약간 완만하다.

② 담음적취(痰飮積聚), 전간발광(癲癎發狂)

이 약의 축담척음(逐痰滌飮), 평천(平喘)하는 효력은 감수(甘遂)와 비슷하다.

그 중 담연(痰涎)이 편중(偏重)된 환자일 경우에는 감수(甘遂)와 백개자(白芥子)등을 배합하여 나누어 갈아서 분말로 한 다음 환복(丸服)한다.

그 예가 "공연단"(控涎丹)으로 거담축음(去痰逐飮)의 효력(效力)을 높인 것이다. 이는 또한 담열전간(痰熱癲癎)의 치료에도 쓰인다.

③ 옹종창독(癰腫瘡毒), 나력담핵(瘰癧痰核)

이 약의 고(苦), 한(寒)은 독(毒)을 공격하여 산결소종(散結消腫)하는 능력을 가지고 있다.

이에 열독취체(熱毒聚滯)로 인한 옹종창독(癰腫瘡毒)및 담화응결(痰火凝結)로 인한 나력담핵(瘰癧痰核)에 적용 하여 홍아대극(紅芽大戟)에 산자고(山慈姑), 웅황(雄黃), 사향(麝香)등을 배합하여 쓴다. 예로 "자금정"(紫金錠)이 있으며 내복(內服)과 외용(外用)이 모두 가능하다.

【임상사용의 요점】

대극은 고한하설(苦寒下泄)한다. 이변(二便)을 통리시켜 사수축담(瀉水逐痰)하는 강렬한 약으로 수종천만(水腫喘滿)·담음적취(痰飮積聚)에 사용한다. 소종산결(消腫散結)작용도 있어 옹종창독(癰腫瘡毒)·나력담핵(瘰癧痰核)에 내복과 외용을 한다.

【참고】

대극은 감수와 효능이 거의 비슷하나 약력은 약간 약하다.

【용량·용법】

5-3g. 산제(散劑)는 매번 1g. 초제(醋製)는 독성(毒性)을 감소시킨다. 경대극(京大戟)은 축수(逐水)의 효능이 뛰어나고 홍아대극(紅芽大戟)은 해독력(解毒力)이 상대적으로 강하다.

【사용상의 주의】

허약자(虛弱者) 및 임부(妊婦)는 피하는 것이 좋다. 감초에 상반(相反)한다.

【고전의 기록】

≪本經≫

"主十二水, 腹滿急痛, 積聚. 〈주로 십이수(十二水)와 복만급통(腹滿急痛), 적취(積聚)에

쓰인다.〉"

《本草正》

"性峻烈, 善逐水邪痰涎, 瀉濕熱脹滿.〈성미가 준열하여 수사담연을 잘 몰아내며, 습열창만을 사해 준다.〉"

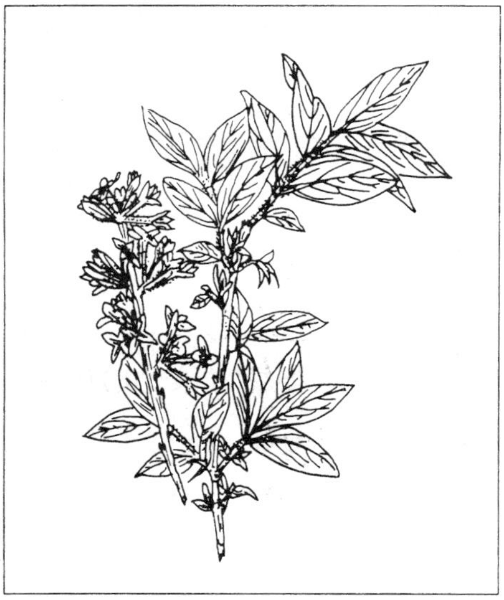

원화(芫花)
Genkwa Flos

【本經】 KHP, CP

【처방용명】 陳芫花, 老芫花, 藥魚草, 醋芫花, 芫花

【성미】 辛, 苦, 寒, 有毒

【귀경】 肺, 腎, 大腸

【효능】 사수축음(瀉水逐飮) 거담지해(祛痰止咳) 살충료창(殺蟲療瘡)

【기원】

이 약은 팥꽃나무 *Daphne genkwa* Sieb. et Zucc (팥꽃나무과 Thymelaceae)의 꽃봉오리(花－)이다.

대개가 야생(野生)으로 주로 안휘(安徽), 산동(山東), 사천(四川), 절강(浙江)등지에서 난다. 봄에 꽃이 피기 전에 따서 볕에 말리거나 불에 말린 것을 쓰거나 초초(醋炒)하여 쓴다.

【임상응용】

① 이변비결(二便秘結)

《本經》에는 비록 이 약을 신(辛), 온(溫)으로 칭했으나 도리어 그의 치료 증세는 모두가 습열담수(濕熱痰水)의 환자이다. 이는 사실 한설지품(寒雪之品)이면서 사수축음(瀉水逐飮)의 준약(峻藥)이라는 뜻이다. 이에 흉협적수(胸脇積水)를 잘 없애주므로 수종창만(水腫脹滿), 이변비결(二便秘結)의 증세를 치료할 때에는 항시 감수(甘遂), 대극(大戟), 견우자(牽牛子)등과 같이 쓴다.

그 예가 "주거환"(舟車丸)이다.

② 담음천해(痰飮喘咳), 전간광조(癲癎狂躁)

이 약은 감수(甘遂), 대극(大戟)과 같이 척담축음(滌痰逐飮)의 효능이 있어 항상 같이 써서 담음적취(痰飮積聚), 천해협통(喘咳脇痛)을 치료한다.

이 약은 특히 유음협통(留飮脇痛)의 제거에 뛰어나 "십조탕"(十棗湯)에 쓰인다.

또 이 약은 살충(殺蟲), 요선지양(療癬止痒)의 효능을 가지고 있으므로 단용(單用)으로 연말(硏末)하여 붙이거나 혹은 돼지기름(猪脂)과 조제하여 바르면 효과가

【임상사용의 요점】

원화는 고한(苦寒)하고 사수축담(瀉水逐痰)의 준약(峻藥)이다. 특히 소담음적취(消痰飮積聚)에 우수하므로 담음천해(痰飮喘咳)·통인흉협(痛引胸脇) 및 수종창만(水腫脹滿)·이변불통(二便不通)에 사용한다.

【참고】

감수, 대극, 원화는 고한하설(苦寒下泄)·통리이변(通利二便)의 작용이 있어 사수축담(瀉水逐痰)의 강렬한 약으로, 수종창만(水腫脹滿)·담음적취(痰飮積聚)의 형증구실(形症俱實)에 사용한다. 약효는 감수가 제일 강하고 대극은 감수다음으로 강하며 원화는 좀 약하다, "감수는 경수(經遂)의 수습을 빼내고, 대극은 장부의 수습을 빼며, 원화는 과량의 수음(水飮)을 뺀다."라고 말한다. 독성은 원화가 제일 강하고 감수와 대극은 좀 약하다.

【용량·용법】

5-3g. 산제(散劑)는 매번 0.6g씩 쓴다. 외용(外用)은 적당량. 초초(醋炒)로 하면 독성(毒性)이 경감된다.

【사용상의 주의】

허약자(虛弱者) 및 임신부에게는 금용(禁用)이다. 감초(甘草)에 상반(相反)한다. 이 약은 독성(毒性)이 감수(甘遂)나 대극(大戟)보다 더욱 맹렬하다.

【고전의 기록】

≪本經≫

“主咳逆上氣, 喉鳴喘, 咽腫短氣…疝瘕, 癰腫. 〈주로 해역상기(咳逆上氣)한 후명천(喉鳴喘), 인종단기(咽腫短氣)에 쓰이고 …산하(疝瘕), 옹종(癰腫)에 쓰인다.〉”

≪本草綱目≫

“治水飮痰癖, 肋下痛(수음담벽과 늑골아래가 아플 때 쓴다.〉”

“芫花, 甘遂, 大戟三性, 逐水泄濕, 能直達水飮窠囊隱僻之處, 但可徐徐之用, 取效甚捷, 不可過劑, 泄人眞元也. 〈원화(芫花), 감수, 대극 셋의 성질은 축수설습(逐水泄濕)하여 능히 곧바로 수음과낭이 숨은 곳까지 도달한다. 다만 서서히 써야 그 효과가 빠르며 지나친 양을 쓰면 안된다. 진원(眞元)을 설(泄)한다.〉”

“芫花, 留數年陳久者良, 用時以爲醋煮十數沸, 去醋, 以水浸一宿, 曬乾用, 則毒滅也, 或以醋炒者次之. 〈원화(芫花)는 몇년 묵은 것이 좋다. 쓸 때는 식초에 수십번 삶아 초를 버리고 물에 하룻밤 재운 다음 볕에 말려 쓰면 독이 없어진다. 혹은 초초(醋炒) 것이 그 다음으로 독이 적다.〉”

〈附註〉 원화(芫花)의 기미(氣味)는 ≪本經≫에 비록 ‘신(辛), 온(溫)’이라 했으나 치료의 주된 병증(病症)은 모두가 습열담수(濕熱痰水)에 해당하는 증세로써 감수(甘遂), 대극(大戟)과 그 효능 및 주치(主治)가 기본적으로 같다. 이 때문에 ≪本草求眞≫에서는 3가지 약, 즉 원화(芫花), 감수(甘遂), 대극(大戟)의 성미(性味)가 같다고 한 것이다. 장수이(張壽頤)는 ≪本經≫에 ‘신(辛), 온(溫)’이라 한 것은 아마도 뒷 사람이 정리할 때 잘못 섞여 들어간 말이 아닌가 여기고 있다.

따라서 여기서는 무조건 맹종(盲從)할 수 없어 그 성미를 ‘신(辛), 고(苦), 한(寒)’으로 고쳐 썼으니 주의하기 바란다.

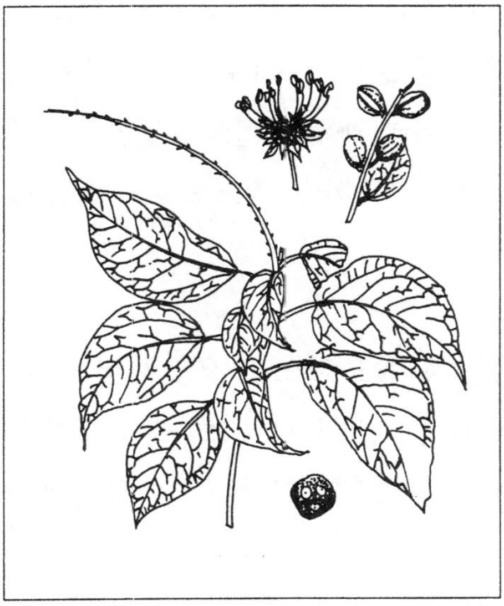

파두(巴豆)*
Tiglii Semen

【本經】 KP, CP

【처방 용명】 江子, 剛子, 巴豆霜, 巴豆, 巴霜, 焦巴豆

【성미】 辛, 熱, 大毒

【귀경】 胃, 大腸, 肺

【효능】 준하한적(峻下寒積), 축수퇴종(逐水退腫), 거담이인(去痰利咽), 식창소옹(蝕瘡消癰)

【기원】

이 약은 파두 *Croton tiglium* L. (대극과 Euphorbiaceae)의 씨이다. 이 약은 종피를 벗겨서 쓴다.

중국의 사천(四川), 광서(廣西), 운남(雲南), 귀주(貴州) 등지에서 난다. 가을에 열매가 성숙하여 그 과실(果實)이 아직 개열되지 않았을 때 따서 모은다. 이것을 볕에 말려 과실 껍질을 깨고 얻은 종자를 모아 속씨를 그대로 쓰거나 혹은 상(霜)으로 만들어 사용한다.

파두인(巴豆仁)이란 이 파두(巴豆)를 미탕(米湯)으로 침반(浸拌)하여 햇볕아래에 두어 폭광(曝光)에 말리거나 혹은 불로 터뜨린(烘製)것으로 껍질을 제거하고 깨끗한 속씨(淨仁)를 모아 검게 볶은 것(炒焦黑用)을 말한다.

또 파두상(巴豆霜)이란 깨끗한 파두인(巴豆仁)을 멧돌에 갈아(碾碎), 여러 층의 흡유지(吸油紙)로 싸서 약한 불로 아궁이에 때어 압착하여 기름을 제거한 후, 다시 멧돌로 곱게 갈아 채로 친 것이다.

【임상응용】

① 위장한적(胃腸寒積), 심복냉통(心腹冷痛)

이 약은 신(辛), 열(熱)하고 한적(寒積)을 준하(峻下)시켜 위(胃)와 장(腸)의 침한고냉(沈寒痼冷)과 숙식적체(宿食積滯)를 씻어 내며 작용이 강하여 참관탈문(斬關奪門)하는 효능이 있는 것으로 알려져 있다.

따라서 한체식적(寒滯食積)으로 장위(腸胃)가 막혔거나 심복(心腹)이 냉통(冷痛)하되 그 통증이 송곳으로 찌르는 듯하며 숨이 급해 막힐 정도이며 폭궐(暴厥)할 때에는 생파두(生巴豆)를 껍질을 없애고 기름을 짜낸 다음, 건강, 대황 등과 같이 분말을 만들어 연밀(煉蜜)하여 환(丸)을 만든다. 그 크기를 오동나무씨(梧桐子) 정도로 하여 매번 0.6-0.9씩 복용한다(三物備急丸).

② 소아식적(小兒食積), 담다경계(痰多驚悸)

이 약을 자흑색으로 볶아 거연(去烟)한 후에 숙용(熟用)으로 쓰면, 생용(生用)에 비해 약성(藥性)이 느리고 평온하다. 여기에 준약(峻藥)을 가볍게 넣어 쓰면 능히 온통거적(溫通祛積)할 수 있다. 따라서 항상 담남성, 신국, 주사등과 같이 써서 소아의 유식정적(乳食停積), 담다경계(痰多驚悸)를 치료한다.

이렇게 하면 온통거적(溫通祛積)과 소담도체(消痰導滯)의 효과를 거둘 수 있다 (保赤散).

③ 복수팽창(腹水膨脹), 이변불통(二便不通)

이 약은 "개통폐색(開通閉塞)하여 이수곡도(利水穀道)"한다고 알려져 준하축수(峻下逐水), 퇴종약(退腫藥)으로 쓰인다. 따라서 복수팽창(腹水膨脹)이나 이변불통(二便不通), 수종실증(水腫實證)에 응용된다.

예로 ≪備急方≫에는 파두 90개, 행인 60개를 모두 껍질을 벗기고 속이 황색이 될때까지 구워서 도환(搗丸)하되 팥알(赤小豆)크기로 하여 매번 한 알씩 복용, 그 정도에 따라 맞추면 복수팽창(腹水膨脹)을 치료할 수 있다고 했다.

근래에는 파두상(巴豆霜)을 강반(絳礬), 신국과 배합하여 환제로 하여 만기혈흡충병(晩期血吸蟲病)의 복수(腹水)를 치료하는 데 쓴다(巴絳礬丸).

④ 후비담조(喉痺痰阻), 한실결흉(寒實結胸)

이 약은 공사겁담(攻瀉劫痰)하고 활담개인(豁痰開咽)함으로써 호흡(呼吸)을 이(利)하게 한다.

따라서 우담남성과 같이 써서 소아의 담옹인후(痰壅咽喉), 기역천촉(氣逆喘促)의 증세 치료에 활용하고, ≪千金方≫에는 후비수사(喉痺垂死)의 증세에 여기(餘氣)가 있을 때에 파두를 단독으로 써서 치료한다고 했다.

근래에는 디프테리아 및 후염(喉炎)으로 인해 생기는 후경조(喉梗阻)의 치료에 파두상(巴豆霜)을 후부(喉部)에 흡입(吸入)시켜 구토(嘔吐)를 유발하거나 담연(痰涎)을 배출토록 하거나 또는 복사(腹瀉)를 동반시켜 경조증상(梗阻症狀)을 완화시키도록 한다.

또 이 약은 축담행수(逐痰行水)하는 작용이 있으므로 담연옹색(痰涎壅塞), 흉격질민(胸膈窒悶)으로 인한 지냉한출(肢冷汗出)의 한실결흉증(寒實結胸證)에 패모, 길경을 가하여 쓴다(三物小白散).

또한, 주사, 우황을 가하여 담미심규(痰迷心竅)로 인해 생기는 전간치광(癲癇痴狂)에 응용하여 활담개규(豁痰開竅)하는 효과를 얻기도 한다.

⑤ 옹종불궤(癰腫不潰)

이 약은 창독(瘡毒)을 치료하고 창양(瘡瘍)에 농(膿)이 생겼으나 아직 헐지는 않는 경우에 유향, 몰약, 목별자. 피마자 등과 같이 써서 환부에 붙이면 피부를 부식시켜 파궤(破潰)를 촉진시킨다(峻頭膏).

또 ≪普濟方≫에는 파두 30粒을 마유(麻油)에 검게 끓인 다음, 파두는 제거하고 그 기름에 웅황(雄黃)을 넣어 분말로 만들고 이를 창면(瘡面)에 자주 바르면 모든 악창(惡瘡)을 치료할 수 있다고 했다.

【임상사용의 요점】

파두는 신열(辛熱)하다. 그대로 쓰면 한적(寒積)을 준하(峻下)하는 작용이 있어 장위(腸胃)의 침한고냉(沈寒痼冷)·숙식적체(宿食積滯)를 탕척(蕩滌)할 뿐만 아니라, 공담축습(攻痰逐濕)·이수퇴종(利水退腫) 작용도 있어 통변이수(通便利水)하는 효능이 강하므로 장위한적(腸胃寒積)에 의한 완복냉통(脘腹冷痛)·변비나 담음복수(痰飮腹水)에 의한 창만불통(脹滿不通)에 사용한다.

초흑(炒黑)한 초파두(焦巴豆), 또는 압착하여 기름을 제거한 파두상(巴豆霜)은 약효가 약간 완만하고 온통거적(溫通祛積)·추진치신(推陳致新)의 효능을 가지고 있으므로 소아의 담옹(痰癰)·유식적체(乳食積滯)에 사용한다. 외용하면 해독료창(解毒療瘡)·식부기육(蝕腐肌肉)하는 작용이 있어 악창개선(惡瘡疥癬)에 효과가 있다.

【참고】

파두의 특성은 "열을 얻으면 사하효과가 좋아지고 냉을 얻으면 설사가 멎는다". 복용후 설사가 나지 않을 때에는 뜨거운 죽을 먹으면 약효가 증가되고, 설사가 멎지하지 않으면 찬 죽을 먹거나 냉수를 마시면 멎는다. 중독에 의해 하리가 심하고 멎지 않을 때에는 황련이나 녹두를 달인 물을 복용한다.

【용량 · 용법】

0.15-0.3g을 환제나 산제로 하여 내복하고 외용에는 적당량을 쓴다.

【사용상의 주의】

임부 및 한실적체(寒實積滯)가 없는 경우, 그리고 몸이 허약한 경우에는 금기이다.

【고전의 기록】

≪本經≫

"主傷寒溫瘧寒熱, 破癥瘕積聚堅積, 留飮痰癖, 大腹水脹.〈주로 상한(傷寒), 온학(溫瘧), 한열(寒熱)에 쓰이며, 징하(癥瘕), 적취(積聚), 견적(堅積)을 깨뜨리고, 유음담벽(留飮痰癖), 대복수창(大腹水脹)에 쓰인다.〉"

≪湯液本草≫

"巴豆, 若急治爲水穀道路劑, 去皮心膜油, 生用, 若緩治爲消堅磨積之劑, 炒去烟, 令紫黑, 可以通腸, 可以止瀉, 世所不知也.〈파두는 수곡도로제(水穀道路劑)로 급히 쓸 때에는 거피하고 심막유를 그대로 쓰고, 소견마적제(消堅磨積劑)로 완만하게 쓸 때에는 볶아 연기를 제거하고 자흑색이 나도록 해서 통장(通腸), 지사(止瀉)하게 되는 데 세상에 알려지지 않은 비법이다.〉"

≪本草圖解≫

"巴豆, 大黃, 同爲攻下之劑, 但大黃性冷, 府病多熱者宜之, 故仲景治傷寒傳胃惡熱者多用大黃, 東垣治五積屬臟寒者多用巴豆.〈파두와 대황은 다같은 공하제(攻下劑)이다. 다만 대황은 성(性)이 냉(冷)하여 부병다열자(府病多熱者)에게 좋기 때문에 중경(仲景)은 상한(傷寒)이 위(胃)로 전이되어 오열(惡熱)할 때 대황을 많이 썼고, 동원(東垣)은 오적(五積)이 장한(臟寒)에 속한 경우에 파두를 많이 쓴다고 했다.〉"

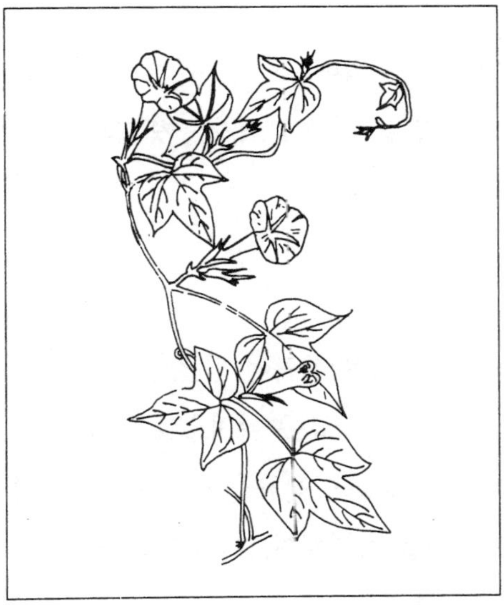

흑축(黑丑)
Pharbitidis Semen

【別錄】KP, JP, CP

【처방용명】 牽牛子, 黑丑, 白丑, 二丑, 黑牽牛子, 黑白丑

【성미】 苦, 寒, 有毒

【귀경】 肺, 腎, 大腸

【효능】 사하축수(瀉下逐水), 거적살충(去積殺蟲)

【기원】

이 약은 나팔꽃 *Pharbitis nil* Choisy(메꽃과 Convolvulaceae)의 씨이다.

【임상응용】

① 수종창만(水腫脹滿), 이변불통(二便不通)

이 약은 고(苦), 한(寒)하고 준하(峻下) 작용이 있으며 이변(二便)을 잘 통하게 하여 수습(水濕)을 대소변으로 배출하는 효능이 있다. 축수(逐水) 작용은 감수, 대극, 원화에 비해 약하지만 수음(水飮)이 머물러 쌓이고 정기(正氣)가 아직 쇠약해지지 않는 증상에 준하약(峻下藥)으로 쓰기에 알맞다.

특히 수종(水腫)에는 단독으로 고운가루로 하여 복용하면 이뇨작용을 증가시켜 소종(消腫)에 좋은 효력을 발휘한다.

습열옹체(濕熱壅滯), 수종창만(水腫脹滿), 이변불통(二便不通) 등의 증세에는 감수, 대극, 원화 등과 같이 쓴다(舟車丸).

② 습열적체(濕熱積滯), 대변비결(大便秘結)

이 약은 대변을 통리(通利)하고 적체(積滯)를 없애는 데 쓰기도 한다. 즉, 이 약을 분말로 하여 강즙(薑汁)으로 송복(送服)하면 적체(積滯)로 인한 대변불통(大便不通)을 치료할 수 있고, 도인을 가루로 하여 함께 밀환(蜜丸)을 만든 다음 이를 복용하면 대장의 풍비결삽(風秘結澁)을 치료할 수 있다.

③ 충적복통(蟲積腹痛)

이 약은 고(苦), 한(寒)하고 살충하는 효과가 있으며 그 밖에 소적통변(消積通便)하면서 충체를 사하시켜 배출시키는 작용도 한다. 이 때 빈랑과 같이 쓰면 구충효과(驅蟲效果)가 더욱 뛰어나서 회충, 조충등도 구충할 수 있다(牛榔丸).

【임상사용의 요점】

흑축는 고한(苦寒)하고 성강(性降)하다. 통사(通瀉)의 힘이 강하여 삼초(三焦)를 통달(通達)하는 특징이 있고 기분(氣分)에 들어가 수습의 사(邪)를 이변으로 배출한다. 통리이변(通利二便),하기행수(下氣行水),소담척음(消痰滌飮)작용을 가지고 있기 때문에 "흑축은 기분(氣分)에서 잘 주행(走行)하고 삼초를 소통하며,순기(順氣)하면 곧 담축(痰逐)·음소(飮消)하여 상하가 통쾌해 진다" 고 한다.

기체변비(氣滯便秘)의 요약이고 수종창만(水腫脹滿)·삼초기체(三焦氣滯)·이변불통(二便不通)에 적용하여,폐기옹체(肺氣壅滯)·담음천해(痰飮喘咳)·면목부종(面目浮腫)에도 쓴다. 또 살충소적(殺蟲消積)작용이 있어 충적복통(蟲積腹痛)에 사용한다.

【참고】

① 독성은 감수·원화·대극보다 약하다

② 적게 쓰면 대변을 통하게 하고 다량쓰면 물과 같은 설사를 한다.

③ 표면이 회흑색인 것을 흑축이라 하고 담황색인 것을 백축이라 한다. 옛날에는 "백색은 상초담음(上焦痰飮),옹체기역(壅滯氣逆)을 치료하고,흑색은 하초울알(下焦鬱遏)·이변불리(二便不利)를 치료한다." 또는 "흑축은 약효가 빠르고 백축은 약간 완만하다"라고 하였으나 임상에서는 양자가 거의 같은 효과를 가지고 있으므로 분리하지 않고 사용한다.

【용량·용법】

전제로 할 때에는 3-10g을 쓰고, 산제(散劑)로 할 때에는 1. 5-3g을 쓴다.

그대로 사용하거나 초(炒)하여 쓰는 데, 초(炒)하면 약효가 비교적 느리게 나타난다.

【사용상의 주의】

비허(脾虛)에 의한 수종(水腫)이나 임부에게는 금기이다.

【고전의 기록】

≪別錄≫

"主下氣, 療脚滿水腫, 除風毒, 利小便.〈기(氣)가 내리는 것을 주관하고 다리의 수종(水腫)을 치료하며 풍독(風毒)을 없애고 이뇨시킨다.〉"

≪本草綱目≫

"牽牛, 治水氣在肺, 喘滿腫脹, 下焦鬱遏, 腰背脹腫, 及大腸風秘, 氣秘, 卓有殊功.〈견우자는 수기(水氣)가 폐(肺)에 있어 생기는 천만종창(喘滿腫脹), 하초(下焦)가 울알(鬱遏)하여 생기는 허리와 등의 종창(脹腫) 및 대장의 풍비(風秘), 기비(氣秘)에 잘 듣는다.〉"

≪本草正≫

"牽牛, 古方多爲散丸, 若用急救, 亦可佐群藥煎服, 然大泄元氣, 凡虛弱之人須忌之.〈견우자는 고방(古方)에 주로 산제나 환제로 하여 구급에 쓰거나 근약의 좌약으로 달여서 복용했다. 그러나 원기를 대설(大泄)하므로 허약한 사람에게는 필히 금기시켜야 한다.〉"

4

第四章 거풍습약(祛風濕藥)

기육(肌肉), 경락(經絡), 근골(筋骨) 사이에 있는 풍습(風濕)을 제거하여, 풍습비통(風濕痺痛)을 치료하는 약을 거풍습약(祛風濕藥)이라 부른다.

이 약들은 대부분 성미가 신(辛), 고(苦)하고 온(溫), 조(燥)하여 신(辛)은 발산하고 고조온(苦燥溫)은 통(通)하게 함으로 기육(肌肉), 경락(經絡) 및 근골(筋骨) 사이에 있는 풍한습사(風寒濕邪)를 제거하고 활혈(活血)하여 통락(通絡)하며 서근(舒筋)하여 지통(止痛)하게 한다.

또 이들 중에는 성미가 신한(辛寒)하여 소풍청열(疏風清熱)하고 통락지통(通絡止痛)하는 효능을 발휘하는 것도 있다.

거풍습약은 모두 선산(宣散)하고 행체(行滯)하며 비(痺)를 통하게 하고 뭉친 것을 풀어주는 효능이 있고, 약에 따라서는 간신(肝腎)을 보하고 근골(筋骨)을 강하게 해 주는 효능을 가진 것도 있다.

주로 풍습(風濕)에 의한 비통(痺痛), 근맥구련(筋脈拘攣), 굴신불리(屈伸不利) 및 간신부족(肝腎不足)에 의해 근골(筋骨)이 위약(痿軟)해지고 허리와 무릎이 마비되고 아픈 병증(病證)에 활용한다.

비증(痺證)은 주로 풍한습사(風寒濕邪)가 인체(人體)의 기육(肌肉), 경락(經絡), 근골(筋骨) 및 관절(關節)에 침습(侵襲)하여 경락(經絡)이 막히고 기혈(氣血)이 잘 돌지 못하여 마비감이 오고 통증이 생기는 증후이다.

素問-痺論에 "풍(風), 한(寒), 습(濕)의 삼기(三氣)가 섞여 합하면 곧 비(痺)가 된다(風寒濕三氣雜至合而爲痺也)"라고 한 것은 이를 가리키는 것으로 다른 점이 있다면 풍(寒), 한(寒), 습(濕)이 몸에 침범하여 어느 쪽에 치우쳤는가에 따라 나타나는 증상(症狀)이 각기 다를 뿐이다.

따라서 비증(痺症)은 그 증상에 따라 행비(行痺), 착비(着痺), 통비(痛痺) 및 열비(熱痺) 등으로 나눌 수 있고 이에 대한 치법도 각기 다르다.

행비(行痺)에는 거풍약(祛風藥)을 선택하여 거풍해표(祛風解表), 활혈지통(活血止痛) 작용이 있는 약을 선택하여 여기에 온통(溫通)한 약을 배합하고, 착비(着痺)에는 성미가 비교적 온조(溫燥)한 거풍습약(祛風濕藥)을 선택하여 여기에 화습(化濕), 이습(利濕) 작용이 있는 약을 가하며, 통비(痛痺)에는 한사(寒邪)가 편승(偏勝)한 것이므로 온열성(溫熱性)이 비교적 강한 거풍습약(祛風濕藥)을 배합하고, 열비(熱痺)에는 약성이 한량(寒涼)한 거풍습약

(祛風濕藥)을 선택하여 여기에 적당한 청열약(清熱藥)을 배합하여 쓴다.

풍습(風濕)의 초기에 표증(表證)이 겸했을 때에는 해표약(解表藥)을 배합해야 하고, 병사(病邪)가 이(裏)에 있어 맥도(脈道)가 불리하고 기혈(氣血)이 운행되지 않을 때에는 통락활혈약(通絡活血藥)을 배합한다.

또 어혈(瘀血)이 있고 담습(痰濕)을 겸했을 때에는 활혈약(活血藥)과 거담약(祛痰藥)을 배합하고, 병을 오래 앓아 몸이 허약한 경우에는 보양기혈약(補養氣血藥)을 배합하며, 간신(肝腎)이 휴손되었을 경우에는 근골(筋骨)을 강하게 하고 간신(肝腎)을 보하는 약을 배합하여야 한다.

비증(痺證)은 대부분은 만성질환(慢性疾患)이어서 장기간에 걸쳐 복용해야 하기 때문에 복용을 간편하게 할 필요가 있다.

즉, 주제(酒劑)나 환제(丸劑), 산제(散劑)를 만들어 복용하는 것이 좋고, 이 중 주제(酒劑)는 신온통리(辛溫通利)하는 효능이 있어 거풍습(祛風濕) 작용을 증가시킬 수 있는 장점이 있기도 하다.

그러나 이 약들은 그 성미가 신산(辛散)하고 온(溫), 조(燥)하므로 음혈(陰血)이 허(虛)하거나 음허양항(陰虛陽亢)일 경우에는 신중을 기해야 한다.

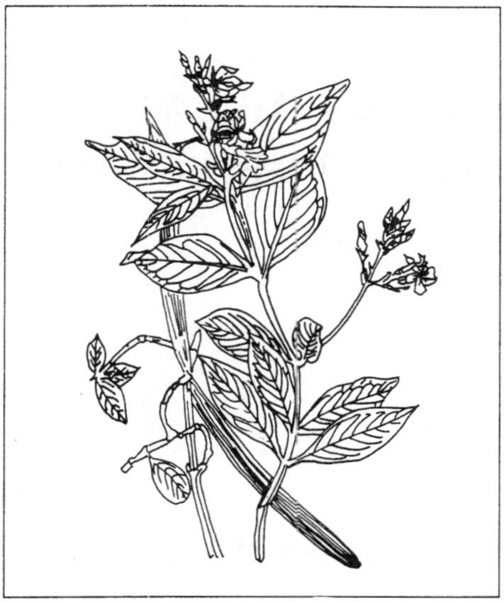

낙석등(絡石藤)
Trachelospermi Caulis

【本經】 KHP, CP.

【처방용명】 絡石藤

【성미】 苦, 微寒

【귀경】 心, 肝, 腎

【효능】 거풍통락(祛風通絡), 양혈소종(凉血消腫)

【기원】

이 약은 마삭줄 *Trachelospermum asiaticum* var. *intermedium* Nakai. 및 기타 동속식물(협죽도과 Apocynaceae)의 덩굴줄기이다.

【임상응용】

① 풍습비통(風濕痺痛), 근맥구련(筋脈拘攣)

이 약은 미고(味苦), 성한(性寒)하고 거풍통락(祛風通絡), 양혈소종(凉血消腫) 하므로 비증(痺證)과 구련(拘攣)에 사용하고, 특히 열비(熱痺)로 인한 관절종통(關節腫痛)에 좋다.

단미로 침주(浸酒)하여 복용하거나 약주(藥酒)를 배합하여 쓰며, 당귀, 구기자를 가하여 침주(浸酒)한 것은 근골산통(筋骨痠痛)과 요슬무력(腰膝無力)에 좋다 (絡石藤酒). 보통 인동등, 방기, 진교 등을 가하여 쓴다.

② 인후종통(咽喉腫痛), 옹저창종(癰疽瘡腫)

이 약은 성이 한량(寒凉)하여 양혈소종(凉血消腫)하는 효능이 있으므로 인후종통(咽喉腫痛)과 옹저창종(癰疽瘡腫)에 활용한다.

단미로 물로 달인 액을 인후에 적용하면 인후종색(咽喉腫塞)을 치료할 수 있고, 이 약에 괄루인, 조각자 등을 배합하여 옹종동통(癰腫疼痛)에 사용하기도 한다(止痛靈寶散).

【임상사용의 요점】

낙석등은 고(苦), 미한(微寒)하다. 거풍통락(祛風通絡)·양혈소종(涼血消腫)하는 효능이 있으므로 풍습비통·근맥구련(筋脈拘攣)에 열이 있을 때 사용하고 인후종통(咽喉腫痛)·창양열독(瘡瘍熱毒)에도 효과가 있다.

【참고】

낙석등·청풍등·해풍등·해동피는 거풍습·통경락의 효과가 있고 풍습에 의한 동통구련(疼痛拘攣)·지체굴신불리(肢體屈伸不利)에 사용한다.

낙석등은 미한(微寒)하고 양혈소종(涼血消腫)작용이 있어 풍습비통의 편열(偏熱)에 사용하고 혈열독성(血熱毒盛)에 의한 인후종통(咽喉腫痛), 옹종불소(癰腫不消)에도 효과가 있다.

청풍등은 통경락·이소변하는 효과가 있어 부종뇨소(浮腫尿少)·각기습종(脚氣濕腫)에도 사용한다.

해풍등은 온경통락(溫經通絡)하여 질타손상어통(跌打損傷瘀痛)에 사용하며, 해동피는 요슬비통·마목(痲木)에 쓰고 외용하면 조습살충(燥濕殺蟲)작용도 있으므로 개선(疥癬)·아통(牙痛)에 효과가 있다.

【용량·용법】

6-15g을 달여서 복용하거나 주침(酒浸)하여 사용한다.

【사용상의 주의】

비위(脾胃)가 허한(虛寒)하여 설사하기 쉬운 경우나 한비(寒痺)인 경우에는 쓰지 않는 것이 좋다.

【고전의 기록】

≪本經≫

"主風熱邪氣, 癰傷, 口乾舌焦, 癰腫不消, 喉舌腫閉, 水漿不下. 〈풍열사기로 옹상(癰傷)이 생길 때, 구건설초(口乾舌焦), 옹종(癰腫)이 사그러지지 않을 때, 목과 혀가 부어 막힐 때, 수장(水漿)이 내려가지 않을 때를다스린다.〉"

≪本草綱目≫

"絡石, 氣味平和, 其功主筋骨關節風熱癰腫. 〈낙석은 기미가 평(平)하고 화(和)하며 근골(筋骨), 관절(關節)의 풍열옹종(風熱癰腫)을 다스린다.〉"

≪要藥分劑≫

"絡石之功, 專於舒筋活絡, 凡病人筋脈拘攣, 不易屈伸者, 服之無不效, 不可忽之也. 〈낙석의 효능은 오로지 근육을 풀어주며 맥락을 터주는 데 있다. 근맥이 구련하여 굴신(屈伸)이 쉽지 않을 때에 쓰면 효과를 모두 본다. 그러니 이를 소홀히 여겨서는 안된다.〉"

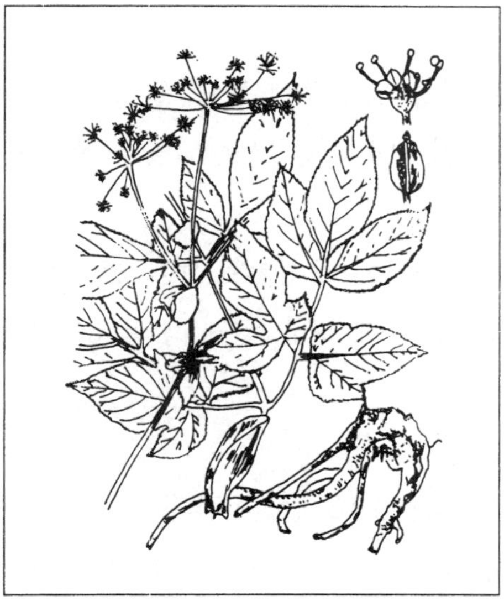

독활(獨活)*

Araliae Cordatae Radix

【本經】KHP, CP

【처방용명】 大活, 川獨活, 香獨草, 九眼獨活, 獨搖草, 獨活

【성미】 辛, 苦, 溫

【귀경】 肝, 腎, 膀胱

【효능】

거풍제습(祛風除濕), 견비지통(蠲痺止痛), 해표산한(解表散寒)

【기원】

이 약은 땃두릅 *Aralia cordata* Thunb. (오갈피나무과 Araliaceae)의 뿌리이다.

중국약전에는 중치모당귀(重齒毛當歸) *Angelica pubescens* Maxim. f. *biserrata* Shan et Yuan를 원식물로 수재하고 있다. 봄과 가을에 채취하여 그늘에 말리거나 또는 불에 쬐어 말린 것을 그대로 또는 초(炒)하여 쓴다.

【임상응용】

① 풍한습비(風寒濕痺)

이 약은 신산(辛散)하고 고조(苦燥), 온통(溫通)하며 주로 간(肝), 신(腎)에 들어가 풍사(風邪)를 없애고 제습지통(除濕止痛)하므로 비통(痺痛)의 치료에 상용한다.

보통 풍한습사(風寒濕邪)가 근육관절에 들어와 마비를 일으킨 환자일 경우 신구(新久)에 관계 없이 고루 응용할 수 있다.

그 성능(性能)이 하행(下行)하면서 하초(下焦)와 이(裏)를 다스리기 때문에 허리 이하가 시리고 아프며 무거울 때 좋으며 보통 진교, 방풍, 세신 등을 배합하여 쓴다.

만약, 풍습(風濕)이 오래되어 간(肝), 신(腎)까지 약화될 경우에는 상기생(桑寄生), 두충, 우슬 등의 간(肝), 신(腎)을 보(補)하는 약을 배합하여 사용한다(獨活寄生湯).

② 풍한표증(風寒表證)

이 약은 주로 족소음신경(足少陰腎經)과 족태양방광경(足太陽膀胱經)에 들어간다.

방광경(膀胱經)은 표(表)를 다스리고 기표(肌表)에 이르러 풍한(風寒)을 발산시킨다.

만약, 외감(外感), 풍한습사(風寒濕邪)의 외감(外感)으로 오한발열(惡寒發熱)하며 땀이 나지 않고 두신동통(頭身疼痛)이 비교적 심한 경우에는 방풍, 형개, 강활 등을 배합하여 쓴다(荊防敗毒散).

③ 기타

이 약은 소음신경(少陰腎經)에 속하는 재리복풍(在裏伏風)을 발산시킨다.

두통목현(頭痛目眩)으로 그 증이 이(齒)와 뺨까지 이어지는 견풍즉통(見風卽痛)의 소음두통(少陰頭痛)에는 세신, 천오 등을 가하여 쓴다.

또 풍화아통(風火牙痛)의 치료에는 석고, 승마 등을 같이 쓰면 울화(鬱火)를 발산(發散)시키는 효과를 얻을 수 있다.

【임상사용의 요점】

독활은 신고(辛苦)·온(溫)하다. 신으로 산(散)하고 고(苦)로 조(燥)하며 미온(微溫)으로 통하므로 거풍승습(祛風勝濕)·통경활락(通經活絡)·견비지통(蠲痺止痛)작용이 있고 특히 재하재리(在下在裏)의 복풍(伏風)을 제거한다. 그러므로 양족습비(兩

足濕痺), 요슬산중비통(腰膝酸重痺痛)에 사용하고 복풍두통(伏風頭痛) · 풍아종통(風牙腫痛)에도 효과가 있다.

【참고】

강활과 독활은 옛날에는 구분하지 않았다. 그래서 ≪本經≫에 "독활을 일명 강활이라고 한다. (獨活一名羌活)"라 했다. 두 약은 모두 거풍제습지통(祛風除濕止痛)하는 작용이 있어 서로 같이 쓸 때가 많으나 서로 다른 약물이다.

강활은 기미(氣味)가 웅열(雄烈)하고 조산성(燥散性)이 강하며 주로 족태양방광경(足太陽膀胱經)으로 입(入)하여 소음신경(少陰腎經)으로 들어가서 표사(表邪)를 발산(發散)하고 한습(寒濕)을 소산하는 데 뛰어나기 때문에 병이 재상재표(在上在表)하여 생기는 두통, 신통 및 상부의 풍한습비(風寒濕痺)에 사용한다.

반면에, 독활은 기미(氣味)가 비교적 담(淡)하고 약성(藥性)이 완화(緩和)하며 족소음신경(足少陰腎經), 족태양방광경(足太陽膀胱經)으로 들어가 근골사이의 풍습을 제거하기 때문에 하부 요슬근골(腰膝筋骨)의 풍습비통에 사용하다.

이 때문에 옛 사람들은 "독활은 복풍(伏風)을 치료하고", "강활은 유풍(游風)을 치료한다."라 한 것이다.

만약 몸 전체에 모두 통증(痛症)이 있다면 물론 이활(二活) (독활, 강활)을 다같이 사용해도 된다.

【용량 · 용법】

3-10g, 달여서 복용한다.

【사용상의 주의】

이 약은 신온고조(辛溫苦燥)하므로 음허(陰虛)하고 혈조(血燥)한 경우에는 신중을 기해야 하며 허풍(虛風)과 내풍(內風)에는 쓰지 않는 것이 좋다.

【고전의 기록】

≪別錄≫

"治諸風, 百節痛風, 無問新久. 〈여러가지 풍(風), 즉 백절통풍(百節痛風)을 치료하고 신구(新久)를 가리지 않는다.〉"

≪珍珠囊≫

"獨活與細辛同用, 治少陰頭痛, 頭暈. 〈독활과 세신을 같이 써서 소음두통(少陰頭痛)과 두운을 치료한다.〉"

≪湯液本草≫

"獨活, 治足少陰頭風頭痛, 兩足濕痺, 不能動止者. 〈독활은 족소음(足少陰)의 두풍두통, 양다리의 습비로 움직일 수 없는 자를 치료한다.〉"

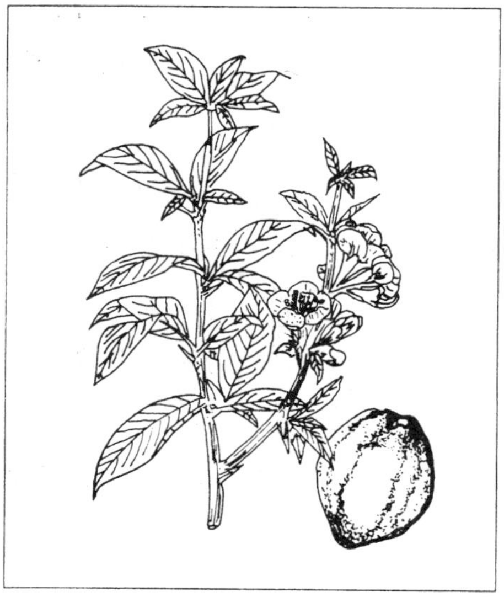

모과(木瓜)
Chaenomelis Fructus

【別錄】 KHP, CP

【처방용명】 木瓜, 宣木瓜, 陳木瓜

【성미】 酸, 溫

【귀경】 肝, 脾

【효능】 서근활락(舒筋活絡), 화습화위(化濕和胃)

【기원】

이 약은 모과나무 *Chaenomeles sinensis* Koehne 및 기타 동속식물 (장미과 Rosaceae)의 잘 익은 열매이다.

중국약전에는 이 이외에 첩경해당(貼梗海棠) *C. lagenaria* (Loisel) Koidz. 의 과실을 수재하고 있다.

봄가을에 과피(果皮)가 녹황색(綠黃色)일 때 채취하여 볕에 말린 후 썰어서 쓴다.

【임상응용】

① 습비각기(濕痺脚氣) 근맥구련(筋脈拘攣) 족슬종통(足膝腫痛)

이 약의 산미(酸味)는 간(肝)으로 들어가 익근화혈(益筋和血)하므로 서근활락(舒筋

活絡), 제비지통(除痺止痛)의 효능이 있어 풍습비통(風濕痺痛)을 치료하는 상용약이다. 특히 습비(濕痺), 근맥구련(筋脈拘攣)에 사용한다. 이 때에는 방기, 우슬, 위령선을 배합하거나, 또는 호골 등과 같이 환(丸)을 만들거나 침주(浸酒)하여 복용한다.(虎骨木瓜丸)

또 각기족종(脚氣足腫)이 한습(寒濕)으로 인한 경우에는 오수유, 소엽 등과 배합한다(鷄鳴散). 각기족종(脚氣足腫)이 습열(濕熱)로 인한 것에는 황백, 의이인, 우슬 등을 배합해서 쓴다.

② 토사전근(吐瀉轉筋)

이 약의 온향(溫香)은 화습(化濕)의 효과가 있으며 비경(脾經)으로 들어가 중초(中焦)의 습(濕)을 화(化)하면서 성비화중(醒脾和中)하고 비득건운(脾得健運)하여 설사가 그치고, 위득화강(胃得和降)하면 구토(嘔吐)가 스스로 사라진다.

또 평간(平肝), 서근(舒筋), 활락(活絡)하여 연급(攣急)이 완해(緩解)되므로 토사전근(吐瀉轉筋)에 상용(常用)되며 잠사, 의이인, 황련, 오수유 등과 같이 쓴다.(蠶矢湯)

③ 기타

이 약에는 소식(消食), 생진(生津)하는 작용이 있다. 소식약(消食藥)을 배합하여 식적(食積), 소화불량(消化不良)에 사용한다. 오매, 석곡 등을 배합하여 위진(胃津)이 부족하거나 혀가 마르고 갈증이 날 때 사용한다.

【임상사용의 요점】

모과는 산온(酸溫)하고 향기가 있다. 산미는 간으로 들어가 평간서근활락(平肝舒筋活絡)하는 작용이 있고 온향(溫香)은 비(脾)에 들어가 화중화습(和中化濕)하여 기주(肌腠)의 습체(濕滯)를 제거한다. 혈허간왕(血虛肝旺)에 의한 전근(轉筋) 및 곽란전근(霍亂轉筋) 등 모든 전근퇴통(轉筋腿痛)에 대한 요약(腰藥)이고 동시에 습침기육(濕侵肌肉)에 의한 습비(濕痺) 및 상급족경(傷及足脛)에 의한 각기에 도 사용한다. 그 외에 화중거습(和中祛濕)하고 산(酸)으로 생진(生津)하는 효능이 있어 소식(消食)·지갈(止渴)에 쓴다.

【참고】

중국 안휘성 의성산의 선모과(宣木瓜)가 양질이다

【용량 · 용법】

5-10g. 전탕(煎湯)하거나 환(丸), 산제(散劑)로 한다.

【사용상의 주의】

이 약은 산(酸)으로 수렴하므로 속에 울열(鬱熱)이 있거나 소변(小便)이 단적(短赤)할 경우에는 쓰지 않는 것이 좋다.

【고전의 기록】

≪別録≫

"主濕痺邪氣, 霍亂大吐下, 轉筋不止. 〈습비사기(濕痺邪氣), 곽란에 의한 대토하(大吐下), 전근(轉筋)이 그치지 않는 증세 등에 쓰인다.〉"

≪湯液本草≫

"去濕和胃 〈습(濕)을 제거(除去)하고 위(胃)를 화(和)하게 한다.〉"

≪本草綱目≫

"木瓜所主霍亂吐利轉筋, 脚氣, 皆脾胃病. 〈모과는 곽란과 토리, 전근 및 각기 모든 비위병을 주치한다.〉"

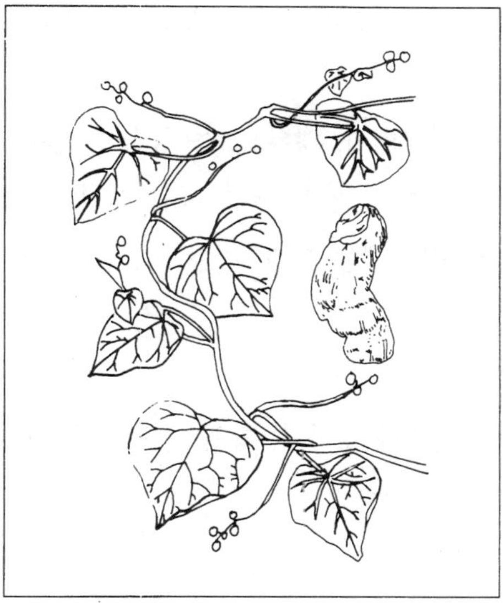

방기(防己)*

Sinomeni Caulis et Rhizoma

【本經】 KP, JP, CP.

【처방용명】 漢防己, 粉防己, 木防己, 廣防己

【성미】 苦, 辛, 寒

【귀경】 膀胱, 脾, 腎

【효능】 거풍지통(祛風止痛), 이수퇴종(利水退腫)

【기원】

이 약은 방기 *Sinomenium acutum* Rehder et Wilson 및 기타 동속식물 (댕댕이덩굴과 Menispermaceae)의 덩굴성 줄기 및 뿌리줄기이다.

중국에서는 분방기(粉防己, 漢防己) *Stephania tetrandra* S. Moore 또는 광방기(廣防己, 木防己) *Aristolochia fangchi* Wu (쥐방울과 Aristolochiaceae)를 원식물로 수재하고 있다.

가을에 캐어 볕에 말린 것을 쓴다.

【임상응용】

① 풍습비통(風濕痺痛)

이 약은 신(辛)으로 산(散)하고 고(苦)로 설습(泄濕)하며 거풍(祛風), 제습(除濕)하는 효능이 있다.

성(性)이 주로 한량(寒涼)하여 풍습열사(風濕熱邪)가 경락(經絡)을 조체(阻滯)하기 때문에 관절(關節)이 홍종열통(紅腫熱痛)하는 습열비통(濕熱痺痛)에 활석, 의이인 등을 배합하여 널리 사용한다(宣痺湯). 또한 한습(寒濕)이 편승(偏勝)하고 관절(關節)이 동통(疼痛)하는 통비(痛痺)에는 산한(散寒), 제습(除濕)하고 비(痺)를 치료하는 계심, 백출 등을 배합하여 쓴다(防己湯).

② 수종각기(水腫脚氣)

방기는 고한(苦寒)으로 강설(降泄)하고 하행성(下行性)이며 이수퇴종(利水退腫)하는 효능이 있으므로 하반신(下半身)에 수습(水濕)이 정류(停留)된 증상에 많이 응용된다.

수종(水腫)이 습열실증(濕熱實症)에 속할 경우에는 정력자, 대황, 초목 등을 배합하여 쓰고(己椒藶黃丸), 그 증(證)이 허(虛)에 속할 경우에는 황기, 백출 등을 배합하여 쓰며(防己黃芪湯), 각기(脚氣)와 아랫 다리의 종창(腫脹)에는 모과, 빈랑자 등을 배합하여 쓴다.

③ 기타

하초(下焦)의 습열(濕熱)에 의한 창독(瘡毒)에는 방기에 토복령, 황백, 창출 등을 배합하여 쓴다.

【임상사용의 요점】

방기는 고한(苦寒)하고 설강(泄降)한다. 이수청열(利水清熱)작용이 있어 하초혈분(下焦血分)의 습열(濕熱)을 배설하며, 신산(辛散)하여 거풍지통(祛風止痛)작용도 있으므로, 이수소종(利水消腫)·거풍통락지통(祛風通絡止痛)의 효능이 있다. 풍수부종(風水浮腫)·소변불리(小便不利)·풍습비통(風濕痺痛)·각기종통(脚氣腫痛) 및 하초습열창독(下焦濕熱瘡毒)에도 사용한다. 한방기는 이수퇴종(利水退腫)에 우수하고 목방기는 거풍지통(祛風止痛)에 좋다.

【용량·용법】

5-10g. 달여서 복용한다.

【사용상의 주의】

이 약은 대고대한(大苦大寒)하여 위기(胃氣)를 손상시키기 쉽다. 신체허약하거나 음허(陰虛)인 자(者)와 비위기허(脾胃氣虛)인 자(者)에게는 조심해서 써야한다.

【고전의 기록】

≪本經≫

"主風寒溫症, 熱氣諸癎, 除邪, 利大小便. 〈주로 풍한온증(風寒溫症), 열기(熱氣)의 여러 간(癎)에 이용되며, 사(邪)를 없애고 이대소변(利大小便)한다.〉"

≪本草拾遺≫

"漢防己主水氣, 木防己主風氣, 宣通. 〈한방기는 수기(水氣)를 주치하고, 목방기는 풍기(風氣)를 주치하며, 선통(宣通)한다.〉"

≪本草求眞≫

"防己, 辛苦大寒, 性險而健, 善走下行, 長於除濕, 通竅, 利道. 能瀉下焦血分濕熱, 及療風水要藥. 〈방기는 신고대한(辛苦大寒)하며 그 성질(性質)은 험이건(險而健)하고 하행(下行)하여 제습(除濕), 통규(通竅), 이도(利道)에 뛰어나며, 하초(下焦)의 혈분습열(血分濕熱)을 사(瀉)할 수 있어 풍수(風水)를 치료하는 요약(要藥)이다.〉"

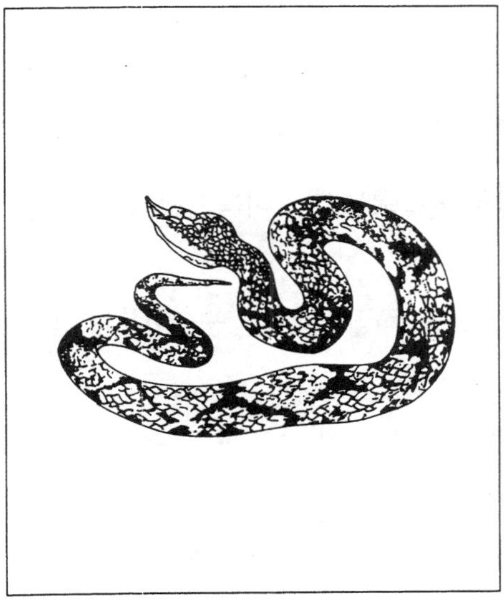

백화사(白花蛇)
Agkistrodon

【雷公炮炙論】 KHP, CP

【처방용명】 白花蛇, 蘄蛇肉, 金錢白花蛇

【성미】 甘, 鹹, 溫, 有毒

【귀경】 肝

【효능】

풍습완비(風濕頑痺), 근맥구련(筋脈拘攣), 구안와사(口眼喎斜), 마목탄탄(痲木癱瘓), 반신불수(半身不遂)

【기원】

이 약은 오보사(살모사) *Agkistrodon acutus* Gunther (살모사과 Crotaridae) 및 **은환사** *Bungarus multicinctus* Blyth. (안경사과 Elapidae)의 내장을 뺀 몸체이다.

중국에서 백화사(白花蛇)는 크기에 따라 두 종류로 나뉜다.

큰 것은 천문복(尖吻蝮 :五步蛇) *Agkistrodon acutus* Gunther. 의 내장을 제거하고 전체를 건조시킨 것으로 주로 호북(湖北), 강서(江西), 절강(浙江) 등지에서 난다.

전통적으로 호북(湖北)의 기주 (蘄州, 지금의 蘄春縣)에서 나는 것을 최고로 여겨 지금도 기사(蘄蛇)라는 이름이 전해지고 있다.

다음으로 적은 것은 은환사(銀環蛇) *Bungarus multicinctus* Blyth. 의 어린 뱀(幼蛇)을 건조시킨 것이다. 이를 서려 놓았을 때 동전만한 크기이므로 흔히 금전백화사(金錢白花蛇)라고 하며 주로 광동(廣東), 광서(廣西), 복건(福建) 등지에서 난다.

둘다 봄, 여름에 잡아 배를 갈라 내장을 제거한 후, 똬리 형태로 하여 죽편(竹片)으로 고정시킨 다음 건조시킨다. 황주(黃酒)로 윤투(潤透)하여 껍질과 뼈를 제거하고 쓴다.

【임상응용】

이 약은 매우 주찬(走竄)하므로 안으로는 장부(臟腑)까지 가고, 밖으로는 피부(皮膚)까지 이르러 비교적 강력한 투골통락(透骨通絡), 수풍승습(搜風勝濕)하는 효과를 나타낸다.

① **풍습완비(風濕頑痺), 근맥구련(筋脈拘攣), 구안와사(口眼喎斜), 마목탄탄(痲木癱瘓), 반신불수(半身不遂)**

특히 병사(病邪)가 비교적 깊거나 무겁고 완고불유(頑固不愈)한 풍습비통(風濕痺痛)에 좋다.

이 때에는 항상 이 약을 주제(酒劑), 환제(丸劑), 산제(散劑) 등으로 만들어 복용한다. 이를테면 ≪瀕湖集驗方≫에서 말한 백화사주(白花蛇酒)는 이 약에 전갈, 당귀, 강활, 오가피 등을 배합, 침주(浸酒)하여 복용하고, 그 찌꺼기는 환약(丸藥)으로 만들어 복용하면 풍습완비(風濕頑痺)나 탄탄련급(癱瘓攣急)등의 증세를 치료할 수 있다.

중풍구와(中風口喎), 반신불수(半身不遂)에 쓰이는 대활락단(大活絡丹)도 역시 이 약의 거풍통락(祛風通絡)의 효능을 이용한 것이다.

근래의 임상에서는 늘 백화사(白花蛇)와 오초사(烏梢蛇) 등을 분말로 하여 1회 1.5-4.5g 하루 2~3회, 황주(黃酒)로 복용하며 소아의 마비증(痲痺證) 치료에 이용하고 있다.

② **마풍개선(麻風疥癬), 피부소양(皮膚瘙痒)**

이 약은 거풍지양(祛風止痒)하는 효능이 있어 마풍개선(麻風疥癬)에 오초사, 고삼을 배합하여 쓰고(愈風丹), 고삼, 대풍자, 창이자 등을 가하여 가루로 하고 외용해도 효과가 있다.

③ 파상풍증(破傷風證), 소아경풍(小兒驚風)

이 약은 간경(肝經)으로 들어가 간풍(肝風)을 가라앉혀 정경지경(定驚止痙)하므로 이에 파상풍(破傷風)과 소아의 급만경풍(急慢驚風)으로 인한 경련추축(痙攣抽搐), 항배강직(項背強直), 각궁반장(角弓反張) 등의 증상(證狀)에 오초사, 오공 등을 배합하여 쓴다(定命散).

【임상사용의 요점】

백화사는 감함(甘鹹) 온(溫)하다. 거풍습·통경락의 작용이 있으며 "안으로는 장부(臟腑)에 들어가고 밖으로는 피부에 도달한다."라고 한다. 혈분(血分)에 옹체(壅滯)된 내외풍독(內外風毒)을 제거하여 절풍(截風)의 요약(要藥)이다. 풍습비(風濕痺)·중풍탄탄(中風癱瘓), 구안와사(口眼喎斜)·마풍(痲風)·개선(疥癬)등에 효과가 있다. 또 간에 들어가 거풍(祛風)하여 경축(驚搐)을 막는다. 정경축(定驚搐)의 효능도 있으므로 파상풍·소아경축(小兒驚搐)에도 사용한다.

【용량·용법】

3-10g 달여서 복용한다. 가루로 한 것은 0.5-1g을 복용하고, 금전백화사(金錢白花蛇)는 매번 1마리씩 전복(煎服)하거나 또는 침주복(浸酒服)하고 가루로 하여 복용할 때에는 역시 0.5-1g을 복용한다.

【사용상의 주의】

온조(溫燥)하고 독이 있으므로 혈허생풍자(血虛生風者)에게는 금기이다.

【고전의 기록】

≪開寶本草≫

"主中風濕痺不仁, 筋脈拘攣, 口眼喎斜, 半身不遂, 骨節疼痛, 脚弱不能久立, 暴風瘙痒, 大風, 疥癬. 〈주로 중풍으로 인한 습비불인(濕痺不仁), 근맥구련(筋脈拘攣), 눈과 입이 비뚤어진 상태. 반신불수, 골절동통, 다리가 약해 오래 서있지 못하며, 심한 풍으로 인한 가려움, 대풍, 옴 등에 이용된다.〉"

≪本草綱目≫

“白花蛇, 能透骨搜風, 截驚定搐, 爲風痺, 驚搐, 癩癬惡瘡要藥, 取其內走臟腑, 外徹皮膚, 無所不到也. 凡服蛇酒藥, 切忌見風. 〈백화사는 투골수풍(透骨搜風)하여 절경정축(截驚定搐)하므로 풍비(風痺), 경축(驚搐), 나선(癩癬), 악창(惡瘡)에 요약(要藥)으로 쓰인다. 그 성질이 안으로는 장부(臟腑)까지 가고 밖으로는 피부(皮膚)까지 꿰뚫어 가지 못하는 곳이 없음을 이용한다. 무릇 사주약(蛇酒藥)을 복용할 때는 견풍(見風)을 조심해야 한다.〉”

【附藥】

① 오초사(烏梢蛇)

오초사(烏梢蛇) *Zaocys dhumnades Cantor*의 내장을 제거하고 전체를 말린 것이다.

성미(性味)는 감(甘), 평(平)하고 무독(無毒), 간(肝)으로 귀경(歸經)한다. 효능은 백화사와 비슷하나 약효는 비교적 약하다. 백화사의 보조약(補助藥)으로 써서 치료 효과를 높인다. 용량은 5-15g을 달여서 복용하고 가루로는 1-3g을 복용한다.

② 사태(蛇蛻)

흑미면사(黑眉綿蛇) *Elaphe taeniurus* Cope. 와 면사(綿蛇) *E. carinata* Guenther 또는 오초사(烏梢蛇) 등 여러 종류 뱀의 껍질(皮膜)을 건조시킨 것이다.

성미(性味)는 감(甘), 함(鹹), 평(平)이며, 효능은 거풍(祛風), 정경(定驚), 지양(止痒), 퇴예(退翳) 등으로 어린 아이의 경풍(驚風), 피부소양(皮膚瘙痒), 목예내장(目翳內障) 등의 증세에 이용된다.

용량은 2-3g을 달여서 복용하고 가루로 복용할 때에는 0.3-0.6g을 복용한다.

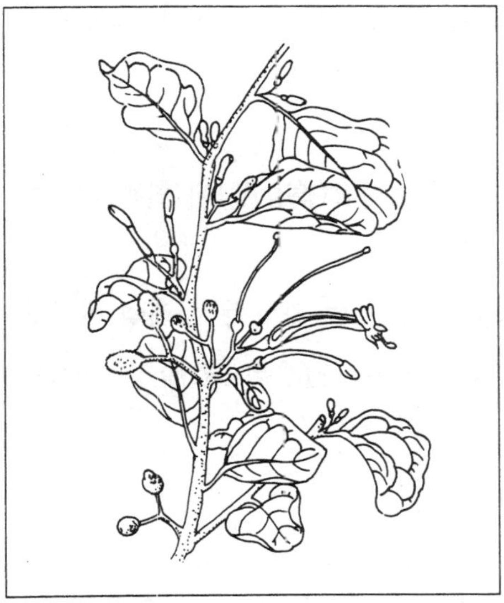

상기생(桑寄生)*
Loranthi Ramulus

【本經】 KHP, CP

【처방용명】 桑寄生

【성미】 苦, 甘, 平

【귀경】 肝, 腎

【효능】 거풍제습(祛風除濕), 보익간신(補益肝腎), 강장근골(強壯筋骨), 양혈안태(養血安胎)

【기원】

이 약은 뽕나무에 기생하는 겨우살이 *Loranthus parasiticus* Merr. (겨우살이과 Loranthaceae)의 잎, 줄기, 가지이다.

중국약전에는 이 이외에 곡기생(槲寄生) *Viscum coloratum* Nakai을 원식물로 수재하고 있으며 우리나라의 시판품은 대부분이 *V. album* var. *coloratum* Ohwi이다.

겨울 및 이른봄에 채취하여 건조하거나 또는 쪄서 건조한 것을 그대로 쓴다.

【임상응용】

① 풍습비통(風濕痺痛), 요슬산통(腰膝酸痛)

이 약은 감(甘), 평(平)하고 양혈(養血)작용이 있다. 거풍습(祛風濕)하면서 보간신(補肝腎), 강근골(強筋骨)의 능력이 있어 영혈휴허(營血虧虛), 간신부족(肝腎不足), 풍습비통(風濕痺痛), 요슬산연(腰膝痠軟), 근골무력(筋骨無力) 등에 사용한다. 특히 연로(年老)하여 체약(體弱)하거나 또는 오래된 비통(痺痛), 간신부족(肝腎不足)의 요슬산통(腰膝酸痛)의 경우에 좋다. 이 때에는 독활, 진교, 계지, 우슬, 두충, 당귀, 천궁 등을 가하여 쓴다(獨活寄生湯).

② 태루하혈(胎漏下血) 태동불안(胎動不安)

이 약은 양혈(養血)하면서 간신(肝腎)을 보(補)하므로 충임(衝任)을 든든하게 하고 안태(安胎)하는 효능이 있다. 간신부족(肝腎不足)과 충임불고(衝任不固)로 인한 태루

(胎漏), 태동불안(胎動不安), 습관성유산(習慣性流産) 등에 주로 아교, 천단, 토사자 등을 배합하여 쓴다.(壽胎丸)

③ 기타

이 약에 하고초, 백작약, 단피, 결명자 등을 배합하여 고혈압(高血壓)과 혈관경화(血管硬化), 사지마목(四肢麻木) 등을 치료한다.

또 임상보고에 의하면 상기생을 단독으로 충제(冲劑)로 하여 하루 두 차례씩 매번 0.5~1포 (매포에는 생약 40g이 포함됨) 씩이면 관심병심교통(冠心病心絞痛)의 치료에 효과가 있다고 알려졌다.

【임상사용의 요점】

상기생은 고감(苦甘) 평(平)하고 편윤(偏潤)하다. 혈중의 풍습을 제거하여 양혈(養血)·윤근통락(潤筋通絡)·강근골(強筋骨)작용이 있으므로 풍습비(風濕痺)가 오래 계속되어 간신정혈(肝腎精血)을 손상받아 생긴 근골불리(筋骨不利)·요슬산통(腰膝酸痛)에 특히 좋다. 또 간신으로 들어가 양혈익정(養血益精)하여 안태(安胎)하는 작용이 있으므로 간신정혈부족(肝腎精血不足)의 태동불안(胎動不安)·태루하혈(胎漏下血)·습관유산(習慣流產)·유즙불하(乳汁不下) 및 임신요통(妊娠腰痛)에도 상용한다.

【용량·용법】

15-30g.

【사용상의 주의】

회태온열(懷胎蘊熱)로 임신하혈(妊娠下血)이거나 태기상역(胎氣上逆)하여 임신구토(妊娠嘔吐), 태동불안(胎動不安)에는 단독으로는 사용하지 않는다.

【고전의 기록】

≪本經≫

"主腰痛, 小兒脊強, 癰腫, 安胎, 充肌膚. 堅發齒, 長鬚眉. 〈주로 요통, 소아의 척강(脊強), 옹종(癰腫)에 쓰이며 태(胎)를 안(安)하게 하며, 기부(肌膚)를 충(充)하게 한다. 이(齒)를 튼튼히 하며 수염, 눈썹이 잘 자라게 한다.〉"

≪別録≫

"去痺, 女子崩中, 內傷不足, 產後餘疾, 下乳汁. 〈비(痺)를 제거하며 여자(女子)의 붕중(崩中), 내상부족(內傷不足)과 산후(產後)에 남아 있는 질병을 없애고 젖을 잘나오게 한다.〉"

≪藥性論≫

"能令胎牽固, 主懷孕漏血不止. 〈태(胎)를 견고하게 하며 임신중의 하혈이 그치지 않을 때 이를 치유한다.〉"

≪日華子本草≫

"助筋骨, 益血脈. 〈근골을 돕고 혈맥을 익한다.〉"

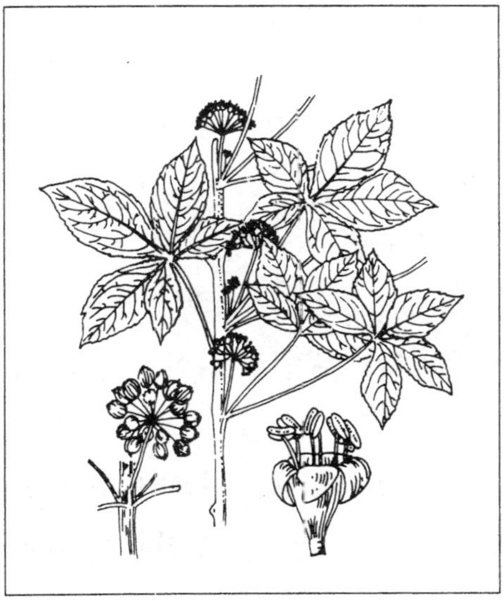

오가피(五加皮)
Acanthopanacis Cortex

【本經】 KP, CP

【처방용명】 南五加皮, 南五加, 北五加, 香五加皮, 五加皮

【성미】 辛, 苦, 溫

【귀경】 肝, 腎

【효능】

거풍제습(祛風除濕), 강근장골(強筋壯骨), 이수소종(利水消腫)

【기원】

이 약은 오갈피나무 *Acanthopanax sessiliflorum* Seeman. 및 동속식물(오갈피나무과 Araliaceae)의 뿌리, 줄기 및 가지의 껍질이다.

중국에서는 오가피(五加皮)의 상품(商品)을 두 종류로 나누고 있다. 하나는 세주오가(細

杜五加) *Acanthopanax gracilistylus* W. W. Smith의 뿌리껍질을 건조시킨 것이고, 다른 하나는 강류(杠柳, 香加皮) *Periploca sepium* Bunge (박주가리과 Asclepiadaceae)의 근피(根皮)를 건조시킨 것이다.

전자(前者)는 흔히 남오가(南五加)라 부르는데, 주로 호북(湖北), 하남(河南), 사천(四川), 안휘(安徽) 등지에서 생산되고 후자(後者)는 북오가(北五加)라 부르는데 주로 하북(河北), 산동(山東), 산서(山西)에서 생산된다. 그리고 일본에서서는 당오갈피나무 *A. sieboldianumseem.* 의 근피를 쓴다.

5, 6월 사이에 채취하여 근피를 벗겨 볕에 말려 썰어서 그대로 쓴다.

【임상응용】

① 풍습비통(風濕痺痛), 사지구련(四肢拘攣)

이 약은 신산고설(辛散苦泄)하고 거풍습(祛風濕), 통경락(通經絡)의 효능이 있으므로 풍습비통(風濕痺痛), 근맥구급(筋脈拘急), 굴신불리(屈伸不利)에 사용한다. 이 때에는 단미(單味)로 침주(浸酒)하여 음복(飮服)하거나(五加皮酒), 또는 모과, 송절을 배합해서 쓸 수도 있다(五加皮散).

② 요슬산연(腰膝酸軟), 근골무력(筋骨無力), 소아행지(小兒行遲)

이 약은 보간신(補肝腎), 강근골(强筋骨)의 효능이 있으므로 간신부족(肝腎不足)으로 인한 근골위약(筋骨痿弱)으로 요슬(腰膝)의 산연(酸軟), 무력(無力)이 나타나거나 또는 소아(小兒)의 행지(行遲)에 사용한다.

이 때에는 단용으로 침주(浸酒)하여 복용하며, 또 (全幼心鑒)에는 이 약에 우슬, 모과 등을 가하여 산복(散服)하며 소아(小兒)의 족슬연약(足膝軟弱)으로 인한 행지(行遲)에 사용한다.

③ 수종각기(水腫脚氣)

이 약은 이수소종(利水消腫)하므로 수종각기증(水腫脚氣證)에 응용된다. 비허습승(脾虛濕勝)으로 인한 온몸의 기부실종(肌膚悉腫)인 피수증(皮水證)에는 지골피, 생강피, 대복피, 복령피를 넣어 쓰고 (五皮飮), 각기종통(脚氣腫痛)에는 이 약에 원지 등을 동량 배합하여 가루로 하고 침주(浸酒)하거나 환제로 하여 복용한다.

④ 기타

이 약은 습열하주(濕熱下注)로 인한 남자의 음낭습양(陰囊濕痒), 여자의 음양대하

(陰痒帶下)에 사용하며 황백, 고삼, 사상자, 산초 등을 가하여 달여서 복용하거나 달인 물로 씻는다. 이렇게 하면 거풍(祛風), 제습(除濕), 지양(止痒)하는 효능을 얻을 수도 있다.

【임상사용의 요점】

오가피는 신감(辛甘), 온(溫)하고 방향(芳香)을 가지고 있다. 풍습의 사를 외산시켜 간신양기(肝腎陽氣)를 온보(溫補)한다. 거풍습 · 지비통(止痺痛) 및 보간신(補肝腎) · 강근골(強筋骨) · 기위약(起痿弱)의 효능이 있다. 풍습침습(風濕侵襲)에 의한 관절동통(關節疼痛) · 굴신불리(屈伸不利) · 종통구련(腫痛拘攣)을 주치하고, 간신양허(肝腎陽虛)의 양위(陽痿) · 음습(陰濕) · 요척냉통(腰脊冷痛) · 소아행지(小兒行遲)의 요약이며, 간신부족의 풍습비에 매우 효과적이고, 술에 담구었다가 복용하면 더욱 좋다. 또 이수소종(利水消腫)의 작용이 있으므로 피수종창(皮水腫脹),각기부종(脚氣浮腫)에도 효과가 있다. 또한 피부습양(皮膚濕痒)에 외용(外用) · 내복(內服)하면 효과가 있다.

【참고】

오가피는 남오가피(南五加)가 정품(正品)이지만 중국에서는 북오가피(北五加甓香五加)를 사용하는 지역도 있다. 북오가피는 효능이 나쁘고 유사품(類似品)이 있으며 독성이 있어서 과량, 장기 복용하면 중독을 일으키므로 사용하지 않는 것이 좋다.

【용량 · 용법】

5-10g을 내복하고 외용에는 적당량을 쓴다.

【사용상의 주의】

음허화왕자(陰虛火旺者)에게는 쓰지 않는 것이 좋다.

【고전의 기록】

≪本經≫

"主心腹疝氣腹痛, 益氣療躄. 小兒不能行, 癰瘡陰蝕. 〈주로 심복(心腹)의 산기(疝氣)와 복통(腹痛)을 치료하며 기(氣)를 도와 앉은뱅이를 치료한다. 소아의 못 걷는 병이나, 옹창, 음식(陰蝕)을 없앤다.〉"

≪別錄≫

"療男子陰痿, 囊下濕, 小便餘瀝, 女子陰痒及腰脊痛. 兩脚痛痺風弱, 五緩虛羸, 補中益精, 堅筋骨, 強志意.〈남자의 음위(陰痿), 낭하(囊下)의 습(濕), 소변(小便)의 여력(餘瀝), 여자의 음양(陰痒) 및 요척통(腰脊痛), 두 다리의 통비풍약(痛痺風弱), 오완허리(五緩虛羸) 등을 치료한다.

보중익정(補中益精)하며 근골(筋骨)을 견(堅)하게 하며, 지의(志意)를 강하게 한다.〉"

≪本草綱目≫

"治風濕痿痺, 壯筋骨, 其功良深.〈풍습위비(風濕痿痺)를 치료하여 근골(筋骨)을 튼튼하게 하니 그 효능이 좋다.〉"

≪圖經本草≫

"釀酒飮治風痺, 四肢攣急.〈술로 양조하여 마시면 풍비(風痺)와 사지련급(四肢攣急)을 치료한다.〉"

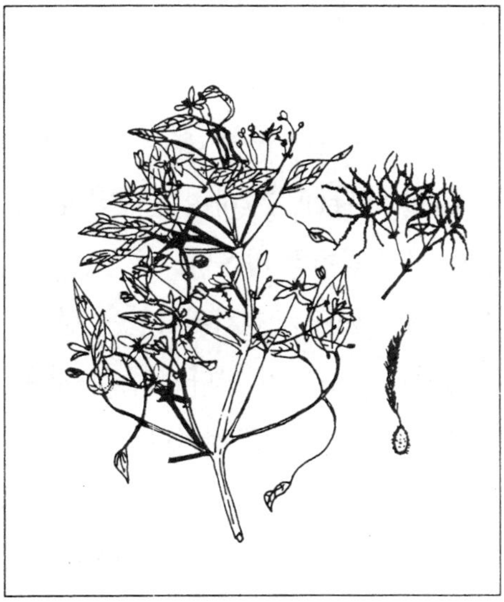

위령선(威靈仙)*
Clematidis Radix

【新修本草】 KHP, CP

【처방용명】 威靈仙, 鐵靈仙
【성미】 辛, 鹹, 溫
【귀경】 膀胱
【효능】 거풍제습(祛風除濕), 통락지통(通絡止痛), 소제골경(消除骨鯁)

【기원】

이 약은 으아리 *Clematis mandshurica* Max. 및 기타 동속식물 (미나리아재비과 Ranunculaceae)의 뿌리 및 뿌리줄기이다.

중국약전에는 이 이외에 *C. chinensis* Osbeck. 및 *C. hexapetala* Pall. 도 원식물로 수재하고 있다.

【임상응용】

① 풍습비통(風濕痺痛), 지체마목(肢體麻木), 근맥구련(筋脈拘攣), 관절불리(關節不利)

이 약은 신산(辛散), 온통(溫通)하고 맹주(猛走)하는 성질이 있으며 방광경(膀胱經)과 십이경맥(十二經脈)에 들어가 비교적 강력한 거풍습(祛風濕), 통경락(通經絡), 지비통(止痺痛)하는 작용을 발휘한다.

풍습비통(風濕痺痛), 마목탄탄(麻木癱瘓) 등에는 재상재하(在上在下)를 가리지 않고 언제나 응용할 수 있는 풍습비통(風濕痺痛)에 대한 요약(要藥)이다.

≪千金方≫에는 이 약을 분말로 하여 온주(溫酒)로 조복(調服)하면 지체동통(肢體疼痛)과 보리간난(步履艱難)을 치료할 수 있고, 당귀, 계심을 배합하여 환제를 만들어 복용하면 풍습요통(風濕腰痛)을 치료할 수 있다고 하였는 데 지금은 주로 강활, 방풍, 천궁 등과 같이 쓴다(神應丸).

신산온통(辛散溫通), 선우주찬(善于走竄), 통락지통(通絡止痛) 등의 효능을 이용하면 질타손상(跌打損傷), 어종동통(瘀腫疼痛)을 치료할 수도 있다.

② 제골경인(諸骨鯁咽)

이 약의 짠맛은 딱딱한 것은 부드럽게 하며 뼈나 생선가시를 유연하게 하고 작은 닭뼈나 생선뼈가 목에 걸렸을 때 단용(單用)으로 이 약 30g을 전탕(煎湯)하여 천천히 삼키거나, 또는 위령선 30g, 설탕 30g, 초 60g을 전탕(煎湯)하여 천천히 마신다.

옛 격언에 "鐵脚威靈仙, 砂糖和醋煎, 一口咽下去, 鐵劍軟如棉. (철각위령선을 설탕, 식초를 달인 액으로 한입에 마시면 그 철검이 마치 솜처럼 부드러워 진다)"라 한 것은 바로 이 위령선이 골경인(骨鯁咽)을 치료하는데 효험이 있음을 가리킨 것이다.

③ 기타

한편 위령선의 줄기잎은 청열해독(淸熱解毒) 능력이 있으므로 인후종통(咽喉腫痛)의 치료에도 이용할 수 있다.

【임상사용의 요점】

위령선은 신함주산(辛鹹走散)하고 온(溫)으로 통리(通利)한다. 강한 거풍제습(祛風除濕)·통락지통(通洛止痛)의 작용이 있으므로 풍습비통(風濕痺痛)·마목탄탄(痲木癱瘓)에 사용한다. 또 소담축음(消痰逐飮)작용도 있으므로 담음적취(痰飮積聚)에 사용하고 제골경인(諸骨鯁咽)에 대해 연화작용(軟化作用)을 가지고 있다.

【용량·용법】

5-10g. 골경(骨鯁)을 치료할 때는 30g을 달여서 복용한다.

【사용상의 주의】

이 약은 주찬력(走竄力)이 강하여 기혈(氣血)을 소모, 손상시키므로 기혈(氣血)이 허약(虛弱)할 경우에는 오래 복용하거나 과량 사용하지 말아야 한다.

≪本草正義≫에 "威靈仙, 以走竄消克爲能事, 積濕停痰, 血凝氣滯, 諸實宜之.(위령선은 주찬소극(走竄消克)하는 작용이 있으므로 적습정담(積濕停痰)하거나 혈응기체(血凝氣滯)하는 여러 실증(實症)에 사용한다.)"라 한 기록에 주의해야 한다.

【고전의 기록】

≪開寶本草≫

“主諸風,宣通五臟,去腹內冷滯,心膈痰水久積,癥瘕痃癖氣塊,膀胱宿膿惡水,腰膝冷痛及療折傷. 〈주로 여러 풍병(風病)에 쓴다. 오장을 선통(宣通)하며, 뱃속의 냉체(冷滯)를 없앤다. 심격의 담수가 오래 누적되었거나 징하현벽(癥瘕痃癖)의 기(氣)가 뭉쳤거나 방광(膀胱)에 숙농악수(宿膿惡水)가 차있거나 허리 무릎의 냉통(冷痛)을 치료하고 절상(折傷)을 고친다.〉”

≪藥品化義≫

“靈仙, 性猛急, 蓋走而不守, 宣通十二經絡, 主治風濕, 痰壅滯經絡中, 致成痛風走注, 骨節疼痛, 或腫, 或麻木. 〈영선(靈仙)은 성(性)이 맹급(猛急)하여 대체로 주이불수(走而不守)하며 십이경락(十二經絡)을 선통(宣通)한다. 풍(風), 습(濕), 담(痰)이 경락(經絡)에 옹체하여 생긴 통풍(痛風)을 몰아내고 골절동통(骨節疼痛) 또는 종(腫), 또는 마목(麻木)을 주치한다.〉”

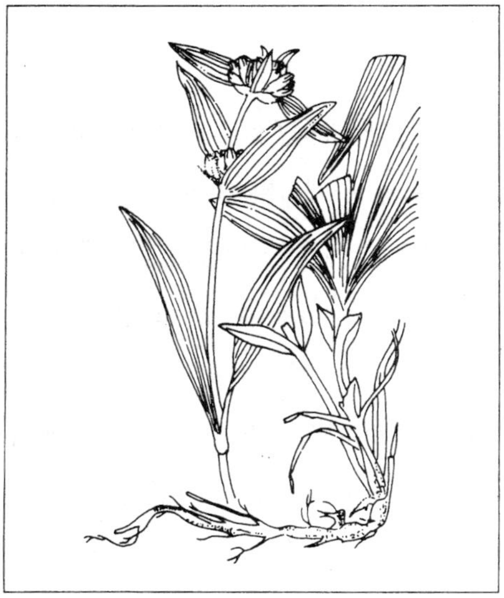

진교(秦艽)*

Gentianae Macrophyllae Radix

【本經】 KHP, CP

【처방용명】 西秦, 左秦, 大艽, 大葉龍膽, 秦艽

【성미】 辛, 苦, 微寒

【귀경】 胃, 肝, 膽

【효능】 거풍제습(祛風除濕), 서근통락(舒筋通絡), 견비지통(蠲痺止痛), 청퇴허열(淸退虛熱)

【기원】

이 약은 큰잎용담 *Gentiana macrophylla* Pallas(용담과 Gentianaceae)의 뿌리이다.

중국약전에는 이 이외에 마화진교(麻花秦艽) *G. straminea* Maxim. , 조경진교(粗莖秦艽) *G. crassicaulis* Duthie ex. Burk. 및 소진교(小秦艽) *G. dahurica* Fisch. 의 뿌리를 수재하고 있다.

봄, 가을에 채취하여 볕에 70% 정도 말린 다음 이를 쌓아 스스로 발열출한(發熱出汗)토록 하고, 내심(內心)이 홍색(紅色)으로 변할 때까지 두었다가 볕에 말린 것을 그대로 사용한다.

【임상응용】

① 풍습비통(風濕痺痛), 사지구련(四肢拘攣), 수족불수(手足不遂)

이 약은 신(辛)으로 산(散)하고 고(苦)로 설(泄)하며 풍(風)을 산(散)하고 습(濕)을 제거하여 서근통락(舒筋通絡)하기 때문에 거풍습약(祛風濕藥)으로 쓰인다.

또 자윤(滋潤)하는 작용이 있고 약성이 평(平)하여 옛사람들은 이 약을 "풍약(風藥) 중의 윤제(潤劑)이고 산약(散藥) 중의 보제(補劑)이다. (風藥中之潤劑, 散藥中之補劑)"라 하였다.

풍습비증(風濕痺證)과 근맥구련(筋脈拘攣)에는 새로 생긴 병이거나 오래된 병이거나, 한(寒)이거나 열(熱)이거나를 가리지 않고 고루 응용할 수 있다.

한습(寒濕)에는 방풍, 강활, 독활, 계지 등을 배합하여 쓰고, 습열(濕熱)에는 방기

적작, 금은 등을 배합하여 쓰며, 특히 발열(發熱), 관절(關節)이 홍종(紅腫)하는 열비(熱痺)에 가장 좋은 약이다.

이 약은 그 밖에 중풍(中風) 후의 반신불수(半身不遂), 상지구련(上肢拘攣) 등에 응용되는데 이 때에는 당귀, 백작약, 하수오 등을 가하여 쓰면 거풍(祛風), 양혈(養血), 통락(通絡)하는 효과를 얻을 수 있다(秦艽當歸湯).

② 골증조열(骨蒸潮熱)

이 약은 질(質)이 윤(潤)하고 맛은 신(辛)하나 조(燥)하지 않으며 고(苦)로 강설(降泄)하기 때문에 허열(虛熱)을 물리치는 효능이 있다.

음허(陰虛)에 의한 골증조열(骨蒸潮熱)에는 청호, 지골피, 별갑 등을 배합하여 쓴다(秦艽鱉甲散).

③ 기타

이 약은 감열(疳熱)을 청(淸)하고 습열(濕熱)을 없애므로 소아(小兒)의 감적발열(疳積發熱)이나 습열황달(濕熱黃疸)에 응용하는 데, 전자일 경우는 사군자, 빈랑자, 계내금 등을 배합하고, 후자일 경우는 인진호, 치자, 황백 등을 배합하여 쓴다.

【임상사용의 요점】

진교는 신산고설(辛散苦泄)하다. 성질은 편윤(偏潤)하며 부조(不燥)하여 "풍약중의 윤제(潤劑)"라고 한다. 거풍제습(祛風除濕)하여 통락서근(通絡舒筋)하고 특히 영혈중(營血中)의 풍습사(風濕邪)를 수제(搜除)하고 화혈(和血)하는 특징이 있으므로 외감풍사의 지체산통(肢體酸痛) 및 풍습비통(風濕痺痛), 관절구련(關節拘攣), 근골불리(筋骨不利)에 대한 상용약이고, 한습(寒濕), 습열(濕熱)을 불문하고 응용한다. 또 고(苦)로 강설하므로 이변을 통리하여 습열을 밖으로 내보내고 퇴황(退黃)작용이 있으므로 습열황달에도 사용하며 청허열(淸虛熱)·제증(除蒸)의 효능에 의해 허로골증조열(虛勞骨蒸潮熱)·소아감열(小兒疳熱)에도 사용한다.

【참고】

진교와 창이자는 거풍제습(祛風除濕)하는 작용이 있다. 창이자는 온화(溫和)하고 통달(通達)하며 비통구련(痺痛拘攣)에 사용하지만 풍한두통(風寒頭痛)·비연유체(鼻淵流涕)·피부풍습소양(皮膚風濕瘙痒)등에도 사용된다.

진교는 성(性)이 평(平)하고 풍습두통(風濕頭痛)에 한습(寒濕)·습열(濕熱)을 불문하고 응용하며 골증노열(骨蒸勞熱)·소아감열(小兒疳熱)·황달에도 효과가 있다.

【용량·용법】

5-10g. 달여서 복용한다.

【사용상의 주의】

이 약은 성(性)이 한(寒)하므로 허한동통(虛寒疼痛), 요청변당(尿清便溏)의 환자에게는 쓰지 않는 것이 좋다.

【고전의 기록】

≪本經≫

"主寒熱邪氣, 寒濕風痺, 肢節痛, 下水, 利小便. 〈주로 한열사기(寒熱邪氣), 한습풍비(寒濕風痺), 지절통(肢節痛)에 쓰며, 하수(下水)하여 이소변(利小便)한다.〉"

≪別錄≫

"療風. 無問新久, 通身攣急. 〈풍을 치료하고, 신구(新久)에 관계없이 온몸 경련이 있을 때 쓴다.〉"

≪本草綱目≫

"手足不遂, 黃疸, 煩渴之病須之, 取其去陽明濕熱也, 陽明有濕則身體酸疼煩熱, 有熱則日晡潮熱骨蒸. 〈수족불수(手足不遂), 황달(黃疸), 번갈(煩渴)의 병에는 필수적이니 이는 양명(陽明)의 습열(濕熱)을 제거하는 기능을 취한 것이다. 양명(陽明)에 습(濕)이 있으면 몸에 산동번열(酸疼煩熱)이 있게 되고, 양명(陽明)에 열(熱)이 있으면 해질 무렵에 조열골증이 생긴다.〉"

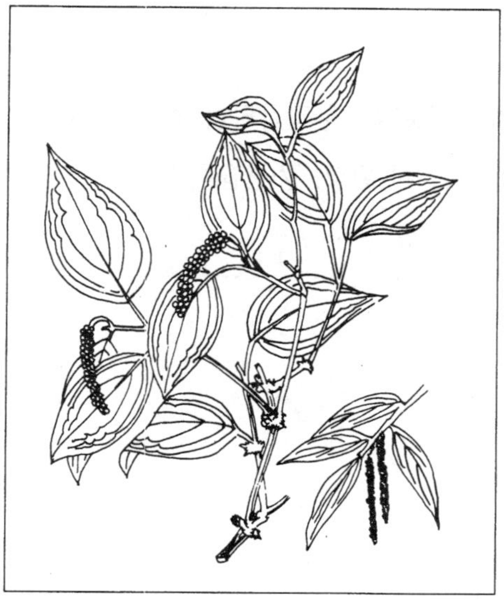

해풍등(海風藤)
Piperis Caulis

【本草再新】 CP

【처방용명】 海風藤

【성미】 辛, 苦, 微溫

【귀경】 肝, 腎

【효능】 거풍제습(祛風除濕), 통경활락(通經活絡)

【기원】

이 약은 해풍등 *Piper kadsura* Ohwi. 및 기타 동속식물 (후추과 Piperaceae)의 줄기이다. 중국약전에는 풍등(風藤) *P. futokadsura* Sieb. 을 원식물로 수재하고 있다. 늦여름이나 초가을에 캐어 볕에 말린 것을 썰어서 그대로 쓴다.

【임상응용】

① 풍습비통(風濕痺痛), 근맥구련(筋脈拘攣)

이 약은 신산(辛散)하고 온통(溫通)하며 그 성질(性質)이 강(強)하여 거풍(祛風), 통락(通絡), 지통(止痛)하는 작용이 비교적 좋은 약이므로 풍한습비(風寒濕痺), 관절불리(關節不利), 요슬동통(腰膝疼痛), 근맥구련(筋脈拘攣) 등의 증상에 강활, 진교, 당귀, 계지, 상지(桑枝) 등을 배합하여 사용한다(蠲痺湯).

② 기타

이 약은 그 밖에 질타손상(跌打損傷), 어혈종통(瘀血腫痛)에 활용한다.

이 경우, 단미(單味)로 침주복(浸酒服)하거나 삼칠, 유향, 몰약, 자연동 등의 활혈지통(活血止痛) 작용이 있는 약을 배합하면 통락지통(通絡止痛)하는 효능을 얻을 수 있다.

【임상사용의 요점】

해풍등은 신산(辛散), 고조(苦燥), 온통(溫通)하다. 거풍습·통경락하는 효능이 있고 상용(常用)하면 거풍통락지통(祛風通絡止痛)하는 요약이 된다. 풍한습비의 관절동통·근맥구련(筋脈拘攣) 또는 질타손상(跌打損傷)에 사용한다.

【용량·용법】

5-15g 달여서 복용한다.

【사용상의 주의】

혈허마비(血虛麻痺) 및 풍습열비(風濕熱痺)에는 신중을 기해야 한다.

【고전의 기록】

≪本草再新≫

"行經絡, 和血脈, 寬中理氣, 下濕除風, 理腰脚氣, 治疝, 安胎. 〈경락(經絡)을 통하게 하고, 혈맥(血脈)을 화(和)하게 하며 관중이기(寬中理氣)한다. 하습제풍(下濕除風)하고 이요각기(理腰脚氣)한다. 산(疝)을 치료하고 태(胎)를 안(安)하게 한다.〉"

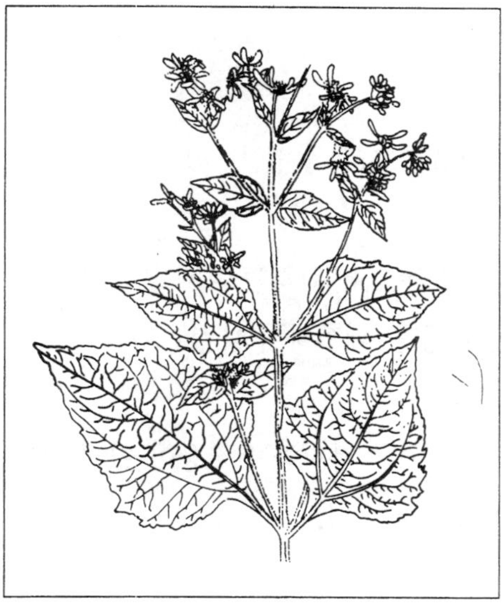

희렴초(豨薟草)
Siegesbeckiae Herba

【新修本草】 KHP, CP

【처방용명】 仙, 草

【성미】 辛 · 苦, 寒

【귀경】 肝, 腎

【효능】 거풍제습(祛風除濕), 서근활락(舒筋活絡), 청열해독(淸熱解毒)

【기원】

이 약은 털진득찰 *Siegesbeckia pubescens* Makino 및 진득찰 *S. glabrescens* Makino 및 기타 동속식물(국화과 Compositae)의 지상부이다.

중국약전에는 이 이외에 희렴(豨薟) *Siegesbeckia* orientalis L. 를 원식물로 수재하고 있다.

여름에 개화전이나 또는 화기(花期)에 지상부를 볕에 말려 그대로 쓰거나 황주(黃酒)를 가해 증제(蒸製)로 한 것을 쓴다.

【임상응용】

① 풍습비통(風濕痺痛), 사지마목(四肢麻木), 요슬무력(腰膝無力), 중풍불수(中風不遂)

이 약은 신산(辛散)하고 고조(苦燥)하여 근골간(筋骨間)의 풍습(風濕)을 제거하고 통비지통(通痺止痛)하는 효능을 발휘한다.

그 성질이 편한(偏寒)하여 습열(濕熱)을 없애는 작용이 우수하므로 풍습비통(風濕痺痛)이 주로 습열(濕熱)에 의한 경우에는 진교, 위령선 등을 배합하여 쓰면 좋으며, 주증제(酒蒸製)로 하여 단미(單味)로 사용하거나 또는 꿀로 환제를 만들어 쓴다(豨桐丸).

주증(酒蒸)하면 그 성질(性質)이 온(溫)해져서 풍습(風濕)을 제거하면서 간신(肝腎)을 보(補)하고 근골(筋骨)을 강(強)하게 하므로 풍습(風濕)이 오래되어 간신(肝腎)이 휴허(虧虛)하거나 중풍(中風)으로 수족이 불수(不遂)인 경우에 쓴다. 그 밖에 음허혈조(陰虛血燥)한 경우에는 이 희렴초에 생지황, 감초를 배합하여 오고(熬膏)를 만들어 복용한다.

이 희렴초는 약효가 완만하므로 구복(久服)해야 비로소 효과를 볼 수 있다.

② 피부풍습(皮膚風濕), 창진소양(瘡疹瘙痒)

이 약을 그대로 쓰면 청열해독(清熱解毒), 제습지양(除濕止痒)하는 효과가 있다.

습열창진(濕熱瘡疹)에는 백질려, 지부자, 백선피 등을 배합하여 내복(內服)하거나 또는 달인 액으로 씻어 준다.

최근의 연구에 의하면 이 약은 유지질(類脂質)의 흡수를 저지하는 작용이 있어 고혈압(高血壓)이나 관심병(冠心病)에 쓸 수 있는 것으로 알려졌다.

【임상사용의 요점】

회렴초는 신산고조(辛散苦燥)하다. 근골사이의 풍습을 제거하므로 풍습비의 근골동통(筋骨疼痛)·요슬무력(腰膝無力)·사지마비(四肢麻痺) 또는 중풍탄탄(中風癱瘓)에 쓰고 또 피부풍습창진(皮膚風濕瘡疹)의 소양증에 쓴다.

【참고】

그대로 쓰면 신고(辛苦), 한(寒)하고 화습열(化濕熱), 제풍양(除風痒)작용이 있으므로 습열창양(濕熱瘡瘍)·피부풍진(皮膚風疹)·습독소양(濕毒瘙痒)등에도 효과가 있다. 술에 증제(蒸製)하면 신감(辛甘) 온(溫)하고 거풍축습(祛風逐濕)으로 보익간신(補益肝腎)·강근골(強筋骨)의 효능이 첨가되므로 사지마비·근골동통(筋骨疼痛)·요슬산연(腰膝酸軟)등에 효과가 있다.

【용량·용법】

10-15g. 일반적으로 습진(濕疹), 습창(濕瘡)의 치료에는 그대로 쓰지만 풍습비증(風濕痺證)에는 포제하여 쓴다.

【사용상의 주의】

희렴초는 신산(辛散)하고 고조(苦燥)하는 작용이 있기 때문에 풍습(風濕)이 아닌 경우에는 사용하지 않는다.

【고전의 기록】

≪新修本草≫

"主金瘡止痛, 斷血生肉, 除諸惡瘡, 消浮腫. 搗封之.〈금창을 다스리고 통증을 멎게 하며 지혈시키고 새살이 나게 하며 모든 악창을 없애고 부종을 없앤다. 찧어서 붙인다〉"

≪本草綱目≫

"治肝腎風氣, 四肢麻痺, 骨痛膝弱, 風濕諸瘡.〈간신(肝腎)의 풍기(風氣)로 사지(四肢)가 마비(麻痺)되고 골통(骨痛)이 있으며 무릎이 약하고 풍습(風濕)으로 인한 여러 가지 창병(瘡病)을 치료한다.〉"

"生用則性寒, 熱用則性溫.〈그대로 쓰면 성이 한(寒)하고 열(熱)하여 쓰면 성이 온(溫)해진다.〉"

5

第五章
방향화습약(芳香化濕藥)

기미(氣味)가 방향성(芳香性)이고 화습운비(化濕運脾) 작용이 있는 약을 방향화습약(芳香化濕藥)이라 부른다.

비(脾)는 마른 것(燥)을 좋아하며 습(濕)을 싫어하고 토(土)는 따뜻한 것(暖)을 좋아 하며 방향성(芳香性) 인 것을 즐긴다. 습탁(濕濁)이 중초(中焦)에 머무르게 되면 비위(脾胃)가 운화(運化)에 장해를 받게 된다.

방향화습약은 신향(辛香)하고 온조(溫燥)하여 비(脾)를 자극하고 위(胃)를 조화시키며 습(濕)을 말리고 탁(濁)을 제거하며 기기(氣機)를 소창(疏暢)시켜 복부팽만감을 없애주고 비(痞)를 풀어주는 역할을 한다.

따라서 이 약들은 주로 습(濕)이 중초(中焦)를 범하여 비양(脾陽)을 피곤(被困)하게 하기 때문에 소화관 운동이 정상을 잃게 되어 완복(脘腹)이 비만(痞滿)해지고 식욕이 없어지며 권태롭고 설태(舌苔)가 백니(白膩)할 경우에 활용한다.

또한 습온(濕溫)이나 서습(暑濕)의 초기, 그리고 습열(濕熱)이 내온(內蘊)할 경우에도 활용할 수 있다.

그리고 이 약들의 방향성(芳香性)은 벽예(辟穢)나 사시(四時)의 좋지 않는 사기(邪氣)를 제거해 주기도 함으로 온역(瘟疫), 장학(瘴瘧) 등에도 이용할 수 있다.

습(濕)은 음사(陰邪)로써 점조하고 끈적거리며 무겁고 탁하며 엉켜있기 때문에 제거하기가 어려운 특성을 가지고 있으므로 이 약들을 응용 할 경우에는 행기(行氣) 작용이 있어 중초를 시원하게 하고 고온(苦溫)하여 조습(燥濕) 작용이 있으며 담삼이습(淡滲利濕) 작용이 있는 약들을 배합하여 소화관을 넓게 열어주고 습사(濕邪)를 빨리 제거하여 화습(化濕) 작용을 증강시켜줄 필요가 있다.

습(濕)은 보통 한습(寒濕)이나 습열(濕熱)로 나타나는 데, 한습(寒濕)에는 거한약(祛寒藥)을 배합해야 하고 습열(濕熱)에는 청열약(清熱藥)을 배합하여야 하며, 여기에 보비건위약(補脾健胃藥)을 가하여 표(標)와 본(本)을 같이 치료할 수 있도록 하여야 한다.

이 약들은 대부분 신온향조(辛溫香燥)하여 기(氣)를 소모하고 음(陰)을 상(傷)하게 할 수 있으므로 음(陰)이 허(虛)하고 진액(津液)이 고갈되었을 경우나 기(氣)가 허(虛)한 경우에는 신중을 기해야 한다.

또 방향(芳香)이 신열(辛烈)하고 정유를 많이 함유하고 있기 때문에 오래 달이지 말아야 한다. 오래 달일 경우에는 휘발성인 유효성분이 날아가게 된다.

현대 약리학적인 연구에 의하면 이 약들은 위액분비를 증진하고 장의 연동운동을 억제 또는 촉진시키며 장내 이상발효를 억제하고 위기가 쌓인 것을 제거하며 건위소화하는 작용이 있는 것이 밝혀졌다. 또한 약에 따라서는 황색포도상구균과 이질간균을 억제하는 것도 밝혀졌다.

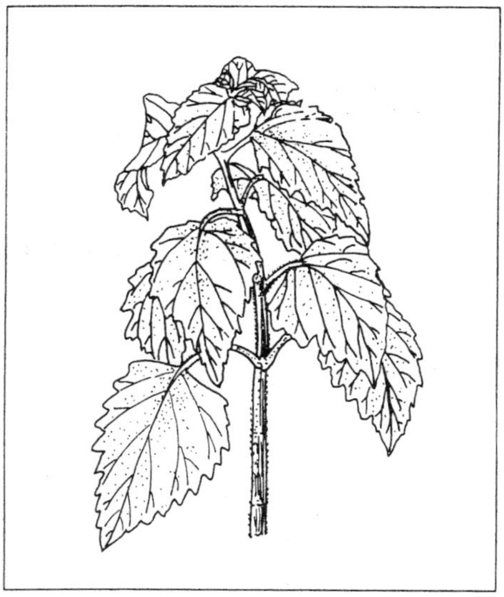

곽향(藿香)*
Agastachis Herba

·【別錄】 KHP, CP

【처방용명】 藿香, 土藿香, 排草香, 藿香葉, 廣藿香, 廣藿, 廣藿梗, 鮮藿香

【성미】 辛 · 微溫

【귀경】 脾, 胃, 肺

【효능】

방향화습(芳香化濕), 발표해서(發表解暑), 화중지구(和中止嘔)

【기원】

배초향 *Agastache rugosa* Kuntze (꿀풀과 Labiatae)의 지상부를 곽향이라 하고 광곽향 *Pogostemon cablin* Bentham (꿀풀과 Labiatae)의 지상부를 광곽향이라 하여 우리나라의 생약규격집에 수재하고 있고, 중국약전에는 광곽향만을 수재하고 있다.

전자는 토곽향 또는 배초향이라고 부르고 우리나라, 일본, 중국 등지에 자생하고, 후자는 광곽이라고도 부르는 데 주산지는 중국의 광동지역이다. 여름과 가을에 가지와 잎이 무성할 때 베어 선용(鮮用)하거나 혹은 음건한 것을 그대로 쓴다.

【임상응용】

① 습탁중조(濕濁中阻), 위매불기(胃呆不飢)

이 약은 방향성으로 비(脾)를 자극하여 화습개위(化濕開胃)하기 때문에 습탁(濕濁)이 내조(內阻)하고 비(脾)가 운화(運化)하지 못하며 위(胃)가 화강(和降)하지 못하여 흉완(胸脘)이 비민(痞悶)하고, 배고픈 것을 모르며 오심(惡心). 구토(嘔吐)하고 설태가 희고 두터우며 미끄러운 등의 병증에 활용된다. 이 때에는 보통 창출, 후박, 반하, 감초, 진피 등을 가하여 쓴다(不換金正氣散).

② 서습표증(暑濕表證), 습온초기(濕温初起)

이 약은 방향성과 신미로 발표하는 작용을 발휘하지만 준열(峻烈)하지 않고 미온(微溫)하여 화습(化濕)하지만 조열(燥烈)하지 않기 때문에 발표산한(發表散寒)하고 해서화습(解暑化濕)하는 약으로 활용하고 있다.

여름날 추워하는 모습을 하고 있으면서도 찬 것을 마시고 밖으로는 寒에 상하고 안으로는 서습에 상하여 오한(惡寒), 발열(發熱), 두통(頭痛), 완비(脘痞), 복통(腹痛), 토사(吐瀉) 등이 나타날 때나 음한폐서증(陰寒閉暑證)이라 부른 증세에 자소, 백지, 후박, 복령, 반하 등을 가하여 쓴다(藿香正氣散). 또 습온(濕溫)의 초기에 몸에 열이 나고 갈증이 없으며 완비(脘痞) 하고 입이 진득거리며 설태가 박백(薄白)할 때에는 행인, 의이인, 백두구, 반하, 적복령 등을 가하여 쓴다(藿朴夏苓湯).

그리고 습온(濕溫)이 습열(濕熱)에 속하면서 중증(重症)이고 사(邪)가 기분(氣分)에 있으며 열이 나고 권태로우며 구담(口淡)하고 소변이 붉으며 설태가 백이(白膩)하거나 마르고 누른 색일 때에는 황금, 인진호, 목통, 연교 등을 배합하여 이습(利濕)하여 화탁(化濁)하고 청열해독(淸熱解毒)하게 한다(甘露消毒丹).

③ 습조구토(濕阻嘔吐)

이 약은 화습(化濕)하여 탁(濁)을 막고 화중(和中)하여 지구(止嘔)하는 효능이 있어 습탁(濕濁)이 조체(阻滯)하여 생기는 기역구토(氣逆嘔吐) 등에 단미로 쓰거나 또는 패란, 후박, 백두구 등을 가하여 쓴다.

또 한습(寒濕)이 조체(阻滯)한 경우에는 반하, 정향을 배합하고(藿香半夏散), 습열(濕熱)이 중초에 조체(阻滯)한 경우에는 황련, 죽여 등을 배합하여 쓰며, 패란, 자소 등을 배합하여 임신구토(妊娠嘔吐)의 치료에 응용하면 이기지구(理氣止嘔), 안태(安胎)의 효과까지 겸하여 얻을 수 있다.

【임상사용의 요점】

곽향은 미(味)가 신(辛)하고 성(性)이 미온(微溫)하며 방향성이다. 방향과 신미에 의한 발표(發表) 작용은 준열(峻烈)하지 않으며 미온하여 화습(化濕)은 하나 조열(燥烈)하지 않으므로, 서습표사(暑濕表邪)를 산하여 성비개위(醒脾開胃)·화중지구(和中止嘔)·이기지통(理氣止痛)한다. 여름철의 상용약으로 서습사(暑濕邪)에 의한 한열두통(寒熱頭痛)·흉격만민(胸膈滿悶)·복통토사(腹痛吐瀉), 그리고 기체습조(氣滯濕阻)에 의해 중초(中焦)가 불화하여 생기는 완비구토(脘痞嘔吐)·위매불기(胃呆不飢) 등에 상용한다. 특히 습곤(濕困)하여 비양(脾陽)이 권태무력하고 음식맛이 없으며 설태가 구탁(垢濁)할 때에 효과가 좋다.

【참고】

① 곽향엽은 발표(發表)에, 곽향경(梗)은 화중(和中)에 좋다. 선곽향(鮮藿香)은 해서력(解暑力)이 매우 강하여 침적시켜 청서(淸暑)의 음료로 쓴다.

② 곽향과 소엽은 발표화중(發表和中)작용이 있으나 곽향은 화습성비(化濕醒脾)에 좋고 소엽은 발한해표(發汗解表)·이기안태(理氣安胎)에 좋다.

【용량·용법】

5-10g

【사용상의 주의】

이 약은 신산온화(辛散溫化)하는 약이므로 음허화왕(陰虛火旺) 및 설강광활(舌絳光滑)할 경우에는 사용하지 않는다.

【고전의 기록】

≪別錄≫

"袪惡氣, 止霍亂, 心痛 〈메스꺼운 것을 없애고 곽란과 심통(心痛)을 멎게 한다.〉"

≪圖經本草≫

"治脾胃嘔逆, 爲最要之藥 〈비위의 구역을 다스리는 제일 좋은 요약이다.〉"

≪本草正義≫

"藿香芳香而不嫌其峻猛, 溫煦而不偏于燥烈, 能袪陰霾濕邪, 而助脾胃正氣, 爲濕困脾陽, 倦

怠無力, 飮食不好, 舌苔濁垢者最捷之藥. 〈곽향은 향기가 있으나 심하지 아니하고 온후하는 작용이 있으나 너무 조열(燥烈)하지 않아 음매습사(陰霾濕邪)를 제거하고 비위(脾胃)의 정기(正氣)를 돕는다. 습이 비양(脾陽)을 어렵게 하여 권태무력하며 먹는 것을 좋아 하지 아니하고 설태가 탁구(濁垢)한 것 등에는 가장 빠른 약이다.〉"

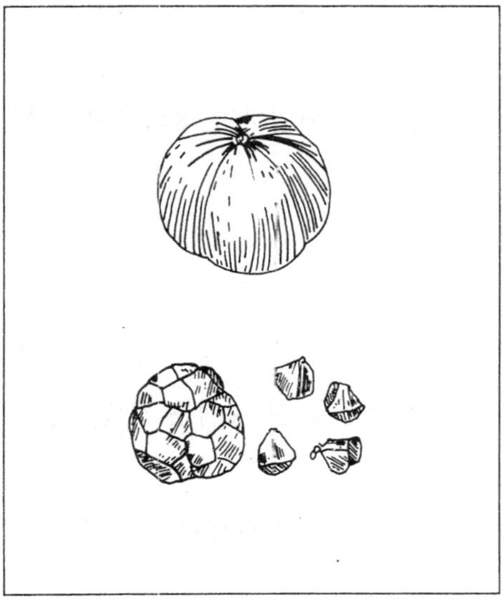

백두구(白豆蔻)
Amomi Cardamomi Fructus

【別錄】 KHP, CP

【처방용명】 白豆蔲, 白仁蔲, 紫豆蔲, 紫蔲, 空白蔲
【성미】 辛, 溫
【귀경】 肺, 脾, 胃
【효능】 화습행기(化濕行氣), 온중지구(溫中止嘔)

【기원】

이 약은 백두구 *Amomum cardamomum* Linne. (생강과 Zingiberaceae)의 열매이다.

주산지는 월남, 미얀마, 태국 등지이고, 중국의 광동(廣東), 광서(廣西), 운남(雲南) 등지에서도 재배한다.

가을에 열매가 성숙했을 때 거두어 볕에 말리거나 혹은 유황(硫黃)으로 훈건(熏乾)하며, 사용할 때는 부수어 쓴다.

【임상응용】

① **습탁중조(濕濁中阻), 비위기체(脾胃氣滯), 습온초기(濕温初起)**

이 약은 방향(芳香)으로 화습(化濕)하고 이기(理氣)하여 비(痞)를 풀며 개위(開胃)하여 식욕을 촉진시키는 효능이 있다.

따라서 습탁(濕濁)이 중초에 조체(阻滯)한다. 비위(脾胃)가 불화이다. 승강(升降)

이 안된다. 완복(脘腹)이 창만(脹滿)하다. 식욕이 없다 등의 증상에는 후박, 창출, 사인, 진피 등의 행기화습약(行氣化濕藥)을 배합하여 쓴다. 또 한습(寒濕)에 의한 기체(氣滯)와 완복창통(脘腹脹痛)에는 후박, 목향, 감초 등을 가하여 쓴다(利膈寬胸飮).

이 약은 방향(芳香)으로 화습(化濕)하고 또한 비폐(脾肺)의 기(氣)가 체(滯)한 것을 잘 돌게 하므로 습온(濕溫)의 초기에 기기(氣機)가 불창(不暢)하고 흉민(胸悶)하여 배고프지 않으며 한열(寒熱), 두통(頭痛), 신중(身重) 등으로 습이 심하고 열이 가벼울 때에는 의이인, 행인, 복령, 통초를 같이 써서 기기(氣機)를 통창하고 습열(濕熱)을 청리(淸利)시킨다(三仁湯).

그리고 열사(熱邪) 쪽이 심할 경우에는 황금, 활석, 통초를 배합하여 청리습열(淸利濕熱)시킨다 (黃芩滑石湯).

② 위한구토(胃寒嘔吐)

이 약은 온중(溫中)하여 화습(和濕)하고 행기(行氣)하여 지구(止嘔)한다.

위한(胃寒)에 의한 구토(嘔吐), 반위(反胃)에는 반하, 정향 등을 같이 쓰고, 한습(寒濕)이 조체하고 위가 화강(和降)하지 못하며 구토하고 딸국질을 할 때에는 곽향, 진피, 생강 등을 배합하여 쓴다(白豆蔻湯).

또 소아(小兒)가 위한(胃寒)하여 젖을 토할 때에는 사인, 감초를 배합하여 분말로 만들어 입안에 넣어주면 효과가 있다.

【임상사용의 요점】

백두구는 신산온통(辛散溫通)하고 향조(香燥)하다. 상중이초(上中二焦)의 기체(氣滯)를 행(行)하게 하며 폐에 상행하여 선사이기(宣邪理氣)하고, 비위(脾胃)에 들어가 화탁제한(化濁除寒)하므로 행기온중(行氣溫中)·화습소비(化濕消痞)·온위지구(溫胃止嘔)·개위소식(開胃消食)의 효능이 있다.

그러므로 상중이초의 한습기체(寒濕氣滯)에 의한 흉민불창(胸悶不暢)·완복창통(脘腹脹痛)·불기구토(不飢嘔吐)·애역반위(呃逆反胃)·습온초기(濕溫初起)의 흉민불기(胸悶不飢)·설태탁이(舌苔濁膩)·비위기체(脾胃氣滯)의 불기식소(不飢食少)와 식적불소(食積不消)에 쓴다.

그외에 해주독(解酒毒)에도 작용하여 주취불성(酒醉不醒)에도 효과가 있다.

【참고】

① 껍질이 있는 것을 백두구라 하고 껍질을 벗긴 것을 백두인이라고 하지만 효능은 같다.

② 백두구와 사인은 성미가 같고 행기관중(行氣寬中)·화습제비(化濕除痞)·건비소식(健脾消食)에 대한 요약(要藥)이다.

사인은 향찬(香竄)하고 기탁(氣濁)하며 중하초(中下焦)에 작용하여 온비지사(溫脾止瀉)·이기안태(理氣安胎)하는 작용을 발휘하고, 백두구는 방향(芳香)이고 기청(氣淸)하며 중상초에 작용하여 선통폐기(宣通肺氣)하는 효능을 발휘한다.

【용량·용법】

3-6g

탕제(湯劑)에 넣을 때에는 후하(後下)하는 것이 좋다.

【사용상의 주의】

화가 승하여 생기는 구토나 열증인 복통 및 기허(氣虛)인 경우에는 쓰지 않는다.

【고전의 기록】

≪開寶本草≫

"治積冷氣, 止嘔逆反胃, 消穀下氣. 〈쌓인 냉기를 치료하고 구역질과 반위(反胃)를 그치게 하며 음식을 소화시키고 기를 내린다.〉"

≪本草通玄≫

"白豆蔻, 其功全在芳香之氣, 一經火炒, 便減功力, 卽入湯液, 但當研細, 乘熱點服尤妙. 〈백두구의 효능은 방향에 있고 한번 초하면 그 효력이 감소되므로 탕액에 넣어서 쓴다.

그러나 잘 갈아서 뜨거울 때 점복(點服)하면 더욱 효과가 좋다.〉"

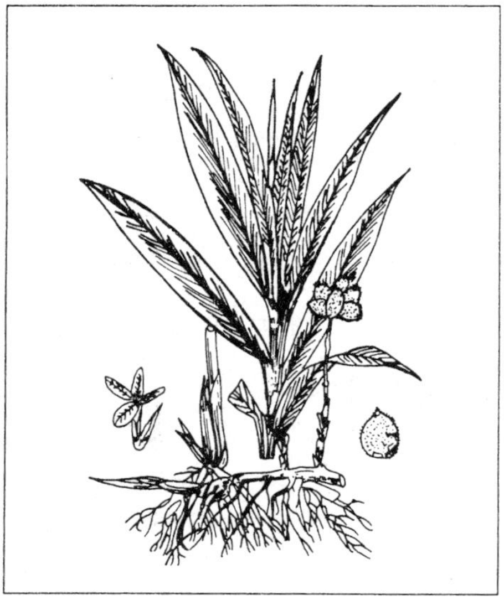

사인(砂仁)*
Amomi Semen

【藥性論】KP, JP, CP

【처방용명】 砂仁, 縮砂仁, 陽春砂仁, 春砂仁, 縮砂

【성미】 辛, 溫

【귀경】 脾, 胃, 腎

【효능】 화습행기(化濕行氣), 온중지습(溫中止濕), 이기안태(理氣安胎)

【기원】

이 약은 축사 *Amomum xanthoides* Wall. (생강과 Zingiberaceae)의 씨덩어리이다.

중국약전에는 양춘사(陽春砂) *A. villosum* Lour., 녹각사(綠殼砂) *A. villosum* Lour. var. *xanthioides* Wu et Senjen, 해남사(海南砂) *A. longiligulare* T. L. Wu 의 성숙한 열매를 수재하고 있다.

양춘사(陽春砂)는 주로 중국의 광동(廣東), 광서(廣西) 등지에서 나고 해남사(海南砂)는 해남성(海南省)에서 주로 나며 녹각사(綠殼砂)는 월남(越南), 미얀마, 태국(泰國), 인도네시아 등지에서 나는 데 이중 양춘사(陽春砂)가 질량면에서 가장 우수하다고 한다.

7-8월 사이에 열매가 성숙했을때 채집하여 저온(低溫)에서 건조시킨 것을 쓰며 사용할 때는 부수어서 그대로 쓴다.

【임상응용】

① 습탁중조(濕濁中阻), 완복창만(脘腹脹滿), 식욕부진(食慾不振)

이 약은 신산(辛散)하고 온통(溫通)하며 방향성으로 화습(化濕)하여 개위(開胃)하고 비위기체(脾胃氣滯)를 잘 통하게 하는 효능이 있다.

습탁(濕濁)이 중초에 조체하고 비위(脾胃)가 불화이며 완복(脘腹)이 창만(脹滿)하고 음식 생각이 없을 때에는 후박, 창출, 백두구 등을 배합하여 쓴다. 또 식적(食積)에 의한 기체(氣滯)에는 목향, 지실, 백출을 배합하여 쓰고(香砂枳朮丸), 비허(脾虛)에 의한 기체(氣滯)에는 목향, 인삼, 복령, 진피, 반하를 배합하여 쓴다(香砂六君子湯).

② 비한설사(脾寒泄瀉)

이 약은 온비(溫脾)하여 설사를 멈추게 하므로 완복냉통(脘腹冷通), 한습설사(寒濕泄瀉)에 부자, 건강, 백출 등을 가하여 쓴다.

③ 임신오조(姙娠惡阻), 태동불안(胎動不安)

이 약은 상, 중, 하 삼초(三焦)의 기체(氣滯)를 선행(善行)시키고 화위(和胃)하여 지구(止嘔)하며 이기안태(理氣安胎)하는 작용이 있으므로 임신오조(姙娠惡阻)와 태동불안(胎動不安) 등에 쓴다(縮砂散)

이 약을 초숙(炒熟)하여 가루로 하고 단미로 복용하면 임신구역으로 식사를 못할 때 좋은 효과를 나타낸다. 또 태동불안(胎動不安)에는 인삼, 황기, 백출, 속단 등을 배합하여 쓴다(泰山磐石散).

【임상사용의 요점】

사인은 신산온통(辛散溫通)하고 방향(芳香)하며 이기(理氣)한다. 온(溫)하나 조(燥)하지 않고 행기(行氣)하나 기(氣)를 파괴하지 않으므로 조중(調中)하여 상중(傷中)하지 않는 특징이 있다. 중하이초(中下二焦)의 기체(氣滯)를 행하게 하고 특히 비위(脾胃)에 작용하여 성비화위(醒脾和胃)에 좋은 약이다. 행기화중(行氣和中)·성비소식(醒脾消食)·개위지구(開胃止嘔)의 효능이 있으므로 비위기체(脾胃氣滯)의 완복창만(脘腹脹滿)·구토식소(嘔吐食少)·사리(瀉痢)와 식적불소(食積不消)에 사용한다. 또 이기안태(理氣安胎)의 효능이 있어 임신기체(姙娠氣滯)의 태동불안(胎動不安)에도 효과가 있다.

【용량·용법】

3-6g, 전제(煎劑)에 넣어 쓴다.

【사용상의 주의】

이 약은 신산온조(辛散溫燥)하므로 음허화왕(陰虛火旺)일 때에는 복용하지 말아야 한다.

【고전의 기록】

≪開寶本草≫

"治虛勞冷瀉, 宿食不消, 赤白瀉痢, 腹中虛痛, 下氣. 〈허로하여 생기는 설사, 소화되지 않을 때, 적백하리, 배가 살살 아플 때에 쓰며 기를 내린다.〉"

≪藥性本草≫

"主冷氣痛, 溫暖肝腎. 〈냉하여 생기는 기통(氣痛)에 쓰고 간신(肝腎)을 따뜻하게 한다.〉"

≪楊士瀛≫

"和中, 行氣, 止痛, 安胎. 〈중초를 화(和)하고 행기하며 통증을 멎게 하고 안태한다.〉"

≪珍珠囊≫

"治脾胃氣結不散. 〈비위의 기가 엉켜 흐터지지 않을 때 쓴다.〉"

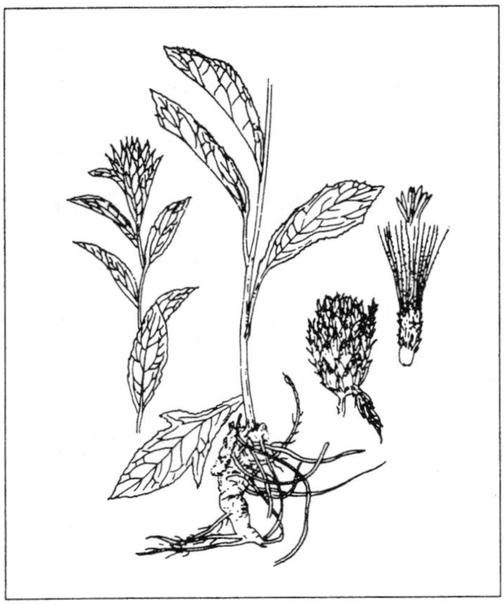

창출(蒼朮)*

Atractylodis Rhizoma

【本經】 KP. JP. CP

【처방용명】 蒼朮, 北蒼朮, 關蒼朮, 茅蒼朮

【성미】 辛, 苦, 溫

【귀경】 脾, 胃

【효능】 조습건비(燥濕健脾), 거풍제습(祛風除濕), 산한해표(散寒解表)

【기원】

이 약은 삽주 *Atractylodes japonica* Koidz. 및 기타 동속식물(국화과 Compositae) 의 뿌리줄기를 건조시킨 것이다.

일본약국방에는 *A. lancea* DC. 또는 그 변종의 근경을 수재하고 있고, 중국약전에는 모창출(茅蒼朮) *A. lancea* DC. 과 당삽주 *A. chinensis* Koidz의 건조한 근경을 수재하고 있다.

봄과 가을에 채취하여 볕에 말리고 약한 불로 잔뿌리를 태워 없앤 것을 그대로 쓰거나 물이나 쌀뜨물에 침적시켜 썬 다음 미황색이 될 때까지 초(炒)하여 쓴다.

【임상응용】

① 습곤비위(濕困脾胃), 납소변당(納少便溏)

이 약은 방향성(芳香性)이고 조열(燥烈)하여 조습건비(燥濕健脾) 작용이 뛰어나다. 따라서 비위(脾胃)가 습(濕)하여 소화가 안된다. 완복(脘腹)이 창만(脹滿)하다. 식욕이 없고 변이 당(溏)이다. 구토하고 신트림이 난다. 설태는 희고 두터우며 미끄럽다 등의 증세에 후박, 진피, 감초를 가하여 쓴다(平胃散).

또 이 약은 고온(苦溫)하고 그 성(性)이 조(燥)하여 운비(運脾)하는 효능이 있다. 이수제음약(利水除飮藥)을 같이 쓰면 비허습성(脾虛濕盛)으로 인한 수종(水腫), 설사(泄瀉), 담음(痰飮) 등에 활용할 수 있다.

② 풍습비통(風濕痺痛), 풍한감모(風寒感冒), 각기위벽(脚氣萎躄), 습온발열(濕温發熱)

이 약은 신산온조(辛散溫燥)하여 거풍제습(祛風除濕)하는 작용이 있어 강활, 독활, 위령선, 진교 등을 함께 써서 풍습비통(風濕痺痛)에 활용한다.

또 발한(發汗), 해표(解表), 산한(散寒)하는 작용을 겸하고 있으므로 고본, 천궁, 백지 등을 배합하여 풍한(風寒)에 의한 감모(感冒)로 오한(惡寒)이 나고 무한(無汗)이며 두통(頭痛)이 있는 등의 증상에 쓴다(神術散).

또한 내습(內濕)을 말릴 뿐 아니라 외습(外濕)을 제거하기도 하므로 청열약(淸熱藥)을 같이 쓰면 습열사(濕熱邪)에 의한 병증(病證)을 치료할 수 있다. 황백을 배합하여 산제로 복용하거나(二妙散), 우슬을 추가하여 환제로 복용하면(三妙丸), 주로 습열하주(濕熱下注), 족슬(足膝)의 홍종열통(紅腫熱痛), 위연무력(痿軟無力)등의 증세에 효과를 걷을 수 있다.

그리고 석고, 지모, 갱미, 감초를 함께 써서 습온발열(濕溫發熱), 흉민(胸悶), 자한(自汗), 신중(身重), 이나 온몸이 모두 아픈 증세에 활용하기도 한다(蒼朮白虎湯).

③ 기타

이 약은 작목증(雀目症)과 눈이 침침하고 어두운 증세에 단미로 쓰거나 양간(羊肝), 저간(猪肝)을 배합하여 달여서 복용하면 효과가 뚜렷하다.

【임상사용의 요점】

창출은 신고(辛苦), 온(溫)하고 방향성(芳香性)이며 조열(燥烈)하다. 신고(辛苦)하여 개산(開散)하고 방조(芳燥)하여 화습(化濕)하며 밖으로는 풍습의 사(邪)를 산(散)하고 안으로는 습탁(濕濁)이 뭉친 것을 풀어주어 거풍제습(祛風除濕), 조습건비(燥濕健脾)하는 효능을 발휘하므로 습사(濕邪)에 의한 병증에는 표리상하(表裏上下)를 불문하고 활용한다. 온조(溫燥)하므로 풍한습(風寒濕)에 의한 비증(痺證), 한습(寒濕)에 의한 토사(吐瀉), 담음(痰飮)에 의한 수종(水腫) 등에 활용하고, 조습(燥濕)하는 작용이 있으므로 습열에 의한 각슬종통(脚膝腫痛)·위연무력(痿軟無力)등에도 활용한다. 그외에 백내장 등을 없애서 눈을 밝게 하는 작용도 있어 내장(內障)·외장(外障)·청맹(青盲)·야맹(夜盲) 등에도 활용한다. 산한해표(散寒解表)하는 효능도 있지만 해표제(解表劑)로는 쓰이지 않는다.

【참고】

① 중국산 창출은 강소성(江蘇省) 모산(茅山) 일대에서 나오는 것이 좋아 모창출(茅蒼朮)이라고 부른다.

② 창출은 그대로 쓰면 매우 신조(辛燥)하고 밀기울로 초한 초창출(炒蒼朮)은 신조(辛燥)한 성질이 약간 약해지는 데, 쌀뜨물에 담구어 흑색이 될 때까지 증류한 제창출(製蒼朮)이 가장 약하다.

이 때문에 중초(中焦)에 습(濕)이 조체(阻滯)되어 건비조습(健脾燥濕)할 때에는 제창출(製蒼朮)을 많이 쓰고 밖에서 거풍 습 (祛風濕)하거나 발한해표(發汗解表)할 때에는 그대로 쓰는 경우가 많다.

【용량·용법】

5-10g. 쌀뜨물(米泔水)로 조제하거나 혹은 직접 증숙(蒸熟)한 것을 제창출(製蒼朮)이라 한다.

또 밀기울(麩皮)로 초(炒)한 것을 초창출(炒蒼朮)이라 하는 데, 이러한 포제법은 모두 조성(燥性)을 완화시키기 위한 것이다.

【사용상의 주의】

이 약은 고온조열(苦溫燥烈)하기 때문에 음허(陰虛)에 의해 속열이 있거나 기허(氣虛)하여 한(寒)이 많을 경우에는 쓰지 않는 것이 좋다.

【고전의 기록】

≪本經≫

"主風寒濕痺. 〈풍한습비(風寒濕痺)를 다스린다.〉"

≪劉光素≫

"明目, 暖水臟 〈눈을 밝게 하며 수장(水臟)을 따뜻이 한다.〉"

≪珍珠囊≫

"能健胃安神, 諸濕腫非此不能除 〈건위하고 안신(安神)하며 여러 습종(濕腫)은 이 약이 아니면 제거시킬 수 없다.〉"

≪本草通玄≫

"蒼朮, 寬中發汗, 其功勝于白朮, 補中除濕, 其力不及白朮, 大抵卑監之土, 宜與白朮以培之, 敦阜之土, 宜與蒼朮以平之. 〈창출의 관중발한 작용은 백출보다 낫지만 보중제습하는 효력은 백출보다 못하다. 따라서 약화된 비(脾)의 기능은 백출로 북돋아 주어야 하고, 돈부(敦阜)해진 비(脾)의 기능은 창출로 평평하게 해주어야 한다.〉"

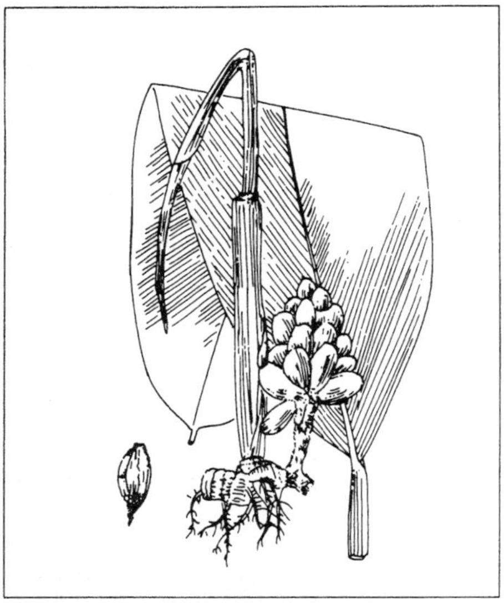

초과(草果)*
Amomi Tsao- ko Fructus

【飮膳正要】 KHP. CP

【처방용명】 草果, 草果仁, 煨草果

【성미】 辛, 大溫

【귀경】 脾, 胃

【효능】 조습산한(燥濕散寒), 제담절학(除痰截瘧)

【기원】

이 약은 초과 *Amomum tsao-ko* Crevost et Lemaire.(생강과 Zingiberaceae)의 성숙한 열매이다.

양건하고 사용할 때는 겉껍질이 노랗게 부풀어 오를 때까지 볶아 부수어 쓰거나 또는 깨끗한 초과인을 강즙(薑汁)에 초(炒)하여 쓴다.

【임상응용】

① 한습조체(寒濕阻滯), 완복창통(脘服脹痛), 구토설사(嘔吐泄瀉)

이 약은 신향조열(辛香燥烈)하여 조습산한(燥濕散寒)하는 작용이 뛰어나다.

따라서 한습(寒濕)이 내복(內伏)되어 있다, 비위(脾胃)의 기(氣)가 체하여 있다, 완복(脘腹)이 창통(脹痛)한다, 비만(痞滿)하고 토사(吐瀉)한다, 설태가 탁하고 두터우며 미끄럽다 등의 증상에는 창출, 진피, 감초를 가하여 쓴다(草果平胃散).

② 학질(瘧疾), 온역(瘟疫)

이 약은 방향으로 벽탁(辟濁)하고 산한(散寒)하고 조습(燥濕)하며 거담하고 절학(截瘧)하는 효능이 있다.

따라서 담탁복알(痰濁伏遏)하고 한습(寒濕)에 외감되어 한열(寒熱)이 왕래하고 머리가 아프며 흉완(胸脘)이 비민(痞悶)하고 설태가 희고 두터우며 미끌 거리는 한습학질(寒濕瘧疾)에는 상산. 지모. 패모. 빈랑 등을 배합하여 쓴다(常山飮).

그리고 산람장기(山嵐瘴氣)를 다스리고 습열예탁(濕熱穢濁)의 기(氣)가 상박(相搏)하여 생기는 오한장열(惡寒壯熱), 흉민구토(胸悶嘔吐), 두통조번(頭痛燥煩), 태후탁니(苔厚濁膩), 설변첨홍(舌邊尖紅), 맥현활(脈弦滑)인 온역증(瘟疫證) 또는 이와 비슷한 증상을 보이는 장증(瘴證) 등에는 상산, 지모, 황금, 후박 등을 배합하여 쓴다(達原飮).

【임상사용의 요점】

초과는 신온조열(辛溫燥烈)하고 독특한 취기(臭氣)와 랄미(辣味)가 있다. 비위습탁(脾胃濕濁)을 화(化)하여 산한조습(散寒燥濕)·제담절학(除痰截瘧)작용이 있다. 비위의 한습울복(寒濕鬱伏)에 의한 학질 및 습탁내온(濕濁內蘊)에 의한 온역(溫疫)의 증한장열(憎寒壯熱)·흉비구오(胸痞嘔惡)·설태후이(舌苔厚膩)에 사용한다. 학질에는 청열약과 같이 사용하며 효과를 높이기 위해, 이 시진은 "그의 일음일양(一陰一陽)을 취하여 편승(偏勝)의 해가 없다."라고 지적했다.

【참고】

초과와 초두구는 같은 종류이나 기미(氣味)·형상(形狀)이 달라 효능도 약간 다르다. 초과는 신온조열(辛溫燥烈)하고 취탁(臭濁)하여 산한조습(散寒燥濕)·제담절학(除痰截瘧)작용이 있어 학질에 쓴다. 초두구는 신향(辛香)하고 청상(清爽)하며 건비조습(健脾燥濕)·온위지구(溫胃止嘔)·행기개울(行氣開鬱)작용이 있으므로, 한습(寒濕)에 사용한다.

【용량·용법】

3-6g

【사용상의 주의】

기허(氣虛)하고 혈휴(血虧)한 경우나 한습(寒濕)에 의한 실사(實邪)가 없을 때에는 복용해서는 안된다.

【고전의 기록】

≪飮膳正要≫

"治心腹痛, 止嘔, 補胃, 下氣. 〈심복통을 치료하고 구토를 멎게 하며 위(胃)를 보하고 기(氣)를 내린다.〉"

≪本草綱目≫

"草果與知母同用, 治瘴瘧寒熱, 取其一陰一陽無偏勝之害, 蓋草果治太陰獨勝之寒, 知母治陽明獨勝之火也. 〈초과와 지모를 같이 써서 장학한열을 치료하는데 그 서로의 음(陰),양(陽)을 취하되 어느 쪽으로 치우친 해가 없다. 대개 초과는 태음독승(太陰獨勝)의 한(寒)을 치료하고, 지모는 양명독승(陽明獨勝)의 화를 치료하기 때문일 것이다.〉"

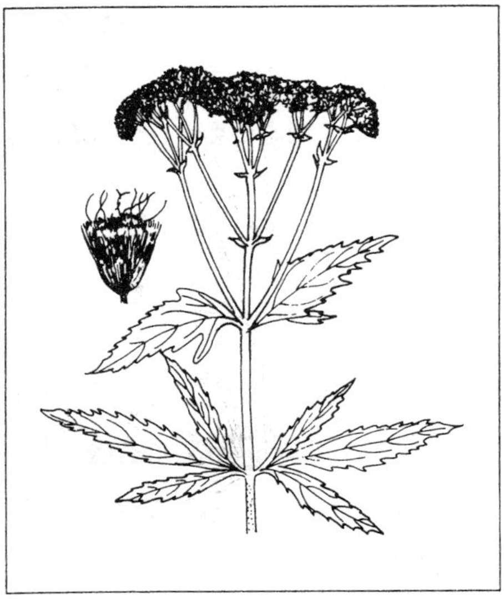

패란(佩蘭)

Eupatorii Herba

【本經】CP

【처방용명】 佩蘭, 佩蘭葉, 鮮佩蘭, 佩蘭梗, 南佩蘭, 香佩蘭, 蘭草

【성미】 辛, 平

【귀경】 脾, 胃

【효능】 방향화습(芳香化濕), 발표해서(發表解暑)

【기원】

이 약은 향등골나물 *Eupatorium fortunei* Turcz 의 건조한 지상부이다. **(국화과 Compositae)** 여름과 가을에 채취하여 정선한 후 그대로 쓰거나 음건한 것을 쓴다.

【임상응용】

① 습탁중조(濕濁中阻), 구중첨이(口中甛膩), 식소체권(食少體倦)

이 약은 방향성으로 비(脾)를 자극하여 화습(化濕)하여 개위(開胃)하게 한다.

그 효능이 곽향과 비슷하여 습탁(濕濁)이 중초에 조체(阻滯)한다, 운화(運化)가 잘 안된다,위가 배고픈 것을 모른다, 비만(痞滿)하고 구토(嘔吐)한다, 설태가 희고 두터우며 미끄럽다 등의 증상에는 곽향과 같이 쓰는 데, 여기에 창출, 후박, 백두구, 진피 등을 배합하면 화습(化濕)하고 성비(醒脾)하는 효능을 더욱 높일 수 있다.

이 약은 약성완화 (緩和) 하여 방향화습(芳香化濕)하는 작용과 입 속의 진부(陳腐)한 기를제거하는 작용이 뛰어 나므로 비경(脾經)에 습열(濕熱)이 있고 예탁(穢濁)이 상초에 많아서 생기는 구중첨니(口中甛膩),구취(口臭), 다연(多涎) 등에는 단미로 투여하여 효과를 볼 수 있다(蘭草湯).

② 서습표증(暑濕表證), 습온초기(濕溫初起)

이 약은 신미로 발표해서(發表解暑)하고 방향(芳香)으로 화습(化濕)하여 거탁해서(祛濁解暑)하는 효능이 있다.

따라서 한열(寒熱)에 의해 몸이 무겁고, 두창흉민(頭脹胸悶)하며 구첨태니(口甛苔膩) 등으로 나타나는 서습(暑濕)에 의한 표증(表證)에는 향유, 후박, 반하, 하엽 등을 같이 쓰는 데 이것이 곧 시병론(時病論)에서 말하는 방향화습법(芳香化濕法)이다.

또 습온(濕溫)의 초기에 오후에 신열(身熱)이 있고 두통(頭痛), 오한(惡寒), 흉민(胸悶) 등의 증세가 있고 배가 고프지 않을 때에는 곽향, 천박, 반하, 황금, 황련, 지실, 활석 등을 가하여 쓴다(辛苦香淡湯).

【임상사용의 요점】

패란은 신평(辛平)하고 발산(發散)한다. 약효가 완만하며 분방청향(芬芳淸香)의 기를 가지고 있어 성비(醒脾)·선습화탁(宣濕化濁)에 우수하고 중초(中焦)의 예탁진부(穢濁陳腐)의 기를 제거하여 화습해서(化濕解暑), 성비화중(醒脾和中)하는 작용을 한다. 여름에 서습(暑濕)에 다쳐 생기는 두창(頭脹)·흉민(胸悶)·신중(身重)·한열(寒熱) 등에 상용한다. 또 습탁곤비(濕濁困脾)·습열울증(濕熱鬱蒸)에 의한 구중첨니(口中甛膩)·다연(多涎)·구취(口臭) 등 "비단(脾癉)"에 좋은 약이다. 선패란(鮮佩蘭)은 기미가 진하므로 효과가 매우 좋다.

【참고】

곽향·패란·향유는 해서발표(解暑發表)작용이 있고 서습사(暑濕邪)에 의해 완복(脘腹)이 비민(痞悶)하고 토사(吐瀉)하는 데 상용한다.

곽향은 이기(理氣)하여 구역질을 멈추는 데 좋아 습울기체(濕鬱氣滯)에 의한 구역에 요약으로 쓴다. 패란은 방향(芳香)이 있고 평성(平性)이며 작용이 완만하고 진부(陳腐)를 제거하며 예탁(穢濁)을 벽(辟)하므로 비습(脾濕)의 구첨(口甛), 구취(口臭)에 좋다.

향유는 화중(和中)과 이소변(利小便)을 겸하고 발한(發汗)의 효과가 우수하여 음서(陰暑)에 잘 쓴다.

【용량 · 용법】

6-10g

【사용상의 주의】

기음(氣陰)이 부족할 경우에는 쓰지 말아야 한다.

【고전의 기록】

≪素問, 奇病論≫

"五味入口, 藏于胃, 脾爲之行其精氣, 律液在脾, 故令人口甘也, 此肥美之所發也,. 治之以蘭, 除陳氣也. 〈오미(五味)는 입으로 들어가 위(胃)에 저장되고 비(脾)는 비에 있는 정기(精氣)와 진액(律液)을 행하게 하여 입맛이 나게 한다. 이는 곧 비미(肥美)가 발하는 곳이다. 이는 난(蘭)으로 치료하여 그 묵은 기(氣)를 제거한다.〉"

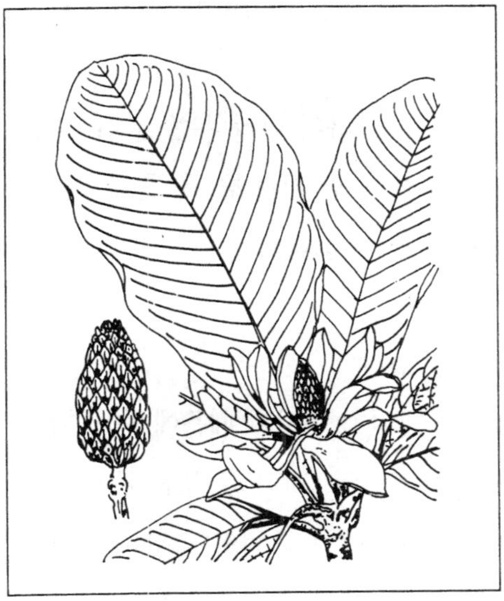

후박(厚朴)*
Magnoliae Cortex

【本經】 KP, JP, CP

【처방용명】 薑厚朴, 川厚朴, 製川朴, 川朴

【성미】 苦, 辛, 溫

【귀경】 脾, 胃, 肺, 大腸

【효능】 조습제만(燥濕除滿), 하기소적(下氣消積), 소담평천(消痰平喘)

【기원】

이 약은 후박 *Magnolia officinalis* Rehd. et Wils. 및 *M. obovata* Thunb. (木蘭科 Magnoliaceae)의 수피 또는 근피이다.

6월 중순 경에 수피를 벗겨서 음건하거나 수증기로 쪄서 통상(筒狀)으로 만들거나 또는 말려있는 껍질을 편평하게 펴서 양건한 것을 쓴다.

【임상응용】

① 습체중초(濕滯中焦), 흉복창만(胸腹脹滿), 식소변당(食少便溏)

이 약은 고온(苦溫)으로 조습하기(燥濕下氣)하고, 신(辛)으로 산결소비(散結消痞)하므로 조습제만(燥濕除滿)과 하기관중(下氣寬中)하는 효과가 있다.

따라서 습체가 중초를 상하게 한다, 비위(脾胃)가 안 좋다, 완복(脘腹)이 창만(脹滿)하다, 식욕이 없고 소화가 안된다, 구역질이 나고 변이 당(便溏)이다 등의 증세에는 강즙(薑汁)으로 포제하여 가루로 한 것을 쌀뜨물과 같이 복용하거나 창출, 진피, 감초를 배합하여 복용하면 건비조습(健脾燥濕)하고 행기화위(行氣和胃)하는 효과를 얻을 수 있다(平胃散).

② 장위적체(腸胃積滯), 완복창만(脘腹脹滿), 대변비결(大便秘結)

이 약은 하기(下氣)하여 관중(寬中)하고 소적(消積)하여 도체(導滯)하기 때문에 비위(脾胃)의 기(氣)가 체(滯)하고 식적(食積)이 내정(內停)하며 흉복(胸腹)이 창통

(脹痛)하고 대변(大便)이 비결(秘結) 한 증세에 대황, 지실 등을 배합하여 쓴다(厚朴三物湯).

또 실열(實熱)과 적체(積滯)가 장위(腸胃)에 호결(互結)하여 나타나는 열결(熱結)에 의한 변비(便秘)에는 대황, 망초, 지실 등을 가하여 쓰면 열결(熱結)을 준하(峻下)하고 소적(消積)하여 도체(導滯)하는 효과를 얻을 수 있다(大承氣湯).

③ 담음천해(痰飮喘咳)

이 약은 조습화담(燥濕化痰)하고 하기평천(下氣平喘)한다.

따라서 담음(痰飮)이 조폐(阻肺)하여 폐기(肺氣)가 내리지 못하기 때문에 숨이 가쁘고 기침을 하며 그 증세가 한담(寒痰)이 정음(停飮)한 것으로 나타날 경우에는 소자, 귤피, 반하, 육계 등을 가하여 쓴다(蘇子降氣湯). 또 음사(飮邪)에 열이 협잡하여 가슴이 괴롭고 숨이 가쁠 때에는 마황, 석고, 행인 등을 배합하여 쓴다(厚朴麻黃湯).

【임상사용의 요점】

후박은 고신(苦辛) 온(溫)하다. 고(苦)로 하기(下氣)하고 신(辛)으로 산결(散結)하며 온(溫)으로 조습(燥濕)하므로 하기제만(下氣除滿)하고 조습화담(燥濕化痰)하는 효능이 있어 실만(實滿)을 사(瀉)하고 동시에 습만(濕滿)을 산(散)한다. 따라서 식적(食積)이 정류(停留)하고 기체(氣滯)하여 통하지 못하는 흉복창만(胸腹脹滿)·대변비결(大便秘結)·습체상중(濕滯傷中)에 의한 흉복만민(胸腹滿悶)·구토사리(嘔吐瀉痢)에 사용한다. 또 조습화담(燥濕化痰)하고 하기강역(下氣降逆)하는 작용도 있으므로 담습옹폐(痰濕壅肺)·폐기불강(肺氣不降)에 의한 천해(喘咳)에도 효과가 있다.

【참고】

① 생강을 넣고 달인 제천박(製川朴·姜厚朴)은 온중산한(溫中散寒)하는 효능이 강하다.

② 습체(濕滯)에는 창출을 도와 조습건비(燥濕健脾)하고, 기체(氣滯)에는 목향을 도와 행기지통(行氣止痛)하며, 식체(食滯)에는 지실을 보좌하여 소비제창(消痞除脹)하고, 담체(痰滯)에는 반하를 보좌하여 조습화담(燥濕化痰)하며, 한응(寒凝)에는 건강을 도와 온중산한(溫中散寒)하고, 열결(熱結)에는 대황을 도와 사열도체(瀉熱導滯)하며, 폐기옹체(肺氣壅滯)에는 마황, 행인을 보좌하여 하기평천(下氣平喘)하는 등 임상에서 활용

할 수 있는 작용은 여러가지가 있다.

③ 후박과 지실은 형체가 있는 실만(實滿)을 제거하고 형체가 없는 습만(濕滿)을 소산시킨다. 후박은 고온조습(苦溫燥濕)하여 제만(除滿)하는 작용이 강하고 조습화담(燥濕化痰)하는 작용이 뛰어나 습만(濕滿)에 좋다. 지실은 고미(苦味)로 강하(降下)하고 행기(行氣) 작용이 강하여 숙식(宿食)을 몰아 내고 변폐(便閉)를 통하게 함으로 실만(實滿)에 좋은 효력을 발휘한다.

【용량 · 용법】

3-10g

【사용상의 주의】

노약자 및 임신부는 조심해서 써야 한다.

【고전의 기록】

≪本經≫

"中風傷寒, 頭痛寒熱, 驚悸, 氣血痺死肌 〈중풍상한으로 두통, 한열하고 경계(驚悸)가 있으며 기혈비(氣血痺)에 의한 사기(死肌)를 다스린다.〉"

≪別錄≫

"消痰下氣, 療霍亂及腹痛脹滿 〈담을 삭이고 기를 내리며, 곽란 및 복통창만을 다스린다.〉"

≪藥物本草≫

"治積年冷氣, 腹內雷鳴虛吼, 宿食不消 〈해묵은 냉기로 뱃속에서 소리가 나고 숙식이 제거되지 않는 것을 다스린다.〉"

≪湯液本草≫

"主肺氣脹滿, 膨而喘咳 〈폐기가 창만하고 팽만하여 숨이 가쁘고 기침을 할 때에 쓴다.〉"

6

第六章
이수삼습약
(利水滲濕藥)

수도(水道)를 잘 통하게 하고 수습(水濕)을 걸러내어 없애는 약을 이수삼습약(利水滲濕藥)이라 부른다.

이 약들은 소변을 잘 통하게 하고 소변량을 증가시키므로 이뇨약(利尿藥)이라고도 부르며, 맛이 주로 감(甘), 담(淡)하여 삼설(滲泄)하는 효능이 있기 때문에 담삼이습약(淡滲利濕藥)이라고도 부른다.

인체가 배수하는 기능을 잃게 되면 수습(水濕)이 저류되어 밖으로는 부종(浮腫)으로 나타나고 안으로는 창만(脹滿)하게 되며 위로 상역하면 천만(喘滿), 해역(咳逆)이 되고 아래에 쌓이면 소변이 잘 나오지 않게 된다.

이수삼습약(利水滲濕藥)은 소변량을 증가시켜 몸안에 있는 수습(水濕)을 밖으로 배출시킴으로써 수분(水分)의 축적(蓄積)을 감소시키고 그 결과 수습(水濕)에 의한 여러가지 병증(病症)을 없애준다.

이 약들은 성미가 감(甘), 담(淡), 평(平)하고, 통리소변(通利小便), 삼리수습(滲利水濕)하는 작용이 주가 되지만 약에 따라서는 약성이 한(寒)하여 습열(濕熱)을 청리(淸利)하고 겸하여 이뇨통림(利尿通淋)하고 이담퇴황(利膽退黃)하는 효능을 가진 것도 있다.

이 약들은 주로 수습(水濕)이 몸안에 쌓여 있거나 수습(水濕)과 열(熱)이 겸하고 있거나 또는 수습(水濕)과 한(寒)이 응결하여 생기는 여러 병증(病症)에 쓴다.

예를 들면, 수습(水濕)이 저류하여 소변(小便)이 불리하다. 수종(水腫)으로 창만(脹滿)하다. 담음(痰飮) 때문에 기침을 하고 숨이 가쁘다. 수습(水濕) 때문에 설사(泄瀉)한다 등의 증상이 있을 때, 습(濕)과 열(熱)이 결합하여 황달(黃疸)이 나타난다. 소변색이 붉다. 소변이 임탁(淋濁)하다. 적백대하(赤白帶下)가 있다. 습진(濕疹), 습창(濕瘡), 풍습열비(風濕熱痺), 관절종통(關節腫痛) 및 서습(暑濕), 습온(濕溫) 등의 증상이 있을 때 그리고 약에 따라서는 온리약(溫裏藥)을 배합하여 한습(寒濕)이 있는 증상에 활용할 수도 있다.

이수삼습약(利水滲濕藥)은 병증(病症)에 따라 다음과 같이 적절한 약을 배합하여 쓰는 것이 보통이다.

수종(水腫)이 오래되고 비(脾)와 신(腎)의 양(陽)이 허(虛)한 경우에는 온보비신약(溫補脾腎藥)을 가하고, 수종(水腫)에 표증(表證)이 겸한 경우에는 선폐발표약(宣肺發表藥)을 배합한다.

습열(濕熱)이 합했을 때에는 청열약(淸熱藥)을 배합하고, 한습(寒濕)이 합했을 때에는 거한약(祛寒藥)을 배합하며, 설사(泄瀉), 담음(痰飮), 습온(濕溫), 황달(黃疸) 등에는 건비약(健脾藥)이나 방향화습약(芳香化濕藥) 또는 청열조습약(淸熱燥濕藥) 등을 배합한다.

이수약(利水藥)에는 항시 행기약(行氣藥)을 배합하고, 담삼이습약(淡滲利濕藥)은 진액(津液)을 손상시키기 쉬우므로 음(陰)이 다하고 진액(津液)이 적어진 경우에는 신중을 기해야 한다.

비허(脾虛)에 의한 수종(水腫)에는 이수약(利水藥) 보다 건비약(健脾藥)을 먼저 고려해야 하고, 활정(滑精)이나 유정(遺精)이 있으면서 습열(濕熱)이 없는 경우에는 쓰지 말아야 한다.

약에 따라서는 활리(滑利)하는 작용이 비교적 강하므로 임신부일 경우에는 신중을 기해야 한다.

이 약들 중에는 항균작용(抗菌作用)이 있어 요로감염증(尿路感染症) 등에 이용되는 것도 있고, 이담퇴황(利膽退黃)하는 효능이 있는 것도 있다.

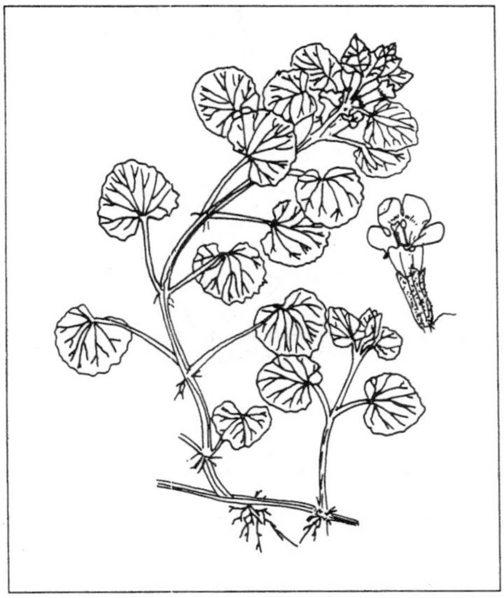

금전초 (金錢草)
Lysimachiae Herba

【本草綱目拾遺】 CP.

【처방용명】 金錢草, 過路黃, 銅錢草, 對坐草, 大葉, 金錢草, 大金川草, 小金錢草, 廣金錢草, 連錢草, 馬蹄金, 江西金錢草

【성미】 甘, 寒

【귀경】 肝, 膽, 腎. 膀胱

【효능】

이뇨통림(利尿通淋), 제습퇴황(除濕退黃), 해독소종(解毒消腫)

【기원】

이 약은 과로황 *Lysimachia christinae* Hance(앵초과 Primulaceae)의 전초를 건조한 것이다.

중국약전에는 금전초 이외에 광금전초 *Desmodium styracifolium* Merr.(콩과 Leguminosae)의 건조한 지상부를 광금전초 (廣金錢草, Desmodii Styracifolii Herba)로 수재하고 있고, 활혈단 *Glechoma longituba* Kupr.(꿀풀과 Labiatae)의 건조한 지상부를 연전초(連錢草, Glechomae Herba)로 수재하고 있다.

이 중 금전초는 대금전초라고도 부르며 중국 강남지역의 각성에 고루 분포되어 있고 주된 산지는 사천(四川)이고, 광금전초(廣金錢草)는 광동금전초(廣東金錢草)라고도 하며 광동(廣東), 광서(廣西) 일대에서 관습적으로 사용되며, 연전초는 강소금전초(江蘇金錢草)라고도 부르고 우리나라에서는 긴병꽃풀, 조선광대수염, 참덩굴광대수염 등으로 부르는 식물로서 중국의 강소(江蘇), 절강(浙江) 등지에서 많이 쓰고 있다.

이 이외에 아욱메풀 *Dichondra repens* Forst(메꽃과 Convolvulaceae)의 전초를 마제금(馬蹄金, 小金錢草)라 하여 사천의 일부지역에서 쓰는 사례가 있고, 피막이풀 *Hydrocotyle sibthorpioides* Wolff. (미나리과 Umbelliferae)의 전초를 강서금전초(江西金錢草)라 하

여 중국의 강서 일대에서 약용하고 있는 데 이두 식물은 우리나라에도 제주도를 비롯한 남부 지방에 분포되어 있다.

【임상용명】

① 사림석림(砂淋石淋) 요삽작통(尿澁作痛)

이 약은 감(甘), 담(淡)으로 삼리(滲利)하고 함(鹹)으로 연견(軟堅)하며 한(寒)으로 청열(淸熱)하여 이뇨통림(利尿通淋), 청열배석(淸熱排石)하는 효과가 좋은 치림(治淋)의 요약(要藥)이다.

열림(熱淋), 사림(砂淋), 석림(石淋), 요삽(尿澁)으로 동통이 있을 때에는 단미로 달인 액을 차(茶) 대신에 많이 마시거나 해금사, 활석, 계내금 등을 가하여 쓰면 통림(通淋)하여 배석(排石)한다 (二金排石湯).

또 간담결석(肝膽結石)에는 시호, 지실, 단삼, 울금, 인진 등을 가하여 이담배석(利膽排石)시킨다 (膽石方).

② 습열황달(濕熱黃疸)

이 약은 간담(肝膽)의 울화(鬱火)를 청(淸)하게 하고, 하초(下焦)의 습열(濕熱)을 제거하여 청열(淸熱), 이담(利膽), 퇴황(退黃)하는 효능(效能)을 발휘한다.

따라서, 습열(濕熱)이 간담(肝膽)에 온결(蘊結)하여 생기는 양황뇨적(陽黃尿赤)에 아주 좋은 데, 이 때에는 인진호, 치자, 황백, 호장근 등을 같이 쓴다.

③ 악창종독(惡瘡腫毒)

이 약은 청열해독(淸熱解毒), 소종지통(消腫止痛)하는 작용이 있어 신선한 것을 빻아 그 즙(汁)을 마시거나 그 찌꺼기를 환부에 붙이기도 하고 화상에 붙이기도 한다.

또 신선한 금전초와 신선한 차전초의 같은 양에 백주(白酒)를 가하여 짜서 즙(汁)을 낸 다음 이를 잘 개어 환부에 붙이는 방법도 있다.

【임상사용의 요점】

금전초는 감함담(甘鹹淡)·미한(微寒)하다. 감담으로 이수(利水)하며 함으로 연견(軟堅)하고 한으로 청열(淸熱)하여 이수통림(利水通淋)·배석지통(排石止痛) 작용이 있으므로 청열거습(淸熱祛濕)·퇴황(退黃) 및 청열소종(淸熱消腫)의 효능도 가지고 있다. 습열온결(濕熱蘊結)에 의한 사림(砂淋)·석림(石淋)·열림(熱淋)의 요삽작통

(尿澁作痛)이나 황달에 활용한다. 찧고 으깨서 외용하면 악창종독(惡瘡腫毒)에 대하여 소종의 효과가 있다.

【참고】

금전초, 편축, 구맥, 석위, 해금사는 청열이수통림(淸熱利水通淋) 작용이 있으므로 열림삽통(熱淋澁痛)에 유효하다.

편축은 고한침강(苦寒沈降)하고 방광습열(膀胱濕熱)을 청하며 통림지통(通淋止痛)하는 외에 조습살충(燥濕殺蟲) 작용이 있다.

구맥은 고한강설(苦寒降泄)의 힘이 맹렬하여 주로 심(心)과 소장(小腸)의 화(火)를 청하여 열림(熱淋) 혈림(血淋)에 상용하고 파혈통경(破血通經)에도 활용한다.

석위는 청폐통림(淸肺通淋)함과 동시에 지혈(止血)하여 혈림에도 적합하여 혈열토육(血熱吐衄), 폐열천해(肺熱喘咳)에도 유효하다.

해금사는 주로 방광 소장경의 습열을 청하고 요도동통(尿道疼痛)을 잘 그치게 하기 때문에 통림지통(通淋止痛)의 요약이므로 제림삽통(諸淋澁痛)에 쓰인다.

금전초는 청열이수(淸熱利水) 통림배석(通淋排石)에 작용하여 사림(砂淋) 석림(石淋)에 대한 요약이며 퇴황(退黃)의 효능을 가지고 있기 때문에 습열황달(濕熱黃疸)에도 유효하다.

【용법용량】

30-60g을 쓰고 신선한 것은 두배를 쓰며 외용에는 적당량을 쓴다.

【사용상의 주의】

음달(陰疸)에 속하는 여러가지 독(毒)과 비허(脾虛)에 의한 설사에는 즙으로는 복용하지 않는다.

【고전의 기록】

≪綱目拾遺≫

"去風散毒, 煎湯洗一切瘡疥, 神效. 〈풍을 몰아 내고 독을 없애며 달인 액으로 씻으면 모든 창개(瘡疥)에 효과가 좋다〉"

≪采藥誌≫

"發散頭風風邪, 治腦漏, 白濁, 熱淋, 玉莖腫痛, 搗汁沖生酒吃, 神效. 〈두풍 풍사를 발산하고

뇌루(腦漏), 백탁(白濁), 열림(熱淋), 옥경(玉莖)의 종통(腫痛)을 다스린다. 찧어서 즙을 내고 술에 타먹으면 효과가 좋다.〉"

≪安徽藥材≫

"治膀胱結石.〈방광의 결석을 다스린다.〉"

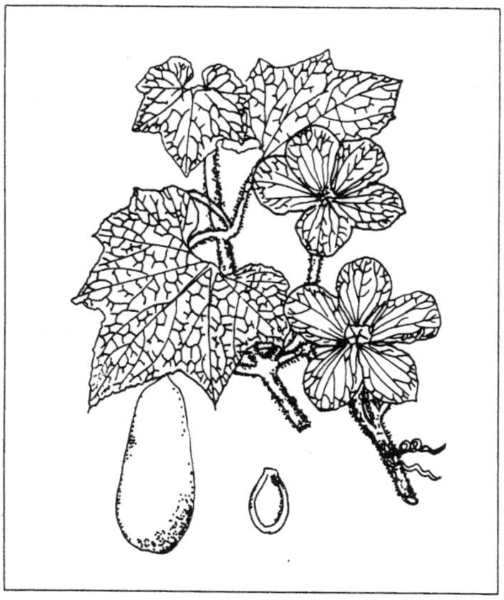

동과피 (冬瓜皮)*

Benincasae Pericarpium

【開寶本草】 KHP. CP.

【처방용명】 冬瓜皮

【성미】 甘, 微寒

【귀경】 肺, 小腸

【효능】 이수소종(利水消腫)

【기원】

이 약은 동과 *Benincasa hispida* Cogn. (박과 Cucurbitaceae)의 열매껍질이다.
늦여름과 초가을에 과실이 성숙했을 때 거두우고 벗겨 낸 과피를 모아 이를 볕에 말린 것을 그대로 쓴다.

【임상용명】

① 수종창만(水腫脹滿) 소변불리(小便不利)

이 약은 감(甘), 담(淡)으로 삼설(滲泄)하여 소변(小便)을 배출시키고 수습(水濕)을 제거하여 종창(腫脹)을 없앤다. 성(性)이 미한(微寒)하므로 특히 열성수종(熱性水腫)에 적합하다.

그러나 단미로는 작용이 약하기 때문에 복령, 저령, 택사, 차전자 등을 배합하여 이뇨소종(利尿消腫)하는 효능을 강화시켜 주어야 한다.

② 기타

이 약은 서열(暑熱)에 의한 번갈(煩渴), 소변단적(小便短赤) 등에도 응용된다.

【임상사용의 요점】

동과피는 감한(甘寒)하다. 청열(淸熱), 이수(利水), 소종(消腫)하는 작용으로 수종창만(水腫脹滿)·흉격기민(胸膈氣悶)·소변불리에 적용하지만 일반적으로 보조약으로 활용한다.

【참고】

동과의 과육·과피·종자는 옛부터 모두 약으로 활용되어 왔다. 과육도 거습사열(祛濕瀉熱)하는 작용이 있지만 현재는 과피와 종자만을 약으로 쓰고 있다.

동과피는 청열(淸熱), 이수(利水), 소종(消腫)하는 작용이 있고, 동과자(동과인)는 한활(寒滑)하여 위로는 폐의 온열(蘊熱)을 청하고 아래로는 대장의 적구(積垢)를 내려 폐옹·장옹에 쓰고 있다. 뿐만 아니라 이습작용에 의해 남자백탁(男子白濁)·부녀대하에도 활용된다.

【용법용량】

15-30g

【사용상의 주의】

영양불량성인 허종(虛腫)에는 신중을 기해야 한다.

【고전의 기록】

≪別錄≫

"主治小腹水脹, 利小便, 止渴. 〈아랫배의 수창(水脹)을 주치하고 이뇨, 지갈한다.〉"

≪本草綱目≫

"冬瓜子治腸癰. 〈장옹을 다스린다.〉"

【부】 동과인

동과의 종자로 성미가 감한(甘寒)하여 청폐(淸肺), 화담(化痰), 배농(排膿)하는 효능이 있기 때문에 폐열(肺熱)에 의한 해수(咳嗽), 폐옹(肺癰), 장옹(腸癰)의 치료에 쓴다 (葦莖湯, 大黃牡丹湯). 용량은 15g 정도이다.

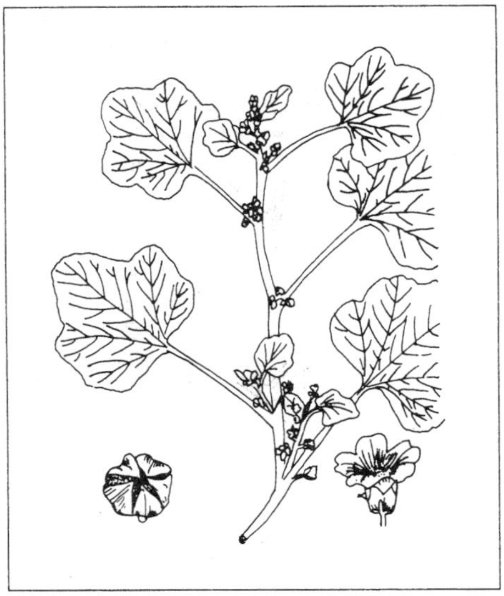

동규자 (冬葵子)
Malvae Semen

【本經】 KHP. CP.

【처방용명】 冬葵子

【성미】 甘, 寒

【귀경】 大腸, 小腸, 膀胱

【효능】 이수통림(利水通淋), 하유윤장(下乳潤腸)

【기원】

이 약은 아욱 *Malva verticillata* Linne(아욱과 Malvaceae)의 씨이다.

【임상응용】

① 소변불리(小便不利), 수종창만(水腫脹滿), 임력삽통(淋瀝澁痛)

이 약은 감(甘), 한(寒)하여 활리통규(滑利通竅)하므로 이뇨통림(利尿通淋)하는 효능(效能)이 있다.

따라서, 소변불리(小便不利), 수종창만(水腫脹滿), 임력삽통(淋瀝澁痛)에는 복령, 저령, 택사, 편축, 구맥, 차전자와 같이 쓴다.

② 유즙불행(乳汁不行), 유방창통(乳房脹痛)

이 약은 활리통규(滑利通竅)하여 하유하는 작용이 있으므로 유즙불행에 응용된다.

〈婦人良方〉에는 이 약에 사인(砂仁) 등을 배합하여 분말로 한 다음 술로 복용한다고 했다. 또 천산갑, 왕불유행, 통초를 배합하여 쓸 수도 있다.

③ 기타

이 약은 윤장통변(潤腸通便)하는 효능(效能)이 있으므로 장조변비(腸燥便秘)에도 활용된다.

【임상사용의 요점】

> 동규자는 감한활리(甘寒滑利)하고 활하이규(滑下利竅)한다. 이수통림(利水通淋) 윤장통변(潤腸通便)의 효능을 갖으며 하유(下乳)에도 작용하여 수종 소변불리 임삽열통(淋澁熱痛) 대변조결(大便燥結) 유즙불하(乳汁不下) 등에 활용한다.

【용량 용법】

10-15g을 달여서 복용한다.

【사용상의 주의】

임신부에게는 주의해서 써야 한다.

【고전의 기록】

≪本經≫

"主五癃, 利小便. 〈주로 오륭(五癃)을 치료하고 이뇨시킨다.〉"

≪別録≫

"主婦人乳難內閉. 〈주로 부인의 젖이 나오지 않고 내폐(內閉)할 때 쓴다.〉"

≪藥性論≫

"治五淋, 主奶腫, 下乳汁. 〈오림(五淋)을 다스리며 유방의 종(腫)을 치료한다. 유즙을 내린다.〉"

≪本草綱目≫

"通大便, 消水氣, 滑胎, 治痢. 〈대변(大便)을 통하게 하며 수기(水氣)를 없애고 활태, 치리한다.〉"

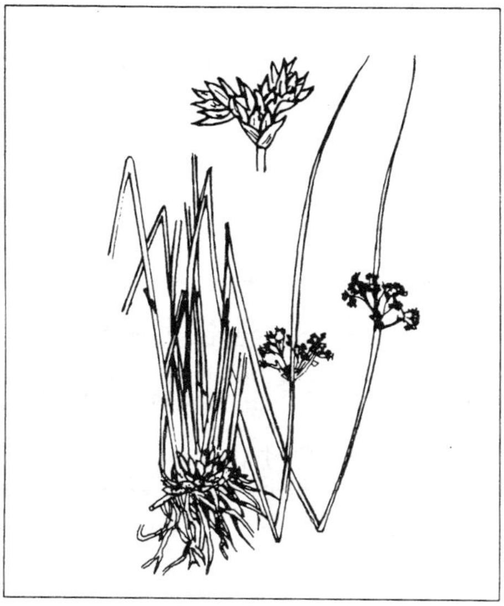

등심초 (燈心草)*

Junci Herba

【開寶本草】 KHP. CP.

【처방용명】 燈心草, 燈心, 燈草, 燈芯草

【성미】 甘, 淡, 微寒

【귀경】 心, 肺, 小腸

【효능】 이수통림(利水通淋), 청심제번(淸心除煩)

【기원】

이 약은 골풀 *Juncus effusus* L. (골풀과 Juncaceae)의 줄기속이다.

중국 각지에 분포하고 주산지는 강소(江蘇), 사천(四川), 운남(雲南), 귀천(貴川) 등지이다.

가을에 경부(莖部)를 베어 별에 말린 다음 경수(莖髓)를 빼내어 곧게 펴서 작은 묶음으로 하는 데 이것을 그대로 쓰거나 단탄(煅炭)하여 쓴다. 주사(朱砂)와 버무린 것을 주등심(朱燈心)이라 부른다.

【임상응용】

① 심번불면(心煩不眠) 임증삽통(淋證澁痛)

이 약은 감(甘), 담(淡)으로 삼설(滲泄)하고 미한(微寒)으로 청열(淸熱)하여 청심제번(淸心除煩), 삼습이뇨(滲濕利尿), 통림지통(通淋止痛)하는 효력을 나타낸다.

따라서, 심화(心火)가 왕성해져서 그 열(熱)이 소장(小腸)으로 옮겨지기 때문에 심번(心煩)하여 잠이 오지 않고 소변량이 적으며 삽통(澁痛)이 있고 입과 혀에 부스럼이 생길 때에는 목통, 생지황, 담죽엽, 치자 등을 가하여 쓴다. 그러나 작용이 약하여 청심(淸心), 이뇨(利尿), 통림(通淋)에 대한 보조약으로 주로 활용된다.

② 기타

이 약을 단탄(煅炭)으로 하여 가루로 한 것을 유두(乳頭)에 발라 아이에게 젖을 먹이면 어린이의 경간야제(驚癎夜啼)에 효과가 있고, 외용으로는 가루를 목에 불어 넣으면 후비인통(喉痺咽痛)에 효과가 있다.

【임상사용의 요점】

등심초는 감담(甘淡)·미한(微寒)하다. 한으로 청열(淸熱)하고 담으로 삼리(滲利)하며 주로 심화(心火)를 청(淸)하고 상부의 울열(鬱熱)을 하행시켜 소변으로 배출시켜 청열이수(淸熱利水)·청심제번(淸心除煩)의 효능을 갖는다. 열증의 소변적삽열통(小便赤澁熱痛), 임력불상(淋瀝不爽)이나 심열번조(心熱煩躁)·소아야제(小兒夜啼) 등에 활용한다. 다만 약력이 약하기 때문에 병상(病狀)이 가벼울 때라도 다른 청열이수약(淸熱利水藥)의 보조제로서 활용된다.

【용량 용법】

1.5－2.5g을 환제나 산제에 넣는다.

심번경간(心煩驚癎)의 치료에는 주사(朱砂)를 섞어 쓰고, 외용에는 단탄(煅炭)한 것을 가루로 하여 쓴다.

【사용상의 주의】

허한(虛寒)하여 소변불금(小便不禁)인 환자에게는 쓰지 않는 것이 좋다.

【고전의 기록】

≪開寶本草≫

"主五淋, 生煮服之 〈주로 오림(五淋)을 치료한다. 날 것을 삶아서 복용한다.〉"

≪醫學啓源≫

"通陰竅澁, 利小水, 除水腫閉, 治五淋 〈음규가 삽한 것을 통하게 하고 소변량이 적은 것을 이하게 하며 수종으로 막힌 것을 없애주고 오림(五淋)을 다스린다.〉"

≪本草衍義補遺≫

"治急喉痺, 小兒夜啼 〈급성인 후비(喉痺)와 소아(小兒)의 야제(夜啼)를 다스린다.〉"

≪藥品化義≫

"燈心, 氣味俱輕, 輕者上浮, 專入心肺, 性味俱淡, 淡能利竅, 使上部鬱熱下行, 從小便而出 〈등심은 기미가 모두 가볍다. 가벼운 것은 위로 올라가 심폐(心肺)로 들어간다. 성미가 담백

하다. 담(淡)은 이규(利竅)하는 작용이 있어 상부의 울열(鬱熱)을 하행시켜 소변으로 내보낸다.〉"

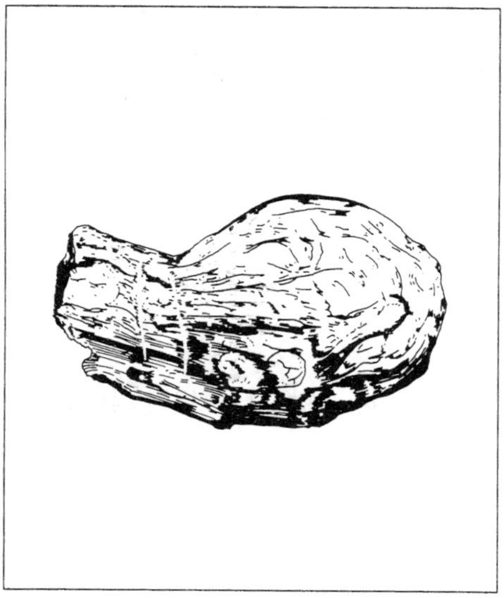

복령 (茯苓)*
Hoelen

【本經】 KP. JP. CP.

【처방용명】 茯苓, 白茯苓, 雪苓, 雪茯苓, 朱茯苓, 長茯苓, 朱砂拌茯苓

【성미】 甘, 淡, 平

【귀경】 心, 脾, 腎

【효능】

이수삼습(利水滲濕), 건비보중(健脾補中), 영심안신(寧心安神)

【기원】

이 약은 Pinus속 식물의 뿌리에 기생하는 담자균류인 복령균 *Poria cocos* Wolf(잔나비걸상과 Polyporaceae)의 바깥층을 거의 제거한 균핵의 덩어리이다.

7-9월을 주로 하여 일년 중 아무 때나 야생하는 것을 채취하여 무더기로 쌓아 발한(發汗)시킨 후, 이를 골고루 펴서 표면을 건조시킨다. 이를 다시 무더기로 쌓아 발한(發汗)시키고 건조하고 하는 것을 여러 차례 반복하면 껍질에 주름이 생기고 내부(內部)의 수분이 거의 모두 없어지게 되는 데 이것을 음건하여 쓴다. 때로는 새로 채취한 것을 절편(切片)하거나 깍뚜기처럼 썰어 음건한 것을 쓰기도 한다.

【임상응용】

① 소변불리(小便不利) 수종창만(水腫脹滿) 담음현계(痰飮眩悸)

이 약은 감(甘), 담(淡)하며 성(性)이 평(平)하다. 담(淡)은 삼습(滲濕)하고 그 성(性)이 평(平)하고 화(和)하기 때문에 이수(利水)하면서 정기(正氣)를 상(傷)하게 하지 않는다. 이 때문에 이수삼습(利水滲濕)의 상용약(常用藥)으로 널리 쓰이게 된 것이다.

따라서 수습정체(水濕停滯)와 방광(膀胱)의 기화불행(氣化不行)으로 인한 소변불리(小便不利), 수종증(水腫證)에는 계피, 백출, 저령, 택사 등을 가하여 온양화기(溫陽化氣)하고 이수삼습(利水滲濕)하는 작용을 증강시킨다(五苓散). 또 습열(濕熱)과 한습(寒濕) 등 그 성질에 따라 알맞는 약을 가하여 쓰는 데, 습열(濕熱)에는 차전자, 목통을 배합하고, 한습(寒濕)에는 부자, 건강등을 배합하여 쓴다.

그리고 복령은 이수삼습(利水滲濕)하고 동시에 건비보중(健脾補中)하므로 비약(脾弱), 수습정축(水濕停蓄)에 의한 담음두현(痰飮頭眩), 심계(心悸), 해수(咳嗽) 등에 응용하면 표본(標本)을 함께 치료하는 효과를 얻을 수 있다. 그 예로 계피, 백출, 감초를 배합하면 척담견음(滌痰蠲飮)하는 효과를 얻을 수 있다(苓桂朮甘湯).

② 비허체권(脾虛體倦) 식소변당(食少便溏)

이 약은 건비보중(健脾補中)하며 미감성평(味甘性平)의 특징을 가지고 있다. 감(甘)은 보(補)하고 담(淡)은 이(利)한다. 성(性)이 평(平)하므로 화완(和緩)하여 보(補)하되 준열(峻烈)하지 아니하며 이(利)하되 불맹(不猛)하다. 또한 정(正)을 부조(扶助)하고 동시에 사(邪)를 거(祛)하는 작용이 있으므로 비허(脾虛)에 의한 습성(濕盛)에는 고루 적용할 수 있다.

예를 들면, 비위(脾胃)가 허약하여 수습(水濕)을 운화(運化)하지 못하기 때문에 생기는 신권식소(身倦食少), 복창장명(腹脹腸鳴), 설사 등에는 건비익기(健脾益氣) 작용이 있는 인삼, 백출, 산약, 연자육 등을 배합하여 쓴다(參苓白朮散).

③ 심비부족(心脾不足) 경계실면(驚悸失眠)

이 약은 심(心), 비(脾), 신(腎)으로 들어가 건비(健脾), 영심(寧心), 안신(安神)하는 효능을 나타내므로 인삼, 당귀, 용안육, 산조인 등을 배합하여 이러한 목적에 쓴다(歸脾湯).

또 심기부족(心氣不足)이나 심신불교(心腎不交)에 속하는 경계실면(驚悸失眠)에는 안신진경(安神鎭驚)하는 인삼, 용치, 그리고 영심개규(寧心開竅), 교통심신(交通心腎)하는 창포, 원지를 같이 배합하면 익기진경(益氣鎭驚)과 안신정지(安神定志)하는 효과를 얻을 수 있다 (安神定志丸).

【임상사용의 요점】

복령은 감담(甘淡). 평(平)하다. 감은 보(補)하며 담(淡)은 삼습(滲濕)하고 보비익심(補脾益心)과 동시에 이수삼습(利水滲濕) 작용이 있어 비위습곤(脾胃濕困)에 의한 담음수습(痰飮水濕)·식소설사(食少泄瀉) 및 수습내정(水濕內停)하여 생기는 소변불리(小便不利)·수종창만(水腫脹滿)에 필수적인 약이고, 심비(心脾)에 들어가 생화(生化)기능을 도우며 영심안신(寧心安神)하는 효과가 있어 심신실양(心神失養)에 의한 경계실면(驚悸失眠), 건망(健忘)에도 효과가 있다.

【참고】

① 복령균은 소나무의 뿌리에 기생하는 균핵(菌核)의 덩어리이다. 흑갈색의 외피가 복령피(茯苓皮), 내측의 육부(肉部)에 담홍색으로 보이는 것을 적복령(赤茯苓), 백색의 것을 백복령(白茯苓), 소나무 뿌리를 싸고 있는 것을 복신(茯神)이라 한다. 현재는 복령피를 제외한 균핵전체를 복령으로 이용하는 경우가 많다.

② 복령은 성평(性平)하고 보하는 작용이 있고 이뇨작용이 강하지 않으며 잘 보정(補正)하고 거사(祛邪)하므로 비허습성(脾虛濕盛)에 꼭 필요한 약이지만 작용이 완만하여 보조약으로 활용하는 경우가 많다.

【용량 용법】

10-15g. 안신(安神)에는 주사(朱砂)와 함께 반죽하여 쓰기도 한다(朱茯苓).

【사용상의 주의】

허한(虛寒)하여 정활(精滑)할 때에는 조심해서 써야 한다.

【고전의 기록】

≪本經≫

"主胸脇逆氣, 憂恚驚邪恐悸, 心下結痛, 寒熱煩滿, 咳逆, 口焦舌乾, 利小便. 〈흉협의 역기(逆

氣), 우에(憂恚), 경사(驚邪), 공계(恐悸), 심하의 결통(結通), 한열(寒熱), 번만(煩滿), 해역(咳逆), 구초(口焦), 설건(舌乾)을 주치하며 소변을 이(利)한다.〉"

≪藥品化義≫

"茯苓最爲利水滲濕要藥, 書曰健脾, 卽水去脾自健之謂也. 〈복령은 이수삼습(利水滲濕)의 요약(要藥)으로 책에 말하기를 건비(健脾)라 했는 데 이는 물이 비(脾)를 떠나므로 스스로 건(健)해진다는 말이다.〉"

≪世補 齊醫書≫

"茯苓一味, 爲治痰主藥, 痰之本, 水也, 茯苓可以行走, 痰之功, 濕也, 茯苓又可以行濕. 〈복령은 담(痰)을 치료하는 주약이다. 담(痰)의 본(本)은 수(水)이고 복령은 행주(行走)하여 다스리며, 담(痰)의 공(功)은 습(濕)이고 복령은 또한 행습(行濕)하여 다스린다.〉"

【부】 복령피, 적복령, 복신

① 복령피

복령균핵(茯苓菌核)의 흑색외피(黑色外皮)이다. 성미(性味)는 복령과 같고 효능(效能)은 피부수종(皮膚水腫)을 주치하는 것이다, 이 때에는 상백피, 생강피, 대복피, 진피(陳皮)와 같이 쓴다 (五皮飮).

용량은 일반적으로 15-30g이다.

② 적복령

복령균핵(茯苓菌核)의 외피(外皮)에 가까이 있는 담홍색(淡紅色)의 부분으로 성미는 복령과 같고 삼리습열(滲利濕熱)하는 효능이 있다.

주로 소변단적(小便短赤), 임력불창(淋瀝不暢) 등에 차전자, 목통, 치자 등을 가하여 쓴다 (五淋散). 용량(用量)은 복령과 같다.

③ 복신

복령균핵이 생장(生長)하면서 소나무 뿌리(松根)를 감싸고 있는 부위이다.

성미(性味)는 복령과 같고 영심안신(寧心安神)하는 효능이 있으며 심신불안(心神不安), 경계건망(驚悸健忘) 등의 증세에 원지, 용치, 주사 등을 가하여 쓴다 (遠志丸).

용량은 복령과 같다.

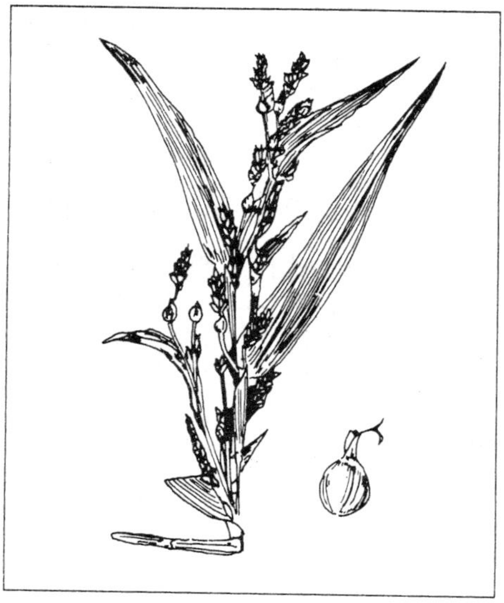

의이인 (薏苡仁)*
Coicis Semen

【本經】 KP. JP. CP.

【처방용명】 薏苡仁, 苡仁, 米仁, 玉米, 薏米, 生薏仁, 生苡仁, 炒苡仁, 炒米仁, 炒薏仁

【성미】 甘, 淡, 微寒

【귀경】 脾, 胃, 肺

【효능】

이수삼습(利水滲濕) 거습제비(祛濕除痺) 청열배농(清熱排膿) 건비지사(健脾止瀉)

【기원】

율무 *Coix lachryma-jobi* L. var. *mayuen* Stapf (벼과 Gramineae)의 종피를 제거한 씨이다.

가을에 열매가 성숙했을 때 수확하여 양건하고 바깥 겁질과 종피를 제거한 것을 그대로 쓰거나 초하여 쓴다.

【임상응용】

① 수종각기(水腫脚氣) 소변불리(小便不利)

이 약은 감(甘), 담(淡)으로 이습(利濕)하고 미한(微寒)으로 청열(清熱)하여 이수삼습(利水滲濕)하고 건비(健脾)하는 능력까지 겸하며 그 효능(效能)은 복령과 비슷하다.

따라서, 소변불리(小便不利)와 수습체류(水濕滯留) 혹은 습열내온(濕熱內蘊)으로 인한 수종각기(水腫脚氣) 등에 응용된다. 습열수종(濕熱水腫)에는 복령, 활석, 저령, 통초 등을 가하여 쓰고, 각기부종(脚氣浮腫)에는 방기, 목통, 창출 등을 같이 쓰거나 혹은 적소두, 동과피를 배합하여 죽으로 끓여 복용한다.

② 습비구련(濕痺拘攣) 습온(濕温)의 초기

이 약은 삼습(滲濕)하여 비(痺)를 없애고 구련(拘攣)을 완화(緩和)시키므로 습(濕)이 경락(經絡)에 체한 풍습비통(風濕痺痛)과 사지구련(四肢拘攣) 등에 활용된다. 이 경우, 습(濕)이 심할 때에는 창출, 황백, 우슬 등을 가하여 쓰고 (四妙散), 한(寒)이 심할 때에는 마황, 행인, 감초를 가하여 쓴다 (麻杏薏甘湯).

또 풍습열비(風濕熱痺)에는 방기, 활석, 산치자 등을 가하고 (宣痺湯), 습온(濕溫)의 초기나 폭습사(暴濕邪)가 기분(氣分)에 있어 두통(頭痛), 신중(身重), 지체이상(肢體異常) 등의 증세가 나타날 때는 행인, 구인, 활석, 통초 등을 배합하여 기기(氣機)를 통창(通暢)하고, 습열(濕熱)을 청리(淸利)시킨다 (三仁湯).

장옹(腸癰)의 초기에도 대황, 목단피, 도인, 홍등, 금은화, 포공영 등을 가하여 쓰고, 장옹(腸癰)에 농(膿)이 생겼을 때는 패장초, 부자, 목단피를 가하여 쓴다 (薏苡附子敗醬散).

③ 비허설사(脾虛泄瀉)

비(脾)는 음토(陰土)로서 조(燥)는 좋아하나 습(濕)은 싫어하는 데, 이 약은 담(淡)으로 삼습(滲濕)하고 감(甘)으로 익비(益脾)하여 삼제비습(滲除脾濕)하고 보익비토(補益脾土)한다.

또한 미한(微寒)하지만 위(胃)를 상하지 않고, 보비(補脾)하지만 자이(滋膩)하지 않으며 담삼(淡滲)하지만 준리(峻利)하지는 않아 청보담삼(淸補淡滲)하는 약으로 쓰인가.

따라서, 비허습성(脾虛濕盛)으로 인한 식욕부진과 설사, 수종창만(水腫脹滿) 등에 모두 응용할 수 있다.

비허(脾虛)하고 습(濕)이 있어 생기는 설사에는 인삼, 백출, 산약, 복령 등을 가하여 쓴다(參苓白朮散).

【임상사용의 요점】

의이인은 감담(甘淡)·미한(微寒)하다. 감담으로 이습(利濕)하고 한으로 청열하여 청리습열(淸利濕熱)·건비보폐(健脾補肺)의 효능이 있으므로 비허습곤(脾虛濕困)의 식소설사(食少泄瀉)·수종복창(水腫腹脹)·각기부종(脚氣浮腫)·소변불리(小便不利)·백대(白帶) 등에 사용한다. 청리습열(淸利濕熱)·배농소종(排膿消腫)에 의한 폐옹(肺癰), 장옹(腸癰)에, 청리습열(淸利濕熱)·통리관절(通利關節)에 의한 습비구련(濕痺拘攣) 등에 효과가 있다. 감(甘). 미한(微寒)은 비음(脾陰)을 자보(滋補)하므로 비음허(脾陰虛)에도 사용한다.

【참고】

① 그대로 쓰면 청리습열(淸利濕熱)하는 작용이 있고, 초(炒)하여 쓰면 건비지사(健脾止瀉)하는 작용이 있다.

② 의이인·복령·저령은 담삼이습(淡滲利濕) 작용이 있는 약으로 수습(水濕)이 내정(內停)하여 생기는 소변불리(小便不利)·수종창만(水腫脹滿)에 활용한다.

저령은 이뇨(利尿) 작용은 좋으나 보익작용은 없고, 복령과 의이인은 건비(健脾) 작용이 있어 비허(脾虛)에 의해 습(濕)이 성한 수종설사(水腫泄瀉)에 쓴다.

의이인은 편양(偏涼)하여 청열배농(淸熱排膿)하는 작용이 있고, 복령은 평성(平性)하여 영심안신(寧心安神)하는 작용이 있다.

【용량 용법】

10-30g. 청리습열(淸利濕熱)에는 그대로 쓰고, 건비지사(健脾止瀉)에는 초(炒)하여 쓴다.

이 약(本品)은 작용이 완만하므로 약량을 많이 쓴다. 보통 탕제나 환제, 산제로 쓰지만 죽(粥)이나 음식(飮食)으로 활용할 수도 있다.

【사용상의 주의】

비(脾)가 약하여 변비가 있는 경우와 임부(妊婦)에게는 쓰지 않는 것이 좋다.

【고전의 기록】

≪本經≫

"主筋急拘攣, 不可屈伸, 風濕痺, 下氣. 〈근급(筋急), 구련(拘攣)으로 굴신(屈伸)하기 어렵거나 풍습비(風濕痺)를 주치하고 기(氣)를 내린다.〉"

≪本草綱目≫

"薏苡仁, 陽明藥也, 能健脾益胃. 虛則補其母, 故肺痿, 肺癰用之, 筋骨之病, 以治陽明爲本, 故拘攣筋急, 風痺者用之, 土能勝水除濕, 故泄瀉, 水腫用之. 〈의이인은 양명약으로 건비익위(健脾益胃)한다. 허(虛)하면 그 모(母)를 보(補)하므로 폐위(肺痿)와 폐옹(肺癰)에 이를 활용한

다. 근골(筋骨)의 병은 양명(陽明)을 치료하는 것을 본(本)으로 삼으므로 구련근급(拘攣筋急), 풍비(風痺)에 이를 활용한다. 토(土)는 수(水)를 이겨 습을 없애므로 설사나 수종(水腫)에 쓴다.〉"

≪本草新編≫

"薏仁最善利水, 不至耗損眞陰之氣, 凡濕盛在下身者. 最宜用之, 視病之輕重, 準用藥之多寡, 則陰陽不傷, 而濕病易去, 故凡遇水濕之症, 用薏仁一二兩爲君, 而佐之健脾去濕之味, 未有不速于奏效者也, 倘薄其氣味之平和而輕用之, 無益也.〈의이인은 이수(利水)에 가장 뛰어나고 진음지기(眞陰之氣)를 손상하지 않으므로 습(濕)이 하반신에 성할 경우에 가장 좋다. 병의 경중을 보아 약량을 정하면 음양(陰陽)을 손상하지 않고도 습병(濕病)을 쉽게 제거할 수 있다. 따라서 수습증(水濕證)에는 의이인 1-2兩을 군약으로 하고 여기에 건비거습 작용이 있는 약을 좌약으로 쓰면 빨리 효과를 보지 못하는 경우가 없다. 그러나 그 평화(平和)한 기미를 과소 평가하여 마구 쓰면 손해를 본다.〉"

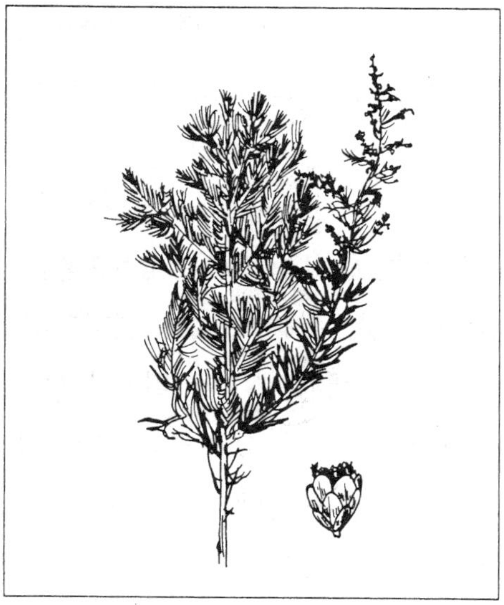

인진호 (茵蔯蒿)*

Artemisiae capillaris Herba

【本經】 KHP. CP.

【처방용명】 茵陳, 茵蔯, 茵蔯蒿, 綿茵蔯

【성미】 苦, 微寒

【귀경】 脾, 胃, 肝, 膽

【효능】 청리습열(淸利濕熱), 이담퇴황(利膽退黃)

【기원】

이 약은 사철쑥 *Artemisia capillaris* Thumberg(국화과 Compositae)의 지상부이다.

우리나라에서는 더위지기쑥 A. iwayomogi Kitamura 의 지상부를 한인진으로 쓰고 있고, 중국약전에는 사철쑥 이외에 비쑥 A. scoparia Waldst. et Kit. 도 원식물로 수재하고 있다.

중국약전에 의하면 봄에 어린 싹이 6-10cm 자랐을 때 채취하거나 가을에 꽃봉오리가 길게 자랐을 때 채취하여 잡질과 오래된 줄기를 제거하고 양건 한 것을 쓰는 데, 봄에 캔 것을 면인진(綿茵蔯)이라 하고 가을에 캔 것을 인진호(茵蔯蒿)라 한다 하였다.

【임상응용】

① 습열황달(濕熱黃疸)

이 약은 고미(苦味)로 설하강(泄下降)하고 미한(微寒)으로 청열(淸熱)하여 습열(濕熱)을 청리(淸利)하고 소변을 통리(通利)하므로 황달(黃疸)에 요약으로 쓴다.

비(脾), 신(腎)의 온습적열(蘊濕積熱)이 간담(肝膽)을 훈증(熏蒸)하여 담즙(膽汁)이 밖으로 넘치면 몸과 눈이 노랗게 되고, 습열(濕熱)이 방광으로 하주(下注)하면 소변이 황적색으로 되는 데, 이 것을 황달이라 부른다.

이 때에는 치자, 황백, 황련 등을 같이 쓰고 (三物茵蔯湯, 梔子柏皮湯), 황달에 복만변비(腹滿便秘)가 겸했을 때에는 대황, 치자를 가하여 쓰며(茵蔯蒿湯), 또 소변이 불리하고 습이 현저하면 오령산을 배합한다(茵陳五苓散). 그리고 한습(寒濕)에 의한 황달(黃

疸)로 색이 황색으로 어두우며 소변량이 적고 변이 당(溏)하며 팔다리가 차고 힘이 없는 음황증(陰黃證)일 때에는 부자, 건강 등을 배합한다 (茵蔯四逆湯).

② 기타

청열이습(淸熱利濕)하는 효능으로 습창소양(濕瘡瘙痒)에 응용할 수 있는 데 이때에는 황백, 사상자, 고삼 등을 같이 쓰거나 혹은 달인 액으로 씻어주어도 좋다.

【임상사용의 요점】

인진은 고(苦)·미한(微寒)하다. 고(苦)로 조습(燥濕)하고 한(寒)하여 청열(淸熱)하며 청분(淸芬)의 기(氣)가 있어 비, 위, 간, 담의 기분(氣分)에 들어가 삼설(滲泄)하여 이소변하므로 청열제습(淸熱除濕)·퇴황(退黃)의 효능이 있어 황달에 대한 요약이다. 습열훈증(濕熱熏蒸)에 의해 양황(陽黃)의 소변단적(小便短赤)·신목개황(身目皆黃)에 적합하고 적당한 배합을 하면 한습울체(寒濕鬱滯)·담즙외일(膽汁外溢)에 의한 색황회암(色黃晦暗)의 음황(陰黃)에도 유효하다. 또한 서온(暑溫)·습온초기(濕溫初起), 습창소양(濕瘡瘙痒) 등에도 활용한다.

【참고】

인진은 중국과 일본에서의 활용부위가 다르고 외견상으로도 완전히 다르다.

중국에서는 봄의 유묘(幼苗)를 채취하여 활용하여 눈(嫩), 면연(綿軟), 회록(灰綠)하고 향기가 강한 것이 좋은 것으로 면인진(綿茵蔯)이라 칭한다. 일본에서는 가을에 꽃만이 아니라 화수(花穗)까지 채취하여 활용하고 있다.

인진이 효과가 뛰어나고 전출(煎出)시간도 짧아 좋다. 화 및 화수의 경우에는 전출시간을 10분으로 길게 잡을 필요가 있다.

【용량 용법】

10-30g. 외용할 때에는 적당량을 쓴다.

【사용상의 주의】

축혈(蓄血)에 의한 발황(發黃) 및 혈허(血虛)하여 위황(萎黃)인 경우에는 신중을 기해야 한다.

【고전의 기록】

≪本經≫

"主風濕寒熱邪氣, 熱結黃疸. 〈풍습사나 한열사에 의한 열결황달(熱結黃疸)을 주치한다.〉"

≪別錄≫

"治通身發黃, 小便不利, 除頭熱, 去伏瘕. 〈온몸이 발황(發黃)하고 소변이 불리한 것을 다스리고 두열(頭熱)을 없애며 복하(伏瘕)를 제거한다.〉"

≪本草圖解≫

"治發黃, 驅濕熱, 利小便, 通關節. 〈발황을 치료하고 습열을 쫓으며 이뇨하고 관절을 통하게 한다.〉"

"黃疸有陰陽兩種, ……總之, 茵蔯爲君, 隨佐使之寒熱而理黃證之陰陽也. 〈황달에는 음양의 두 종류가 있다.…… 결국 인진을 군약으로 하고 한열에 따라 좌사를 정하여 황증(黃證)의 음양을 다스린다.〉"

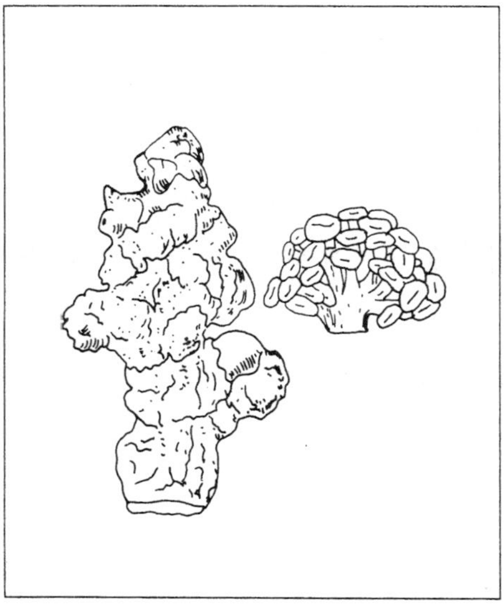

저령 (猪苓)*

Polyporus

【本經】 KP. JP. CP.

【처방용명】 猪苓, 粉猪苓

【성미】 甘, 淡, 平

【귀경】 腎, 膀胱

【효능】 이수삼습(利水滲濕)

【기원】

저령 *Polyporus umbellatus* Fries(잔나비걸상과 Polyporaceae) 균핵의 덩어리이다.

오리나무속 Alnus spp., 참나무속 Quercus spp. 및 자작나무속 Betula spp. 등의 살아

있는 뿌리에 부착하여 자란다.

주로 중국의 섬서(陝西), 하남(河南), 하북(河北), 사천(四川) 및 운남(雲南) 등지에서 생산되고, 봄과 가을에 채취하여 양건한 것을 그대로 쓴다.

【임상응용】

① 소변불리(小便不利) 수종(水腫) 설사(泄瀉)

이 약은 감담(甘淡)하고 성(性)은 평(平)하며 이수삼습(利水滲濕)하는 효능이 있다. 이뇨작용(利尿作用)은 복령보다 강하고 보익심비(補益心脾)하는 효능(效能)은 없으며 주로 수습(水濕)이 체류(滯留)하여 생기는 소변불리(小便不利) 수종(水腫) 설사(泄瀉) 임탁(淋濁) 대하(帶下) 등의 증세에 고루 응용한다.

고방(古方)에는 단미로만 썼으나 현재는 거의 복방(複方)으로 쓰고 있다.

비허수종(脾虛水腫)이나 소변불리(小便不利)에는 복령, 택사, 백출을 가하여 쓰고(四苓散), 수습설사(水濕泄瀉)에는 창출, 후박, 복령을 가하여 쓰며(胃苓湯), 음허(陰虛)로 열이 있고 소변이 불리하거나 임탁륭폐(淋濁癃閉)할 경우에는 택사, 아교, 활석 등을 가하여 쓴다(猪苓湯).

【임상사용의 요점】

저령은 감담(甘淡), 편양(偏涼)하다. 수도(水道)를 이(利)하여 주로 삼설(滲泄)하므로, 이수삼습(利水滲濕)의 상용약이다. 이수소종(利水消腫)·이수지사(利水止瀉)·이습청열(利濕淸熱) 등 전체적으로 수습(水濕)에 사용하나 수습(水濕)의 편열(偏熱)에 더욱 좋다.

【참고】

저령은 복령보다 이수삼습(利水滲濕)의 효과는 강하나 보익심비(補益心脾)작용은 없다.

【용량 용법】

5-10g을 달여서 복용한다.

【사용상의 주의】

수습(水濕)이 없는 환자에게는 쓰지 않는 것이 좋다.

【고전의 기록】

≪本經≫

"主痎瘧, 解毒, ……, 利水道. 〈해학을 주치하고 독을 풀어주며, ……수도(水道)를 이(利)한다.〉"

≪本草衍義≫

"猪苓, 引水之功多, 久服必損腎氣, 昏人目. 〈저령은 물을 끌어내는 작용이 크다. 오래 복용하면 콩팥에 손상이 가고 눈이 흐려진다.〉"

≪本草綱目≫

"開腠理, 治淋腫脚氣, 白濁帶下, 姙娠子淋胎腫, 小便不利. 〈주리를 열어주고 임종각기, 백색의 탁한 대하, 임신자림(子淋), 태종(胎腫), 소변불리 등을 다스린다.〉"

"開腠理, 利小便, 與茯苓用功, 但入補藥不如茯苓也. 〈주리를 열고 복령을 투여할 때와 마찬가지로 소변을 이(利)하지만 복령처럼 보약(補藥)이 되지는 않는다.〉"

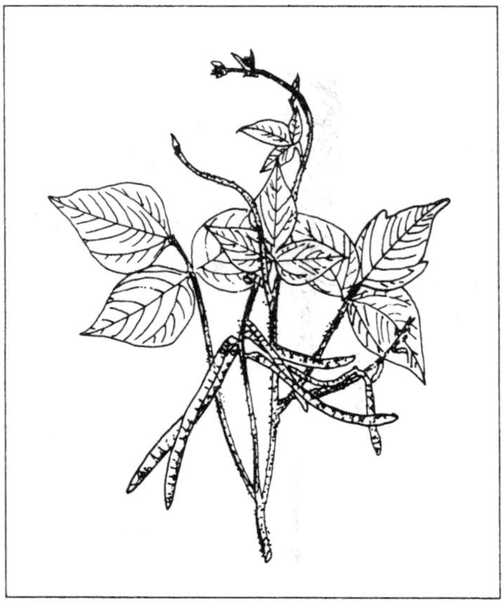

적소두 (赤小豆)

Phaseoli Angularis Semen

【本經】 KHP. CP.

【처방용명】 赤小豆, 紅小豆, 紅豆, 野赤豆

【성미】 甘, 酸, 平

【귀경】 心, 小腸

【효능】 이수소종(利水消腫), 해독배농(解毒排膿).

【기원】

이 약은 팥 *Phaseolus angularis* Wight 또는 붉은팥 *Phaseolus calcaratus* Roxburgh (콩과 Leguminosae)의 씨이다.

【임상응용】

① 수종창만(水腫脹滿) 각기부종(脚氣浮腫)

이 약은 성(性)이 평(平)하지만 다소 량(凉)에 가깝고 하행(下行)을 잘 하므로 통리수도(通利水道)하는 효능을 나타낸다. 수습(水濕)을 하설(下泄)시켜 소종(消腫)하기 때문에 자양성이수소종약(滋養性利水消腫藥)으로 수종(水腫)에 쓰고 각기(脚氣)이면서 허한 쪽에 가까울 때 널리 이용된다.

수종(水腫)에는 백모근, 상백피, 의이인 등을 가하여 쓰고, 허성부종(虛性浮腫)에는 홍조(紅棗)를 배합하여 장복한다.

〈食療本草〉에는 이 약을 "잉어와 함께 푹 삶아 먹으면 각기와 대복수종을 치료할 수 있다.(與鯉魚煮爛食之, 其治脚氣及大腹水腫)"라 했는데, 오늘 날에는 신염수종(腎炎水腫), 간경화복수(肝硬化腹水) 및 영양불량성부종(營養不良性浮腫)에 활용하고 있다.

② 열독옹창(熱毒癰瘡)

이 약은 혈분(血分)의 열독(熱毒)을 청해(淸解)하고 배농소종(排膿消腫)하므로 각종 열독옹창(熱毒癰瘡) 즉 차시(痄腮), 유옹(乳癰), 단독(丹毒), 옹창(癰瘡) 등에 이용된다.

옹종(癰腫)의 초기와 홍종(紅腫)으로 열이 나고 아프며 종기가 아직 헐지 않았을 때에는 단미를 가루로 하여 달걀흰자, 꿀, 초 또는 물과 같이 조제하여 환부(患部)에 붙이고, 이미 헐었을 경우에는 달인 액으로 씻어 준다.

단독(丹毒), 옹창(癰瘡) 등에도 역시 달인액을 내복하거나 이 액으로 외세하며, 장옹(腸癰)에는 의이인, 동과인, 도인 등을 배합하여 쓴다.

③ 기타

이 약은 청리습열(淸利濕熱)하는 효능이 있어 퇴황(退黃)하는 데 쓰며, 특히 황달에 습열(濕熱)이 내울(內鬱)하는 표증(表症)이 있을 때에는 마황, 연교, 행인 등을 가하여 쓴다 (麻黃連翹赤小豆湯).

【임상사용의 요점】

적소두는 감산(甘酸) 편량(偏凉)하며 하행(下行)한다. 수도를 통리하고 수습을 하출(下出)하며 소종시키므로 습열(濕熱)을 외설(外泄)시켜 퇴황(退黃)하고 또한 심경

(心經)에 들어가 강화행혈(降火行血)하여 청열해독(淸熱解毒)한다. 이수소종(利水消腫) 이습퇴황(利濕退黃) 청열해독(淸熱解毒)의 효능에 의해서 수종 각기 소변불리 황달 창독 등에 활용한다.

【용량 용법】

10-30g. 외용에는 적당량을 그대로 갈아 조제하여 환부에 붙인다.

【사용상의 주의】

음허진휴(陰虛津虧)일 경우에는 조심해서 써야 한다.

【고전의 기록】

≪本經≫

"主下水, 排癰腫膿血〈하수(下水)를 다스리고 옹종농혈을 배출(排出)한다.〉"

≪別錄≫

"利小便, 下脹滿〈이뇨시키고 창만(脹滿)한 것을 내린다.〉"

≪藥性論≫

"消熱毒癰腫, 散惡血不盡, 煩滿. 治水腫皮膚脹滿, 搗薄塗癰腫上. 主小兒急黃, 爛瘡, 取汁令洗之〈열독옹종을 삭이고 악혈이 계속 나오고 번만(煩滿)하는 것을 발산하며 수종으로 피부가 창만한 것을 다스린다. 찧어서 엷게 옹종에 바른다. 소아(小兒)의 급황(急黃)을 다스리고 난창에는 즙을 내어 씻어 준다〉"

≪本草綱目≫

"此藥治一切癰疽瘡疥及赤腫, 不拘善惡, 但水調敷之, 無不愈者〈이 약은 일체의 옹저창개 및 적종(赤腫)을 치료한다. 선악에 관계없이 물로 조제하여 부치면 낫지 않는 것이 없다.〉"

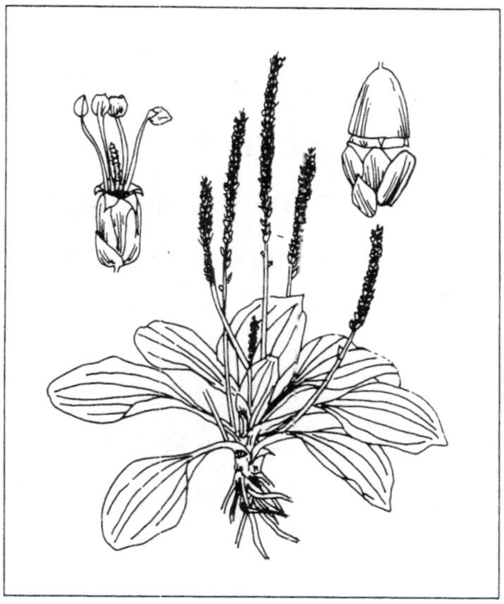

차전자 (車前子)*
Plantaginis Semen

【本經】 KP. JP. CP.

【처방용명】 車前子, 車前實, 炒車前子, 炒車前

【성미】 甘, 寒

【귀경】 腎, 肝, 肺

【효능】 이수통림(利水通淋), 청열명목(淸熱明目), 청폐화담(淸肺化痰).

【기원】

이 약은 질경이 *Plantago asiatica* L. (질경이과 Plantaginaceae)의 씨이다.
가을에 씨가 성숙했을 때 열매이삭을 채취하여 볕에 말린 다음 씨를 문질러 훑어 잡질(雜質)을 제거하고 그대로 쓰거나 소금물로 초(炒)하여 쓴다.

【임상응용】

① 임증수종(淋證水腫)

이 약은 감담(甘淡)으로 삼설(滲泄)하고 기한(氣寒)으로 청열(淸熱)하여 강설활리(降泄滑利)하게 함으로써 이뇨삼습(利尿滲濕)하고 통림(通淋)하는 효능을 나타낸다.

습열내온(濕熱內蘊)에 의한 소변불리, 수종(水腫), 임증(淋證)에 상용하고, 특히 습열(濕熱)이 방광(膀胱)으로 하주(下注)하여 생기는 임리삽통(淋漓澁痛)이 있을 때 목통, 치자, 활석, 구맥, 편축 등의 청리습열약(淸利濕熱藥)을 가하여 많이 쓴다 (八正散).

② 서습설사(暑濕泄瀉)

이 약은 수습(水濕)을 이(利)하고 청탁(淸濁)을 나눔에 의해 설사를 멈추게 한다. 즉, 이뇨 작용에 의해 대변(大便)을 실(實)하게 하므로 습(濕)이 성하여 생기는 수사(水瀉)에 좋다.

가루로 하여 미음(米飮)과 함께 단미로 복용하거나 백출, 복령, 택사 등을 가하여 쓴다.

③ 목적삽통(目赤澁痛), 목암혼화(目暗昏花)

이 약은 간열(肝熱)을 식혀 눈을 밝게하는 작용을 한다. 따라서, 간열(肝熱)로 인한 목적삽통(目赤澁痛)에 국화, 초용담, 초결명, 황금 등의 청간약(淸肝藥)을 배합하여 쓰고 (車前散), 간신음허(肝腎陰虛)하여 눈이 어둡고 어른거리는 증세나 눈에 예장(翳障)이 생긴 경우에는 지황, 토사자 등의 자음명목약(滋陰明目藥)을 배합하여 쓴다 (駐景丸).

④ 담열해수(痰熱咳嗽)

이 약은 폐경(肺經)으로 들어가 청폐화담(淸肺化痰), 지해(止咳)하는 효과가 있다.

폐열(肺熱) 때문에 가래가 많고 기침을 할 때에는 괄루인, 패모, 황금, 지모 등의 청폐화담약(淸肺化痰藥)을 같이 쓴다.

⑤ 기타

단미로 1회 10-20g을 달여 차(茶)대신 마셔 고혈압(高血壓)에 효과를 보고 있다고 한다.

【임상사용의 요점】

차전자는 감담활리(甘痰滑利)한다. 담(淡)으로 삼리(滲利)하고 한(寒)으로 청열(淸熱)하며 강설(降泄)하는 효능에 의해 습열의 사(邪)를 청리하행(淸利下行)한다. 청열이수(淸熱利水)·삼습지사(滲濕止瀉)작용이 있고, 청간명목(淸肝明目)과 지해화담(止咳化痰)하는 작용이 있어 습열내온(濕熱內蘊)에 의한 수종(水腫)·소변불리(小便不利)·소변적삽열통(小便赤澁熱痛)·백대(白帶)·서습설사(暑濕泄瀉)·목적혼화(目赤昏花)·담열해수(痰熱咳嗽)에 활용한다.

【참고】

① 초(炒)하여 쓰면 이수지사(利水止瀉)하고, 그대로 쓰면 화담(化痰)하는 작용이 있다.

② 차전자와 택사는 이수삼습(利水滲濕)하고 설열(泄熱)하는 작용이 있으나 차전자에는 청간명곡(淸肝明目)하고 화담지해(化痰止咳)하는 효능이 더 있다.

【용량 용법】

10-15g을 포(包)에 싸서 전제(煎劑)에 넣는다.

【사용상의 주의】

습열(濕熱)이 없는 경우나 임신부에게는 쓰지 않는 것이 좋다.

【고전의 기록】

≪本經≫

"主氣癃, 止痛, 利水道小便, 除濕痺. 〈기(氣)가 노쇠하여 생기는 통증을 치료하고 이뇨 작용이 있어 습비(濕痺)를 제거한다.〉"

≪藥性論≫

"能去風毒, 肝中風熱, 毒風衝眼, 赤痛障翳, 腦痛泪出, 去心胸煩熱. 〈풍독(風毒), 간중풍열(肝中風熱), 독풍(毒風)에 의한 눈의 충혈, 눈이 빨갛게 되고 아프며 백내장이 있을 때, 골이 아프면서 눈물이 날 때를 다스리고 심흉(心胸)의 번열(煩熱)을 없애준다.〉"

≪本草綱目≫

"止暑濕熱瀉痢. 〈서습에 의한 설사와 이질을 멎게 한다.〉"

≪科學的民間藥障≫

"鎭咳, 祛痰, 利尿. 〈진해, 거담, 이뇨〉"

【부】 차전초(車前草) Plantaginis Herba

이 약은 질경이 *Plantago asiatica* L. (질경이과 Plantaginaceae)의 전초로 성미와 효능은 차전자와 비슷하여 청열(淸熱), 양혈(凉血), 해독(解毒)하는 작용에 의해 열독(熱毒)에 의한 옹종(癰腫)에 활용하고, 한련초와 같이 써서 혈림뇨혈(血淋尿血)에 이용하기도 한다. 내복하거나 혹은 신선한 것을 찧어서 밖에 붙이는 데, 용량은 10-15g이 보통이지만 신선한 것은 그 두배로 하며 외용일 경우는 적당량을 쓴다.

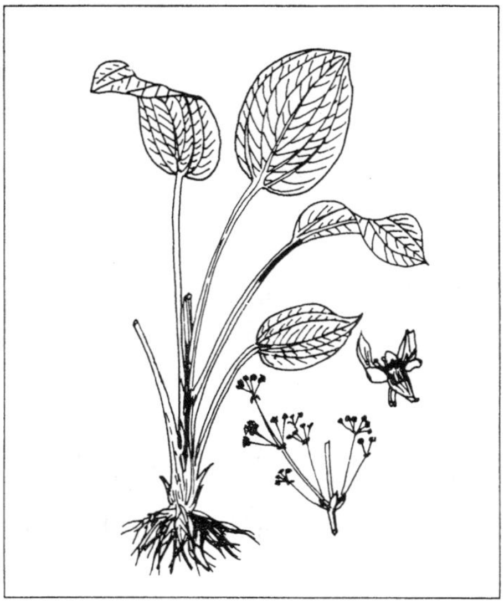

택사 (澤瀉)*

Alismatis Rhizoma

【本經】 KP. JP. CP.

【처방용명】 澤瀉, 健澤瀉, 福澤瀉, 炒澤瀉, 澤瀉

【성미】 甘, 淡, 寒

【귀경】 腎, 膀胱

【효능】 이수삼습(利水滲濕), 청열사화(淸熱瀉火)

【기원】

이 약은 택사 *Alisma orientale* Juzep. 또는 그밖의 근연식물(택사과 Alismataceae)의 줄기, 엽기및 뿌리를 거의 제거한 덩이줄기(塊莖)이다.

겨울에 잎과 줄기가 마르기 시작할 때 채취하고 이를 약한 불로 말리고 뿌리털과 조피(粗皮)를 제거한 다음 물로 축여서 절편(切片)하고 이를 양건하여 밀기울로 볶으거나(麩炒) 소금물(鹽水)로 초(炒)하여쓴다.

【임상응용】

① 소변불리(小便不利) 수종(水腫) 설사(泄瀉) 담음현운(痰飮眩暈)

이 약은 감(甘), 담(淡)으로 삼습(滲濕)하여 이수(利水)하는 작용이 복령과 비슷하고 수습증(水濕證)에 상용(常用)된다.

소변불리와 수종창만(水腫脹滿)에는 저령, 복령 등을 배합하여 이수삼습(利水滲濕)하는 효능(效能)을 높이고(四苓散), 비허습성(脾虛濕盛)에 의한 설사, 소변불리에는 창출, 후박, 복령 등을 같이 쓰며(胃苓湯), 수습담음(水濕痰飮)에 의한 현운(眩暈)에는 백출을 가하여 건비조습(健脾燥濕)하고 조음제현(燥飮除眩) 시킨다(澤瀉湯).

② 대하림탁(帶下淋濁) 음허화왕(陰虛火旺)

이 약은 감(甘), 담(淡)하고 성(性)은 한(寒)하여 신(腎)과 방광(膀胱)으로 들어가 방광(膀胱)의 습열(濕熱)을 청리(淸利)하면서 신경(腎經)의 허화(虛火)도 청사(淸

瀉)하므로 습열하주(濕熱下注), 대하황조(帶下黃稠)에 황백, 차전자, 산약 등을 가하여 쓴다.

또 방광습열(膀胱濕熱)에 의한 소변임력(小便淋瀝), 삽통(澁痛)에는 목통, 활석, 백모근, 토복령 등을 배합해서 쓰고, 신음부족(腎陰不足), 허화항성(虛火亢盛)에는 이 약이 사화(瀉火) 작용만 있고 자음(滋陰) 작용은 없기 때문에 숙지황, 산유유, 산약, 목단피 등을 같이 써서 자음강화(滋陰降火)의 효과를 높여 주어야 한다 (六味地黃丸).

【임상사용의 요점】

택사는 감담(甘痰)하고 한(寒)하다. 한으로 열을 없애고 담으로 삼습(滲濕)하여, 신경(腎經)의 허화(虛火)를 설하고 방광의 습열을 제거하여 통리소변(通利小便)·거습설열(祛濕泄熱)·제담음(除痰飮)하는 효능을 나타낸다. 습열내온(濕熱內蘊)에 의한 소변불리·단적열통(短赤熱痛)·임력뇨폐(淋瀝尿閉)·심하정음(心下停飮)에 의한 두운목현(頭暈目眩) 및 수종창만(水腫脹滿)·설사 등에 활용하고 또한 음허화왕(陰虛火旺)에 활용한다.

【참고】

택사는 이수삼습하는 효과는 복령과 거의 비슷하나 설열(泄熱)작용은 있고 보익(補益)의 작용은 없다. "택사는 유사무보(有瀉無補) 복령은 유사유보(有瀉有補)"라고 한다.

【용량 용법】

5-10g

【사용상의 주의】

신허(腎虛)에 의해 정활(精滑)이 나타날 때에는 신중하게 써야 한다.

【고전의 기록】

≪本經≫

"主風寒濕痺, 乳難, 消水, 養五臟, 益氣力, 肥健. 〈풍한습비(風寒濕痺)와 유란(乳難)을 주치하고 수(水)를 제거하며 오장을 길러주며 기력(氣力)을 키우며 비건(肥健)하게 한다.〉"

≪別錄≫

"補虛損五勞, 除五臟痞滿, 起陰氣, 止泄精, 消渴, 淋瀝, 逐膀胱三焦停水. 〈허손오노(虛損五

勞)를 보(補)하고 오장의 비만(痞滿)을 없애며 음기를 일으켜 설정(泄精)을 멎게 하고 갈증과 임력(淋瀝)을 없애며 방광과 삼초(三焦)의 정수(停水)를 몰아낸다.〉"

≪本草綱目≫

"滲濕熱, 引痰飮, 止嘔吐, 瀉利, 疝痛, 脚氣. 〈습열을 삼(滲)하고 담음(痰飮)을 끌어내며 구토, 사리(瀉利), 산통(疝痛), 각기를 멎게 한다.〉"

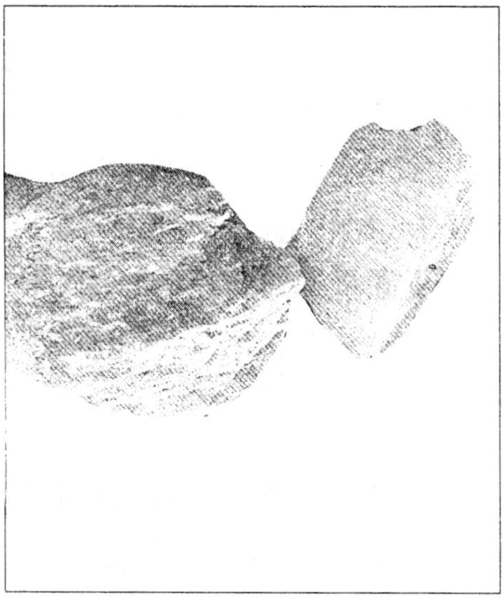

활석 (滑石)*

Talcum

【本經】 KP. JP. CP.

【처방용명】 滑石, 塊滑石, 飛滑石

【성미】 甘, 淡, 寒

【귀경】 腎, 膀胱

【효능】 이수통림(利水通淋), 청해서열(淸解暑熱), 거습렴창(祛濕斂瘡)

【기원】

이 약은 천연의 함수규산마그네슘($3MgO \cdot 4SiO_2 \cdot H_2O$)이며 때때로 소량의 규산알루미늄을 함유한다.

중국약전에는 "이 약은 규산염류 광물인 활석족(滑石族)의 활석(滑石)으로 주로 함수규산마그네슘을 함유하고 채취 후 흙, 모래 그리고 잡석을 제거한 것이다." 라 하고 있다.

채취한 후 분쇄기로 분새한 다음, 체로 쳐서 활석분(滑石粉)으로 하여 쓰는 데, 예전에는 물을 뿜으면서 갈아냈기 때문에 비활석(飛滑石)이라고도 부른다.

【임상응용】

① 소변불리(小便不利), 임증삽통(淋證澁痛)

이 약은 미(味)가 감(甘), 담(淡)하고 성(性)이 활(滑)하여 삼습이규(滲濕利竅)

하며 성(性)이 한(寒)하고 질(質)이 무거워 청열강설(淸熱降泄)하므로 방광(膀胱)의 열결(熱結)을 청(淸)하게 하여 이뇨통림(利尿通淋)하고 배석지통(排石止痛)하는 효능을 발휘한다.

따라서, 습열(濕熱)에 의한 임증(淋證)에 상용되는 데, 습열(濕熱)이 하주(下注)하여 소변이 불리하고 열림(熱淋), 석림(石淋) 및 요폐(尿閉) 등의 증상이 나타날 때에는 목통, 차전자, 산치자, 구맥 등을 가하여 쓴다(八正散). 또 단미로는 목통을 달인 물로 복용하고(滑石散), 석림(石淋)에는 금전초, 해금사, 목통 등을 가하여 쓴다 (二金排石湯).

② 서열번갈(暑熱煩渴) 습온흉민(濕溫胸悶) 서습설사(暑濕泄瀉)

이 약은 감(甘), 한(寒)하여 이수삼습(利水滲濕)하고 동시에 청열해서(淸熱解暑)하므로 서습증(暑濕證)에 상용된다.

서열(暑熱)에 의한 번갈(煩渴), 소변단적(小便短赤) 등에는 감초를 가하여 쓰고(六一散), 습온(濕溫)에 의한 흉민(胸悶)이나 기기불창(氣機不暢) 등에는 의이인, 백구인, 행인 등을 가하여 쓰며(三仁湯, 黃芩滑石湯), 서습(暑濕)에 의한 설사(泄瀉)에는 차전자, 의이인, 백편두 등을 가하여 쓴다.

③ 습창(濕瘡) 습진(濕疹)

이 약을 외용하면 청열(淸熱), 수습(收濕), 염창(斂瘡)하는 효과를 볼 수 있다.

습창(濕瘡), 습진(濕疹)에는 단미로 쓰거나 양체근, 황백 등을 가하고 가루로 하여 환부에 살포하기도 하며, 박하, 감초 등으로 땀띠분을 만들어 땀띠에 활용할 수도 있다.

【임상사용의 요점】

활석은 감한(甘寒)하고 활리(滑利)하다. 한으로 청열하고 활로 이규(利竅)하므로 이수통림(利水通淋)·청열해서(淸熱解暑)작용이 있어 여름에 상용하는 청열이습약이다. 습열온결(濕熱蘊結)에 의한 소변불리(小便不利)·임력열통(淋瀝熱痛)·요혈(尿血)·요폐(尿閉)·서사(暑邪)의 번갈·습온(濕溫)의 신열(身熱)·습열(濕熱)의·사리(瀉痢) 등에 쓴다. 외용하면 수습렴창(收濕斂瘡)작용이 있어 습창(濕瘡)·습진(濕疹)·비자(疿子)에 효과가 있다.

【참고】

활석 · 택사 · 차전자는 통리소변(通利小便) · 청설습열(淸泄濕熱)의 효능이 있고, 소변불리 · 수종창만(水腫脹滿) · 임력삽통(淋瀝澁痛) · 습성설사(濕盛泄瀉)에 효과가 있다.

택사는 제담음(除痰飮) 사신화(瀉腎火)하는 효능도 있어 담음현운(痰飮眩暈), 음허화왕(陰虛火旺)에도 활용한다.

차전자는 청간명목(淸肝明目) · 청폐화담(淸肺化痰)에도 작용하므로 간열목적(肝熱目赤) · 폐열해수(肺熱咳嗽)에도 활용한다.

활석은 활(滑)하여 이규(利竅)하고 청열해서(淸熱解暑)하는 작용이 있으므로 석림삽통(石淋澁痛) · 서사발열(暑邪發熱)에도 효과가 있다.

【용량 용법】

10-15g을 포(包)에 싸서 전제(煎劑)에 넣는다. 외용은 적당량을 쓴다.

【사용상의 주의】

비허(脾虛)하거나 열병(熱病)으로 상진(傷津)할 경우 또는 임신부에게는 쓰지 않는 것이 좋다.

【고전의 기록】

≪本經≫

"主身熱泄澼, 女子乳難, 癃閉, 利小便, 蕩胃中積聚寒熱. 〈신열설벽(身熱泄澼), 여자의 유난(乳難) 융폐 및 소변불리를 주치하고 이뇨하고 위속에 쌓여 있는 한열(寒熱)을 사(瀉)한다.〉"

≪本草衍義補遺≫

"燥濕, 分水道, 實大腸, 化食毒, 行積滯, 逐凝血, 解燥渴, 補脾胃, 降心火之要藥. 〈습을 말리고 수도(水道)를 나누며 대장을 실(實)하게 하고 식독을 화하고 적체를 돌게 하며 엉긴피를 몰아내고 조갈을 해소하고 비위를 보(補)하며 심화(心火)를 내리는 요약(要藥)이다.〉"

≪本草蒙筌≫

"滑石治渴, 非實能治渴也, 資其利竅, 滲去濕熱, 則脾氣中和, 而渴自止稱, 假如天令濕淫太過, 人患小便不利而渴, 正宜用此而滲泄之, 渴不自生, 若或無濕, 小便自利而渴者, 則知內

有燥熱, 燥宜滋潤, 苟誤服用, 是愈亡其精液, 而渴及盛矣. 〈활석은 갈증을 치료한다고 하나 실제로는 갈증을 치료하는 것이 아니라 이규(利竅)하여 습열(濕熱)을 삼출하여 제거하면 비기(脾氣)가 중초를 화하게 하여 갈증이 스스로 그친다는 것을 가리키고 있다. 만약 습음(濕淫)이 지나친 날씨라면 소변이 불리하여 갈증이 나더라도 이를 써서 삼설(滲泄)하면 갈증이 더 이상 생기지 않는다. 또 습(濕)이 없고 소변도 잘 나오면서 갈증(渴症)이 있다면 이는 속에 조열(燥熱)이 있는 경우로 조(燥)는 마땅히 자윤(滋潤)해야 하는 데, 이때 잘못 알고 이것을 오용하면 더욱 그 정액(精液)을 잃게 되고 갈증은 더욱 심해지고 만다.〉"

7

第七章
온리약(溫裏藥)

속을 따뜻하게 하여 한사(寒邪)를 몰아냄으로써 이한증(裏寒證)을 없애는 약을 온리약(溫裏藥) 또는 거한약(祛寒藥)이라 부른다.

이 약들은 대부분 신(辛), 온(溫), 대열(大熱)하여 신(辛)으로 발산(發散)하고, 온(溫)으로 통(通)하게 하며, 대열(大熱)로 한(寒)을 없애기 때문에 모두 온리산한(溫裏散寒), 회양구역(回陽救逆), 온경지통(溫經止痛)하는 효능을 갖추고 있다.

또 이 약들은 그 귀경(歸經)이 서로 다르고 작용도 달라서 비(脾)나 위(胃)로 들어가는 것은 중초(中焦)를 따뜻하게 하고 비양(脾陽)을 잘 움직이게 하며 한사(寒邪)를 몰아내서 지통(止痛)하게 하며, 심(心)이나 신(腎)으로 들어가는 것은 주로 심양(心陽)을 도와 맥(脈)을 회복시키고 신양(腎陽)을 따뜻하게 하여 회궐(回厥)하게 하므로 회양(回陽), 복맥(復脈), 구역(救逆)의 효과를 나타낸다.

또 간(肝)으로 들어가는 것은 간(肝)을 따뜻하게 하여 한사(寒邪)를 몰아 내며 경락을 따뜻하게 하여 통증을 멎게 하고, 폐(肺)로 들어가는 것은 폐를 따뜻하게 하여 화음(化飮)하게 하며 기침을 멈추게 하고 가쁜 숨을 가라앉히게 한다.

또 약에 따라서는 비위(脾胃)를 온보(溫補)하고 보신장양(補腎壯陽)하며 인화귀원(引火歸源) 하는 작용 등을 가지고 있는 것도 있다.

내경(內經)에는 "찬 것은 이를 덥게 한다 (寒者熱之)"라 했고 본경(本經)에는 "한(寒)은 열약(熱藥)으로 다스린다(療寒以熱藥)"라 했는 데, 온리약도 이 원칙에 따라 다음과 같은 이한증(裏寒證)에 활용할 수 있다.

① 한사(寒邪)가 내침(內侵)하여 양기(陽氣)가 곤(困)하게 되거나 비양(脾陽)이 부족하여 한(寒)이 내(內)에 스스로 생겨서 나타나는 완복(脘腹)이 차고 아프다, 구토하고 설사 한다 등의 장한증(臟寒證).

② 음한(陰寒)이 속에 왕성하고 원양이 쇠미(衰微)하고 심신양허(心腎陽虛)하여 땀이 나고 오한이 난다, 입김과 콧김이 차다, 소화되지 않는 변을 설사한다, 팔다리가 차고 맥이 미세하다, 망양궐탈(亡陽厥脫)한다 등의 증상이 나타날 때.

③ 한사(寒邪)가 간맥(肝脈)에 체하여 한산복통(寒疝腹痛), 각기경종(脚氣痙腫), 경한부조(經寒不調), 경행복통(經行腹痛) 등이 나타날 때.

④ 심양(心陽)이 부족하고 음한(陰寒)이 뭉쳐 있으며 한기(寒氣)가 상충하므로 하여 흉비동통(胸痺疼痛), 심통철배(心痛徹背) 등의 증상이 나타날 때.

⑤ 한담(寒痰), 정음(停飮)이 폐(肺)를 범하여 호흡이 가쁘고 기침을 한다, 묽은 가래를 뱉는다, 입김과 콧김이 차다 등의 증상이 나타날 때.

⑥ 그 밖에 비위(脾胃)가 허하고 차다. 식욕이 없고 소화가 안된다. 비신양(脾腎陽)이 허하여 오경설사(五更泄瀉)를 한다. 신양(腎陽)이 부족하여 양위(陽痿)가 생기고 자궁이 냉하다 등의 증상과 한사(寒邪)가 편중되어 생기는 통비증(痛痺證) 등.

온리약(溫裏藥)은 병인(病因)과 겸증(兼症)의 차이에 따라 알맞는 약을 배합하여 써야 한다.

즉, 외한(外寒)이 내침하고 표한이 아직 풀리지 않았을 때에는 신온해표약(辛溫解表藥)을 배합하고, 한사가 엉켜 기체(氣滯)했을 경우에는 행기약(行氣藥)을 배합하며, 한이 엉켜 혈어(血瘀)가 생겼을 경우에는 활혈거어약(活血祛瘀藥)을 배합하고, 한습(寒濕)이 속에 머물러 있을 때에는 방향화습약(芳香化濕藥)이나 고온조습약(苦溫燥濕藥)을 배합한다.

또 한음(寒飮)이 폐를 범했을 경우에는 온폐화음약(溫肺化飮藥)을 배합하고, 비신양허(脾腎陽虛)일 경우에는 온보비신약(溫補脾腎藥)을 배합하며, 망양기탈(亡陽氣脫)일 경우에는 원기(元氣)를 대보(大補)하는 약을 배합한다.

이 약들은 대부분이 신열(辛熱)하고 조성이 매우 강하여 쉽게 음을 상하고 진액을 없애버릴 수 있으므로 음허(陰虛)에 의한 발열, 실혈(失血), 진액이 상하고 없어질 경우에는 쓰지 말아야 하고, 진열가한자(眞熱假寒者)에게도 쓰지 말아야 한다.

현대적인 연구에 의하면 온리약(溫裏藥) 중에는 강심(强心), 항부정맥 및 항(抗) shock작용 등이 있고, 심박출량을 개선하고 혈관(血管)을 확장시켜 혈액순환을 촉진하고 말초혈액순환을 개선하며 장기(臟器)의 혈류량(血流量)을 증가시켜 온열(溫熱) 작용을 나타내는 것이 있음이 알려졌다.

또 약물에 따라서는 혈소판(血小板)의 응고를 억제하여 혈맥(血脈)을 소통시키는 효능도 있다는 것이 보고되었다.

이 이외로 온리약(溫裏藥)에는 건위구풍, 위액분비의 촉진, 전분, 지방, 단백효소의 활성화를 증가시키는 작용이 있고 진통, 지구(止嘔)하는 작용도 있는 것이 알려져 있다.

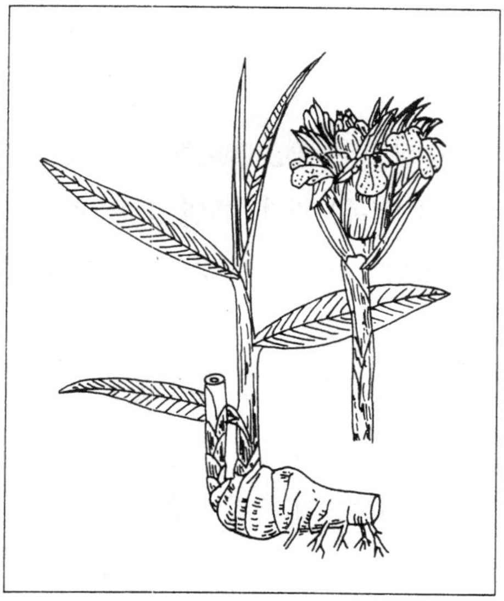

건강 (乾薑)*

Zingiberis Rhizoma

【本經】, KP. JP. CP.

【처방용명】 乾薑, 乾姜, 淡乾姜, 乾姜片, 干姜

【성미】 辛, 熱

【귀경】 脾, 胃, 心, 肺

【효능】 온중산한(溫中散寒), 회양통맥(回陽通脈) 온폐화음(溫肺化飮)

【기원】

이 약은 생강 *Zingiber officinale* Roscoe(생강과 Zingiberaceae)의 뿌리 줄기이다. 겨울에 캐어 정선하고 양건하거나 저온(低溫)에 홍건(烘乾)한 것을 그대로 쓴다.

【임상응용】

① 완복냉통(脘腹冷痛) 구토설사(嘔吐泄瀉)

이 약은 신열조열(辛熱燥烈)하여 주로 비(脾), 위(胃)로 들어가며 비양(脾陽)을 건운(健運)하고 온중(溫中)하여 산한(散寒)하는 요약으로 쓰인다.

중초(中焦)에 한(寒)이 성하고 비양(脾陽)이 부진하여 완복(脘腹)이 냉통(冷痛)하고 구토(嘔吐), 설사(泄瀉)를 할 때 쓰는 데, 이때에는 단미로도 효과를 볼 수 있다고 하였다.

즉, 〈千金方〉에는 중한수사(中寒水瀉)를 다스린다 하였고, 〈보결주후방(補缺肘后方)〉에는 졸심통(卒心痛)을 치료한다고 하였으며, 〈외대비요(外臺秘要)〉에는 완복졸통(脘腹卒痛)을 치료한다고 하였다, 모두 건강을 가루로 하여 물이나 온주(溫酒)로 복용한 경우이다.

복방(複方)으로는 고량강과 같이 써서 한(寒)이 비위(脾胃)에 들어가 운화(運化)가 되지 않아 생기는 구토설사(嘔吐泄瀉)에 활용하고 (二薑丸), 인삼, 백출, 감초 등을 같이 써서 비위(脾胃)가 허한(虛寒)하고 운화(運化)가 되지 않아 생기는 복통(腹痛), 토사(吐瀉)에 활용한다 (理中丸).

② 망양궐탈(亡陽厥脫) 지냉맥미(肢冷脈微)

이 약은 심(心), 비(脾), 신(腎)으로 들어가 능히 통심조양(通心助陽)하여 맥(脈)을 회복시키고 온비(溫脾)하고 난신(暖腎)하여 궐(厥)을 회복시킨다. 대열(大熱)하지만 무독(無毒)하고 작용이 일정하다. 온양(溫陽)하여 중초를 지키고, 회양(回陽)하여 통맥(通脈)하게 하는 데 효과가 좋다.

부자를 배합하면 상승작용을 발휘하므로 "부자는 건강없이는 열을 내지 못한다. (附子無薑不熱)"이라 했고, 또한 부자의 독성(毒性)도 약화시켜준다.

부자와 건강은 매우 훌륭한 보조약이고 망양궐탈(亡陽厥脫)에도 같이 쓴다 (四逆湯, 通脈四逆湯, 白通湯).

③ 한음해천(寒飮咳喘)

이 약은 폐(肺)로 들어가 온폐(溫肺)하여 산한(散寒)하고 조습(燥濕)하여 화담(化淡)하므로 한사(寒邪)가 폐를 범하고 속에 복음(伏飮)이 있으며 기침을 하고 숨이 가쁘며 형색이 춥게 보이고 등이 시리며 가래가 많으면서 묽는 등의 한음해천(寒飮咳喘)에 세신, 오미자, 마황 등과 같이 쓴다(小靑龍湯, 苓甘五味薑辛湯).

【임상사용의 요점】

건강은 신열조열(辛熱燥烈)하고 무독하다. 온중산한(溫中散寒)의 주약이 되고 또한 회양통맥(回陽通脈) 조습소담(燥濕消痰)의 효능이 있다. 음한내성(陰寒內盛) 양쇠욕탈(陽衰欲脫)의 지냉맥미(肢冷脈微) 비위허한(脾胃虛寒)의 식소불운(食少不運) 완복냉통(脘腹冷痛) 토사냉리(吐瀉冷痢) 폐한담음(肺寒痰飮)의 천해(喘咳) 풍한습비(風寒濕痺)의 지절냉통(肢節冷痛)등에 사용한다.

【참고】

① 생강(生薑) 건강(乾薑) 포강(炮薑)은 그 근본은 같으나 효능은 다르다. 생강은 수분을 함유하며 신(辛), 미온(微溫)으로 신산(辛散)하는 작용이 강하고 산한해표(散寒解表) 온중지구(溫中止嘔)에 사용하며 외감풍한이나 위한구토(胃寒嘔吐)에 대한 상용약이다. 건강은 생강을 건조시킨 것으로 신산(辛散)하는 성질은 약해지고 신열조열(辛熱燥烈)하는 성질은 증강된 것으로 온중회양(溫中回陽)과 온폐화음(溫肺化飮)에 사용한다.

포강은 건강을 검게 될 때까지 가열시킨 것으로 성미가 고온(苦溫)하고 신산(辛散)하는 성질은 거의 없으며 온중지사(溫中止瀉) 지혈하는 용도로 사용한다.

"생강은 주이불수(走而不守)하고 건강은 능주능수(能走能守)하며 포강은 수이불주(守而不走)한다"고 개괄되며 발산(發散)하느냐 하지 않으냐는 점에서 다르다.

② 우리나라와 일본은 생강과 건강을 중국과는 다르게 부르고 있다.

③ 건강과 부자는 함께 회양(回陽)하는 작용이 있지만 건강은 주로 비위(脾胃)에 들어가 온중산한(溫中散寒)하고, 부자는 하초의 원양(元陽)을 준보(峻補)한다. 양자를 병용하면 효과가 높아진다.

【용량 용법】

3-10g

【사용상의 주의】

이 약은 신열성조(辛熱性燥)하기 때문에 음허(陰虛)하고 열이 있을 경우에는 사용하지 않는다. 임신부에게는 신중을 기해야 한다.

【고전의 기록】

≪本經≫

"主胸滿咳逆上氣, 溫中止血, 出汗, 逐風濕痺, 腸澼下利, 生者尤良 〈주로 흉만해역(胸滿咳逆)의 상기(上氣)를 치료하고 온중지혈(溫中止血)한다. 땀을 나게하며 축풍습비(逐風濕痺)하고 장벽하리(腸澼下利)를 멎게하며 생(生)으로 사용하면 더욱 좋다.〉"

≪別錄≫

"治寒冷腹痛, 中惡霍亂, 脹滿, 風邪諸毒, 皮膚間結氣, 止唾血 〈한랭한 복통, 중악곽란(中惡霍亂), 창만(脹滿), 풍사(風邪)의 여러가지 독 등을 치료하고 피부사이에 기가 뭉친 것을 없애며 타혈(唾血)을 그치게 한다.〉"

≪本草綱目≫

"元素曰, (乾薑)其用有四, 通心助陽, 一也, 去臟腑沈寒痼冷, 二也, 發諸經之寒氣, 三也, 治感寒腹痛, 四也. 〈원소가 이르기를 (건강)은 네가지로 쓰인다. 통심조양(通心助陽)이 1이요, 장부의 침한고랭을 없애는 것이 2이며, 여러 경(經)에 있는 한기를 발산시키는 것이 3이요, 감한에 의한 복통을 치료하는 것이 4이다. 라 했다.〉"

≪本草求眞≫

"乾薑, 大熱無毒, 守而不走, 凡胃中虛冷, 元陽欲絕, 合以附子同投, 則能回陽立效, 故書有附子無薑不熱之句, ……固凡因寒內入, 而見臟腑痼蔽, 關節不通, 經絡阻塞, 冷痺寒痢, 反胃隔絕者, 無不借此以爲極救除寒 〈건강은 대열무독(大熱無毒)하며 지키되 달아나지 아니하고 위가 허냉(虛冷)하고 원양(元陽)이 끊어질 듯한 경우에 부자를 같이 투여하면 회양(回陽)의 효과가 즉시 나타난다. 그래서 부자는 건강과 같이 써야 열을 얻을 수 있다라고 한 것이다.…… 무릇 한(寒)이 안으로 들어 가서 나타나는 증세인 장부고폐(臟腑痼蔽), 관절불통(關節不通), 경결조색(經結阻塞), 냉비한리(冷痺寒痢), 반위격절(反胃隔絕) 등에는 이를 써서 제거되지 않는 것이 없다.〉"

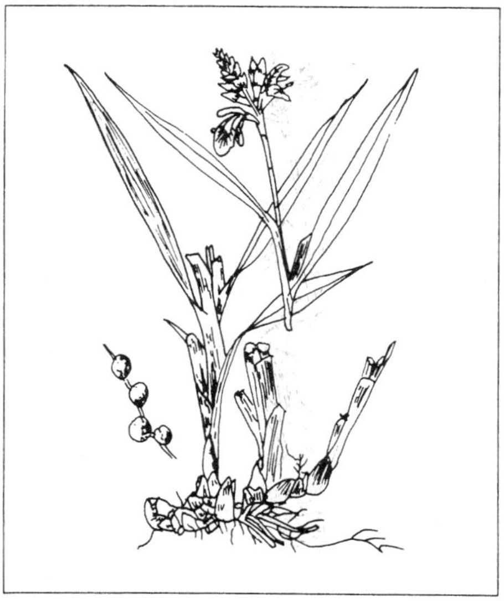

고량강 (高良薑)*
Alpiniae Officinari Rhizoma

【別錄】, KHP, CP.

【처방용명】 高良薑, 良薑, 良薑片

【성미】 辛, 熱

【귀경】 脾, 胃

【효능】 산한지통(散寒止痛), 온위지구(溫胃止嘔)

【기원】

이 약은 양강 *Alpinia officinarum* Hance(생강과 Zingiberaceae)의 뿌리줄기이다.

중국의 광동(廣東), 광서(廣西)와 대만(台灣) 등지에서 주로 생산된다. 늦여름에서 초가을 사이에 4-6년 자란 근경(根莖)을 캐어 지상경과 뿌리털 및 인편 등을 제거하고 깨끗이 씻어 절단하여 양건한 것을 그대로 쓴다.

【임상응용】

① 위한동통(胃寒疼痛)

이 약은 신열조산(辛熱燥散)하며 주로 위(胃)로 들어가 온위(溫胃), 산한(散寒), 지통(止痛)하는 효능을 발휘하므로 위한(胃寒)에 의한 동통(疼痛)을 치료하는 양약(良藥)으로 쓰인다.

한사(寒邪)가 위를 범하여 완복(脘腹)이 냉통(冷痛)할 때에는 건강과 같이 쓰고 (二薑丸), 한응(寒凝)에 의한 기체(氣滯)로 위냉(胃冷)에 의해 창통(脹痛)이 있을 때에는 향부자를 가하여 온중(溫中)하여 산한(散寒)하고 행기(行氣)하게 하여 지통(止痛)하는 데 쓴다 (良附丸).

또 한사(寒邪)로 인한 심복교통(心腹絞痛)이 심할 때에는 육계, 후박, 당귀 등을 함께 쓰면 온중행기(溫中行氣)하고 활혈지통(活血止痛)하는 효과를 얻을 수 있다 (高良薑湯).

② 위한구토(胃寒嘔吐)

이 약은 온위(溫胃)하여 산한(散寒)하고 강역(降逆)하여 지구(止嘔)하는 효능(效能)이 있으므로 위한(胃寒)하여 생기는 구토(嘔吐)에는 대추를 가하여 쓰거나 (冰壺湯), 반하, 생강을 함께 써서 온중강역(溫中降逆)하는 효능(效能)을 높여주면 된다.

또 비위(脾胃)가 허한(虛寒)하여 생기는 구토(嘔吐)와 트림(噫氣)에는 보기건비약(補氣健脾藥)과 함께 쓸 수 있다. 즉, 양사영(楊士瀛)이 "애구위한자(噫嘔胃寒者)에게는 고량강(高良薑)이 중요한 약이다. 인삼과 복령으로 이를 보조해 쓴다.(噫嘔胃寒者, 高良薑爲要藥, 人蔘, 茯苓佐之)"라 한 것은 이를 두고 한 말이다.

【임상사용의 요점】

고량강은 신열(辛熱)하다. 내공주리(內功走裏)하여 온위산한(溫胃散寒)작용이 있고 위완냉통(胃脘冷痛)에 뛰어난 효과를 나타내며 한응기체(寒凝氣滯)에 의한 구토 애기(噫氣) 복통설사 한산(寒疝) 등에도 유효하다.

【참고】

① 고량강과 건강은 신열(辛熱)하여 온중산한(溫中散寒)하는 작용이 있지만 고량강은 위한(胃寒)에 의한 완복냉통(脘腹冷痛), 애기구역(噫氣嘔逆)에, 건강은 비한(脾寒)에 의한

복통사설(腹痛瀉泄)에 사용한다.

② 고량강과 생강은 온중산한하는 작용이 있으나 고량강은 신열(辛熱)하여 신(辛)에 의한 열(熱)이 많고 속으로 들어가 위한(胃寒)을 소산시켜 지통(止痛)하고, 생강은 신온(辛溫)하며 온(溫)보다 신(辛)이 주가 되어 표로 가서 풍한(風寒)을 소산시켜 해표(解表)하며 위기(胃氣)를 고르게 하여 지구(止嘔)하는 작용이 있다.

【용량 용법】

3-6g

【사용상의 주의】

이 약은 신열조산(辛熱燥散)하여 쉽게 상음(傷陰)하고 화(火)를 도우므로 간위화울(肝胃火鬱)에 의한 위통(胃痛)과 구토(嘔吐)에는 사용하지 않는다.

【고전의 기록】

≪別錄≫

"主暴冷, 胃中冷逆, 霍亂腹痛 〈주로 폭냉(暴冷), 위속의 냉역(冷逆), 곽란복통(藿亂腹痛)에 쓰인다.〉"

≪本草綱目≫

"健脾胃, 寬噎膈, 破冷癖, 除瘴瘧 〈비위(脾胃)를 건(健)하게 하며 열격(噎膈)을 관(寬)하게 하고 냉벽(冷癖)을 깨뜨리며 장학(瘴瘧)을 제거한다.〉"

≪本草滙言≫

"高良薑, 祛寒濕, 溫脾胃之藥也, 若老人脾腎虛寒, 泄瀉自利, 婦人, 心胃暴痛, 因氣怒, 因寒痰者, 此藥辛熱純陽, 除一切沈寒痼冷, 攻與桂附同等, 苟非客寒犯胃 胃冷嘔逆, 及傷生冷飮食, 致成霍亂吐瀉者, 不可輕用 〈고량강은 한습(寒濕)을 거(祛)하고, 비위를 온(溫)하게 하는 약이다. 노인의 비신이 허한하고 설사를 자리할 경우, 그리고 부인이 심위가 몹시 아픈 것이 기노(氣怒)나 한담(寒痰)이 원인이었을 경우에 이 약을 쓰면 신열순양(辛熱純陽)하므로 모든 침한고냉(沈寒痼冷)을 제거할 수 있다. 이의 효능(效能)은 육계나 부자와 같다. 그러나 객한(客寒)이 위를 범하여 생기는 위냉(胃冷)에 의한 구역및 생냉음식(生冷飮食)으로 인한 곽란토사(霍亂吐瀉)가 아닌 경우에는 함부로 써서는 안된다.〉"

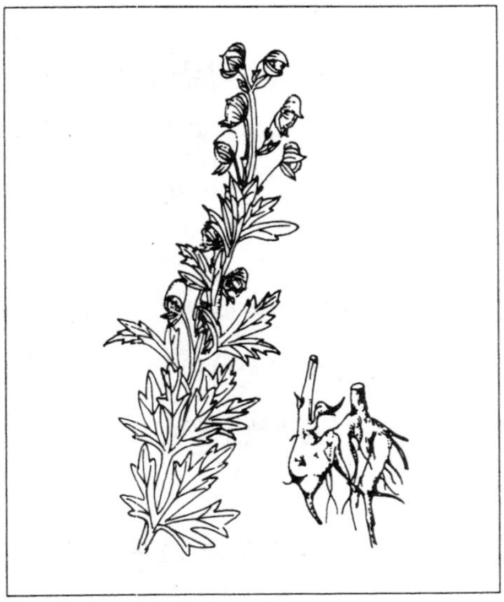

부자 (附子)*
Aconiti Tuber

【本經】, KP, CP.

【처방용명】 附子, 生附子, 生附, 川附子, 熟附子, 暑附子, 淡附子, 製附子, 黑附子, 製附片, 淡附片, 黑附片・加工附子

【성미】 辛, 大熱, 有毒

【귀경】 心, 腎, 脾

【효능】

회양구역(回陽救逆), 보화조양(補火助陽), 산한지통(散寒止痛)

【기원】

이 약은 부자 *Aconitum carmichaeli* Debeaux 또는 그 동속식물(미나리아재비과 Ranunculaceae)의 괴근을 생석회를 묻혀서 말리거나 또는 세로로 쪼개서 소금에 절인 다음 쪄서 껍질을 벗긴 것이다.

주로 중국의 사천(四川), 강서(江西)에서 나며, 호북(湖北), 호남(湖南), 운남(雲南), 감숙(甘肅), 섬서(陝西) 등지에서도 재배한다.

6월 하순부터 8월 상순 사이에 채취하고 가공하여 염부자(鹽附子), 흑순편(黑順片) 및 백부편(白附片)으로 쓴다. 이 약은 그 포제법에 따라 제부편(製附片), 숙부편(熟附片), 흑부편(黑附片), 포부편(炮附片)으로 부른다.

【임상응용】

① 망양궐탈(亡陽厥脫) 지냉맥미(肢冷脈微)

이 약은 대신대열(大辛大熱)하며 순양조열(純陽燥烈)하다.

위로는 심양(心陽)을 도와 통맥(通脈)하고 아래로는 신양(腎陽)을 도와 익화(益火)한다. 단시간내에 잃었던 원양(元陽)을 회복시키고 궐탈(厥脫)된 허후(虛候)를 되돌려

주기 때문에 회양구역(回陽救逆)하는 최고약 (回陽救逆第一品藥)으로 칭해지고 있다.

따라서 양기(陽氣)가 쇠약해지고 음한(陰寒)이 속에 왕성하거나 대한(大汗), 대토(大吐), 대하(大下)한 후에 식은땀이 줄줄 흐르고 사지(四肢)가 궐역(厥逆)하며 맥미(脈微)하여 끊어질 듯한 망양궐탈증(亡陽厥脫證)에 건강, 감초를 같이 써서 회양구역(回陽救逆)을 돕게 한다 (四逆湯).

또 원기(元氣)가 아주없거나 폭붕(暴崩), 실혈(失血) 등으로 양기(陽氣)가 다 없어진 상태에서, 땀을 너무 흘리고 임리(淋漓)하며 숨이 몹시 가쁘고 팔다리가 차며 맥미(脈微)한 증상이 나타날 때에는 인삼을 같이 써서 회양구역(回陽救逆)하고 익기고탈(益氣固脫)하게 한다(蔘附湯).

② 양위궁냉(陽痿宮冷) 심복냉통(心腹冷痛) 허한설사(虛寒泄瀉) 음한수종(陰寒水腫) 양허외감(陽虛外感)

이 약은 신열온후(辛熱溫煦)하여 십이경맥(十二經脈)을 통행시켜 온몸의 양기(陽氣)를 따뜻하게 하고 원양(元陽)을 준보(峻補)하여 음예(陰翳)를 제거하는 효능(效能)을 가지고 있다.

따라서 양허(陽虛)한 여러 병증(病證), 특히 신(腎), 심(心), 비(脾) 등, 모든 장의 양기(陽氣)가 허약(虛弱)할 경우에 활용한다.

신양(腎陽)이 부족하고 명문(命門)의 화(火)가 쇠하여 양위(陽痿)가 생기고 자궁이 냉하며 허리와 무릅이 시리고 아플 때에는 육계, 숙지황, 산약 등을 같이 써서 보신(補腎)하여 조양(助陽)하고 전정(塡精)하여 화기(化氣)하게 한다 (桂附八味丸, 右歸丸).

또 심양(心陽)이 부진하여 음한(陰寒)이 엉키고 심통(心痛)이 등에 까지 영향을 주며 흉비(胸痺)로 동통(疼痛)할 때에는 오두, 건강, 촉초 등을 같이 써서 온양거한(溫陽去寒)하고 축음지통(逐陰止痛)하게 한다 (烏頭赤石脂丸).

비양(脾陽)이 부진하여 음한(陰寒)이 속에 왕성하기 때문에 완복(脘腹)이 냉통(冷痛)하고 대변이 당설(溏泄)할 때에는 건강, 인삼, 백출을 같이 써서 온중익비(溫中益脾)하고 조양거한(助陽祛寒)하게 한다 (附子理中丸).

비신(脾腎)의 양(陽)이 허하여 수습(水濕)이 속에 멈추기 때문에 팔다리가 붓고 소변이 불리할 때에는 복령, 백출, 생강 등을 같이 써서 온양이수(溫陽利水)하게 한다 (眞武湯).

몸이 약하고 양허(陽虛)하고 풍한(風寒)에 외감하여 열이 나고 맥이 침(沈)할 때에는 마황, 세신을 함께 써서 조양해표(助陽解表)하게 하고 (麻黃附子細辛湯), 위양(衛陽)이 허약하여 자한(自汗)이 멎지 않을 때에는 황기를 같이 써서 조양고표(助陽固表)하게 한다(芪附湯).

③ 한습비통(寒濕痺痛)

이 약은 내외(內外)에 있는 풍한습사(風寒濕邪)를 철저하게 쫓아내므로 온경(溫經)하여 지통(止痛)하고 통비(通痺)하며 산결(散結)하는 효능을 나타낸다.

따라서 표리양허(表裏陽虛), 한습편성(寒濕偏盛), 관절체통(關節掣痛), 굴신불리(屈伸不利) 등의 한비중증(寒痺重證)에 계피, 백출, 감초 등을 가하여 널리 활용한다. (甘草附子湯, 桂枝附子湯).

【임상사용의 요점】

부자는 신열장열(辛熱壯烈)하다. "주(走)하나 수(守)하지 않는다"하여 십이경(十二經)을 통하며, 하초의 원양(元陽)을 준보(峻補)하여 속의 한습(寒濕)을 제거하므로 피모(皮毛)에 외달(外達)하여 표(表)의 풍한(風寒)을 없앤다. 그러므로 망양욕탈(亡陽欲脫)의 신냉지냉(身冷肢冷) 대한임리(大汗淋漓) 토리부지(吐痢不止) 맥미욕절(脈微欲絕)등에는 회양구역(回陽救逆)하고,신양부족(腎陽不足)의 양위활정(陽痿滑精) 요슬냉약(腰膝冷弱)에는 보화장양(補火壯陽)하며, 비신양허(脾腎陽虛) 음한내성(陰寒內盛)의 심복냉통(心腹冷痛) 토사전근(吐瀉轉筋)에는 온리산한(溫裏散寒)하고 양허불화수습(陽虛不化水濕)의 신면부종(身面浮腫) 요이하종심(腰以下腫甚)에는 조양행수(助陽行水)하여 냉습(冷濕)을 제거하며, 풍한습비(風寒濕痺)의 동통마목(疼痛麻木)에는 거풍산한지통(祛風散寒止痛)하고, 양기부족의 외감풍한으로 오한발열 맥침을 나타낼 때에는 조양발표(助陽發表)한다. 이외에 보익약(補益藥)으로 일체의 내상부족(內傷不足) 양기쇠약(陽氣衰弱)에 사용한다.

【참고】

부자는 독성이 강하기 때문에 일반적으로는 가공 포제한 것을 사용한다. 그대로는 회양구역(回陽救逆)에 활용하고 망양허탈(亡陽虛脫)에는 잠간 동안만 쓴다. 포제한 제부자(製附子)인 숙부자(熟附子), 포부자(炮附子), 담부자(淡附子), 흑부자(黑附子)등은 독성이 적고 보양익화(補陽益火), 산한지통(散寒止痛)하는 등의 효능을 가지고 있다.

【용량 용법】

3-15g. 40-60분 정도 끓인 것을 복용한다.

【사용상의 주의】

이 약은 신열조열(辛熱燥烈)하고 유독하므로 음성양쇠(陰盛陽衰)가 아닐 때에는 복용하지 않는 것이 좋고, 또 임신부에게는 쓰지 말거나 조심해서 써야한다. 반하, 괄루인, 패모, 백렴, 백급과는 상반되고 서각과는 상외(相畏)이다. 만약, 과량(過量)을 복용하거나 끓이는 시간이 너무 짧거나 배합을 잘못하거나 복용방법이 잘못될 경우, 그리고 포제(炮製)하지 않은 것을 그대로 쓸 경우에는 모두 중독(中毒)을 유발할 수 있다.

【고전의 기록】

≪本經≫

"主風寒咳逆邪氣, 溫中, 金瘡, 破癥堅積聚, 血瘕, 寒濕痿躄, 拘攣膝痛, 不能行步. 〈풍한, 해역, 사기를 다스리며 속을 따뜻이 한다. 금창(金瘡), 징견(癥堅), 적취(積聚)를 깨며 혈하(血瘕), 한습위벽(寒濕痿躄), 구련(拘攣), 무릅통, 보행불능 등을 다스린다.〉"

≪醫學啓源≫

"去臟腑沈寒, 補助陽氣不足, 溫熱脾胃 〈장부의 침한(沈寒)을 제거하며 양기부족을 보하고, 비위(脾胃)를 온열(溫熱)한다.〉"

≪本草正義≫

"附子, 本是辛溫大熱, 其性善走, 故爲通行十二經純陽之要藥, 外則達皮毛而除表寒, 裏則達下元而溫痼冷, 徹外徹內, 凡三焦經絡, 諸臟諸腑, 果眞有寒, 無不可治 〈부자는 본래 신온대열(辛溫大熱)하고 그성질은 잘 내닫는다. 따라서 십이경(十二經)의 순양(純陽)을 잘 통행시키는 요약(要藥)으로 쓰인다. 밖으로는 피모(皮毛)까지 닿아 표한(表寒)을 제거하고 안으로는 하원(下元)까지 이르러 고냉(痼冷)을 따뜻이 한다. 이처럼 내외(內外)에 두루 미쳐 삼초경락(三焦經絡)과 여러 장부에 까지 이르므로 진실로 한(寒)이 있는 경우에는 치료되지 않을 수 없다.〉"

【부】 오두(Aconiti Radix)

중국약전에는 천오와 초오로 구분하여 수재되어 있다.

① 천오 (川烏), Aconiti Radix

이 약은 부자 *Aconitum carmichaeli* Debx. (미나리아재비과 Ranunculaceae)의 건조한 모근으로 주로 중국의 사천에서 생산된다. 성미(性味)는 신(辛), 고(苦), 열(熱)하고 대독(大毒)이 있으며 심(心), 간(肝), 신(腎), 비(脾)로 귀경(歸經)하고 거풍제습(祛風除濕), 온경지통(溫經止痛)하는 효능이 있다.

보양(補陽) 작용은 부자에 비해 열(劣)하지만 거풍제습(祛風除濕)에는 효과가 좋아서 "부자는 한(寒)을 쫓고, 오두는 풍(風)을 없앤다. (附子逐寒, 烏頭祛風)"이라 했다.

한습비증(寒濕痺證), 역절동통(歷節疼痛) 및 굴신(屈伸)이 안될 때에는 마황, 황기, 백작약과 같이 쓰고(烏頭湯), 중풍(中風)으로 손발을 잘 못 쓰며 마비감이 있고 근맥(筋脈)의 경련통 등에는 유향, 몰약, 지룡 등과 같이 쓴다 (小活絡丹).

심복(心腹)의 냉통(冷痛)에는 단미로 농후하게 달여 꿀을 타서 복용하면 한산복통(寒疝腹痛), 수족궐냉(手足厥冷)에 좋고 (大烏頭煎), 부자, 건강, 촉초 등을 가하여 흉비심통(胸痺心痛)에 쓴다(烏頭赤石脂丸).

마취(麻醉)하는 작용이 있어 수술마취약(手術麻醉藥)으로 섬수, 생반하, 생남성 등을 가하여 쓴다 (外敷麻藥方).

용량은 3-9g이고, 환제, 산제나 주제에 넣을 때는 1-2g으로 줄여 쓴다. 포제(炮製) 후에 쓰고 먼저 30-60분정도 달여서 쓴다.

임신부에게는 금기이며 반하, 괄루인, 패모, 백렴, 백급과는 상반(相反)이고 서각은 외(畏)한다.

② 초오(草烏), Aconiti Kusnezoffii Radix

이 약은 북오두 *Aconitum kusnezoffii* Reichb. (미나리아재비과 Ranunculaceae)의 건조한 괴근(塊根)으로 중국 대부분 지역에 널리 산출되며 그 성미(性味), 귀경(歸經) 그리고 효능(效能) 및 사용상(使用上)의 주의점은 천오와 같다.

다만 독성(毒性)이 천오에 비하여 더 강하므로 용량은 1. 5-4. 5g으로 해야한다.

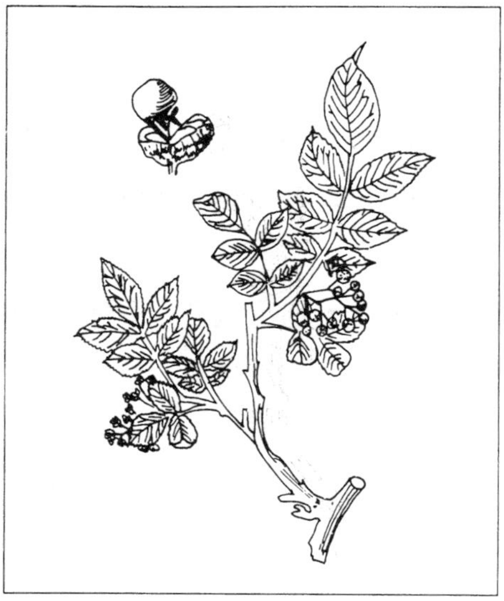

산초 (山椒)*

Zanthoxyli Fructus

【本經】, KP, JP, CP.

【처방용명】 川椒, 蜀椒, 花椒, 草紅, 椒皮, 巴椒

【성미】 辛, 熱, 有小毒

【귀경】 胃, 腎, 脾

【효능】 온중지통(溫中止痛), 조습살충(燥濕殺蟲), 익화평천(益火平喘)

【기원】

이 약은 초피나무 *Zanthoxylum piperitum* D. C. 또는 그 밖의 동속 근연식물(산초나무과 Rutaceae)의 과피로 과피에서 떨어진 씨를 될 수 있는대로 제거한 것이다.

중국약전에는 화초 Zanthoxylum bungeanum Maxim. 또는청초 Z. schinifolium Sieb. et Zucc. 의 성숙한 과피를 화초(花椒) (Zanthoxyli Pericarpium)로 수재하고 있다.

가을에 열매가 성숙했을 때 거두어 볕에 말려 정선한 것을 그대로 쓰거나 또는 초하여 쓴다.

【임상응용】

① 완복냉통(脘腹冷痛) 한습설사(寒濕泄瀉)

이 약은 신열(辛熱)하고 조산(燥散)하며 주로 비위(脾胃)로 들어가 온위산한(溫胃散寒)하여 지통(止痛)하고 난비조습(暖脾燥濕)하여 지사(止瀉)하는 효능이 있다.

비위(脾胃)가 허한(虛寒)하고 중양(中陽)이 부진하여 완복(脘腹)이 냉통(冷痛)하고 식욕이 없으며 토사(吐瀉)하는 데에 건강, 인삼, 이당 등을 가하여 쓴다 (大建中湯). 한습(寒濕)에 의한 설사(泄瀉)에는 조습건비(燥濕健脾) 작용이 있는 창출을 가하여 쓰고 (椒朮丸), 비신(脾腎)의 양(陽)이 허하여 구한하리(久寒下痢)하면서 냉말(冷沫)할 경우에는 부자, 건강을 가하여 쓴다 (椒附湯).

② 충적복통(蟲積腹痛) 습진소양(濕疹瘙痒)

이 약은 신열(辛熱)하면서 약간의 독(毒)이 있어 조습살충(燥濕殺蟲)하는 효능이 있다. 이 작용에 의해 회충(蛔蟲)을 구제하고 제습지양(除濕止痒)하기 때문에 충적(蟲積)에 의한 복통(腹痛), 회궐(蛔厥)에 의한 토회(吐蛔)에 쓰는 데, 한(寒)을 협잡한 경우에는 인삼, 포강, 오매 등을 가하여 쓰고 (理中安蛔湯), 열(熱)이 협잡한 경우에는 황련, 황백, 오매 등을 가하여 쓰며 (淸中安蛔湯), 한열(寒熱)이 착잡(錯雜)한 경우에는 부자, 황련, 오매 등을 가하여 쓴다(烏梅丸).

습진소양(濕疹瘙痒)에는 오수유, 사상자, 여로와 함께 물로 달여 훈세(熏洗)하는 데, 이 방법은 부인의 심한 음양(陰痒)에도 좋다 (椒茱湯).

③ 신허천해(腎虛喘咳)

이 약은 신(腎)으로 들어가 온신(溫腎)하고 조양(助陽)하며 납기(納氣)하여 평천(平喘)하므로 신양(腎陽)이 부족하여 기역(氣逆)하고 담천(痰喘)하며 요통(腰痛), 족냉(足冷) 등이 있을 때에는 복령을 함께 쓴다(椒苓丸).

④ 기타

이 약은 산한조습(散寒燥濕)하는 효능이 있으므로 한습(寒濕)에 의한 각기(脚氣)를 치료한다.

【임상사용의 요점】

산초는 신열(辛熱)하다. 조산(燥散)하여 음한(陰寒)을 제거하므로 비(脾)에 들어가 산한조습(散寒燥濕) 지통(止痛)하기 때문에 한습상중(寒濕傷中)의 완복냉통(脘腹冷痛) 음식불소(飮食不消) 토사냉리(吐瀉冷痢)등에 사용하고 또한 폐(肺)의 한사를 산하고 명문(命門)의 화(火)를 보하기 때문에 폐한(肺寒)의 해수(咳嗽)나 명문화쇠(命門火衰) 신기상역(腎氣上逆)에 의한 담천(痰喘)등에도 쓰인다. 그 밖에 신랄마취(辛辣麻醉)의 성질이 있어 회충등을 구살(驅殺)시키므로 충적에 의한 복통(腹痛) 토회(吐蛔)에 효과가 있다. 산한조습보화(辛寒燥濕補火)의 효능을 이용하여 풍한습비(風寒濕痺) 애애단기(呃噫短氣) 담음수종(痰飮水腫)등에도 사용한다. 전액(煎液)을 외용하면 창종(瘡腫) 치루(痔漏) 습진(濕疹) 음부소양(陰部瘙痒)등에 유효하다.

【용량 용법】

3-6g. 외용에는 적당량을 쓴다.

【사용상의 주의】

이 약은 신열유독(辛熱有毒)하므로 음허화왕(陰虛火旺)에는 금기이다.

【고전의 기록】

≪本經≫

"主邪氣咳逆, 溫中, 逐骨節皮膚死肌, 寒濕痺痛, 下氣 〈사기(邪氣)에 의한 해역(咳逆)을 주치하고 온중(溫中)하며 골절피부의 죽은 살을 없애고 한습에 의한 비통을 주치하며 기를 내린다.〉"

≪本草綱目≫

"散寒除濕, 解鬱結, 消宿食, 通三焦, 溫脾胃, 補右腎命門, 殺蛔蟲, 止泄瀉 〈산한제습하며 울결을 풀고 숙식(宿食)을 소화시킨다. 삼초(三焦)를 통하게 하고 비위를 따뜻이 하며 우신명문(右腎命門)을 보하고 회충을 없애며 설사를 멎게 한다.〉"

"椒, 純陽之物, 其味辛而麻. 其氣溫以熱, …此除濕消食, 溫脾補腎之驗也 〈초(椒)는 양에 속하는 약으로 맛은 맵고 마비감이 있으며 그 기(氣)는 온(溫)하다. …이는 습을 없애고 소화를 시키며 온비하고 보신하는 효험이 있다.〉"

【부】 초목(椒目)

초피나무의 씨로서 성미는 고(苦), 한(寒)하고 비(脾), 방광(膀胱)으로 귀경(歸經)하며 행수(行水), 평천(平喘)하는 효능이 있어 습열옹알(濕熱壅遏), 수종천만(水腫喘滿) 등에 활용하는 데 보통 정력자, 대황, 방기 등을 같이 쓴다 (己椒藶黃丸). 용량은 3-6g이다.

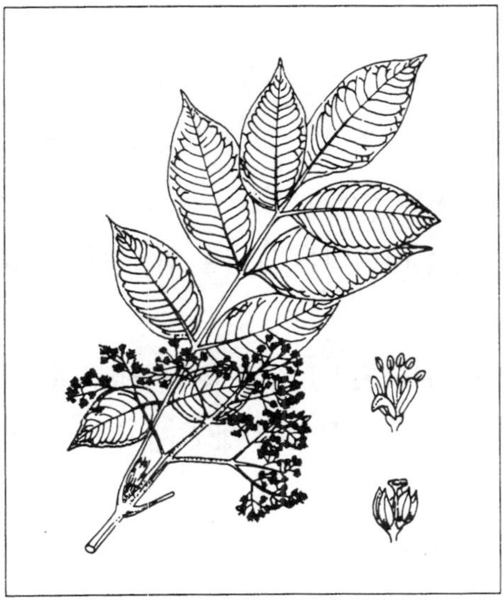

오수유 (吳茱萸)*

Evodiae Fructus

【本經】, KP, JP, CP.

【처방용명】 吳茱萸, 吳茱, 淡吳茱

【성미】 辛, 苦, 熱, 有小毒

【귀경】 肝, 脾, 胃

【효능】 산한지통(散寒止痛), 소간하기(疏肝下氣), 조양지사(助陽止瀉)

【기원】

이 약은 오수유나무 *Evodia officinalis* Dode 또는 *E. rutaecarpa* Bentham (산초과 Rutaceae)의 열매이다.

주로 우리나라의 중남부와 중국의 귀주(貴州), 광서(廣西), 호남(湖南), 운남(雲南), 섬서(陝西), 절강(浙江), 사천(四川) 등지에서 난다.

8-11월 과실(果實)이 아직 개열(開裂)하지 않았을때 과피(果皮)를 잘라내어 그대로 볕에 말리거나 저온에 건조시키고 정선한 것을 그대로 쓰거나 감초당(甘草湯)에 적셔 약하게 볶은 후 양건한 것을 쓴다.

【임상응용】

① 궐음두통(厥陰頭痛) 한산각기(寒疝脚氣) 경한복통(經寒腹痛)

이 약은 신산(辛散)하고 고강(苦降)하며 대열(大熱)하고 조열(燥烈)하다.

주로 족궐음간(足厥陰肝)으로 귀경(歸經)하여 간을 따뜻이 하여 산한(散寒)하고 지통(止痛)하며, 소간(疏肝)하고 하기(下氣)하며 강역(降逆)하는 특징이 있고, 아울러 온비(溫脾)하고 조습(燥濕)하며 신(腎)을 따뜻하게 한다.

따라서 위에서는 궐음한사(厥陰寒邪)를 산(散)하고 아래에서는 탁음역기(濁陰逆氣)를 내리므로 간위(肝胃)가 허한(虛寒)하고 탁음(濁陰)이 상역(上逆)하여 전정통(巓頂痛)이 심하고 헛구역질을 하며 연말(涎沫)을 토하는 궐음두통(厥陰頭痛) 등을 치료할 수 있다.

이 때에는 인삼, 생강, 대추를 가미하면 온간(溫肝)하고 난신(暖腎)하며 강역(降逆)하고 지구(止嘔)하는 효과를 얻게 된다 (吳茱萸湯). 그리고, 한(寒)이 간맥(肝脈)에 체하고 산기(疝氣)에 의해 동통(疼痛)할 때에는 소회향, 목향, 천련자등을 같이 쓰면 난간(暖肝)하여 산한(散寒)하고 행기(行氣)하여 지통(止痛)하는 효과를 얻게 된다 (導氣湯).

또 한습(寒濕)에 의한 각기(脚氣), 종창(腫脹), 마목(麻木), 상충입복(上衝入腹)할 경우에는 모과, 빈랑자, 생강 등을 가하여 한습(寒濕)을 온화(溫化)하고 행기(行氣)하여 강탁(降濁)한다(鷄鳴散).

충임(衝任)이 허한(虛寒)하고 어혈(瘀血)이 조체(阻滯)하여 월경(月經)이 불조(不調)하고 소복(少腹)이 냉통(冷痛)할 경우에는 계피, 당귀, 천궁 등을 가미하여 온경(溫經)하여 산한(散寒)하고 활혈(活血)하여 조경(調經)하게 한다 (溫經湯).

② 간위불화(肝胃不和) 완복창통(脘腹脹痛) 구토탄산(嘔吐呑酸)

이 약은 소간이기(疏肝理氣)하고 해울(解鬱)하며 온중하기(溫中下氣)하여 구역질을 멎게 한다. 또한 제산지통(制酸止痛)하는 효능도 가지고 있으므로 간한(肝寒)이 위(胃)를 범하여 완복(脘腹)이 냉통(冷痛)하고 탄산조잡(呑酸嘈雜)하는 경우에는 건강과 함께 분말로 하여 복용한다.

그리고 간울(肝鬱)이 화(火)로 되고 간화(肝火)가 위(胃)를 범하여 협통(脇痛), 구고(口苦), 구토(嘔吐), 탄산(呑酸)하는 증상에는 황련과 같이 써서 신개(辛開)하고 고강(苦降)하며 소간(疏肝)하고 사화(瀉火)하며 강역(降逆)하여 지구(止嘔)하게 한다 (左金丸).

③ 허한설사(虛寒泄瀉)

이 약은 온비(溫脾)하여 산한(散寒)하면서 조양지사(助陽止瀉)하는 능력이 있으므로 비위허한(脾胃虛寒)에 의한 설사(泄瀉)에 응용된다. 또 비신(脾腎)의 양(陽)이 허하여 오경설사(五更泄瀉)할 때에는 보골지, 육두구, 오미자를 같이 써서 비신(脾腎)을 따뜻하게 하므로써 삽장(澁腸)하게 하여 설사를 멎게 한다(四神丸).

④ 기타

빈호집간방(瀕湖集簡方)에 이 약은 연말(研末)하여 식초와 조제하여 족심(足心)에 붙이면 구창구감(口瘡口疳)을 치료할 수 있다고 했다.

현대의 임상에서는 이 방법으로 구강(口腔)의 궤양(潰瘍), 고혈압(高血壓) 등을 치료하여 효과를 보고 있다.

【임상사용의 요점】

오수유는 신산고강(辛散苦降) 대열조열(大熱燥烈)하다. 소간하기(疏肝下氣)에 뛰어나며 온중(溫中)하여 간위(肝胃)를 화(和)하고 산한조습(散寒燥濕)하여 비신(脾腎)의 양(陽)을 돕는다. 궐음(厥陰)의 한기상역(寒氣上逆)을 하강시켜 지통하기 때문에 궐음두통(厥陰頭痛)에 적합하고 온중강탁(溫中降濁)하여 간위(肝胃)를 조화시켜 지구(止嘔) 제산(制酸)작용으로 흉복창만(胸腹脹滿) 구토탄산(嘔吐呑酸)에 유효하고 비신(脾腎)을 조양(助陽)하며 조습(燥濕)하여 역기(逆氣)를 끌어내리기 때문에 한습사리(寒濕瀉痢) 토사전근(吐瀉轉筋) 한산각기(寒疝脚氣) 소복냉통(少腹冷痛)등에도 사용한다.

【참고】

① 오수유는 궐음간경(厥陰肝經)의 주약이며 성은 대열(大熱)하지만 소량을 한약(寒藥)과 함께 사용하면 간화(肝火)가 위를 범하여 생기는 구토(嘔吐) 탄산(呑酸)이나 습열에 의한 하리 등에 효과가 있다. 반좌(反佐)와 인경약(引經藥)의 효과를 갖는다.

② 오수유와 건강은 온중산한 조습조양(燥濕助陽)하는 작용이 있다.

오수유는 주로 간경에 들어가 소간하기(疏肝下氣)하기 때문에 궐음두통(厥陰頭痛) 위통(胃痛) 한산작통(寒疝作痛) 소복냉통(少腹冷痛) 구토탄산(嘔吐呑酸) 등에 사용한다.

건강은 주로 비경(脾經)에 들어가 온중산한(溫中散寒)하며, 완복(脘腹)이 냉통(冷痛)하고 토사(吐瀉)할 때 적합하다. 온폐화담(溫肺化痰)하는 작용도 있기 때문에 한담천해(寒痰喘咳)에도 사용한다. 오수유는 조양작용이 있어 오경사(五更瀉)에 자주 사용되며 건강은 조양작용(助陽作用) 때문에 회양구역(回陽救逆)에 사용된다.

③ 오수유 황련 생강은 지구(止嘔) 작용이 있지만 오수유는 온간(溫肝) 작용에 의해 간한(肝寒)이 위를 범하여 생기는 구산(嘔酸)에 쓰고, 황련은 청위열(淸胃熱) 작용에 의해 위중습열(胃中濕熱)에 의한 구고(嘔苦)에 쓰며, 생강은 온중하는 작용이 있어 위한상역(胃寒上逆)에 의한 구수(嘔水)에 각각 효과가 있다.

【용량 용법】

1. 5-4. 5g.

【사용상의 주의】

이 약은 신열조열(辛熱燥烈)하여 화(火)를 동(動)하여 음(陰)을 상(傷)하게 하기 쉽다. 따라서 음허화왕자(陰虛火旺者)에게는 쓰지 말아야 한다.

【고전의 기록】

≪本經≫

"主溫中下氣, 止痛, 咳逆寒熱, 除濕, 血痺, 逐風邪, 開腠理〈주로 온중하기(溫中下氣), 지통(止痛), 해역한열(咳逆寒熱)에 쓰인다. 습(濕)과 혈비(血痺)를 제거하며 풍사(風邪)를 쫓고 주리(腠理)를 열어준다.〉"

≪別錄≫

"主痰冷, 腹內絞痛, 諸冷實不消, 中惡. 心腹痛, 逆氣, 利五臟〈담냉(痰冷), 뱃속의 쥐어짜는 듯한 통증, 여러가지 냉실불소(冷實不消), 중악(中惡), 심복(心腹)의 통증, 역기(逆氣) 등을 주치하고 오장을 이(利)하게 한다.〉"

≪本草綱目≫

"開鬱化滯, 治呑酸, 厥陰痰涎頭痛, 陰毒腹痛, 疝氣血痢, 喉舌口瘡〈울을 열어 체를 삭이므로 탄산(呑酸), 궐음(厥陰)의 담연두통, 음독에 의한 복통, 산기(疝氣), 혈리(血痢), 후설구창(喉舌口瘡)을 다스린다.〉"

≪本草便讀≫

"吳茱萸, 辛苦而溫, 芳香而燥, 故爲肝之主藥, 而兼入脾胃者, 以脾喜香燥, 胃喜降下也, 其性下氣最速, 極能宣散鬱結, 故治肝氣鬱滯, 寒濁下踞, 而致腹痛疝瘕等疾, 或病邪下行極而上 乃爲嘔吐呑酸胸滿諸病, 均可治之〈오수유는 신고(辛苦)하면서 온(溫)하고 방향이면서 조(燥)하여 간(肝)에 주약으로 쓴다. 또한 비위(脾胃)로 들어가면 비(脾)는 방향과 건조한 것을 좋아하고 위(胃)는 강하(降下)하는 것을 좋아 하므로 하기(下氣)를 빠르게 하고 울결(鬱結)을 선산하는 것이 뛰어나다. 따라서 간기(肝氣)가 울체(鬱滯)하고 한탁(寒濁)이 하거(下踞)하여 생기는 복통(腹痛), 산하(疝瘕) 등이나 또는 병사(病邪)가 하행(下行)하여 구토(嘔吐), 탄산(呑酸), 흉만(胸滿)하는 등의 여러병을 다스린다.〉"

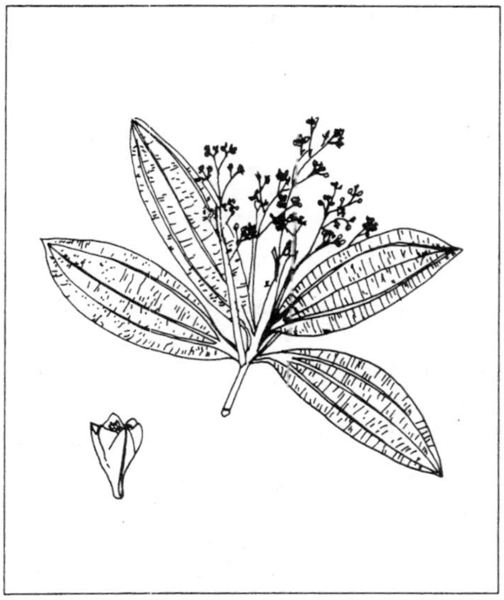

육계 (肉桂)*

Cinnamomi Cortex Spissus

【別錄】, KHP, CP.

【처방용명】 肉桂, 肉桂心, 桂心, 上玉桂, 玉桂, 官桂, 紫油桂, 薄桂 · 安桂 · 桂皮

【성미】 辛, 甘, 熱

【귀경】 腎, 脾, 心, 肝

【효능】

보화조양(補火助陽), 산한지통(散寒止痛), 활혈통경(活血通經)

【기원】

이 약은 계수나무 *Cinnamomum cassia* Blume (녹나무과 Lauraceae)의 수간피(樹幹皮)이다.

중국약전에 수재된 육계는 우리나라 약전에 수재된 계피와 같다.

중국의 광동(廣東), 광서(廣西), 운남(雲南) 등지에서 주로 생산되고, 가을에 껍질을 벗겨 코르크층을 제거하고 그늘에 말린 것을 육계라 하며 간피(幹皮)의 표피(코르크층)를 제거한 것을 육계심(肉桂心)이라 하고 어린 나무의 간피(幹皮)나 혹은 굵은 가지의 껍질을 원통형으로 말아 만든 것을 관계(官桂)라 한다.

【임상응용】

① 신양부족(腎陽不足) 양위궁냉(陽痿宮冷) 현운목적(眩暈目赤)

이 약은 신감대열(辛甘大熱)하여 간신(肝腎)을 온보(溫補)하며 보화(補火)하고 조양(助陽)하며, 또 인화(引火)하여 귀원(歸源)하고 익양소음(益陽消陰)하며 온화하는 작용이 지속적이고 일정하다.

따라서 신양(腎陽)이 부족하고 명문(命門)의 화(火)가 쇠하여 양위(陽痿)가 생기고 자궁이 냉하며 허리와 무릅이 시리고 아프거나 허양(虛陽)이 떠다니며 위는 덥고 아래는 추우며 어지럽고 눈이 충혈되며 형색이 추워보이고 팔다리가 찰 때에 널리 쓰인다. 이 때에는 부자, 숙지황, 산약, 산수유 등과 함께 사용하여 조양소음(助陽消陰)하게 한다 (桂附八味丸, 右歸丸, 十補丸).

② 심복냉통(心腹冷痛) 한비요통(寒痺腰痛) 한산분돈(寒疝奔豚)

이 약은 양기(陽氣)를 온운(溫運)하여 침한(沈寒), 고냉(痼冷)을 제거하므로 한사(寒邪)가 머무르며 양허(陽虛)하고 음한(陰寒)한 증세에 활용한다.

구한(久寒)이 적냉(積冷)하여 심복(心腹)이 동통(疼痛)할 때에는 건강, 고량강, 필발을 같이 쓰면 온중(溫中), 산한(散寒), 지통(止痛)하는 효과를 얻게 되고 (大已寒丸), 비신양허(脾腎陽虛)하여 구토(嘔吐), 복통(腹痛)이 있고 사지(四肢)가 궐냉(厥冷)할 경우에는 부자, 건강, 인삼, 백출 등을 배합 한다. 또 심양(心陽)이 부진하여 한기(寒氣)가 상충(上衝)하여 흉비(胸痺)와 심통(心痛)이 나타날 때에는 부자, 건강, 촉초를 써서 심양(心陽)을 따뜻이 하여 음한(陰寒)을 제거한다 (桂附丸).

한비(寒痺)에 의한 요통(腰痛)에는 독활, 상기생, 두충 등을 같이 써서 풍습(風濕)을 제거하여 간신(肝腎)을 보(補)하고 (獨活寄生湯), 한산복통(寒疝腹痛)에는 오수유, 생강을 함께 써서 간(肝)을 따뜻이 하여 산한지통(散寒止痛)한다 (桂心湯).

분돈(奔豚), 산하(疝瘕)가 상충(上衝)하여 몹시 아플 때에는 건강, 소회향, 목향, 빈랑, 목단피, 감초와 같이 써서 온신(溫腎), 강역(降逆), 평충(平衝)한다.

③ 한응혈어(寒凝血瘀) 경폐통경(經閉痛經) 음저유주(陰疽流注)

이 약은 신열(辛熱)하여 행산온통(行散溫通)하며 거의 혈분(血分)에 작용하여 온양산한(溫陽散寒), 활혈통경(活血通經)하는 효능(效能)을 가지고 있다. 따라서 충임(衝任)이 허한(虛寒)하고 경한(經寒)에 의한 혈체(血滯)로 월경이 멎고 통경(痛經) 등이 있을 때에는 건강, 숙지황, 당귀 등을 배합 하여 같이 쓴다 (理陰煎).

또 몰약, 포황, 오령지 등을 같이 써서 활혈조경(活血調經)하는 효과를 높이고 혈어소복(血瘀少腹), 경폐(經閉), 징하(癥瘕) 등의 증세를 다스린다 (少腹逐瘀湯). 음저유주(陰疽流注), 색이 흰 만성 종양, 오래 헐어서 낫지 않는 종양 등에는 포강, 황기, 당귀 등을 같이 써서 온양보혈(溫陽補血), 산한통체(散寒通滯)한다 (陽和湯).

④ 기타

병을 오래 앓아 정기(正氣)가 허해지고 기혈(氣血)이 부족한 증세 등에는 소량의 육계와 인삼, 백출, 당귀, 숙지황 등의 보기양혈약(補氣養血藥)을 같이 쓰면 비양(脾陽)을 온운(溫運)하고 혈맥(血脈)을 통리(通利)하며 새살이 나는 것을 촉진하고 보기(補氣), 보혈(補血)하는 효과를 얻을 수 있다(十全大補湯, 人蔘養營湯, 保元湯).

【임상사용의 요점】

육계는 신감(辛甘), 대열(大熱)하고 순양(純陽)하다. 명문(命門)의 화(火)를 보하여 인화귀원(引火歸源) 익양소음(益陽消陰)에 작용하여 명문화쇠(命門火衰)에 의한 하원허냉(下元虛冷)이나 양불화기(陽不化氣)에 의한 수습정류, 소변불리, 또는 허양상부(虛陽上浮)에 의한 상열하한(上熱下寒) 신양허(腎陽虛)로 생긴 비양부진(脾陽不振)의 오식설사(惡食泄瀉)등에 사용한다.

또한 온통경맥(溫通經脈) 활혈행어(活血行瘀)의 효능을 가지고 있기 대문에 경한혈체(經寒血滯)의 경폐불행(經閉不行) 복통징하(腹痛癥瘕)등에 사용하고, 보양활혈(補陽活血) 산한지통(散寒止痛)에 의한 침한고냉(沈寒痼冷)을 소산하므로 심복냉통(心腹冷痛) 한산작통(寒疝作痛) 요슬한비(腰膝寒痺) 음저유주(陰疽流注)등에도 사용한다.

【참고】

① 육계와 계지는 모두 온영혈(溫營血) 조기화(助氣化) 산한응(散寒凝)하는 효능을 가지고 있다.

육계는 신감(辛甘), 대열(大熱)하고 작용이 강하여 온리지통(溫裏止痛)하는 작용이 있고, 하초에 들어가 신양(腎陽)을 보양(補陽)하여 인화귀원(引火歸源)하는 작용을 한다.

계지는 신감(辛甘), 온(溫)하고 작용이 완화하여 발표산한(發表散寒)하는 작용을 한다.

계심(桂心)은 육계의 코르크층을 제거한 것으로 심(心), 비경(脾經)에 들어가 보양활혈(補陽活血)에 작용하기 때문에 심복냉통(心腹冷痛)에 적합하고 외과의 옹저(癰疽), 두창(痘瘡)의 내탁(內托)에도 사용한다.

② 육계와 부자는 효능이 유사하여 병용하는 경우가 많지만 작용상으로는 부자는 기분(氣分)에 작용하고 육계는 혈분(血分)에 작용한다.

부자는 신열조열(辛熱燥烈)하여 회양구역(回陽救逆)의 요약이며 육계는 부자보다 성질이 완화하여 조한외설(助汗外泄)하기 때문에 양기장절(陽氣將絕)에 의한 한출이나 망양허탈

(亡陽虛脫)에는 사용하지 않는다. 한편 이혈조경(理血調經)에는 육계를 사용하고 부자는 사용하지 않는다.

【용량 용법】

1-4. 5g. 가루로 하여 복용할 때에는 1회 1-1. 5g씩을 쓴다. 관계는 용량을 배로 써야하고탕제(湯劑)로 할 때에는 후하한다.

【사용상의 주의】

이 약은 조양동혈(助陽動血)하므로 음허양성(陰虛陽盛)하거나 출혈 경향이 있는 경우에는 조심하여 사용한다. 또 임신부에게는 신중을 기해야 하고 적석지(赤石脂)를 외(畏)한다.

【고전의 기록】

≪別錄≫

"主心痛, 脇風, 脇痛, 溫筋, 通脈. 止煩, 出汗 〈심통(心痛), 협풍(脇風), 협통(脇痛)을 주치하고 근(筋)을 따뜻하게 하고 맥을 소통시키며 번민(煩悶)을 그치게 하고 땀이 나게 한다.〉"

≪藥性論≫

"主破血, 通利月閉, 治軟脚, 痺, 不仁, 胞衣不下. 止腹內冷氣, 痛不可忍 〈파혈(破血)을 다스리고 월폐(月閉)를 통리(通利)시킨다. 연각(軟脚), 비(痺), 불인(不仁), 포의(胞衣)가 나오지 않을 때를 다스린다. 뱃속의 냉기와 참기 어려운 통증을 그치게 한다.〉"

≪醫學啓源≫

"補下焦不足, 活沈寒痼冷 〈하초의 부족을 보(補)하고, 침한고냉(沈寒痼冷)을 활(活)하게 한다.〉"

≪本草滙言≫

"肉桂, 治沈寒痼冷之藥也, 凡元虛不足而亡陽厥逆, 或心腹腰痛而嘔吐泄瀉, 或心腎久虛而痼冷怯寒, 或奔豚寒疝而攻衝欲死, 或胃寒蛔出而心膈滿脹, 或氣血冷凝而經脈阻遏, 假此味厚甘辛大熱, 下行走裏之物, 壯命門之陽, 植心腎之氣, 宣導百藥, 無所畏避, 使陽長則陰自消, 而前諸證自退矣 〈육계는 침한고냉(沈寒痼冷)을 치료하는 약이다. 하원(下元)이 허(虛)하고 망양궐역(亡陽厥逆)하거나 혹은 심복요통(心腹腰痛)이 있고 구토설사(嘔吐泄瀉)하는 경우, 심신(心腎)이 오래 허(虛)하여 나타나는 고냉겁한(痼冷怯寒), 또는 분돈(奔豚), 한산(寒疝)이 상충하여 몹시 아픈 경우, 또는 위한(胃寒)하여 회(蛔)가 나와서 심격(心膈)이 창만(脹滿)하는

경우, 기혈(氣血)이 냉응(冷凝)하여 경맥(經脈)이 조체(阻遏)하는 것은 모두 이 육계의 미후(味厚), 감신(甘辛), 대열(大熱)이 속에 있는 것들을 하행(下行)시키고, 명문지양(命門之陽)을 장(壯)하게 하며 심신(心腎)의 기(氣)를 심어 주고 백약(百藥)을 선도(宣導)하는 데 꺼리고 피할 바가 없어 양(陽)이 살아나고 음(陰)이 저절로 소멸되게 되어 앞에서 말한 여러 증세들이 저절로 사라진다.〉"

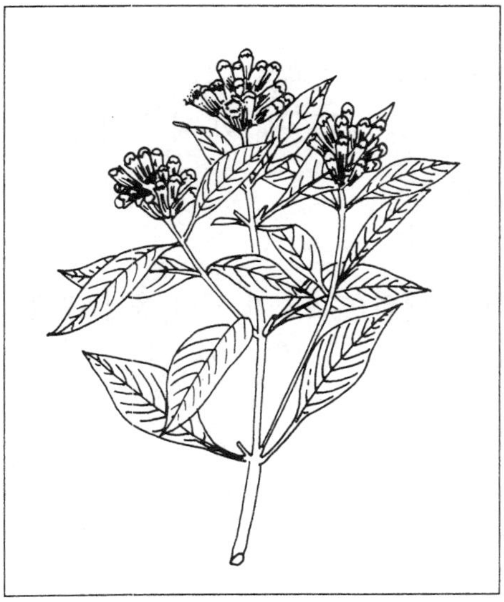

정향 (丁香)
Caryophylli Flos

【藥性論】, KP, CP.

【처방용명】 丁香, 公丁香, 丁子, 丁字

【성미】 辛, 溫

【귀경】 脾, 胃, 腎

【효능】 온중강역(溫中降逆), 온신조양(溫腎助陽)

【기원】

이 약은 정향나무 *Eugenia caryophyllata* Thumb.(정향나무과 Myrtaceae)의 꽃봉오리이다.

중국에서는 관습적으로 공정향(公丁香)이라 부른다. 탄자니아, 말레이지아, 인도네시아 등지에서 주로 생산되고 중국의 광동(廣東)에서도 재배된다.

보통 9월부터 이듬해 3월 사이에 꽃봉오리가 녹색에서 홍색으로 변할 때 이를 따서 화경(花梗) 등을 제거하고 양건한 것을 그대로 쓴다.

【임상응용】

① 위한구역(胃寒嘔逆) 완복냉통(脘腹冷痛)

이 약은 신온(辛溫)하고 기향(氣香)하며 주로 비위(脾胃)로 들어가 온중산한(溫中散寒)하고, 강역지구(降逆止嘔)하는 효능을 발휘한다.

위한(胃寒)에 의한 구역(嘔逆)을 치료하는 요약(要藥)으로 허한(虛寒)에 의한 구역(嘔逆)에는 인삼, 생강, 시체(柿) 등을 같이 쓰고 (丁香柿蒂湯), 위한(胃寒)에 의한 구토(嘔吐)에는 반하를 함께 분말로 만들어 강즙(薑汁)과 함께 환(丸)을 만들어 강탕(薑湯)으로 복용한다.

비위(脾胃)가 허한(虛寒)하고 완복(脘腹)이 냉통(冷痛)하며 식욕이 없고 토사(吐瀉)할 경우에는 백사인, 백출을 가하여 쓴다 (丁香散).

② 신허양위(腎虛陽痿)

이 약은 신(腎)으로 들어 가 보신(補腎)하고 조양(助陽)하는 효과가 있다.

그러나 작용이 비교적 약하여 부자. 육계, 파극천, 음양곽 등을 같이 써서 장양기위(壯陽起痿)하는 효능을 높인다.

③ 기타

이 약은 신산온통(辛散溫通)하고 소종지통(消腫止痛)하는 효과가 있어 옹저(癰疽)와 유창(乳瘡)에 외용한다.

【임상사용의 요점】

정향은 신온(辛溫)하고 특유의 방향(芳香)이 있다. 비위를 온하게 함과 동시에 장양설폐(壯陽泄肺)시켜 역기(逆氣)를 하강(下降)시킨다. 그러므로 허한(虛寒)의 흘역(吃逆)에 대한 요약이며 또한 심복냉통(心腹冷痛) 분돈기역(奔豚氣逆) 구애토사(嘔噫吐瀉) 남자양위(男子陽痿) 여자음냉(女子陰冷)등에도 사용한다.

【참고】

정향에는 공정향(公丁香)과 모정향(母丁香)의 2종류가 있는 데, 공정향은 정향의 화뢰(花蕾)이고 모정향은 과실이다.

모정향은 기미가 연하기 때문에 일반적으로는 공정향만을 약으로 쓰고 있다.

【용량 용법】 1-3g

【사용상의 주의】

이 약은 성이 따뜻하여 조(燥)하므로 모든 열증(熱症)에는 금기이다. 울금을 외한다.

【고전의 기록】

≪藥性論≫

"治冷氣腹痛 〈냉기 복통을 치료한다.〉"

≪日葉子本草≫

"治口氣, 反胃, 療腎氣, 奔豚氣, 陰痛, 壯陽, 暖腰膝 〈구기(口氣), 반위(反胃)를 다스리고 신기(腎氣), 분돈기(奔豚氣). 음통(陰痛)을 다스린다. 양(陽)을 튼튼하게 하고 허리와 무릎을 따뜻하게 한다.〉"

≪本草正≫

"溫中快氣, 治上焦吃逆, 除胃寒瀉痢, 七情五鬱 〈온중(溫中)하여 기(氣)를 좋게 하고 상초의 딸국질을 주치하고 위한(胃寒)에 의한 설사와 이질, 그리고 칠정오울(七情五鬱)을 없앤다.〉"

≪本草經疏≫

"丁香, 其主溫脾胃, 止霍亂壅脹者, 蓋脾胃爲倉 之官, 飮食生冷, 傷于脾胃, 留而不去, 則爲壅塞脹滿, 上涌下泄, 則爲揮霍僚亂, 辛溫暖脾胃而行滯氣, 則霍亂止而壅脹消矣 〈정향은 주로 비위를 따뜻하게 하고 곽란옹창(霍亂壅脹)을 그치게 한다. 비위는 창고의 역할을 한다. 날 것이나 찬 것을 먹어 비위가 상하면 머무러 제거되지 않으므로 옹색창만하게 되어 위로는 토하고 아래로는 설사를 하게 되는 곽란(藿亂)이 일어나게 된다. 신온으로 비위를 따뜻하게 하고 체기를 돌게 하면 곽란이 그치고 옹창이 사라지게 된다.〉"

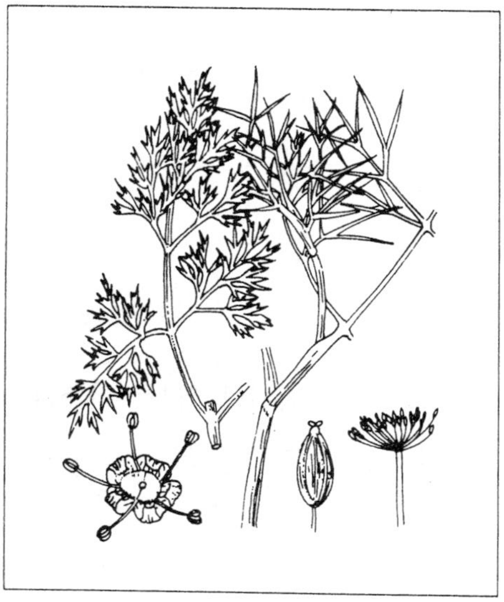

회향 (茴香)*

Foeniculi Fructus

【新修本草】, KP, CP.

【처방용명】 小茴香, 谷茴香, 小茴, 茴香

【성미】 辛, 溫

【귀경】 肝, 腎, 脾, 胃

【효능】 산한지통(散寒止痛), 이기화위(理氣和胃)

【기원】

이 약은 회향 *Foeniculum vulgare* Miller (미나리과 Umbelliferae)의 열매이다.

【임상응용】

① 한산복통(寒疝腹痛) · 고환편추(睾丸偏墜) · 소복냉통(少腹冷痛) · 경한통경(經寒痛經) · 신허요통(腎虛腰痛)

이 약은 신온(辛溫)으로 방향(芳香)이 있으며 주로 간신(肝腎)으로 들어가 온신(溫腎)하고 난간(暖肝)하며 행기(行氣)하고 지통(止痛)하는 작용이 있다.

따라서 하초(下焦)의 한응(寒凝)에 의한 기체(氣滯)에 많이 활용되는 데, 한(寒)이 간맥(肝脈)에 체한 산기복통(疝氣腹痛), 견인고환(牽引睾丸)에는 육계, 오약, 침향 등을 같이 쓰고 (暖肝煎, 天台烏藥散), 고환의 편추창통(偏墜脹痛)에는 귤핵, 산사자를 가하여 쓴다(香橘散).

외용으로는 이 약을 단미로 초(炒)하여 두개의 포에 싸서 번갈아 환부를 데우면 산기(疝氣)가 신(腎)에 들어간 증세에 좋다고 하였고, 그 외에 부녀(婦女)의 소복냉통(少腹冷痛), 통경(痛經), 경폐(經閉) 등에 관계, 당귀, 천궁을 가미하여 쓰면 온경산한(溫經散寒)하고 활혈조경(活血調經)하게 한다(少腹逐瘀湯).

또 신허(腎虛)에 의한 요통(腰痛)에는 이 약을 초(炒)하여 고운 가루로 하고 돼지 잡뼈를 자르고 그 속에 약을 넣어 종이로 싸서 구워 익힌 다음 술과 같이 복용하면 온신보양

(溫腎補陽), 산한지통(散寒止痛)하는 효과를 볼 수 있다고 했다.

② 완복창통(脘腹脹痛) · 구토식소(嘔吐食少)

이 약은 비위(脾胃)로 들어가 온중이기(溫中理氣)하고 조중지구(調中止嘔)하며 방향(芳香)으로 개위(開胃)하여 비위(脾胃)가 허한(虛寒)으로 생기는 여러 기체증(氣滯證)을 주치한다.

〈經驗後方〉에 의하면 이 약에 생강을 섞어 찧어 환(丸)을 만든 다음 이를 따뜻한 술로 복용하면 식욕을 증진한다고 하였고, 〈江西草藥〉에는 이 약에 고량강, 오약, 향부자를 가하여 쓰면 복통(腹痛)을 주치한다고 하였다.

또 이 약을 초하여 뜨겁게 하고 헝겊에 싸서 복부를 온위(溫熨)하면 복냉에 의한 창통에 효과가 있다.

【임상사용의 요점】

소회향은 신온(辛溫)하고 방향(芳香)이 있다. 궐음경(厥陰經)의 한사(寒邪)를 제거하며 명문(命門)의 화(火)를 보하여 소간이기(疏肝理氣) · 온신산한(溫腎散寒) · 온비개위(溫脾開胃)에 작용하며, 특히 지통(止痛)에 뛰어나다. 그러므로 한산(寒疝)의 고환편추(睾丸偏墜) · 부녀의 소복냉통(少腹冷痛)에 대하여 상용약으로 쓰인다. 또한 이기개위(理氣開胃) · 조중지구(調中止嘔)에도 작용하여 비위허한(脾胃虛寒)의 완복창통(脘腹脹痛) · 구토식소(嘔吐食少)등에 사용한다.

【참고】

방향성비(芳香醒脾)에 의해 개위진식(開胃進食)하기 때문에 조미료로서도 상용된다.

【용량 용법】

3-6g

【사용상의 주의】

이 약은 신온(辛溫)하여 화(火)를 도우므로 음허화왕(陰虛火旺)할 경우에는 사용하지 않는다.

【고전의 기록】

≪新修本草≫

"主諸瘻, 霍亂及蛇傷 〈여러가지 누(瘻), 곽란(霍亂) 및 사상(蛇傷)을 주치한다.〉"

≪開寶本草≫

"主膀胱, 腎間冷氣及盲腸氣, 調中止痛, 嘔吐 〈방광, 신사이의 냉기및 맹장의 기를 다스린다. 중초를 조절하여 지통(止痛)하고 구토를 멎게 한다.〉"

≪本草滙言≫

"茴香, 溫中快氣之藥也, 方龍潭曰, 此藥辛香發散, 甘平和胃, 故〈唐本草〉善主一切諸氣, 如心腹冷氣, 暴疼心氣, 嘔逆胃氣, 腰腎虛氣, 寒濕脚氣, 小腹弦氣, 膀胱水氣, 陰癲疝氣, 陰汗濕氣, 陰子冷氣, 陰腫水氣, 陰脹滯氣, 其溫中散寒, 立行諸氣, 乃小腹, 小腹至陰之分之要品也 〈회향은 온중쾌기(溫中快氣)하는 약이다. 방용담(方龍潭)은 이 약을 신향(辛香)으로 발산(發散)하고 감평(甘平)하여 화위(和胃)한다고 했으므로 〈唐本草〉에는 심복(心腹)의 냉기, 폭동심기(暴疼心氣), 구역위기(嘔逆胃氣), 요신(腰腎)의 허기(虛氣), 한습(寒濕)의 각기(脚氣), 소복(小腹)의 현기(弦氣), 방광의 수기(水氣), 음취(陰癲)의 산기(疝氣), 음한(陰汗)의 습기(濕氣), 음자(陰子)의 냉기(冷氣), 음종(陰腫)의 수기(水氣), 음창(陰脹)의 체기(滯氣) 등 일체의 모든 기(氣)에 좋다고 했다. 그 온중산한(溫中散寒)하는 작용은 모든 를 소복(小腹)과 소복(小腹)부터 음(陰)까지의 여러가지 부분까지 가도록 하게 하는 요약이다.〉"

【부】 대회향(大茴香), Anisi Stellati Fructus

이 약은 팔각회향 *Illicium verum* Hook. f (붓순나무과 Illiciaceae)의 성숙한 열매이다.

아열대 지역에서 생산되고 중국의 해남도(海南島), 광서(廣西), 운남(雲南) 등지에서 재배되고 있다.

추동(秋冬) 두계절에 열매가 녹색에서 황색으로 변할 때 따서 건조시켜 그대로 쓰고, 성미, 귀경, 효능은 회향과 비슷하지만 작용이 조금 약하여 주로 조미료로 사용하고 있다. 용량은 소회향과 같다.

8

第八章

이기약(理氣藥)

기분(氣分)을 조리(調理)하고 기기(氣機)를 소창(疏暢)시켜 기체(氣滯)나 기역(氣逆)을 소제(消除)하는 약을 이기약(理氣藥) 또는 행기약(行氣藥)이라 부른다.

이기약(理氣藥)은 대부분 성(性)이 온(溫)하고 미(味)는 고(苦), 신(辛)하며 방향성(芳香性)이다.

이 약들은 신(辛)으로 발산하고 고(苦)로 내려주며 온(溫)으로 통(通)하게 하고 방향(芳香)으로 소설(疏泄)하게 하므로 행기(行氣)하여 지통(止痛)하고 소창(消脹)시켜 비(痞)를 없애며 소간(疏肝)하여 울(鬱)을 풀고 기(氣)를 순조롭게 하여 가슴 속을 통하게 하며 파기(破氣)하여 결(結)한 것을 흐트리고 기역(氣逆)을 내려 구역질을 멈추게 하며 재채기를 멈추게 하고 숨이 가쁜 것을 가라 앉히게 한다.

귀경(歸經)과 관련시켜 보면 이기약(理氣藥)은 비기(脾氣)를 조절하는 것, 위기(胃氣)를 고르게 하는 것, 간기(肝氣)를 느슨하게 하는 것, 폐기(肺氣)를 이기(理氣)하는 것 등으로 나눌 수 있다.

기기(氣機)가 원활하지 않으면 폐(肺), 간(肝), 비(脾), 위(胃)의 기능에 영향을 미치게 되는 데, 이는 폐(肺)가 치절(治節)을 주관하고 간(肝)이 소설(疏泄)을 주관하며 비(脾)가 운화(運化)를 주관하고 위(胃)가 화강(和降)을 주관하고 있기 때문이다.

폐가 치절(治節)을 잘 못하는 것은 외사(外邪)가 폐(肺)를 범하거나 담습(痰濕)이 옹체(壅滯)하여 폐(肺)의 선산(宣散)과 숙강(肅降)에 장애를 주기 때문이고, 간이 소설(疏泄)하지 못하는 것은 정지(情志)가 균형을 잃고 너무 덥거나 너무 추우며 어혈(瘀血)이 가로 막아 간울기체(肝鬱氣滯)를 초래하기 때문이다.

또 비위의 기가 체(滯)하는 것은 음식을 조절하지 못하고 사려(思慮)가 너무 깊어 비위(脾胃)를 상하게 하여 승강이 정상을 잃었기 때문이다.

기체(氣滯)나 기역(氣逆)은 그 원인이 무엇인가에 따라, 그리고 발생부위(發生部位)가 어디냐에 따라 나타나는 증상(症狀)도 각기 다르다.

즉, 기체(氣滯)는 민(悶), 창(脹), 통(痛)으로 나타나고, 기역(氣逆)은 오심(惡心), 구토(嘔吐), 애역(呃逆), 천식(喘息)으로 나타난다.

또 폐기가 옹체(壅滯)된 경우라면 흉민창통(胸悶脹痛)이나 해역기천(咳逆氣喘)으로 나타나고, 간기가 울체(鬱滯)된 경우라면 흉협창통(胸脇脹痛), 번조이노(煩躁易怒), 산기동통(疝氣疼痛), 월경부조(月經不調), 경폐징하(經閉癥瘕), 유방창통(乳房脹痛) 또는 결괴(結塊)로 나타난다.

또한 비위의 기가 체(滯)하여 승강(升降)을 잘 못하는 경우라면 완복(脘腹)이 창만(脹滿)하고 아프다. 트림을 하고 신물이 올라온다. 속이 메시껍고 구역질을 한다. 식욕이 없다. 변비가 있거나 설사를 하거나 하여 편하지 않다 등으로 나타난다.

이 약들은 병정(病情)에 따라, 그리고 약의 특성과 장점을 고려하여 약을 선택하고 배합 활용하는 것이 요망된다.

즉, 폐기가 옹체되었을 때에는 폐기를 선강하는 약에 ①외사(外邪)가 폐에 머물렀을 때에는 선폐해독약(宣肺解毒藥)을 배합하고, ②담음(痰飮)이 폐를 범했을 때에는 화담척음약(化痰滌飮藥)을 배합하며, ③폐신(肺腎)이 모두 허하여 섭납무권(攝納無權)일 경우에는 보익폐신약(補益肺腎藥)과 납기평천약(納氣平喘藥)을 배합한다.

비위의 기가 체했을 때에는 이비화위(理脾和胃)하는 행기약(行氣藥)에, ①식적(食積)이 정류되었을 경우에는 소식도체약(消食導滯藥)을 배합하고, ② 비위기허(脾胃氣虛)일 경우에는 보중익기약(補中益氣藥)을 배합하며, ③협한(挾寒), 협열(挾熱), 협습(挾濕) 등 협증일 때에는 그 증상에 따라 온중약(溫中藥), 청열약(淸熱藥), 조습약(燥濕藥) 등을 적당히 배합하여야 한다.

또 간기가 울체(鬱滯)되었을 때에는 소간이기약(疏肝理氣藥)에, ①간혈부족(肝血不足)으로 인한 경우에는 양혈유간약(養血柔肝藥)을 배합하고, ②한(寒)이 간맥(肝脈)에 체했을 때에는 난간산한약(暖肝散寒藥)을 배합하며, ③월경이 불순할 때에는 활혈조경약(活血調經藥)을 배합하고, ④혈어(血瘀)에 의한 기체(氣滯)일 때에는 활혈화어약(活血化瘀藥)을 배합한다.

그 밖에 간과 비가 조화를 이루지 못하고 간과 위가 불화할 때에는 서간이기약(舒肝理氣藥)과 조비화위약(調脾和胃藥)을 같이 쓰고, 비가 정상적으로 활동하지 못하고 습(濕)이 모여 담을 생하고 담습(痰濕)이 폐를 범하고 폐비(肺脾)의 기(氣)가 체할 경우에는 이폐화담약(理肺化痰藥)과 조비화위약(調脾和胃藥)을 같이 쓴다.

이 약들은 대부분이 신(辛), 온(溫), 향(香), 조(燥)하여 기(氣)를 소모시키고 음(陰)을 상하게 하기 쉽기 때문에 기(氣)가 허할 경우나 음(陰)이 소모된 경우에는 사용하지 말아야 한다.

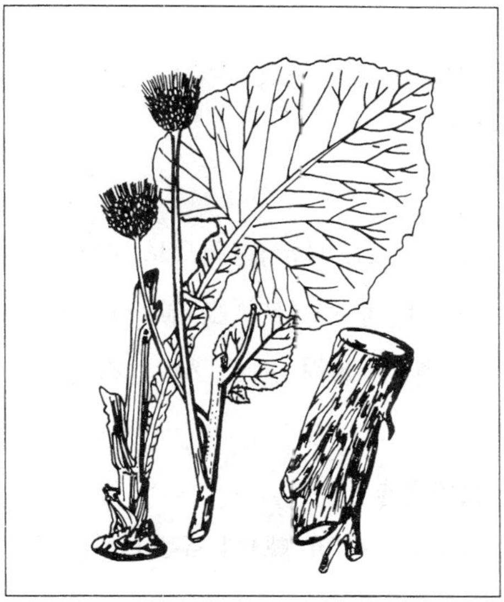

목향 (木香)*

Saussureae Radix

【本經】 KP, JP, CP.

【처방용명】 木香, 廣木香, 蕓木香, 木香

【성미】 辛, 苦, 溫

【귀경】 脾, 胃, 大腸, 膽,

【효능】 행기지통(行氣止痛), 건비소식(健脾消食)

【기원】

이 약은 당목향 *Saussurea lappa* Clarke (국화과 Compositae) 의 뿌리이다.

중국약전에는 *Aucklandia lappa* Decne의 건조한 뿌리를 목향(*Aucklandiae Radix*)으로 수재하고 있고, Vladimiria souliei Ling 과 V. souliei Ling var. cinerea Ling의 건조한 뿌리를 천목향(Vladimiriae Radix)으로 수재하고 있으나 목향과 천목향은 이름만 비슷할 뿐 완전히 다른 약이다.

가을과 겨울에 채집하여 정선한 것을 그대로 쓰거나 또는 외(煨)하여 쓴다.

【임상응용】

① 완복창통(脘腹脹痛) 사리후중(瀉痢後重)

이 약은 신산(辛散), 온통(溫通), 고설(苦泄)하고 방향(芳香)으로 성비(醒脾)하며 승(升)하기도 하고 강(降)하기도 한다.

특히 비위기체(脾胃氣滯)를 잘 풀며 조중선체(調中宣滯)하고 행기지통(行氣止痛)하는 효능이 있어 비위기체(脾胃氣滯)에 의한 식욕부진, 소화불량, 완복창통(脘腹脹痛) 등의 증세에 진피, 사인, 단향, 정향 등을 가하여 쓴다(木香調氣散).

또 습열(濕熱)에 의한 설사, 이질이나 식적(食積)에 의한 설사, 이질에는 청열조습(淸熱燥濕) 작용이 있는 황련을 가하고 (香連丸), 완복동통(脘腹疼痛), 이급후중(裏急後重), 위장기체(胃腸氣滯)에는 소식도체(消食導滯)작용이 있는 청피, 빈랑자를 가한다(木香檳榔丸).

이 약은 위장(胃腸)의 기기(氣機)을 통하게 하는 작용이 뛰어나므로 사리복통(瀉痢腹痛), 이급후중(裏急後重)에는 필수적으로 활용된다.

② 비위허약(脾胃虛弱) 불사음식(不思飮食)

이 약은 행기(行氣)하여 지통(止痛)하고 건비(健脾)하여 소식(消食)하므로 비위(脾胃)의 기(氣)가 허하고 운화(運化)에 힘이 없으며 완복(脘腹)이 창만(脹滿)하고 구역질이 나고 메스꺼우며 식욕이 없고 소화가 안될 때에는 인삼, 복령, 백출, 사인, 지실 등을 가한다 (香砂六君子湯, 香砂枳朮湯).

③ 습열기체(濕熱氣滯) 협통구고(脇痛口苦) 황달뇨적(黃疸尿赤)

이 약은 조중선체(調中宣滯)하고 행기지통(行氣止痛)하여 비(脾)가 운화(運化)를 못하고 간(肝)이 소설(疏泄)하지 못하며 습열울증(濕熱鬱蒸), 기기조체(氣機阻滯)로 인해 발병하는 완협(脘脇)의 동통(疼痛)이 너무 심하여 참기 어렵고 입맛이 없으며 설태가 누렇고 미끄러우며 황달(黃疸)에 의해 소변이 붉을 때 활용한다. 이 때에는 서간이기(舒肝理氣) 작용이 있는 시호, 울금, 백작약과 청열이습(淸熱利濕) 작용이 있는 대황, 치자, 인진호, 금전초 등을 가하여 쓴다. 지금은 주로 담교통(膽絞痛)이나 담석증(膽石症) 등에 많이 쓴다.

【임상사용의 요점】

목향은 신산(辛散) 고강(苦降)하고 온통(溫通)하다. 방향(芳香)하고 조(燥)하며 승(昇)하면서 또한 강(降)하여 삼초(三焦)를 통리(通理)하고 특히 비위의 기체(氣滯)를 행하므로 행기지통(行氣止痛)의 요약으로 건비소식(健脾消食)을 겸한다. 그러므로 흉복기체창통(胸腹氣滯脹痛), 구토사리(嘔吐瀉痢) 이급후중(裏急後重) 식적불소(食積不消) 불사음식(不思飮食) 등에 사용한다. 또한 소량을 자보제(滋補劑)에 배합하면 방향선통(芳香宣通)에 의해 자이중체(滋膩重滯)를 막고 보(補)하며 체(滯)하지 않는 효과가 있다.

【용량 · 용법】

3-10g을 그대로 써서 기체(氣滯)를 푸는 데 쓰고 외(煨用)한 것은 지사(止瀉)의 목적에 쓴다.

【사용상의 주의】

이 약은 신온향조(辛溫香燥)하므로 음허화왕(陰虛火旺)한 환자에게는 주의하여 써야 한다.

【고전의 기록】

≪日華子本草≫

"治心腹一切氣, 膀胱冷痛, 嘔逆反胃, 霍亂, 泄瀉, 痢疾, 健脾消食, 安胎 〈심복(心腹)의 모든 기와 방광의 냉통(冷痛), 구역과 반위(反胃), 곽란, 설사, 이질을 치료하며 건비소식(健脾消食)하고 태를 편안히 한다.〉"

≪本草綱目≫

"木香乃三焦氣分之藥, 能升降諸氣 〈목향은 삼초(三焦), 기분(氣分)의 약으로 능히 여러 기를 승강(升降)시킨다.〉"

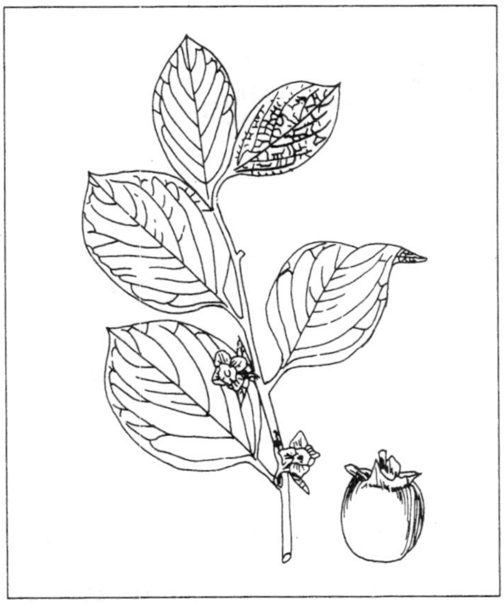

시체(柹蒂)
Kaki Calyx

【本經】 KHP, CP.

【처방용명】 柹褅, 柹錢, 柹丁

【성미】 苦, 平

【귀경】 胃

【효능】 강기지애(降氣止呃)

【기원】

이 약은 감나무 *Diospyros kaki* Thunb. (감나무과 Ebenaceae)의 열매에 붙은 꽃받침이다.

【임상응용】

① 상기애역(上氣呃逆)

이 약은 성평(性平)하고 고강(苦降)하여 역기(逆氣)를 선강(善降)하므로 딸국질에 대한 요약으로 쓰인다. 여러가지 딸국질에 대하여 증상과 병정에 따라 알맞는 약을 배합하여 사용한다. 위한(胃寒)에 의한 기역(氣逆)에는 정향, 생강 등을 배합하여 온중(溫中)하고 강역(降逆)하여 딸국질을 멎게 한다(柿蔕湯).

또 위열(胃熱)에 의한 딸국질에는 노근, 죽여 등을 가하여 쓴다.

【임상사용의 요점】

시체는 고(苦) 미온(微溫)하다. 역기(逆氣)를 하강(下降)하여 딸국질을 멎게하는 요약으로 위기(胃氣)가 상역(上逆)하여 생기는 딸국질에 적합하다. 한열허실에 의거하여 적당한 배합을 하면 뚜렷한 효과를 얻을 수 있다.

【용량 · 용법】

6-10g

【사용상의 주의】

기허하함(氣虛下陷)에 의한 딸국질과 딸국질을 하지 않을때 에는 금기이다.

【고전의 기록】

≪本草拾遺≫

"蔕煮服之, 止噦氣. 〈꼭지를 삶아 복용하면 딸국질을 그치게 한다.〉"

≪本草備要≫

"止呃逆. 〈애역(呃逆)을 그치게 한다.〉"

≪本草求眞≫

"柿蔕, 味苦氣平, 雖與丁香同爲止呃之味, 然一辛熱而一苦平, 合用深得寒熱兼濟之妙. 〈감꼭지는 미고기평(味苦氣平)하여 비록 정향과 같이 지애(止呃)하나 하나는 신열(辛熱)하고 하나는 고평(苦平)하므로 이를 합해서 쓰면 한열겸제(寒熱兼濟)의 묘(妙)를 얻을 수 있다.〉"

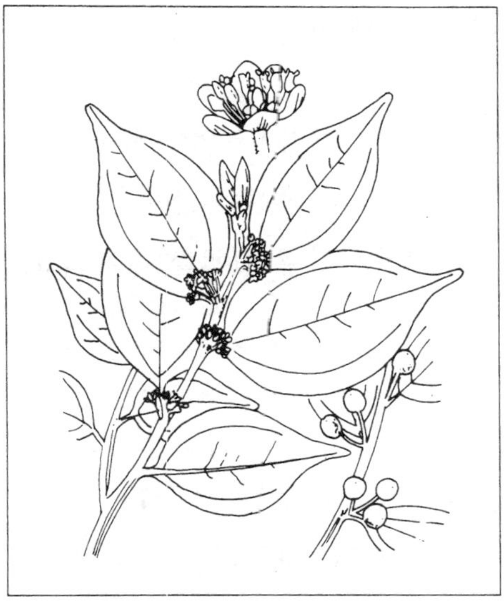

오약(烏藥)*
Linderae Radix

【本草拾遺】KHP, CP.

【처방용명】烏藥, 天台烏藥, 台烏藥, 烏藥片

【성미】辛, 溫

【귀경】肺, 脾, 腎, 膀胱

【효능】행기지통(行氣止痛), 온신산한(溫腎散寒)

【기원】

이 약은 오약 *Lindera strychnifolia* Villars (녹나무과 Lauraceae)의 뿌리이다.

중국약전에는 L. aggregata Kosterm.의 건조한 괴근을 수재하고 있다. 중국의 절강, 안휘, 강서, 섬서 등지에서 주로 생산된다.

8월에 채취하여 정선하고 외피를 벗겨 박편으로 하여 양건한 것을 그대로 쓰거나 밀기울로 초한 것을 쓴다.

【임상응용】

① 흉복창통(胸腹脹痛). 산기통경(疝氣痛經)

이 약은 신개(辛開)하고 온통(溫通)하며 위로는 비폐(脾肺)에 작용하고 아래로는 신(腎), 방광(膀胱)까지 작용한다. 기기(氣機)를 선창(宣暢)하여 순기(順氣), 산한(散寒), 지통(止痛)하는 작용이 있으므로 일체의 한울기역(寒鬱氣逆)에 활용한다.

칠정(七情)이 울결(鬱結)하고 한사(寒邪)에 재감(再感)되여 기역천급(氣逆喘急)하고 흉복(胸腹)이 창통(脹痛)할 때에는 빈랑자, 침향, 인삼을 가하여 쓰고(四磨湯), 흉복(胸腹)이 냉기(冷氣) 때문에 동통(疼痛)할 때에는 향부자 등을 가하고 가루로 하여 쓴다(香烏散).

한산복통(寒疝腹痛)에 소회향, 청피를 배합 하면 산한(散寒), 행기(行氣), 지통(止痛)할 수 있고 (天台烏藥散), 간울기체(肝鬱氣滯), 월경통에는 향부자, 당귀, 목향 등을 가하여 이기활혈(理氣活血)하고 조경지통(調經止痛)한다(烏藥湯).

② 방광허냉(膀胱虛冷) 요빈유뇨(尿頻遺尿)

이 약은 온신(溫腎)하여 산한(散寒)하고 방광(膀胱)의 냉기(冷氣)를 없애준다.

따라서 신양(腎陽)이 부족하고 방광(膀胱)이 허냉(虛冷)하여 생기는 소변이 잦은 증세 및 소아의 유뇨증(遺尿證) 등에는 익지인, 산약 등을 같이 써서 온신(溫腎)하여 축뇨(縮尿)하게 한다 (縮泉丸).

【임상사용의 요점】

오약은 신개온통(辛開溫通)한다. 위로는 비폐(脾肺)로 달리고 아래로는 신(腎), 방광(膀胱)에 이르므로 행기산한지통(行氣散寒止痛) 온신축뇨(溫腎縮尿)의 효능이 있다. 그러므로 한울기역(寒鬱氣逆)의 흉복창통(胸腹脹痛) 상기천급(上氣喘急) 한산복통(寒疝腹痛) 및 기체혈응(氣滯血凝)의 복통(腹痛),통경(痛經) 더욱이 방광허냉(膀胱虛冷)의 유뇨(遺尿) 빈뇨(頻尿)에 사용한다.

【참고】

오약 목향 향부자는 행기지통(行氣止痛)작용이 있으나 각각 특징이 있다. 향부자는 약성(藥性)이 평하고 방향주찬(芳香走竄)하여 서간기(舒肝氣) 해울결(解鬱結) 조경지통(調經止痛)에 좋고 간울기체에 의한 흉협완복창통(胸脇脘腹脹痛) 월경부조(月經不調) 경행복통(經行腹痛)에 사용한다. 목향은 신온향조(辛溫香燥)하여 승(昇) 또는 강(降)으로 작용하므로 위장,삼초를 통리하여 지통하고 또한 건비소식(健脾消食)하기 때문에 기체식적(氣滯食積)의 흉복창통(胸腹脹痛),구토사리후중(嘔吐瀉痢後重) 및 불사음식(不思飮食)에 사용한다. 오약은 신온(辛溫)으로 작용이 완화하고 순기산한(順氣散寒)하여 기체한응(氣滯寒凝)을 제거하고 신(腎) 방광(膀胱)에 하통(下通)하여 방광의 냉기를 제거하므로 온신축뇨(溫腎縮尿)하여 소복냉통(少腹冷痛) 한산뇨빈(寒疝尿頻)을 개선한다.

【용량 · 용법】

3-10g

【사용상의 주의】

기허(氣虛)하여 속열이 있을 때에는 쓰지 않는 것이 좋다.

【고전의 기록】

≪本草拾遺≫

"主中惡心腹痛. 膀胱腎間冷氣攻衝背膂, 婦人血氣. 〈주로 중악(中惡), 심복통(心腹痛)에 쓰이며, 방광(膀胱)과 콩팥의 냉기가 배려(背膂)까지 뻗쳤을 때, 부인의 혈기 등에 쓰인다.〉"

≪本草綱目≫

"治中氣, 脚氣, 疝氣, 氣厥頭痛, 腫脹喘息, 止小便頻數以白濁. 〈중기, 각기(脚氣), 산기(疝氣), 기궐두통, 종창천식을 치료하며, 소변 빈삭의 백탁(白濁)을 그치게 한다.〉"

≪日華子本草≫

"治一切氣, 除一切冷, 霍亂及反胃吐食, 幷解冷熱. 〈일체의 기를 치료하며 일체의 냉을 없앤다. 곽란(霍亂)과 반위토식(反胃吐食)을 그치게 하며 냉열(冷熱)을 풀어준다.〉"

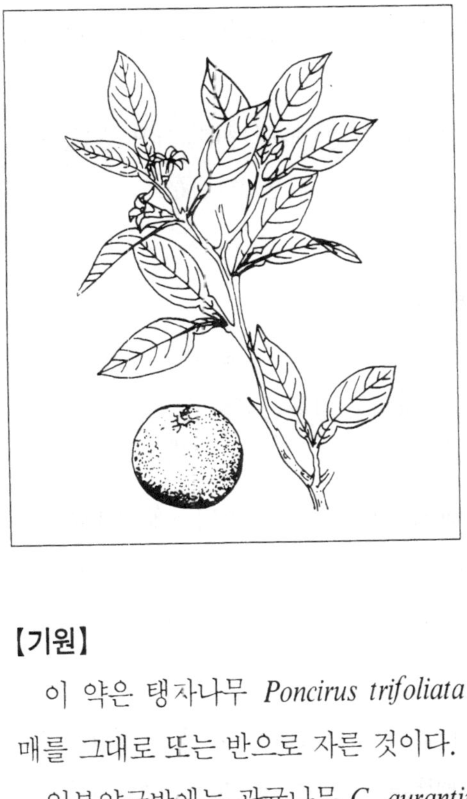

지실(枳實)*

Ponciri Fructus

【本經】 KP, JP, CP.

【처방용명】 枳實, 小枳實, 江枳實, 生枳實, 炒枳實

【성미】 苦, 辛, 微寒

【귀경】 脾, 胃, 大腸

【효능】 파기소적(破氣消積), 화담제비(化痰除痞)

【기원】

이 약은 탱자나무 *Poncirus trifoliata* Rafinesque 산초나무과 (Rutaceae)의 익지 않은 열매를 그대로 또는 반으로 자른 것이다.

일본약국방에는 광귤나무 *C. aurantium* L. var. ***daidai*** Makino, 여름귤나무 *C. natsudaidai* Hayata 또는 기타 근연식물의 미숙과실을 그대로 또는 이것을 반으로 가로 자른 것을, 그리고 중국약전에는 광귤나무 *C. aurantium* L. 및 그 재배변종과 당귤나무 *C. sinensis* Osbeck의 건조한 유과를 지실(Aurantii Fructus Immaturus)로 수재하고 있다.

【임상응용】

① 적체내정(積滯內停) 비만장통(痞滿腸痛) 사리후중(瀉痢後重) 대변불통(大便不通)

이 약은 고강(苦降)하여 하행(下行)하고 이기(理氣)하는 작용이 아주 강하여 파기(破氣)하여 비(痞)를 없애고 소적(消積)하여 도체(導滯)하는 요약으로 쓰인다.

식적(食積)이 남아 있어 완복(脘腹)이 창통(脹痛)하고 냄새가 많은 트림을 할 때에는 신국, 맥아, 산사 등을 같이 쓴다.

비위(脾胃)가 허약(虛弱)하여 운화(運化)가 잘 안되고 그 결과 음식(飮食)이 속에 남아 완복(脘腹)이 비만(痞滿)하고 식욕이 없을 경우에는 백출을 가하거나 목향, 사인 등을 더 가하여 쓰면 건비(健脾)와 소비(消痞)를 겸할 수 있다(枳朮丸, 香砂枳朮丸).

또 습열(濕熱)이 적체하여 설사, 이질로 후중(後重)할 경우에는 대황, 황련, 황금 등을 가하여 적(積)을 없애서 도체(導滯)하고 열(熱)을 없애고 이습(利濕)하게 한다(枳實導滯丸).

그외에, 열결(熱結)에 의해 변비가 있고 비만(痞滿), 창통(脹痛)하며 대변을 볼 수 없을 때에는 대황, 망초, 후박을 가하여 적(積)을 공략하여 도체(導滯)하고 열결(熱結)을 준하하게 한다 (大承氣湯).

② 담체기조(痰滯氣阻) 흉완비민(胸脘痞悶) 흉비결흉(胸痺結胸)

이 약은 파기(破氣), 화담(化痰), 소비(消痞)하는 작용이 있으므로 담조(痰阻)하며 기체(氣滯)하고 흉완(胸脘)이 비민(痞悶)하며 흉비(胸痺), 결흉(結胸) 등이 있을 때에 활용한다.

한사(寒邪), 담음(痰飮)이 흉격(胸膈)에 정류하기 때문에 흉중(胸中)에 기(氣)가 막히게 되어 단기(短氣)하고 비민(痞悶)하는 가벼운 흉비증(胸痺證)에는 귤피, 생강을 가하여 쓰면 기기(氣機)를 선창(宣暢)하고 화담(化痰)하여 비(痞)를 없앨 수 있다(橘枳薑湯).

또 담탁(痰濁)이 흉양(胸陽)을 마비시켜 심하(心下)가 비만(痞滿)하고 기(氣)가 협하(脇下)를 따라 상역(上逆)하는 위중한 흉비증(胸痺證)에는 해백, 계지, 괄루인 등을 가하여 쓰고(枳實薤白桂枝湯), 담열(痰熱)에 의한 결흉(結胸)으로 흉완(胸脘)이 비민

(痞悶)하고 동통(疼痛)할 때에는 황련, 괄루인, 반하를 가하여 청열(淸熱)하며 화담(化痰)하고 산결(散結)하여 비(痞)를 없앤다(小陷胸加枳實湯).

【임상사용의 요점】

지실은 고한(苦寒)하고 하강(下降)한다. 기예력맹(氣銳力猛)하여 파기소적(破氣消積), 화담제비(化痰除痞)작용이 있으며 비위의 기분약(氣分藥)이다. 적체내정(積滯內停) 기기수조(氣機受阻)에 의한 비만창통(痞滿脹痛) 변비(便秘) 사리후중(瀉痢後重)에는 기혈담식(氣血痰食)을 불문하고 사용한다. 약력이 맹렬한 것 때문에 "충장도벽(衝墻倒壁)의 효과" "소담벽(消痰癖) 거정수(祛停水) 축숙식(逐宿食) 파결흉(破結胸) 통변폐(通便閉)의 효능"이라고 말한다.

【용량 · 용법】

3-10g. 많이 쓸 때에는 30g까지 쓴다. 부피(麩皮)로 누런 색이 나도록 반초(拌炒)한 것을 초지실(炒枳實)이라 하는 데, 약성이 비교적 완화하다.

【사용상의 주의】

비위(脾胃)가 허약하거나 임신부에게는 조심하여 써야 한다.

【고전의 기록】

≪本經≫

"除寒熱結. 止痢 〈한결과 열결을 모두 제거하며 설사를 그치게 한다.〉"

≪別錄≫

"除胸脇痰癖. 逐停水, 破結實, 消脹滿, 心下急, 痞痛, 逆氣, 脇風痛, 安胃氣, 止溏泄, 明目 〈흉협담벽(胸脇痰癖)을 없애며 정수(停水)를 내몰고 결실(結實)을 깬다. 창만(脹滿)을 소(消)하고 심하급(心下急), 비통(痞痛), 역기(逆氣), 협풍통(脇風痛)을 치료한다. 위기(胃氣)를 편안히 하며, 당설(溏泄)을 그치게 하고 눈을 밝게 한다.〉"

≪藥性本草≫

"主心腹結氣, 兩脇脹虛, 關膈壅塞 〈주로 심복결기(心腹結氣), 양옆구리 장통(腸痛), 관격옹색을 치료한다.〉"

≪開寶本草≫

"散留結胸膈痰滯, 消腫滿逐水 〈흉격(胸膈)에 유결(留結)된 담체(痰滯)를 흩어주며 종만(腫滿)을 소(消)하고 축수(逐水)한다.〉"

≪本草衍義≫

"枳實, 枳殼, 一物也, 小則其性酷而速, 大則其性和而緩 〈지실과 지각은 같은 약물이다. 적은 것은 그 성질이 혹독하며 빠르고 큰 것은 화(和)하면서 완(緩)하다.〉"

≪綱目≫

"大抵, 其功能皆能利氣, 氣下則痰喘止, 氣行則痞脹消, 氣通則痛刺止, 氣利則後重除 〈무릇 그 기능은 능히 이기(利氣)하는데 있다. 기가 내려가면 담천(痰喘)이 그치고 기가 운행하면 비창(痞脹)이 사라지며 기가 통한 즉 통자(痛刺)가 그치고 기가 이한 즉 후중(後重)이 없어진다.〉"

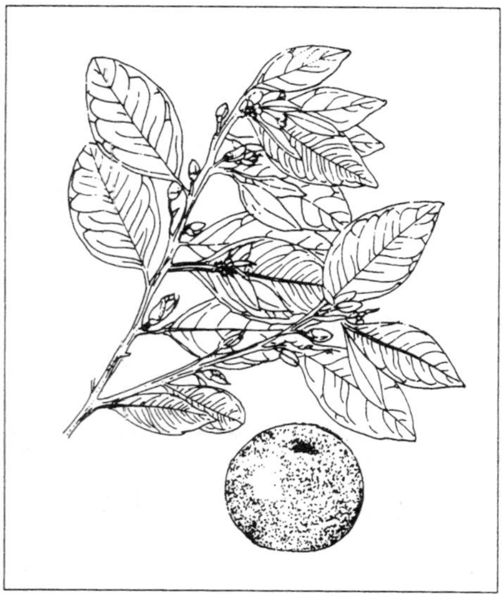

진피(陳皮)*

Aurantii Nobilis Pericarpium

【本經】 KP, JP, CP.

【처방용명】 陳皮, 廣陳皮, 陳廣皮, 新會皮, 橘皮

【성미】 辛, 苦, 溫

【귀경】 脾, 肺

【효능】 이기건비(理氣健脾), 조습화담(燥濕化痰)

【기원】

이 약은 귤 *Citrus unshiu* Markovich 또는 그밖의 근연식물(산초나무과 Rutaceae)의 성숙한 과피이다.

【임상응용】

① 완복창만(脘腹脹滿) 식소토사(食少吐瀉)

이 약은 신산(辛散)하고 고강(苦降)하며 방향(芳香)으로 비의 기능을 촉진하여 이기(理氣), 조습(燥濕), 건비(健脾)하고 중초를 조절하여 속을 경쾌하게 하는 작용이 있다.

비위(脾胃)의 기(氣)가 체하여 완복(脘腹)이 창만(脹滿)하고 식사를 많이 못하며 토하고 설사하며 소화가 안 될 때에는 목향, 사인, 지각 등을 같이 쓴다.

또 담습(痰濕)이 조체(阻滯)하여 완비(脘痞), 구오(嘔惡) 및 식욕부진 등이 있고 대변이 당(溏)하며 설사하고 설태가 미끄러울 때에는 창출, 후박 등을 가하여 행기(行氣)시킴으로 위(胃)를 화(和)하고 조습건비(燥濕健脾)하게 한다(平胃散).

비위(脾胃)가 허약(虛弱)하고 기체(氣滯)가 있으며 권태롭고 힘이 없으며 식사를 잘 못하고 변당(便溏)일 경우에는 인삼, 백출, 복령, 감초를 가하고(異功散), 위허(胃虛)에 열(熱)이 협잡하여 구역(嘔逆)이 있고 위완부가 창만하며 허번(虛煩)하고 숨소리가 약하며 구건(口乾)하고 맥허(脈虛)일 경우에는 죽여, 생강, 인삼 등을 가한다(橘皮竹茹湯).

간기(肝氣)가 비(脾)를 승(乘)하여 협통(脇痛), 완비(脘痞), 복통, 설사가 있을 때에는 백출, 백작약, 방풍 등을 가하여 서간(舒肝)하고 이비(理脾)하여 중초를 화(和)하므로써 설사를 멈추게한다 (痛泄要方).

② 담습옹체(痰濕壅滯) 해수담다(咳嗽痰多)

귤피는 신(辛), 온(溫)하여 기가 잘 돌게 하고 잘 내리게 하며 조습(燥濕)하여 담(痰)을 삭인다.

특히 폐경(肺經)의 기체(氣滯)를 잘 돌게 하므로 담습(痰濕)이 옹체(壅滯)하여 폐(肺)가 선강(宣降)하지 못하여 기침을 하고 가래가 많이 나올 때에는 복령, 반하를 가하여 쓴다 (二陳湯).

【임상사용의 요점】

진피는 신산고강(辛散苦降)하다. 약성이 온화하여 방향성비(芳香醒脾)에도 작용하여 이기건비(理氣健脾) 화위지구(和胃止嘔) 조습화담(燥濕化痰)에 뛰어나며 비폐이경(脾肺二經)의 기분약(氣分藥)이다. 비위기체(脾胃氣滯)의 흉복창만(胸腹脹滿) 식소토사(食少吐瀉) 소화불량(消化不良) 및 담습옹폐(痰濕壅肺)의 천만담다(喘滿痰多)에 사용한다.

【참고】

① 오래 묵을수록 효과가 좋기 때문에 진피(陳皮)라 부른다.

② 진피는 보조약으로 쓸 때가 많고 인삼, 백출과 같이 쓰면 건비(健脾)하여 익기(益氣)를 도우며, 반하, 복령과 같이 쓰면 거담 작용이 좋아지고, 창출 후박을 같이 쓰면 조습(燥濕) 작용을 증강시킨다.

③ 건비화중(健脾和中)에는 진피(陳皮)가 좋고, 이폐화담(理肺化痰)에는 귤홍(橘紅)이 좋으며, 화중화습(和中化濕)에는 귤백(橘白)이 좋다.

【용량 용법】

3-10g

【사용상의 주의】

기(氣)를 소모시키므로 기체(氣滯)가 없이 담습(痰濕)할 경우에는 적당하지 않고, 기허(氣虛), 토혈(吐血) 및 실열(實熱)이 있을 때에는 주의하여 써야 한다.

【고전의 기록】

≪本經≫

"主胸中瘕熱, 逆氣, 利水穀, 久服去臭, 下氣 〈주로 흉중하열(胸中瘕熱), 역기(逆氣)에 쓰이며 수곡(水穀)을 이(利)한다. 오래 복용하면 냄새가 없어지고 기(氣)가 내려간다〉."

≪別録≫

"下氣. 止嘔咳, 除膀胱留熱, 停水, 五淋, 利小便, 主脾不能消穀, 氣衝胸中, 吐逆霍亂, 止泄, 去寸白 〈기를 내리며 구해(嘔咳)를 그치게 한다. 방광의 남은 열, 수분(水分)의 정체, 오림(五淋)을 없앤다. 소변(小便)을 이(利)하며 주로 비(脾)가 곡(穀)을 소화하지 못할때, 기(氣)가 가슴에 충격을 줄때,토역곽란(吐逆藿亂)에 쓰이며 설사를 그치게 하고 촌백(寸白)을 없앤다.〉"

≪藥性論≫

"治胸膈間氣, 開胃, 主氣痢, 消痰涎, 治上氣咳嗽 〈흉격사이의 기(氣)를 치료하고 위(胃)를

열며 기리(氣痢)를 다스린다. 담연을 없애고 상기의 해수를 치료한다.〉"

≪日華子本草≫

"消痰止嗽〈담을 없애고 기침을 그치게 한다.〉"

≪本草綱目≫

"療嘔噦, 反胃, 嘈雜, 時吐淸水, 痰痞, 痎瘧, 大腸閉塞, 婦人乳癰, 入食料, 解魚腥毒〈구예, 반위, 조잡, 때로 청수(淸水)를 토할때, 담비(痰痞), 해학(痎瘧), 대장폐색, 부인의 유옹을 치료한다. 음식에 넣어서 생선의 비린내와 독을 풀어준다.〉"

"橘皮, 苦能泄能燥, 辛能散, 溫能和, 其治百病, 總是取其理氣燥濕之功, 同補藥則補, 同瀉藥則瀉, 同升藥則升, 同降藥則降, 脾乃元氣之母, 肺乃攝氣之龠, 故橘皮爲二經氣分之藥, 但隨所配而補瀉升降也〈귤피의 고(苦)는 능설능조(能泄能燥)하고 신(辛)은 산(散)하며 온(溫)은 화(和)할 수 있다. 모든 병의 치료에 그 이기조습의 효능을 취한다. 보약과 쓸 때는 보(補)의 기능을 하고 사약(瀉藥)과 같이 쓰면 사(瀉)의 기능을 다하고 승약(升藥)과 쓰면 승의 기능을 강약(降藥)과 쓰면 강(降)의 기능을 다한다. 비(脾)는 원기(元氣)의 모(母)요, 폐(肺)는 섭기(攝氣)의 피리이다. 따라서 귤피는 이경기분(二經氣分)의 약으로 쓰이나 다만 배합하는 약에 따라 보사승강(補瀉升降)이 결정된다.〉"

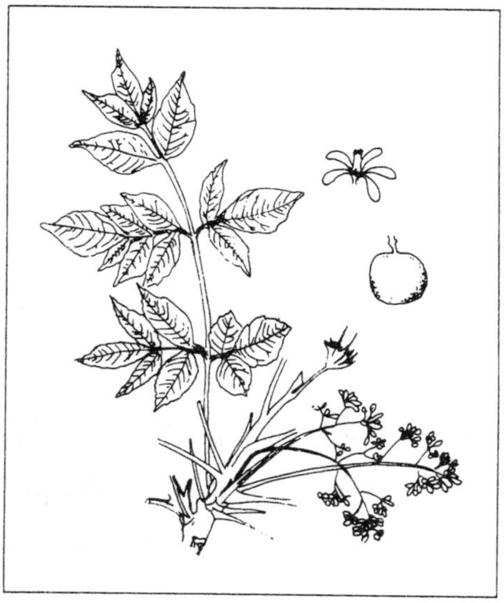

천련자 (川楝子)
Meliae Fructus

【本經】 KHP, CP.

【처방용명】 川楝子, 金鈴子, 苦楝子, 楝實

【성미】 苦, 寒, 有小毒

【귀경】 肝, 胃, 小腸, 膀胱

【효능】 행기지통(行氣止痛), 살충료선(殺蟲療癬)

【기원】

이 약은 멀구슬나무 *Melia azedarach* L. *var. japonica* Makino (멀구슬나무과 Meliaceae)의 성숙한 열매이다.

중국약전에는 *Melia toosendan* Sieb. et Zucc 가 수재되어 있다. 겨울에 성숙한 과실을 채취하여 혁질을 제거하고 건조한 것을 쓰거나 부초(麩炒)한 것을 쓴다.

【임상응용】

① 흉복창통(胸腹脹痛) 산기작통(疝氣作痛)

이 약는 고한성강(苦寒性降)하여 소간해울(疏肝解鬱)하고 청화(淸火)하여 지통(止痛)하는 효능을 나타낸다.

따라서 간울화화(肝鬱化火)나 간위불화(肝胃不和)에 의해 흉협(胸脇)이나 완복(脘腹)에 동통(疼痛)이 있고 간경(肝經)에 열(熱)이 있어 산통(疝痛)이 생길 때에는 현호색을 같이 쓰고(金鈴子散), 한산복통(寒疝腹痛)에는 회향, 오수유, 목향 등의 온간산한약(溫肝散寒藥)을 같이 쓴다(導氣湯).

② 충적복통(蟲積腹痛) 개선소양(疥癬瘙痒)

이 약은 고(苦), 한(寒)하여 살충(殺蟲)하고 지양(止痒)하는 효능이 있다. 구충살회(驅蟲殺蛔)하는 효과는고련피와 같으나 작용이 조금 약하다. 충적(蟲積)으로 생기는 복통에는 빈랑자, 사군자 등을 가하여 쓴다.

이 약은 외용하면 살충, 요선(療癬), 지통(止痛)하는 효과가 있어 개선(疥癬)에 활용하는 데, 이 때에는 이 약을 노랗게 구어 가루로 한 다음 돈지나 바세린을 써서 50%의 연고를 만들어 창가(瘡痂)를 씻고 그 위에 바르면 효과를 볼 수 있다.

【임상사용의 요점】

천련자는 고한(苦寒)으로 성강(性降)하다. 소설간열(疏泄肝熱)하고 해울지통(解鬱止痛)하며 소설(疏泄)하고 조(燥)하지 않기 때문에 "소간(疏肝)의 윤약(潤藥)"이라 부른다. 간울화화(肝鬱化火), 간위기체(肝胃氣滯)에 의한 흉협(胸脇)이나 완복(脘腹)의 창통(脹痛)에 활용하고 신화(腎火)를 사(瀉)하는 효능이 있기 때문에 간신음허(肝腎陰虛)에 의한 간울(肝鬱)에 활용한다. 이밖에 간 방광 소장에 들어가 행기지통(行氣止痛)하기 때문에 습열하주(濕熱下注)에 의한 고환종통(睾丸腫痛)이나 소장산통(小腸疝痛)에도 상용하고, 구충작용이 있어 충적복통(蟲積腹痛)에도 응용된다.

【참고】

한산에 유효하지만 고한의 성미를 바꾸기 위해 신온약(辛溫藥)을 배합할 필요가 있다.

【용량 · 용법】

5-10g. 외용에는 적당량을 쓴다.

【사용상의 주의】

이 약은 약간 독이 있으므로 과량이나 장기간 쓰는 것은 피하는 것이 좋다.

【고전의 기록】

≪本經≫

"主 大熱煩狂, 殺三蟲, 疥瘍, 利小便水道. 〈주로 대열번광(大熱煩狂)에 쓰이며 삼충을 죽이고 개양(疥瘍)에 이용되며 소변(小便), 수도(水道)를 이한다.〉"

≪用藥法象≫

"入心及小腸, 止上下部腹痛. 〈심장 및 소장으로 들어가 상하의 복통(腹痛)을 그치게 한다.〉"

≪本草綱目≫

"治諸疝, 蟲, 痔. 〈여러가지 산(疝), 충(蟲), 치(痔)을 치료한다.〉"

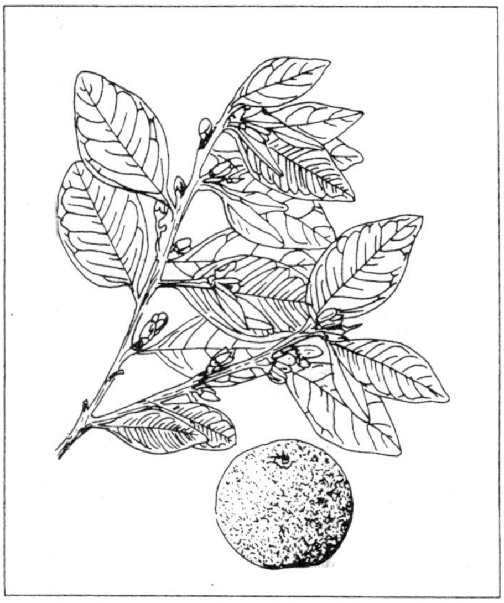

청피(青皮)*
Aurantii Immaturi Pericarpium

【本草圖經】 KHP, CP.

【처방용명】 青皮, 小青皮, 細青皮, 均青皮

【성미】 苦, 辛, 溫

【귀경】 肝, 膽, 胃

【효능】 소간파기(疏肝破氣), 산결화체(散結化滯)

【기원】

귤 *Citrus unshiu* Markovich 및 동속 근연식물(산초나무과 Rutaceae)의 덜익은 과실의 과피이다.

【임상응용】

① 협통유창(脇痛乳脹), 산기동통(疝氣疼痛)

이 약은 신산(辛散)하고 온통(溫通)하며 고설(苦泄)하여 하행(下行)하며, 그 기(氣)가 준열(峻烈)하고 간담(肝膽) 2 경(經)의 기분(氣分)에 작용한다. 또한 간담(肝膽)을 소(疏)하고 기체(氣滯)를 풀며 산결(散結)하여 지통(止痛)하는 효과를 지니고 있기 때문에 간담(肝膽)의 기(氣)가 체하여 생기는 여러 병증에 이용된다. 간울기체(肝鬱氣滯)로 흉협(胸脇)이 창통(脹痛)할 때에는 시호, 울금, 향부자 등과 같이 쓰고, 유방(乳房)의 창통(脹痛)이나 결괴(結塊)에는 하고초, 대패모, 천산갑, 산자고, 귤엽 등을 같이 쓰며, 간울화화(肝鬱化火)하고 위열(胃熱)이 옹결(壅結)하여 유옹(乳癰)을 발생시켰을 때는 괄루인, 금은화, 포공영 등을 가하여 쓰고, 한(寒)이 간맥(肝脈)에 체하여 산기(疝氣), 종통(腫痛)이 생길 때에는 오약, 목향, 소회향 등을 가한다(天台烏藥散).

이 약은 소간파기(疏肝破氣)하고 산결지통(散結止痛)하는 약으로 널리 쓰인다.

② 식적불화(食積不化) 완복창통(脘腹脹痛)

이 약은 위(胃)로 귀경하고 파기(破氣), 소적(消積), 화체(化滯)하는 작용이 비교적 강하므로 식적(食積)에 의한 기체(氣滯), 완복(脘腹)의 창통(脹痛), 신트림이 날 때에 산사자, 맥아, 신국 등을 가하여 쓴다(靑皮丸).

③ 기타

이 약은 담습(痰濕)이 조체(阻滯)하고 열이 많으며 담(痰)이 적은 학질에 시호, 황금, 초과를 가하여 쓰고(淸脾飮), 기체(氣滯)에 의한 혈어(血瘀), 징하(癥瘕), 비괴(痞塊), 구학(久瘧), 학모(瘧母), 간비종대(肝脾腫大) 등에 단삼, 별갑, 삼릉 등을 가하여 쓴다.

【임상사용의 요점】

청피는 신고(辛苦). 온(溫)하다. 기(氣)는 준열(峻烈)하며 침강하행(沈降下行)하여 소간파기(疏肝破氣) 산결소견지통(散結消堅止痛) 소적화체(消積化滯)작용이 있다. 간울기체(肝鬱氣滯)의 협통유옹(脇痛乳癰)과 한산복통(寒疝腹痛) 식적담체(食積痰滯)의 흉민창통(胸悶脹痛) 기역(氣逆)등에 사용한다.

【참고】

① 소간(疏肝)에는 초초(醋炒)한 것이 좋다.

② 귤피와 청피는 같은 것이지만 노눈(老嫩)의 차이가 있고 효능도 다르다.

귤피는 성숙한 과피로 작용이 완화하고 가볍게 상부(上浮)하여 비폐(脾肺)의 기분(氣分)을 이(理)하고 행기건비(行氣健脾) 조습화담(燥濕化痰)하는 작용이 우수하다.

청피는 미성숙한 과피로 약성이 준맹(峻猛)하여 침강하행(沈降下行)하고 간담의 기분(氣分)을 소(疏)하여 소적화체(消積化滯)하는 작용을 한다.

따라서 "진피는 승부하여 비폐에 들어가 위쪽을 치료하고 통(通)을 주로하며 청피는 침강하여 간담에 들어가 아래쪽을 치료하고 사(瀉)를 주로한다."고 개괄할 수 있다.

간병(肝病)이 비(脾)에 미쳐 간비불화(肝脾不和)를 일으킨 경우에는 양자(兩者)를 병용하는 것이 좋다.

【용량 · 용법】

3-10g.

【사용상의 주의】

약성이 준열(峻烈)하므로 기허(氣虛)할 경우에는 신중을 기하여야 한다.

【고전의 기록】

≪本草圖經≫

"主氣滯, 下食, 破積結及膈氣 〈주로 기체에 쓰이며 음식을 내리고 적결(積結)과 격기(膈氣)를 깨뜨린다.〉"

≪珍珠囊≫

"破堅癖, 散滯氣. ……治左脇肝經積氣 〈견벽(堅癖)을 깨뜨리고 체기(滯氣)를 소산한다.…… 좌협간경(左脇肝經)의 적기(積氣)를 치료한다.〉"

≪本草綱目≫

"治胸膈氣逆, 脇痛, 小腹疝痛, 消乳腫,疏肝膽,瀉肺氣 〈흉격의 기역, 옆구리통증, 아랫배의 산통(疝痛)을 치료하며, 유종(乳腫)을 소(消)하고,간담(肝膽)을 소(疏)하며, 폐기(肺氣)를 사(瀉)한다.〉"

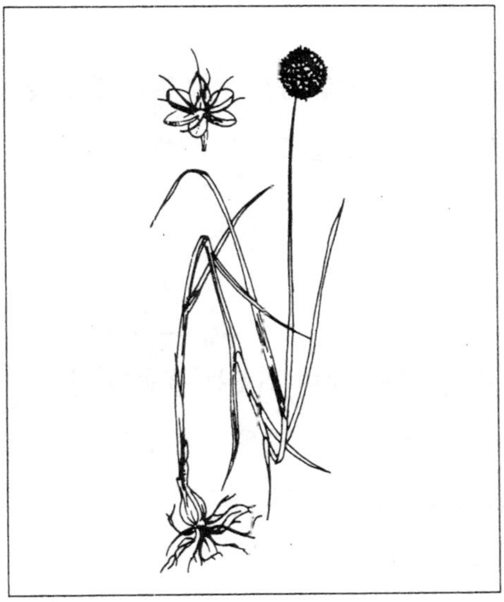

해백(薤白)
Allii Macrostemoni Bulbus

【本經】 KHP, CP.

【처방용명】 白薤, 薤白頭, 小根蒜

【성미】 辛, 苦, 溫

【귀경】 肺, 胃, 大腸

【효능】 통양산결(通陽散結), 행기도체(行氣導滯)

【기원】

이 약은 돌달래 *Allium macrostemon* Bge. 또는 염 *A. bakeri* Regel(백합과 Lilliaceae)의 건조한 인경이다.

여름과 가을에 채취하여 정선하고 찌거나 끓는 물에 담궜다가 건조한 것을 쓴다.

【임상응용】

① 흉비동통(胸痺疼痛)

이 약은 신산(辛散)하고 고강(苦降)하며 온통(溫通)하고 활리(滑利)하여 흉중(胸中)의 양기(陽氣)를 통(通)하게 하고 음한(陰寒)의 응결(凝結)을 풀어 준다. 따라서 흉양(胸陽)이 부진하고 음한(陰寒)이 응결하며 기체(氣滯)하여 담조(痰阻)하기 때문에 흉민(胸悶)하여 통증이 있거나 천식(喘息), 해타(咳唾), 흉비(胸痺) 등을 다스리는 요약으로 쓰인다.

임상에서는 화담산결(化痰散結)하고 이기관흉(利氣寬胸)하는 괄루인과 같이 쓰고 반하, 지실, 계지 등을 가하여 쓴다(瓜蔞薤白白酒湯, 瓜蔞薤白半夏湯, 枳實薤白桂枝湯 등).

혈어(血瘀)를 겸했을 때에는 단삼, 홍화, 천궁 등의 활혈화어약(活血化瘀藥)을 가하여 쓰기도 한다.

② 사리후중(瀉痢後重)

이 약은 대장의 기체(氣滯)를 하행시키므로 위장기체(胃腸氣滯), 사리후중(瀉痢後重)에 시호, 백작약, 지실을 가하여 쓰고, 습열증(濕熱證)이 있을 때에는 황백, 진피(秦皮) 등의 청열조습약(淸熱燥濕藥)을 가하여 쓴다.

【임상사용의 요점】

해백은 신산고강(辛散苦降)하다. 온통(溫通)하고 활리(滑利)하며 위로는 흉중의 양기(陽氣)를 선통(宣通)하여 음한(陰寒)의 응결(凝結)을 산하고, 아래로는 대장의 기체(氣滯)를 행(行)한다. 그러므로 수음담탁정취(水飮痰濁停聚)에 의한 흉비의 천식해타(喘息咳唾) 심통철배(心痛徹背) 단기(短氣) 부득와(不得臥) 등에 유효하여 "흉비(胸痺)의 요약(要藥)"이라 불리며 또한 이질의 이급후중에도 쓰인다.

위로는 흉비(胸痺)를 개(開)하고 아래로는 기체(氣滯)를 설(泄)하는 것은 응울(凝鬱)을 조달(條達)할 수 있기 때문이다.

【용량 · 용법】

5-10g

【사용상의 주의】

기허(氣虛)하고 체하지 않았을 때에는 쓰지 않는 것이 좋다.

【고전의 기록】

≪別錄≫

"溫中, 散結氣. 〈중초를 따뜻이 하며 결기를 풀어준다.〉"

≪本草綱目≫

"治少陰病, 厥逆泄痢及胸痺刺痛, 下氣散血. 〈소음병(少陰病)의 궐역설리(厥逆泄痢) 및 흉비자통(胸痺刺痛) 을 치료하며 기를 내리고 몰린 피를 소산시킨다.〉"

≪日華子本草≫

"煮食, 耐寒, 調中, 止久痢, 冷瀉. 〈익혀먹으며 내한(耐寒), 조중(調中)한다. 오래된 설사와 찬 설사를 그치게 한다.〉"

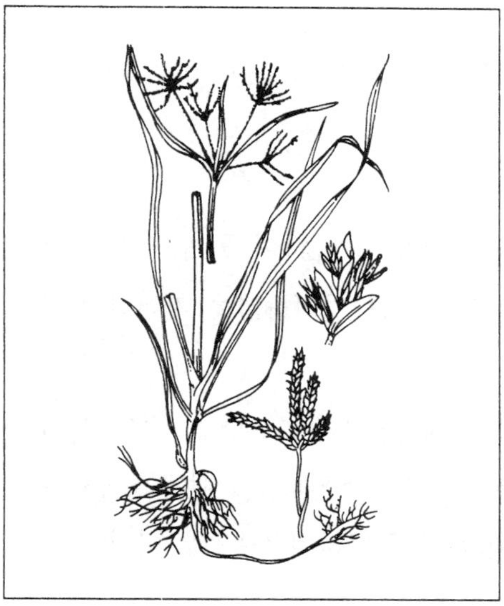

향부자(香附子)*

Cyperi Rhizoma

【本經】 KP, JP, CP.

【처방용명】 香附子, 香附, 香附米, 生香附, 製香附

【성미】 辛, 微苦, 微甘, 平

【귀경】 肝, 三焦

【효능】 소간이기(疏肝理氣), 조경지통(調經止痛)

【기원】

이 약은 향부자 *Cyperus rotundus* L. (방동사니과 Cyperaceae)의 가는뿌리를 제거한 괴경이다.

가을에 채취하여 수염뿌리를 제거하고 양건하여 그대로 쓰거나 황주(黃酒)나 초(醋)와 같이 삶아서 쓰거나 동변에 담갔다가 초하여 쓰는 데 전자를 제향부(製香附)라 하고 후자를 변향부(便香附)라 한다.

【임상응용】

① 간울협통(肝鬱脇痛) 완복창통(脘腹脹痛).

이 약은 신(辛)으로 발산하고 미고(微苦)로 강(降)하며 미감(微甘)으로 화(和)하게 한다. **평성이며 한**(寒)하지 아니하고 방향(芳香)은 주찬(走竄)하여 소간(疏肝), 이기(理氣), 해울(解鬱)하는 작용이 뛰어나 삼초(三焦)의 기체(氣滯)를 통조(通調)한다.

따라서 행기(行氣)하여 지통(止痛)하는 요약(要藥)으로 쓰고, 간울기체(肝鬱氣滯)에 의해 흉협(胸脇)이 창통(脹痛) 할 때에는 시호, 천궁, 지각 등을 가하여 쓴다 (柴胡疏肝散).

그 외에 기(氣), 혈(血), 담(痰), 습(濕), 열(熱), 식(食) 등 6가지의 울(鬱)로 인해 생기는 흉격(胸膈)이 만민(滿悶)하고 구토(嘔吐), 탄산(呑酸)하며 소화가 안되는 증세에 천궁, 창출, 치자를 가하여 쓰면, 기(氣)를 돌게 하여 모든 울증(鬱證)에 효과가 있다 (越鞠丸).

또 한응기체(寒凝氣滯)로 인한 위완동통(胃脘疼痛)에는 고량강을 가하여 쓰고(良附丸), 한산복통(寒疝腹痛)에는 소회향, 오약을 가하여 쓴다.

② **월경부조(月經不調), 유방창통(乳房脹痛)**

이 약은 소간해울(疏肝解鬱)에 뛰어나다. 기(氣)가 돌면 혈(血)이 돌게 되고 기혈(氣血)이 통리(通利)하여 소설(疏泄)하고 조달(調達)하면 월경(月經)은 자연히 정상이 되고 동통(疼痛)은 저절로 그치게 된다.

따라서 이 약은 부인과(婦人科)의 조경지통(調經止痛)을 위한 요약으로 쓰여져 왔고, 주로 간울기체(肝鬱氣滯)에 의한 월경불순과 월경통에 상용된다. 이 때에는 사제향부환(四製香附丸)을 쓰거나 이 방제에 사물탕(四物湯)을 합방하여 쓰는 데, 이것이 조경(調經)에 대한 기본방제(基本方劑)이다.

또 유방결괴(乳房結塊)나 경전복통(經前腹痛) 등에는 시호, 당귀, 괄루인, 귤엽 등을 가하여 쓰면 기기(氣機)를 조창(調暢)하고 소간산결(疏肝散結)할 수 있다. 이 때문에 이 약은 "부인과(婦人科)의 주수(主帥)"라는 명칭을 얻게 된 것이다.

【임상사용의 요점】

향부자는 신산(辛散) 고강(苦降) 감완(甘緩)하며 방향주찬(芳香走竄)한다. 평성(平性)으로 한열(寒熱)에 치우치지 않는 이기(理氣)의 양약이며 서간이기해울(舒肝理氣解鬱)작용이 있어 삼초기체(三焦氣滯)를 소제한다. 기행(氣行)하면 혈행(血行)하고, 간기(肝氣)가 서창(舒暢)하면 혈행(血行)은 통창(通暢)하며, 기혈(氣血)이 소설조달(疏泄調達)하면 월경은 정상이 되고 동통은 그치기 때문에 조경지통(調經止痛)의 요약(要藥)으로 알려져 있다. 그러므로 간울기체(肝鬱氣滯)에 의한 흉협완복창통(胸脇脘腹脹痛) 월경부조(月經不調) 월경통 및 산부인과의 여러 병에 대한 상용약으로 "기병(氣病)의 총사(總司), 여과(女科)의 주수(主帥)"라고 칭하여지고 있다.

【참고】

이기해울(理氣解鬱)에는 그대로 쓰고 조경지통(調經止痛)에는 제향부나 편향부를 사용한다.

【용량 · 용법】

6-12g

【사용상의 주의】

기허(氣虛)하지만 체하지 않고 음허(陰虛)하여 혈열(血熱)이 있을 때에는 금기이다.

【고전의 기록】

≪本草綱目≫

"利三焦, 解六鬱, 消飮食積聚, 痰飮痞滿, 胕腫腹脹, 脚氣, 止心腹, 肢體, 頭目, 齒耳諸痛, 婦人崩漏帶下, 月候不調, 胎前產後百病 〈삼초(三焦)를 이하며 육울(六鬱)을 해하여 음식적취(飮食積聚), 담음비만(痰飮痞滿), 행종복창(胕腫腹脹), 각기(脚氣)를 없앤다. 심복(心腹), 지체(肢體), 두목(頭目), 치이(齒耳)의 여러 통증을 그치게 한다. 부인의 붕루대하(崩漏帶下), 월후부조(月候不調), 태전산후(胎前產後)의 모든 병을 치료한다.〉"

"香附之氣, 平而不寒, 香而能竄, 其味多辛能散, 微苦能降, 微甘能和, 乃足厥陰肝, 手少陽三焦氣分主藥, 而兼通十二經氣分, 生則上行胸膈, 外達皮膚, 熟則下走肝腎, 外徹腰足, 乃氣病之總司, 女科之主帥也 〈향부자의 기는 평하면서 차지 않고 향이 있으면서 능히 주찬한다. 그 미는 다신(多辛). 능산(能散)하며 미고(微苦)는 능강(能降)하며, 미감(微甘)은 능화(能和)한다. 이에 궐음간(厥陰肝), 수소양(手少陽)과 삼초(三焦), 기분(氣分)의 주된 약이며 아울러 12경(十二經)의 기분(氣分)을 통하게 한다. 그대로 쓰면 상행흉격(上行胸膈)하고 외달피부(外達皮膚)하며 숙품(熟品)은 하주간신(下走肝腎)하고 외철요족(外徹腰足)한다. 이에 기병(氣病)의 총사이며 부인과의 주수(主帥)이다.〉"

≪本草正義≫

"香附, 辛味甚烈, 香氣頗濃, 皆以氣用事, 故專治氣結爲病 〈향부자는 신미가 심히 강하며 향기는 매우 진하여 모두가 기제로 쓴다. 고로 전적으로 기결(氣結)로 생긴 병을 치료하는 데 쓴다.〉"

9

第九章
소식약(消食藥)

음식물을 소화시키고 적체(積滯)된 음식물을 정상적으로 내려가도록 하는 약을 소식약(消食藥) 또는 소도약(消導藥)이라 부른다.

이 약들은 그 성미가 대부분 신감(辛甘)하고 평(平)하다.

신미(辛味)는 행(行)하게 하고 발산하게 하며 감미(甘味)는 허(虛)한 것을 보해주는 작용이 있기 때문에 이 약들은 음식물을 소화시키고 적체(積滯)를 내려가게 하여 행기(行氣)하게 하고 소창(消脹)하게 한다.

또한 이 약들은 비위(脾胃)의 운동을 정상화시켜 식욕(食慾)을 촉진시키는 작용도 겸하고 있기 때문에 음식이 소화되지 않고 음식물이 정체됨으로 하여 완복(脘腹)이 창만(脹滿)하여 괴롭거나 심한 트림을 하고 신물이 올라 오며 오심(惡心), 구토(嘔吐)하고 식욕이 없으며 대변이 비정상이고 비위(脾胃)가 허약하여 소화가 되지 않는 증세에 활용된다.

실제 임상에서는 다음과 같이 쓰고 있다.

① 중초에 음식물이 정체되거나 기기(氣機)가 막혀 있거나 완복(脘腹)이 창만(脹滿)하고 아플 때에는 행기관중약(行氣寬中藥)을 가하여 소화를 촉진시키고 체한 것을 풀어준다.

② 비위(脾胃)가 허약하여 소화관 운동이 제대로 안되고 식적(食積)이 멈추어 있을 경우에는 건비화위약(健脾和胃藥)을 같이 써서 표(標)와 본(本)을 모두 치료하고 보(補)하게 하면서 소(消)하게 하여야 하며 소식약(消食藥) 만을 쓰는 일이 없도록 하여야 한다.

③ 습탁(濕濁)이 중초에 머물러 위가 더부룩하여 배고픈 것을 모르고 음식물이 내려 가지 않을 경우에는 방향화탁약(芳香化濁藥)이나 조습건비약(燥濕健脾藥)을 가하여 습濕)을 없애서 위(胃)를 정상화시키고 소화를 촉진하여 체한 것을 없애주도록 하여야 한다.

④ 식적(食積)이 열(熱)로 되고 변비가 있으며 소변이 붉을 경우에는 고한(苦寒)인 공하약(攻下藥)을 가하고 증상이 심할 경우에는 열결(熱結)을 준하(峻下)시키는 약을 가하여 열(熱)을 사(瀉)하고 장(腸)을 통하게 하며 소화를 촉진하여 체한 것을 없애도록 하여야 한다.

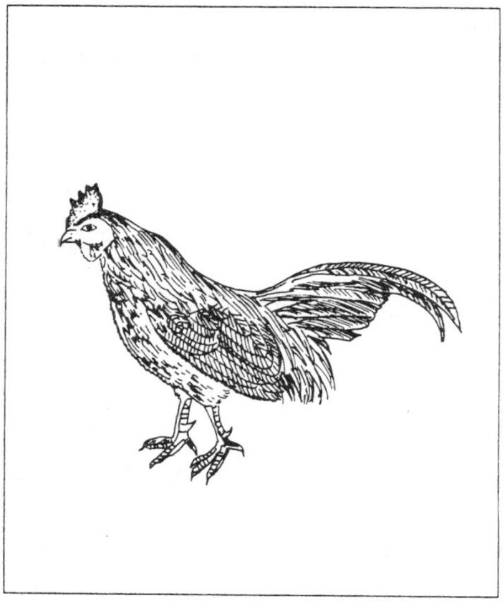

계내금(鷄內金)

Galli Stomachichum Corium

【本經】KHP. CP.

【처방용명】內金, 鷄肶胵, 多內金, 灸內金, 鷄黃皮

【성미】甘, 微寒

【귀경】脾, 胃, 膀胱

【효능】건위소적(健胃消積), 삽적지유(澁積止遺)

【기원】

이 약은 닭 *Gallus domesticus* Brisson(꿩과 Phasianidae) 의 모래주머니의 내막이다.

이 내막을 벗겨 깨끗이 씻어 양건하고 가루로 하여 쓰거나 초(炒)하여 쓴다.

【임상응용】

① 식적창만(食積脹滿) 구토사리(嘔吐瀉痢) 소아감적(小兒疳積)

이 약은 비위(脾胃)의 활동을 정상화시켜 적(積)을 내려 체(滯)를 삭이는 작용이 비교적 강한 소식약(消食藥)이다.

면(麵) 곡(穀) 육(肉) 등 각종 적체(積滯)에 고루 사용할 수 있고 단미로도 효력이 있으며 가루로 하여 복용하면 식적(食積)에 의한 복만(服滿)에 효과가 있다.

또 비위(脾胃)가 허약하여 식적(食積)이 없어지지 않고 구토(嘔吐)하고 사리(瀉痢)가 있을 때에는 계내금과 백출을 같은 분량 취하여 가루로 하여 복용하고, 소아(小兒)의 감적(疳積)에는 호황련, 은시호,사군자 등 살충(殺蟲)하고 소적(消積)하며 열(熱)을 제거하고 감(疳)을 치료 하는 약을 같이 쓴다.

② 유뇨유정(遺尿遺精)

이 약은 미한(微寒)으로 하초(下焦)의 방광습열(膀胱濕熱)을 없애고 축뇨(縮尿), 고정(固精), 지유(止遺)하는 작용이 있다.

유뇨(遺尿)나 빈뇨(頻尿)에는 상표초, 모려, 산약 등 수삽지유(收澁止遺) 작용이 있는 약을 같이 쓰고, 몽유설정(夢遺泄精)에는 검실, 연자육, 토사자 등의 고신익정약(固腎益精藥)을 같이 쓴다.

③ 기타

이 약은 딱딱한 것을 부드럽게 하고 돌을 삭이는 효능(化堅消石)이 있으므로 비뇨기계의 결석(結石)과 담도결석(膽道結石)에 금전초를 배합하여 쓴다.

【임상사용의 요점】

계내금은 감삽(甘澁) 미한(微寒)하다. 감(甘)으로 운비소식(運脾消食)하고 한(寒)으로 제열지번(除熱止煩)하기 때문에 식적(食積)이 제거되지 않아 완복(脘腹)이 창만(脹滿)하고 구토(嘔吐)나 설사를 할 때와 소아의 감적(疳積) 등에 효과가 있다. 이밖에 삽(澁)으로 방광과 신장을 섭약(攝約)하여 유뇨(遺尿) 유정(遺精) 빈뇨(頻尿)를 그치게 하고, 소아의 야뇨증(夜尿症)을 다스린다. 근년에는 화석소견(化石消堅)하는 효능이 있다고 알려져 결석(結石)에도 사용되고 있다.

【참고】

산사자와 계내금은 소식 작용이 매우 강하다. 산사자는 육적(肉積)에 좋고 파기(破氣)하고 산어(散瘀)하는 작용도 있다. 계내금은 모든 음식적체에 효과가 있고 운비(運脾), 지유(止遺), 축뇨(縮尿), 소석(消石)하는 효능도 있다.

【용량 용법】

3-10g. 가루로 하여 1회 1.5-3g씩 복용하면 달여서 복용하는 것보다 효과가 낫다.

【사용상의 주의】

음식(飮食)에 의한 적체(積滯)나 유활(遺滑), 결석(結石)이 아닌 경우에는 신중을 기해야 한다.

【고전의 기록】

≪本經≫

"主泄痢. 〈설사와 이질을 주치한다.〉"

≪別錄≫

"主小便利, 遺溺, 除熱止煩. 〈소변이 불리하고 유뇨(遺尿)를 주치하고 열을 없애 번을 그치게 한다.〉"

≪日華子本草≫

"止泄精幷尿血, 崩中帶下, 腸風瀉痢, 此卽是肫內黃皮.〈설정(泄精)과 요혈(尿血), 붕중대하(崩中帶下), 장풍(腸風)에 의한 사리(瀉痢)로 광대뼈만 남고 피부가 누렇게 되는 것을 그치게 한다.〉"

≪本草綱目≫

"治小兒食疳, 療大人淋瀝, 反胃, 消酒積, 主喉閉乳蛾, 一切口瘡牙疳諸瘡.〈소아의 감적(疳積), 어른의 임리(淋瀝), 반위(反胃)를 치료하고, 주적(酒積)을 해소한다. 급성편도선염과 일체의 구창(口瘡), 아감(牙疳) 등 여러가지 창병(瘡病)을 치료한다.〉"

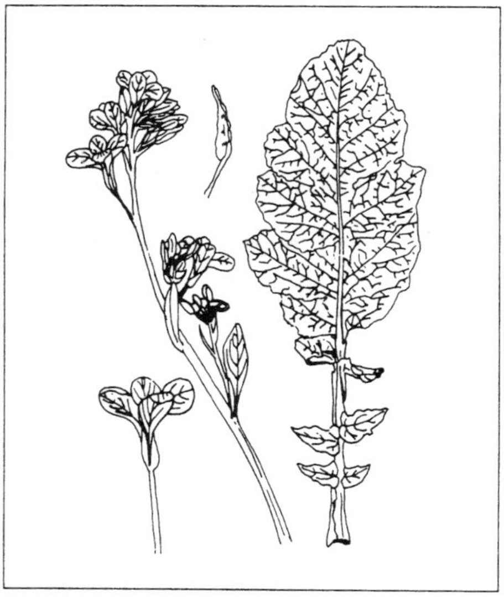

내복자(萊菔子)
Raphani Semen

【大明本草】 KHP. CP.

【처방용명】 萊菔子, 蘿蔔子, 炒萊菔子

【성미】 辛, 甘, 平

【귀경】 肺, 脾

【효능】 소식도체(消食導滯), 강기소담(降氣消痰)

【기원】

이 약은 무우 *Rhapanus sativa* L. 및 등속식물(십자화과 Cruciferae)의 씨이다.

이른 여름에 종자가 성숙하였을 때 채취하여 양건한 것을 그대로 쓰거나 초하여 쓴다.

【임상응용】

① 식적창민(食積脹悶) 사리후중(瀉痢後重)

이 약은 미신(味辛)으로 행산(行散)하고 음식물을 소화하여 체(滯)를 내리고 행기

(行氣)하여 소창(消脹)하게 하며 식물성인 적체(積滯)를 해소하는 작용이 뛰어나 식적(食積)에 의한 기체(氣滯), 완복(脘腹)의 창만(脹滿), 애부탄산(噯腐呑酸) 등에 응용하는 데, 맥아, 산초, 신국, 반하, 복령, 연교 등과 같이 쓰면 효과가 좋다 (保和丸).

또 식적사리(食積瀉痢), 후중불통(後重不通) 등에는 백작약, 대황, 목향을 가하여 소적(消積), 도체(導滯)하고 행기(行氣)하여 제창(除脹)하게 하는 효능을 발휘한다.

② 기역천해(氣逆喘咳) 식소담다(食少痰多)

이 약은 소식(消食)하고 도체(導滯)하여 식욕을 촉진하며 강기(降氣)하고 소담(消痰)하여 지해평천(止咳平喘)하는 작용이 있으므로 기침하고 숨이 가쁘며 가래가 많고 흉비(胸痞)가 있으며 식사를 잘 못하고 소화가 잘 안될 때에는 소자, 백계자 등을 가하여 강기(降氣)하여 소식(消食)하고 담음(痰飮)을 온화(溫化)시킨다 (三子養親湯).

【임상사용의 요점】

내복자는 신감(辛甘)하고 성평(性平)하다. 소식제창(消食除脹) 강기화담(降氣化痰)의 효능이 있다. 식적기체(食積氣滯)에 의한 흉민복창(胸悶腹脹) 애기탄산(噯氣呑酸) 사리불상(瀉痢不爽) 기천해수(氣喘咳嗽) 담연옹성(痰涎壅盛)에 적합하다. 소식(消食) 작용은 면식(麵食)의 적체(積滯)에 특히 좋다.

【용량 용법】

6-10g

【사용상의 주의】

이 약은 기(氣)를 소모시키므로 기허(氣虛)하거나 식적(食積)이 없을 때에는 신중을 기해야 한다.

【고전의 기록】

≪日華子本草≫

"水研服吐風痰, 醋研消腫毒. 〈물에 개어 복용하면 풍담(風痰)을 토해 내고, 시초에 개어 쓰면 종독(腫毒)을 삭인다.〉"

≪本草綱目≫

"下氣定喘, 治痰, 消食除脹, 利大小便, 止氣痛, 下痢後重, 發瘡疹. 〈기를 내려 천식을 가라

않히고 담을 다스리고 음식을 소화하여 창만한 것을 해소한다. 대소변을 이(利)하고 기통(氣痛), 하리후중(下痢後重)을 그치게 하며 창진을 없앤다.〉"

≪醫林錯要≫

"生用吐風痰, 寬胸膈托瘡疹, 熟用下氣消痰, 攻堅積, 療後重.〈그대로 쓰면 풍담(風痰)을 토하게 하고, 흉격을 관해하며, 창진을 없앤다. 쪄서 쓰면 기를 내려 담을 삭이고 견적(堅積)을 공략하며, 후중(後重)을 치유한다.〉"

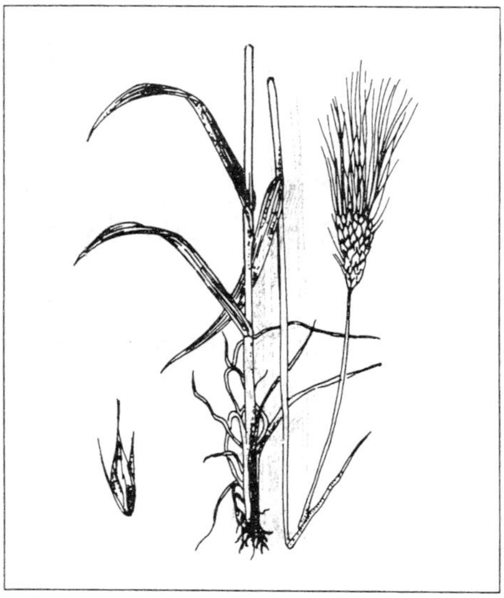

맥아 (麥芽)*

Hordei Fructus Germinatus

【別錄】 KHP. CP.

【처방용명】 麥芽, 焦麥芽, 生麥芽, 炒麥芽

【성미】 甘, 平

【귀경】 脾, 胃, 肝

【효능】 행기소식(行氣消食), 건비개위(健脾開胃), 회유소창(回乳消脹)

【기원】

이 약은 겉보리 *Hordeum vulgare* L.(벼과 Gramineae)를 싹내어 말린 것이다.

겉보리를 하룻동안 물에 담구어 잘 저어 바구니로 받쳐 놓거나 싸서 자주 물을 주어 발아시키고 이것을 양건하여 그대로 쓰거나 초(炒)하여 쓴다.

【임상응용】

① 식적(食積)이 없어지지 않아 배가 고프지 않고 식사를 많이 못할 때.

이 약은 감평(甘平)하여 비(脾)를 튼튼하게 하고 식욕을 증진하며 기(氣)를 운행시켜 관중(寬中)하고 소식(消食)하여 도체(導滯)하며 면식(麵食)에 의한 적체(積滯)를 잘 소제(消除)한다.

따라서 식적(食積)이 없어지지 않아 소화가 안되고 식욕이 없으며 위완(胃脘)이 창만(脹滿)한 증세가 있을 때에는 신국, 산사, 계내금을 같이 쓰고, 비위(脾胃)가 허약하여 식욕이 부진할 경우에는 백출, 진피, 신국을 가하여 환을 만들고 인삼탕(人蔘湯)으로 송복(送服)한다(健脾丸).

단미로 갈아서 복용하면 어린이의 유식정체(乳食停滯)에 좋다(麥芽粉).

② 회유단유(回乳斷奶) 유즙울적(乳汁鬱積)

이 약은 감평(甘平)하여 젖이 잘 나오게 하고 통유소창(通乳消脹)하는 효능이 있다.

수유부의 회유를 위해서는 많은 양을 사용하고, 유즙울적(乳汁鬱積), 유방창통(乳房脹痛)에는 약량을 줄여 단미로 복용하고 망초를 꿀에 개어 유방에 붙이면 효과가 있다.

【임상사용의 요점】

맥아는 감평(甘平)하다. 주로 소산(消散)하는 작용이 있으므로 소식(消食) 서간화체(舒肝化滯) 회유(回乳)하는 효능이 있다. 또한 건비화위(健脾和胃)한다. 숙식(宿食)이 남아 있어 완민(脘悶), 복창(腹脹)하고, 간기(肝氣)가 느슨해지지 않아 협완(脇脘)이 민창(悶脹)하며, 유즙(乳汁)이 울적(鬱積)하여 유방(乳房)이 창통(脹痛)할 때 쓴다. 미(米), 면(麵), 서(薯), 우(芋) 등의 적체를 제거하는 데 사용한다.

【참고】

① 서간과 회유(回乳)에는 그대로 쓰고 소식(消食)에는 초해서 쓴다.

② 맥아와 내복자는 면식적체(麵食積滯)를 소도한다.

내복자는 하기(下氣)하여 제창(除脹)하고 화담(化痰)하는 효능도 있으며 식적(食積)에 의한 기체(氣滯) 대문에 당기고 맺히거나 설사나 이질로 후중(後重)할 때, 그리고 해수(咳嗽), 담천(痰喘)에 사용한다.

【용량 용법】

10-12g. 많이 쓸 때에는 30-120g까지 사용할 수 있다. 건비양생(健脾養生)에는 그대로 쓰고, 행기소적(行氣消積)에는 초하여 쓴다.

【사용상의 주의】

수유기의 여성은 유즙이 감소할 우려가 있으므로 쓰지 않는 것이 좋다.

【고전의 기록】

≪別録≫

"消食和中.〈음식을 소화시키고 중초를 화(和)하게 한다.〉"

≪滇南本草≫

"寬中, 下氣, 止嘔吐, 消宿食, 止呑酸吐酸, 止瀉, 消胃寬膈, 幷治婦人奶乳不收, 乳汁不止.〈관중, 하기하여 구토를 멎게 하고 숙식을 삭이며 탄산토산을 멎게 한다. 설사를 그치게 하고 위관격을 없앤다. 아울러 부인의 젖이 나오지 않거나 그치지 않는 것을 다스린다.〉"

≪衷中參西録≫

"至如婦人乳汁爲血所化, 因其善于消化, 微兼破血之性, 故又回乳.〈부인의 젖은 혈이 화한 것이다. 소화를 잘 시키고 약간 파혈(破血)하는 성질도 겸하고 있으므로 젖이 다시 나오게 한다〉

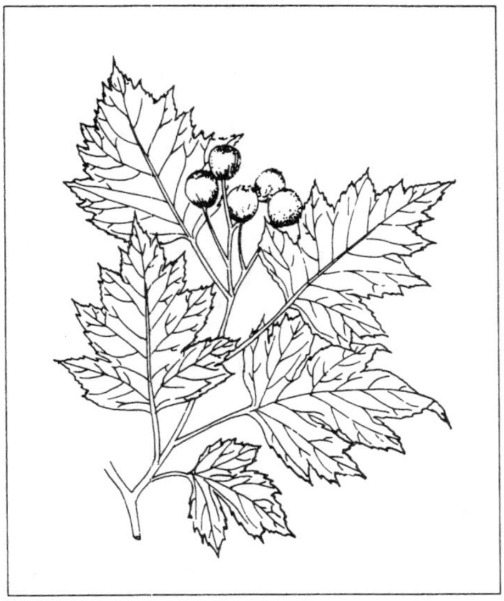

산사자 (山楂子)*
Crataegi Fructus

【新修本草】 KP. CP.

【처방용명】 生山楂 生楂肉 山楂肉 山楂子, 焦山楂

【성미】 酸, 甘, 微溫

【귀경】 脾, 胃, 肝

【효능】 소식화적(消食化積), 파기산어(破氣散瘀)

【기원】

이 약은 산사나무 *Crataegus pinnatifida* Bunge var. *typica* Schneider 및 동속 근연식물(장미과 Rosaceae)의 열매이다.

늦가을이나 초겨울에 채취하여 양건한 것을 그대로 쓰거나 초(炒)하여 쓴다.

【임상응용】

① 육식적체(肉食積滯) 사리복통(瀉痢腹痛)

이 약의 산감(酸甘)하고 미온(微溫)으로 열(熱)하지 않아 비(脾)를 튼튼하게 하고 식욕을 증진하며 소화를 촉진하는 효능이 있다. 그리고 기름진 음식이나 육식(肉食)이 적체(積滯)한 것을 잘 소화한다.

육식(肉食)의 적체(積滯)로 인한 완복(脘腹)의 창통(脹痛)에는 단미로 달여서 복용하면 효과가 있고, 소적(消積)하여 도체(導滯)하거나 관중(寬中)하여 소창(消脹)하게 하려면 신국, 맥아, 빈랑자를 가하여 쓰기도 하며(焦四仙), 방향성 건위작용이나 행기소적(行氣消積) 작용이 있는 목향, 청피 등을 같이 쓸 수도 있다 (均氣散).

그 외에 이 약을 초탄(炒炭)하면 지사지리(止瀉止痢)하는 효능이 있어 식적(食積)에 의해 설사하고 배가 아플 때에는 단미로 산사탄(山楂炭)을 달여 마신다.

② 경폐어조(經閉瘀阻) 산기작통(疝氣作痛)

이 약은 그대로 쓰면 기결(氣結)을 풀고 어혈(瘀血)을 파(破)하는 능력이 있다.

따라서 산후(産後)에 어조(瘀阻)하여 오로(惡露)가 그치지 않거나 어혈(瘀血)이 조체(阻滯)하여 월경통이 있을 때에는 산사자와 홍당(紅糖)을 같이 달여서 복용하거나, 당귀, 천궁, 익모초, 홍화, 도인, 현호색 등을 같이 쓰면 활혈화어(活血化瘀), 통경지통(通經止痛)하는 효능을 얻을 수 있다.

또 한(寒)이 간맥(肝脈)에 체하여 산기(疝氣)하여 동통할 때에는 소회향, 귤핵을 배합하면 산결지통(散結止痛)하는 효과가 나타난다.

최근에는 이 약을 고혈압(高血壓), 관심병(冠心病)에 활용하고 있다(山楂丸, 山楂酒, 山楂煎).

【임상사용의 요점】

산사자는 산감(酸甘) 미온(微溫)하다. 비(脾)를 튼튼하게 하고 식욕을 증진하며 소화를 증강시키는 작용이 있어, 특히 기름진 육적(肉積)이나 소아의 유적(乳積)에 효과가 있고, 혈분(血分)에 들어가 파기(破氣)하고 산어(散瘀)하며, 초탄(炒炭)하면 사리(瀉痢)를 멈추게 한다.

숙식(宿食)의 정체(停滯), 기름진 육적(肉積)이나 상한 음식 때문에 복통(腹痛)이 있고 설사를 하며 산후(産後)의 어조(瘀阻)로 복통(腹痛)하고 오로(惡露)가 멎지 않으며 산기(疝氣)로 추창(墜脹) 및 동통(疼痛)이 있을 때에 활용한다.

【참고】

초산사(炒山楂, 焦山楂)는 소식(消食)에 좋고, 산사탄(山楂炭)은 지리(止痢), 화어(化瘀)에 좋으며 생산사(生山楂)는 투진(透疹)에 좋다.

【용량 용법】

10-15g이고 많이 복용할 때에는 30g이다.

【사용상의 주의】

기허(氣虛)에 의한 변당(便溏)이나 비허(脾虛)하여 식사를 못할 때에는 복용하지 안는 것이 좋다.

【고전의 기록】

≪新修本草≫

"汁服主水痢, 沐頭及洗身上瘡痒. 〈즙(汁)을 복용하면 수리(水痢)를 주치하고, 머리 및 몸의 창양(瘡痒)을 씻는다.〉"

≪本草衍義補遺≫

"健胃, 行結氣, 治婦人產後兒枕痛, 惡露不盡, 煎汁入沙糖服之立效. 〈위(胃)를 튼튼하게 하고 결기(結氣)를 행(行)하게 하여 부인의 산후 아침통(兒枕痛), 오로부진(惡露不盡)을 치료한다. 전즙(煎汁)에 설탕을 넣어 복용하면 효과가 있다.〉"

신국 (神麴)*

Massa Medicata Fermentata

【藥性本草】 KHP.

【처방용명】 神麯, 神麴, 六麴, 六麯, 六神麯, 六神麴, 生神麴, 生神麯, 焦神麯, 炒神麴

【성미】 辛, 甘, 溫

【귀경】 脾, 胃

【효능】 행기소식(行氣消食), 건비개위(健脾開胃)

【기원】

이 약은 밀가루 또는 밀기울, 적소두가루, 행인니(杏仁泥), 개똥쑥집(靑蒿汁), 도꼬마리집(蒼耳汁), 버들여쥐집(野蓼汁) 등의 재료를 반죽하여 누룩같이 만들어 짚이나 마대 또는 삼잎으로 싸서 온실에서 발효시킨 것이다.

이를 너무 건조하지도 질지도 않게 하여 작은 덩어리로 만든 다음 광주리에 넣고 다시금 마대 혹은 삼잎으로 한 번 정도 보온하면서 발효시킨다. 이어서 길게 실처럼 늘어질 정도록 발효되면 광주리에서 꺼내어 볕에 말려 생으로 쓰거나 또는 초하여 쓴다.

【임상응용】

① 식적불소(食積不消), 장명복사(腸鳴腹瀉)

이 약은 신(辛)으로 행기(行氣)하여 소식(消食)하고 감(甘), 온(溫)으로 비(脾)를 튼튼하게 하고 식욕을 증진하여 곡식(穀食)에 의한 적체(積滯)를 잘 소화시킨다.

따라서 식적(食積)이 제거되지 않아 완복(脘腹)이 창통(脹痛)하고 식욕이 없을 때에는 맥아, 산사를 가하여 쓰고(焦三仙), 비위(脾胃)가 허약할 때에는 인삼, 백출, 복령 등을 배합하며, 비위(脾胃)가 찬(寒)경우에는 포강, 목향, 구인 등을 배합하고, 비허(脾虛)에 의한 식적(食積)이나 배에서 소리가 나면서 설사할 때에는 백출, 지실, 맥아를 같이 쓴다(麴蘖枳朮丸).

【임상사용의 요점】

신국은 신감(辛甘). 온(溫)하다. 감온으로 화중(和中)하고 신으로 행기(行氣)한다. 초초(炒焦)하면 향기가 있어 개위(開胃)하므로 건비개위(健脾開胃) 행기소식(行氣消食)의 효능이 있다. 식적불화(食積不化)의 완민복창(脘悶腹脹) 복통사리(腹痛瀉痢)에 쓰이며 특히 곡식불소(穀食不消)에 사용한다.

【참고】

화위소식(和胃消食)에는 초(炒)해서 쓰고 지사(止瀉)에는 초(焦)해서 쓰며 환제(丸劑)에는 그대로 쓴다.

대개 환제에는 광물이나 개각(介殼)이 들어가면 소화되기 어려운 경우가 많은 데. 이 약으로 환을 만들면 소화흡수를 돕는 효과를 높일 수 있다.

【용량 용법】

6-15g. 초초(炒焦)한 것이 좋다.

【사용상의 주의】

비음(脾陰)이 허(虛)하고 위화(胃火)가 왕성한 경우에는 금기이고 임신부에게는 신중하게 투여하여야 한다.

【고전의 기록】

≪藥性本草≫

"化水穀宿食, 癥結積滯, 健脾暖胃. 〈수곡, 숙식을 소화시키고 징결적체를 없앤다. 비(脾)를 튼튼하게 하고 위를 따뜻하게 한다.〉"

≪本草綱目≫

"消食下氣, 除痰逆霍亂, 泄痢脹滿諸疾. 〈음식을 소화하고 기를 내리게 하여 담역(痰逆)에 의한 곽란(霍亂), 설사, 이질, 창만 등 여러 병을 없앤다.〉"

≪珍珠囊≫

"養胃氣, 治赤白痢. 〈위기를 기르고 적백리(赤白痢)를 치료한다.〉"

10

第十章
구충약(驅蟲藥)

우리 몸 속에 있는 기생충을 몰아내거나 이들을 박멸하는 약을 구충약(驅蟲藥)이라 한다.

이 약들은 주로 비(脾), 위(胃), 대장(大腸)으로 들어가 충체(蟲體)를 마비(痲痺), 분해(分解)시키거나 또는 충체(蟲體)에 자극을 주어 체외(體外)로 배출되게 하는 작용을 발휘하여 장에 기생하는 회충, 요충, 조충, 구충, 강편충(薑片蟲) 및 흡혈충(吸血蟲) 등을 구충한다.

기생충에 감염이 되면 보통 배가 부르다. 배가 아프다. 연말(涎沫)을 구토한다. 많이 먹지만 배가 고프다. 식욕이 없다. 편식을 한다. 항문(肛門)이 가렵다 등의 증세가 있고, 심하면 얼굴이 누렇게 되고 몸이 여위는 등의 증상이 나타난다.

그러나 환자에 따라서는 증세가 가벼워 명확한 증세가 나타나지 않기 때문에 다만 대변검사에 의해서 판별되는 경우도 있다.

구충약에는 구충작용 이외에 건비강위(健脾強胃), 소적화체(消積化滞)하는 효능을 겸비한 것도 있고, 청감열(清疳熱), 소적체(消積滞)의 효능을 가진 약물과 같이 쓰면 소아감적(小兒疳積)의 치료에 응용할 수 있는 것도 있다.

임상에서 응용되는 경우를 보면 다음과 같다.

대변이 비결(秘結)할 때에는 사하약(瀉下藥)을 배합하여 충체(蟲體)가 쉽게 배출되도록 하고, 적체(積滞)를 겸(兼)할 때에는 소적도체약(消積導滞藥)을 같이 쓰며, 몸이 약할 경우에는 공(攻)과 보(補)를 겸시(兼施)하거나 선보후공(先補後攻)하거나 한다.

또 구충약은 일반적으로 공복에 복용하는 것이 구충효과가 좋고, 열이 나거나 복통(腹痛)이 심할 때에는 기생충을 안정시켜 통증을 멈춘 후에 구충을 시도해야 한다.

또 약물에 따라서는 독성과 부작용이 크므로 용량과 용법에 주의를 기울여 정기(正氣)가 손상되지 않게 해야 하고, 임신부와 노약자에게는 쓰지 않는 것이 좋으며, 구충하고 난 후에는 적당하게 휴식해야 하고 위기(胃氣)를 보양(補養)해야 한다.

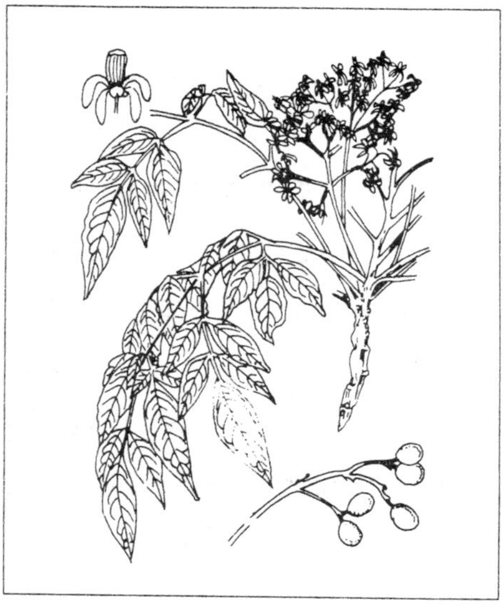

고련피(苦楝皮)
Meliae Cortex

【別錄】KHP, CP.

【처방용명】 苦楝根皮, 苦楝皮

【성미】 苦, 寒, 有毒

【귀경】 脾, 胃, 肝

【효능】 청열조습(清熱燥濕), 살충료선(殺蟲療癬)

【기원】

이 약은 멀구슬나무 *Melia azedarach* L. var. *japonica* Makino (멀구슬나무과 Meliaceae)의 수피 또는 근피이다.

봄과 가을에 채취하여 코르크 층을 벗기고 양건한 것을 쓴다.

【임상응용】

① 충적복통(蟲積腹痛)

이 약은 고한(苦寒)하고 청열(清熱), 조습(燥濕), 살충(殺蟲), 지통(止痛)하는 작용이 있어 회충, 요충, 구충(鉤蟲)을 구제(驅除)하는 효과가 좋다.

위장(胃腸)의 습열(濕熱)이나 충적(蟲積)에 의한 복통(腹痛)에는 단미(單味)로 물로 달여복용하거나 오고(熬膏)로 하여 복용하며 빈랑을 가하여 달인 액을 복용하더라도 역시 회충과 구충(鉤蟲)에 효과가 있다.

또 요충증에는 고삼, 사상자, 조각을 가하여 가루로 하고 환제로 하여 항문(肛門)에 삽입하고(楝皮殺蟲丸), 백부, 오매를 배합하여 진하게 끓이고 매일 저녁에, 2-4일 동안 관류(灌留)시키면 효과가 있다.

최근에는 이 약에 목향, 빈랑자, 대황, 사군자, 후박, 현호색을 배합하여 전제(煎劑)로 하고 담도회충(膽道蛔蟲)에 이를 복용하여 좋은 효과를 보고 있다.

② 개선습창(疥癬濕瘡)

이 약은 청열(清熱), 조습(燥濕), 살충(殺蟲) 및 지양(止痒)하는 효능이 있다.

따라서 습열(濕熱)이 온결(蘊結)하고 개선(疥癬)이나 습창(濕瘡)으로 피부가 가려울 때에는 단미를 가루로 하여 돈지나 바셀린에 섞어 72%의 고련피유고(苦楝皮油膏)를 만들어 도포한다.

최근에는 이 약을 달인 액으로 씻어 주거나 국부에 적용하여 적충성음도염(滴蟲性陰道炎)에 효과를 보고 있다.

【임상사용의 요점】

> 고련피는 고한(苦寒). 유독(有毒)하다. 회충 요충의 살충에 효과가 있고 그 힘은 사군자보다 강하다. 또한 청열조습(清熱燥濕)하는 효능이 있기 때문에 개선창라(疥癬瘡癩)에 외용한다.

【용량 용법】

6-15g. 선품(鮮品)은 15-20g.

【사용상의 주의】

이 약은 유독(有毒)하며 축적작용이 있으므로 계속하여 복용하거나 과량을 복용해서는 안 된다.

【고전의 기록】

≪別錄≫

"療蛔蟲, 利大腸. 〈회충을 치료하며 대장을 이(利)한다.〉"

≪日華子諸家本草≫

"治游風熱毒, 風疹惡瘡疥癩, 小兒壯熱, 幷煎湯浸洗. 〈유풍열독(游風熱毒)과 풍진, 악창, 개라(疥癩) 그리고 소아(小兒)의 장열(壯熱)을 치료하며 전탕(煎湯)의 물에 담그거나 씻는 방법으로도 치료한다.〉"

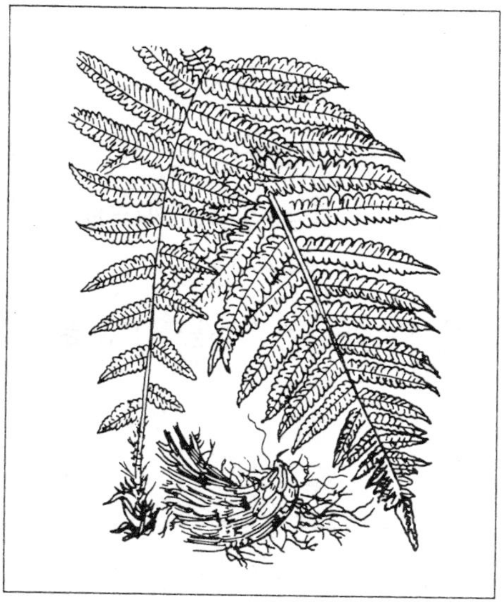

관중 (貫衆)
Crassirhizomae Rhizoma

【本經】 KP.

【처방용명】 貫仲, 貫仲炭, 貫衆, 貫衆炭

【성미】 苦, 微寒

【귀경】 肝, 脾

【효능】 살충(殺蟲), 지혈(止血), 청열해독(淸熱解毒)

【기원】

이 약은 관중 *Dryopteris crassirhizoma* Nakai(고사리과 Polypodiaceae)의 뿌리줄기와 엽병(葉柄)의 기부(基部)이다.

【임상응용】

① 충적복통(蟲積腹痛)

이 약은 고한(苦寒)하고 살충(殺蟲)하는 효능이 있어 구충(鉤蟲), 조충, 회충, 요충 등을 구제하는 데 활용된다.

구충(鉤蟲)을 구제하려면 비자, 빈랑자, 홍등 등을 같이 쓰고, 조충을 구제하려면 빈랑자, 뇌환 등을 배합하여 환제로 만들어 복용하며, 회충의 구제에는 학슬, 무이, 용담 등을 가하여 산제로 하여 복용하고, 요충의 구제에는 학슬, 고련피 등을 가하여 쓰면 구충효과를 높일 수 있다.

② 토혈육혈(吐血衄血) 붕루하혈(崩漏下血)

이 약을 초탄(炒炭)하면 양혈지혈(涼血止血)하는 효과가 있어 혈열망행(血熱妄行)으로 인해 생기는 각종 출혈(出血), 특히 붕루하혈(崩漏下血)의 치료에 뛰어난 효과가 있다.

토혈(吐血), 육혈(衄血)에는 황련을 가하여 산제로 복용하고 붕루하혈(崩漏下血)에는 목단피, 생지황, 백작약, 당귀, 지유, 아교 등을 같이 쓴다.

③ 풍열감모(風熱感冒) 온열반진(温熱斑疹) 차시후비(痄腮喉痺)

이 약은 고한(苦寒)하여 청열해독(清熱解毒)하는 효능이 우수하기 때문에 풍열(風熱)에 의한 감모(感冒), 온열(溫熱)에 의한 반진(斑疹), 차시(痄腮) 후비(喉痺) 등에 활용된다.

이 때, 금은화, 연교, 대청엽, 판남근 등의 청열해독약(清熱解毒藥)을 같이 쓰면 효과가 증강된다.

【임상사용의 요점】

관중은 고한(苦寒)하다. 고(苦)로 조습(燥濕)하고 한(寒)으로 청열(清熱)하며 해독(解毒)에 뛰어나 온열습예(蘊熱濕穢)를 제(除)하기 때문에 열독창종(熱毒瘡腫) 차시종통(痄腮腫痛)에 사용한다. 초탄(炒炭)하면 양혈지혈(涼血止血)하여 고설화어(苦泄化瘀)에 작용하기 때문에 붕루하혈(崩漏下血) 변혈(便血) 혈리(血痢)에 자주 사용되며 특히 부녀의 붕루(崩漏)에 효과가 있다. 그리고 구충소적(驅蟲消積)에 사용하며 조충(條蟲) 요충(蟯蟲)에 유효하다.

【참고】

그대로 쓰면, 청열해독(清熱解毒) 구충소적(驅蟲消積)하고, 초탄(炒炭)하여 쓰면 지혈(止血)한다.

【용량 용법】

10-15g.

【사용상의 주의】

위비(胃脾)가 허한(虛寒)할 때에는 쓰지 말아야 하고 임신부에게는 주의해서 써야한다.

【고전의 기록】

≪本經≫

"主腹中邪熱氣, 諸毒, 殺三蟲. 〈뱃 속의 사열기(邪熱氣)와 여러가지 독(毒)을 주치하고 삼충(三蟲)을 죽인다.〉"

≪別録≫

"去寸白, 破癥瘕, 諸頭風, 止金瘡. 〈촌백(寸白)을 제거하고 징하(癥瘕)를 파(破)하며 여러

가지 두풍을 없애고 금창(金瘡)을 낫게 한다.〉"

≪本草綱目≫

"治下血, 崩中, 帶下, 產後血氣脹痛, 斑疹毒, 漆毒, 骨哽.〈주로 하혈, 붕중(崩中), 대하, 산후의 혈기창통, 반진독, 옻독, 골경(骨哽)을 치유한다.〉"

≪本草正義≫

"貫衆苦寒沈降之質, 故主邪熱而能止血, 幷治血痢下血 甚有捷效 皆苦以燥濕, 寒以泄熱之功也, 然氣亦濃厚, 故能解時邪熱結之毒.〈관중은 고한침강한 성질이 있으므로 사열(邪熱)을 다스려 지혈하게 하고 혈리(血痢), 하혈(下血)의 치료에 빠른 효과를 보인다. 이는 고(苦)로 조습(燥濕)하고 한(寒)으로 설열(泄熱)하기 때문이다. 그러고 기(氣) 역시 농후(濃厚)하여 때로 사열이 결하여 생기는 독을 풀어준다.〉"

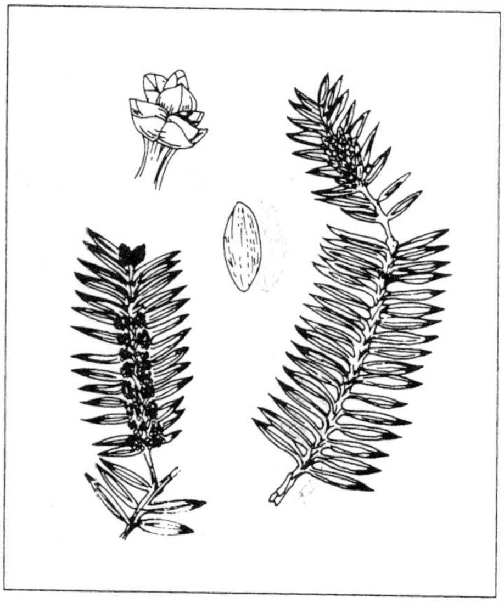

비자 (榧子)
Torreyae Semen

【別錄】KHP, CP.

【처방용명】 榧實, 香榧子, 榧子仁, 榧子肉, 玉榧

【성미】 甘, 平

【귀경】 肺, 胃, 大腸

【효능】 살충소적(殺蟲消積), 윤폐완사(潤肺緩瀉)

【기원】

이 약은 비자나무 *Torreya nucifera* Sieb. et Zucc. (주목나무과 Taxaceae)의 씨이다.

【임상응용】

① 충적복통(蟲積腹痛).

이 약은 감평(甘平)하고 살충(殺蟲), 소적(消積)하면서 비위(脾胃)를 상하지 않는다.

매우 안전한 구충약(驅蟲藥) 중의 하나로 구충(鉤蟲), 조충, 회충 등에 고루 사용되고, 특히 구충(鉤蟲)의 제거에 효과가 뛰어나다.

구충의 제거에는 단미로 초초(炒焦)하여 껍질을 없애고 씹어 먹어도 되고 또는 사군자, 대산 등과 같이 달여서 복용하기도 한다. 조충의 구제에는 빈랑자, 남과자, 학초 등을 같이 쓰고, 회충에는 사군자, 고련피, 학슬을 같이 쓴다. 이 약에는 완하작용까지 있어 충체를 잘 배출시키므로 따로 사하약을 쓸 필요가 없다.

② 폐조해수(肺燥咳嗽) 장조변비(腸燥便秘)

이 약은 감윤평화(甘潤平和)하여 윤폐지해(潤肺止咳)하면서 윤장통변(潤腸通便)하므로 폐조(肺燥)에 의한 해수(咳嗽), 장조(腸燥)에 의한 변비(便秘)에도 응용된다.

폐조(肺燥)에 의한 해수(咳嗽)에는 사삼, 맥문동, 패모 등의 윤폐지해약(潤肺止咳藥)을 같이 쓰고, 장조(腸燥)에 의한 변비(便秘)에는 화마인, 괄루인, 행인 등의 윤장통변약(潤腸通便藥)을 같이 쓴다.

【임상사용의 요점】

비자는 감삽(甘澁), 평(平)하다. 살충함과 동시에 충체의 배제(排除)를 촉진시키는 완하작용이 있다. 작용은 완화하여 비위를 상하지 않으며, 유윤(油潤)하여 윤폐지해(潤肺止咳) 윤장통변(潤腸通便)하는 효능이 있기 때문에 폐조(肺燥)에 의한 해수(咳嗽), 장조(腸燥)에 의한 변비(便秘)에도 사용된다.

【참고】

사군자와 비자는 달고 독이 적어 먹기 쉽고 비위를 상하지 않으며 소화관내의 기생충을 구제하고 또한 유분을 다량 함유하고 있어 유윤활장 (油潤滑腸)하는 작용 때문에 다른 사약(瀉藥)을 첨가할 필요가 없다.

사군자는 특히 회충의 구제에 유효하고 비위를 도와 허열을 제거하기 때문에 감적(疳積)에 대한 요약으로 쓴다. 비자는 조충, 구충(鉤蟲), 요충에 효과가 있고 윤폐지해 작용도 있지만 보비익위(補脾益胃)하고 감(疳)을 치료하는 효능은 없다.

【용량 용법】

10-30g. 익혀서 씹어 먹거나 환제나 산제로 하여 복용한다.

【사용상의 주의】

기허하함(氣虛下陷)에는 조심해서 써야 한다.

【고전의 기록】

≪別録≫

"常食治五痔, 去三蟲. 〈상식(常食)하면 오치(五痔)가 치료되고 삼충(三蟲)을 없앤다.〉"

≪本草圖解≫

"消穀行食, 殺蟲化積, 止嗽, 助陽, 療痔, 止濁. 〈음식을 소화하여 내려가게 하며 살충(殺蟲)하여 적(積)을 삭이고 기침을 멎게 하고 양(陽)을 도우며 치(痔)를 치료하고 탁(濁)을 그치게 한다.〉"

≪本草備要≫

"潤肺, 殺蟲. 〈윤폐하고 살충한다.〉"

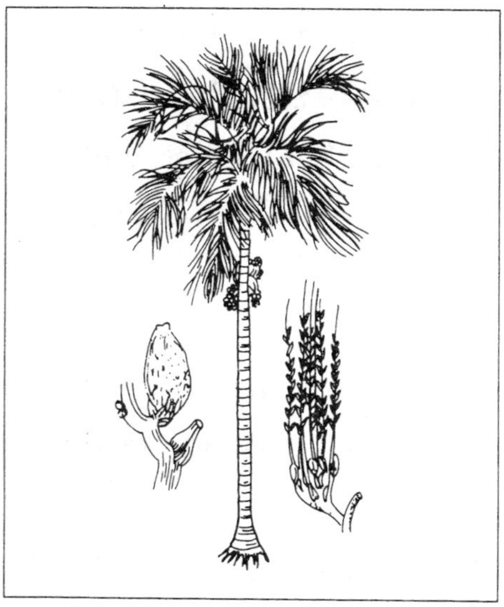

빈랑자 (檳榔子)*
Arecae Semen

【別錄】KP, JP, CP.

【처방용명】 花檳榔, 鷄心檳榔, 大腹子, 海南子, 檳榔, 檳榔子, 檳榔片

【성미】 辛, 苦, 溫

【귀경】 胃, 大腸

【효능】

살충(殺蟲), 소적(消積), 행기(行氣), 이수(利水), 절학(截瘧)

【기원】

이 약은 빈랑나무 *Areca catechu* L. (야자나무과 Palmae)의 씨이다. 중국의 해남도(海南

島), 광동(廣東), 복건성(福建省), 운남(雲南) 등지에서 주로 생산된다.

【임상응용】

① 충적(蟲積)에 의한 복통(腹痛)

이 약은 신개(辛開)하고 고강(苦降)하여 하행(下行)하며 살충(殺蟲), 지통(止痛)하는 효능이 있다.

주로 조충에 효과가 좋고 강편충(薑片蟲),구충(鉤蟲), 회충, 요충 등 여러 종류의 장내 기생충에도 효과가 있다.

즉, 조충중, 특히 돼지조충에 효과가 좋고 사하통변(瀉下通便)하는 효능까지 겸하고 있어 충체의 배출에도 도움이 된다.

이 약 60-120g을 단미로 하여 진하게 달여 복용하고, 남과자와 같이 쓰면 조충을 구제하는 효과를 더욱 높일 수 있으며, 강편충의 구충에는 단미로 쓰거나 오매, 감초 등을 같이 쓰고, 회충, 요충의 구제에는 단미로 달여서 복용하거나 사군자, 무이, 학슬, 고련피, 백반 등을 가하여 쓴다(花蟲丸).

② 식적기체(食積氣滯) 사리후중(瀉痢後重)

이 약은 신산(辛散)하고 고설(苦泄)하여 소적(消積), 도체(導滯), 파기(破氣). 제창(除脹)에 뛰어난 효능을 가지고 있다.

식적(食積)에 의한 기체(氣滯), 사리후중(瀉痢後重) 등에는 목향, 견우자, 대황, 청피 등을 같이 쓴다.(木香檳榔丸).

③ 수종각기(水腫脚氣).

이 약은 행기(行氣)하고 이수(利水)하는 효능이 있어 수종(水腫)의 실증(實證), 이변불통(二便不通)에 상륙, 택사, 복령, 목통 등을 같이 쓰고(疏鑿飮子), 한습(寒濕)에 의한 각기(脚氣)에는 진피, 모과, 오수유, 자소엽 등을 같이 쓴다(鷄鳴散).

④ 흉복창통(胸腹脹痛) 산기동통(疝氣疼痛)

이 약은 선옹(宣壅)하여 행체(行滯)하면서 이기(利氣)하고 지통(止痛)하는 작용이 있으므로 칠정(七情)이 울결(鬱結)하고 한사(寒邪)에 재감(再感)하여 흉복(胸腹)이 창민(脹悶)하고 상기(上氣)하여 천급(喘急)하는 등의 증세에 침향, 오약, 인삼을 같이 쓴다(四磨飮子).

또 한응(寒凝)에 의한 기체(氣滯) 때문에 산기(疝氣)로 동통(疼痛)할 때에는 오약,

목향, 천련자 등을 같이 쓴다(天台烏藥散).

⑤ 기타

이 약은 절학(截瘧)의 효능도 있어 학질(瘧疾)에 의한 한열(寒熱)이 오랫 동안 낫지 않고 담습(痰濕)이 편성(偏盛)할 때에는 상산, 초과, 지모 등을 같이 쓴다(截瘧七寶飮).

【임상사용의 요점】

빈랑자는 고강(苦降) 신산(辛散) 온통(溫通)한다. 강기(降氣)하고 행체(行滯)하여 담(痰)을 행(行)하고 수(水)를 소하며, 체파(滯破)하여 적을 없애고 식(食)을 화(化)하기 때문에 강기파체(降氣破滯) 통행도체(通行導滯) 이수화습(利水化濕)하는 효능이 있다. 또한 구충, 절학(截瘧)작용도 있다. 따라서 충적(蟲積)에 의한 복통(腹痛), 담습(痰濕)에 의한 학질, 사리후중(瀉痢後重), 식적담체(食積痰滯), 흉복창민(胸腹脹悶) 및 수종각기(水腫脚氣) 등에 사용한다.

【용량 용법】

6-15g. 단미로 조충을 구제하고자 할 때에는 60-120g을 쓴다.

【사용상의 주의점】

비허(脾虛)하여 변당(便溏)일 때에는 복용시키지 않는다.

【고전의 기록】

≪別録≫

"消穀逐水, 除痰癖, 殺三蟲伏屍, 療寸白. 〈음식을 소화하고 축수(逐水)하며 담벽(痰癖)를 없애고 삼충(三蟲)을 죽이고 충체를 몰아내며 촌백(寸白)을 치료한다.〉"

≪藥性論≫

"宣利五臟六腑壅滯, 破堅滿氣, 下水腫, 治心痛, 風血積聚. 〈오장육부의 옹체를 선리(宣利)하고 파견만기하며 수종(水腫)을 내리고 심통(心痛), 풍혈적취(風血積聚)를 치료한다. 〉"

≪本草綱目≫

"治瀉痢後重, 心腹諸痛, 大小便氣秘, 痰氣喘急, 療諸症, 御瘴癘. 〈사리후중(瀉痢後重), 심복(心腹)의 여러 통증, 대소변의 기비(氣秘), 담기천급(痰氣喘急)등 여러 증을 치료하고 장

려(瘴癘)를 제어한다.〉"

【부】 대복피 (大腹皮), Arecae Semen

이 약은 빈랑나무의 과피로 성미는 신(辛), 미온(微溫)이고 비(脾), 위(胃), 대장(大腸), 소장(小腸)으로 귀경(歸經)하며, 하기관중 (下氣寬中), 이수소종(利水消腫)하는 효능이 있다.

임상에서는 습탁(濕濁)에 의한 기체(氣滯), 완복(脘腹)의 비민(痞悶)하고 창만(脹滿)할 때에 후박, 진피, 사인을 같이 쓰고, 수종(水腫), 각기(脚氣)에는 오가피, 상백피, 복령피 등을 가하여 쓴다.

용량은 3-10g 이다.

【임상사용의 요점】

대복피는 신(辛) 미온(微溫)하며 선발력(宣發力)을 갖추고 있다. 행기소체(行氣疏滯) 관중제창(寬中除脹)에 의해 무형의 기체(氣滯)를 산(散)함과 동시에 행수소종(行水消腫)에 의해 유형의 수습을 제거하여 지사(止瀉)작용도 있다. 기체습조(氣滯濕阻)의 흉복적수(胸腹積水) 비민창만(痞悶脹滿) 및 수기(水氣)가 넘처 생기는 피부수종이나 각기(脚氣)에 의한 수종(水腫)에 유효하다.

【참고】

대복피와 빈랑자는 같은 식물의 과피와 종자로서 효능이 유사하지만 빈랑자 쪽이 행기의 효능이 강하고 사하작용이 있으며 살충하는 효능이 있다. 대복피에는 지사작용이 있다.

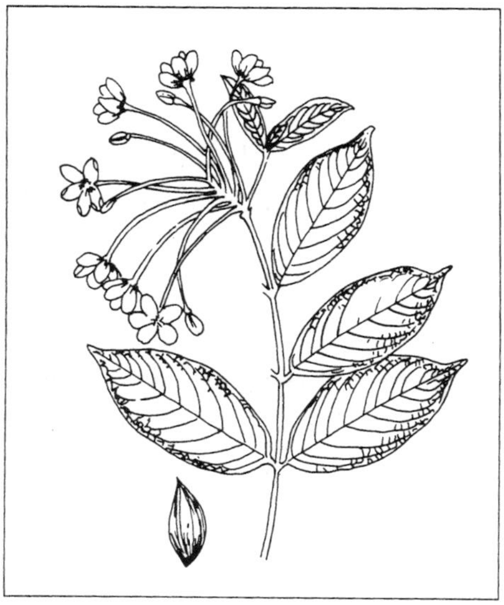

사군자(使君子)
Quisqualis Fructus

【開寶本草】KHP. CP.

【처방용명】 使君肉, 使君子

【성미】 甘, 溫

【귀경】 脾, 胃

【효능】 살충소적(殺蟲消積), 건비료감(健脾療疳)

【기원】

이 약은 사군자 *Quisqualis indica* L.(사군자과 Combretaceae)의 열매이다.

중국의 사천(四川), 광동(廣東), 광서(廣西), 운남(雲南) 등지에서 주로 생산된다.

9-10월에 과피가 자흑색으로 변했을 때 채취하여 양건하고 껍질을 벗겨 속씨(種仁)를 꺼내어 그대로 쓰거나 초하여 쓴다.

【임상응용】

① 충적복통(蟲積腹痛)

이 약은 미감(味甘)하고 향기(香氣)가 좋아 회충, 요충을 구제(驅除)하는 데, 특히 어린이의 회충증과 요충증에 적용된다.

충적(蟲積)에 의해 복통이 비교적 경미할 경우에는 단미로 초향(炒香)하고 씹어 먹으면 좋고, 병증이 심할 경우에는 고련피, 무이, 감초, 저담즙을 같이 쓴다 (使君子散). 또 요충증에는 대황을 같이 써서 가루로 하여 복용하거나 백부전탕(百部煎湯)으로 장(腸)에 유관(留灌)토록 한다.

② 소아감적(小兒疳積)

이 약은 미감(味甘)하고 따뜻하지만 조(燥)하지 않아 회충을 구충하면서 적체(積滯)를 해소하고 비위(脾胃)를 부조(扶助)한다.

따라서 어린이의 감적증(疳積症)으로 복통(腹痛)하고 기생충이 있으며 몸이 마르고 배가 커지며 얼굴색이 누렇게 되고 젖이 체하는 것을 다스린다. 이 때에는 신국, 맥아, 황련, 빈랑자 등을 같이 쓰고 (肥兒丸), 습(濕)이 비교적 심하면서 조열(潮熱)이 없어지지 않을 경우에는 호황련, 은시호, 진교 등을 배합하여 같이 쓰며, 비위(脾胃)가 허약할 때에는 인삼, 산약, 백출, 사인, 계내금 등을 배합하여 쓴다.

【임상사용의 요점】

사군자는 감온(甘溫)하다. 살충할 뿐만 아니라 건비소적(健脾消積)하는 작용도 있어 회충 요충을 구제하는 요약이다. 회충에 의한 복통에 적합하지만 맛이 달고 향기가 좋아 어린이가 잘 먹기 때문에 특히 소아감적(小兒疳積) 유식정체(乳食停滯) 등에 많이 활용한다.

【참고】

충적에는 초하여 복용하지만 보통은 대황과 같은 설사약을 쓰지 않는다. 성인은 1회 10-20알을 복용하고 어린이는 1세마다 1알 반을 증량하여 복용시키는 데 총량이 20알을 초과하지 않도록 하며 1일 1회로 3일간 복용하면 좋다.

【용량 용법】

전제로 할 경우 성인은 3-10g이고, 어린이는 나이에 따라 1알 반씩을 증량하여 쓰되 총량이 20알을 넘지 않게 한다.

공복(空腹)에 2-3일 연속해서 복용하며 껍질을 깨 없애고 초향(炒香)하여 씹어 먹는다.

【사용상의 주의점】

대량(大量)을 복용(服用)하면 트림, 현운(眩暈), 구토(嘔吐), 복사(腹瀉) 등 위장반응을 일으킬 수 있으므로 신중을 기해야 하고, 복용시에는 뜨거운 차를 마시지 않도록 하여야 한다.

【고전의 기록】

≪開寶本草≫

"主小兒五疳, 小便白濁, 殺蟲, 療瀉痢. 〈어린이의 오감(五疳), 소변백탁을 주치하고 구충하며 사리(瀉痢)를 주치한다.〉"

≪本草綱目≫

"健脾胃, 除虛熱, 治小兒百病瘡癬. 〈비위(脾胃)를 튼튼하게 하고 허열(虛熱)을 없애며 어린이의 백병창선(百病瘡癬)을 치료한다.〉"

≪本草正義≫

"使君子, 甘溫是溫和之溫, 殊非溫燥可比, 故能助飮食之運化, 而疏導腸中積滯, 且富有脂液, 所以滑利流通. 〈사군자는 감온으로 온(溫)은 온화(溫和)하다는 뜻으로 온조(溫燥)하다는 것과는 다르다. 따라서 음식(飮食)의 운화(運化)를 돕고 장중(腸中)의 적체(積滯)를 소통시킨다. 또 지액(脂液)이 풍부하여 활리유통(滑利流通)하게 한다.〉"

11

第十一章
지혈약(止血藥)

第一節 양혈지혈약(凉血止血藥)
第二節 수삽지혈약(收澁止血藥)
第三節 화어지혈약(化瘀止血藥)
第四節 온경지혈약(温經止血藥)

몸의 내외에서 출혈하는 것을 억제하거나 멈추게하는 약을 지혈약(止血藥)이라 부른다.

이 지혈약은 그 약성(藥性)에 따라 양혈지혈약(凉血止血藥), 수삽지혈약(收澁止血藥), 화어지혈약(化瘀止血藥), 온경지혈약(溫經止血藥) 등으로 나눈다.

이 약들은 혈열망행(血熱妄行), 음허양항(陰虛陽亢), 어혈조체(瘀血阻滯), 기불섭혈(氣不攝血) 및 질타손상(跌打損傷) 등의 원인에 의해 나타나는 객혈(喀血), 육혈(衄血), 토혈(吐血), 요혈(尿血), 변혈(便血), 붕루(崩漏), 자전(紫癜) 및 창상(創傷) 등의 출혈증에 쓴다.

이 때, 이 약들은 신속히 출혈을 멈추게 하여 혈액이 손실되거나 출혈과다에 의해 몸이 쇠약하거나 출혈이 멎지 않아 생기는 기수혈탈(氣隨血脫)이나 생명의 위급함을 면하게 해준다.

지혈약(止血藥)을 쓸 때에는 출혈의 원인과 구체적인 증상을 정확하게 파악하여 적절한 약물을 알맞게 배합할 것이 요망됨은 물론이다.

그 예를 보면 다음과 같다.

혈열(血熱)이 망행(妄行)하여 생기는 출혈에는 양혈지혈약(凉血止血藥)을 선택한 후 여기에 청열양혈약(淸熱凉血藥)을 배합하고, 음허양항(陰虛陽亢)이나 허화(虛火)가 상염(上炎)하여 출혈할 경우에는 양혈지혈약(凉血止血藥)을 선택한 후 여기에 자음잠양강화약(滋陰潛陽降火藥)을 배합한다.

그리고, 어혈(瘀血)이 막혀 있어 출혈할 경우에는 화어지혈약(化瘀止血藥)을 선택한 후 여기에 행기활혈약(行氣活血藥)을 배합하고, 기허(氣虛)나 양허(陽虛)하여 섭혈(攝血)하지 못하여 출혈할 경우에는 온경(溫經) 및 수삽지혈약(收澁止血藥)을 선택한 후 여기에 익기온양섭혈약(益氣溫陽攝血藥)을 배합한다.

옛 사람들은 "불에 태웠을 때 그 재가 검어지는 약은 피를 멈추게 한다 (燒灰諸黑藥. 皆能止血.)"라 하였고, "붉은 것이 검게 보이면 곧 멈춘다 (紅見黑則止)"라 하여 지혈약(止血藥)은 초탄(炒炭)하면 지혈작용이 증가되는 것으로 보았지만 약에 따라서는 그러지 않는 것도 있다.

따라서 지혈약을 초탄(炒炭)하여 쓸 것인가, 그대로 쓸 것인가 하는 것은 약에 따라 잘 살펴볼 필요가 있고 옛부터 전해오는 설에만 너무 얽매일 필요는 없다.

지혈약을 쓸 때에는 어혈(瘀血)의 유무, 그리고 지혈(止血) 후 어상(瘀狀)이 남는가의 여부에 주의해야 한다. 만약, 출혈하면서 어(瘀)가 있다면 활혈화어약(活血化瘀藥)을 가해야 하고, 출혈의 초기에 비교적 수렴성(收斂性)이 강한 지혈약(止血藥)을 과량 투여하여 어혈이 막히지 않도록 하여야 한다.

또 양혈지혈약(凉血止血藥)은 혈어기체(血瘀氣滯)를 생기게 할 수 있으므로 다량을 쓸 때에는 행기활혈약(行氣活血藥)을 조금 가하여 지혈 후에 어상(瘀狀)이 남지 않도록 해야 한다.

第一節 양혈지혈약(凉血止血藥)

양혈지혈약은 그 성미가 대체로 한(寒), 양(凉)에 속하고 양혈지혈(凉血止血)하는 효능이 있다.

이 약들은 화열(火熱)이 왕성하거나 음허화왕(陰虛火旺)하거나 화가 혈락(血絡)을 상하게 하였거나 또는 박혈망행(迫血妄行)함으로써 혈색(血色)이 선홍색(鮮紅色)이고 혀가 붉으며 맥이 세삭(細數)하는 등의 특징이 있다.

보통 화어지혈약(化瘀止血藥)이나 소량의 행기활혈약(行氣活血藥)을 가하여 쓰면 혈어가 남는 것을 방지할 수가 있다.

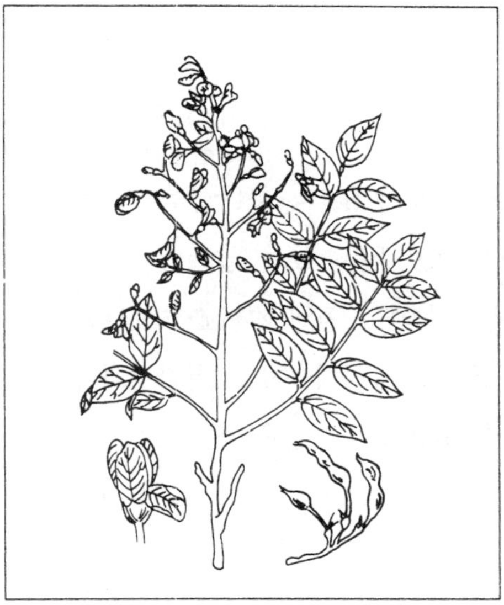

괴화(槐花)
Sophorae Flos

【本經】 KP. CP.

【처방용명】 槐花, 生槐花, 槐花炭, 槐米, 槐花米, 生槐花, 槐米炭

【성미】 苦, 微寒

【귀경】 肝, 胃, 大腸

【효능】 양혈지혈(凉血止血), 청간명목(淸肝明目)

【기원】

이 약은 회화나무 *Sophora japonica* L. (콩과 Leguminosae)의 꽃봉오리(花蕾)이다.
중국 전역에서 고루 재배하고 있다. 여름과 가을에 꽃봉오리를 채취하여 양건한 것을 쓴다.

【임상응용】

① 하부출혈(下部出血)

이 약은 성량고강(性凉苦降)하며 하초(下焦)로 잘 통하여 하부출혈(下部出血)을 치료한다. 특히 대장(大腸)의 화(火)를 청(淸)하게 하면서 양혈(凉血), 지혈(止血)하므로 대장화성(大腸火盛)이나 습열온결(濕熱蘊結)로 인한 변혈(便血),치혈(痔血)등의 치료에 쓰는데, 이 때에는 지유초탄(地楡炒炭)을 필수적으로 같이 쓰며 그외에 측백엽, 지각(枳穀)등을 배합하여 쓸 수도 있다(槐花散).

또 치창출혈(痔瘡出血)이나 장열변비(腸熱便秘)에는 황금, 과루인 등의 청열윤장통변약(淸熱潤腸通便藥)을 같이 쓰면 된다.

한편 백모근, 측백엽, 선학초 등을 같이 쓰면 혈열객혈(血熱喀血), 육혈(衄血)등의 증세를 치료할 수 있다.

② 간화두통(肝火頭痛) 현운목적(眩暈目赤)

이 약은 간(肝)으로 들어가 청간명목(淸肝明目)하는 효능을 발휘하므로 간화상염(肝火上炎), 두통목적(頭痛目赤), 현운(眩暈)등의 증세에는 단독(單獨)으로 쓸 수도 있고,

또는 하고초, 황금, 국화등을 배합해 쓸 수도 있다.

【임상사용의 요점】

괴화(槐花)는 고강(苦降) 미한(微寒)으로 간(肝) 대장(大腸)의 화(火)를 청(清)하고 양혈지혈(涼血止血)의 효능을 갖는다. 대장화성(大腸火盛) 또는 습열어결(濕熱瘀結)의 대변하혈(大便下血) 치창출혈(痔瘡出血)에 적합하고 혈열망행(血熱妄行)의 토혈(吐血), 육혈(衄血), 붕루(崩漏), 혈리(血痢)등에도 유효하다. 또한 청간강화(清肝降火)에 작용하고 간화상승(肝火上昇)의 목적두통(目赤頭痛) 심흉번민(心胸煩悶)에도 쓰인다.

【참 고】

① Sophora japonica L. 의 화뢰(花蕾)를 괴미(槐米)-괴화미(槐花米)라 하고 개화시(開花時)에 채취된 것을 괴화(槐花)라하여 구별하기도 한다. 효능은 거의 동일하다. 과실(果實)을 괴각(槐角)이라 한다.

② 생용(生用)하면 청간사화(清肝瀉火)에, 초탄(炒炭)하면 양혈지혈(涼血止血)에 작용한다.

【용량 용법】

10-15g

그대로 쓰면 청간명목(清肝明目)에 좋고 초탄(炒炭)은 주로 지혈(止血)에 좋다.

【사용상의 주의】

비위허한자(脾胃虛寒者)에게는 조심해서 써야 한다.

【고전의 기록】

≪大明本草≫

"治五痔, 心痛, 眼赤, 殺腹臟蟲及熱, 治皮膚風幷腸風瀉血, 赤白痢. 〈오치(五痔), 심통(心痛), 안적(眼赤)을 치료하며 복장의 충과 열을 없앤다. 피부의 풍과 장풍사혈 그리고 적백(赤白)의 이(痢)를 치료한다.〉"

≪綱目≫

"又療吐血, 衄血, 崩中漏下. 〈그 외에 토혈, 코피, 붕중루하를 치료한다.〉"

【부】槐角

이 약은 회화나무 *Sophora japonica* L.(콩과 Leguminosae)의 성숙한 열매(果實)이다. 동지(冬至)후에 이 열매를 따서 줄기(梗)와 과병(果柄) 및 껍질을 제거하고 볕에 말려 그대로 쓰거나 밀자(蜜炙) 또는 초탄(炒炭)하여 쓴다.

미(味)는 고(苦)하고 성(性)은 한(寒)하며 간(肝), 대장(大腸)으로 귀경(歸經)한다.

효능은 괴화(槐花)와 비슷하나 지혈작용(止血作用)은 괴화(槐花)만 못하고 청열강화(清熱降火)하는 힘은 비교적 강하다. 또 침강하행(沈降下行)하여 치혈(痔血)을 잘 치료하기 때문에 주로 치창종통(痔瘡腫痛)의 출혈증(出血症)에 쓰인다. 이 경우에는 지유, 황금, 당귀 등을 같이 쓴다(槐角丸).

용량은 10-15g. 비위허한자(脾胃虛寒者) 및 임신부에게는 금기이다.

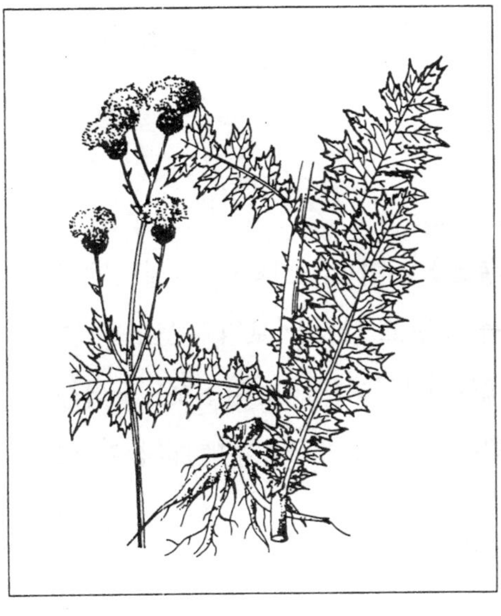

대계(大薊)
Circii Herba

【別錄】KHP. CP.

【처방용명】 大薊草, 大薊炭, 大薊

【성미】 甘, 苦, 凉

【귀경】 心, 肝

【효능】 양혈지혈(凉血止血), 산어소옹(散瘀消癰)

【기원】

이 약은 엉겅퀴 *Circium japonicum* DC(국화과 Compositae) 및 동속식물의 전초이다.

우리나라에 자생하는 엉겅퀴속 식물에는 약 18종류가 알려져 있다. 여름에 꽃필때에 전초를 채취하여 양건한 것을 쓴다.

【임상응용】

① 혈열토뉵(血熱吐衄) 요혈붕루(尿血崩漏)

이 약은 성(性)이 양(凉)하며 심(心), 간(肝)으로 들어가 청열(淸熱), 양혈(凉血), 지혈(止血)하며, 산어(散瘀)의 효능까지 가지고 있어 지혈(止血)과 동시에 흉터를 남기지 않기 때문에 혈열유어(血熱有瘀)의 각종 출혈증(出血證)에 적용된다.

즉 토혈(吐血), 육혈(衄血), 객혈(喀血) 및 그 밖의 출혈증(出血症)에 소계, 단피, 치자, 대황을 가하여 쓴다(十灰散).

또 붕루하혈(崩漏下血)의 치료에는 포황탄, 연방탄, 홍조(紅棗)를 가하여 달여서 복용한다.

② 옹종창독(癰腫瘡毒)

이 약은 성량고설(性凉苦泄)하여 청열량혈(淸熱凉血)하며 산어소옹(散瘀消癰)하는 효능이 있으므로 혈열독성(血熱毒盛), 창옹종독(瘡癰腫毒) 등을 치료하는 데에 이용된다.

이 경우에는 단독(單獨)으로 선품(鮮品)을 도즙(搗汁)하여 내복(內服)하거나 혹은 도란(搗爛)하여 환부에 붙여도 된다.

【임상사용의 요점】

대계는 감고(甘苦). 양(凉)하다. 청열양혈(淸熱凉血) 지혈(止血)하며 고설(苦泄)에 의해 파혈소종(破血消腫) 요창(療瘡)하고 감미를 갖추고 있지만 보익의 효능은 없다. 주로 양혈지혈(凉血止血)하여 혈열협어(血熱挾瘀)의 토뉵하혈(吐衄下血), 요혈붕루(尿血崩漏)에 적합하고 내복외부(內服外敷)가 함께 산혈소종(散血消腫)작용이 있어 옹종창독(癰腫瘡毒)에 쓰인다.

【용량 용법】

10-15g. 선품(鮮品)은 30-60 g까지 사용할 수 있다. 외용(外用)은 적당량. 대계(大薊) 선품(鮮品)은 양혈소옹(凉血消癰)하므로 혈열출혈(血熱出血) 및 열독옹종(熱毒癰腫)의 치료

에 이용하고 초탄(炒炭)한 것은 오직 지혈(止血)에만 쓴다.

【사용상의 주의】

비위(脾胃)가 허한(虛寒)하면서 어체(瘀滯)가 없는 경우에는 금기이다.

【고전의 기록】

≪別錄≫

"主女子赤白沃, 安胎, 止吐血鼻衄. 〈주로 여자의 적(赤), 백옥(白沃)에 쓰이며 태(胎)를 편안히 하고 토혈(吐血)과 코피를 그치게 한다.〉"

≪滇南本草≫

"消瘀血, 生新血, 止吐血鼻血, 治小兒尿血, 婦人紅崩下血, 生補諸經之血, 消瘡毒, 散瘰結核, 瘡癰久不收口者, 生肌排膿. 〈어혈(瘀血)을 없애 새피가 나게하며 토혈(吐血), 비혈(鼻血)을 그치게 한다. 소아의 요혈(尿血), 부인의 홍붕하혈(紅崩下血)을 치료하며 여러 경(經)의 혈(血)을 생보(生補)한다. 창독(瘡毒)을 없애고 나력(瘰癧), 결핵(結核) 및 창옹(瘡癰)이 오랫동안 아물지 않는 것을 낫게 한다. 살을 나게 하고 고름을 배출시킨다.〉"

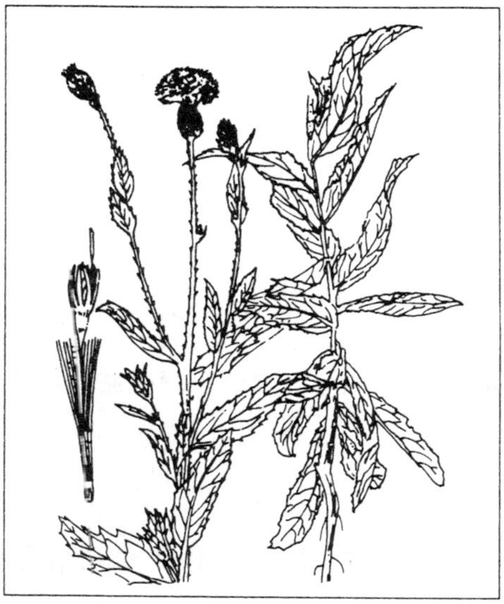

소계(小薊)
Cephalanoplosi Herba

【別錄】 KHP.

【처방용명】 小薊, 小薊草, 小薊炭

【성미】 甘, 苦, 凉

【귀경】 心, 肝

【효능】 양혈지혈(凉血止血), 산어소옹(散瘀消癰)

【기원】

이 약은 조뱅이 *Cephalanoplos segetum* Kitam. (국화과 Compositae)의 전초를 건조한 것이다.

여름에 채집하여 깨끗이 씻어 볕에 말린 것을 쓴다.

【임상응용】

① 혈열토뉵(血熱吐衄) 요혈붕루(尿血崩漏)

이 약의 양혈(凉血), 지혈(止血), 산어(散瘀)의 효능은 대계(大薊)와 비슷하여 혈열망행(血熱妄行)의 각종 출혈병증(出血病證)에 필수적으로 쓰이고 있다.

이 약은 양혈설열(凉血泄熱), 이뇨(利尿)작용이 있으므로 요혈(尿血), 혈림(血淋)등의 치료에 포황, 활석, 우절, 생지 등을 같이 쓴다(小薊飮子).

② 옹종창독(癰腫瘡毒)

이 약은 청열양혈(淸熱凉血)하고 산어소옹(散瘀消癰)하는 효능이 대계(大薊)와 비슷하나 약력(藥力)이 약간 낮다.

〈普濟方〉에서는 이 약에 유향, 명반을 배합하여 가루로 만든 다음 미주(米酒)로 충복(沖服)하여 정창악종(疔瘡惡腫)을 치료한다고 했다. 또 선품(鮮品)을 도즙(搗汁)하여 내복(內服)하거나 도란(搗爛)하여 외용(外用)한다.

【임상사용의 요점】

소계는 감량(甘凉)하다. 양혈지혈(涼血止血) 화어(化瘀)작용이 있고 동시에 이수(利水)의 효능을 가지고 있기 때문에 혈열협어(血熱挾瘀)의 토혈(吐血) 객혈(喀血) 육혈(衄血) 요혈(尿血) 붕루하혈(崩漏下血)에 적합하고 특히 혈림뇨혈(血淋尿血)에 유효하고 황달수종(黃疸水腫) 소변불리(小便不利)에도 사용한다.

【참고】

소계와 대계는 효능이 거의 동일하지만 양혈지혈(涼血止血) 해독소종(解毒消腫)의 효능은 대계가 뛰어나나 소계는 이수의 효능을 겸하여 혈림(血淋)에 유효하다.

더욱이 "별록(別錄)"에서는 대, 소계가 혼칭되고 있고 "증류본초(證類本草)" "구황본초(救荒本草)" "본초강목(本草綱目)"에 이르러서 처음으로 기원, 효능, 응용등이 명확하게 구분되어 있다.

【용량 용법】

10-15g. 선품(鮮品)은 30-60 g까지 사용할 수 있다. 외용(外用)은 적당량.

【사용상의 주의】

비위허한(脾胃虛寒)하면서 어체(瘀滯)가 없는 자에게는 써서는 안된다.

【고전의 기록】

≪本草拾遺≫

"破宿血, 止新血, 暴下血, 血痢(痢一作崩). 金瘡出血, 嘔吐等, 絞取汁溫服, 幷煎和糖, 合金瘡及蜘蛛蛇蝎, 服之亦佳. 〈숙혈(宿血)을 파(破)하고 신혈(新血)을 지혈(止血)한다. 하혈이 심할때, 혈리(血痢)(혹은 혈붕(血崩)〉 금창출혈(金瘡出血), 구토 등에 짜서 즙을 데워 복용한다. 또한 전(煎)에 당(糖)을 넣어 쓰면 금창(金瘡) 및 거미, 뱀, 전갈 등의 독 치료에도 이를 복용하면 역시 효과가 있다.〉"

≪分類藥性≫

"治血淋脹痛 跌打損傷 紅崩白帶. 〈혈림창통과 넘어져 다친 데, 또 홍붕(紅崩)과 백대(白帶)를 치료한다.〉"

《本草圖經》

"小薊根…… 止吐血, 衄血, 下血, 皆驗, 大薊根…… 破血之外, 亦療癰腫 〈소계근은 토혈, 육혈, 하혈에 모두 지혈효과가 있고 대계근은 파혈외에 역시 옹종을 치료한다〉."

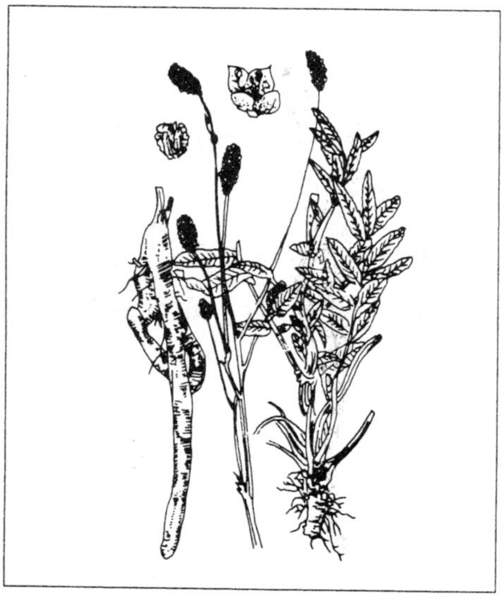

지유(地楡)
Sanguisorbae Radix

【本經】 KHP. CP.

【처방용명】 地楡, 生地楡, 地楡炭

【성미】 苦, 酸, 微寒

【귀경】 肝, 胃, 大腸

【효능】 양혈지혈(凉血止血), 해독렴창(解毒斂瘡)

【기원】

이 약은 오이풀 *Sanguisorba officinalis* Linne(장미과 Rosaceae)및 동속 근연식물의 뿌리이다.

【임상응용】

① 변혈치혈(便血痔血) 혈리붕루(血痢崩漏)

이 약의 미고(味苦)는 침강(沈降)하고 산삽(酸澁)은 수렴(收斂)하며 미한(微寒)은 청열(淸熱)하므로 청열(淸熱), 양혈(凉血), 수렴지혈(收斂止血)의 효능을 두루 갖춘 가품(佳品)으로서 변혈(便血), 치혈(痔血), 혈리(血痢), 붕루(崩漏)등 여러종류의 하부출혈증(下部出血證)에 좋다. 즉 변혈(便血)과 치혈(痔血)의 치료에는 괴각, 방풍, 당귀, 지각, 황금을 같이 쓴다(槐角丸). 이는 청화거풍(淸火祛風)과 양혈지혈(凉血止血)의 효능을 함께얻을 수 있는 경우이다.

습열혈리(濕熱血痢)에는 황련, 목향, 오매, 가자등을 가하여 쓴다(地楡丸).

혈열붕루(血熱崩漏)의 치료에는 인삼, 생지, 당귀, 백작약, 목단피, 황금, 포황등을 함께 사용한다(付靑主凉血止崩湯).

② 창양종독(瘡瘍腫毒) 수화탕상(水火燙傷).

이 약은 설화해독(泄火解毒), 소종생기(消腫生肌), 염창(斂瘡)의 효능을 가지고 있으므로 옹종창독(癰腫瘡毒), 습창궤란(濕瘡潰爛)등의 치료에는 단독(單獨)으로 연말(硏末)하여 도부(塗敷)하거나 혹은 달인 물로 환부를 씻어낸다.

이 약은 탕상(燙傷)을 치료하는 요약(要藥)으로 수화탕상(水火燙傷)에는 대황, 빙편, 백지, 당귀, 황납, 마유등을 가하여 소탕상고(燒燙傷膏)를 만들거나 또는 황백, 대황, 한수석, 생석고를 섞어 탕화산(燙火散)을 만들어 쓴다.

또 외용(外用)으로 가벼운 화상에 발라도 효과가 있으며 삼출(滲出)을 감소시켜 동통(疼痛)이 경감되며 유합(愈合)이 빨라진다.

【임상사용의 요점】

지유(地楡)는 고산(苦酸) 미한(微寒)하다. 고(苦)로 침강(沈降)하고 산삽(酸澁)으로 수렴(收斂)하며 한(寒)으로 청열(淸熱)하고 〈또한 청(淸)하여 그 과설(過泄)을 려(慮)하지 말고 삽(澁) 또한 체(滯)함을 려(慮)하지 말라〉라고 말하며 청열량혈(淸熱凉血) 수삽지혈(收澁止血)의 가품(佳品)이다. 〈그 성(性)은 침강(沈降)하여 하초(下焦)에 들어간다.〉로서 일체의 혈열출혈(血熱出血)에 사용(使用)될 수 있지만 특히 하초화성(下焦火盛)의 혈열망행(血熱妄行)에 의한 변혈(便血), 치혈(痔血), 혈리(血痢), 붕루하혈(崩漏下血)등에 적합하다. 또한 외용하면 소종지통(消腫止痛) 생기렴창(生肌斂瘡)의 효능이 있어 옹종창독(癰腫瘡毒) 수화탕상(水火燙傷)에 유효하다.

【참 고】

① 지혈(止血)에는 초탄(炒炭)하고 외용으로는 생용(生用)한다.

② 대계(大薊), 소계(小薊), 측백엽(側柏葉), 한련초(旱蓮草), 양제근(羊蹄根), 저마근(苧麻根), 괴화(槐花), 괴각(槐角), 지유(地楡)는 어느 것이라도 양혈지혈약(凉血止血藥)이 된다. 대계(大薊) 소계(小薊)는 효능이 거의 동일하나 대계(大薊)가 지혈해독(止血解毒)에 뛰어나고 소계(小薊)는 이수(利水)에 작용하여 혈림뇨혈(血淋尿血)에 적합하다. 측백엽(側

柏葉)은 생발오발(生發烏髮)의 효능을 겸하여 형렬탈발(血熱脫髮)에 양호하다. 한련초(旱蓮草)는 양음오발(養陰烏髮)에 작용하여 간신부족(肝腎不足)의 수발조백(鬚髮早白)에 적합하다. 괴화(槐花), 괴각(槐角), 지유(地榆)는 장풍하혈(腸風下血) 혈리붕루(血痢崩漏)에 대한 요약(要藥)으로 괴화(槐花) 괴각(槐角)은 청간강화(淸肝降火)에 지유(地榆)는 소종지통(消腫止痛) 생기렴창(生肌斂瘡)에 작용한다.

【용량 용법】

10-15g. 외용(外用)은 적당량을 쓴다.

【사용상의 주의】

대면적(大面積)의 소상(燒傷)에는 이 지유로 만든 외용(外用)약을 쓰지 않는다. 지유에 함유된 수해형(水解型) 유질(鞣質)이 흡수되어 중독성(中毒性) 간염(肝炎)이 생길 수 있기 때문이다.

【고전의 기록】

≪日華子諸家本草≫

"吐血, 鼻衄, 腸風, 月經不止, 血崩, 產前後諸血疾, 幷水瀉. 〈토혈(吐血), 코피, 장풍(腸風), 월경부지, 혈붕, 출산전후의 여러 혈질(血疾) 및 수사(水瀉)의 치료에 쓰인다.〉"

≪本草衍義≫

"性沈寒, 入下焦, 熱血痢則可用. 〈성(性)은 침한(沈寒)하며 하초(下焦)로 들어가 열혈리(熱血痢)가 있는 경우에 이용한다.〉"

≪藥品化義≫

"解諸熱毒癰 (여러 종류의 열독옹(熱毒癰)을 해소한다.)"

第 二 節 수삽지혈약(收澁止血藥)

이 약들은 성미가 산삽(酸澁)하고 수렴(收斂)하는 성질이 있어 염혈지혈(斂血止血)하는 효능이 있다.

이들을 적절히 배합하면 여러 종류의 출혈증에 널리 활용할 수가 있다.

다만, 지혈하면서 어혈을 남기는 단점이 있기 때문에 화어지혈약(化瘀止血藥)을 반드시 가하여 써야 하고 출혈의 초기에는 주의하여 써야 한다.

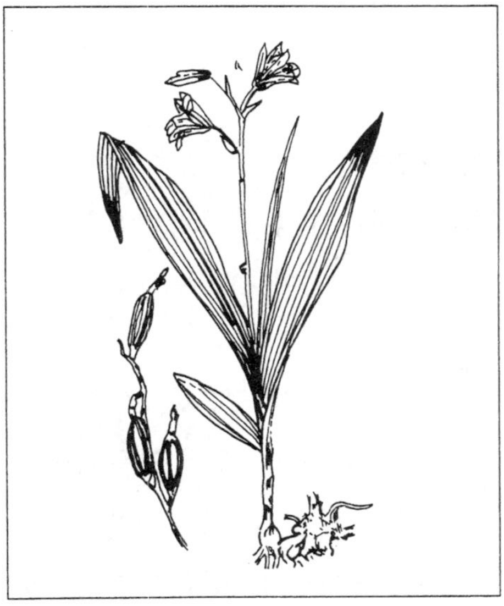

백 급(白芨)

Bletillae Rhizoma

【本經】 KHP. CP.

【처방용명】 白芨, 白及

【성미】 苦, 甘, 澁, 微寒

【귀경】 肺, 肝, 胃

【효능】 수렴지혈(收斂止血), 소종생기(消腫生肌).

【기원】

이 약은 자란 *Bletilla striata* (Thunb.) Reichb. fil. (난초과 Orchidaceae)의 덩이줄기이다. 우리나라 남부지방에 자생한다. 중국의 양자강 이남에서 나며, 여름과 가을에 캔다.

잔경(殘莖)과 수근(鬚根)을 제거하고 깨끗이 씻어 끓는 물에 넣어 백심(白心)이 없어질 때까지 삶는다.

조피(粗皮)를 제거하고 볕에 말려 생으로 쓴다.

【임상응용】

① 객혈(喀血) 토혈(吐血) 육혈(衄血) 외상출혈(外傷出血)

이 약은 질(質)이 점(粘)하면서 삽(澁)하여 수렴지혈(收斂止血)의 양약(良藥)으로 쓰인다. 또 감완(甘緩)한 성질은 폐위(肺胃)를 보익(補益)하며 미고미한(味苦微寒)하여 어열(瘀熱)을 설(泄)하므로 삽(澁)하는 중에 산(散)하고 보(補)하면서 파(破)하는(澁中有散,補中有破) 작용이 뛰어난 약품이다.

단미(單味)로는 객토뉵혈(喀吐衄血)을 치료하는데 연분(研粉)하여 충복(沖服)하면 더욱 좋다(獨聖散). 또 이 약에 삼칠을 2 : 1로 하여 산제(散劑)로 복용(服用)하기도 한다(白芨散). 그 외에 노수해혈(勞嗽咳血)을 치료하기 위해 비파엽, 합분(蛤粉), 아교, 생지를 같이 쓴다(白芨枇杷丸).

위통탄산(胃痛呑酸), 구혈(嘔血)의 치료에 오적골(烏賊骨)을 동용(同用)하여 산제로 만들어 쓴다(烏芨散) 또한 외상출혈(外傷出血)에는 단독(單獨)으로 쓰거나 혹은 단석고(煅石膏)의 연말(研末)을 배합하여 상처부위에 붙여 치료한다.

② 옹종창독(癰腫瘡毒) 수화탕상(水火燙傷) 피부군열(皮膚皸裂)

이 약은 양혈설열(凉血泄熱)하고 소종생기(消腫生肌)하는 효능을 가지고 있으므로 궤양(潰瘍)치료에 쓰인다. 특히 그 궤양이 헐기 전이나 헐은 다음이나 모두 사용이 가능하며 그 외에 수족(手足) 파열에도 사용할 수 있다.

옹종창독(癰腫瘡毒)이 생기면서 아직 헐지 않았을 때에는 천산갑, 금은화, 조각자, 천화분등을 같이 쓴다(內消散). 또 그 옹종이 이미 터진 후, 오랫동안 아물지 않을 때에는 단독(單獨)으로 연말(研末)하여 붙이면 생기수렴(生肌收斂)의 효과를 볼 수 있다.

그리고 수화탕상(水火燙傷), 수족(手足)파열에는 이 약을 연말(研末)하여 기름으로 조제하여 바르거나 혹은 바세린의 연고와 혼합 사용해도 훌륭한 효과를 얻을 수 있다.

【임상사용의 요점】

백급(白芨)은 고감(苦甘) 량(凉)하고 질(質)이 점조하다 삽(澁)이며 수렴지혈(收

斂止血)의 양약(良藥)이고 보익폐위(補益肺胃)의 효능을 겸하고 있기 때문에 폐위손상(肺胃損傷)에 의한 객혈(喀血) 구혈(嘔血) 육혈(衄血)등 대부분의 출혈에 유효하다. 또한 고(苦)로 미한이며 혈분(血分)에 들어가 설열(泄熱)하고 소종생기(消腫生肌)의 효능을 가지고 있기 때문에 옹저창양(癰疽瘡瘍)에 이궤미궤(已潰未潰)를 불문하고 사용할 수 있고 창양초기(瘡瘍初起)에는 내복하면 산결소종(散結消腫)하고 창양이궤(瘡瘍已潰)의 구불수구(久不收口)나 피부군열(皮膚皸裂)에 외용하면 생기렴창(生肌斂創)한다. 그러므로 특징은 〈삽중유산(澁中有散) 보중유파(補中有破)〉라고 개괄되어 있다.

【용량 용법】

10-15g. 연말(硏末) 복용(服用)할 경우 매회 1.5-3g. 외용(外用)은 적당량.

【사용상의 주의】

오두(烏頭)와는 상반(相反)한다.

외감해혈(外感咳血), 폐옹초기(肺癰初起) 및 폐위(肺胃)에 실열(實熱)이 있는 경우에는 금기이다.

【고전의 기록】

≪本經≫

"主癰腫惡瘡敗疽. 〈주로 옹종(癰腫), 악창(惡瘡), 패저(敗疽)의 치료에 쓰인다.〉"

≪唐本草≫

"手足皸折, 嚼之塗之. 〈수족(手足)의 군절(皸折)에 씹어서 상처에 바른다.〉"

≪滇南本草≫

"治勞傷肺氣, 補肺虛, 止咳嗽, 消肺勞咳血, 收斂肺氣. 〈노상폐기(勞傷肺氣)를 치료하고 폐허(肺虛)를 보(補)하며, 해수를 그치게 하고 폐로 해혈을 해소하며 폐기를 수렴한다.〉"

≪本草綱目≫

"白芨性澁而收, 得秋金之令, 故能入肺止血, 生肌治瘡. 〈백급은 성질이 삽(澁)하면서 수렴한다. 추금(秋金)의 령(令)을 가지고 있으므로 폐(肺)로 들어가 지혈(止血)하며 살을 나게 하고 창(瘡)을 치유해 준다."

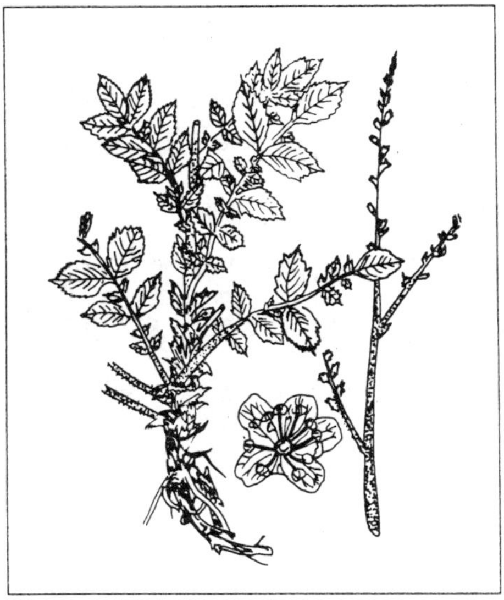

선학초 (仙鶴草)
Agrimoniae Herba

【滇南本草】 KHP. CP.

【처방용명】 仙鶴草, 龍牙草, 脫力草

【성미】 苦, 平

【귀경】 肺, 肝, 脾

【효능】 수렴지혈(收斂止血), 지리절증(止痢截症), 해독살충(解毒殺蟲)

【기원】

이 약은 짚신나물 *Agrimonia pilosa* Ledeb(장미과 Rosaceae)의 전초(全草)이다. 여름과 가을에 채집하여 깨끗이 씻어 볕에 말린 것을 쓴다.

【임상응용】

① 다종출혈(多種出血)

이 약은 고삽수렴(苦澁收斂)하며 심(心), 간(肝) 의 혈분(血分) 으로 들어가 비교적 강력한 수렴지혈작용(收斂止血作用)을 발휘한다. 특히 약성(藥性)이 평화(平和)하여 여러가지 출혈증(出血症)에 광범위하게 응용된다. 즉 한열(寒熱), 허실 (虛實)을 막론하고 다른 약을 가할 수 있고, 단독(單獨)으로도 효과가 있다. 예를 들면 토혈(吐血), 육혈(衄血), 객혈(喀血)등에는 생지, 백모근, 측백탄, 우절 등을 가한다.

또 허한성(虛寒性)의 붕루하혈(崩漏下血)에는 혈여탄, 종려탄, 연방탄등을 가하여 같이 쓴다. 그리고 대장풍열(大腸風熱), 변혈치혈(便血痔血)에는 괴화, 지유, 형개탄, 황금탄등을 같이 쓸 수 있고, 허한성(虛寒性)의 변혈(便血)에는 주로 조심토, 포강(炮薑)등을 같이 쓴다.

일찌기 임상에서는 이 약을 제련(提練)하여 선학초의 침제(針劑), 편제(片劑)를 만들어 각종 출혈증 치료에 이용했으나 치료 효과가 불확실 했는데, 근래에는 지혈분(止血粉)을 만들어 외상출혈(外傷出血)과 수술출혈(手術出血)등을 치료하여 뛰어난 지혈작용(止血作用)의 효과를 얻고 있다.

② 설사이질(泄瀉痢疾).

이 약은 삽장(澁腸), 해독(解毒), 지리(止痢)하며 강장(強壯)하는 작용이 있으며, 특히 혈리(血痢), 오래된 사리(瀉痢)에는 지유탄(地楡炭), 황금탄(黃芩炭), 은화탄(銀花炭)등 청열해독(清熱解毒)이나 양혈지리약(涼血止痢藥)을 함께 사용한다.

③ 학질한열(瘧疾寒熱).

이 약은 학질한열을 치료하는 작용이 있는데, 단독(單獨)으로 많은 양을 달여서 복용하면 효과가 있다.

④ 옹종창독(癰腫瘡毒) 음양대하(陰痒帶下)

이 약을 내복(內服)하거나 침고(浸膏)를 밀조(密調)하여 외도(外塗)하면 옹종창독(癰腫瘡毒)을 치료할 수 있으므로 유옹(乳癰), 치창(痔瘡)에 대해 해독소종(解毒消腫)하는 효능이 있다.

또 이 약은 해독살충(解毒殺蟲)하는 효능도 있어 음양대하(陰痒帶下)의 치료에 응용할 수 있는데, 즙(汁)을 내어 충세(沖洗)하거나, 농액(濃液)을 만들어 음도(陰道)를 도찰(塗擦)하고 또한 면구(棉球)에 즙(汁)을 적셔 음도(陰道)에 방입(放入)해도 효과가 좋다.

⑤ 기타

이 약 60g을 홍조 30g과 달여서 복용하되 매일 한제씩 쓰면 빈혈쇠약(貧血衰弱)이나 노력과도(勞力過度)로 인해 생기는 탈력노상(脫力勞傷)을 치료하여 보허강장(補虛強壯)의 효과를 얻을 수 있다.

【임상사용의 요점】

선학초(仙鶴草)는 고삽(苦澁)하며 평성(平性)이다. 수렴지혈(收斂止血)에 작용하기 때문에 토혈(吐血) 객혈(喀血) 육혈(衄血) 변혈(便血) 요혈(尿血) 붕루하혈(崩漏下血)등 여러가지 출혈증(出血證)에 한열허실(寒熱虛實)을 불문하고 광범위하게 응용할 수 있고 효과도 현저하다. 중국강남(中國江南)의 민간에서는 〈탈력초(脫力草)〉라 칭하며 보허강장(補虛強壯) 피로회복(疲勞回復)의 효능이 있다고 하여 탈력노상(脫力勞傷) 정력위돈(精力痿頓)등에도 사용한다. 또한 본초(本草)의 문헌상의 기재에 의해서도 절학(截瘧) 지리(止痢) 해독(解毒)등의 효능이 있어 학질(瘧疾) 혈리(血痢) 옹종(癰腫) 창독(瘡毒)등에 사용하고 있다.

【참고】

오래 묵은 것이 양품(良品)이며 "연구패종(年久敗棕)은 약효가 매우 좋다"라고 한다.

【용량 용법】

10-15g. 대제량(大劑量)은 30-60g. 외용(外用)은 적당량.

【사용상의 주의】

수렴지혈(收斂止血)의 효과를 위해서 쓰되 출혈초기(出血初期)에는 적게 쓴다.

【고전의 기록】

≪滇南本草≫

"治婦人月經或前或後, 赤白帶下, 面寒腹痛, 日久赤白血痢. 〈부인의 월경전후에 적백대하(赤白帶下)나 면한복통(面寒腹痛)및 오래된 적백혈리(赤白血痢)를 치료한다.〉"

≪本草綱目拾遺≫ (갈조방(葛祖方)을 인용(引用)함)

"消宿食, 散中滿, 下氣, 療吐血各病, 翻胃嗜膈, 瘧疾, 喉痺, 閃挫, 腸風下血, 崩痢, 食積, 黃疸, 疔腫, 肺癰, 乳癰, 痔腫. 〈숙식을 소화하고 중만(中滿)을 흐트리며 기(氣)를 내리고 토혈(吐血)의 각종 병 즉, 번위기격, 학질, 후비, 섬좌(閃挫), 장풍하혈(腸風下血), 붕리(崩痢), 식적(食積), 황달, 정종(疔腫), 폐옹(肺癰), 유옹(乳癰), 치종(痔腫)등을 치료한다.〉"

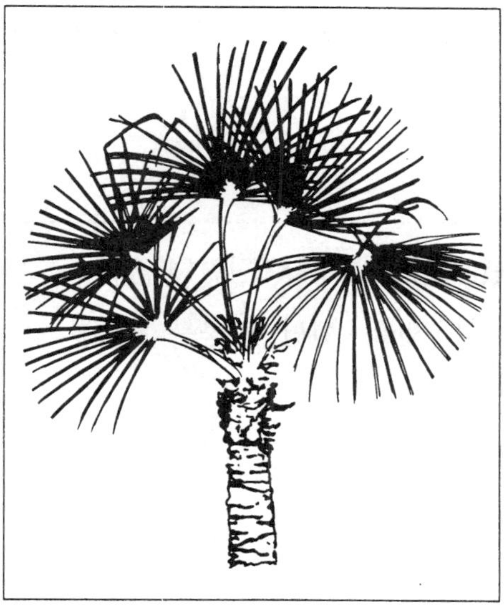

종려탄(棕櫚炭)
Trachycarpi Petiolus

【嘉祐本草】 CP.

【처방용명】 棕櫚, 棕櫚炭, 陳棕櫚, 陳棕炭

【성미】 苦, 澁, 平

【귀경】 肝, 脾

【효능】 수렴지혈(收斂止血)

【기원】

이 약은 종려나무 *Trachycarpus fortunei* H. Wendl. (야자과 Palmae)의 엽병(葉柄)및 엽초섬유(葉鞘纖維)이다.

주로 광동(廣東), 복건(福建), 절강(浙江)등지에서 난다. 동지(冬至) 전후로 해서 종피(棕皮)를 채집, 소편(小片)으로 자르고 단탄(煅炭)하여 쓴다.

【임상응용】

① 토혈뉵혈(吐血衄血) 요혈변혈(尿血便血) 붕루하혈(崩漏下血)

이 약은 고(苦), 삽(澁), 수렴(收斂), 성강(性強)하여 수렴지혈(收斂止血)의 상용약(常用藥)으로 알려져 있다.

단용(單用)으로도 효과가 있으며 주로 출혈과다(出血過多)하면서 사열어체(邪熱瘀滯)가 없는 경우에 널리 쓰인다. 이 때에는 혈여탄(血餘炭)과 항상 같이 써서 협동작용(協同作用)을 하도록 하거나 또는 혈여탄(血餘炭), 연봉탄(蓮蓬炭)등의 가루를 배합하여 산복(散服)하여(黑散子) 육혈붕루(衄血崩漏). 수렴지혈(收斂止血)의 효능을 높인다.

또 혈열망행(血熱妄行)에 속한 토혈(吐血), 육혈(衄血)의 경우에는 백모근, 측백엽, 목단피, 대계, 소계 등 양혈화어지혈약(凉血化瘀止血藥)을 같이 쓴다(十恢散).

그리고 비(脾)의 기(氣)가 허(虛)한 충맥불고(衝脈不固)의 붕루하혈(崩漏下血)에는 황기, 백출, 산유육, 오적골, 단용골등의 익기건비약(益氣健脾藥)과 수렴지혈약(收斂止血藥)을 같이 쓴다(固衝湯).

【임상사용의 요점】

종려는 고삽(苦澁)하고 평(平)하다. 수렴고탈(收斂固脫)하여 수삽지혈력(收澁止血力)이 매우 강하여 출혈에 사용한다. 토혈·육혈·객혈·혈뇨·혈변 및 붕루하혈(崩漏下血)등 모든 혈증에 효과가 있다.

【용량 용법】

3-10g. 연말(硏末)하여 복용할 때는 매번 1-2 g씩을 쓴다.

【사용상의 주의】

토혈(吐血), 붕루(崩漏), 치혈초기(痔血初期)및 습열하리(濕熱下痢)와 농혈초발(膿血初發)시기에는 모두 금기이다.

【고전의 기록】

≪本草拾遺≫

"主破血止血. 〈파혈(破血), 지혈(止血)을 주치한다.〉"

≪大明本草≫

"止鼻衄, 吐血, ……治腸風, 赤白痢, 崩中帶下, 燒存性用, 與亂發同用更良, 年久敗棕入藥尤妙. 〈코피와 토혈(吐血)을 그치게 한다…… 장풍(腸風), 적백리(赤白痢), 붕중대하를 그치게 한다. 태워도 약효가 그대로 있다. 난발(亂發)과 같이 쓰면 더욱 효과가 있고 해묵은 패종(敗棕)을 약에 넣으면 더욱 묘한 효험이 있다.〉"

≪本草綱目≫

"棕炭性澁, 若失血去多, 瘀滯已盡者, 用之切當, 所胃澁可去脫也. 〈종려탄은 성질이 삽(澁)하다. 많은 피를 흘리고 어체(瘀滯)가 다 사라진 경우에 아주 적당하다. 그래서 삽(澁)은 허탈을 없앤다고 말한 것이다.〉"

第 三 節 화어지혈약(化瘀止血藥)

이 약들은 성미가 감(甘), 고(苦), 신(辛), 평(平)에 속한다. 감(甘)은 완(緩)하고 성평(性平)하며 고(苦)는 설강(泄降)하고 신(辛)은 행(行)하며 발산하는 작용이 있어 활혈거어(活血祛瘀)하고 혈맥(血脈)을 통리(通利)하면서 출혈을 멎게 하고 지혈하면서 혈어(血瘀)가 생기지 않게 하는 특징이 있다.

주로 어혈(瘀血)이 맥락(脈絡)을 막아 기혈(氣血)을 제대로 순환하지 못하게 함으로써 혈용락파(血涌絡破)하게 되어 밖으로 넘치게 되는 여러가지의 어혈출혈증(瘀血出血證)에 쓴다.

실제 임상에서는 출혈이 반복하면서 멈추지 않고 색이 어두운 자색이며 혈괴(血塊)가 있고 얼굴색이 이흑(黧黑)이며 혀가 어두운 자색이거나 어반어점(瘀斑瘀點)이 나타나며 맥(脈)이 규세삽(芤細澁)할 경우에 쓸 수 있는 약이다.

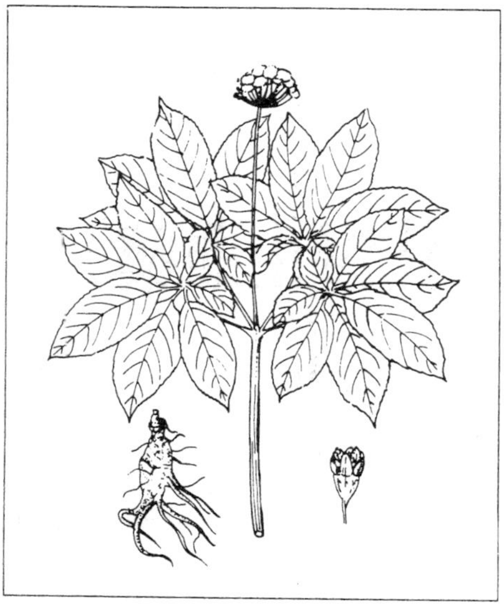

삼칠(三七)
Notoginseng Radix

【本草綱目】KHP. CP.

【처방용명】 三七, 參三七, 田三七, 田七, 三七粉, 山漆
【성미】 甘, 微苦, 微溫
【귀경】 心, 肝, 脾
【효능】 산어지혈(散瘀止血), 소종정통(消腫定痛), 보익기혈(補益氣血)

【기원】

이 약은 삼칠 *Panax notoginseng* F. H Chen(두릅나무과 Araliaceae)의 뿌리(根)이다.

주로 운남(雲南), 광서(廣西)등지에서 나며, 지금은 이미 많은 지역에서 씨를 옮겨 심어 재배하고 있다. 3년 이상 자란 것을 가을에 종자가 맺기 전에 캐거나 종자가 성숙한 뒤에 캐는데 전자를 춘삼칠(春三七)이라 하고 후자를 동삼칠(冬三七)이라 한다. 춘삼칠(春三七)을 양품으로 취급한다.

잘 씻고 지근(支根), 수근(鬚根), 경기(莖基)를 제거한 후, 크기별로 나누어 강한 볕에 반쯤 말리는데 말리면서 이를 비벼 그 표면에 광택과 매끄러움이 나타나도록 하며 체형이 둥글고 견실해 보이게 한다.

【임상응용】

① 내외각종출혈(內外各種出血)

이 약은 감완(甘緩), 고설(苦泄), 온통(溫通)하여 활혈산어(活血散瘀)하면서 동시에 지혈(止血)에도 뛰어나 지혈(止血)의 양약(良藥)으로 쓰이는 데, 지혈(止血)하면서 어(瘀)를 남기지 않는 특징이 있어 출혈협어자(出血挾瘀煮)에게 더욱 좋다.

단독(單獨)으로 내복(內服)하거나 혹은 외부(外敷)해도 모두 효과가 있고, 연말(研末)을 미탕(米湯)과함께 송복(送服)하면 토혈(吐血), 육혈(衄血), 혈리(血痢), 변혈(便血), 붕루(崩漏)를 치료할 수 있다. 지금의 임상에서는 단독(單獨)으로 분제(粉劑)

를 만들어 매회 3그람씩 1일 2-3회 복용하여 각종출혈증(各種出血症)을 치료하고 있다.

또 증세에 따라 다른 약을 배합응용(配合應用)하여 지혈효과(止血效果)를 높이고 있는데, 근래(近來)에는 백모근, 생지, 우절을 가하여 혈소판감소성자반병(血小板減少性紫斑病)을 치료하고 있으며 또 삼칠액(三七液)을 전도(電導)시켜 안출혈(眼出血)치료에 이용하여 효과를 보고 있다.

② 질타손상(跌打損傷) 어혈종통(瘀血腫痛) 옹종창통(癰腫瘡痛)

이 약은 산어소종(散瘀消腫)하면서 지통(止痛)효과도 뛰어나 외상과(外傷科)에 상용(常用)되는 양약(良藥)이다. 단독(單獨)으로도 효과가 있으며 내복(內服), 외부(外敷)가 모두 가능하다. 또는 활혈행기약(活血行氣藥)과 같이 써도 좋다. 유명한 〈雲南白藥〉에 이 약이 포함되어 있다.

복방(複方)으로 사용할 때는 지별충(地鱉蟲), 해풍등, 사당(砂糖) 등을 가하여 연말(研末)한 다음 황주(黃酒)로 송복(送服)한다.

〈治傷驗方〉에 이 약은 화어소종(化瘀消腫)을 강화시키며 요상지통(療傷止痛)에 효능이 있다고 했다.

③ 기타

이 약은 미감(味甘), 미온(微溫)하여 기혈(氣血)을 보익(補益)하며 강신건체(強身健體)하는 작용이 있어 민간(民間)에서는 숙삼칠분(熟三七粉)을 탄복(呑服)하거나 보주(補酒)로 만들기도 하며, 돈육(燉肉)에 넣어 실혈(失血), 빈혈과 산후 및 병후의 기혈 허약자에 사용한다.

임상에서는 보익약(補益藥)과 같이 써서 기혈(氣血)을 보익증강(補益增強)시킨다(三七補血丸, 參茸三七補血片).

【임상사용의 요점】

삼칠(三七)은 감완온통(甘緩溫通)하고 고강하설(苦降下泄)하며 산어지혈(散瘀止血) 소종정통(消腫定痛)의 효능을 가지고 있다. 토혈(吐血) 육혈(衄血) 변혈(便血) 혈리(血痢) 혈붕(血崩)등 일체의 혈증(血證)에 뛰어난 효과를 나타내고 외용하면 금창출혈(金創出血)을 그치게 하며 또한 지혈(止血)하고 어(瘀)를 멈추게하는 폐해(弊害)가 없기 때문에 지혈(止血)의 요약(要藥)이 되고 있다. 또한 요상지통(療傷止痛)

의 가품(佳品)으로 질타어통(跌打瘀痛) 옹저종통(癰疽腫痛) 혈체제통(血滯諸痛)에도 효과가 있다.

【참 고】

삼칠(三七)은 〈산칠(山漆)〉이라 불렀고 산간(山間)에서 나오는 칠(漆)은 잘붙어서 지혈(止血)하는 것으로 부터 이름이 생겨났다. 현재는 밭에서 수확되기 때문에 전삼칠(田三七)이라 칭(称)한다.

【용량 용법】

3-10 g을 전복(煎服)한다. 연분(研粉)은 1-3g. 외용(外用)은 적당량. 보익(補益)에는 주로 숙용(熟用)한다.

【사용상의 주의】

출혈이 있으면서 동시에 음허구건(陰虛口乾)현상이 보이는 경우에는 자음양혈약(滋陰凉血藥)을 같이 쓴다.

【고전의 기록】

≪本草綱目≫

"止血, 散血, 定痛, 金刃箭傷, 跌撲杖瘡, 血出不止者, 嚼爛塗, 惑爲末摻之, 其血卽止, 亦主吐血, 衄血, 下血, 血痢, 崩中, 經水不止, 産後惡血不下, 血暈血痛, 赤目癰腫, 虎咬蛇傷諸病. 〈지혈(止血), 산혈(散血)하며 통증을 가라 앉힌다. 쇠붙이와 화살의 상처, 넘어져 다치거나 찔렸을때, 피가 멎지 않을 때도 이를 씹어서 바르거나 혹은 가루로 하여 붙이면 즉시 피가 멎는다. 또 토혈(吐血), 코피, 하혈, 혈리, 붕중(崩中), 경수부지(經水不止), 산후의 악혈불하(惡血不下), 혈운혈통(血暈血痛), 적목옹종(赤目癰腫), 호랑이 뱀 등에 물린 여러가지 병에 고루 이용된다.〉"

≪本草新編≫

"三七根, 止血之神藥也. 無論上中下之血, 凡有外越者. 一味獨用亦效, 加入于補血補氣藥中則更神. 〈삼칠뿌리는 지혈(止血)의 신약(神藥)이다. 상중하(上中下) 어느곳의 출혈(出血)이

든 외상출혈에는 단용으로 써도 효과가 있다. 또 보혈보기약(補血補氣藥)에 넣어서 쓰면 더욱 신묘하다.〉"

≪本草綱目拾遺≫

"人蔘補氣第一, 三七補血第一, 味同而功亦等, 故人幷稱曰人蔘三七, 爲藥品中之最珍貴者. 〈인삼은 보기(補氣)에 제일이고 삼칠(三七)은 보혈(補血)에 제일이다. 미(味)가 같으며 효능도 동등하여 옛사람들은 흔히 이를 묶어 인삼과 삼칠은 약품중에 가장 진귀한 것들이다.〉"

"味甘苦, 同人蔘, 去瘀損, 止吐衄, 補而不峻 〈미(味)가 감(甘),고(苦)하여 인삼(人蔘)과 같다. 어손(瘀損)을 제거하며 토뉵(吐衄)을 그치게 한다. 보(補)하면서 준(峻)하지 않다. 〉

【부】 국엽삼칠(菊葉三七)

이 약은 국엽삼칠 *Gynura segetum* Merr. (국화과 Compositae)의 뿌리(根)와 잎(葉)이다.

성미(性味)는 감(甘), 미고(微苦). 평(平)이며 간(肝), 위(胃)로 귀경(歸經)한다. 산어지혈(散瘀止血), 해독소종(解毒消腫)하는 효능이 있어 주로 토혈(吐血), 뉵혈(衄血), 해혈(咳血)의 치료에 쓰인다.

이 약을 단미로 다량 달여서 복용하거나 가루로 하여 탄복하며 창상출혈(創傷出血)에는 밖에 붙이기도 한다. 또 질타손상(跌打損傷)의 산어지혈(散瘀止血)에는 진하게 달인액을 바르거나 황주(黃酒)로 조복(調服)하거나 요상지통약(療傷止痛藥)을 배합하여 쓴다.

그리고 유옹종통(乳癰腫痛), 후비인통(喉痺咽痛), 옹저(癰疽), 사충교상(蛇蟲咬傷)에는 신선한 것의 즙을 술과 함께 복용하거나 신선한 것을 찧어서 그대로 붙이거나 뿌리를 갈아서 술에 섞어 바른다.

용량은 10-15g. 분제(粉劑)(根)은 1.5-5g. 선품(鮮品)은 30-60g 쓴다.

【부】 경천삼칠(景天三七)

이 약은 가는꿩의비름 *Sedum aizoon* L. (경천과 Crassulaceae)의 뿌리나 전초이다.

성미(性味)는 감(甘), 미산(微酸), 평(平)이며 간(肝), 심(心)으로 귀경(歸經)한다. 전초는 산어지혈(散瘀止血), 양심안신(養心安神)하는 작용이 있어 주로 뉵혈(衄血), 토혈(吐血), 객혈(喀血), 요혈(尿血), 변혈(便血), 붕루(崩漏), 자전(紫癜) 등의 각종 출혈증(出血症)에 단미로 진하게 달여 복용하면 효과가 있다.

실제 임상에서는 시럽제로 하여 궤양병(潰瘍病)의 병합출혈(幷合出血) 및 혈소판(血小板)

감소(減少)로 인한 출혈증에 써서 만족할 만한 효과를 얻고 있다. 여기에서 얻은 주사제(注射劑) 역시 위에 열거한 출혈증에 활용하고 수술시의 출혈에도 어느 정도 효과를 보고 있다고 한다.

또 심계실면(心悸失眠)이나 번조불안(煩躁不安)에는 선품(鮮品)을 돼지심장(猪心)과 함께 고아서 복용하거나 또는 단삼, 합환화, 백자인 등을 배합하여 쓴다.

뿌리는 산어지혈(散瘀止血), 소종정통(消腫定痛)하는 효능이 있어 출혈증(出血症)을 치료하는 이외에 질타상통(跌打傷痛)에 단미로 술을 가미하여 홍당(紅糖)으로 전복하면 효과가 있다.

용량(用量)은 전초(全草)일 경우 15-30g. 선품(鮮品)은 두 배로 하고,근(根)은 6-10g. 외용(外用)은 적당량을 쓴다.

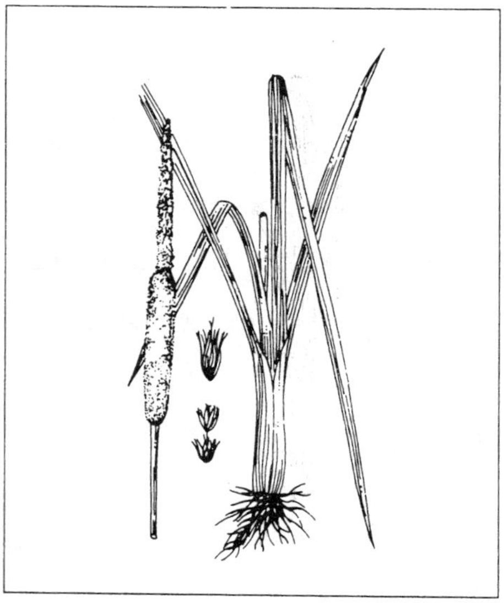

포 황(蒲黃)
Typhae Pollen

【本經】 KHP. CP.

【처방용명】 蒲黃, 炒蒲黃, 生蒲黃, 蒲黃炭

【성미】 甘, 平

【귀경】 肝, 心包

【효능】 화어지혈(化瘀止血), 이뇨통림(利尿通淋)

【기원】

이 약은 부들 *Typha orientalis* L. (부들과 Typhaeae)의 꽃가루(花粉)를 건조한 것이다.

5-6월 꽃이 막 필 때 화서(花序)의 웅화(雄花)를 채집하여 볕에 말린 다음 맷돌로 눌렀다가 체로 쳐서 얻은 분말(粉末)을 쓴다.

【임상응용】

① 내외출혈(內外出血) 혈림삽통(血淋澁痛)

이 약의 감(甘)은 완(緩)하면서 준(峻)하지 않고 평(平)은 한열(寒熱)에 치우침이 없다.

생용(生用)인 경우 화어지혈(化瘀止血)하여 유어(留瘀)의 폐단이 없고 초탄용(炒炭用)은 수삽지혈(收澁止血)에 뛰어나다. 단미(單味)로 전복(煎服)하거나 탄복(呑服)하며 또는 외부(外敷)해도 모두 지혈효과를 볼 수 있고 병증(病證)에 따라 다른 지혈약(止血藥)을 가하여 써도 된다.

이처럼 내외(內外)의 각종 출혈증에 광범위하게 이용되며 특히 한열허실(寒熱虛實)에 관계없이 응용된다. 즉 붕루하혈(崩漏下血)에는 연방탄(蓮房炭)을 가하여 산복(散服)하며,또 자궁(子宮)을 수축하는 작용이 있으므로 근대의 임상에서는 자궁(子宮)의 기능성출혈(機能性出血)에 이용하여 효과를 보고있다. 이 약의 효능은 이뇨통림(利尿通淋)까지 겸하고 있으므로 혈림(血淋), 요혈(尿血)에는 동규자, 생지등을 가루로 하여 복용한다(蒲黃散).

② 심복동통(心腹疼痛) 경폐경통(經閉經痛) 산후어조(産後瘀阻) 질타어통(跌打瘀痛)

이 약은 활혈화어(活血化瘀)하면서 지통(止痛)하고 산어소종(散瘀消腫)하는데, 각종 혈어동통(血瘀疼痛)에 화어지통약(化瘀止痛藥)인 오령지(五靈脂)와 같이 쓴다(失笑散).

또 질타어통(跌打瘀痛)에는 이 약을 온주(溫酒)로 복용하거나 도인, 당귀미, 천궁등을 같이 써도 된다.

단독(單獨)으로 연말(硏末)(혹은 烏賊骨을 섞어 같이 硏末함.)하여 외용하면 중설(重舌), 구창(口瘡), 설뉵(舌衄)등을 치료할 수 있으며 이는 산어소종(散瘀消腫)의 효과에 기인한다.

【임상사용의 요점】

포황(蒲黃)은 감완(甘緩)으로 준(峻)하지 않으며 평(平)으로 한열(寒熱)에 치우쳐 있지 않다.간(肝)심포(心包)이경(二經)의 혈분(血分)에 들어가 지혈산어(止血散瘀)하고 동시에 이소변(利小便)한다. 지혈(止血)의 효능으로 토혈(吐血) 육혈(衄血) 붕루하혈(崩漏下血) 외상출혈(外傷出血)에 양효(良效)를 나타내며 활혈산어(活血散瘀)의 가품(佳品)이고 혈어(血瘀)의 경폐통경(經閉痛經) 산후어조(產後瘀阻) 어혈조체(瘀血阻滯)의 심복자통(心腹刺痛)등에 효과가 있다. 또한 지혈화어(止血化瘀)와 이수통림(利水通淋)의 효능을 가지고 있기 때문에 혈림삽통(血淋澁痛)에 유효하다.

【참 고】

활리행혈(滑利行血)에는 그대로 쓰고, 수삽지혈(收澁止血)에는 초(炒)하여 쓴다. 신농본초경(神農本草經)에는 〈소변을 이(利)하고 지혈(止血)하며 어혈(瘀血)을 산(散)한다〉라 했을 뿐 "생용행혈(生用行血), 초용지혈(炒用止血)"이라고는 지적되어 있지 않다. 그러나 송대(宋代)의 일화자본초(日華子本草)에 〈파혈소종생용(破血消腫生用), 보혈지혈초용(補血止血炒用)〉이라고 되어 있고, 명대(明代)의 본초강목(本草綱目)에도 같은 내용으로 기재되어 있다. 실제로는 생포황(生蒲黃)에도 일정한 지혈(止血) 효과가 있는 것으로 알려져 있기 때문에 초탄(炒炭)에 구애받을 필요는 없다.

【용량 용법】

3-10g. 포전(包煎)한다. 산제(散劑)는 매회 3g씩 쓰고, 외용(外用)은 적당량.

【사용상의 주의】

임신부에게는 금기이다.

【고전의 기록】

≪本經≫

"主心腹膀胱寒熱, 利小便, 止血, 消瘀血. 〈심복방광(心腹膀胱)의 한열(寒熱)을 주치하며 소변(小便)을 이(利)하고 지혈(止血)하며 어혈(瘀血)을 해소시킨다.〉"

≪藥性本草≫

"治痢血, 鼻衄, 吐血, 尿血, 瀉血, 利水道, 通經絡, 止女子崩中. 〈이혈, 코피, 토혈(吐血), 요혈(尿血), 사혈(瀉血)을 치료하며 수도(水道)를 이(利)하고 경락(經絡)을 소통시키며 여자의 붕중(崩中)을 그치게 한다.〉"

≪大明本草≫

"妊婦人下血墮胎. 〈임신부의 하혈타태(下血墮胎)에 쓰인다.〉"

≪本草綱目≫

"凉血, 活血, 止心腹諸痛, 生則能行, 熟則能止, 與五靈脂同用, 能治一切心腹諸痛. 〈양혈 활혈하며 심복의 여러 통증을 그치게 한다. 생용(生用)은 능히 행(行)하고 숙용(熟用)은 능히 지(止)한다. 오령지(五靈脂)와 같이 쓰면 일체의 심복(心腹) 통증을 치료한다.〉"

혈여탄 (血餘炭)
Crinis Carbonisatus

【別錄】CP.

【처방용명】 血余炭, 血余, 髮炭, 亂髮炭

【성미】 苦, 澁, 平

【귀경】 肝, 腎

【효능】 지혈산어(止血散瘀), 보음이뇨(補陰利尿), 생기렴창(生肌斂瘡)

【기원】

이 약은 사람의 머리카락을 탄화하여 가공한 것이다.

【임상응용】

① 내외출혈(內外出血)

이 약은 종려탄(棕櫚炭)과 유사한 수삽지혈작용(收澁止血作用)과 산어(散瘀)의 기능이 있어 지혈(止血)하면서도 어(瘀)를 남기는 폐단이 없기 때문에 출혈(出血)에 고루 응용되며, 상부출혈(上部出血)에는 연말(硏末)을 선우즙(鮮藕汁)에 반컵정도 넣어 내복(內服)하거나 혹은 측백엽을 가하여 쓴다. 또 하부출혈(下部出血)에는 주로 진종탄(陳棕炭), 연봉탄(蓮蓬炭)과 같이 쓴다.

② 소변불리(小便不利)

이 약은 보음이뇨(補陰利尿)의 효능이 있어 소변불리(小便不利), 임병요혈(淋病尿血)을 치료할 때에 활석, 백어와 같이 쓴다(滑石白魚散).

③ 궤양불렴(潰瘍不斂) 탕상(燙傷)

이 약은 지혈(止血), 생기(生肌), 염창(斂瘡)의 효능이 있으므로 살포하거나 첩부(貼敷) 혹은 연고로 만들어 바른다.

【임상사용의 요점】

혈여탄(血余炭)은 고평(苦平)하다. 지혈화어(止血化瘀)에 작용하고 해혈(咳血) 토혈(吐血) 육혈(衄血) 요혈(尿血) 변혈(便血) 붕루하혈(崩漏下血)등 여러가지 혈증(血證)에 유효하고 혈림(血淋) 붕루(崩漏) 토혈(吐血)에 자주 사용한다. 외용하면 지혈생기(止血生肌) 렴창(斂瘡)의 효능이 있고 창상출혈(創傷出血) 궤양불렴(潰瘍不斂)에 사용한다. 그외에 이소변(利小便)에도 작용하고 고방(古方)에서는 소변불리(小便不利)에 사용되고 있다.

【용량 용법】

6-10g. 연말(研末)하여 충복(沖服)할 경우 1. 5-3g.

【사용상의 주의】

이 약은 보음이뇨(補陰利尿)의 효능이 있어 소변불리(小便不利), 임병요혈(淋病尿血)을 치료할 때에 활석, 백어와 같이 쓴다(滑石白魚散).

【고전의 기록】

≪別録≫

"主咳嗽, 五淋, 大小便不通, 小兒驚癎, 止血, 鼻衄燒之吹內立巳. 〈해수(咳嗽), 오림(五淋), 대소변 불통(不通), 어린이의 경간(驚癎)등을 주치하며 지혈(止血)한다. 코피에는 태운 가루를 불어 넣으면 곧 그친다.〉"

≪藥性論≫

"消瘀血, 關格不通, 利水道. 〈어혈과 관격불통을 해소하고 수도(水道)를 이한다.〉"

≪本草綱目≫

"髮乃血餘, 故能治血病, 補陰, 療驚癇, 去心竅之血. 〈머리카락이 곧 혈여(血餘)이다. 따라서 혈병(血病)을 치료하며, 음(陰)을 보(補)한다. 경간(驚癇)을 치료하고 심규(心竅)의 혈(血)을 없앤다.〉"

第四節 온경지혈약(溫經止血藥)

이 약들은 성미가 온열(溫熱)하여 온경지혈(溫經止血)하는 효능이 있으므로 오랫 동안 병을 앓아 기(氣)가 허해졌을 경우나 만성실혈(慢性失血), 기수혈모(氣隨血耗) 또는 기(氣)가 허하여 섭혈(攝血)하지 못하여 생기는 여러 종류의 실혈증(失血證)에 널리 활용된다.

이와 같은 병들의 특징은 혈색이 연하고 질이 묽으며 기단(氣短)하고 힘이 없으며 손발이 따뜻해지지 않고 얼굴색이 피어나지 않으며 설담(舌淡), 맥세약(脈細弱) 등이 나타나는 것이라 할 수 있다.

이 때, 보기섭혈약(補氣攝血藥)이나 수삽지혈약(收澁止血藥)을 배합하면 익기(益氣), 온경(溫經), 섭혈(攝血), 지혈(止血)하는 효과가 증강된다.

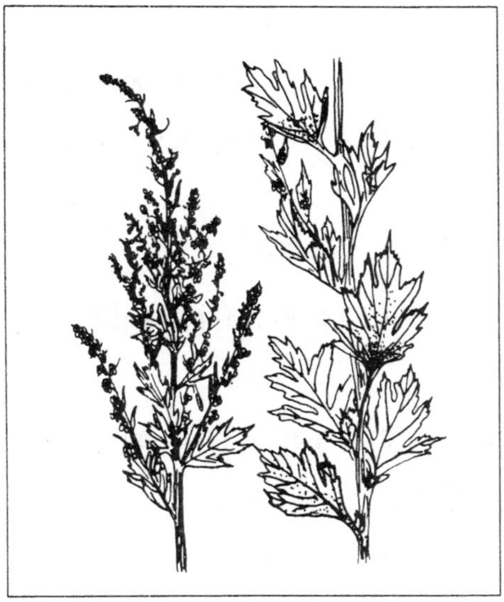

애엽 (艾葉)*

Artemisiae asiaticae Herba

【別錄】 KHP. CP.

【처방용명】 陣艾葉, 蘄艾葉, 艾炭

【성미】 苦, 辛, 溫

【귀경】 肝, 脾, 腎

【효능】 온경지혈(溫經止血), 산한지통(散寒止痛), 거풍제습(祛風除濕)

【기원】

이 약은 약쑥 *Artemisia asiatica* Nakai (국화과 Compositae)의 잎이 붙은 줄기이다. 늦은 봄과 이른 여름, 꽃이 피기전에 채취하여 양건 또는 음건한 것을 쓴다.

【임상응용】

① 붕루경다(崩漏經多) 임신하혈(妊娠下血).

이 약은 성(性)이 온(溫)하며 초탄(炒炭)은 온경지혈(溫經止血)에 뛰어나므로 허한성출혈(虛寒性出血)에 상용(常用)된다. 특히 부인과(婦人科)의 붕루하혈(崩漏下血)에 많이 이용되는데, 아교(阿膠), 당귀(當歸)등을 같이 쓴다(膠艾湯).

또 혈열망행(血熱妄行)의 육혈(衄血), 객혈(喀血)에도 역시 선애엽(鮮艾葉)에 양혈지혈약(凉血止血藥)을 가하여 쓴다(四生丸).

② 경한부조(經寒不調) 궁냉불잉(宮冷不孕) 한습대하(寒濕帶下) 완복냉통(脘腹冷痛)

이 약은 방향온통(芳香溫通)하고 고조신산(苦燥辛散)하여 간(肝), 비(脾), 위(胃)로 입경(入經), 온경지통(溫經止痛)하고 산한제습(散寒除濕)한다. 따라서 중(中), 하초(下焦)의 허한냉통(虛寒冷痛)등의 여러 증세 치료에 쓰인다.

특히 자궁(子宮)을 따뜻이 하고 기혈(氣血)을 다스리므로 부인과(婦人科)의 요약(要藥)으로 알려져 있다. 하초허한(下焦虛寒)의 소복냉통(少腹冷痛), 경한부조(經寒不調), 궁냉불잉(宮冷不孕)에는 향부, 당귀, 육계등을 같이 쓴다 (艾附暖宮丸). 또 향부와 전탕(煎湯)하여 초(醋)를 넣고 끓인 다음, 온복(溫服)하면 통경(痛經)을 치료할 수 있다. 중초(中焦)의 허한(虛寒), 완복냉통(脘腹冷痛)에는 귤피, 생강을 농전(濃煎)하여 복용한다. 비빈 쑥 털(艾絨)이나 쑥줄기가지(艾條)를 태워 뜸을 뜨면(燒灸) 각종 한습냉통증(寒濕冷痛症)을 치료할 수 있다.

③ 피부습진(皮膚濕疹) 개선소양(疥癬瘙痒)

이 약은 거풍(祛風), 제습(除濕), 지양(止痒)의 효과가 있으며 내복(內服)과 외용(外用)이 모두 가능하다.

단미(單味)으로 쓰거나 또는 고삼, 백선피, 지부자(地膚子)등을 전탕(煎湯)하여 외세(外洗)하거나 선퇴, 백질려등을 배합하여 내복(內服)하는 방법이 있다.

【임상사용의 요점】

애엽은 고조신산(苦燥辛散)하다. 온성(溫性)으로 방향(芳香)이 있고 삼음경(三陰經)에 들어가 기혈(氣血) 경맥(經脈)을 온(溫)하고 한습(寒濕)을 제(除)하여 냉통(冷痛)을 지(止)한다. 그러므로 하초허한(下焦虛寒)의 복중냉통(腹中冷痛) 경한부조(經寒不調) 궁냉불임(宮冷不姙)등에 쓰며 부인과의 요약이다. 또한 초탄(炒炭)하면 지혈(止血)에 쓰이고 허한(虛寒)의 월경과다(月經過多) 붕루대하(崩漏帶下) 임신태루(姙娠胎漏) 토뉵하혈(吐衄下血)등에 유효하다. 그밖에 외용(外用)하면 거습지양(祛濕止痒)에 쓰이며 습창개선(濕瘡疥癬)에 효과가 있다. 융모(絨毛)를 소구(燒灸)하면 열기가 내주(內注)하여 온운기혈(溫運氣血) 통경활락(通經活絡)의 효과가 생긴다.

【참고】

① 혈열망행(血熱妄行)에 대해 한량약(寒凉藥)과 함께 쓰면 애엽의 신온(辛溫)한 성질이 억제되어 지혈(止血)에만 쓰이며 한량약(寒凉藥)에 의한 양기(陽氣)의 손상도 방지할 수 있다.

② 애엽과 포강(炮姜)은 온경지혈(溫經止血)에 쓰이지만 포강은 중초(中焦)를 온(溫)하고 애엽은 하초(下焦)를 온(溫)한다.

③ 애엽 육계는 하초(下焦)의 기혈(氣血)을 온(溫)한다. 육계는 신감(辛甘) 대열(大熱)로 행혈(行血)하지만 지혈(止血)하지 못하고 타태(墮胎)에 쓰이지만 안태(安胎)에는 작용

하지 않는다. 애엽은 신감(辛甘) 온(溫)으로 기혈(氣血)을 온후(溫煦)하여 조경(調經)하고 지혈(止血) 안태(安胎)에 쓰인다.

【용량 용법】

3-10g. 전복(煎服)한다. 외용(外用)은 적당량.

애엽유(艾葉油)(캡슐에 내장)는 매번 0. 1ml. 하루 3번 복용한다.

【사용상의 주의】

음허혈열자(陰虛血熱者)에게는 금기이다.

【고전의 기록】

≪別錄≫

"主灸百病, 可作煎, 止下痢吐血, 下部䘌瘡, 婦人漏血, 利陰氣, 生肌肉, 辟風寒, 使人有子. 〈주로 백병(百病)에 뜸을 뜬다. 또 전탕(煎湯)해서 쓰면 하리토혈(下痢吐血), 하부(下部)의 익창(䘌瘡), 부인의 누혈(漏血)을 그치게 한다. 음기(陰氣)를 이(利)하며 기육(肌肉)을 나게하고 풍한(風寒)을 물리친다. 임신을 돕는다.〉"

≪藥性論≫

"止崩血,腸痔血,搨金瘡, 止腹痛, 安胎. 苦酒作煎, 治癬甚良, 搗汁飲治心腹一切冷氣.〈붕혈과 장의 치혈을 그치게 하고 탑금창(搨金瘡 : 낙성하거나 쇠붙이 상처)을 그치게 한다. 복통을 없애며 태(胎)를 안정시킨다. 쓴 술과 전(煎)을 만들면 옴의 치료에 뛰어나다. 도즙(搗汁)하여 마시면 심복(心腹)의 모든 냉기를 치료할 수 있다.〉"

≪本草綱目≫

"溫中, 逐冷, 除濕.〈중초를 따뜻이 하며 냉기를 쫓고 습을 없앤다.〉"

12

第十二章 활혈거어약(活血祛瘀藥)

혈맥(血脈)을 소통(疏通)하고 혈행(血行)을 촉진시켜 어혈(瘀血)을 소산(消散)시키는 약을 활혈거어약(活血祛瘀藥) 또는 활혈화어약(活血化瘀藥)이라 하며, 그 중 작용이 강열한 것을 파혈약(破血藥), 또는 축어약(逐瘀藥)이라고 한다.

이 약들은 성미(性味)가 대개 신(辛), 온(溫)하여, 신(辛)으로 어체(瘀滯)를 풀고 어혈(瘀血)을 소산(疏散)시키며 온(溫)으로 혈맥(血脈)이 돌게 하여 혈행(血行)을 촉진시킨다.

그리고 활혈조경(活血調經), 통경하유(通經下乳), 통비해결(通痺解結), 요상지통(療傷止痛), 활혈소옹(活血消癰), 화어지혈(化瘀止血) 및 거어생신(祛瘀生新)하는 작용도 가지고 있다.

이 약들은 그 작용에 따라 활혈화어약(活血化瘀藥)과 파혈소징약(破血消癥藥)으로 나눌 수 있다.

이 중, 활혈화어약(活血化瘀藥)은 혈행장애(血行障碍), 어혈조체(瘀血阻滯) 등에 의한 여러가지 혈어(血瘀), 예를 들면, 혈어경폐(血瘀經閉), 산후어조(産後瘀阻), 소복어통(少腹瘀痛), 흉비내조(胸痺內阻), 협륵동통(脇肋疼痛), 질타손상(跌打損傷), 어혈종통(瘀血腫痛), 풍습비통(風濕痺痛), 지체불수(肢體不遂), 창양종통(瘡瘍腫痛), 어혈내조(瘀血內阻)에 의한 출혈증(出血證) 등에 활용하고, 파혈소징약(破血消癥藥)은 징하비괴(癥瘕痞塊), 축혈발광(蓄血發狂) 등에 활용한다.

어혈(瘀血)은 주로 기체(氣滯), 기허(氣虛), 한열사(寒熱邪)의 침습(侵襲), 외상이나 출혈 등에 의해 형성되므로 이 약들을 활용할 때에는 "기가 돌면 혈이 돌고, 기가 체하면 혈이 엉키며 혈은 열을 만나면 돌고 한을 만나면 엉긴다."는 이론에 근거하여 알맞게 약을 배합해야 할 것이다.

이를 보면 다음과 같다.

기체(氣滯)일 경우에는 주로 행기약(行氣藥)을 같이 쓰면 활혈화어(活血化瘀) 작용을 증강시킬 수 있고, 한에 의해 혈어(血瘀)가 생겼을 때에는 주로 온리약(溫裏藥)을 가하며, 열이 영혈(營血)을 졸였을 때에는 청열양혈약(淸熱凉血藥)을 가하고, 기허(氣虛) 때문에 혈체(血滯)가 되었을 때에는 보기약(補氣藥)을 가한다.

또 관절(關節)이 비통(痺痛)할 때에는 거풍습약(祛風濕藥)을 가하고, 옹종(癰腫)이나 창양(瘡瘍)이 있을 때에는 청열해독약(淸熱解毒藥)을 가하며, 적취(積聚)일 경우에는 연견산결약(軟堅散結藥)을 가하고, 동통(疼痛)이 비교적 심할 때에는 지통약(止痛藥)을 가한다.

활혈화어약(活血化瘀藥)은 대부분이 활혈통경(活血通經)하는 작용이 있기 때문에 임부에게 써서는 안되고 썼을 경우 경증으로는 태(胎)가 움직이고 심할 경우에는 타태(墮胎)할 위험이 있다.

현대약리학적 연구에 의하면 활혈화어약(活血化瘀藥)은 심장기능의 개선, 관상동맥(冠狀動脈)의 확장, 혈소판응집의 억제, 관맥조력(冠脈阻力)의 저하, 섬유단백효소활성의 증가, 혈액응고상태의 개선, 혈전형성의 예방, 혈전용해의 촉진 등에 관여하는 것이 알려져 있다.

또 병원미생물을 억제하고, 삼출(滲出) 및 염증반응을 경감시켜 macrophage 및 단핵세포의 기능을 증강시키며, 면역기능을 조절하고, 기타 항종류(抗腫瘤), 진정, 진통작용이 알려져 있다.

그리고 소화기능을 조절하고 산소결핍에 대한 저항력을 높이며 방사선 손상을막아주는 작용이 있고, 내분비 기능을 조정하며 혈장 및 혈소판, c-AMP 및 c-GMP를 조절하는 작용도 알려져 있다

第一節
활혈조경지통약(活血調經止痛藥)

이 약들은 활혈거어(活血祛瘀) 작용과 조경지통(調經止痛) 작용이 있는 것을 가리킨다. 주로 어혈(瘀血)에 의한 장해가 있다, 월경이 불순하다, 월경통이 있다, 월경이 중단되었다, 산후에 어혈에 의한 장해가 있다, 오로(惡露)가 정결하지 않다, 젖이 나오지 않는다 등의 증상과 흉비(胸痺), 심통(心痛), 어혈(瘀血)에 의한 두통, 팔을 바늘로 찌르는 것 같은 동통, 옆구리와 오목가슴의 자통(刺痛), 타박상, 근단골절(筋斷骨折), 어혈에 의한 종통(腫痛), 관절비통(關節痺痛), 중풍으로 생기는 불수(不遂), 근육경련, 팔다리를 못 쓰고 아픈 경우, 옹저(癰疽)에 의한 종통(腫痛), 어혈(瘀血)로 인한 각종 출혈(出血)에 쓴다.

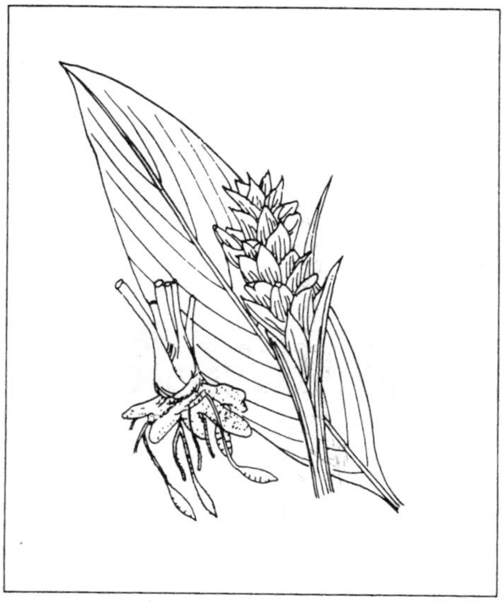

강황 (薑黃)
Curcumae Longae Rhizoma

【新修本草】 KHP. CP.

【처방용명】 薑黃, 片薑黃, 姜黃, 片姜黃, 條薑黃

【성미】 苦, 辛, 溫

【귀경】 肝, 脾

【효능】 파혈행기(破血行氣), 통경지통(通經止痛), 거풍료비(祛風療痺)

【기원】

이 약은 강황 *Curcuma longa* L.(생강과 Zingiberaceae)의 뿌리줄기이다.

중국의 사천(四川)과 복건성(福建省)에서 주로 생산되고, 강서(江西), 운남(雲南), 대만(臺灣) 등지에서도 생산된다. 가을과 겨울에 캐어 물에 삶거나 쪄서 볕에 말린 것을 쓴다.

【임상응용】

① 흉협동통(胸脇疼痛), 완복동통(脘腹疼痛), 경폐복통(經閉腹痛)

이 약은 신산(辛散)하고 고설(苦泄)하며 온통(溫通)하여 안으로는 기혈(氣血)을 행(行)하게 하고 밖으로는 풍한(風寒)을 산(散)하게 하여 파혈행기(破血行氣), 통경지통(通經止痛)하는 효능을 발휘한다.

따라서 기체어혈(氣滯瘀血)로 인한 흉협동통(胸脇疼痛)에는 시호, 백작약, 향부자, 현호색, 울금, 천련자 등을 가하여 쓰고, 완복동통(脘腹疼痛)에는 향부자, 목향, 사인, 현호색 등의 활혈행기약(活血行氣藥)을 가하여 쓰며, 한응(寒凝), 기체(氣滯), 혈어(血瘀)로 인한 경폐복통(經閉腹痛), 월경부조(月經不調)에는 당귀, 천궁, 아출, 홍화, 육계 등을 가하여 쓴다 (薑黃丸).

월경선기(月經先期)의 혈열협어(血熱挾瘀)에는 숙지황, 황금, 적작약, 목단피, 향부자, 천궁, 현호색을 가하여 써서 양혈화어(凉血化瘀), 조경지통(調經止痛)하는 효력을 높이는 것이 좋고(薑芩四物湯), 손상어통(損傷瘀痛)에는 도인, 소목, 유향 등을 가하여 활혈지통(活血上痛)하는 작용을 높이는 것이 좋다(薑黃湯).

② 풍습비통(風濕痺痛), 풍진소양(風疹瘙痒)

이 약은 밖으로는 풍한(風寒)을 발산하고 안으로는 기혈(氣血)을 행(行)하게 하여 거풍제비(祛風除痺), 통락지통(通絡止痛)하는 효능이 있어 풍한습비(風寒濕痺)에 활용한다. 특히 한응혈체(寒凝血滯), 경락불통(經絡不通)으로 인한 견비동통(肩臂疼痛)에는 강활, 방풍, 당귀 등을 가하여 쓰면 효과가 매우 좋고(蠲痺湯), 풍진소양(風疹瘙痒)에는 선퇴, 백강잠, 대황 등을 가하여 쓰면 효과가 있다(升降散).

③ 기타

이 약은 활혈산어(活血散瘀), 소종지통(消腫止痛)하는 작용이 있으므로 모든 옹종창절(癰腫瘡癤)의 초기나 홍종열통(紅腫熱痛) 등이 양증(陽證)일 때에는 천화분, 백지, 황백, 대황, 천남성 등을 가하여 쓴다 (如意金黃散).

【임상사용의 요점】

강황(姜黃)은 신고(辛苦)하고 온성(溫性)이다. 신산(辛散), 고설(苦泄), 온통(溫通)하여 신온(辛溫)에 의해 풍한(風寒)을 외부로 발산하고, 안으로는 기혈(氣血)을 움직이게 한다. 고온(苦溫)한 성질에 의해 한습(寒濕)을 외부로 배설하고, 안으로는 어혈(瘀血)을 깨뜨리므로 활혈통경(活血通經)·행기지통(行氣止痛)·거풍승습(祛風勝濕)의 효능을 나타낸다. 기체(氣滯)에 의한 어혈(瘀血) 때문에 흉협(胸脇)과 완복(脘腹)이 동통(疼痛)하고, 지체규통(肢體竅痛)·경폐복통(經閉腹痛)이 있거나 산후어조(産後瘀阻)·질타손상(跌打損傷)에 유효하다. 또 신산횡행(辛散橫行)하므로 지비(肢臂)를 움직이고 근맥(筋脈)을 통리(通利)하여 거풍승습(祛風勝濕)하므로 풍습비(風濕痺)로 인한 관절불리(關節不利), 견비산통(肩臂痠痛)에 잘 쓰인다.

【참고】

① 강황(姜黃)은 한국과 일본에서는 습관적으로 울금으로 불리워지고 있으며 생약시장에서도 울금(鬱金)으로 오용(誤用)되고 있다. 이른바 울금색(鬱金色)을 띠우고 있지만, 강황(姜黃)이므로 처방상에 틀림이 없도록 할 필요가 있다.

② 강황(姜黃)과 울금(鬱金)은 활혈파어(活血破瘀), 행기지통(行氣止痛)하는 작용이 있지만 강황(姜黃)은 신온행산(辛溫行散)하므로 한응(寒凝)에 의한 기체혈어(氣滯血瘀)에 적

용하고, 울금(鬱金)은 고한강설(苦寒降泄)하므로 혈열(血熱)에 의한 어체(瘀滯)에 적당하다. 그 외에 강황(姜黃)은 거풍승습(祛風勝濕)하므로 비증(痺證)에 효과가 있고 울금(鬱金)은 청심양혈(淸心凉血)하는 효능이 있다.

【용량과 용법】

5-15g, 외용(外用)은 적당량을 쓴다.

【사용상의 주의】

임신부에게는 주의하여야 한다.

【고전의 기록】

≪新修本草≫

"主心腹結積, 疰忤, 下氣破血, 除風熱 消癰腫, 功力強于鬱金 〈주로 심복(心腹)의 결적(結積), 주오를 치료하며 하기파혈(下氣破血)한다. 풍열을 없애며 옹종을 해소한다. 효능은 울금보다 강하다.〉"

≪日華子本草≫

"治癥瘕血塊, 癰腫, 通月經, 治跌撲瘀血, 消腫毒, 止暴風痛冷氣, 下食 〈징하혈괴(癥瘕血塊), 옹종(癰腫)을 치료하며 월경을 통하게 한다. 질박어혈(跌撲瘀血)을 치료하며 종독을 해소하고 폭풍통과 냉기를 그치게 하며 음식을 내린다.〉"

≪本草綱目≫

"治風痺臂痛 〈풍비비통을 치료한다.〉"

"姜黃兼入脾, 兼治氣 〈강황은 비(脾)에 들어가 기(氣)를 치료한다.〉"

≪醫林纂要≫

"治四肢風之寒濕痺 〈사지(四肢)의 풍한습비(風寒濕痺)를 치료한다.〉"

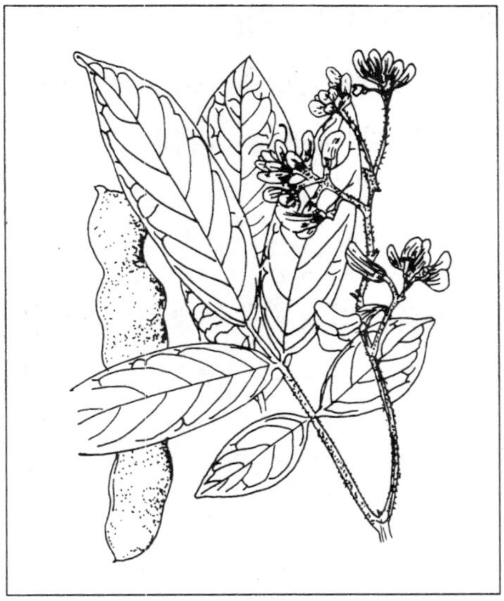

계혈등 (鷄血藤)
Mucunae Caulis

【本草綱目拾遺】 KHP. CP.

【처방용명】 血風藤, 大血藤, 鷄血藤

【성미】 苦, 微甘, 溫

【귀경】 肝

【효능】 행혈보혈(行血補血), 서근활락(舒筋活絡)

【기원】

이 약은 백화유마등 *Mucuna birdwoodiana* Tutcher(콩과 Leguminosae)의 덩굴줄기이다.

중국약전에는 밀화두 *Spatholobus suberectus* Dunn (콩과 Leguminosae)의 덩굴줄기를 수재하고 있다.

그밖에 등나무속 식물인 산계혈등 *Millettia dielsiana* Harms 과 곤명계혈등 *M. reticulata* Benth. 도 계혈등으로 거래되고 있다. 밀화두는 중국의 서남(西南) 및 화남(華南) 지역에서, 산계혈등은 화중(華中), 서남(西南), 화남(華南) 등지에서 그리고 곤명계혈등은 광동(廣東), 광서(廣西), 감숙(甘肅) 등지에서 생산되고 있다.

【임상응용】

① 월경부조(月經不調), 통경경폐(痛經經閉), 풍습비통(風濕痺痛), 지체탄탄(肢體癱瘓), 질타손상(跌打損傷)

이 약은 고감성온(苦甘性溫)하여 활혈(活血)하면서 보혈(補血)하고 서근활락(舒筋活絡)하는 효능이 있다.

어혈조체(瘀血阻滯)나 영혈부족(營血不足)으로 인한 월경부조(月經不調), 통경경폐(痛經經閉)에 당귀, 천궁, 지황, 작약, 향부자, 현호색 등을 동용하면 보혈활혈(補血活血)하고 조경지통(調經止痛)시킬 수 있다.

풍습비통(風濕痺痛)에는 강활, 독활, 방풍, 위령선, 진교 등을 가하여 쓰고, 중풍불수

(中風不遂), 기혈휴허(氣血虧虛), 지체탄탄(肢體癱瘓), 수족마목(手足麻木) 등에는 당귀, 천궁, 적작, 도인, 홍화, 지용, 황기 등의 온보기혈(溫補氣血), 활혈통락(活血通絡)하는 약을 가하여 쓴다. 또 질타손상(跌打損傷), 어혈종통(瘀血腫痛)에는 천산갑, 도인. 대황 등의 요상지통약(療傷止痛藥)을 배합한다.

② 혈허위황(血虛萎黃)

이 약은 감온보혈(甘溫補血)하므로 혈허위황(血虛萎黃), 심계실면(心悸失眠), 설담맥세(舌淡脈細) 등에 널리 쓰이며, 당귀, 백작약, 숙지황, 녹각교, 구기자, 하수오 등의 음혈(陰血)을 자보(滋補)하는 약을 가하여 쓴다.

【임상사용의 요점】

계혈등은 감고(苦甘)하고 온성(溫性)이다. 활혈보혈(活血補血), 서근통락(舒筋通絡) 작용을 하며 활혈하는 효능이 강하다. 혈허로 인한 경폐 · 월경부조 · 통경 · 혈허로 인한 지체마목(肢體麻木) · 탄탄(癱瘓) 및 풍습비통 · 질타손상 등에 사용한다.

【참고】

계혈등고(鷄血藤膏)는 남오미자, 유미, 맥아, 홍화, 속단, 우슬, 혹두 등과 가공한 것인데, 효능은 계혈등과 같으나 보혈하는 효능이 강하다. 일반적으로 6-9g을 술이나 뜨거운 물에 녹여서 복용한다.

【용량 용법】

10-30g

【사용상의 주의점】

열결(熱結)에 의한 혈어(血瘀)에는 다용(多用)해서는 안된다.

【고전의 기록】

≪本草綱目拾遺≫

"壯筋骨, 已酸痛, 和酒服, 治老人氣血虛弱, 手足麻木癱瘓, 婦女經水不調, 赤白帶下, 婦女乾血勞及子宮虛冷不受胎, 治風濕痺痛, 跌打損傷不可忍. 〈근골을 장(壯)하게 하며 산통(酸痛)을 없애는데는 술과 같이 복용한다. 노인의 혈기허약, 수족마목탄탄(手足麻木癱瘓) 을 치료한다.

부녀의 경수부조(經水不調), 적백대하(赤白帶下), 건혈로(乾血勞) 및 자궁이 차서 임신이 어려울 때 사용한다. 풍습비통을 치료하며 넘어져 심하게 다쳐 참을수 없을 때도 사용한다.〉"

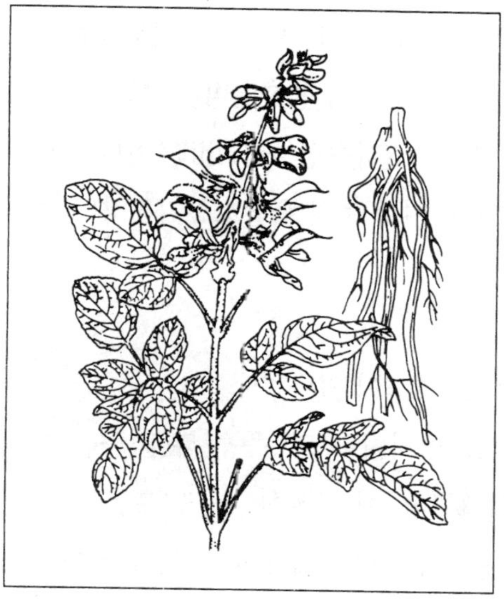

단삼 (丹參)
Salviae Radix

【本經】 KHP. CP.

【처방용명】 丹參, 紫丹參, 血丹參, 赤參

【성미】 苦, 微寒

【귀경】 心, 心包, 肝

【효능】 활혈거어(活血祛瘀), 양혈소종(凉血消腫), 청심안신(淸心安神)

【기원】

이 약은 단삼 *Salvia militiorrhiza* Bunge(꿀풀과 Labiatae)의 뿌리이다.
주로 중국의 안휘(安徽), 강소(江蘇), 사천(四川) 등지에서 생산된다.

【임상응용】

① **월경부조(月經不調), 혈어경폐(血瘀經閉), 심복자통(心腹刺痛), 협통흉비(脇痛胸痺), 징하적취(癥瘕積聚), 풍습열비(風濕熱痺)**

이 약은 고(苦)로 설강(泄降)하고 미한(微寒)으로 청열(淸熱)하며 주로 혈분(血分)으로 들어가 활혈거어(活血祛瘀)하고 양혈통경(凉血通經)하는 효능이 있으므로 혈열(血熱)에 의한 어조(瘀阻) 때문에 생기는 여러가지 질병에 활용된다.

혈열어체(血熱瘀滯)에 의한 월경부조(月經不調), 통경경폐(痛經經閉), 산후(産後)의 어조복통(瘀阻腹痛) 등에는 가루로 하여 백주(白酒)로 복용하고(丹參散), 이 때 당귀, 천궁, 목단피, 적작약, 택란, 향부자 등을 가하면 활혈조경(活血調經)하는 작용을 높일 수 있다.

혈어(血瘀)에 의한 기체(氣滯) 때문에 심복(心腹)이 찌르듯이 아플 때에는 단향, 사인 등의 행기약(行氣藥)을 가하고 (丹參飮), 기체(氣滯)에 의한 혈어(血瘀) 때문에 흉협(胸脇)이 동통(疼痛)할 때에는 시호, 울금, 적작약, 현호색 등의 행기활혈지통약(行氣活血止痛藥)을 함께 쓰며, 어혈(瘀血)이 심맥(心脈)에 조체(阻滯)하여 흉비(胸痺)하고 교통(絞痛)이 있을 때에는 천궁, 홍화, 강향, 적작약 등을 가하여 쓴다 (冠心1號).

징하적취(癥瘕積聚)에는 삼릉, 아출, 택란, 별갑 등을 가하고, 풍습열비(風濕熱痺)에는 창출, 황백, 우슬, 인동초, 낙석 등 등을 가하여 쓰며, 질타손상(跌打損傷)이나 어혈(瘀血)에 의한 종통(腫痛)에는 당귀, 홍화, 천궁, 도인, 혈갈 등의 활혈소종지통약(活血消腫止痛藥)을 가하여 쓴다.

② 옹종창독(癰腫瘡毒)

이 약은 양혈(凉血)하면서 산어소종(散瘀消腫)하는 효능이 있다.

옹종창독(癰腫瘡毒)에 청열해독약(淸熱解毒藥)을 가하여 쓰면 옹종(癰腫)을 소제(消除)하는 작용을 강화시킬 수 있고, 유옹종통(乳癰腫痛)에 금은화, 연교, 포공영, 괄루인, 유향, 몰약, 천산갑 등을 가하여 쓰면 양혈소종지통(凉血消腫止痛)하는 효과를 얻을 수 있다(消乳湯).

③ 열입영혈(熱入營血), 번조불매(煩躁不寐), 심계실면(心悸失眠)

이 약은 양혈(凉血)하며 활혈(活血)하고 청심(淸心)하여 제번(除煩)하므로 안신(安神)하는 효능이 있다.

열(熱)이 영혈(營血)에 들어가 고열(高熱), 신혼(神昏), 번조(煩躁), 불매(不寐), 반진(斑疹), 설강(舌絳), 맥삭(脈數) 등의 증세가 있을 때에는 서각, 현삼, 생지황 등의 청열양혈약(淸熱凉血藥)을 가하고(淸營湯), 심계(心悸)에 의한 실면(失眠), 정충(怔忡) 등에는 산조인, 백자인, 생지황, 맥문동 등을 가한다 (補心丹).

【임상사용의 요점】

단산은 고(苦), 미한(微寒)하다. 고(苦)로 설강하고 한(寒)으로 청열하며, 심간(心肝) 이경(二經)의 혈분(血分)으로 들어가 활혈거어(活血祛瘀)·양혈소종(凉血消腫)·청심제번(淸心除煩)하는 효력을 나타낸다. 주로 양혈활혈(凉血活血)·통경(通經)

하는 효능이 있으므로, 혈열(血熱)에 의한 어체(瘀滯)로 월경부조(月經不調)·경폐통경(經閉痛經)·징하적취(癥瘕積聚)가 있으며 산후어조(產後瘀阻)로 오로(惡露)가 그치지 않고 소복(少腹)이 아플 때에 쓴다. 또한 어혈조체(瘀血阻滯)로 인한 심복자통(心腹刺痛)과 간울협통(肝鬱脇痛)에도 유효하다. 그리고 양혈소종(凉血消腫)하고 통경지통(通經止痛)하는 효능이 있어 옹종창독(癰腫瘡毒)·열비동통(熱痺疼痛)을 치료하고, 청심제번(淸心除煩), 안신정지(安神定志)하는 효능이 있어 열입영혈(熱入營血)에 의한 심번불침(心煩不寢) 등에 효과가 있다.

【참고】

① 선인은 "일미(一味)의 단삼산(丹參散)은 사물탕과 같다"고 지적 하였는 데, 이는 단삼에도 보혈하는 효능이 있다라는 뜻으로 볼 수도 있지만, 실제로는 거어통경(祛瘀通經)하는 약물이라는 뜻으로 "어혈(瘀血)을 제거하면, 곧 새로운 피가 생긴다"는 의미라 할 수 있다.

② 단삼과 천궁은 활혈(活血)하고 조경(調經)하는 작용이 있어 어혈제통(瘀血諸痛), 옹종창독(癰腫瘡毒), 관절비통(關節痺痛)에 쓰이고 있다. 천궁은 신온(辛溫)하여, 활혈행기(活血行氣), 산한지통(散寒止痛)하는 작용이 있으므로 한응(寒凝)으로 인한 기체혈어(氣滯血瘀)에 적합하다. 또한 천궁은 거풍지통(祛風止痛)하는 효능이 있어 두통에 유효하고, 단삼은 청심안신(淸心安神)하는 작용이 있어 번열신혼(煩熱神昏)에 유효하다.

【용량 용법】

5-15g을 달여서 복용한다.

【사용상의 주의】

여로와는 상반(相反)된다.

【고전의 기록】

≪本經≫

"主心腹邪氣…… 破癥除瘕, 止煩滿 〈주로 심복(心腹)의 사기를 치료하며…… 징하를 없애고 번만을 그치게 한다.〉"

≪別錄≫

"養血, 去心腹痼疾結氣, 腰脊強, 脚痺, 除風邪留熱, 久服利人 〈피를 양(養)하며 심복(心腹)

의 고질결기(痼疾結氣), 허리와 등뼈의 뻣뻣함, 각비(脚痺)를 없앤다. 풍사유열을 없애며 오래 복용하면 이롭다.〉"

≪日華子本草≫

"養神定志, 通利關脈. 治冷熱勞, 骨節疼痛, 四肢不遂, 排膿止痛, 生肌長肉…… 調婦人經脈不勻 〈양신정지하며, 관맥(關脈)을 통리(通利)시킨다. 냉열의 노(勞), 골절의 동통(疼痛), 사지불수를 치료한다. 고름을 배출시켜 통증을 그치게 하며 살이 나서 자라게 한다…… 부인의 경맥불균을 조절해 준다.〉"

≪本草綱目≫

"活血, 通心包絡, 治疝痛 〈활혈(活血)하고 통심포락(通心包絡)하며 산통(疝痛)을 치료한다.〉"

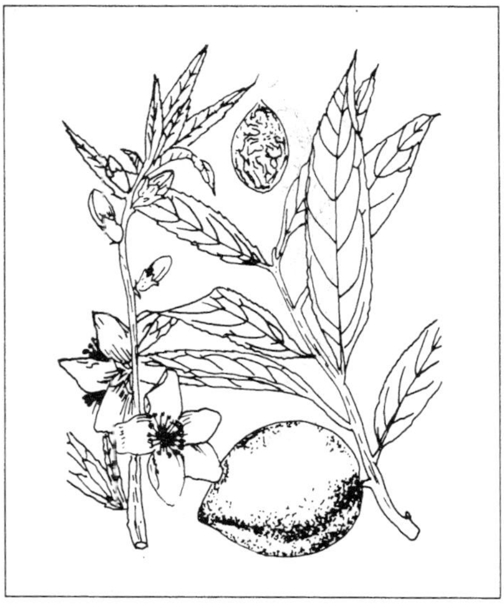

도인(桃仁)*

Persicae Semen

【本經】KP, JP, CP.

【처방용명】 桃仁, 光桃仁, 桃仁泥, 核桃仁

【성미】 苦甘, 平

【귀경】 心, 肝, 肺, 大腸

【효능】 활혈거어(活血祛瘀), 윤장통변(潤腸通便)

【기원】

이 약은 복숭아나무 *Prunus persica L.* 또는 개복숭아나무 *P. persica* Batsch. var. *davidiana* Max.(장미과 Rosaceae)의 씨이다.

【임상응용】

① 혈어경폐(血瘀經閉), 경행복통(經行腹痛), 산후어조(産後瘀阻), 손상어통(損傷瘀痛), 장옹폐옹(腸癰肺癰)

이 약은 고(苦)로 설강(泄降)하고 도하(導下)하며 파어(破瘀)하고 감(甘)으로 기혈(氣血)을 화창(和暢)하게 하여 생신(生新)하므로 활혈(活血), 거어(祛瘀), 생신(生新)하는 효능을 나타내고 부인과(婦人科)의 조경약(調經藥)으로 상용된다.

혈어(血瘀)에 의한 경폐(經閉), 월경통에는 홍화, 당귀, 천궁, 적작약을 같이 쓰고(桃紅四物湯), 축혈(蓄血)에 의한 발광(發狂)이나 소복(少腹)이 경만(硬滿)할 때에는 수질(水蛭), 맹충(虻蟲), 대황(大黃)을 같이 쓰며(抵當湯), 산후(産後)의 어조(瘀阻)에는 당귀, 천궁, 포강 등을 같이 쓰고(生化湯), 징하비괴(癥瘕痞塊)에는 계지, 복령 등을 같이 쓴다(桂枝茯苓丸).

질타손상(跌打損傷)이나 어혈(瘀血)에 의한 동통(疼痛)에는 당귀, 홍화, 천산갑 등을 가하여 쓰고(復元活血湯), 여러가지 손상에는 대황, 목단피, 동과인을 가하여 쓰며(大黃牧丹皮湯), 혈열(血熱)에 의한 어체(瘀滯)로 생기는 장옹(腸癰)과 폐옹(閉癰)에는 노근, 의이인, 동과인을 가하여 쓴다 (葦莖湯).

② 장조변비(腸燥便秘)

이 약은 질윤(質潤)하여 활장통변(滑腸通便)하는 효능이 있으므로 음허진휴(陰虛津虧)로 인한 장조변비(腸燥便秘)에는 행인, 백자인, 욱리인, 송자인 등을 가하여 쓴다(五仁丸).

③기타

이 약은 지해(止咳)하고 평천(平喘)하는 작용도 있으므로 해천증(咳喘症)에 행인과 같이 쓴다.

【임상사용의 요점】

도인은 고감(苦甘)하고 평성(平性)하며 심간 2경의 혈분(血分)에 들어가 고(苦)로 설강도하(泄降導下)하여 파어(破瘀)하고 감(甘)으로 기혈을 창화(暢和)시켜 생신하므로 행어통경(行瘀痛經)에 상용된다. 따라서 어혈적체(瘀血積滯)로 인한 경폐(經閉)·통경(痛經) 및 징하(癥瘕)·산후어조(産後瘀阻)로 인한 괴통(塊痛)과 오로불행(惡

露不行), 축혈로 인한 발광(發狂) 그리고 질타손상(跌打損傷)으로 인한 어통(瘀痛), 폐옹(肺癰) 및 장옹(腸癰) 등에 활용한다. 또한 유지(油脂)를 풍부하게 함유하여 윤장통변(潤腸通便)하는 작용도 있으므로 음허진고(陰虛津枯)로 인한 장조변비(腸燥便秘)에도 적용하지만 효력이 완벽하지 못하므로 윤조자음약(潤燥滋陰藥)을 배합할 필요가 있다. 이 밖에 지해평천(止咳平喘)작용도 있으므로 기역 천해(氣逆喘咳)에도 쓴다.

【참고】

도인과 행인은 지해평천(止咳平喘), 윤장통변(潤腸通便)하는 효능이 있지만, 행인은 기분(氣分)에 치우쳐 강기소담(降氣消痰)하는 작용이 뛰어나고, 도인은 혈분(血分)에 치우쳐 파어생신(破瘀生新)하는 작용이 우수하다.

【용량 용법】

5-10g, 사용할 때 가루로 하여 쓴다.

【사용상의 주의】

과용(過用)하거나 잘못 쓰면 출혈(出血)을 촉진하고 진음(眞陰)을 손상(損傷)하며, 임신부에게는 금기이다. 대량복용(大量服用)하면 호흡마비(呼吸麻痺) 등의 중독(中毒)을 일으킬 수 있다.

【고전의 기록】

≪本經≫

"主瘀血,血閉癥瘕,邪氣, 殺小蟲〈주로 어혈(瘀血), 혈폐징하(血閉癥瘕), 사기(邪氣) 등을 주치하고 소충(小蟲)을 죽인다.〉"

≪別錄≫

"止咳逆上氣, 消心下堅, 除卒暴衄血, 破癥瘕, 通月水, 止痛 〈해역상기를 그치게 하며 소심하견(消心下堅)한다. 갑작스런 육혈(衄血)을 없애며 징하를 파괴한다. 월수(月水)를 통하게 하며 통증을 그치게 한다.〉"

≪珍珠囊≫

"治血結血秘血燥, 通潤大便, 破蓄血. 〈혈결(血結), 혈비(血秘), 혈조(血燥) 등을 치료하고 대변을 부드럽게 통하게하여 축혈(蓄血)을 없앤다.〉"

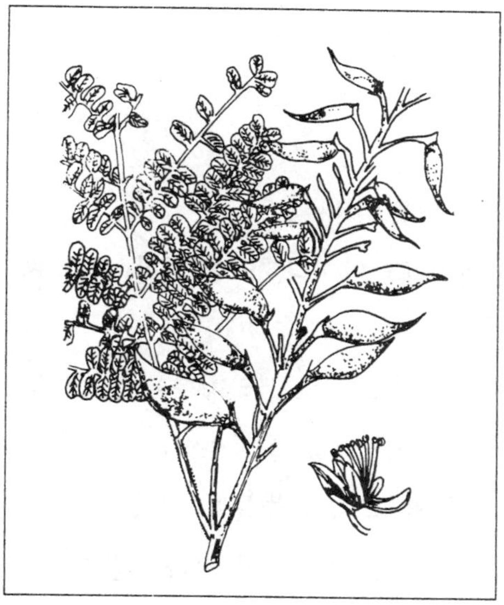

소목 (蘇木)*

Caesalpiniae Lignum

【新修本草】KHP, CP.

【처방용명】 蘇木, 蘇方木, 赤木

【성미】 甘鹹, 辛, 平

【귀경】 心, 肝, 脾

【효능】 활혈거어(活血祛瘀), 통경지통(通經止痛)

【기원】

이 약은 소방목(蘇方木) *Caesalpinia sappan* L.(콩과 Leguminosae)의 심재(心材)이다.

주산지는 중국의 광동(廣東), 광서(廣西), 운남(雲南), 대만(台灣) 등지이다. 사계절(四季節) 벌목(伐木)이 가능하며 수피(樹皮)와 변재(邊材)를 제거하고, 심재(心材) 만을 쓴다. 사용할 때는 소괴(小塊)로 자르거나 혹은 부드럽게 찐 다음 잘라서 조각으로 한다.

【임상응용】

① 경폐복통(經閉腹痛), 산후어조(産後瘀阻), 위완자통(胃脘刺痛), 흉비교통(胸痺絞痛), 손상어통(損傷瘀痛)

이 약은 함(鹹)으로 입혈(入血)하고 신(辛)으로 주산(走散)하여 활혈거어(活血祛瘀), 소종지통(消腫止痛)하는 효능이 있으므로 부인과(婦人科), 상과(傷科)의 질병에 주로 쓰인다.

혈어(血瘀)에 의한 경폐통(經閉痛)에는 당귀, 천궁, 홍화, 우슬 등을 가하여 쓰고(通經丸), 산후혈운(産後血暈), 창민욕사(脹悶欲死)에는 유향을 가하여 써서 술로 송복(送服)하거나 하엽, 작약, 육계, 별갑 등을 가하여 쓴다.

어혈조체(瘀血阻滯)로 인한 위완자통(胃脘刺痛)에는 오령지, 포황, 향부자, 양강, 소경(蘇梗) 등을 배합하여 쓰고, 어혈(瘀血)이 심맥(心脈)에 조체하여 생기는 흉부교통(胸部絞痛)에는 해백, 괄루인, 홍화, 오령지, 포황, 단향 등을 가하여 쓰며, 질타손상(跌

打損傷)에 의해 생긴 어혈종통(瘀血腫痛)에는 홍화, 유향, 몰약, 혈갈 등을 가하여 쓴다(八厘散).

② **풍진소양(風疹瘙痒), 중풍실어(中風失語)**

이 약은 표리(表裏)에 침습한 풍기(風氣)를 발산(發散)한다.

"이 약은 소량을 쓰면 화혈(和血)하고 다량을 쓰면 파혈(破血)한다."또한 화혈(和血)하고 거풍(祛風)한다.

따라서 "풍을 치료하려면 먼저 혈(血)을 치료하여 풍이 스스로 사라지도록 한다(治風先治血, 風行風自滅)"라는 원칙에 따라 중풍실어(中風失語) 및 풍진소양(風疹瘙痒)에 쓴다. 풍진소양에 형개, 방풍, 선퇴, 백질려 등을 가하여 쓰고, 중풍실어(中風失語)와 반신불수(半身不遂)에는 홍화, 도인, 지룡, 방풍, 강황, 원지, 창포 등을 가하여 쓴다.

【임상사용의 요점】

소목은 함(鹹)해서 혈에 들어가고, 신(辛)해서 주산한다. 활혈거어(活血祛瘀)·소종지통(消腫止痛)하는 효능이 있어서 상과(傷科)의 주약이며, 부인과에도 자주 쓰인다. 질타손상(跌打損傷)으로 인한 어종동통(瘀腫疼痛), 부녀의 혈체경폐(血滯經閉)에 의한 통경(痛經)·산후어조(產後瘀阻) 등에 적당하다. 더우기 "표리(表裏)의 풍기를 발산한다"라고 일컬어져 거풍화혈(祛風和血)하는 효능이 있기 때문에 과거에는 중풍, 파상풍 등에, 근래에는 풍진소양(風疹瘙痒)에 사용하고 있다.

【참고】

소목과 홍화는 효능이 비슷하여 활혈통경(活血通經), 소어지통(消瘀止痛)하는 작용이 있어서 부인과에서는 조경에, 상과(傷科)에서는 지통에 상용된다. 홍화는 온성으로 최생타태(催生墮胎)하며, 소목은 양(凉)한 편이면서 거풍화혈(祛風和血)하는 작용이 있다.

【용량 용법】

5-10g

【사용상의 주의】

이 약은 활혈통경(活血通經)하는 작용이 있으므로 임신부에게는 쓰지 않는다.

【고전의 기록】

≪新修本草≫

"主破血, 產後血脹悶欲死者. 〈파혈(破血)과 산후혈창민(產後血脹悶)하여 죽을 지경인 경우를 주치한다.〉"

≪海藥本草≫

"主虛勞血癖氣壅滯, 產後惡露不安, 腹中攪痛, 及經絡不通, 男女中風, 口噤不語. 〈허로(虛勞), 혈벽(血癖), 기옹체(氣壅滯), 산후오로불안(產後惡露不安), 복중교통(腹中攪痛), 경락불통(經絡不通), 남녀중풍(男女中風) 및 구금불어(口噤不語) 등을 주치한다.〉"

≪日華子本草≫

"治婦人氣血心腹痛, 月候不調及蓐勞. 排膿止痛, 消癰腫撲損瘀血. 〈부인의 기혈(氣血), 심(心), 복통(腹痛), 월후(月候)의 부조(不調)와 욕로(蓐勞)를 다스리며 농을 배출하고 통증을 그치게 한다. 또 옹종(癰腫), 박손(撲損), 어혈(瘀血)을 해소시킨다.〉"

≪本草綱目≫

"蘇木乃三陰經血分藥, 少用則和血, 多用則破血. 〈소목은 삼음경혈분(三陰經血分)의 약으로써 적게 쓰면 화혈(和血)하고 많이 쓰면 파혈(破血)한다.〉"

≪醫學啓源≫

"〈主治秘訣〉云. 發散表裏風氣. 〈主治秘訣〉에 표리(表裏)의 풍기(風氣)를 발산(發散)한다고 했다."

"破死血 〈사혈(死血)을 깨뜨린다.〉"

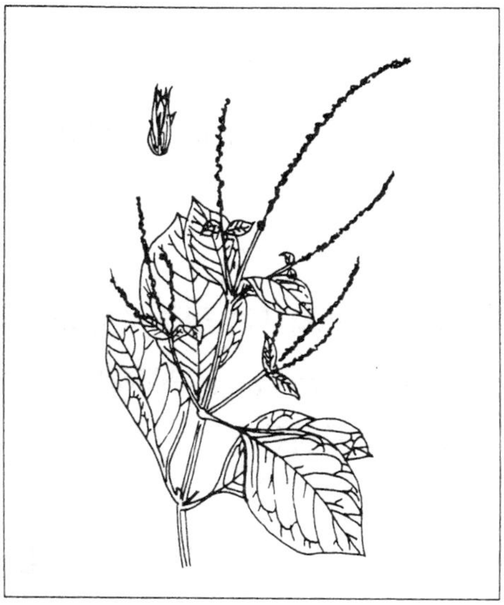

우슬 (牛膝)*
Achyranthis Radix

【本經】KP, JP, CP.

【처방용명】牛膝, 懷牛膝, 淮牛膝, 牛夕, 川牛膝, 百倍

【성미】苦, 酸, 平

【귀경】肝, 腎

【효능】 활혈거어(活血祛瘀), 보익간신(補益肝腎), 강근장골(強筋壯骨), 이뇨통림(利尿通淋), 인혈하행(引血下行)

【기원】

이 약은 쇠무릅 *Achyranthes japonica* Nakai (비름과 Amaranthaceae)의 뿌리이다.

중국약전에는 같은 과의 회우슬 *A. bidentata* Bl. 을 **회우슬**(Achyranthis Bidentatae Radix)로, 같은 과의 천우슬(川牛膝) *Cyathula officinalis* Kuan을 천우슬 (Cyathulae Radix)로 수재하고 있으며, 시장에서는 마우슬 *Cyathula capitata* Moq. 도 천우슬로 거래되고 있다.

우슬은 우리나라에서 생산된다. 중국에서 거래되고 있는 회우슬은 중국의 하남(河南) 등지에서 오랫동안 대량 재배되어 왔고, 마우슬은 사천(四川), 귀주(貴州), 운남(雲南), 복건성(福建省) 등지에서 생산되며 담우슬은 사천(四川), 운남(雲南), 귀주(貴州) 등지에서 생산된다.

겨울에 지상부가 모두 마른 후, 뿌리를 채취하여 뿌리털 등을 제거하여 양건한 것을 쓴다.

【임상응용】

① 월경부조(月經不調), 통경경폐(痛經經閉), 산후어조(産後瘀阻), 징하복통(癥瘕腹痛), 질타상통(跌打傷痛)

이 약은 하행(下行)하는 성질이 있고 직접 간신(肝腎)의 이경(二經)에 작용하여 활혈조경(活血調經)하기 때문에 부녀(婦女)의 어혈조체(瘀血阻滯)와 산후(産後)의 각종 증세에 응용할 수 있다.

월경부조(月經不調), 통경경폐(痛經經閉)에는 당귀, 홍화, 능선화 등을 가하여 쓰고, 산후어조(產後瘀阻), 포의불하(胞衣不下)에는 당귀, 천궁, 홍화, 차전자, 육계를 가하여 쓰며(脫花煎), 징하복통(癥瘕腹痛)에는 건칠(乾漆), 생지황을 가하여 쓰고(萬病丸), 요슬(腰膝) 및 족부(足部)의 상통(傷痛)에는 당귀, 천궁, 속단 등을 가하여 쓴다.

② 간신부족(肝腎不足), 요슬산통(腰膝痠痛), 하지무력(下肢無力)

이 약은 간신(肝腎)을 자보(滋補)하고 강근건골(強筋健骨)하면서 혈맥(血脈)을 통리하고 관절(關節)을 이(利)하는 효능이 있다. 따라서 간신부족(肝腎不足), 요슬산통(腰膝痠痛), 하지무력(下肢無力) 등에는 숙지황, 쇄양, 귀판, 호골 등을 가하여 쓴다(虎潛丸).

③ 풍한습비(風寒濕痺), 근맥구련(筋脈拘攣)

이 약은 관절(關節)을 통리(通利)하는 외에 이뇨제습(利尿除濕)하고 소종지통(消腫止痛)하는 효능이 있다.

따라서 풍한습비(風寒濕痺), 근맥구련(筋脈拘攣), 요슬비통(腰膝痺痛)에는 독활, 진교, 상기생, 방풍, 두충 등을 가하여 쓰고(獨活寄生湯), 풍습(風濕)에 속한 하지(下肢)의 관절동통(關節疼痛)에는 모과, 방기, 독활, 비해 등을 가하여 쓰며, 습열(濕熱)이 하주(下注)하여 생기는 각기(脚氣), 경종(脛腫)에는 창출, 황백 등을 가하여 쓴다 (三妙丸).

④ 소변불리(小便不利), 요도삽통(尿道澁痛), 신허수종(腎虛水腫)

이 약은 이뇨통림(利尿通淋)하므로 습열하주(濕熱下注), 요혈임병(尿血淋病), 요도삽통(尿道澁痛) 등에 응용되며 활석, 통초, 당귀, 구맥, 동규자 등을 가하여 쓴다(牛膝湯).

이뇨소종(利尿消腫)하고 보익간신(補益肝腎)하므로 신허수종(腎虛水腫)에 부자, 육계, 숙지황, 복령, 택사, 차전자 등을 가하여 쓴다 (濟生腎氣丸).

⑤ 토혈뉵혈(吐血衄血), 후비구창(喉痺口瘡), 두통현운(頭痛眩暈)

이 약은 고설하강(苦泄下降)하고 인혈하행(引血下行)하여 상염지화(上炎之火)를 끌어내리므로 혈열망행(血熱妄行), 허화상염(虛火上炎), 간양상항(肝陽上亢)으로 인한 각종 종질병(腫疾病)의 치료에 응용할 수 있다.

혈열망행(血熱妄行)으로 인한 토혈(吐血), 육혈(衄血)에는 백모근, 소계, 측백엽, 치자 등을 가하여 쓰고, 음허화왕(陰虛火旺)으로 인한 후비구창(喉痺口瘡), 아통(牙痛), 두통(頭痛)에는 생석고, 지모, 맥문동, 생지황 등을 가하여 쓰며 (玉女煎), 간양상항(肝陽上亢)으로 인한 두통현운(頭痛眩暈), 목창이명(目脹耳鳴)에는 대자석, 생용골, 생모려, 생귀판 등을 가하여 쓴다 (鎭肝熄風湯).

【임상사용의 요점】

우슬은 고산(苦酸)하고 평(平)하다. 하행하여 간신 2경에 직달(直達)하여 활혈거어(活血祛瘀)하는 작용을 발휘하기 때문에 혈어에 의한 경폐(經閉)·통경(痛經)·월경후기(月經後期)·징하(癥瘕 및 난산(難産)·포의불하(胞衣不下)에 적용한다. 서근(舒筋)하여 이비(利痺)하는 효능이 있기 때문에 풍습비통(風濕痺痛)에 속하는 요슬관절의 동통 및 유상(扭傷), 섬좌(閃挫)에도 쓰인다. 또한 이수통림(利水通淋)하는 효능이 있어서 혈림(血淋), 열림(熱淋)에 의한 요도삽통(尿道澁痛)·혈뇨(血尿)에 유효하다. 주제(酒製)로 하면 보신간(補腎肝)·강근골(強筋骨)하는 작용이 있으므로 간신(肝腎)이 부족하여 생기는 요슬산통·근골무력에 적당하다. 이외에 인혈하행(引血下行)하는 효능이 있어서, 상염(上炎)하고 있는 허화(虛火)를 하설(下泄)시키기 때문에 혈열망행(血熱妄行)으로 인한 토혈(吐血), 육혈(衄血) 및 음허화왕(陰虛火旺)으로 인한 후비(喉痺)·치통·구창 및 간양상항(肝陽上亢)으로 인한 현운두통(眩暈頭痛)에도 효과가 있다.

【참고】

① 회우슬(懷牛膝)은 보간신, 강근골작용이 뛰어나고, 천우슬(川牛膝)은 활혈화어 작용이 우수하다.

② 그대로 쓰면 활혈거어(活血祛瘀), 인혈하행(引血下行)하는 작용이 우수하고 주제(酒製)하면 보간신(補肝腎)하는 작용이 강해지므로, 활혈거어(活血祛瘀), 통리혈맥(通利血脈), 이뇨통림(利尿通淋), 인혈하행(引血下行)에는 주로 생우슬을 많이 쓰고, 자보간신(滋補肝腎), 강근건골(強筋健骨)에는 제우슬을 주로 쓴다.

③ 회우슬(淮牛膝)은 간신(肝腎)을 보(補)하는 작용이 우수하고, 천우슬은 어혈(瘀血)을 몰아내는 작용이 우수하다.

④ 우슬은 하행(下行)시키는 인경(引經) 작용이 주 효능이고, 보익간신(補益肝腎)하는 작

용은 속단, 두충 등보다 떨어진다.

【용량 용법】

5-15g

【사용상의 주의】

이 약은 인혈하행(引血下行)하고 추창(墜脹)하는 작용이 있기 때문에 임신중이거나 월경과다(月經過多)인 경우에는 쓰지 않는 것이 좋다.

【고전의 기록】

≪神農本草經≫

"主寒濕痿痺, 四肢拘攣, 膝痛不可屈伸, 逐血氣, 傷熱火爛 墮胎. 〈한습위비, 사지구련, 무릎통증으로 굴신이 어려운 것, 축혈기, 상열화란(傷熱火爛), 타태 등을 주치한다.〉"

≪日華子本草≫

"治腰膝軟怯冷弱, 破癥結, 排膿止痛, 產後心腹痛并血暈, 落死胎, 壯陽. 〈허리와 무릎의 연겁냉약(軟怯冷弱)을 치료하며, 징결(癥結)을 깨뜨리고 고름을 배출시켜 통증을 그치게 하고 산후의 심복통(心腹痛)이 혈운(血暈)과 겹쳤을 때 쓰이며 사태(死胎)를 내보낸다. 양(陽)을 장(壯)하게 한다.〉"

≪本草綱目≫

"五淋尿血, 莖中痛, 下痢, 喉痺, 口瘡, 齒痛, 癰腫惡瘡, 傷折, 所主之病, 大抵得酒能補腎肝, 生用則能惡血 〈오림혈뇨, 경중통(음경통), 하리, 후비구창, 치통, 옹종악창, 절상등에 사용하고 이러한 병은 대개 술과 같이 쓰면 간신(肝腎)을 보(補)하고 생(生)으로 쓰면 악혈(惡血)을 없앤다.〉"

≪本草經疏≫

"走而能補, 性善下行 〈내달으면서 능히 보(補)하며 하행(下行)에 뛰어난 성질이 있다.〉"

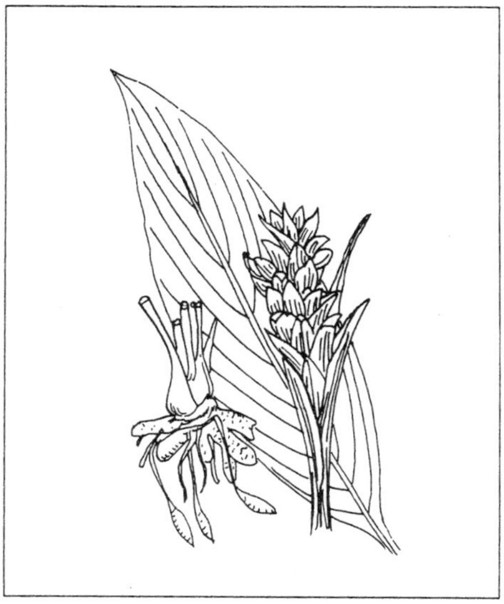

울금 (鬱金)
Curcumae Tuber

【新修本草】 KP, CP.

【처방용명】 鬱金, 玉金, 川鬱金, 廣鬱金, 溫鬱金, 川玉金, 廣玉金, 宇金

【성미】 辛, 苦, 寒

【귀경】 心, 肺, 肝, 膽

【효능】

활혈산어(活血散瘀), 행기해울(行氣解鬱), 양혈청심(涼血淸心), 이담퇴황(利膽退黃)

【기원】

이 약은 울금 *Curcuma longa* L.(생강과 Zingiberaceae)의 뿌리줄기를 그대로 또는 주피를 제거하고 쪄서 말린 것이다.

중국 약전에는 온울금 *C. wenyujin chen* et Ling, 강황 *C. longa* L., 광서아출 *C. kwangsiensis* Lee et Ling 또는 봉아출 *C. phaeocaulis* Val. 의 건조한 덩이뿌리(塊莖)를 수재하고 있다.

이상의 기록으로 보면 울금의 Latin명은 Curcumae Rhizoma가 아니라 Curcumae Tuber라고 하는 것이 적합하다.

【임상효능】

① 흉협동통(胸脇疼痛), 월경부조(月經不調), 통경경폐(痛經經閉), 징하비괴(癥瘕痞塊)

이 약은 고한(苦寒)하여 설강(泄降)하고 활혈산어(活血散瘀)하여 지통(止痛)하며 소간행기(疏肝行氣)하여 해울(解鬱)한다. 혈분(血分)과 기분(氣分)을 모두 드나들기 때문에 "혈분중의 기약(血分中之氣藥)"이라고 한다.

간울(肝鬱)에 의한 기체(氣滯), 혈어(血瘀)로 인한 흉(胸), 격(膈), 협(脇), 늑(肋)

의 창통(脹痛)에는 지각, 길경, 계심, 진피 등을 가하여 쓰고(推氣散), 어혈(瘀血)이 심맥(心脈)에 조체하여 흉비교통(胸痺絞痛)이 나타날 때에는 목향을 가하여 쓴다(顚倒木金散).

간울(肝鬱)로 열(熱)이 있고 경전복통(經前腹痛)이 있을 때에는 시호, 황금, 당귀, 백작약, 향부자 등을 가하여 쓰고(宣鬱通經湯), 징하비괴(癥瘕痞塊)에는 단삼, 별갑, 삼릉, 아출 등을 가하여 파혈소징(破血消癥)과 연견산결(軟堅散結)하는 작용을 높인다.

② 온병신혼(温病神昏), 담열전광(痰熱癲狂)

이 약은 신고(辛苦)하고 성한(性寒)하여 청심(淸心)하고 해울(解鬱)하는 효능이 있다. 따라서 열(熱)이 영혈(營血)에 들어가 고열(高熱)이 나고 정신이 온미할 때는 우황, 황련, 치자, 황금, 주사 등의 청심사화(淸心瀉火)하고 개규성신(開竅醒神)하는 약을 가하여 쓴다(牛黃淸心丸).

습온병(濕溫病)으로 담탁(痰濁)이 청규(淸竅)를 몽창(蒙敞)하여 흉완(胸脘)이 비민(痞悶)하고 신지(神志)가 맑지 않을 때에는 창포, 죽력, 강즙 등의 방향화탁(芳香化濁)하고 활담개규(豁痰開竅)하는 약을 가하여 쓰고 (菖蒲鬱金湯), 담열(痰熱)이 울결(鬱結)하여 전간(癲癎), 번조(煩躁), 울민(鬱悶), 발광(發狂) 등의 증상이 나타날 때에는 백반을 가하여 쓴다(白金丸).

기타 임상에서는 식풍지경약(熄風止痙藥)인 오공, 전갈 등을 가하여 전간(癲癎)의 경련(痙攣),추축발작(抽搐發作)에 좋은 치료효과를 보고 있다.

③ 토혈뉵혈(吐血衄血),부녀도경(婦女倒經)

이 약은 양혈(凉血)하여 지혈(止血)하는 효능이 있다. 따라서 간울(肝鬱)이 화(火)로 되고 혈열(血熱)이 협어(挾瘀)하여 생기는 토혈(吐血), 요혈(尿血), 부녀도경(婦女倒經)에는 생지황, 목단피, 현삼 등의 청열양혈약(淸熱凉血藥)을 가하여 쓴다(生地黃湯).

④ 황달뇨적(黃疸尿赤)

이 약은 고(苦), 한(寒)하고 간담(肝膽)의 이경(二經) 으로 들어가 서간(舒肝), 이담(利膽), 퇴황(退黃)하는 효능이 있다. 따라서 간담(肝膽)의 습열온증(濕熱蘊蒸), 담즙외일(膽汁外溢), 황달뇨적(黃疸尿赤)에 응용되며 시호, 인진호, 치자, 황백, 금전초 등을 동용하면 이담퇴황(利膽退黃)의 작용이 더욱 높아진다.

【임상사용의 요점】

울금(鬱金)은 신고(辛苦)하고 한(寒)하다. 신(辛)은 개(開)하고 고(苦)는 강(降)하며 방향(芳香)에 의해 선달(宣達)하며 한(寒)으로 청열(清熱)한다. 심(心), 간(肝)의 이경에 들어가며 동시에 폐(肺), 담(膽)에도 들어간다. 기분(氣分)에 들어가 행기해울(行氣解鬱)하고, 혈분(血分)에 들어가 양혈파어(凉血破瘀)하는 "혈중(血中)의 기약(氣藥)"이다. 행기(行氣)하여 해울(解鬱)하고 파어(破瘀)하여 지통(止痛)하는 효능이 있기 때문에 기체혈어(氣滯血瘀)에 의한 흉협(胸脇) 및 완복(脘腹)의 창통(脹痛)과 통경(通經)에, 파어(破瘀)하고 양혈(凉血)하며 지혈(止血)하는 효능이 있기 때문에 혈열어체(血熱瘀滯)에 의한 토혈(吐血)·육혈(衄血)·혈뇨(血尿) 및 부녀(婦女)의 도경(倒經)에 쓰인다. 양혈(凉血)하여 청심(清心)하고 행기(行氣)하여 해울(解鬱)하는 작용이 있으므로 열병(熱病)에 의한 신혼(神昏), 전간(癲癇)의 발광(發狂)에 쓰고, 해울(解鬱)하고 산결(散結)하며 서간(舒肝)하여 이담(利膽)하고 퇴황(退黃)하는 효능이 있기 때문에 습열황달(濕熱黃疸)·담결석(膽結石) 등에 효과가 있다.

【참고】

① 광울금(廣鬱金)은 행기해울(行氣解鬱) 작용이 뛰어나고 천울금(川鬱金)은 활혈화어(活血化瘀) 작용이 탁월하다.

② 한국과 일본에서는 예로 부터 강황(姜黃)과 울금(鬱金)을 같은 것으로 취급해 왔기 때문에, 일반적으로 울금(鬱金)이라는 이름으로 강황(姜黃)이 사용되고 있다. 그러나 색조(色調)가 울금(鬱金)은 표면이 회갈색이고 단면이 황색이며, 강황은 표면, 단면이 모두 회흑색이고 전체적으로 소위 울금색(鬱金色)을 띠고 있어서 완전히 다르다는 데 유의하여야 한다.

【용량 용법】

5-10g

【사용상의 주의】

울금과 정향은 같이 쓰지 않는다.

【고전의 기록】

≪新修本草≫

"主血積, 下氣, 生肌, 止血, 破惡血, 血淋,尿血, 金瘡 〈혈적(血積)을 주치하며 기를 내리고 살이 나게 한다. 악혈(惡血)을 없애며 혈림(血淋) 뇨혈(尿血), 금창(金瘡)에 쓰인다.〉"

≪本草綱目≫

"治血氣心腹痛, 產後敗血衝心欲死, 失心癲狂 〈혈기의 심복통(心腹痛)을 치료하며 산후 패혈(敗血)과 심장에 충격을 주어 죽을것 같으며 실심전광(失心癲狂)이 일어날 때 사용한다.〉"

≪本草備要≫

"行氣, 解鬱, 泄血, 破瘀. 凉心熱, 散肝鬱. 治婦人經脈逆行 〈행기해울(行氣解鬱)하며 설혈 파어한다. 심열을 식히고 간울을 산(散)한다. 부인의 경맥역행을 치료한다.〉"

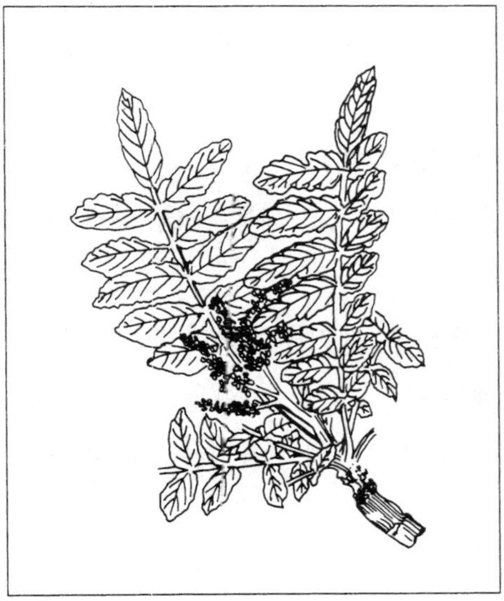

유향 (乳香)
Olibanum

【別錄】 KHP, CP.

【처방용명】 乳香, 刺乳香, 熏乳香, 明乳香, 明香

【성미】 辛苦, 溫

【귀경】 心, 肝, 脾

【효능】 활혈지통(活血止痛), 소종생기(消腫生肌)

【기원】

이 약은 유향나무 *Boswellia carterii* Birdwood 및 동속근연식물 (감람나무과 Burseraceae)의 간피(幹皮)에 상처를 내어 얻은 수지이다.

주로 홍해 연안의 소말리아(Somalia), 에디오피아(Ethiopia) 등지에서 생산된다. 봄, 가을에 칼로 나무 줄기의 피부(皮部)를 아래에서 위로 상처를 내어 수지(樹脂)가 흐르도록 한 다음 며칠 후 딱딱한 덩어리로 굳어진 것을 모은다. 약에 넣을 때에는 주로 초(炒)하여 쓰며, 봄에 채취한 것을 우수한 것으로 취급한다.

【임상응용】

① 어혈조체(瘀血阻滯), 심복제통(心腹諸痛)

이 약은 신산(辛散), 고강(苦降), 온통(溫通)하며 방향주찬(芳香走竄)한다. 장부(臟腑)를 선통(宣通)시키고 행기(行氣)하여 산체(散滯)하는 효능이 우수하기 때문에 어혈(瘀血)로 인한 심복제통(心腹諸痛), 풍습비통(風濕痺痛), 질타손상(跌打損傷) 등에 활용한다.

기체어혈(氣滯瘀血)에 의한 경폐통경(經閉痛經)에는 당귀, 천궁, 향부자 등을 가하여 쓰고, 한응혈어(寒凝血瘀)에 의한 위완자통(胃脘刺痛)에는 몰약, 오령지, 초오 등을 가하여 쓰며(證治準繩의 胃痛方), 징하복통(癥瘕腹痛)에는 몰약, 당귀, 단삼을 가하여 쓰고(活絡效靈丹), 풍습비통(風濕痺痛), 근맥구련(筋脈拘攣)에는 몰약, 초오, 담남성, 지룡을 가하여 쓴다(小活絡丹). 또한 질타손상(跌打損傷), 어혈종통(瘀血腫痛)에는 몰약, 혈갈, 아차 등을 가하여 쓴다(七厘散).

② 옹저종통(癰疽腫痛), 나력담핵(瘰癧痰核), 창양불렴 (瘡瘍不斂)

이 약은 새살이 나게 하고 상처를 아물게 하며 소종(消腫)하고 지통(止痛)하게 하는 작용이 있으므로 외과 영역에서 상용약으로 쓰인다.

옹저종통(癰疽腫痛)의 초기에는 금은화, 조각자, 천화분, 백지를 가하여 쓰고(仙方活命飮), 나력담핵(瘰癧痰核), 견경동통(堅硬疼痛)에는 몰약, 웅황, 사향을 가하여 쓰며(醒消丸), 창양(瘡瘍)이 헐어 오래도록 상처가 아물지 않을 때에는 몰약을 가하여 가루로 하여 외용한다.

【임상사용의 요점】

유향은 고설(苦泄)하고 신산(辛散)하며 온통(溫通)한다. 기향(氣香)으로 주찬(走竄)하여 안으로는 내장을 선통(宣通)하고 밖으로는 경락을 투달(透達)하여 활혈소어 작용을 발휘한다. 활혈과 소어하는 작용에 의해 지통(止痛)·신근(伸筋)·소종(消腫)·생기(生肌)하는 효능을 나타낸다. 어혈조체로 인한 심복제통(心腹諸痛)·질타손상(跌打損傷)에 의한 동통·옹저창종(癰疽瘡腫)·비증구련(痺證拘攣) 및 창양(瘡瘍)이

궤란(潰爛)하여 새살이 나지 않을 때 등 내과·부인과·외과·상과(傷科)에 모두 응용될 수 있다. 지통작용이 강하므로 외과·상과(傷科)에서 자주 상용되는 요약이고, 내복하거나 외용하거나 모두 효과가 좋다.

【용량 용법】

3-10g. 외용(外用)은 적당량을 가루로 하여 환부에 붙인다.

【사용상의 주의점】

이 약은 전제(煎劑)나 탕액(湯液)에 혼탁(混濁)하게 섞으면 쉽게 구토(嘔吐)를 유발하므로 양(量)을 과다(過多)하게 쓰지 말 것이며, 특히 위약자(胃弱者)에게는 조심하여 사용하여야 한다.

또 어체(瘀滯)가 없는 자, 옹저(癰疽)가 방금 궤(潰)한 자, 임신부 등에게는 쓰지 않는다.

【고전의 기록】

≪別錄≫

"療風水毒腫, 去惡氣 〈풍수독종을 치료하고 악기를 없앤다.〉"

≪本草拾遺≫

"治婦人血氣…… 療諸瘡, 令內消 〈부인의 혈기를 치료하며 모든 창을 치료하여 속을 깨끗하게 한다.〉"

≪日華子本草≫

"止霍亂, 心腹痛, 煎膏止痛長肉 〈곽란과 심복통을 다스리고 전제와 고제는 근육의 동통을 다스린다〉"

≪本草求眞≫

"治心腹諸痛, 口噤耳聾, 癰腫折傷, 癲狂 〈가슴과 배속의 모든 통증, 입을 악물고 귀 먹은 것, 종기와 다친 상처, 미쳐 발광하는 것 등을 치료한다.〉"

≪本草綱目≫

"消癰疽諸毒, 托裏護心, 活血定痛, 伸筋, 治婦人難産, 折傷 〈부스럼의 모든 독을 없애고 속의 염증을 제거하며 심장과 혈액순환을 돕고 통증을 가라앉히고 굳은 근육을 풀어주며 난산과 절상을 치료한다.〉"

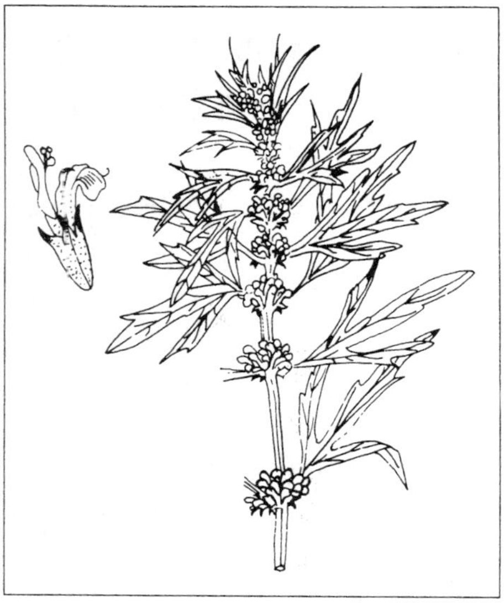

익모초 (益母草)
Leonuri Herba

【本經】 KP, CP.

【처방용명】 益母草, 坤草, 蔚草

【성미】 辛苦, 微寒

【귀경】 心, 肝, 膀胱

【효능】 활혈거어(活血祛瘀), 이뇨소종(利尿消腫)

【기원】

이 약은 익모초 *Leonurus sibiricus* L.(꿀풀과 Labiatae)의 전초이다.

중국약전에는 익모초의 기원 식물은 *L. heterophyllus* Seet로 기재하고 있다. 일반적으로 여름의 개화기에 지상부를 채취하여 양건한 것을 쓴다.

【임상응용】

① 월경부조(月經不調), 경폐통경(經閉痛經), 산후어조(産後瘀阻), 징하복통(癥瘕腹痛), 포의불하(胞衣不下), 구불수잉(久不受孕).

이 약은 신산(辛散)하고 고설(苦泄)하며 미한(微寒)으로 청열(淸熱)하므로 활혈(活血)하여 조경(調經)하고 거어(祛瘀)하여 생신(生新)하는 효능을 나타낸다. 부인과(婦人科)의 열결(熱結)에 의한 혈어(血瘀)에 쓰이므로 익모(益母)라고 한다.

기체(氣滯)에 의한 혈어(血瘀)로 월경(月經)이 불순하고 월경전에 복창(腹脹)하고 동통이 있을 때에는 당귀, 백작약, 향부자 등을 가하고, 산후(産後)의 어조(瘀阻)에 의한 복부창통(腹部脹痛)이나 혈어(血瘀)에 의한 경폐(經閉)에는 당귀, 천궁, 산사탄 등을 함께 쓰고, 뱃 속에 징하(癥瘕)가 있거나 포의(胞衣)가 나오지 않을 때에는 당귀, 도인, 홍화 등을 가하여 쓰며, 또 대추, 홍당(紅糖)을 가하여 장기복용하면 부녀가 오랫 동안 임신을 못한 경우에 효과가 있다.

단미로 복용하거나 상처를 치료하고 진통시키는 약을 가하여 쓰면 질타손상(跌打損

傷)이나 어혈(瘀血)에 의한 종통(腫痛)을 치료할 수 있다.

② 수종창만(水腫脹滿), 소변불리(小便不利)

이 약은 이뇨소종(利尿消腫)하는 효능이 있으므로 신허(腎虛)하여 방광(膀胱)의 기화(氣化)가 불리(不利)하기 때문에 수종(水腫)으로 창만(脹滿)하고 소변(小便)이 불리할 때 활용한다.

이 때는 단미로 달여서 복용하거나 백모근, 복령, 차전자, 백출, 상백피 등을 가하여 이뇨소종(利尿消腫)하는 작용을 증강시킨다.

③ 기 타

이 약은 청열해독(淸熱解毒), 양혈소종(凉血消腫)하는 효능도 있으므로 창옹종독(瘡癰腫毒), 피부습진(皮膚濕疹) 등에 활용할 수 있다.

【임상사용의 요점】

익모초는 신산(辛散)하고 고설(苦泄)하며 미한(微寒)으로 청열(淸熱)한다. 주로 혈맥(血脈)이 조체(阻滯)하여 생기는 월경부조, 경행복통(經行腹痛) 및 산후(產後)의 혈체(血滯)에 의한 복통과 오로부진(惡露不盡) 그리고 질타손상으로 인한 어혈종통(瘀血腫痛)에 활용한다. 이밖에 이수퇴종(利水退腫)·소종해독(消腫解毒)하는 작용이 있어 부종, 소변불리, 옹종창독(癰腫瘡毒)에도 보조적으로 사용한다.

【용량 용법】

10-30g. 외용(外用)에는 적당량을 쓴다.

【사용상의 주의】

혈허혈한(血虛血寒)하면서 어(瘀)가 없는 경우에는 사용하지 않는다.

【고전의 기록】

≪本經≫

"莖主癮疹痒, 可作浴湯. 〈줄기는 가려움증 치료에 쓰며 목욕물에 넣어 사용할 수 있다.〉"

≪唐本草≫

"搗茺蔚莖敷疔腫, 服汁使疔腫毒內消. 又下子死腹中. 主產後血脹悶. 諸雜毒腫. 丹游等腫. 取汁如豆滴耳中 主聤耳 ; 中蟲蛇毒, 敷之良. 〈충위의 줄기를 찧어서 종(腫)에 붙인다. 즙(汁)

을 복용하면 정종독(疔腫毒)을 안에서 해소시킨다. 또 사망한 태아를 내리기도 한다. 분만 후 혈(血)이 창민(脹悶)한 것, 여러 독종(毒腫), 단유(丹游) 등의 종(腫)을 주치한다. 즙(汁)을 콩알크기로 귀에 넣어 정이(聤耳)를 치료한다. 독사, 벌레에 물렸을 때 붙이면 효과가 있다.〉"

≪本草綱目≫

"活血,破血, 調經,解毒. 治胎漏産難. 胎衣不下, 血暈, 血風, 血痛, 崩中漏下, 尿血, 瀉血, 疳, 痢,痔疾, 打撲內損瘀血, 大便, 小便不通 〈활혈파혈하여 조경해독한다. 태루산난(胎漏産難), 태의불하(胎衣不下), 혈운, 혈풍, 혈통, 붕중루하, 뇨혈, 사혈, 감,리,치질, 타박의 내손어혈, 대 소변의 불통 등의 치료에 쓰인다.〉"

【附】충위자 (茺蔚子)

충위자는 익모초의 열매로 소호마, 삼각호마라고도 한다.

성미(性味)는 감(甘), 미한(微寒)하고 활혈조경(活血調經)하는 효능은 익모초와 비슷하다. 양간명목(凉肝明目), 양혈익정(養血益精)하므로 흔히 간열두통(肝熱頭痛), 목적종통(目赤腫痛), 목생운예(目生雲翳) 등의 증세에 결명자, 청상자, 용담초 등을 가하여 쓴다.

간신(肝腎)이 부족하여 눈이 어둡고 밝지 않을 때에는 구기자, 토사자, 생지황 등의 자보간신약(滋補肝腎藥)을 가하여 쓴다. 동공(瞳孔)이 산대(散大)하며 혈허(血虛)하고 어(瘀)가 없을 때에는 조심하여 써야 한다. 용량은 5-10g이다.

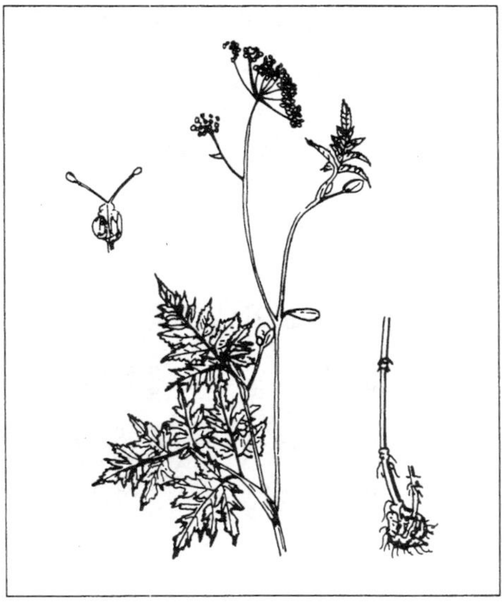

천궁 (川芎)*
Cnidii Rhizoma

【別錄】 KP, JP, CP.

【처방용명】 川芎, 芎窮, 川窮, 大川芎, 撫芎, 貫芎

【성미】 辛, 溫

【귀경】 肝, 膽, 心包

【효능】 활혈행기(活血行氣), 거풍지통(祛風止痛)

【기원】

이 약은 천궁 *Cnidium officinale* Makino (미나리과 Umbelliferae)의 뿌리줄기를 그대로 또는 열탕에 데친 것이다.

【임상응용】

① **월경부조(月經不調), 경폐통경(經閉痛經), 산후복통(産後腹痛), 협늑동통(脇肋疼痛), 흉비심통(胸痺心痛), 창양종통(瘡瘍腫痛), 질타종통(跌打腫痛)**

이 약은 신산(辛散)으로 온통(溫通)하여 능히 활혈(活血)하면서 행기(行氣)하므로 혈중(血中)의 기약(氣藥)으로 쓰인다. 따라서 한응(寒凝)에 의해 기체(氣滯)와 혈어(血瘀)가 생기고 그 결과 월경(月經)이 불순하며 월경이 멎거나 월경통이 있고 산후(産後)에 어조(瘀阻)에 의한 복통(腹痛)이 있을 때에는 당귀, 지황, 작약 등을 같이 써서 활혈행기(活血行氣), 조경지통(調經止痛)하게 한다.

행기(行氣)하면서 지통(止痛)하는 작용이 있으므로 간울기체(肝鬱氣滯)와 혈어에 의해 옆구리가 아플 때에는 시호, 백작약, 향부자, 진피, 지각 등을 가한다(柴胡疏肝散).

혈어(血瘀) 때문에 심맥(心脈)이 비조(痺阻)하여 흉비(胸痺)에 의한 교통(絞痛)이 있을 때에는 적작약, 홍화, 단삼, 강향을 가하여 활혈(活血)하여 화어(化瘀)하고 통락(通絡)하여 지통(止痛)하게 한다(冠心一號).

창양(瘡瘍)으로 종통(腫痛)하거나 농이 앉았는데도 상처가 터지지 않았을 경우에는 당귀, 황기, 천산갑, 조각자 등을 기해 탁독(托毒)하여 새살이 나게 하고 활혈(活血)하여 배농(排膿)하게 하는 약을 가한다(透膿散).

질타손상(跌打損傷)이나 어혈(瘀血)에 의한 종통(腫痛)에는 유향, 몰약, 혈갈, 도인, 당귀 등을 가하여 치혈(治血), 소종(消腫), 지통(止痛)하게 한다.

② 두통(頭痛), 비통(痺痛)

이 약은 신온(辛溫)하여 승산(升散)하는 작용이 있으므로 머리와 눈으로 상행하여 거풍지통(祛風止痛)하는 효능이 있어 두통치료의 요약(要藥)으로 쓰인다. 풍한(風寒), 풍열(風熱), 풍습(風濕), 혈허(血虛) 등에 관계없이 모든 두통에 효과를 볼 수 있다.

풍한(風寒)에 외감(外感)되어 생기는 두통(頭痛)에는 백지, 방풍, 세신, 형개 등을 가하여 쓰고(川芎條調散), 풍열(風熱)에 의한 두통(頭痛)에는 국화, 석고, 백강잠을 가하여 쓰며(川芎散), 풍습(風濕)에 의한 두통(頭痛)에는 강활, 독활, 방풍 등을 가하여 쓰고(羌活勝濕湯), 혈허(血虛)에 의한 두통(頭痛)에는 당귀, 지황, 백작약 등의 양혈약(養血藥)과 만형자, 국화 등의 산풍약(散風藥)을 가하여 쓴다(加味四物湯).

혈어(血瘀)에 의한 두통(頭痛)에는 적작약, 홍화, 도인, 단삼 등의 활혈화어약(活血化瘀藥)을 가하고(三痺湯), 풍한습비(風寒濕痺), 관절동통(關節疼痛)에는 방풍, 독활, 세신, 진교, 두충, 천단 등을 가하여 쓴다(獨活寄生湯).

【임상사용의 요점】

천궁(川芎)은 신온(辛溫)하고 향찬(香竄)하여 머리 끝으로 상행하고 혈해(血海)로 하달(下達)하며 피모(皮毛)로 통하고 사지(四肢)를 두루 통행(通行)하는 혈중(血中)의 기약(氣藥)이다. 신(辛)은 산(散)하고 온(溫)은 통하므로 활혈(活血)하여 화어(化瘀)하고 행기(行氣)하여 지통(止痛)하는 효능을 나타내고, 한응(寒凝)에 의한 기체혈어(氣滯血瘀) 때문에 월경부조(月經不調)·경폐통경(經閉痛經)·징하복통(癥瘕腹痛)이 있을 때, 간울(肝鬱)에 의한 기체혈어(氣滯血瘀) 때문에 협륵(脇肋)이 동통(疼痛)할 때, 어혈(瘀血)이 심맥(心脈)을 비조(痺阻)하기 때문에 흉비(胸痺)가 있고 교통(絞痛)이 있을 때 그리고 기체혈어(氣滯血瘀)로 인한 옹저종통(癰疽腫痛)이나 질타손상(跌打損傷)으로 인한 어혈종통(瘀血腫痛) 등에 활용한다. 또한 신온(辛溫)하여 승산(昇散)하는 작용이 있어 소통(疏通)하며, 머리와 눈으로 상행하고 피부(皮膚)에 외달(外達)하여 거풍지통(祛風止痛)하는 효능이 있으므로 두통(頭痛), 풍습비통(風濕痺痛)에 활용한다. 특히, 두통에는 풍한(風寒), 풍열(風熱), 혈허혈어(血虛血瘀)를 불문하고 효과가 좋으며 발표(發表)하는 작용이 강하지 않으면서 지통(止痛)하는 효과는 우수하다.

【용량 용법】

5-10g을 달여서 복용한다.

【사용상의 주의】

이 약은 신온승산(辛溫升散)하므로 음허화왕(陰虛火旺)이나 노열다한자(勞熱多汗者)에게는 적당하지 않고, 부녀의 월경과다 및 기역(氣逆)에 의한 구토(嘔吐), 간양(肝陽)의 상항(上亢)에 의한 두통(頭痛) 등에는 모두 조심해서 써야 한다.

【고전의 기록】

≪本經≫

"主中風入腦頭痛, 寒痺, 筋攣緩急, 金瘡, 婦人血閉無子. 〈주로 중풍이 뇌에까지 미쳤거나 두통, 한비, 근련완급, 금창, 부인의 혈폐무자(血閉無子) 등에 쓰인다.〉"

≪別錄≫

"除腦中冷動, 面上游風去來, 目淚出, 多涕唾, 忽忽如醉, 諸寒冷氣, 心腹堅痛, 中惡, 卒惡腫痛, 脇風痛, 溫中內寒 〈뇌중의 냉기, 얼굴의 유풍왕래(游風往來), 눈물, 침과 콧물이 심할 때, 술취한 것처럼 정신이 없으며 여러가지 냉기, 심복의 견통(堅痛), 중악(中惡), 갑작스런 종통, 옆구리의 풍통(楓痛)을 없에며 내부의 한(寒)을 따뜻이 한다.〉"

≪本草綱目≫

行氣開鬱 〈기를 돌게하고 답답함을 열어준다.〉"

"血中氣藥也 〈혈중기약(血中氣藥)이다.〉"

≪藥性論≫

"治腰脚軟弱, 半身不遂, 主胞衣不出, 治腹內冷痛 〈허리와 발이 연약할 때 반신불수를 치료하며, 태반이 나오지 않을 때 쓰며, 뱃속의 냉통을 치료한다.〉"

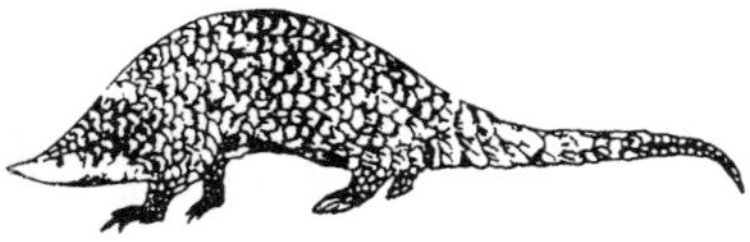

천산갑 (穿山甲)
Manitis Squama

【別錄】 KHP, CP.

【처방용명】 穿山甲, 山甲, 炙山甲, 甲片, 山甲片, 炙甲片, 鱣鯉甲, 鯪鯉甲

【성미】 鹹, 微寒

【귀경】 肝, 胃

【효능】 통경하유(通經下乳), 통락수풍(通絡搜風), 소종배농(消腫排膿)

【기원】

이 약은 천산갑 *Manis pentadactyla* L.(천산갑과 Squamatae)의 인갑이다.

【임상응용】

① 혈어경폐(血瘀經閉), 징하비괴(癥瘕痞塊), 유즙불통(乳汁不通)

이 약은 주찬(走竄)하는 성질이 좋아 주로 행산(行散)하는 데에 활용한다. 행산(行散)하는 작용은 안으로는 장부(臟腑)에 통하고 밖으로는 경락(經絡)에 미치며 병소(病所)로 직행하여 혈취(血聚)를 산(散)하고 혈응(血凝)을 개(開)한다.

혈어경폐(血瘀經閉)에는 당귀, 천궁, 홍화 등 활혈통경약(活血通經藥)을 가하여 쓰고, 징하비괴(癥瘕痞塊)에는 삼능, 아출 등의 파혈소어약(破血消瘀藥)을 동용하며, 유즙불통(乳汁不通), 유방창통(乳房脹痛)에는 왕불류행(王不留行)을 필수적으로 가하여 통유작용(通乳作用)을 증강시킨다.

유즙(乳汁)이 희소(稀少)한 증상이 기혈양허(氣血兩虛)에 속한 경우에는 황기, 당귀 등의 익혈활혈약(益血活血藥)을 같이 쓴다.

② 풍습비통(風濕痺痛), 사지구련(四肢拘攣)

이 약은 통락수풍(通絡搜風)하는 효능이 있으므로 풍습비통(風濕痺痛), 지체구련(肢體拘攣), 강직동통(強直疼痛), 굴신불리(屈伸不利) 등에 응용되며 당귀, 천궁, 강활 등을 가하여 써서 통락수풍(通絡搜風), 지통(止痛)의 효력을 높이게 한다.

풍습완비(風濕頑痺), 마목탄탄(麻木癱瘓), 관절변형(關節變形) 등에는 지룡, 전갈, 오공, 백화사, 위령선 등의 통락지통(通絡止痛), 거풍제습약(祛風除濕藥)을 가하여 쓴다.

③ 옹종창독(癰腫瘡毒), 나력담핵(瘰癧痰核)

이 약은 행산(行散)하면서 소종배농(消腫排膿)하는 효능이 있다. 옹종(癰腫)이 아직 곪지 않았으면 사그라들게 하고, 이미 곪았으면 터지게 하는 작용이 있어 외과(外科)의 양약(良藥)으로 알려져 있다.

옹종초기(癰腫初起)에는 금은화, 천화분, 백지 등의 청열해독(淸熱解毒), 소종지통약(消腫止痛藥)을 가하여 쓰고 (仙方活命飮), 옹종(癰腫)은 곪았으나 아직 터지지 않았을 때에는 황기, 당귀, 조각자 등을 가하여 써서 탁독배농(托毒排膿)시키며(透膿散), 나력담핵(瘰癧痰核)에는 하고초, 현삼, 모려, 곤포 등의 연견산결약(軟堅散結藥)을 가하여 쓴다.

【임상사용의 요점】

천산갑은 함(鹹)하여 연견(軟堅)하고 주찬행산(走竄行散)한다. 안으로는 장부에 통하고, 외부로는 경락에 투달(透達)하여 병소에 직달하므로 통경하유(通經下乳)·소종배농(消腫排膿)·통락산풍(通絡散風)하는 효능을 나타낸다. 어혈로 인한 경폐(經閉)·징하비괴(癥瘕痞塊) 및 경락조체(經絡阻滯)로 인한 유즙불하에 대해 신속한 하유통경(下乳通經)의 효과를 나타내며, 풍한습비로 인한 지체구련(肢體拘攣)·강직·동통부득굴신(疼痛不得屈伸)에 대하여도 통락수풍(通絡搜風)·통비해결(通痺解結)하는 좋은 약이다. 그 위에 나력결핵 및 옹종초기에 나타나는 농성불궤(膿成不潰)에도 자주 쓰인다. 농미성(膿未成)은 소산(消散)하고 이성(已成)은 궤파(潰破)하므로, 농성장궤(膿成將潰)로 인한 제증상에 대한 최적의 약이다. 탁독배농(托毒排膿)하므로 외과의 양약이다.

【용량 용법】

5-10g을 달여서 복용한다. 환(丸), 산제(散劑)에 넣을 경우 매회 1-1.5g씩 쓴다.

【사용상의 주의점】

임신중일 때에는 쓰지 않는 것이 좋다.

【고전의 기록】

≪別錄≫

"主五邪驚啼悲傷, 燒之作灰. 以酒或水和方寸匕, 療蟻瘻〈오사(五邪)의 경제(驚啼), 비상(悲傷)을 주치하며 태워서 재로 만들어 술이나 물에 방촌비(方寸匕)정도를 쓰면 의루(蟻瘻)를 치료할 수 있다.〉"

≪滇南本草≫

"治疥癩癰毒, 破氣行血, 胸膈膨脹逆氣, 治膀胱疝氣疼痛〈개라옹독을 치료하며 파기행혈하고 흉격의 팽창역기를 없앤다. 방광의 산기, 동통을 치료한다.〉"

≪本草綱目≫

"除痰瘧寒熱, 風痺強直疼痛, 通經脈, 下乳汁. 消癰腫, 排膿血, 通竅殺蟲〈담학한열과 풍비강직의 동통을 없애며, 경맥을 소통시키고 유즙을 내린다. 옹종을 해소시키고 농혈을 배출하며 통규살충한다.〉"

≪本草從新≫

"善竄, 專能行散, 通經絡, 達病所〈잘 달리어 능히 행산시키며 경락을 통하며 병소에 곧바로 닿는다.〉"

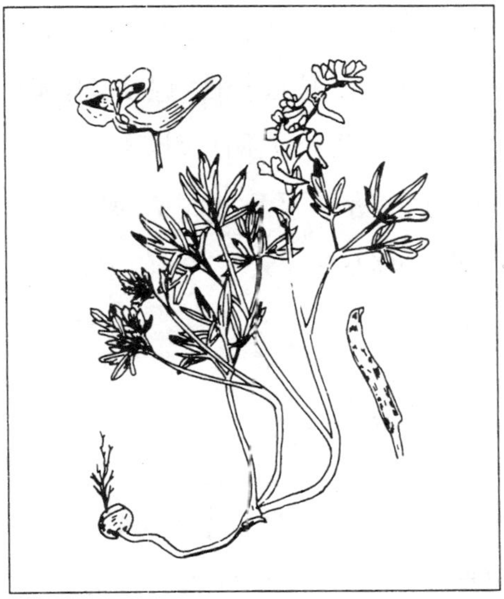

현호색 (玄胡索)*
Corydalis Tuber

【開寶本草】 KP, JP, CP.

【처방용명】 玄胡索, 元胡索, 炒延胡, 延胡索, 元胡, 玄胡

【성미】 辛苦, 溫

【귀경】 心胞, 肝, 脾, 肺

【효능】 활혈거어(活血祛瘀), 행기지통(行氣止痛)

【기원】

이 약은 들현호색 *Corydalis ternata* Nakai 또는 그 밖의 동속식물 (양비귀과 Papaveraceae)의 덩이줄기이다. 중국약전에는 *C. yanhusuo* Wang. 의 건조한 덩이줄기를 원식물로 수재하고 있다.

입하(立夏)후에 채취하여 묘엽(苗葉)과 잔뿌리를 제거하고 꺼끗이 씻어 크기별로 나눈다. 이를 끓는 물에 3분정도 삶아 내외가 노란색을 띨 때 꺼내서 양건한 것을 쓴다.

【임상응용】

① 기체혈어제통(氣滯血瘀諸痛)

이 약은 신산(辛散), 고강(苦降), 온통(溫通)하여 간(肝)과 심포(心胞), 이경(二經)의 혈분(血分)으로 들어간 후 다시 폐(肺)와 비(脾), 이경(二經) 의 기분(氣分)으로 들어가 활혈거어(活血祛瘀), 행기지통(行氣止痛)하는 작용을 발휘한다. 행기활혈(行氣活血)하면 통즉불통(通則不痛)이므로 기체혈어(氣滯血瘀)에 의한 여러 통증에 지통약으로 광범위하게 쓰인다.

간울(肝鬱)에 의한 기체(氣滯), 혈어(血瘀) 때문에 흉협(胸脇)과 위완(胃脘)이 동통(疼痛)할 때에는 천련자를 가하여 쓰고(聖惠方의 金鈴子散), 한응(寒凝)에 의한 기체(氣滯), 혈어(血瘀) 때문에 흉비(胸痺)가 있고 동통(疼痛)할 때에는 고량강, 단향, 필발을 가하여 쓴다(寬胸丸).

기체혈어(氣滯血瘀) 때문에 위완(胃脘)이 자통(刺痛)하고 산(酸)이 많아질 때에는 오적골, 고반 등을 가하고, 간맥(肝脈)에 한(寒)이 체하여 생기는 산기동통(疝氣疼痛)에는 소회향, 오약, 오수유 등을 가하며, 혈허(血虛)에 의한 경폐(經閉), 산후(產後)의 어혈복통(瘀血腹痛)에는 당귀, 적작약, 포황, 육계, 강황, 유향 등을 가하고(劑生方의 玄胡散), 질타손상(跌打損傷)으로 인한 어혈비통(瘀血痺痛)에는 도인, 홍화, 혈갈, 유향, 자연동 등을 가한다.

【임상사용의 요점】

현호색(玄胡索)은 신산(辛散), 고설(苦泄), 온통(溫通)하다. 간(肝), 심(心)의 혈분(血分)에 들어감과 동시에 비(脾), 폐(肺)의 기분(氣分)에도 들어가 혈중의 기(氣)를 이롭게하고 기중(氣中)의 혈(血)을 움직이게 한다. "통(通)하면 아프지 않는다"는 말과 같이 활혈행기(活血行氣)하여 지통(止通)하는 양약(良藥)이다. 여러가지 통증(痛症) 및 기체혈어(氣滯血瘀)에 의한 여러 증상에도 효과가 좋다. 완복협통(脘腹脇痛), 부녀(婦女)의 기체혈어(氣滯血瘀)에 의한 경폐(經閉), 통경(痛經), 징하(癥瘕) 및 산후어조(產後瘀阻), 질타종통(跌打腫痛) 및 한체(寒滯)에 의한 간맥(肝脈)의 산기작통(疝氣作痛)에 잘 쓰인다.

【참고】

① 산초(酸炒)하면 작용이 강해진다.

② 현호색(玄胡索), 유향(乳香), 몰약(沒藥), 오령지(五靈脂)는 상용되는 활혈지통약(活血止痛藥)으로, 독성이 없기 때문에 활혈행기지통(活血行氣止痛)에 좋은 약이라 할 수 있다.

【용량 용법】

3-10g을 가루로 하여 탄복(呑服)하거나 매번 1. 5-3g을 끓인 물이나 담주(淡酒)로 송복(送服)한다.

【사용상의 주의】

혈허(血虛)하여 어(瘀)가 없는 경우 및 임신부에게는 금기이다.

【고전의 기록】

≪開寶本草≫

"主破血, 產後諸病,因血所爲者, 婦人月經不調, 腹中結塊, 崩中淋露, 產後血暈, 暴血衝上, 因損下血, 或酒摩或醋煮 〈주로 파혈(破血), 산후에 혈(血)로 인한 각종의 병과 부인의 월경불순, 뱃 속의 결괴(結塊), 붕중임로, 산후의 혈운, 폭혈의 충상, 손상으로 인한 하혈 등을 술에 타 마시거나 혹은 식초와 같이 끓여서 쓴다.〉"

≪大明本草≫

"除風, 治氣, 暖腰膝, 破 癖撲, 損瘀血, 落胎, 及暴腰痛 〈풍기를 치료하며 허리와 무릎을 따뜻이 한다. 징벽(癥癖)과 손상에 의한 어혈을 깨뜨리고 낙태나 심한 요통을 치료한다.〉"

≪本草綱目≫

"活血, 利氣, 止痛, 通小便 〈활혈이기하며 통증을 그치게 하고 소변을 통하게 한다.〉"

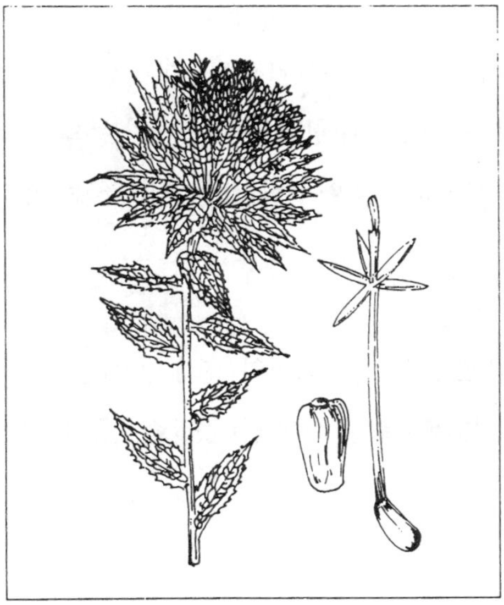

홍화 (紅花)*

Carthami Flos

【本經】 KP, JP, CP.

【처방용명】 紅花, 刺紅花, 南紅花, 草紅花, 紅藍花

【성미】 辛, 溫

【귀경】 心, 肝

【효능】 활혈거어(活血祛瘀), 소종지통(消腫止痛)

【기원】

이 약은 홍화 *Carthamus tinctorius* L.(국화과 Compositae)의 관상화를 그대로 또는 황색 색소의 대부분을 제거하고 압착하여 관상으로 한 것이다.

【임상응용】

① 혈어경폐(血瘀經閉), 산후어조(産後瘀阻), 징하비괴(癥瘕痞塊), 흉비교통(胸痺絞痛), 질타종통(跌打腫痛)

이 약은 신산(辛散)하고 온통(溫通)하며 심(心), 간(肝)의 혈분(血分)으로 들어가 활혈거어(活血祛瘀)하고 소종지통(消腫止痛)하는 효능이 있다.

어혈조체(瘀血阻滯)와 경폐복통(經閉腹痛)에는 소목, 삼릉, 아출, 육계 등을 가하여 쓰고 (活血通經湯), 산후혈운(産後血暈), 어혈미진(瘀血未盡), 복통복창(腹痛腹脹)에는 당귀, 목단피, 포황, 하엽을 가하여 쓰며 (紅花湯), 징하비괴(癥瘕痞塊)에는 삼릉, 아출, 단삼, 별갑 등의 파혈소징약(破血消癥藥)을 가하여 쓰고, 난산사태(難産死胎)에는 천궁, 당귀, 육계, 우슬 등을 가하여 쓴다(脫花煎).

어혈조체(瘀血阻滯)의 심맥(心脈)으로 인한 흉비교통(胸痺絞痛)에는 천궁, 단삼, 적작약, 강향 등을 가하여 쓰고(冠心2號), 질타손상(跌打損傷)으로 인한 어혈종통(瘀血腫痛)에는 소목, 혈갈, 사향 등을 가하여 쓴다 (八厘散).

② 마진협반(麻疹挾斑), 투발불창(透發不暢)

이 약은 활혈거어(活血祛瘀)하여 화체(化滯)하는 효능이 있다. 따라서 혈열(血熱)에 의한 독성(毒盛)으로 열울혈체(熱鬱血滯)하여 마진(麻疹)에 협반(夾斑)하고 안색(顔色)이 암자색이며 투발(透發)이 불창(不暢)할 때에는 자초, 대청엽, 연교, 당귀 등의 해독양혈약(解毒涼血藥)을 가하여 써서 양혈해독(涼血解毒), 화어투진(化瘀透疹)하는 효과를 높이게 한다 (當歸紅花飮).

③ 기 타

이 약은 당귀, 도인, 유향, 몰약, 금은화, 현삼, 감초 등의 활혈화어약(活血化瘀藥), 해독소종약(解毒消腫藥)을 가하여 써서 혈전폐색성(血栓閉塞性) 맥관염(脈管炎) 중에 열증혈어(熱證血瘀)에 속한 것을 치료할 수 있다.

【임상사용의 요점】

홍화는 신산온통(辛散溫通)한다. 심간(心肝) 2경의 혈분(血分)에 들어가 활혈통경(活血通經), 거어지통(祛瘀止痛)작용을 한다. 혈어로 인한 경폐(經閉)·통경(痛經)·징하(癥瘕)·난산(難産)·사태(死胎)·산후오로불행(産後惡露不行) 및 질타손상(跌打

損傷)으로 인한 어혈종통과 옹종 등에 적합하다. "많이 쓰면 파혈(破血)하고, 적게 쓰면 양혈(養血)한다"라고 하였는데, 대량에서는 신온주산(辛溫走散)하여 파혈통경(破血通經)하는 작용을 발휘하고, 소량에서는 서간(舒肝)하고 화혈(和血)하며 양혈(養血)하는 작용을 나타낸다.

【용량 용법】

5-10g

【사용상의 주의】

이 약은 활혈통경(活血通經)하는 작용이 있으므로 임신부와 월경과다자(月經過多者)에게는 쓸 수 없다.

【고전의 기록】

≪新修本草≫

"治口噤不語, 血結, 產後諸疾. 〈구금불어(口噤不語), 혈결(血結) 및 산후(產後)의 여러 질병을 치료한다.〉"

≪開寶本草≫

"主產後血暈口噤, 腹內惡血不盡, 絞痛, 胎死腹中, 幷煎酒服, 亦主蠱毒下血. 〈주로 산후의 혈운구금(血暈口噤), 복내의 악혈이 사라지지 않을 때, 교통(絞痛), 태사(胎死)가 복중에 있는 것을 주치하며 달여서 주복(酒服)한다. 고독하혈(蠱毒下血)도 주치한다.〉"

≪本草衍義補遺≫

"多用則破血, 少用則養血 〈많이 쓰면 파혈하고 적게 쓰면 양혈한다.〉"

≪本草綱目≫

"活血, 潤燥, 止痛, 散腫, 通經 〈활혈 · 윤조 · 지통 · 산종 및 통경한다.〉"

第二節

파혈축어소징약(破血逐瘀消癥藥)

이 약들은 활혈화어(活血化瘀) 작용이 강하고 파혈축어(破血逐瘀)와 산결소징(散結消癥)하는 효능을 가지고 있다.

주로 어혈(瘀血)이 오랫동안 조체(阻滯)되어 덩어리를 이루고 있기 때문에 생기는 징하비괴(癥瘕痞塊),

구학학모(久瘧瘧母) 및 어혈(瘀血)이 내정(內停)하고 건혈성로(乾血成癆), 기부갑착(肌膚甲錯), 양목암흑(兩目黯黑), 또 열결혈어(熱結血瘀)하여 생기는 소복경만(少腹硬滿), 착란광조(錯亂狂躁), 축혈발광(蓄血發狂) 등에 쓴다.

혀는 청자색이거나 어반 도는 반점이 있으며 맥은 세삽(細澁)한 것으로 변별한다.

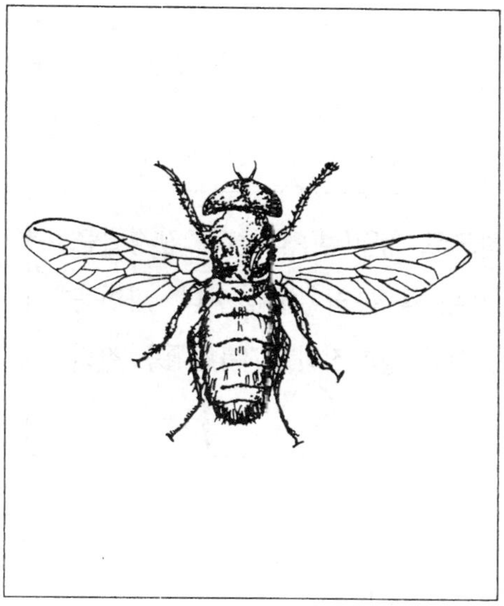

맹충 (虻蟲)
Tabanus

【本經】 KP, JP, CP.

【처방용명】 牛虻, 虻蟲, 蜚虻, 牛蚊子

【성미】 苦, 微寒

【귀경】 肝

【효능】 파혈축어(破血逐瘀)

【기원】

이 약은 등에 *Tabanus bivittatus* Matsumura(등에과 Tabanidae)및 동속곤충의 수컷의 몸체이다.

우리나라 전역에 분포하며 특히 목장지역에 많다.

여름에 잡아 열탕에 넣었다가 볕에 말려 그대로 쓰거나 초용(炒用)한다.

【임상응용】

① 징하경폐(癥瘕經閉). 축혈발광(蓄血發狂). 손상어혈(損傷瘀血)

이 약은 고(苦)는 능히 설강(泄降)하고 한(寒)은 청열(淸熱)하며 간(肝)으로 입경(入經)한다. 성(性)은 급(急)하고 파(破)하기를 즐겨 파혈축어(破血逐瘀)의 효능이 아주 뛰어나다. 특히 수질(水蛭)과 같이 그 성(性)이 특히 준맹(峻猛)하여 두가지가 항상 같이 필수적으로 쓴다.

이에 어혈응결(瘀血凝結)로 인해 생기는 징하경폐(癥瘕經閉)의 치료에 도인, 당귀, 적약, 천궁, 숙지, 대황을 같이 쓴다. 〈本草逢原〉의 (四物加蜚虻湯)

또 하초(下焦)의 혈열(血熱)로 축혈증(蓄血證)의 치료에 수질, 도인, 대황을 같이 쓴다. 〈傷寒論〉의 (抵當丸)

손상어혈(損傷瘀血)의 치료에는 천산갑, 당귀미, 골쇄보, 유향, 몰약 등 요상지통약

(療傷止痛藥)을 같이 쓴다.

【임상사용의 요점】

맹충(虻蟲)은 고(苦)로 설결(泄結)하고 한(寒)하므로 청열(淸熱)한다. 간경혈분(肝經血分)에 들어가 경락(經絡)에 작용하여 혈맥(血脈)을 통리(通利)한다. 파혈축어(破血逐瘀), 소징(消癥)에 작용하고 혈어(血瘀)에 의한 경폐징하(經閉癥瘕), 질타어혈(跌打瘀血)에 쓰인다.

【용량. 용법】

1.5 - 4.5g 날개와 다리를 떼어내고 그대로 쓰거나 초용(炒用)한다.

【사용상의 주의】

체허무어(體虛無瘀) 및 임신부에게는 쓰지않는 것이 좋다.

이 약은 약력(藥力)이 준맹(峻猛)하므로 다용(多用)이나 구용(久用)하지 않는다.

【고전의 기록】

≪本經≫

"逐瘀血, 破下血積, 堅痞, 癥瘕, 寒熱, 通利血脈及九竅.〈어혈을 쫓으며 파하혈적한다. 견비(堅痞). 징하(癥瘕 한열(寒熱)에 쓰이며 혈맥과 구규(九竅)를 통리(通利)시킨다.〉"

≪別錄≫

"女子月水不通, 積聚, 除賊血在胸腹五臟者, 及喉痺結塞. 〈여자(女子)의 월수불통(月水不通), 적취(積聚)에 쓰이며 적혈(賊血)이 흉복 5장에 있거나 후비결색을 없앤다.〉"

≪日華子本草≫

"墜胎. 〈태를 떨어뜨린다.〉"

≪本草從新≫

"攻血遍行經絡. 墜胎只在須臾. 非氣足之人及無宿血者勿輕與. 〈어혈을 파괴하여 경락에 두루 돌아 다닌다. 태를 떨어뜨리는 것은 잠깐 사이이므로 기(氣)가 족한 사람이 아니거나 숙혈(宿血)이 없는 자에게는 마구 가벼이 써서는 안된다.〉"

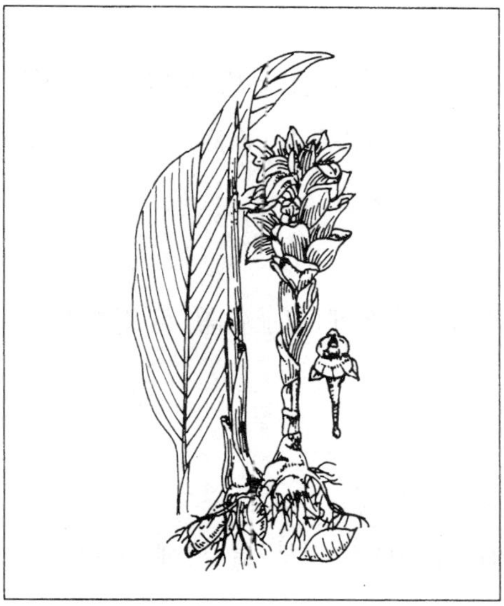

봉출 (蓬朮)*
Zedoariae Rhizoma

【本經】KP, JP, CP.

【처방용명】 莪朮, 蓬莪朮, 述藥, 醋莪朮, 蓬莁, 蓬莪茂

【성미】 辛, 苦, 溫

【귀경】 肝, 脾

【효능】 파혈행기(破血行氣), 소적지통(消積止痛)

【기원】

이 약은 봉출 *Curcuma zedoaria* Roscoe(생강과 Zingiberaceae)의 뿌리 줄기를 그대로 또는 수증기로 쪄서 말린 것이다. 중국 약전에는 이 이외에 *C. kwangsiensis* S. Lee et. C. F. Liang), *C. aromatica* Salisb의 근경을 수재하고 있다.

중국의 광서(廣西), 사천(四川), 절강(浙江) 등지에서 주로 생산되고, 가을과 겨울에 캐어 양건한 것을 쓴다.

【임상응용】

① 징하적취(癥瘕積聚). 경폐복통(經閉腹痛)

이 약은 신산(辛散)하고 고설(苦泄)하며 온통(溫通)하고 간(肝), 비(脾)의 이경(二經)으로 들어간다.

작용이 삼릉과 비슷하여 똑같이 파혈행기(破血行氣), 소적지통(消積止痛)하는 효능을 가지고 있으나 행기(行氣)는 봉출이 우수하고 파혈(破血)은 삼릉이 우수하기 때문에 서로 공용한다. 징하적취(癥瘕積聚),복중비괴(腹中痞塊), 동통거안(疼痛拒按)의 치료에는 삼릉, 울금, 지각, 단삼을 가하여 쓰고 (三稜煎丸), 경폐복통(經閉腹痛)에는 삼릉, 우슬, 홍화, 소목 등을 가하여 쓴다.

실제임상에서는 이 약에 그 밖의 활혈소징약(活血消癥藥)을 배합하여 자궁외 임신 및 간비종대(肝脾腫大) 등의 증세에 이용한다.

② 식적복통(食積腹痛)

이 약은 행기(行氣), 소적(消積), 지통(止痛)하는 효력이 삼릉(三稜)보다 우수하므로 숙식정체(宿食停滯)에 의해 완복(脘腹)이 창만(脹滿)하고 동통(疼痛)할 때에는 청피, 빈랑자, 정향, 곡아 등을 가하여 쓴다(莪朮丸).

③ 기타

이 약에 해조, 곤포, 괄루, 하고초, 모려를 같이 써서 기혈응체(氣血凝滯)로 인한 영류(癭瘤), 나력(瘰癧) 등에 이용한다.

【임상사용의 요점】

봉출은 신산(辛散), 고설(苦泄), 온통(溫通)한다. 간비(肝脾)의 기분(氣分)에 들어가 성(性)이 준(峻)하며 소삭(消削)하고 기중(氣中)의 혈체(血滯)를 파(破)하므로 소적지통(消積止痛)한다. 기체혈어(氣滯血瘀)의 징하적취(癥瘕積聚) 경폐통경(經閉痛經)이나 산후어조(産後瘀阻), 질타종통(跌打腫痛), 음식적체(飮食積滯)의 완복창통(脘腹脹痛), 구토산수(嘔吐酸水) 등에 쓰인다.

【용법 · 용량】

3-10g

【사용상의 주의】

월경과다(月經過多)나 임신부에게는 쓰지않는 것이 좋다. 허인(虛人)에게는 조심해서 써야한다.

【고전의 기록】

≪藥性論≫

"治女子血氣心痛. 破痃癖冷氣. 以酒醋磨服. 〈여자의 혈기심통을 치료하며 현벽냉기(痃癖冷氣)를 깨뜨린다. 술이나 식초로 마복(磨服)한다.〉"

≪日華子本草≫

"治一切氣. 開胃消食. 通月經. 消瘀血. 止撲損痛. 下血及內損惡血等. 〈일체의 기(氣)를 치료하며 위를 열어 음식을 소화시키고 월경(月經)을 통하게 한다. 어혈을 없애며 박손통(撲損痛)을 그치게 한다. 하혈(下血)과 내손악혈(內損惡血) 등을 치료한다.〉"

≪藥學啓源≫

"主心膈痛.〈주로 심격의 통증 치료에 쓴다.〉"

≪本草通玄≫

"專走肝家. 破積聚惡血. 疏痰食作痛.〈오로지 간(肝)으로 들어가며 적취악혈을 파혈하고 담식작통(痰食作痛)을 소(疏)한다.〉"

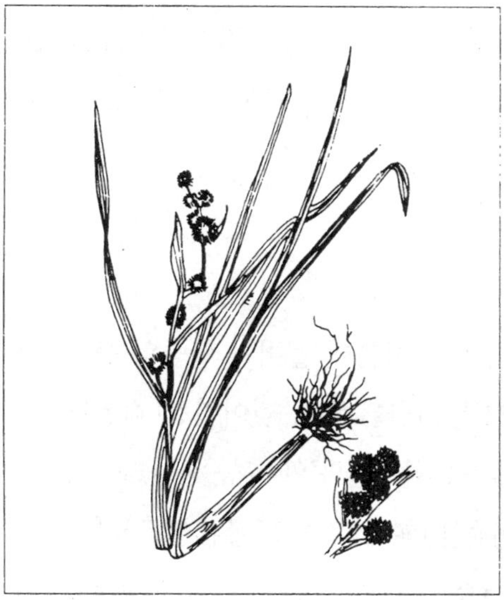

삼릉 (三 稜)*
Scirpi Rhizoma

【本草拾遺】 KP, JP, CP.

【처방용명】 京三稜, 荊三稜, 山稜, 三稜, 醋三稜

【성미】 苦, 平

【귀경】 肝, 脾

【효능】 파혈행기(破血行氣), 소적지통(消積止痛)

【기원】

이 약은 매자기 *Scirpus flaviatilis* Gray (사초과 Cyperaceae)의 덩이 뿌리이다.

중국약전에는 흑삼릉 ***Sparganium stolonferum*** Buch.-Ham.(흑삼릉과 Sparganiaceae)의 건조한 덩이 줄기를 삼릉(Spargani Rhizoma)으로 수재하고 있다.

겨울과 봄에 캐어 양건한 것을 쓴다.

【임상응용】

① 경폐복통(經閉腹痛), 징하적취(癥瘕積聚)

이 약은 고평설강(苦平泄降)하며 혈분(血分)에 들어가 파혈(破血), 산어(散瘀), 소징(消癥)하고 기분(氣分)으로 들어가 행기(行氣), 소적(消積), 지통(止痛)하므로 단단한 것을 깨고 파적(破積)하는 요약(要藥)으로 쓰인다.

따라서 기혈어조(氣血瘀阻), 경폐불통(經閉不通)으로 인한 소복동통(少腹疼痛)에는 목단피, 현호색, 천궁, 우슬 등을 같이 쓰고(經驗良方·三稜丸), 혈응기체(血凝氣滯)에 의한 징하적취(癥瘕積聚)에는 아출, 우슬, 현호색, 지룡 등을 같이 쓴다(女科·三稜丸).

근대(近代)의 임상에서는 이 약에 아출, 단삼, 유향, 몰약, 당귀 등을 가하여 자궁외 임신에 쓰고, 또 아출, 울금, 별갑, 단삼, 자충을 가하여 간비종대(肝脾腫大)에 효과를 보고 있다.

② 음식적체(飮食積滯), 완복창통(脘腹脹痛)

이 약에는 행기도체(行氣導滯), 소적지통(消積止痛)의 효능이 있어 음식적체(飮食積滯), 완복창통(脘腹脹痛)의 치료에 응용하는 데, 이 때에는 아출, 신국, 맥아, 청피, 반하를 가하여 쓴다(三稜煎).

【임상사용의 요점】

삼릉은 고평(苦平)으로 설강(泄降)한다. 간비(肝脾) 2경의 혈분에 들어가 혈중의 뭉친 것을 파괴하고 기분에 들어가 행기소적(行氣消積)·지통(止痛)한다. 혈어기결(血瘀氣結)에 의한 징하적취(癥瘕積聚)를 소산하고 단단한 것을 제거한다'의 효능을 나타내며 파어통경(破瘀通經)하여 어혈로 오는 경폐통경(經閉痛經)과 산후어조(產後瘀阻)에도 효과가 있다. 또한 행기개위(行氣開胃)·소식지통(消食止痛)의 효능도 있어 식적정류(食積停留)로 생기는 복만창통(腹滿脹痛)에도 사용한다.

【참고】

식초로 초하면 지통소어(止痛消瘀)의 효능이 강해진다.

【용량. 용법】

3-10g

【사용상의 주의】

월경과다(月經過多)나 임신부에게는 쓰지 않는 것이 좋다. 박초(撲硝)를 외(畏)한다.

【고전의 기록】

≪開寶本草≫

“主老癖癥瘕積聚結塊. 〈주로 오래된 덩어리, 징하적취(癥瘕積聚)의 결괴(結塊)의 치료에 쓰인다.〉”

≪日華子本草≫

“治婦人月經不調, 心腹絞痛, 落胎, 消惡血, 補勞, 通月經, 治氣脹. 消撲損瘀血, 產後腹痛, 血暈幷宿, 血不下. 〈부인의 월경불순, 심복의 교통, 낙태에 쓰이며 악혈을 없애고 노(勞)를 보(補)한다, 월경을 통(通)하게 하며 기창(氣脹)을 치료한다. 박손어혈을 없애고 산후복통, 혈운, 묵은 피가 빠지지 않을 때 이용한다.〉”

≪本草經疏≫

“三稜,從血藥則治血, 從氣藥則治氣.〈삼릉을 혈약(血藥)으로 쓰면 피를 다스리고 기약(氣藥)으로 쓰면 기를 다스린다.〉”

“能治一切凝結停滯有形之堅積也. 〈일체의 응결정체가 단단하게 쌓인 것을 주치한다.〉”

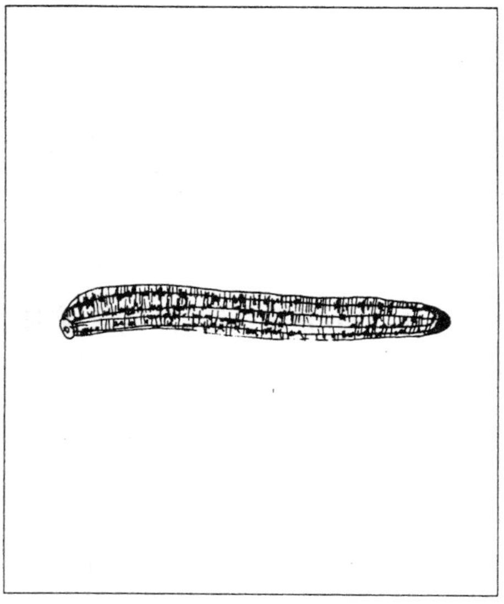

수질 (水蛭)
Hirudo

【本經】KP, JP, CP.

【처방용명】實水蛭, 馬蛭, 水蛭

【성미】苦, 鹹, 平

【귀경】肝

【효능】파혈축어(破血逐瘀), 통경소징(通經消癥)

【기원】

이 약은 거머리 *Hirudo niponica* whitman및 말거머리 *Whitmania pigra* whitman(거머리과 Hirudonidae)의 몸체이다.

우리나라 전역에 분표하며 깨끗이 씻어서 절단하여 건조하거나 그대로 건조하여 사용할 때는 분말로 하거나 약한 불에 노랗게 굽는다.

중국에서는 말거머리를 마황(馬蟥), 거머리를 수질(水蛭)이라하며 유엽마황(柳葉馬蟥) *W. acranulata* Whitman) 등을 수재하고 있다.

【임상응용】

① 경폐징하(經閉癥瘕). 축혈발광(逐血發狂). 질박손상(跌撲損傷)

이 약의 함(鹹)은 주혈(走血)하고 고(苦)는 능히 설강(泄降)하며 간경혈분(肝經血分)으로 들어가 파혈축어(破血逐瘀)하는 효력을 나타내며 그 힘이 비교적 맹렬하다.

이에 어혈응결(瘀血凝結)로 인해 생기는 징하경폐(癥瘕經閉)의 치료에 이 약을 이용 파혈소징(破血消癥)시킨다.

이때에는 도인, 홍화, 대황, 맹충 등을 같이 쓴다 〈聖惠方〉의 (桃仁丸).

그리고 혈열호결(血熱互結)로 인해 하초(下焦)에 생기는 상한축혈(傷寒蓄血)의 치료에는 맹충, 도인, 대황 등의 설열축어약(泄熱逐瘀藥)을 같이 쓴다

또 어혈일구(瘀血日久)로 인한 건혈노자(乾血勞者)의 경우에는 맹충, 대황, 자충, 건지황과같이 쓴다. 〈金匱要略〉의 (大黃蟅蟲丸)

그리고 질타손상(跌打損傷), 어혈종통(瘀血腫痛), 이변불통(二便不通) 등에는 당귀, 천궁, 홍화, 우슬, 대황, 유향과 같이 쓸 수 있다. 〈濟生方〉의 (奪命散)

② 기타

근년에는 임상에서 이 약을 활혈화어약(活血化瘀藥)과 같이 써서 혈소판증다증(血小板增多症)에 이용, 어느 정도의 치료 효과를 얻고 있다.

【임상사용의 요점】

수질(水蛭)은 함미(鹹味)로 입혈(入血)하고 고(苦)로 설결(泄結)한다. 간경(肝經) 혈분(血分)에 들어가 파혈축어(破血逐瘀), 소징(消癥)하고 어혈정체(瘀血停滯)의 경폐징하(經閉癥瘕), 질타손상(跌打損傷)의 어혈작통(瘀血作痛)에 대한 양약이다. 그 외 살아있는 수질(水蛭)을 외용(外用)하여 흡혈(吸血)하므로서 옹종(癰腫), 단독(丹毒)을 퇴치한다.

【용량. 용법】

3 - 6g. 연말(研末)하여 탄복(呑服)할때는 매번 1.5 - 3g씩 쓴다. 혹은 환제와 산제에 넣기도 한다.

【사용상의 주의】

혈허무어(血虛無瘀) 및 임신부에게는 쓰지않는 것이 좋다.

수질(水蛭)은 심한 비린내(腥)와 악취가 있으므로 연말(研末)하여 캡슐에 넣어 충복(冲服)하는 것이 좋다.

【고전의 기록】

≪本經≫

"主逐惡血. 瘀血. 月閉. 破血瘕積聚. 無子. 利水道. 〈주로 악혈(惡血), 어혈(瘀血), 월폐(月閉)를 쫓아내며 혈하적취(血瘕積聚)를 깨뜨리며 무자(無子)에 쓰이고 수도(水道)를 이(利)한다.〉"

≪別録≫

"墜胎.〈태를 떨어뜨린다.〉"

≪本草衍義≫

"治折傷墜撲蓄血有功〈절상이나 떨어져 다친 축혈(蓄血)의 치료에 효능이 있다.〉"

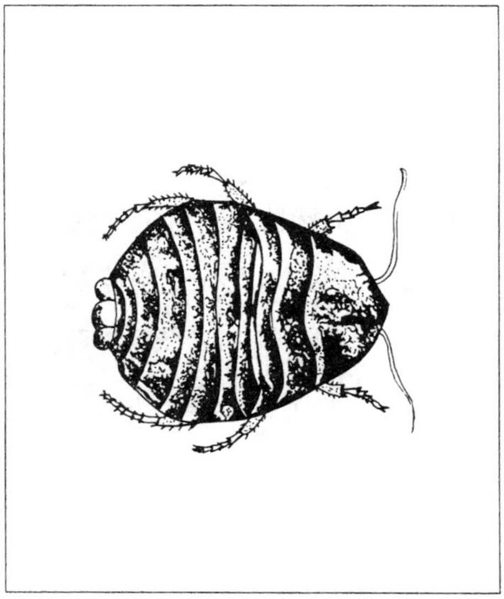

자충 (蟅蟲)
Eupoly phaga

【本經】JP, CP.

【처방용명】 蟅蟲, 地鱉蟲, 土鱉蟲, 土元

【성미】 鹹, 寒

【귀경】 肝

【효능】 파혈축어(破血逐瘀), 속근접골(續筋接骨)

【기원】

이 약은 지별(地鱉) *Eupolyphaga sinensis* Walker (바퀴과 Blattidae) 및 근연동물의 몸체이다.

중국 각지에 분포하며 주산지는 하북, 하남, 섬서, 감숙, 청해, 호남 등지이다.

여름철에 잡아 끓는 물에 담그거나 소금물에 잠깐 삶아 볕에 말리거나 불에 말린다.

【임상응용】

① 혈어경폐(血瘀經閉). 산후어조(産後瘀阻). 징하비괴(癥瘕痞塊)

이 약은 함한(鹹寒)하여 연견산결(軟堅散結)한다. 효능은 파혈축어(破血逐瘀)하여 그 작용이 수질(水蛭)과 비슷하나, 성질이 비교적 완화(緩和)하다.

혈어경폐(血瘀經閉)의 치료에는 수질, 맹충, 건칠, 대황 등을 같이 쓴다.

(大黃蟅蟲丸)

또 산후어조(產後瘀阻)의 치료에는 대황, 도인을 함께 쓴다. (下瘀血湯)

그리고 징하비괴(癥瘕痞塊)의 치료에는 대황, 별갑, 단피, 도인 등을 같이 쓴다. (鱉甲煎丸)

근대(近代)의 임상에서는 이 약에 천산갑, 도인, 당귀, 현호색, 몰약, 모려, 해조 등을 배오(配伍)하면 궁외잉(宮外孕)을 치료하여 큰 효과를 얻고 있으며 또 야태삼, 자하거, 편강황, 울금, 삼칠, 계내금을 동용, 배합(配合)하여 만성간염비종대(慢性肝炎脾腫大) 및 조기간경화(早期肝硬化), 간구민통(肝區悶痛) 등을 치료하여 효과를 보고 있다.

② 골절손상(骨折損傷). 요부뉴상(腰部扭傷)

이 약은 그 밖에 속근접골(續筋接骨), 요상지통(療傷止痛)의 효능이 있으므로 근골절상(筋骨折傷) 치료의 요약(要藥)으로 쓰인다.

즉 골절손상(骨折損傷), 어체동통(瘀滯疼痛)의 치료에 골쇄보, 자연동, 유향, 몰약 등을 같이 쓴다.

요부뉴상(腰部扭傷)의 치료에 단용(單用)으로 배건(焙乾)한 다음, 연말(研末)하여 탄복(呑服)해도 된다.

【임상사용의 요점】

자충은 함한(鹹寒)하여 입혈연견(入血軟堅)한다. 축어혈(逐瘀血)·소징하(消癥瘕)·통경폐(通經閉)·속근골(續筋骨)에 작용하여 어혈(瘀血)의 경폐(經閉)·징하적취(癥瘕積聚) 및 산후어조(產後瘀阻)·근골절상(筋骨折傷)의 어혈종통(瘀血腫痛)에 유효하다. 부과(婦科)에서는 축어통경(逐瘀通經), 내과(內科)에서는 산결소징(散結消癥), 상과(傷科)에서는 접골속근(接骨續筋)의 요약이다. 문헌상으로는 목설종강(木舌腫強)·유즙불통(乳汁不通)에 대한 활혈소종(活血消腫)·통경하유(通經下乳)의 효능(效能)이 있다고 기록되어 있으나 임상적으로는 거의 사용하지 않는다.

【용량. 용법】

3 - 10g. 연말(研末)하여 탄복(呑服)할 때는 1 - 1.5g씩 쓴다.

【사용상의 주의】

임신부에게는 쓰지않는 것이 좋다.

【고전의 기록】

≪本經≫

"主心腹寒熱洗洗. 血積癥瘕. 破堅. 下血閉. 〈주로 심복(心服), 한열(寒熱)의 세세(洗洗), 혈적징하(血積癥瘕)에 쓰이며 딱딱하게 굳은 것을 깨뜨리며 혈폐(血閉)를 내린다.〉"

≪藥性論≫

"治月水不調. 破留血積聚. 〈월경불순을 치료하고 유혈적취(留血積聚)를 깨뜨린다.〉"

≪本草衍義≫

"乳脈不行. 研一枚. 水半合. 濾清服. 〈유맥(乳脈)이 통행되지 않을 때 일매(一枚)를 갈아 물을 반쯤 넣어 여과시킨 다음, 청복(清服)한다.〉"

≪本草綱目≫

"行產後血積. 折傷瘀血.治重舌. 木舌. 口瘡. 小兒腹痛夜啼.〈산후의 혈적(血積)을 통하게 한다. 다치고 상처로 인한 어혈(瘀血), 중설(重舌), 혀 굳음, 구창(口瘡), 어린 아이 복통(腹痛)과 밤에 보채고 울 때 이를 쓴다.〉"

13

第十三章
화담지해평천약(化痰止咳平喘藥)

第一節 온화한담약(温化寒痰藥)
第二節 청열화담약(清熱化痰藥)
第三節 지해평천약(止咳平喘藥)

거담(祛痰)과 소담(消痰) 작용이 있는 약을 화담약(化痰藥)이라 하고 해수(咳嗽)나 천식(喘息)을 완화, 경감 또는 억제시키는 약을 지해평천약(止咳平喘藥)이라 한다.

또한 화담약(化痰藥)이 지해(止咳) 작용을 겸하고 있거나 지해평천약(止咳平喘藥)이 화담(化痰) 작용을 겸하고 있을 때에는 화담지해평천약(化痰止咳平喘藥)이라 부른다.

해수(咳嗽)는 대개 가래(痰)를 동반하고, 가래(痰)가 많으면 대개 해수(咳嗽)가 있고 기천(氣喘)이 있으므로, 화담지해평천약(化痰止咳平喘藥)은 담다(痰多), 해수(咳嗽), 기천(氣喘)의 증세에 쓰는 약이라 할 수 있다.

다시 말하면, 화담약(化痰藥)은 주로 가래가 많다, 기침을 한다, 가래 배출이 상쾌하지 못하다, 담음으로 어지럽고 가슴이 두근거린다의 증상과 담음(痰飮)에 의한 전간경궐(癲癎驚厥) 영류(癭瘤) 나력(瘰癧) 음저유주(陰疽流注) 중풍담미(中風痰迷) 등의 증상에 적용한다.

그리고, 지해평천약(止咳平喘藥)은 주로 외감(外感)이나 내상(內傷) 또는, 폐가 선강(宣降) 기능을 잃음으로 하여 생기는 여러가지 기천해수(氣喘咳嗽), 호흡곤란(呼吸困難) 등의 증상에 적용한다.

담(痰)에는 한담(寒痰), 온담(溫痰), 열담(熱痰) 및 조담(燥痰) 등이 있고, 치료에 있어서도 한담(寒痰)과 습담(濕痰)은 온(溫)하게 하거나 조(燥)하게 해주어야 하며, 열담(熱痰)과 조담(燥痰)은 청(淸)하게 하거나 윤(潤)하게 해주어야 한다.

따라서 같은 화담약(化痰藥)이라 하더라도 그 성질(性質)이 온(溫)하거나 조(燥)하여 한담(寒痰)이나 습담(濕痰)의 치료에 알맞은 것이 있는가 하면, 양(凉)하거나 윤(潤)하여 열담(熱痰)이나 조담(燥痰)의 치료에 적당한 것이 있다.

이 때문에, 화담지해평천약을 그 약성(藥性)과 효능(效能)에 따라 온화한담약(溫化寒痰藥), 청화열담약(淸化熱痰藥) 및 지해평천약(止咳平喘藥) 등의 세 가지로 나눈다.

외감내상(外感內傷)은 대개 담다(痰多)와 천해(喘咳)를 유발한다. 따라서 화담지해평천약(化痰止咳平喘藥)을 쓸 때에는 병인과 표리(表裏), 한열(寒熱), 허실(虛實) 등을 살펴 적절한 약을 가감할 필요가 있다.

즉, 외감에 의한 해천(咳喘)이라면 해표약(解表藥)을 배합하고, 폐열화울(肺熱火鬱)인 경우에는 청열강화약(淸熱降火藥)을 배합하며, 한사(寒邪)가 울폐(鬱肺)한 경우에는 온폐산한약(溫肺散寒藥)을 배합하고, 비(脾)가 허하여 담(痰)이 생길 때에는 건비조습약

(健脾燥濕藥)을 배합한다.

또 음허화왕(陰虛火旺)일 때에는 자음강화약(滋陰降火藥)을 배합하고, 폐허(肺虛)에 의한 천해(喘咳)일 때에는 보폐익기약(補肺益氣藥)을 배합하며, 신허(腎虛)로 숨이 가쁜 경우라면 보신납기약(補腎納氣藥)을 배합하고, 전간경궐(癲癇驚厥)이 있을 때에는 진경식풍약(鎭痙熄風藥)을 배합한다.

그리고, 영류나력(癭瘤瘰癧)이 있을 때에는 연견산결약(軟堅散結藥)을 배합하고, 음저유주(陰疽流注)일 경우에는 온양통체약(溫陽通滯藥)을 배합한다.

또 기화(氣化)가 잘 되지 않아 수액(水液)이 머무르게 되여 생긴 담음(痰飮)은 그 치료가 다음과 같이 조기(調氣)에 있다고 강조되 온 바 있다.

예를 들면, 유하간(劉河間)은 "해수(咳嗽)의 치료에는 치담(治痰)이 우선되어야 하고, 치담(治痰)에는 하기(下氣)가 제일이다. (治咳嗽者, 治痰爲先, 治痰者, 下氣爲上.)"라 했고, 또 방안시(龐安時)도 "담(痰)을 잘 치료하는 자는 담(痰)을 치료하지 않고 기(氣)를 먼저 치료한다. 기순(氣順)하면 일신(一身)의 진(津)이 역시 기(氣)를 따라 순(順)해지게 된다. (善治痰者, 不治痰而治氣, 氣順則一身之津亦隨氣而順矣.)"라 했다.

이 때문에 화담지해평천약(化痰止咳平喘藥)을 응용할 때는 늘 행기약(行氣藥)을 배합하여 약효를 증가시켜야 한다.

해수(咳嗽)에 객혈(喀血)이 겸할 경우에는 작용이 강하거나 자극성이 있는 화담약(化痰藥)을 쓰면 출혈(出血)이 촉진되기 때문에 금기이다.

마진(麻疹)의 초기에 생기는 해수(咳嗽)는 온조(溫燥)하거나 수삽(收澁) 작용이 있는 화담지해약(化痰止咳藥)을 쓰지 않는 것이 마진투발(麻疹透發)에 좋다.

현대적인 연구에 의하면 이 약들은 거담(祛痰), 진해(鎭咳), 평천(平喘), 항균(抗菌), 소염(消炎) 작용 등이 있고, 일부는 보잔(補碘), 항암(抗癌), 강심(強心), 이뇨(利尿), 혈중(血中) 콜레스테롤의 저하 및 관상동맥을 확장시키는 작용 등이 있음이 밝혀졌다.

第一節 온화한담약(溫化寒痰藥)

여기에 속하는 약들은 그 성질이 온(溫), 조(燥)하여 온폐거한(溫肺祛寒), 조습화담(燥濕化痰)하는 효능이 있다.

주로 한담(寒痰), 정음(停飮)이 폐를 범하여 생기는 기침을 하고 숨이 가쁘다(咳嗽氣喘), 입김과 콧김이 차다(口鼻氣冷), 맑고 묽은 가래를 뱉는다(吐痰清稀) 등의 증상이나 습담(濕痰)이 폐를 범하여 생기는 기침을 하고 가래가 많다(咳嗽痰多), 가래의 색이 희고 덩어리가 진다(色白成塊), 설태백이(舌苔白膩) 등의 증상 및 담습(痰濕)이 경락(經絡)이나 관절(關節)에 유찬(流竄)하여 생기는 지절종통(肢節腫痛), 음저유주(陰疽流注), 나력담핵(瘰癧痰核), 또는 담탁(痰濁)이 상초에 옹폐되어 청규(淸竅)를 막아 버리기 때문에 생기는 전간경궐(癲癎驚厥), 중풍담미(中風痰迷) 등에 쓴다.

임상(臨床)에서는 특히 온산한사(溫散寒邪), 조습건비(燥濕健脾) 작용이 있는 약을 배합하여 치료효과를 높이고 있다.

이 약들은 온조(溫燥)하면서 작용이 강열(強烈)하여 쉽게 상진(傷津)하거나 화를 도와 동혈(動血)할 수 있으므로 열담(熱痰), 음허(陰虛)에 의한 마른 기침, 토혈(吐血), 객혈(咯血) 등에는 쓰지 않거나 주의해서 써야 한다.

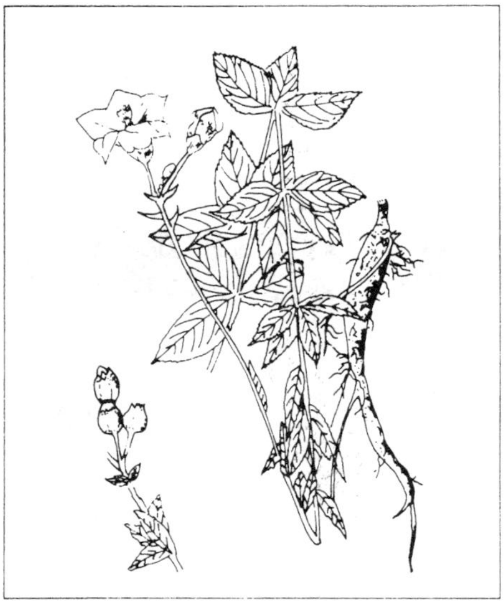

길경 (桔梗)*
Platycodi Radix
【本經】 KP, CP.

【처방용명】 桔梗, 苦桔梗, 白桔梗, 玉桔梗

【성미】 苦, 辛, 平

【귀경】 肺

【효능】 선폐거담(宣肺祛痰), 배농소옹(排膿消癰)

【기원】

이 약은 도라지 *Platycodon grandiflorum* A. De Candolle (도라지과Campanulaceae)의 뿌리를 그대로 또는 주피를 제거한 것이다.

봄, 가을에 캐어 볕에 말려 사용한다.

【임상응용】

① 해수담다(咳嗽痰多), 해담불상(咳痰不爽), 흉격비민(胸膈痞悶), 인통음아(咽痛音啞)

이 약은 신개(辛開)하고 고설(苦泄)하여 폐기(肺氣)를 개선(開宣)하므로 관흉(寬胸), 이인(利咽), 거담(祛痰), 지해(止咳)하는 효능을 나타낸다. 또 그 성질(性質)이 평(平)하면서 조(燥)하지 않으므로 기침을 하고 가래가 많을 때나 외감(外感), 내상(內傷)은 물론이고 한(寒), 열(熱)에 관계없이 모두 쓸 수 있다.

풍한(風寒)에 의해 기침을 하고, 가래가 많으며 그 가래가 묽고 희며, 맑은 콧물을 흘릴 때에는 소엽, 행인, 생강 등을 같이 써서 풍한(風寒)을 발산(發散)시키고 선폐(宣肺)하도록 하고(杏蘇散), 풍열(風熱)에 의해 기침을 하며 가래가 점조하여 기침하기가 어려울 때에는 상엽, 국화, 행인 등을 같이 써서 풍열(風熱)을 소산(疏散)하고 선폐(宣肺)하도록 한다(桑菊飮).

또한 폐(肺)가 선강(宣降)하지 못하여 기체(氣滯), 담조(痰阻)가 생기기 때문에 흉민(胸悶)하고 비만(痞滿)한 증상이 있는 경우에는 지각을 같이 써서 선폐(宣肺)하고 이격(利膈)하며 (桔梗枳殼湯), 인통(咽痛)이 있고 목소리가 나오지 않을 때에는 감초를 같이 써서 선폐(宣肺), 이인(利咽)한다 (桔梗湯).

② **폐옹흉통(肺癰胸痛), 해토농혈(咳吐膿血), 담황성취(痰黃腥臭)**

이 약은 선폐(宣肺)하여 거담(祛痰)하고 배농(排膿)하여 소옹(消癰)하는 효능이 있다. 따라서 폐옹(肺癰)으로 농(膿)을 토(吐)하고 흉통(胸痛)이 있고 가래에서 냄새가 날 때에는 주로 감초와 같이 쓰고 (桔梗湯), 여기에 패모, 파두를 가하면 배농 작용이 강해진다 (桔梗白散). 현재 임상에서는 주로 어성초, 금교맥, 의이인, 동과인 등을 배합하여 쓰고 있다.

이 약에 황기, 당귀미, 천산갑 등을 같이 쓰면 옹저(癰疽)에 고름이 앉았지만 헐지 않았을 때 효과가 있고, 여러 약을 상부로 인경하는 작용이 있어 흉격(胸膈)이상에 있는 질병(疾病)에 인경약(引經藥)으로 사용할 수 있다. 즉, 황기, 승마, 시호를 같이 쓰면 대기(大氣)가 하함(下陷)하여 기단(氣短)하고 호흡이 약한 증세를 치료할 수 있다 (升陷湯).

【임상사용의 요점】

길경은 폐경(肺經)의 기분(氣分)에 작용하는 약으로 신산(辛散)하고 고설(苦泄)하는 작용이 있다. 질이 가벼워 승부(昇浮)하는 성질이 있기 때문에 폐기(肺氣)를 개제(開提)하여 흉격(胸膈)을 개선(開宣)하며, 인후(咽喉)를 이(利)하여 거담(祛痰)하고 지해(止咳)한다. 외사(外邪)가 폐(肺)를 범(犯)하여 생기는 해수(咳嗽)·객담(喀痰)·비색(鼻塞)·흉민(胸悶)·인후종통(咽喉腫痛)·실음(失音) 등에 한열(寒熱)에 관계없이 쓸 수 있다. 또 배농(排膿)하고 소종(消腫)하는 작용이 있어 폐옹(肺癰)에 의한 토농(吐膿), 옹저종독(癰疽腫毒)에도 사용할 수 있다. 또한 폐(肺)와 대장(大腸)은 표리관계에 있기 때문에 폐기(肺氣)를 선통(宣通)시키면 장위(腸胃)가 소통(疏通)되어 이질(痢疾)에 의한 복통(腹痛)·이급후중(裏急後重)을 다스린다. 그리고 폐기(肺氣)가 선통(宣通)되면 수도(水道)가 통창(通暢)하여 소변이 잘 통하기 때문에 배뇨곤란에 효과가 있다. 예로부터 길경은 주즙지제(舟楫之劑)로 알려졌듯이 다른 약들을 위로 인솔하는 작용이 있는 것으로 알려져 흉격이상(胸膈以上)의 병변(病變)에 인경약(引經藥)으로 사용되어 왔고 하함(下陷)한 병변(病變)에 대해서는 승제약으로 사용되어 왔다.

【참고】

길경과 행인은 모두 폐경(肺經)의 기분(氣分)에 작용하는 약이지만 행인은 하기(下氣), 지해(止咳), 평천(平喘)하는 것이 주이고, 길경은 선폐(宣肺), 이인(利咽), 거담(祛痰)하는 것이 주이다. 한편으로는 강(降)하고 한편으로는 선(宣)하기 때문에 외사(外邪)가 폐(肺)를 막아 선강(宣降)이 실조(失調)되고 해천(咳喘)이 있으며 가래가 많고 흉민(胸悶)하며 인통(咽痛)이 있을 경우에는 같이 배합하여 쓴다.

【용량용법】

3 - 10g.

【사용상의 주의】

길경은 화(火)를 즉시 폐까지 운반하기 때문에 음허(陰虛)하고 화성(火盛)한 경우나 폐허(肺虛)하여 오래 기침을 한 경우 그리고 객혈(喀血)이 있는 경우에는 사용하지 않는 것이 좋다.

【고전의 기록】

≪本經≫

"主胸脇痛如刀刺, 腹滿腸鳴幽幽, 驚恐悸氣. 〈주로 칼로 찌르는 듯한 흉협통(胸脇痛), 복만장명(腹滿腸鳴)의 소리가 날 때, 또 놀람과 두려움으로 심장이 뛸때 등에 적용한다.〉"

≪本草求眞≫

"桔梗系開提肺氣之藥, 可爲諸藥舟楫, 載之上浮, 能引苦泄 下劑 〈길경은 폐기(肺氣)를 개제(開提)하는 약으로 마치 배의 노처럼 다른 약을 떠오르게 하며 능히 고설준하제(苦泄峻下劑)를 끌고 간다.〉"

"陰虛不宜妄用, 以其拔火上乘之故. 〈음허(陰虛)에는 마구 써서는 안된다. 발화상승(拔火上乘)하기 때문이다.〉"

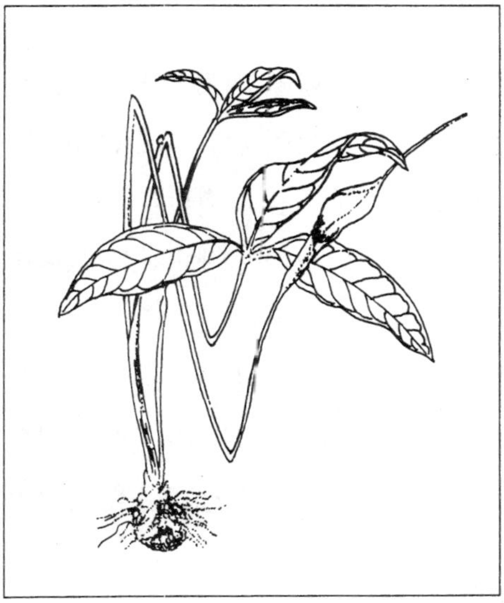

반하 (半夏)*

Pinelliae Rhizoma

【本經】 KP, JP, CP.

【처방용명】 半夏, 生半夏, 淸半夏, 製半夏, 薑半夏, 法半夏, 竹瀝半夏, 半夏麴

【성미】 辛, 溫, 有毒

【귀경】 脾, 胃, 肺

【효능】

조습화담(燥濕化痰), 강역지구(降逆止嘔), 소비산결(消痞散結)

【기원】

이 약은 끼무릇 *Pinellia ternata* Breitenbach(천남성과 Araceae)의 콜크층을 제거한 괴경(塊莖)이다.

전국에 분포하며 여름과 가을에 채취하여 볕에 말린 것을 생반하(生半夏), 백반으로 조제한 것을 청반하(淸半夏), 생강과 백반으로 조제한 것을 강반하(薑半夏), 또 백반, 석회, 감초, 생강을 넣어 포제한 것을 법반하(法半夏), 강반하를 가루로 하여 밀가루, 적소두, 행인 등을 넣어 발효시켜 누룩으로 만든 것을 반하국(半夏麴)이라 한다.

【임상응용】

① 담다해수(痰多咳嗽), 풍담현운(風痰眩暈)

이 약은 신온(辛溫)하고 조산(燥散)하여 조습화담(燥濕化痰)하는 효능이 있어 습담해수(濕痰咳嗽)에 쓰는 요약이다. 따라서 습담(濕痰)이 폐(肺)를 범(犯)하여 기침을 하고 가래가 많다, 가래의 색이 희고 덩어리를 이룬다, 흉격(胸膈)이 만민(滿悶)하다, 구역질이 나고 어지럽다, 태이(苔膩)하고 맥활(脈滑)하다 등의 증세가 나타날 때에는 진피, 복령, 감초를 가하여 조습화담(燥濕化痰), 이기화중(理氣和中)토록 한다.(二陳

湯).

또 비(脾)가 습(濕)하여 담(痰)이 생기거나 간풍(肝風)이 내동(內動)하여 풍담(風痰)이 생겨 두통(頭痛), 현운(眩暈), 흉격창민(胸膈脹悶), 태이(苔膩), 맥활(脈滑)할 경우에는 천마, 백출, 복령, 귤홍 등을 배합하여 건비조습(健脾燥濕), 화담식풍(化痰熄風)토록 하고(半夏天麻白朮湯), 한음(寒飮)이 폐(肺)를 범(犯)하여 해수천식(咳嗽喘息), 토담청희(吐痰淸稀), 설태백활(舌苔白滑) 등의 증세가 나타날 때에는 건강, 계지, 세신 등의 온폐화음약(溫肺化飮藥)을 적당히 배합하여 쓴다(小靑龍湯). 또한 기침을 하고 가래가 황색이면서 점조하여 객출하기가 어려우며 혀가 홍색이고 설태가 황이(黃膩)하며 맥이 현삭할 때에는 괄루인, 황금, 담남성 등의 청열화담약(淸熱化痰藥)을 가하여 쓴다(淸氣化痰丸).

② 구토반위(嘔吐反胃)

이 약은 주로 비(脾), 위(胃)로 입경(入經)하여 강역(降逆), 화위(和胃), 지구(止嘔)하는 효능을 발휘하므로 구토(嘔吐)의 증세에 널리 활용된다.

담습(痰濕)이 위(胃)를 범(犯)하거나 위한(胃寒)에 의해 구토(嘔吐)할 때에는 생강을 같이 쓰면 중초를 따뜻하게 하여 산한(散寒), 화담(化痰), 지구(止嘔)하는 효능을 나타내고(小半夏湯), 담열(痰熱)이 위(胃)를 범(犯)하거나 위열(胃熱)에 의해 구토(嘔吐)할 때에는 청위(淸胃), 화중(和中), 화담(化痰), 지구(止嘔) 작용이 있는 황련, 귤피, 죽여 등을 같이 쓴다(黃連橘皮竹茹半夏湯).

위허(胃虛)하여 불납(不納)하기 때문에 반위구토(反胃嘔吐)할 때에는, 즉 아침에 먹은 것을 저녁에 토하고 저녁에 먹은 것을 아침에 토할 경우에는, 인삼, 백밀을 같이 써서 익기(益氣), 화중(和中), 강역(降逆), 지구(止嘔)토록 한다(大半夏湯). 또한 위허협음(胃虛夾飮)으로 인한 임신구토(姙娠嘔吐)에도 쓸 수가 있다 (乾薑半夏人參丸).

③ 흉완비민(胸脘痞悶), 담열결흉(痰熱結胸), 옹저나력(癰疽瘰癧), 매핵기증(梅核氣症)

이 약은 조습(燥濕)에 의해 담(痰)을 삭이고 산결(散結)에 의해 비(痞)를 해소하는 작용이 우수하므로 한열(寒熱)이 서로 엉켜 있거나 습열(濕熱)이 중초를 막아 비위(脾胃)가 허약(虛弱)하기 때문에 완비(脘痞)가 있고 구토(嘔吐)할 때에 황금, 황련, 건강, 인삼 등을 가하여 쓴다(半夏瀉心湯).

또 담열(痰熱)이 서로 엉켜 심하경(心下硬)이 생기고 이것을 만지면 아프고 설태(舌苔)가 황이(黃膩)한 담열결흉증(痰熱結胸症)에는 괄루인, 황련 등을 같이 쓴다(小陷胸

湯).

그리고 담기(痰氣)가 서로 결합하여 인중(咽中)이 경조(梗阻)하고 이물감(異物感)이 있으며 넘길 수도 뱉을 수도 없는 매핵기증(梅核氣證)이 나타날 때에는 후박, 복령, 소엽, 생강 등을 가하여 쓰고(半夏厚朴湯), 옹저발배(癰疽發背), 유창(乳瘡)에는 생반하 가루를 계란 흰자와 함께 섞어 발라 소종산결(消腫散結)하게 한다.

그리고 나력담핵(瘰癧痰核)에는 곤포, 해조, 패모 등을 같이 써서 화담(化痰), 연견(軟堅), 산결(散結)하는 효능을 높인다.

④ 기타

반하는 조습(燥濕)하여 화위(和胃)하므로 수수쌀과 같이 써서 위불화(胃不和), 와불안(臥不安)에 쓰고(半夏秫米湯), 또 산결(散結)하고 강탁(降濁)하여 통장화위(通腸和胃)하므로 보화(補火)하고 조양(助陽)하는유황과 같이 써서 노년(老年)의 허냉(虛冷)에 의한 변비(便秘) 또는 한습(寒濕)에 의한 설사(泄瀉)에 응용한다(半硫丸).

【임상사용의 요점】

반하는 신산온조(辛散溫燥)하다. 수습(水濕)을 행(行)하여 역기(逆氣)를 하(下)하고 수습(水濕)을 제(除)하면 비(脾)가 건운(健運)하여 담연(痰涎)을 소멸(消滅)하며, 역기(逆氣)가 하강(下降)하면 위기(胃氣)가 화(和)하여 비만구토(痞滿嘔吐)가 멎기 때문에 조습화담(燥濕化痰)·화위소비(和胃消痞)·강역지구(降逆止嘔)하는 효과를 나타낸다. 그러므로 비(脾)가 허하여 담(痰)이 많아지고, 담탁(痰濁)이 상요(上擾)하여 심계(心悸)·실면(失眠)·현운(眩暈)이 생기며, 담습(痰濕)이 위(胃)를 범(犯)하여 오심구토(惡心嘔吐)·음식매체(飮食呆滯)·심하비결(心下痞結)이 생길 때 가장 적합하다. 또한 담습협열(痰濕挾熱)에 의한 해천(咳喘), 위허(胃虛)나 위열(胃熱)에 의한 구토(嘔吐), 담습(痰濕)이 락(絡)에 들어 생기는 담핵(痰核) 등에도 사용할 수 있다. 그 밖에 행습(行濕)하여 통장(通腸)하기 때문에 노인(老人)의 허비(虛秘)에도 효과가 있다. 생반하(生半夏)를 외용하면 옹저종독(癰疽腫毒)을 치료한다.

【참고】

그대로 쓰면 소종산결(消腫散結)에 작용한다. 생용으로는 독성이 강하기 때문에 일반적으로는 포제(炮製)된 제반하(製半夏)를 사용한다.

반하는 포제방법(炮製方法)에 따라 효능도 달라진다. 법반하는 조습건비(燥濕健脾)에 뛰어나고, 청반하는 조습화담(燥濕化痰)에 뛰어나며, 강반하는 강역지구(降逆止嘔)에 치우친다. 또 반하국은 주로 화담소식(化痰消食)에 쓰이며 생반하는 독이 있어 외용(外用)으로 많이 쓴다.

【용량용법】

3 ~ 10g. 외용(外用)은 생품(生品)을 쓰며 적당량을 연말(研末)하여 술로 조제, 외용(外用)한다.

【사용상의 주의】

오두(烏頭)에 상반한다. 반하는 그 성(性)이 온조(溫燥)하므로 음허(陰虛)에 의한 조해(燥咳), 혈증(血證), 열담(熱痰) 등에는 쓰지 않거나 주의하여 써야 한다.

【고전의 기록】

≪本經≫

"主傷寒寒熱, 心下堅, 下氣, 咽喉腫痛, 頭眩, 胸脹, 咳逆, 腸瀉, 止汗. 〈상한한열(傷寒寒熱), 심하(心下)의 굳음 등을 주치하고 기(氣)를 내리며 인후의 종통(腫痛), 머리 어지러움, 흉창(胸脹), 해역(咳逆), 장사(腸瀉) 지한(止汗)등에 쓰인다.〉"

≪別錄≫

"淸心腹胸膈痰熱滿結, 咳嗽上氣, 心下急痛, 堅痞, 時氣嘔逆, 消癰腫. 〈심복흉격의 담열만결을 맑게 하며 해수상기(咳嗽上氣), 심하(心下)의 급한 통증, 견비(堅痞)를 다스린다. 또 시기구역(時氣嘔逆)을 치료하고 옹종을 풀어준다.〉"

≪藥性本草≫

"消痰下肺氣, 開胃健脾, 止嘔吐, 去胸中痰滿, 生者摩癰腫, 除瘤癭氣. 〈담을 삭여 폐기(肺氣)를 내리며 개위건비(開胃健脾)한다. 구토(嘔吐)를 그치게 하고 흉중의 담만을 없앤다. 생품(生品)은 옹종에 쓰면 유영(瘤癭)의 기(氣)를 제거해 준다.〉"

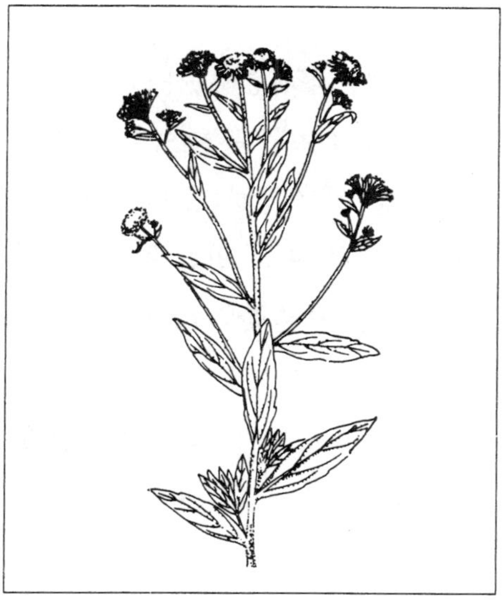

선복화 (旋覆花)
Inulae Flos

【本經】 KHP, CP.

【처방용명】 旋覆花, 覆花, 旋福花 · 金沸草花

【성미】 苦, 辛, 鹹, 微溫

【귀경】 肺, 脾, 胃, 大腸

【효능】 소담행수(消痰行水), 강기지구(降氣止嘔)

【기원】

이 약은 금불초 *Inula japonica* Thunberg.(국화과 Compositae)의 꽃이다. 중국약전에는 이 이외에 *I. britannica* L. 도 원식물로 수재하고 있다.

우리나라 각지에 야생 또는 재배하며 꽃이 필 때 채취하여 볕에 말린 것을 쓰거나 밀자(蜜炙)한 것을 쓴다.

【임상응용】

① 담다천해(痰多喘咳), 흉격비민(胸膈痞悶)

이 약은 고강(苦降)하고 신개(辛開)하며 함연(鹹軟)하고 온통(溫通)하여 폐(肺)로 들어가 강역(降逆)하여 행수(行水)하고 소담(消痰)하여 제비(除痞)하며 지해(止咳)하고 평천(平喘)하는 효능을 나타내므로 담옹기역(痰壅氣逆), 흉격비민(胸膈痞悶), 천해담다(喘咳痰多)에 응용된다. 또 성(性)이 미온(微溫)하므로 한열(寒熱)에 모두 쓴다.

한담(寒痰)에 의해 해천(咳喘)하면서 표한(表寒)이 겸한 경우에는 생강, 반하, 세신 등을 같이 써서 강역(降逆)하여 화담(化痰)하고 해표(解表)하여 산한(散寒)하고 (金沸草散), 열담(熱痰)에 의한 해천(咳喘)에는 상백피, 대황, 빈랑자 등을 가하여 쓴다(旋覆花湯).

② 구토애기(嘔吐噫氣)

이 약은 고강(苦降)하고 위(胃)에 들어가 강역(降逆)하여 지구(止嘔)하고 지애(止噫)하는 효능이 있고 강기(降氣)하여 소담(消痰)하고 제비(除痞)하는 효능이 있으므로 비위(脾胃)가 허한(虛寒)하고 담습(痰濕)이 내조(內阻)하여 심하(心下)가 비만(痞滿)하고 구토(嘔吐)하며 애기(噫氣)하는 등의 증세에 대자석, 반하, 인삼 등 보기(補氣), 건비(健脾), 강역(降逆), 화담(化痰)하는 약을 가하여 쓴다(旋覆代赭湯).

③ 기타

담기(痰氣)가 서로 엉키는 매핵기(梅核氣)에 반하, 후박 등의 행기산결약(行氣散結藥)을 가하여 쓴다.

【임상사용의 요점】

선복화는 고(苦)·신(辛)·함(鹹)하고 미온(微溫)이다. 고강(苦降)하고 신산(辛散)하며 함(鹹)으로 연견(軟堅)하고 소담(消痰)하며 온(溫)으로 옹체(壅滯)를 선통(宣通)한다. 그 결과 하기(下氣)하여 소담(消痰)하고 화음(化飮)하여 제비(除痞)하며 지애(止噫)하고 지구(止嘔)하며 사폐(瀉肺)하고 통장(通腸)하는 효능을 발휘한다. 담옹(痰壅)으로 기역(氣逆)하고 담결(痰結)하여 흉비(胸痞)하며 천해(喘咳)하고 가래가 많으며 흉완(胸脘)에 수음(水飮)이 있어 구토(嘔吐)하고 애기(噫氣)가 있을 때 효과가 있다.

【용량용법】

3 - 10g을 포전(包煎)한다.

【사용상의 주의】

음허(陰虛)에 의한 노수(勞嗽)와 풍열(風熱)에 의한 조해(燥咳)에는 쓰지 않는 것이 좋다.

【고전의 기록】

≪本經≫

"主結氣脇下滿, 驚悸, 除水, 祛五臟間寒熱, 補中, 下氣. 〈주로 결기(結氣)로 인한 협하만(脇下滿), 놀람에 쓰이며 수(水)를 제거하고 오장사이의 한열(寒熱)을 없앤다. 중초를 보하며 기를 내린다.〉"

≪湯液本草≫

"消堅軟痞, 治噫氣"〈굳은 것을 녹이고 비(痞)를 부드럽게 한다. 애기(噫氣)를 치료한다.〉"

【부】 金沸草

국화과에 속하는 다년생 초본, "旋覆花"의 약(藥)으로 쓰는 지상부분(地上部分)이다. 달리 "선복경(旋覆梗)"이라고도 하며 성미(性味)는 함(鹹), 미고(微苦), 온(溫). 효능은 화담지해(化痰止咳)로 선복화와 비슷하다.

주로 해천증(咳喘證)의 치료에 응용되며 용량(用量)은 8 ~ 12g.

선품(鮮品)은 도란(搗爛)하여 외부(外敷)하면 창양종독(瘡陽腫毒)을 치료할 수 있다.

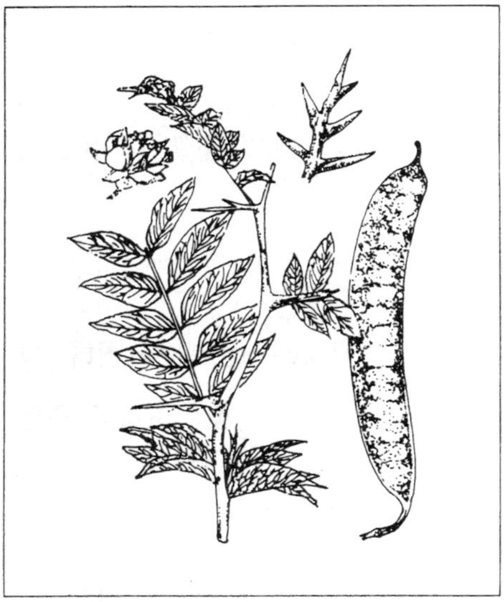

조협 (皂莢)*
Gleditsiae Fructus

【本經】 KHP, CP

【처방용명】 皂角, 皂莢, 牙皂, 猪牙皂, 焦皂角

【성미】 辛, 溫, 有小毒

【귀경】 肺, 大腸

【효능】 온폐거담(溫肺祛痰), 통규개폐(通竅開閉)

【기원】

이 약은 주엽나무 *Gleditsia japonica* Maquel var. *koraiensis* Nakai (콩과 Leguminosae)의 열매이다. 중국약전에는 *G. sinensis* Lam. 의 열매가 수재되어 있다.

중국의 동북(東北), 화북(華北), 중남부(中南部), 사천(四川), 귀주(貴州) 등지에서 생산되고 가을에 거두어 볕에 말려 그대로 또는 초초(炒焦)하여 사용한다.

【임상응용】

① 완담조색(頑痰阻塞), 흉민해천(胸悶咳喘)

이 약은 신개(辛開)하고 온통(溫通)하여 강렬한 화담(化痰)을 발휘한다. 따라서 완담(頑痰)이 조색(阻塞)하여 흉민(胸悶), 해천(咳喘)하고 객담(咯痰)이 불상(不爽)할 경우에는 가루로 하여 밀환(蜜丸)을 만들어 대추끓인 물(棗湯)로 복용하면 즉시 효과를 볼수 있고(皂莢丸), 흉중(胸中)에 담(痰)이 있고 점조하여 객출하기가 어려운 경우에는 반하, 명반을 가하고 감떡(柿餅)으로 도란(搗爛)하여 환(丸)을 만들어 쓴다(釣痰膏). 그리고 완담(頑痰)이 누런색이고 끈적거리고 굳어서 객출하기 어려울 때에는 해부석, 해합각 등의 화담연견약(化痰軟堅藥)을 배합하고 환(丸)을 만들어 복용한다.

② 중풍구금(中風口噤), 전간신혼(癲癎神昏), 후비담조(喉痺痰阻), 대변불통(大便不通)

이 약은 신개(辛開)하고 온통(溫通)하는 작용이 있고 거담(祛痰) 작용이 강하여 통규개폐(通竅開閉)하는 효능이 있다. 이 약에 세신, 박하, 사향 등을 가하여 가루로 만든 것을 콧구멍에 불어 넣어 재채기를 시키는 방법(吹鼻取嚏)으로 통관개규(通關開竅)하여 중풍신혼(中風神昏)을 치료하고(通關散), 중풍(中風)으로 인한 아관긴폐(牙關緊閉)에는 이 약을 명반과 같이 가루로 하여 따뜻한 물로 복용시켜 토하게 한다(稀涎散). 또 중풍(中風)에 의한 담옹(痰壅)이나 변비에는 이 약을 단탄(煅炭)하여 가루로 하고 대추를 끓인 물로 복용한다. 이 약을 오고(熬膏)로 하여 밖에 붙이면 아직 터지지 않은 창종(瘡腫)에 산결소종(散結消腫)하는 효과를 얻을 수 있다.

【임상사용의 요점】

조협은 신(辛), 함(鹹), 온(溫)하고 신산주찬(辛散走竄)한다. 함(鹹)으로 연견소담(軟堅消痰)하고 코에 들어가면 재채기를 일으킨다. 인후에 들어가면 구토(嘔吐)를 일으키고 복용하면 활담도체(豁痰導滯), 거습제구(祛濕除垢)하고 이변(二便)을 통리(通利)하여 강열한 거담(祛痰), 통규(通竅)하는 작용을 나타낸다. 그 외 완담(頑痰)이 옹성(壅盛)하여 천급(喘急)하고 창만(脹滿)하며 중풍(中風)으로 구금(口噤)하고 전간(癲癇)으로 담(痰)이 성(盛)하며 신혼(神昏)하여 불성(不醒)일 때에 사용한다

외용(外用)하면 소종(消腫)하고 지양(止痒)하는 작용이 있어 옹종(癰腫), 창독(瘡毒)에 효과가 있다.

【용량용법】

1.5~5g. 배초연분(焙焦研粉)하여 탄복(呑服)할 때는 매회 0.6 ~ 1.5g씩을 복용한다.

【사용상의 주의】

용량이 지나치면 구토(嘔吐), 복사(腹瀉)를 일으킬 수 있다. 이 약은 신산주찬(辛散走竄)하고 성질이 지극히 예리(銳利)하므로 담결실증(痰結實證)이 아닌 경우에는 사용하지 않는다.

또 임신부 및 기허음휴(氣虛陰虧), 출혈경향자(出血傾向者)에게도 역시 복용(服用)시키지 않는다.

【고전의 기록】

≪本經≫

"主風痺死肌, 邪氣, 風頭淚出, 下水, 利九竅. 〈주로 풍비사기(風痺死肌), 사기(邪氣), 풍두

누출(風頭淚出)의 치료에 쓰이며 수(水)를 내리고 구규(九竅)를 이(利)한다.〉"

≪本草綱目≫

"通肺及大腸氣, 治咽喉痺痺塞, 痰氣喘咳, 風癘疥癬. 〈폐 및 대장(大腸)의 기를 통하게 한다. 인후비비색, 담기천해, 풍려개선을 치료한다.〉"

【부】皂角刺, 皂角子

① 皂角刺

이 약은 주엽나무 *Gleditsia japonica* Maquel var. *koraiensis* Nakai(콩과 Leguminosae)의 줄기에 난 가시이다. 신산(辛散)하고 온통(溫通)하며 작용이 병소(病所)까지 닿으므로 탁독배농(托毒排膿), 활혈소옹(活血消癰)하는 효능을 나타낸다. 따라서 소창(消瘡)이나 배농(排膿)에 상용되고 고름이 생겼을 때에는 배농시켜 주고 생기지 않았으면 삭이게 한다. 창양농독(瘡瘍膿毒)이 헐기(潰) 시작할 때 가장 알맞고 보통은 천산갑, 당귀, 황기, 천궁 등을 가하여 쓴다(透膿散).

그 밖에 수풍살충(搜風殺蟲)하는 효능이 있어 마풍(麻風)과 개선(疥癬)에 대황, 울금, 대풍자, 박초를 가하여 쓰고 (追風散), 이 약에 초(醋)를 가하여 달인 액을 창선(瘡癬)에 발라 효과를 보았다는 기록도 있다. 내복량(內服量)은 일반적으로 3 ~ 10g이다.

② 皂角子

이 약은 주엽나무 *Gleditsia japonica* Maquel var. *koraiensis* Nakai (콩과 Leguminosae)의 성숙한 씨(種仁)이다. 신(辛), 온(溫)하고 약간의 독(毒)이 있으며 윤조통변(潤燥通便), 산결소종(散結消腫)하는 효능이 있다. 만잠사와 같이 쓰면 승청강탁(升淸降濁)하는 효능을 발휘하여 습탁(濕濁)이 중초에 조체되거나 승강(升降)이 실조하거나 두운(頭暈), 복창(腹脹), 변비 등이 있거나 또는 변이 처음에는 굳고 후에는 당(溏)한 증상에 쓴다. 또 옹종(癰腫)이나 나력(瘰癧)에 가루로 하여 조제하여 붙이면 소종(消腫), 해독(解毒)하는 효능을 얻을 수 있다.

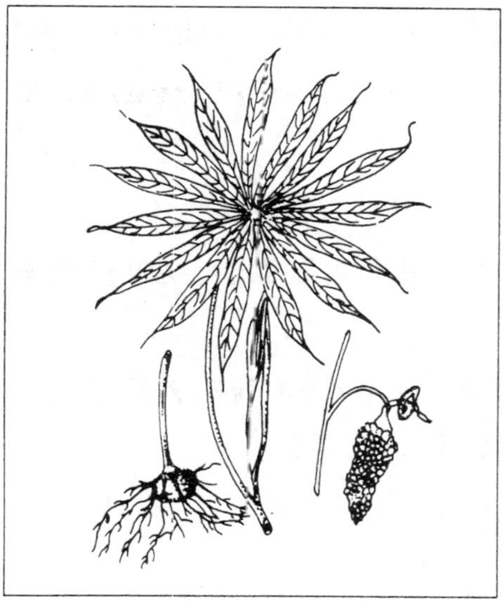

천남성(天南星)*
Arisaematis Rhizoma

【本經】 KHP, CP.

【처방용명】 天南星, 南星, 生南星, 製南星

【성미】 苦, 辛, 溫, 有毒

【귀경】 肺, 肝, 脾

【효능】 조습화담(燥濕化痰), 거풍지경(祛風止痙)

【기원】

이 약은 천남성 *Arisaema amurense* Max.(천남성과 Araceae)의 콜크층을 벗긴 괴경(塊莖)이다.

가을에 채취하여 볕에 말린 것을 천남성(天南星)이라 하고 백반과 생강을 넣어 포제한 것을 제남성(製南星), 담즙(膽汁)을 넣어 포제한 것을 담남성(膽南星)이라 한다.

【임상응용】

① 담습옹체(痰濕壅滯), 완담해수(頑痰咳嗽)

이 약의 조습화담(燥濕化痰)하는 효능은 반하와 같고 조열(燥烈)한 성질은 반하보다 강하므로 습담(濕痰), 완담(頑痰)에 주로 반하, 진피, 강즙을 배합하여 쓴다. 또 한담(寒痰)에 의한 해수(咳嗽)나 담연(痰涎)이 맑고 묽을 때에는 반하, 육계를 환(丸)으로 만들어 생강탕(生薑湯)으로 복용하고 (薑桂丸), 폐열(肺熱)에 의한 해수(咳嗽)로 가래가 누렇고 점조할 때에는 황금, 괄루인 등의 청열화담약(淸熱化痰藥)을 가하여 쓴다.

② 풍담현운(風痰眩暈), 중풍담옹(中風痰壅), 구안와사(口眼喎斜), 전간경풍(癲癎驚風), 파상풍증(破傷風證)

이 약은 거풍(祛風)하여 지경(止痙)하는 효능이 있고 특히 풍담(風痰)을 제거하는 작용이 뛰어나다. 풍담(風痰)이 옹성(壅盛)하여 청양(淸陽)을 폐색(閉塞)하기 때문에 두통(頭痛), 현운(眩暈)이 나타날 때에는 반하, 천마를 같이 쓰고 (玉壺丸), 또 경락(經

絡)에 풍담(風痰)이 유체(留滯)하여 반신불수(半身不遂)나 구안와사(口眼喎斜) 등이 나타날 때에는 반하, 백부자, 천오 등을 같이 쓰며(青州白丸子), 파상풍(破傷風)에는 방풍, 백지, 천마 등을 같이 쓴다(玉眞散).

③ 기타

이 약을 밖에 붙이면 산결(散結), 소종(消腫), 지통(止痛)하는 효능이 있어 옹저(癰疽), 담핵종통(痰核腫痛)을 치료할 수 있다.

근년에는 생남성으로 전제(栓劑)나 봉제(棒劑)를 만들어 외용과 내복(內服)을 겸용(兼用)하여 자궁경암(子宮頸癌)에 응용한 보고가 있다.

【임상사용의 요점】

천남성은 고온신열(苦溫辛烈)하다. 개설주찬(開泄走竄)하여 강한 조습(燥濕)의 효능을 가지며 폐(肺), 비(脾)의 습담을 제(除)할 뿐 아니라 간경(肝經)에 들어가 경락(經絡)의 풍담(風痰)을 제거하여 해경(解痙)에 쓰인다. 중풍담옹(中風痰壅)이나 풍담(風痰)에 의한 지체마비(肢體麻痺)·현운(眩暈)·경간(驚癎)·구안와사(口眼喎斜), 파상풍(破傷風)에 의한 사지추축(四肢抽搐)·구금(口噤)·항강(項強)·습담(濕痰)에 의한 해수천만다담(咳嗽喘滿多痰)에 유효하다. 그밖에 생(生)으로 외용하면 해독소종(解毒消腫)의 효과가 있어 옹종창독(癰腫瘡毒)·담핵(痰核)·사교(蛇咬) 등에 사용한다.

【참고】

① 담남성은 천남성을 소의 담즙(膽汁)으로 조제한 것으로써 성미(性味)가 고량(苦凉)하여 조열(燥熱)의 성질이 많이 줄어들고 청화열담(淸化熱痰), 식풍정경(熄風定驚)하는 효능으로 변화한다.

② 천남성과 반하는 조습화담(燥濕化痰)에 유효하다. 반하는 비위(脾胃)의 습담(濕痰)만을 이(理)하여 지구소비(止嘔消痞)하므로 〈내수(內守)〉의 의미를 갖는다. 천남성은 신산(辛散)하는 작용이 매우 강하고 간경(肝經)에 들어가 경락(經絡)에 있는 풍담(風痰)을 제거한다. 비위(脾胃)와 관련이 있는 습담(濕痰)에는 반하를 주약으로 하고 천남성은 보조약으로 하며, 풍담(風痰)에는 천남성을 주약으로 하고 반하는 보조약으로 하는 것이 좋다.

【용량용법】

5~10g을 달여서 복용하고 외용에는 적당량을 쓴다.

【사용상의 주의】

이 약은 성(性)이 조(燥)하고 주산(走散)하며 독이 있으므로 음액(陰液)을 상한다. 따라서 음허(陰虛)에 의한 조해(燥咳), 열극생풍(熱極生風) 및 임신부에게는 쓰지 않는 것이 좋다.

【고전의 기록】

≪本經≫

"主心痛, 寒熱結氣, 積聚伏梁, 傷筋痿拘攣. 〈심통(心痛), 한열(寒熱)의 결기, 적취복량, 근육을 다쳐 구련이 있을 때 주치한다.〉"

≪綱目≫

"治驚癎, 口眼喎斜, 喉痺, 口舌瘡糜, 結核, 解顱. 〈경간(驚癎)과 안면신경마비, 후비, 구설의 창미, 결핵, 두개골이 풀어졌을 때 사용한다.〉"

≪用藥法象≫

"主破傷風, 口噤身強 〈파상풍과 말을 못하거나 몸이 뻣뻣할 때 쓴다.〉"

【附】膽南星

천남성을 고운 가루로 하고 이것을 소나 양, 돼지의 담즙(膽汁)과 함께 가공(加工), 침제(浸製)한 것이다.

성미(性味)는 고(苦), 양(凉)이며 청열화담(淸熱化痰), 식풍정경(熄風定驚)하는 효능이 있고 조열(燥烈)하는 폐단이 없다. 주로 담열해수(痰熱咳嗽), 담열신혼(痰熱神昏), 경간추축(驚癎抽搐), 중풍담미(中風痰迷), 설강불어(舌強不語) 등에 쓴다. 일반적으로 3 ~ 10g을 달여서 복용한다.

第二節 청열화담약(清熱化痰藥)

여기에 속하는 약들은 약성이 한(寒), 양(凉), 청(淸), 윤(潤)하여 청열화담(淸熱化痰), 윤조화담(潤燥化痰)하는 작용을 가지고 있고 약에 따라서는 연견산결(軟堅散結)하는 작용을 가진 것도 있다.

주로 열담(熱痰)이 폐에 옹체되어 있다, 기침을 하고 숨이 가쁘다, 누런 가래를 뱉는다, 혀가 붉고 설태는 황색이다 등의 증상이 있을 때 쓴다.

이 이외로 조담(燥痰)이 폐를 범했다, 마른 기침을 하고 가래가 적다, 가래가 잘 나오지 않는다, 혀가 붉고 설태는 적다 등의 증상과 담열(痰熱)과 관계가 있는 전간경궐(癲癎驚厥), 중풍혼미(中風昏迷), 나력영류(瘰癧癭瘤) 등에 쓴다.

실제 임상에서는 병정(病情)에 따라 약을 배합 활용한다. 예를 들면, 화열(火熱)이 홀로 심할 경우에는 청열사화약(淸熱瀉火藥)을 배합하고, 음허(陰虛)에 의해 폐조(肺燥)한 경우에는 양음윤폐약(養陰潤肺藥)을 배합하여 쓴다.

이 약들은 한량청윤(寒凉淸潤)하기 때문에 상음조습(傷陰助濕)하기 쉬우므로 비위(脾胃)가 허한(虛寒)하거나 한담(寒痰)과 습담(濕痰)에는 쓰지 아니한다.

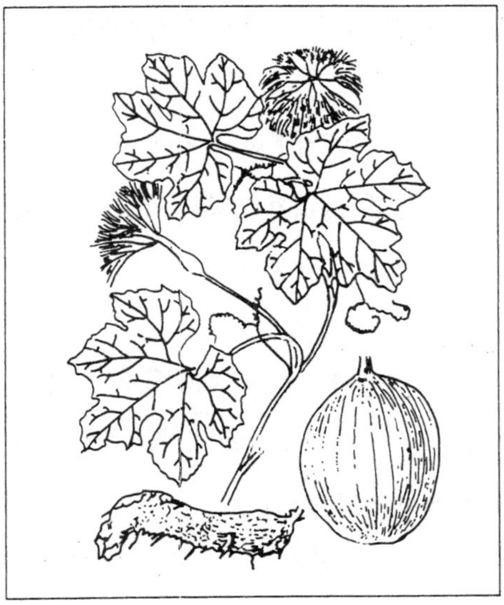

괄루인 (栝樓仁)*

Trichosanthis Semen

【別錄】KHP, CP.

【처방용명】 栝樓仁, 瓜蔞仁, 栝樓, 瓜蔞, 栝樓皮, 栝樓殼, 瓜蔞皮, 瓜蔞殼, 全栝樓, 全瓜蔞, 栝樓霜, 瓜蔞霜, 蔞仁霜

【성미】 甘, 寒

【귀경】 肺, 胃, 大腸

【효능】

청열화담(清熱化痰), 관흉산결(寬胸散結), 소종료옹(消腫療癰), 윤장통변(潤腸通便)

【기원】

이 약은 하늘타리 *Trichosanthes kirilowii* Maximowicz 및 동속근연식물(박과 Cucurbitaceae)의 씨이다.

전국에서 자생하고 있으며 가을에 채집하여 껍질(殼)과 속씨(種仁)를 나누어 건조시킨 것을 그대로 쓰거나 초(炒)하여 쓴다.

【임상응용】

① 담열해수(痰熱咳嗽), 담조난객(痰稠難喀)

이 약은 감한청윤(甘寒清潤)하며 청열화담(清熱化痰)하고 윤폐하기(潤肺下氣)하므로 담열교조(痰熱交阻), 폐실청숙(肺失清肅), 담조색황(痰阻色黃), 불이객출(不易喀出) 등의 증세에 지실, 황금, 담남성 등을 가하여 청열화담(清熱化痰)시킨다(清氣化痰丸).

② 흉비결흉(胸痺結胸)

이 약은 척담도체(滌痰導滯)하면서 이기관흉(利氣寬胸)하므로 흉양부진(胸陽不振), 기체담조(氣滯痰阻)의 흉통철배(胸痛徹背)와 해수단기(咳嗽短氣)의 흉비증(胸痺證)

등에 해백, 반하, 백주 등을 동용(同用)하여 통양산결(通陽散結), 행기거담(行氣祛痰)토록 한다(瓜蔞薤白白酒湯 · 瓜蔞薤白半夏湯).

담열호결(痰熱互結), 흉격비민(胸膈痞悶)으로 누르면 아픈 경우와 토담황조(吐痰黃稠)의 결흉증(結胸證)에는 황련, 반하를 같이 써서 청열화담(淸熱化痰), 산결소비(散結消痞)토록 한다 (小陷胸湯).

③ 폐옹장옹(肺癰腸癰) 유옹결종(乳癰結腫)

이 약은 청폐윤장(淸肺潤腸)하면서 또한 화담산결(化痰散結)하고 소종료옹(消腫療癰)하므로 담화울폐(痰火鬱肺)의 폐옹토농(肺癰吐膿)에는 어성초, 도인, 의이인, 동과인, 노근 등을 가하여 청폐화담(淸肺化痰), 산결소옹(散結消癰)시킨다.

간위기체(肝胃氣滯), 담화옹락(痰火壅絡)의 유옹종통(乳癰腫痛)의 치료에는 우방자, 금은화, 청피를 동용(同用)하여 청열화담(淸熱化痰), 행기산결(行氣散結)토록 한다(瓜蔞牛蒡湯).

또 위장적열(胃腸積熱), 화독울결(火毒鬱結)의 장옹종통(腸癰腫痛)에는 목단피, 대황, 의이인 등을 써서 청열해독(淸熱解毒), 소종산결(消腫散結)토록 한다 (大黃牧丹皮湯).

④ 장조변비(腸燥便秘)

이 약은 질윤다유(質潤多油)하고 척구도체(滌垢導滯)하여 윤장통변(潤腸通便)하는 데에 뛰어나므로 장조변비(腸燥便秘)에 화마인, 욱이인 등 윤장통변약(潤腸通便藥)을 배합하여 쓴다.

【임상사용의 요점】

괄루인은 감한윤강(甘寒潤降)하므로 담탁(痰濁)을 하행(下行)시키는 특징(特徵)이 있다. 위로는 폐위(肺胃)의 열을 풀어 척담도체하고 이기관흉, 산결(散結)에도 작용(作用)한다. 밑으로도 대장(大腸)을 윤활하게 하여 통변(通便)시키므로 산결소종(散結消腫)의 효능을 갖는다.

그 외 담열해수(痰熱咳嗽) · 흉비(胸痺) · 결흉(結胸) · 장조변비(腸燥便秘) · 폐옹(肺癰) · 장옹(腸癰) · 유옹(乳癰) 등에 적용한다.

【참고】

괄루인에는 아래와 같은 효능상의 차이가 있다. 괄루인피는 청화열담(淸化熱痰), 이기관흉(利氣寬胸)에, 괄루인은 윤폐화담(潤肺化痰), 윤장통변(潤腸通便)에 각각 잘 사용된다. 괄루인상은 괄루인과 거의 동일하지만 활윤(滑潤)의 효능이 약하다. 전괄루인(全瓜蔞)는 피·인(皮. 仁)의 양쪽 효능을 동시에 갖추고 있다.

【용량용법】

전괄루인는 10 - 20g. 괄루인피는 6 - 12g. 괄루인은 10 - 15g을 전복(煎服)한다.

【사용상의 주의】

오두(烏頭), 부자에 상반(相反) 한다.

성품(性品)이 한(寒), 활(滑), 이(利)하므로 한담(寒痰), 습담(濕痰), 비허변당자(脾虛便溏者)에게는 모두 맞지 않는다.

또 괄루는 그 입약(入藥) 부위(部位), 즉 전괄루인(全果實), 괄루인각(果殼만을 쓸 때), 괄루인(種仁만을 쓸 때)에 따라 그 기능에 차이가 난다.

임상을 통해 밝혀진 것은 대체로 다음과 같다.

전괄루인 : 청열화담(淸熱化痰), 관흉산결(寬胸散結)하면서 윤장통변(潤腸通便)한다.

괄루인피 : 청폐화담(淸肺化痰), 이기관흉(利氣寬胸)이 주이다.

괄루인 : 윤조화담(潤燥化痰), 윤장통변(潤腸通便)이 주이다.

【고전의 기록】

≪別録≫

"主胸痺 〈주로 흉비(胸痺)에 쓰인다.〉"

≪綱目≫

"潤肺燥, 降火, 治咳嗽, 滌痰結, 利咽喉, 止消渴, 利大腸, 消癰腫瘡毒. 〈폐조를 부드럽게 하며 화기(火氣)를 내린다. 해수(咳嗽)를 치료하고 담결(痰結)을 세척한다. 인후를 이(利)하고 소갈을 그치게 한다. 대장(大腸)을 이(利)하며 옹종창독을 해소시킨다.〉"

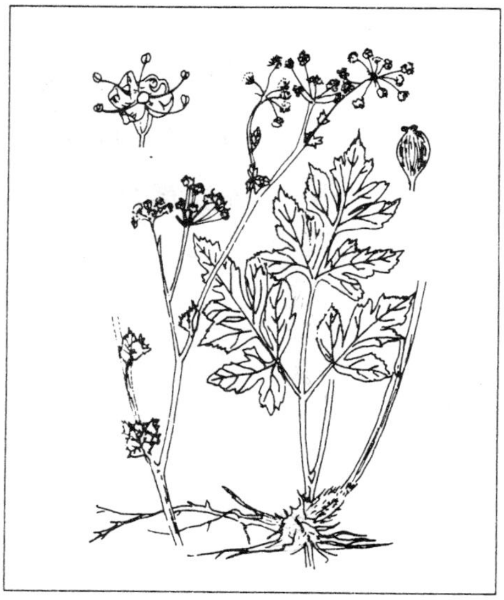

전호 (前胡)*
Anthrisci Radix

【別錄】 KHP, CP.

【처방용명】 前胡, 嫩前胡, 粉前胡, 炙前胡

【성미】 苦, 辛, 微寒

【귀경】 肺

【효능】 강기화담(降氣化痰), 선산풍열(宣散風熱)

【기원】

이 약은 전호 *Anthriscus sylvestris* Hoffman (미나리과 Umbelliferae)의 뿌리로 우리나라 전역에서 자생한다.

중국약전에는 백화전호 ***Peucedanum praeruptorum*** Dunn, 또는 자화전호 *P. decursivum* Maxim.(미나리과 Umbelliferae)를 전호 (Peucedani Radix)라 하여 수재하고 있다.

중국산인 백화전호는 절강(浙江), 호남(湖南), 안휘(安徽) 등지에서 생산되고, 자화전호는 강서(江西), 절강(浙江) 등지에서 생산된다.

【임상응용】

① 폐열해수(肺熱咳嗽), 담황점조(痰黃粘燥), 흉민불서(胸悶不舒)

이 약은 고한청설(苦寒淸泄)하여 청폐(淸肺), 강역(降逆), 화담(化痰)하므로 폐열담황(肺熱痰黃), 해수흉민(咳嗽胸悶)의 경우에는 상백피, 패모, 행인 등을 같이 쓸 수 있다(前胡散).

② 풍열울폐(風熱鬱肺), 해수담다(咳嗽痰多)

이 약은 신산고설(辛散苦泄)하고 미한청열(微寒淸熱)하여 선산풍열(宣散風熱)하고 거담지해(祛痰止咳)하므로 풍열해수(風熱咳嗽), 객담불상(喀痰不爽)의 경우에 제일 좋다. 이 경우에는 백전, 길경, 박하, 상엽등을 배오(配伍)하여 쓴다(二前湯).

이 약은 미한(微寒)에 속하므로 자소, 행인, 반하 등의 신온해표(辛溫解表), 조습화담약(燥濕化痰藥)을 적당히 배합해서 쓰면 풍한해수(風寒咳嗽)를 치료할 수 있다.

【임상사용의 요점】

전호는 고신(苦辛), 미한(微寒)하다. 고(苦)로 강기소담(降氣消痰)하고 신(辛)으로 선폐소풍(宣肺疏風)하고 한(寒)으로 청열(清熱)하다. 소산풍열(疏散風熱)·거담지해(祛痰止咳)의 상용약(常用藥)이다. 폐열(肺熱)·폐기불선(肺氣不宣)의 담조천해창만(痰稠喘咳脹滿)이나 풍열외감(風熱外感)의 해수천만(咳嗽喘滿)에 효과가 있으며 폐열겸 표증에도 적용된다.

【참고】

① 일반적으로 포제하지 않는 것(前胡. 嫩前胡. 粉前胡)이 상용되고 밀자(蜜炙)한 것은 윤폐(潤肺)하는 작용과 강기화담(降氣化痰)하는 작용이 있다.

② 전호와 행인은 강기(降氣)가 주 작용이고 소산(疏散)하는 작용도 있지만, 전호는 양성(涼性)으로 강기(降氣)하고 소담(消痰)하며 산풍(散風)하고 청열(清熱)하는 작용이 주작용이고, 행인은 온성(溫性)으로 강기(降氣)하여 지해(止咳)하고 평천(平喘)하며 산한(散寒)하는 작용이 주 작용이다.

③ 전호와 시호는 발산(發散)하는 작용이 있어 산풍해열제(散風解熱劑)에 배합되므로 "이호(二胡)는 풍약(風藥)이다."라 한다. 전호는 폐경(肺經)에 들어가 하강(下降)을 주로 하고 시호는 간담경(肝膽經)에 들어가 상승(上昇)을 주로 한다.

【용량용법】

3 ~ 10g을 달여서 복용한다.

【사용상의 주의】

음허화왕(陰虛火旺) 및 한음(寒飮)에 의한 해수(咳嗽)에는 사용하지 않는 것이 좋다.

【고전의 기록】

≪別錄≫

"主痰滿, 胸脇痞, 心腹結氣, 風頭痛, 祛痰下氣. 治傷寒寒熱. 〈주로 담만, 흉협의 비(痞), 심복의 결기, 풍두통을 치료하며, 담을 없애고 기를 내린다. 상한한열(傷寒寒熱)을 치료한다.〉"

≪綱目≫

"淸肺熱, 化痰熱, 散風邪. 〈폐열(肺熱)을 청(淸)하고 담열(痰熱)을 화(化)하며 풍사를 산(散)한다.〉"

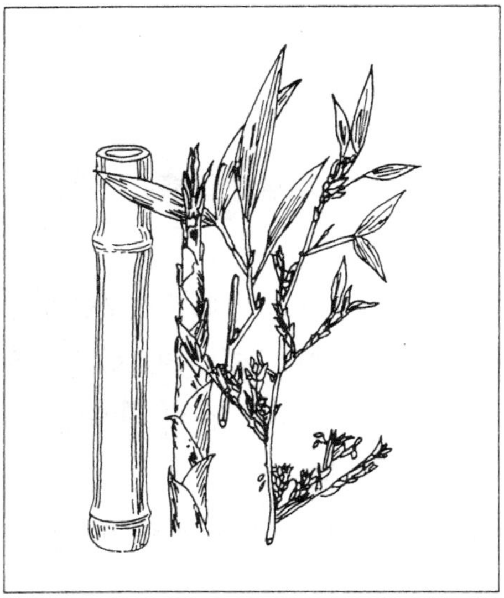

죽력 (竹瀝)

Bambusae Caulis in Liquamen

【別錄】 KHP.

【처방용명】 竹瀝, 竹瀝水, 竹瀝膏, 竹油

【성미】 甘, 寒

【귀경】 心, 肺, 胃

【효능】 청열화담(淸熱化痰), 정경(定驚), 윤조(潤燥)

【기원】

이 약은 솜대 *Phyllostachys nigra* Munro var. henonis Stapf (벼과 Gramineae)의 간경(桿莖)을 열화(裂火)로 태울 때 유출되는 즙액이다.

담황색의 맑은 액체이고 신선할 때 쓰며 오래 보관할 수 없다. 지금은 거의 밀봉용기에 보관한다.

【임상응용】

① 담열해수(痰熱咳嗽), 담조흉민(痰稠胸悶)

이 약은 감(甘), 한(寒), 성활(性滑)하여 청열화담(淸熱化痰)한다.

담열울흉(痰熱鬱胸), 해수담조(咳嗽痰稠), 흉민불서(胸悶不舒)의 경우에 괄루인, 패모, 황금, 담성 등을 같이 써서 청화화담(淸火化痰)의 효능을 높일 수 있다.

② 중풍담미(中風痰迷), 경간전광(驚癎癲狂)

이 약은 감(甘), 한(寒), 성활(性滑)하며 심경(心經)으로 들어가 청심개규(淸心開竅)하면서 또한 청열활담(淸熱滑痰)하므로 담열(痰熱)의 조폐청규(阻閉淸竅)와 몽폐청규(蒙蔽淸竅)하며 중풍담미(中風痰迷), 전간발광(癲癎發狂) 및 열병(熱病)의 규폐신혼(竅閉神昏)의 요약(要藥)이다.

즉, 강즙(薑汁)을 배합, 복용하여 중풍구금(中風口噤)을 치료하고 담남성과 우황을 배합하여 소아(小兒)의 담열경풍(痰熱驚風)을 치료한다.

또 대황, 진피, 반하, 복령 등을 배합하여 쓰면 담열(痰熱)의 경전간광(驚癲癎狂), 변비맥실(便秘脈實)을 치료할 수 있다(竹瀝達痰丸).

【임상사용의 요점】

죽력은 감한(甘寒)하고 활리(滑利)하는 작용이 있다. 심, 폐, 위 3경(經)에 들어가 청화(淸火)하고 척담(滌痰)하고 제번(除煩)하며 정경(定驚)하고 투락(透絡)하기 때문에 "담가(痰家)의 성약(聖藥)"이라고 부른다. 폐열(肺熱)에 의한 담옹(痰壅), 중풍(中風)에 의한 담미(痰迷), 담열(痰熱)에 의한 경간(驚癎) 및 담(痰)이 경락(經絡)에 유(留)하여 생기는 지체마목(肢體麻木)이나 구급(拘急) 등에 활용한다.

【참고】

① 죽력과 천축황은 효능이 매우 비슷하다. 죽력은 한(寒)하고 활윤(滑潤)하여 척담투락(滌痰透絡)하는 작용이 매우 강하고, 천축황은 성질이 완화하여 투락수담(透絡搜痰)하거나 활윤(滑潤)하는 작용은 없고 정경(定驚)하는 효과는 좋다.

② 죽력과 생강즙은 소담(消痰)하는 작용이 우수하여 담열옹폐(痰熱壅肺), 중풍담옹(中風痰壅), 담열전광(痰熱癲狂)에 자주 병용되기 때문에 "죽력의 활담(滑痰)은 강즙이 없으면 경락을 운행할 수 없다."라 말하고 있다. 죽력은 한성(寒性)으로 활리(滑利)하는 작용이 있어 담열(痰熱)에만 사용하며 위를 상하게 하고 활장(滑腸)하는 작용이 있다. 생강즙은 신온(辛溫)하여 한담(寒痰)이나 습담(濕痰)에 사용하고 온중익위(溫中益胃)하는 효능이 있어 위허(胃虛)나 한음(寒飮)에 상용한다.

【용량용법】

30 ~ 60g을 충복(沖服)한다.

【사용상의 주의】

한수(寒嗽) 및 비허(脾虛)에 의해 변당(便溏)할 경우에는 쓰지 않는 것이 좋다.

【고전의 기록】

≪別錄≫

"治暴中風風痺, 胸中大熱, 止煩悶, 消渴勞復. 〈갑작스러운 중풍(中風)으로 인한 마비, 흉중의 대열을 치료하며 번민을 그치게 하고 갈증을 풀어 피로를 회복시킨다.〉"

≪藥性論≫

"治卒中風失音不語. 〈갑자기 중풍이 들어 말을 못하는 것을 치료한다〉"

≪本草衍義≫

"竹瀝行痰, 通達上下百骸毛竅諸處, 如痰在巔頂可降, 痰在胸膈可開, 痰在四肢可散. 痰在臟腑經絡可利, 痰在皮裏膜外可行. 又如癲癎狂亂, 風熱發痙者可定, 痰厥失音, 人事昏迷者可省, 爲痰家聖藥也. 〈죽력은 담을 행하게 하며 온몸 어느 곳이고 닿지 않는 곳이 없다. 즉 담이 머리끝에 있으면 이를 내리고, 흉격(胸膈)에 있으면 열어주며 사지(四肢)에 있으면 산(散)시킨다. 그리고 장부(臟腑)나 맥락에 있을 때에는 이를 이(利)하게 하며 피리막외(皮裏膜外)에 있을 때는 이를 행(行)하게 한다. 또 전간광란(癲癎狂亂), 풍열발경(風熱發痙)을 안정시키고 담궐실음(痰厥失音), 인사혼미자(人事昏迷者)를 깨어나게 하므로 담가(痰家)의 성약(聖藥)이다.〉"

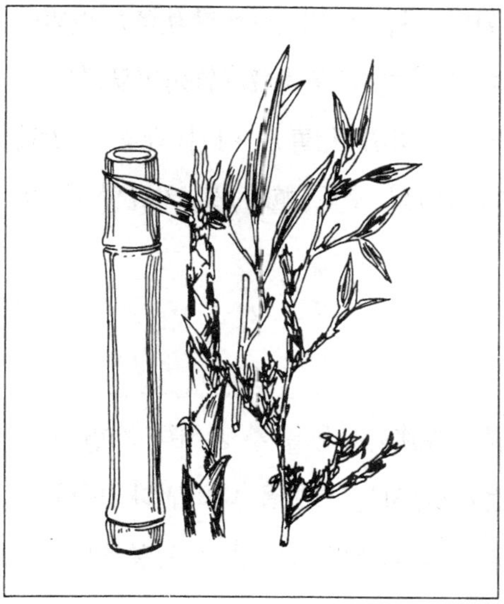

죽여 (竹茹)*
Bambusae Caulis in Taeniam

【別錄】 KHP, CP.

【처방용명】 竹茹, 淡竹茹, 鮮竹茹, 竹二青, 薑竹茹
【성미】 甘, 微寒
【귀경】 肺, 胃, 膽
【효능】 청열화담(清熱化痰), 제번지구(除煩止嘔)

【기원】

이 약은 솜대 *Phyllostachys nigra* Munro var. *henonis* Stapf ex Rendle 또는 왕대 *P. bambusoides* Sieb. et Zucc.(벼과 Gramineae)의 겉껍질을 제거한 중간층이다. 중국약전에는 이 이외에 청간죽 *Bambusa tuldoides* Munro, 대두전죽 *Sinocalamus beecheyanus* McClure var. *pubescens* P. F. Li(벼과 Gramineae)도 기원식물로 수재하고 있다.

중국의 장강(長江) 유역과 중국 남부의 각 지역에서 생산되고 겨울에 채취한 것을 좋은 것으로 취급한다. 신선한 것을 쓰거나 양건하여 쓰며 생강즙으로 볶아서 쓰기도 한다.

【임상응용】

① 폐열해수(肺熱咳嗽), 토담황조(吐痰黃稠), 담화내요(痰火內擾), 심번불안(心煩不安)

이 약은 성한(性寒)하여 폐열(肺熱)을 청(清)하게 하면서 화담(化痰), 제번(除煩)하므로 담열옹폐(痰熱壅肺), 객담황조(喀痰黃稠)에 응용된다. 이 때에는 괄루인, 황금, 패모를 같이 쓴다.

그리고 담화협담(膽火挾痰), 범폐요심(犯肺擾心)의 번열해수(煩熱咳嗽), 담명기급(痰鳴氣急), 실면경계(失眠驚悸), 구토고수(嘔吐苦水)의 경우에는 진피, 복령, 지실 등을 같이 쓰면 된다(溫痰湯).

② 위열구토(胃熱嘔吐)

이 약은 성한(性寒)하며 위로 들어가 청위(清胃), 제번(除煩), 강역(降逆), 지구(止

嘔)의 효능을 나타내며 주로 황련을 가하여 쓰게 된다. 즉, 담열호결(痰熱互結), 번민구역(煩悶嘔逆)의 경우에는 진피, 반하 등을 동용하여 사용한다(黃連橘皮竹茹半夏湯).

또 황금, 반하, 백출, 향부, 사인 등의 청열(淸熱)·화위(和胃)·이기(理氣)·안태(安胎)의 약물에 가하여 사용하면 임신태열(姙娠胎熱)의 구토(嘔吐)를 치료할 수 있다.

【임상사용의 요점】

죽여는 감담(甘淡)·미한(微寒)하다. 청열조담(淸熱燥痰) 작용을 주로 하여 제번지구(除煩止嘔)·영심개울(寧心開鬱)·양혈안태(凉血安胎)하는 효능을 나타낸다. 따라서 담열해수(痰熱咳嗽)·허번불면(虛煩不眠)·위열구얼(胃熱嘔噦) 및 토뉵붕루(吐衄崩漏)·태동불안(胎動不安)에 적용한다.

【참고】

거담(祛痰)에는 신선한 것을, 구토(嘔吐)를 멈추게 하는 데는 생강즙으로 초(炒)하여 사용하는 경우가 많다.

【용량용법】

6 - 10g을 달여서 복용한다.

【사용상의 주의】

한담(寒痰)에 의한 해수(咳嗽) 및 위한(胃寒)에 의한 구토(嘔吐)에는 쓰지 않는 것이 좋다.

【고전의 기록】

≪別錄≫

"治嘔啘溫氣, 寒熱吐血, 崩中. 〈구토(嘔吐)와 온기(溫氣), 한열(寒熱)의 토혈(吐血), 붕중을 치료한다.〉"

≪藥品化義≫

"專淸熱痰, 爲寧神開鬱佳品, 主胃熱噎膈, 胃虛作嘔, 熱呃咳逆, 痰熱惡心, 酒傷嘔吐, 痰涎酸水, 驚悸怔忡, 心煩躁亂, 睡臥不寧. 此皆膽胃熱痰之症, 悉能奏效. 〈전적으로 열담(熱痰)을 청(淸)하게 하는 영신개울(寧辛開鬱)의 가품(佳品)이다. 주로 위열로 인한 얼격, 위가

허해서 생기는 구(嘔), 혈액해역, 담열오심, 술로 인한 구토(嘔吐), 담연산수, 경계정충, 심번조란, 잠을 편히 자지 못할 때 이를 이용한다. 이들은 모두 담위열담의 증세로써 이를 쓰면 효과가 난다.〉"

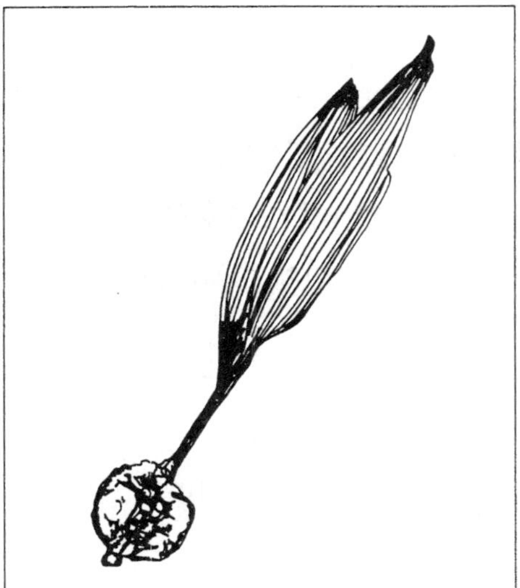

천축황 (天竺黃)*

Bambusae Concretio Silicea

【日華子本草】 KHP, CP.

【처방용명】 天竺黃, 竺黃, 天竹黃

【성미】 甘, 寒

【귀경】 心, 肝, 膽

【효능】 청열화담(淸熱化痰), 양심정경(凉心定驚)

【기원】

이 약은 왕대 *Phyllostachys bambusoides* Sieb. et Zucc. 및 동속식물 (벼과 Gramineae)의 마디속에 생긴 덩어리거나 작은 알맹이다. 중국약전에는 청죽피 *Bambusa textilis* Mc Clure 또는 화사노죽 *Schizostachyrum chinense* Rendle 등을 원식물로 기재하고 있다.

중국의 운남(雲南), 광동(廣東), 광서(廣西) 등지에서 생산되는 데 가을과 겨울에 채취하여 양건한 것을 쓴다.

【임상응용】

① 담열천해(痰熱喘咳) 경간추축(驚癎抽搐)

이 약은 청화열담(淸化熱痰)하고 양심정경(凉心定驚)하여 소아(小兒)의 담연해천(痰涎咳喘), 경풍추축(驚風抽搐)을 치료하는 요약(要藥)이다. 즉 소아(小兒)의 담열옹성(痰熱壅盛), 기급해천(氣急咳喘)에는 황련, 강잠, 청대 등을 같이 쓸 수 있다 (天竺黃丹).

또 소아(小兒)의 경간추축(驚癎抽搐)에는 진사, 사향, 담남성 등을 배합한다(牛黃抱龍丸).

② 기타

이 약에 창포, 단삼, 삼칠을 동용하여 중풍담궐(中風痰厥), 졸연혼도(卒然昏倒), 담성녹녹(痰聲漉漉)을 치료할 수 있다(消痰治風方).

【임상사용의 요점】

천축황은 감한(甘寒)하다. 심(心), 폐(肺) 이경에 들어가 청열활담(淸熱豁痰), 양심정경(凉心定驚)작용이 있다. 담열(痰熱)에 의한 열병신혼(熱病神昏)·중풍불어(中風不語)·소아경간(小兒驚癎)에 사용한다. 특히 정경식풍(定驚熄風)에 효과가 좋아 장기간 소아의 담열경풍(痰熱驚風)의 요약(要藥)이다.

【용량용법】

3 - 10g을 달여서 복용한다. 가루로 하여 충복(冲服)할 경우에는 매회 0. 6 - 1g을 쓴다.

【사용상의 주의】

한수자(寒嗽者)에게 사용하지 않는 것이 좋다.

【고전의 기록】

≪日華子本草≫

"治中風痰壅, 卒失音不語, 小兒客忤及癎痰. 〈중풍담옹(中風痰壅), 갑작스런 실음불어, 어린이의 객오(客忤) 및 간담(癎痰)의 치료에 쓰인다.〉"

≪開寶本草≫

"甘寒無毒, 主小兒驚風天吊, 鎭心明目, 去諸風熱, 療金瘡止血, 滋養五臟. 〈감(甘), 한(寒)하면서 독(毒)이 없어 주로 어린이의 경풍천조에 쓰인다. 진심명목(鎭心明目)하고 여러 가지 풍열(風熱)을 없앤다. 금창(金瘡)을 치료하여 지혈(止血)시키며 오장(五臟)을 자양(滋養)한다.〉"

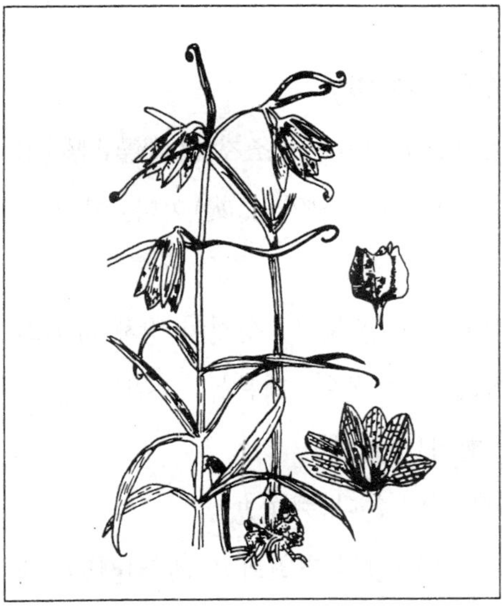

패모(貝母)*

Fritillariae Bulbus

【本經】 KHP, CP.

【처방용명】 貝母, 川貝母, 川貝, 京貝母, 松貝, 青貝, 西貝, 浙貝母, 浙貝, 象貝母, 象貝, 大貝

【성미】 천패모(川貝母) : 苦, 甘, 微寒 ; 절패모(浙貝母) : 苦, 寒

【귀경】 肺, 心

【효능】

화담지해(化痰止咳), 청열산결(清熱散結)

【기원】

이 약은 패모 *Fritillaria thunbergii* Miquel. 및 동속식물 (백합과 Liliaceae)의 인경이다.

중국약전에는 천패모 *F. cirrhosa* Don., 암자패모 *F. unibracteata* Hsiao et Hsia, 감숙패모 *F. przewalskii* Maxim, 또는 능사패모 F. delavayi Franch의 건조한 인경을 천패모(川貝母)(Fritillariae cirrhosae Bulbus)로, 평패모 *F. ussuriensis* Maxim. 의 건조한 인경을 평패모(平貝母) (*Fritillariae ussuriensis* Bulbus)로, 신강패모 *F. walujewii* Regel 또는 이리패모 *F. allidiflora* Schrenk의 건조한 인경을 이패모(伊貝母) (*Fritillariae Pallidiflorae* Bulbus)로, 그리고 절패모 *F. thunbergii* Miq. 의 건조한 인경을 절패모(浙貝母) (*Fritillariae Thunbergii* Bulbus)로 수재하고 있다.

패모(貝母), 즉 절패모(浙貝母)는 우리나라에서는 전국에서 재배되고 중국에서는 영파(寧波), 항주(杭州), 강소(江蘇), 안휘(安徽) 등지에서 생산되는 데 상패모(象貝母), 대패모(大貝母), 원보패(元寶貝), 주패(珠貝), 상패(象貝), 대패(大貝) 등으로 불리우고, 천패모(川貝母)는 중국의 사천(四川), 운남(雲南), 감숙(甘肅) 및 티벳 등지에서 생산되는 데 천패(川貝), 송패(松貝), 청패(青貝), 노패(爐貝), 경천패(京川貝) 등으로 불리운다.

늦은 봄이나 이른 여름에 지상부가 말랐을 때 채취하여 건조한 것을 쓴다.

【임상응용】

① 열담해수(熱痰咳嗽), 음허조해(陰虛燥咳), 외감해수(外感咳嗽)

이 약은 성한질윤(性寒質潤)하여 청열화담(淸熱化痰)하면서 윤조지해(潤燥止咳)하므로 열담해수(熱痰咳嗽)와 음허조해(陰虛燥咳)를 치료하는 양약(良藥)이다. 이 경우에는 지모와 같이 산복(散服)한다(二母散).

그러나 천패모는 감(甘), 고(苦), 미한(微寒)하며 자윤(滋潤)의 성질이 강해 윤폐화담지해(潤肺化痰止咳) 효능이 좋아 음허조해(陰虛燥咳)에 행인, 맥문동, 자원 등을 가하여 자음윤폐(滋陰潤肺)하고 지해화담(止咳化痰)한다(貝母散).

또 노수객혈(勞嗽咯血)에는 사삼, 아교, 삼칠 등을 같이 쓴다(月華丸).

한편 절패모는 고(苦), 한(寒)하여 개설(開泄)의 힘이 강해 청열화담(淸熱化痰), 개울산결(開鬱散結)효능이 좋아 담화울결(痰火鬱結)의 담열해수(痰熱咳嗽), 토담황조(吐痰黃稠), 교점난객(膠粘難咯) 등에 황금, 괄루인, 지실 등을 동용하여 청열화담(淸熱化痰), 청폐지해(淸肺止咳)시킨다(二母寧嗽丸).

또 상엽, 행인, 사삼 등의 소산해표(疏散解表), 강역지해약(降逆止咳藥)과 같이 쓰면 외감해수를 치료할 수 있다.

② 옹저나력(癰疽瘰癧)

이 약에는 청열산결소종(淸熱散結消腫)의 효능이 있어 나력(瘰癧), 옹저(癰疽)의 치료에 응용되며 절패모가 특히 좋다. 즉 옹저(癰疽)의 초기에는 금은화, 백지, 적작약 등을 동용한다(仙方活命飮). 또 포공영, 금은화, 연교, 청피 등을 같이 쓰면 유옹(乳癰)을 치료할 수 있다. 또 노근, 도인, 의이인, 어성초를 같이 쓰면 폐옹(肺癰)에 유효하며, 나력담핵(瘰癧痰核)에는 현삼, 모려 등을 동용한다(消瘰丸).

③ 기타

절패모는 청열화담(淸熱化痰), 개울산결(開鬱散結)의 효능이 좋아 울금, 창포, 원지 등을 같이 쓰면 담기호결(痰氣互結), 심격울민(心膈鬱悶) 및 담열전광(痰熱癲狂)을 치료할 수 있다.

한편 패모는 지혈(止血) 능력도 있어 내외출혈(內外出血)에 응용된다.

초의(草醫)에는 "패모는 지혈능력이 있어 사계절 어느 때나 사용할 수 있다.(貝母止血, 四季可用)"이라는 말이 있다.

【임상사용의 요점】

패모는 고한(苦寒)하다. 청화열담(淸化熱痰)·지해(止咳) 및 설열산결(泄熱散結)의 효능을 갖으며 열담(熱痰)·조담(燥痰)의 해수(咳嗽)나 옹종창독(癰腫瘡毒)·나력담핵(瘰癧痰核)등에 유효하다.

천패모는 고감(苦甘)·미한(微寒)으로 자윤성(滋潤性)이 강하여 폐열조해(肺熱燥咳)·폐허노해(肺虛勞咳)에 적합한 것에 비하여 절패모는 고한(苦寒)으로 개설(開泄)의 힘이 강하고 외감풍사(外感風邪)·담열울폐(痰熱鬱肺)의 해수(咳嗽)에 적합하다. 즉 천패모는 허증(虛證)에 절패모는 표사(表邪)의 실증(實證)에 각각 잘 사용된다. 청열산결(淸熱散結)의 효능은 거의 동등하고 절패모의 용도가 넓은 편이다.

【참고】

천패모(川貝, 京川貝)는 소형이며 절패모(浙貝, 象貝母, 象貝, 大貝)는 대형이다.

【용량용법】

3 - 10g. 전복(煎服)한다. 연말(硏末)하여 충복(沖服)할 경우는 1 ~ 2g.

【사용상의 주의】

오두(烏頭)와 부자에 반(反)한다.

【고전의 기록】

≪本經≫

"主傷寒煩熱…… 喉痺, 乳難, 金瘡, 風痙. 〈주로 상한번열…… 후비, 유난, 금창, 풍경의 치료에 쓰인다.〉"

≪本草會編≫

"治虛勞咳嗽, 吐血喀血, 肺萎肺癰, 婦人乳癰, 癰疽及諸鬱之證. 〈허로해수, 피를 토할 때, 폐의 위옹(痿癰), 부인의 유옹, 옹저 및 여러 가지 울증(鬱症) 치료에 쓰인다.〉"

第 三 節 지해평천약(止咳平喘藥)

기침을 억누르고 기역(氣逆)을 내려 천(喘)을 가라앉히는 작용이 있어 기침하고 숨이 가쁜 병증에 쓰는 약을 지해평천약(止咳平喘藥)이라 부른다.

이 약들은 그 미(味)에 약간 씩의 신(辛), 감(甘), 고(苦), 함(鹹)을 겸하고 있기 때문에 선폐거담(宣肺祛痰), 윤폐지해(潤肺止咳), 강기평천(降氣平喘) 등의 효능을 나타내며 외감(外感), 내상(內傷), 한열(寒熱), 허실(虛實)등 여러 원인에 의해 발병되는 해수(咳嗽)와 천식(喘息)에 적용한다.

이 약들이 적용되는 병증은 외감(外感)에 의한 것과 내상(內傷)에 의한 것으로 나눌 수 있다.

외감(外感)에 의한 것은 육음(六淫)이 침습한 것을 가리키는 것으로 풍한습폐(風寒襲肺), 풍열습폐(風熱襲肺), 표한리열(表寒裏熱), 또는 조사습폐(燥邪襲肺)를 말한다.

내상(內傷)에 의한 것은 대개 음식(飮食), 정지(情志), 노욕(勞欲), 구병(久病) 및 내장기능(內臟機能)의 실조(失調) 등에 의해 생기거나 허실(虛實)이 나뉘거나 사(邪)가 실(實)이 되어 생기는 습담(濕痰), 한담(寒痰), 열담(熱痰), 조담조폐(燥痰阻肺), 폐실선강(肺失宣降), 무사속허(無邪屬虛)를 가리킨다.

또한 간화(肝火)가 폐를 범하거나 폐음(肺陰)이 휴모(虧耗)되어 허화(虛火)가 폐를 태우거나 폐신쌍허(肺腎雙虛), 섭납무권(攝納無權) 등에 의해 해수(咳嗽)하거나 기천(氣喘)할 때 쓴다.

다시 말하면 해수기천(咳嗽氣喘)은 표리(表裏), 한열(寒熱), 허실(虛實)에 따라 다르므로 임상(臨床)에서 도 여러가지를 잘 살펴서 활용하여야 한다.

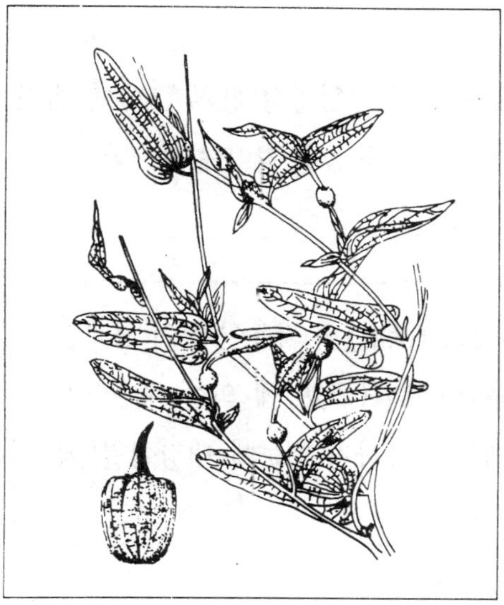

마두령 (馬兜鈴)
Aristolochiae Fructus

【本經】 KHP, CP.

【처방용명】 馬兜鈴, 炙兜鈴, 兜鈴

【성미】 苦, 微辛, 寒

【귀경】 大腸

【효능】 청폐화담(淸肺化痰), 지해평천(止咳平喘), 청장소치(淸腸消痔)

【기원】

이 약은 쥐방울 *Aristolochia contorta* Bunge (쥐방울과 Aristolochiaceae)의 열매이다. 중국약전에는 이 이외에 *A. debilis* Sieb. et Zucc. 도 기원식물로 수재하고 있다. 가을에 채취하여 양건한 것을 쓴다.

【임상응용】

① 폐열해천(肺熱咳喘), 담옹기촉(痰壅氣促)

이 약은 고(苦), 신(辛), 한(寒)하면서 폐(肺)에 귀경(歸經)한다.

고설신개(苦泄辛開)하며 한이청열(寒以淸熱)하여 청숙(淸肅)하므로 화담평천지해(化痰平喘止咳)의 효능을 나타내며, 특히 폐기(肺氣)를 청강(淸降)시키는 특징이 있다. 그러므로 해천담수(咳喘痰嗽), 폐열기역(肺熱氣逆)에 효과가 있어 폐열해천(肺熱咳喘)과 담옹기촉(痰壅氣促)의 치료에 상백피, 황금, 비파엽을 같이 쓴다.

또 폐허유열(肺虛有熱)의 천해(喘咳)에는 아교, 행인, 우방자 등을 배오(配伍)한다(補肺阿膠湯).

② 치창종통(痔瘡腫痛)

이 약은 청대장(淸大腸), 소종통(消腫痛)에 응용된다. 이 경우에는 괴화, 지유, 황금 등을 배오(配伍)하여, 전탕(煎湯)하여 내복(內服)하거나 혹은 훈세(薰洗)한다.

③ 기타

근래에는 이 마두령을 이용하여 고혈압병(高血壓病)의 간양항성(肝陽亢盛)에 속한 두운(頭暈)을 치료한다. 이 때에는 황금(黃芩), 하고초, 구등 등을 같이 쓴다.

【임상사용의 요점】

마두령은 고강신개(苦降辛開)하다. 청숙(淸肅)과 개설(開泄)의 작용이 있어 청폐강기(淸肺降氣)・지해평천(止咳平喘)하므로 폐열(肺熱)・조열(燥熱)에 의한 해수담천(咳嗽痰喘)에 쓰인다. 그밖에 청설장열(淸泄腸熱)에도 사용하기 때문에 대장실열(大腸實熱)의 치루창종동통(痔漏瘡腫疼痛)에도 유효하다.

【참고】

① 지해청열(止咳淸熱)에는 일반적으로 자(炙)하여 쓰며 외용에는 생용(生用)한다.

② 마두령과 비파엽은 청강(淸降)의 성질을 갖고 있어 폐열(肺熱)의 해수(咳嗽) 천급(喘急)에 쓰이고 있다. 마두령은 청숙폐열(淸肅肺熱)과 청설장열(淸泄腸熱)의 효능을 가지고 있기 대문에 폐(肺) 대장(大腸)의 유열(有熱)에 의한 해수기천(咳嗽氣喘), 객혈(喀血)이나 치루창종(痔漏瘡腫)에 사용한다. 비파엽은 폐(肺), 위(胃)에 들어가 하기화담지해(下氣化痰止咳)에 쓰이며 해수상기(咳嗽上氣), 객담불상(喀痰不爽)이나 위열구얼구갈(胃熱嘔噦口渴)에 쓰인다. 마두령은 청열(淸熱)에 뛰어나고 비파엽은 화담지해(化痰止咳)에 뛰어나다.

【용량용법】

3 - 10g. 전복(煎服)한다. 외용(外用)은 적당량.

생용(生用)은 주로 폐열해천(肺熱咳喘) 및 외용(外用)에 많이 쓰이고, 자용(炙用)은 폐허유열(肺虛有熱)로 해천(咳喘)이 있을 때 주로 쓰인다.

【사용상의 주의】

허한천해(虛寒喘咳) 및 비허변당자(脾虛便溏者)에게는 안쓰는 것이 좋다.

【고전의 기록】

≪藥性論≫

"主肺氣上急, 坐息不得, 咳逆連連不可. 〈주로 폐기(肺氣)의 상급(上急), 좌식(坐息)하며,

해역(咳逆)의 계속으로 견딜 수 없을 때 쓰인다.〉"

≪開寶本草≫

"主肺熱咳嗽, 痰結喘促, 血痔瘻瘡. 〈주로 폐열해수(肺熱咳嗽), 담결천촉(痰結喘促), 혈치루창이 있을 때 쓰인다.〉"

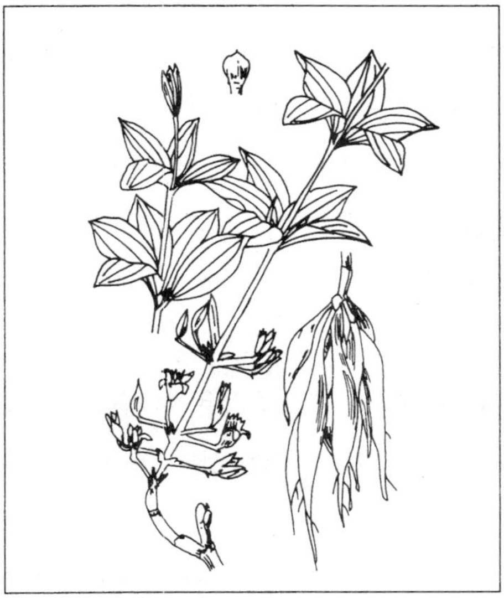

백부근 (百部根) Stemonae Radix

【別錄】 KHP, CP.

【처방용명】 百部根, 百部, 炙百部

【성미】 苦, 甘, 微溫

【귀경】 肺

【효능】 윤폐지해(潤肺止咳), 멸슬살충(滅虱殺蟲)

【기원】

이 약은 백부 *Stemona japonica* Miq. 및 동속식물 (백부과 Stemonaceae)의 덩이뿌리이다. 중국약전에는 이 이외에 직립백부 *S. sessilifolia* Miq. 와 대엽백부 *S. tuberosa* Lour. 를 원식물로 수재하고 있다.

이 약은 중국의 전역에서 생산되고, 직립백부는 중국의 산동(山東), 하남(河南) 및 장강(長江)의 각성, 복건성(福建省) 등지에서 생산되며, 대엽백부는 중국의 장강(長江) 유역과 해남도(海南島)에서 생산된다. 봄과 가을에 채취하여 수염뿌리를 제거하고 끓는 물에 넣거나 또는 찐 다음 양건한 것을 쓴다.

【임상응용】

① 신구해수(新久咳嗽), 노수(勞嗽), 돈해(頓咳)

이 약은 감윤고강(甘潤苦降)하며 폐경(肺經)으로 들어가 윤폐(潤肺), 강기(降氣), 지해(止咳)시킨다. 또 미온불조(微溫不燥)하면서 한(寒), 열(熱)에 치우침이 없다. 따라서 신구(新久)에 관계없이 해수(咳嗽), 그리고 한열허실(寒熱虛實)에 모두 응용이 가능하다.

즉 〈續十全方〉에 폭해(暴咳)를 치료한다고 했고, 〈千金方〉에서는 구해(久咳)를 치료한다고 했는데 둘 다 이 약을 단용(單用)으로 전농즙복(煎膿汁服)한다고 했다.

또 외감해수(外感咳嗽), 구수부지(久嗽不止)의 치료에는 형개, 길경, 자원등을 동용한다(止嗽散).

그리고 폐한해수(肺寒咳嗽)의 치료에는 마황, 행인을 밀환(蜜丸)하여 복용한다(錢乙百部丸). 폐열해수(肺熱咳嗽)에는 석고, 패모, 갈근 등을 동용한다(百部散).

폐허로수(肺虛勞嗽)에는 사삼, 맥동, 산약등을 동용한다(月華丸). 돈해(頓咳) 즉 백일해(百日咳)에는 단용(單用)으로 20%의 당장제(糖漿劑)를 만들거나 혹은 천패모, 사삼, 백전 등의 윤폐화담지해약(潤肺化痰止咳藥)을 배합하여 같이 써도 효과가 난다.

② 두슬체슬(頭虱體虱), 요충소양(蟯蟲瘙痒)

이 약은 이를 죽이고 충(蟲)을 없앤다.(滅虱殺蟲) 70%의 백부주정용액(百部酒精溶液)을 분사하거나 또는 백부 60 ~ 90g을 전액(煎液)으로 외세(外洗)하면 머리와 몸의 이(頭虱體虱)를 없앨 수 있다.

또 백부 30 ~ 50g 전액(煎液)을 30 ~ 50ml로 농축, 이를 저녁마다 관장(灌腸)시키되 5일을 하나의 치료과정으로 하거나 또는 백부 20g, 자초 20g, 바셀린(凡士林, vaseline) 100g으로 "백부자초연고(百部紫草軟膏)"를 만들어 매일 저녁 항문(肛門)에 바르면 요충(蟯蟲)을 없앨 수 있다.

그리고 백부에 사상자, 고삼, 백반을 배합(配合), 수전(水煎)하여 외세(外洗)하면 음양대하(陰痒帶下)에 효과가 있다.

【임상사용의 요점】

백부는 감윤(甘潤)하고 고강(苦降)하는 작용이 있으며, 한열(寒熱)에 치우치지 않고, 윤폐(潤肺), 하기(下氣), 지해(止咳)하는 작용이 우수하여 옛부터 "폐로(肺癆),

해수(咳嗽)의 요약(要藥)"으로 알려져 왔다. 해수(咳嗽)에는 신구(新久)·한열(寒熱)에 관계없이 사용한다. 또 내복(內服)·외용(外用)에 의해 살충멸슬(殺蟲滅虱)하는 효과가 있다.

【참고】

① 살충멸슬(殺蟲滅虱)에는 그대로 쓰고, 윤폐(潤肺)에는 밀자(蜜炙)하여 쓴다.

② 백부, 자원, 관동화는 성질이 유사하여 한열허실(寒熱虛實)에 관계없이 해수(咳嗽)에 사용하는 데, 백부는 특히 폐로(肺癆)에 의한 해수(咳嗽)에 효과가 있고 살충멸슬(殺蟲滅虱)에도 사용한다.

【용량용법】

5 - 10g을 달여서 복용하고 외용에는 적당량을 쓴다.

【사용상의 주의】

이 약은 각종 담수(痰嗽)에 널리 쓰이고 보폐(補肺)하는 작용이 있다는 설도 있지만 보익(補益)하는 작용은 미약하므로 노수(勞嗽)로 기음(氣陰)이 부족할 경우에는 반드시 보폐양음(補肺養陰) 작용이 있는 약을 배합해야 한다.

【고전의 기록】

≪別錄≫

"主咳嗽上氣. 〈주로 해수상기(咳嗽上氣)에 쓰인다.〉" "亦主去. 〈역시 이를 없애는 데에 쓰인다.〉"

≪日華子本草≫

"治疳蛔及傳屍骨蒸勞, 殺蛔蟲, 寸白, 蟯蟲. 〈감회(疳蛔) 및 전시(傳屍)의 골증로(骨蒸勞)를 치료하며, 회충, 촌백, 요충을 죽인다.〉"

≪本草正義≫

"百部雖曰微溫, 然潤而不燥, 且能開泄降氣, 凡咳無不宜之, 而尤爲久嗽必需良藥. 〈백부는 비록 미온(微溫)하나 부드러우면서 조(燥)하지 않고 또한 개설강기(開泄降氣)하므로 모든 해(咳)에 맞지 않은 것이 없다. 특히 오래된 수(嗽)에는 필수적으로 쓰이는 양약(良藥)이다.〉"

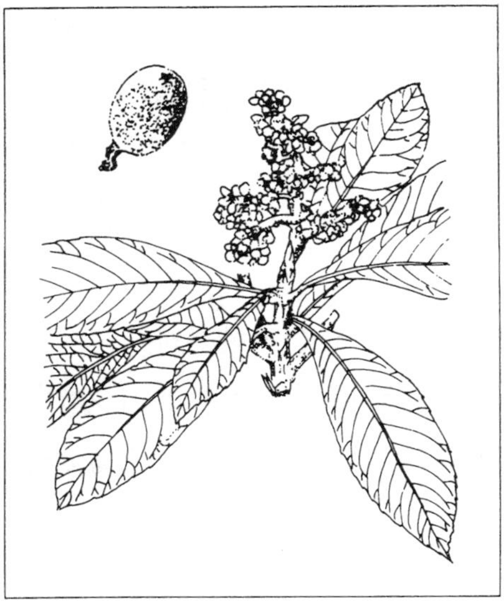

비파엽 (枇杷葉)
Eriobotryae Folium

【別錄】 KHP, CP.

【처방용명】 枇杷葉, 生杷葉, 炙杷葉

【성미】 苦, 凉

【귀경】 肺, 胃

【효능】 화담지해(化痰止咳), 화위강역(和胃降逆)

【기원】

이 약은 비파나무 *Eriobotrya japonica* Lindley (장미과 Rosaceae)의 잎이다.

초여름에 채취하여 양건하고 털을 없앤 것을 쓴다.

【임상응용】

① 폐열천해(肺熱喘咳)

이 약은 고량설로(苦凉泄路)하여 청폐설열화담(淸肺泄熱化痰), 하기지해평천(下氣止咳平喘)의 효능을 가지고 있으므로 풍열조화(風熱燥火)로 인한 각종 기역천해(氣逆喘咳)의 치료에 응용할 수 있다.

즉 풍열해천(風熱咳喘)에는 전호, 상엽, 우방자 등을 배오(配伍)하고, 폐열해천(肺熱咳喘)에는 상백피, 황련, 황백, 사삼 등을 배오(配伍)한다(枇杷淸肺飮).

그리고 음허조해(陰虛燥咳)에는 패모, 아교, 백합 등을 같이 쓴다.

② 위열구토(胃熱嘔吐) 번열구갈(煩熱口渴)

이 약은 청설고강(淸泄苦降)하고 청위제번(淸胃除煩)하며 강역지구(降逆止嘔)하므로 위열구토(胃熱嘔吐), 번열구갈(煩熱口渴)에 사용하며, 위열구토(胃熱嘔吐)에는 주로 황련, 죽여, 귤피, 생강을 같이 쓰고, 번열구갈(煩熱口渴)에는 맥문동, 천화분, 노근 등을 같이 쓴다.

【임상사용의 요점】

비파엽은 고량(苦凉)하고 하강(下降)한다. 폐열(肺熱)을 설강(泄降)하여 화담지해(化痰止咳)하고 위열(胃熱)을 청강(淸降)하여 지구(止嘔)하며 번갈(煩渴)을 제(除)하는 청숙폐위(淸肅肺胃)의 약물이다. 폐열(肺熱)의 해천(咳喘)·객혈(喀血)·육혈(衄血) 및 위열(胃熱)의 구얼(嘔噦), 번갈(煩渴)등에 사용한다.

【참고】

지해(止咳)에는 자용(炙用)하고 지구(止嘔)에는 그대로 쓴다.

【용량용법】

10 - 15g. 자용(炙用)은 지해(止咳)에, 생용(生用)은 지구(止嘔)에 알맞다.

【사용상의 주의】

이 약은 청강고설(淸降苦泄)하므로 위한구얼(胃寒嘔噦) 및 폐한천해(肺寒喘咳) 자에게는 사용하지 않는다.

【고전의 기록】

≪別錄≫

"主卒啘不止, 下氣. 〈주로 졸완부지(卒啘不止)에 쓰이며 기(氣)를 내린다.〉"

≪綱目≫

"枇杷葉, 氣薄味厚, 陽中之陰, 治肺胃之病, 大都取其下氣之功耳, 氣下則火降痰順, 而逆者不逆, 嘔者不嘔, 渴者不渴, 咳者不咳. 〈비파엽은 기박미후(氣薄味厚)하여 양(陽)속의 음(陰)에 해당한다. 폐(肺), 위(胃)의 병을 치료하는 것은 바로 하기(下氣)의 효능이 있기 때문이다. 기가 내려가면 화강담순(火降痰順)해져서 역(逆)이 없어지고 구(嘔)가 사라지며 갈(渴), 해(咳)도 따라서 없어진다.〉"

≪本草再新≫

"淸肺氣, 降肺火, 止咳化痰, 止嘔血嗆血, 治癰痿熱毒. 〈폐기(肺氣)를 청(淸)하게 하며 폐화(肺火)를 내리고 지해화담(止咳化痰)한다. 구혈창혈을 그치게 하여 옹위열독(癰痿熱毒)을 치유한다.〉"

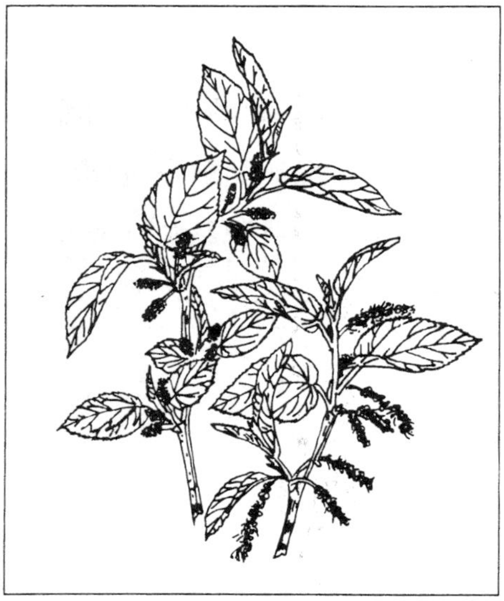

상백피 (桑白皮)*
Mori Cortex Radicis

【本經】 KP, JP, CP.

【처방용명】 桑白皮, 桑白根皮, 桑皮, 白桑皮, 生桑皮, 炙桑皮

【성미】 甘, 寒

【귀경】 肺

【효능】 사폐평천(瀉肺平喘), 이수소종(利水消腫)

【기원】

이 약은 뽕나무 *Morus alba* L. (뽕나무과 Moraceae) 및 기타 동속식물의 뿌리껍질(根皮)이다. 겨울에 캐어 표층의 황색 전피를 벗겨낸 다음 피부를 벗겨 양건하여 그대로 쓰거나 밀자(蜜炙)하여 쓴다.

【임상응용】

① 폐열담옹(肺熱痰壅) 폐실담천(肺實痰喘)

이 약은 감한강설(甘寒降泄)하여 주로 폐경(肺經)으로 들어가 청폐열(淸肺熱), 사폐화(瀉肺火)하므로 지해평천(止咳平喘)의 효능을 발휘한다.

따라서 폐화울결(肺火鬱結), 기역불강(氣逆不降)으로 인한 폐열해수(肺熱咳嗽), 천역담다(喘逆痰多)의 증세에 지골피, 갱미, 감초를 동용(同用)한다(瀉白散).

② 면목부종(面目浮腫) 소변불리(小便不利)

이 약의 감(甘), 한(寒)은 숙강폐기(肅降肺氣)하고 통조수도(通調水道)하여 이수소종(利水消腫)의 효능을 발휘하므로 폐기옹실(肺氣壅實), 비허습성(脾虛濕盛), 온몸의 기부실종(肌膚悉腫), 심복창만(心腹脹滿), 기역천급(氣逆喘急)의 증세에 생강피, 대복피, 복령피, 진피 등을 배용(配用)하여 쓴다 〈華氏. 中藏經〉의 (五皮飮).

【임상사용의 요점】

상백피는 감한(甘寒)하고 하강(下降)한다. 감담(甘淡)으로 폐중(肺中)의 담수(痰水)를 행(行)하여 이소변(利小便)·소종(消腫)하고, 한(寒)으로 폐중(肺中)의 화(火)를 청(淸)하여 평천(平喘)하여 사폐행수(瀉肺行水)의 효능을 갖는다. 그러므로 폐열(肺熱)의 해천(咳喘)·객혈(喀血)이나 폐기옹실(肺氣壅實)의 수종창만(水腫脹滿)·소변불리(小便不利)등에 유효하다.

【참고】

① 그대로 쓰면 이수(利水)에, 자용(炙桑皮)하면 평천지해(平喘止咳)에 좋다.

② 상백피, 상엽(桑葉), 상지(桑枝)는 청열(淸熱)에 사용한다. 상백피는 폐(肺)에 들어가 하강(下降)의 성질을 갖고 폐중(肺中)의 화(火)를 사(瀉)하고 폐중(肺中)의 담수(痰水)를 행(行)한다. 상엽은 경(輕)하여 상승(上昇)의 성질을 갖고 폐(肺), 간(肝)의 풍열(風熱)을 소산(疏散)하고, 상지는 경락(經絡)에 들어가 거풍습(祛風濕), 이관절(利關節)에 사용한다.

【용량용법】

10 - 15g. 전복(煎服)한다. 생용(生用)은 이수소종(利水消腫)에, 밀자용(蜜炙用)은 지해평천(止咳平喘)에 알맞다.

【사용상의 주의】

폐허무화(肺虛無火), 폐한해수(肺寒咳嗽)에는 사용하지 않는다.

【고전의 기록】

≪本經≫

"去肺中水氣, 唾血, 熱渴, 水腫腹滿, 臚脹, 利水道, 去寸白. 〈폐중의 수기, 타혈, 열갈, 수종복만, 부창을 없애며, 수도(水道)를 이(利)하고 촌백(寸白)을 없앤다.〉"

≪藥性論≫

"治肺氣喘滿, 水氣浮腫, 主傷絶, 利水道, 消水氣, 虛勞客熱, 頭痛, 內補不足. 〈폐기천만, 수기부종을 치료하며, 주로 상절에 쓰인다. 수도(水道)를 이(利)하고 수기(水氣)를 없앤다. 허로객열, 두통, 부족을 내보(內補)하는데 쓰인다.〉"

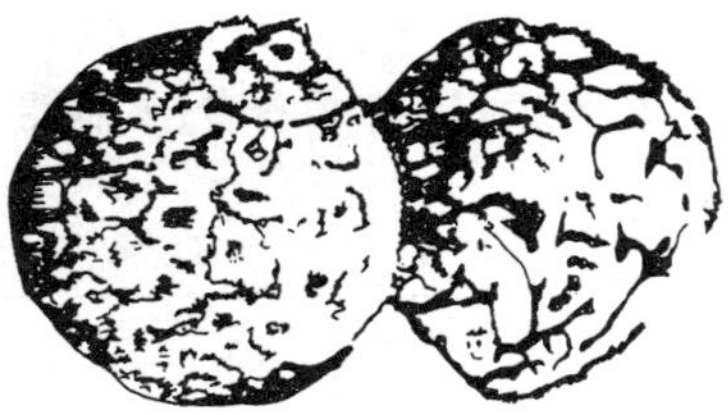

소자 (蘇子)*
Perillae Semen

【別錄】 KHP, CP.

【처방용명】 炒蘇子, 紫蘇子, 黑蘇子, 杜蘇子, 炙蘇子

【성미】 辛, 溫

【귀경】 肺, 大腸

【효능】 지해평천(止咳平喘), 하기소담(下氣消痰), 윤장통변(潤腸通便)

【기원】

이 약은 차즈기 *Perilla sikokiana* Nakai 및 그 품종(꿀풀과 Labiatae)의 씨이다.

우리나라에서 재배되고 있는 차즈기의 변품종에는 주름소엽 *P. frutescens* Brit. var. *crispa* Deane., 들깨 *P. frutescens* Brit. var. *japonica* Hara, 반소엽 *P. frutescens* Brit. var. *japonica* Hara *f. discolor* 및 녹소엽 *P. frutescens* Brit. var. *japonica* Hara f. *viridis* Makino 등이 알려져 있다.

가을에 과실이 성숙했을 때 채취하여 양건한 것을 쓴다.

【임상응용】

① 담옹기역(痰壅氣逆) 흉민천해(胸悶喘咳)

이 약은 성온질윤(性溫質潤)하다. 성능은 소설(疏泄)이 위주로 대개 폐울(肺鬱)을 열며 하기소담(下氣消痰)하고 지해평천(止咳平喘)한다.

노년(老年)의 담옹기역(痰壅氣逆), 식소담다(食少痰多), 흉민불창(胸悶不暢), 해수기천(咳嗽氣喘) 등의 증세에 내복자, 백개자(白芥子)등을 동용한다 (三子養親湯).

또 한담옹폐(寒痰壅肺), 흉격만민(胸膈滿悶), 해수단기(咳嗽短氣)의 상실하허자(上實下虛者)에게는 흔히 전호, 후박, 반하, 육계 등의 강기거담(降氣祛痰), 납기평천(納氣平喘)의 약물을 배합하여 쓴다(蘇子降氣湯).

② 장조변비(腸燥便秘)

이 약은 윤장통변(潤腸通便)하므로 장조변비(腸燥便秘)의 치료에 응용할 수 있다. 이 때에는 항상 화마인, 괄루인, 행인 등을 배오(配伍)하여 쓴다.

【임상사용의 요점】

소자는 신온(辛溫)으로 향기를 가지고 있다. 윤성(潤性)이며 하강(下降)하고 하기소담(下氣消痰)으로 지해평천(止咳平喘)함과 동시에 이격관장윤조(利膈寬腸潤燥)에 사용한다. 기옹담체(氣壅痰滯)의 천해(喘咳)와 장조변비(腸燥便秘)에 사용한다.

【참고】

① 자용(炙用)하면 윤폐에 쓰고 초(炒)하면 약성(藥性)이 완화(緩和)된다.

② 소엽(蘇葉), 소경(蘇梗), 소자(蘇子)는 어느 것이라도 조기(調氣)에 사용된다. 소엽은 화중지구(和中止嘔), 해표(解表)에, 소경은 관창중기(寬暢中氣), 이격(利膈)에, 소자는 강폐기(降肺氣), 화담탁(化痰濁), 윤장조(潤腸燥)에 좋다.

【용량용법】

5 - 10g. 초용(炒用) 혹은 생용(生用)으로 전복(煎服)한다.

【사용상의 주의】

기허구수(氣虛久嗽), 음허천역(陰虛喘逆), 비허변활자(脾虛便滑者)에게는 사용하지 않는다.

【고전의 기록】

≪別録≫

"主下氣, 除寒溫中. 〈기를 내리며 한(寒)을 없애 중초를 따뜻이 한다.〉"

≪本草備要≫

"與葉同功, 尤能下氣定喘, 止咳消痰, 利膈寬腸, 溫中開鬱. 〈잎과 효능은 같으며 특히 하기정천(下氣定喘), 지해소담(止咳消痰), 이격관장(利膈寬腸), 온중개울(溫中開鬱)에 뛰어나다.〉"

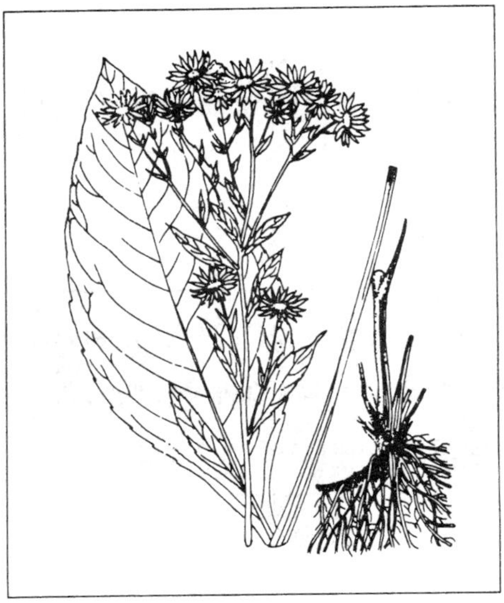

자원 (紫菀)*
Asteris Radix

【本經】 KHP, CP.

【처방용명】 紫菀, 紫菀茸, 紫菀頭, 炙紫菀, 蜜炙紫菀, 白菀

【성미】 苦, 甘, 微溫

【귀경】 肺

【효능】 윤폐하기(潤肺下氣), 화담지해(化痰止咳)

【기원】

이 약은 개미취 *Aster tataricus* L. fill.(국화과 Compositae)의 뿌리이다. 가을에 채취하여 양건(陽乾)한 것을 쓴다.

【임상응용】

① 해수기천(咳嗽氣喘), 노수해혈(勞嗽咳血)

이 약은 신산고강(辛散苦降)하고 온화유윤(溫和柔潤)하여 폐경기혈(肺經氣血)을 소통(疏通)시켜 개설폐울(開泄肺鬱), 정천강역(定喘降逆)하므로 윤폐하기(潤肺下氣), 화담지해(化痰止咳)의 양약(良藥)으로 쓰인다. 신(辛)하면서 부조(不燥)하고 윤(潤)하면서 불한(不寒)하며 보(補)하면서 불체(不滯)하여 한(寒), 열(熱), 허(虛), 실(實), 내상외감(內傷外感)에 관계없이 각종 천해(喘咳)에 고루 응용할 수 있다.

외감해수(外感咳嗽)에는 형개, 백전, 길경 등을 배용(配用)한다(止嗽散). 폐허구해(肺虛久咳), 노수해혈(勞嗽咳血)에는 천패모, 지모, 아교, 인삼, 오미자를 배합해 쓴다(紫菀湯). 또 〈本草圖經〉에는 구해불채(久咳不瘥)에 관동화, 백부 등을 배오(配伍)하여 산(散)을 만들어 쓴다고 했다.

【임상사용의 요점】

자원은 온(溫)하지만 열(熱)은 없고 윤(潤)하나 조(燥)하지 않고 신산고설(辛散苦

泄)한다. 폐경(肺經)의 기분(氣分)과 혈분(血分)에 들어가 폐울(肺鬱)을 개설(開泄)하여 강역정천(降逆定喘)·화담지수(化痰止嗽)에 사용하기 때문에 외감(外感)·내상(內傷) 및 한열(寒熱)을 불문하고 소담지해(消痰止咳)의 요약(要藥)으로 사용되고 있다. 풍한외속(風寒外束)·폐기옹실(肺氣壅實)의 해천다담(咳喘多痰)에 가장 적합하다. 폐허구해(肺虛久咳)·노수객혈(勞嗽喀血)에도 쓰이지만 성질이 유윤(柔潤)하기는 하나 자양(滋養)의 효능이 부족하기 때문에 다른약에 배합하여 사용하지 않으면 않된다.

【참고】

자원(紫菀茸, 紫菀頭)은 일반적으로 그대로 쓰고 밀자(蜜炙菀, 蜜炙紫菀)하면 윤폐(潤肺)의 효능이 강해진다.

【용량용법】

3 - 10g. 전복(煎服)한다.

【사용상의 주의】

이 약은 조열지품(燥烈之品)은 아니지만 고온지약(苦溫之藥)에는 속한다. 따라서 음허화왕(陰虛火旺)의 조해(燥咳), 객혈(喀血) 및 실열해수(實熱咳嗽)에는 모두 단독으로 응용해서는 안된다.

【고전의 기록】

≪本經≫

"主咳逆上氣, 胸中寒熱結氣, 去蠱毒, 痿躄, 安五臟. 〈주로 해역상기, 흉중의 한열결기를 치료하며 고독, 위벽을 없애고 오장을 편안히 한다.〉"

≪本草圖說≫

"消痰定喘, 止血療咳. 〈소담정천하며 지혈요해한다.〉"

≪本草正義≫

"紫菀柔潤有餘, 雖苦辛而溫, 非燥熱可比, 專能開泄肺鬱, 定喘降逆, 宣通窒滯. 〈자원은 유윤유여(柔潤有餘)하여 비록 고신(苦辛)하면서 온(溫)하나 심하게 조열(燥烈)한 것은 아니다.

오로지 능히 폐울(肺鬱)을 개설(開泄)하며 천(喘)을 안정시키고 역(逆)을 내린다. 또 질체(窒滯)를 선통(宣通)한다.〉"

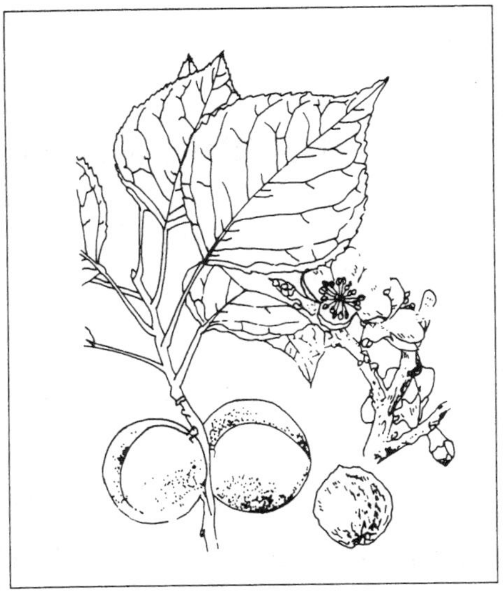

행인 (杏仁)*

Armeniacae Semen

【本經】 KP, JP, CP.

【처방용명】 杏仁, 苦杏仁, 光杏仁, 苦杏, 光杏, 杏仁泥, 北杏仁, 北杏

【성미】 苦, 微溫, 有小毒

【귀경】 肺, 大腸

【효능】 지해평천(止咳平喘), 윤장통변(潤腸通便)

【기원】

이 약은 살구나무 *Prunus armeniaca* L. var. *ansu* Maxim. 및 개살구나무 *P. mandshurica* koch. var. *glabra* Nakai 또는 그 밖의 동속근연식물(장미과 Rosaceae)의 씨이다.

【임상응용】

① 해수기천(咳嗽氣喘)

이 약은 고강신산(苦降辛散)하여 강기(降氣), 지해(止咳), 평천(平喘) 및 선산폐경풍한(宣散肺經風寒)의 효능이 있다.

특히 풍한습폐(風寒襲肺), 천해담다(喘咳痰多)에 좋으며 마황, 감초 등을 같이 쓴다 〈和劑局方〉의 (三拗湯).

또 이 약은 폐기(肺氣)를 선강(宣降)시키므로 여러 가지의 관련 약물을 가하여 각종 해천(咳喘)의 치료에 응용할 수 있다. 즉 풍열해수(風熱咳嗽)에는 길경, 상엽, 국화 등을 배오(配伍)한다(桑菊飮).

그리고 조열수다(燥熱嗽多)에는 상엽, 패모, 사삼을 가한다(桑杏湯). 폐열천해(肺熱喘咳)에는 반드시 마황, 석고, 행인을 배합한다(麻杏石甘湯).

② 장조변비(腸燥便秘)

이 약은 식물의 씨앗(種仁)으로 유지(油脂)를 풍부히 함유하고 있다. 이 유지는 능히 장도(腸道)를 활윤(滑潤)시키면서 동시에 폐기(肺氣)를 내리므로 혈허진고(血虛津枯)의 장조변비(腸燥便秘)에 적합하여 화마인, 당귀, 지각 등을 같이 쓴다(潤腸丸).

【임상사용의 요점】

행인은 고신(苦辛)하고 온(溫)하다. 폐경(肺經)의 기분으로 들어가 고강(苦降)하고 신산(辛散)하는 작용에 의해 하기(下氣)하여 평천(平喘)함과 동시에 폐경(肺經)에 있는 풍한(風寒)에 의한 담습(痰濕)을 소산(疏散)시킨다. 따라서 외사(外邪)가 침입하거나 담탁(痰濁)이 내조(內阻)하여 폐기(肺氣)가 막히기 때문에 해천(咳喘)하고 가래가 많아질 때에 적용한다. 또 열에는 청열약(淸熱藥)을, 한(寒)에는 온화약(溫化藥)을, 표사(表邪)에는 해표약(解表藥)을, 조(燥)에는 윤조약(潤燥藥)을 각각 가미하여 실사(實邪)에 대처할 수 있다. 또한 유지류를 함유하고 있기 때문에 활장(滑腸)하여 통변(通便)하는 작용을 발휘하므로 장조변비(腸燥便秘)에도 쓰인다.

【용량용법】

3 - 10g을 후하(後下)한다.

【사용상의 주의】

독성이 약간 있으므로 과량을 사용해서는 안되고 영아에는 신중히 써야 한다.

【고전의 기록】

≪本經≫

"主咳逆上氣雷鳴, 喉痺, 下氣, 産乳, 金瘡, 寒心奔豚. 〈주로 해역, 상기, 뇌명, 후비에 쓰인다. 기를 내리고 젖이 나오게 한다. 금창, 한심분돈의 치료에 쓴다.〉"

≪本草求眞≫

"杏仁旣有發散風寒之能, 復有下氣平喘之力, 緣辛則散鬱, 苦則下氣, 潤則通便, 溫則宣滯行痰, 杏仁氣味俱備, 故凡肺經感受風寒, 而見喘嗽咳逆, 胸滿便秘, 無不可以調治.〈행인은 풍한(風寒)을 발산(發散)시키는 효능이 있으면서 또한 하기평천(下氣平喘)하는 힘이 있다. 신(辛)은 산울(散鬱)하고, 고(苦)는 하기(下氣)하며, 윤(潤)은 통변(通便)하며 온(溫)한 즉 선체행담(宣滯行痰)한다. 행인은 이런 것을 모두 갖추고 있어 폐경(肺經)의 감수풍한(感受風寒)에 천수해역(喘嗽咳逆), 흉만변비(胸滿便秘) 등이 있을 때 조제하여 투약하면 치료(治療)안되는 것이 없다.〉"

14

第十四章
안신약(安神藥)

第一節 중진안신약(重鎭安神藥)
第二節 양심안신약(養心安神藥)

신지(神志)를 안정시키는 약을 안신약(安神藥)이라 한다.

심(心)은 신(神)을 장(藏)하고 간(肝)은 혼(魂)을 장(藏)하며 신(腎)은 지(志)를 장(藏)하므로 심(心)은 간(肝), 신(腎)과 밀접한 관계에 있다. 따라서 안신약(安神藥)은 대개 심(心), 간(肝), 신(腎)의 삼경(三經)으로 귀경(歸經)한다.

안신약(安神藥)은 주로 놀래서 기(氣)가 혼란스럽다, 심화(心火)가 지나치게 왕성하다, 간울(肝鬱)이 화(火)를 이룬다, 담열(痰熱)이 심(心)을 동요시킨다, 심비(心脾)가 모두 허하다, 심담(心膽)의 기(氣)가 허하다, 음허(陰虛)하고 화왕(火旺)하다 등의 원인에 의해 심신(心身)이 편하지 아니하고 심계정충(心悸怔忡)이 있으며 잠을 이루지 못하고 꿈이 많으며 경풍(驚風), 전광(癲狂) 등 신지(神志)와 관련된 병증(病證)이 있을 때 쓴다.

안신약(安神藥)은 중진안신약(重鎭安神藥)과 양심안신약(養心安神藥)으로 나눈다.

전자는 질(質)이 무거운 금석류(金石類)와 개각류(介殼類)를 가리킨다. 무거운 성질은 진정작용과 겁을 없애는 작용이 있는 것으로 해석하고 있다. 따라서 주로 가슴이 두근거려 잠을 못 이루고 경간(驚癎), 전광(癲狂)이 있으며 심신(心神)이 불안한 실증(實證)에 쓰고 있다.

후자는 주로 식물성(植物性)인 약들이다. 심간(心肝)을 자양(滋養)하고, 심신(心腎)을 교통(交通)하는 역할을 담당하는 것으로 해석하고 있다. 따라서 주로 가슴이 두근거려 잠을 못 이루고 꿈이 많으며 심신(心神)이 불안한 허증(虛證)에 쓰고 있다.

이 약들을 쓸 때에는 병인(病因)에 따라 보조약을 배합하여 표(標)와 본(本)을 잘 다스리도록 하는 것이 필요하다.

즉, 간울(肝鬱)이 화(火)로 되거나 심화(心火)가 지나치게 항성(亢盛)한 경우에는 청간사화약(淸肝瀉火藥)이나 청심강화약(淸心降火藥)을 배합하고, 담열(痰熱)이 심(心)을 동요시킬 때에는 청열활담개규약(淸熱豁痰開竅藥)을 배합한다.

음허(陰虛)에 의한 양항(陽亢)에는 평간잠양약(平肝潛陽藥)을 배합하고, 음혈(陰血)이 부족한 경우에는 양혈자음약(養血滋陰藥)을 같이 쓰며, 심비(心脾)가 모두 허한 경우에는 자양심비약(滋養心脾藥)을 배합한다.

광물성인 안신약(安神藥)은 질(質)이 무거워서 위(胃)에 장애를 주고, 또 환제나 산제로 쓰기 때문에 위(胃)를 상하게 하며 기(氣)를 소모시키기 쉽다. 이 때에는 양위건비약(養胃健脾藥)을 함께 쓰는 것이 좋다.

약에 따라서는 독성(毒性)이 있기 때문에 조심해서 써야 하고 과량을 쓰거나 장기복용할 경우에 생길 수 있는 중독(中毒)에 대해서도 유념할 필요가 있다. 그리고 달이는 경우에는 부셔서 먼저 넣어 오래 달이는 것이 좋다.

현대 약리학적인 연구에 의하면 이 약들은 대개가 직접적으로 중추신경계(中樞神經系)를 억제하거나 그 기능을 개선하여 진정(鎭靜), 최면(催眠) 작용을 발휘하는 것으로 보고되었다. 그리고 대부분의 안신약(安神藥)에는 비교적 좋은 신경안정작용과 항전간작용이 있는 것으로 보고되었다.

第一節 중진안신약(重鎭安神藥)

이 약들은 광물류와 개각류(介殼類)에 속하는 것들로서 그 속성인 중(重)은 진정(鎭靜)이나 진겁(鎭怯)하는 작용이 우수하여 부양(浮陽)을 진정(鎭靜)하며 안신(安神)하고 정지(定志)하며 놀라지 않도록 하여 가슴이 두근거리는 것을 멎게 하는 효능이 있다.

주로 간울(肝鬱)이 화(火)로 되고 심화(心火)가 매우 심하며 담화(痰火)가 심(心)을 어지럽게 하고 놀래서 기가 산란해지기 때문에 생기는 심계(心悸)에 의한 실면(失眠), 경간(驚癎)에 의한 전광(癲狂), 심양(心陽)이 부월(浮越)하거나 심신(心神)이 불안하다 등의 실증(實證)에 쓴다.

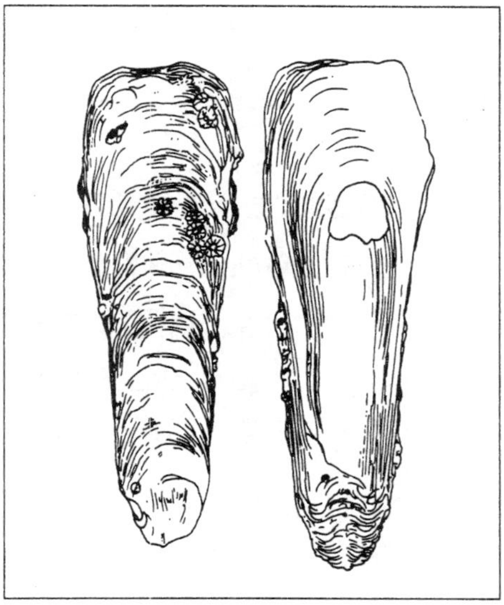

모려(牡蠣)*

Ostreae Testa

【本經】 KP, JP, CP

【처방용명】 蠣蛤, 牡蛤, 海蠣子皮, 牡蠣, 生牡蠣, 煅牡蠣

【성미】 鹹, 澁, 微寒

【귀경】 肝, 腎

【효능】 진경안신(鎭驚安神), 평간잠양(平肝潛陽), 수렴고삽(收斂固澁), 연견산결(軟堅散結)

【기원】

이 약은 굴 *Ostrea gigas* Thunb. (조개과 Ostreidae)의 껍질이다. 중국약전에는 이 이외에 대련만모려 *O. talienwhanensis* Crosse 또는 근강모려 *O. ribularis* Goulde도 기원으로 수재하고 있다.

중국의 동북지역에서 해남도 해안까지 고루 분포되어 있고 겨울과 봄에 채집한 것을 껍질만 취하여 양건한 것을 쓴다.

【임상응용】

① 번조불안(煩躁不安), 경계불면(驚悸不眠)

이 약은 함(鹹)하고 한(寒)하며 질이 중(重)하여 진경(鎭驚)하고 안신(安神)하는 효능이 있다. 따라서 번조(煩躁)하고 불안(不安)하며 잘 놀래고 잠을 못 이룰 때에는 계지, 감초, 용골을 가하여 쓰는 데 이 사미(四味)는 같이 쓰면 통양(通陽)하고 익음(益陰)하며 진경(鎭驚)하고 제번(除煩)하는 효능이 있다(桂枝甘草龍骨牡蠣湯).

② 두운목현(頭暈目眩), 허풍내동(虛風內動)

이 약은 중(重)으로 잠양(潛陽)하고 평간(平肝)하며 함한(鹹寒)으로 익음(益陰)하고 청열(淸熱)하는 효능이 있다. 따라서 음허(陰虛) 때문에 양항(陽亢)하여 머리와 눈이 어지러울 때에는 용골, 귀판, 백작약, 우슬을 같이 쓰고(鎭肝熄風湯), 열병(熱病)에 의해 상음(傷陰)하거나 허풍(虛風)이 내동(內動)하거나 또는 사지가 추축(抽搐)할 때는 귀판, 별갑, 아교, 천마 등을 가하여 쓴다(大定風珠).

③ 자한도한(自汗盜汗), 유정붕대(遺精崩帶)

이 약은 삽(澁)하여 단(煅)하여 쓰면 수렴하고 고삽(固澁)하는 작용이 좋다. 자한(自汗), 도한(盜汗)에는 황기, 소맥, 마황근을 가하여 쓰고(牡蠣散), 신허(腎虛)로 인한 정관불고(精關不固), 유정(遺精), 활정(滑精)에는 사원질려, 검실, 연수 등을 가하여 쓰며(金鎖固精丸), 충임(衝任)이 든든하지 않아 생기는 붕루(崩漏)와 대하에도 쓴다(固衝湯).

④ 나력담핵(瘰癧痰核)

이 약은 함(鹹)으로 단단한 것을 무르게 하고 결괴(結塊)를 산해(散解)하는 효능이 있다. 나력(瘰癧)의 담핵(痰核)에는 절패모, 현삼 등을 가하여 쓴다(消瘰丸).

【임상사용의 요점】

모려는 함삽(鹹澁)하고 미한(微寒)하며 질이 중(重)하여 익음(益陰)하고 청열(淸熱)하며 잠양(潛陽)하고 진경(鎭驚)하는 효능을 가지고 있다. 또한 함삽(鹹澁)으로 연견(軟堅)하고 산결(散結)하며 수렴하고 고삽(固澁)하는 작용도 있다. 열병(熱病)에 의한 상음(傷陰)이나 허풍(虛風)이 내동(內動)하거나 간음(肝陰)이 부족하여 생기는 간양상항(肝陽上亢), 경광번조(驚狂煩躁), 심계실면(心悸失眠), 자한도한(自汗盜汗), 유정붕대(遺精崩帶), 구사부지(久瀉不止), 나력담핵(瘰癧痰核), 간비종대(肝脾腫大) 등에 효과가 있다. 단용(煅用)하면 위통(胃痛)과 토산(吐酸)에 대해 지통(止痛), 지산(止酸)하는 효과가 있다.

【용량 · 용법】

10-30g. 선전(先煎)한다. 수렴과 고삽(固澁)에만 단하여 쓰고 그 외에는 모두 그대로 쓴다.

【사용상의 주의】

허한증(虛寒證)에는 복용하지 않는다.

【고전의 기록】

≪本經≫

"主驚恚氣, 除拘緩, 鼠瘻, 女子帶下 〈주로 놀라고 성낼때 쓰이며 구완(拘緩), 서루(鼠瘻), 여자의 대하(帶下)를 없앤다.〉"

≪別録≫

"主虛熱去來不定, 煩滿心痛, 氣結, 止汗, 止渴, 除老血, 療泄精, 澁大小腸 〈주로 허열(虛熱)이 심하게 옮겨 다닐 때, 번만심통, 기결을 치료하며 한(汗)과 갈(渴)을 그치게 하고 노혈(老血)을 없앤다. 설정(泄精)을 치료하고 대소장(大小腸)을 삽(澁)하게 한다.〉"

≪本草綱目≫

"化痰軟堅, 淸熱除濕, 止心脾氣痛 〈화담연견(化痰軟堅)하며 청열제습(淸熱除濕)한다. 심비기통(心脾氣痛)을 그치게 한다.〉"

≪本草備要≫

"鹹以軟堅化痰, 消瘰癧結核, 老血疝瘕, 澁以收脫, 治遺精崩帶, 止嗽斂汗, 固大小腸, 微寒以淸熱補水, 治虛勞煩熱 〈함(鹹)은 연견화담(軟堅化痰)하며 나력결핵과 노혈산하(老血疝瘕)를 없앤다. 삽(澁)은 탈(脫)을 거두어 유정붕대(遺精崩帶)를 치료하고 지수렴한하며 대소장(大小腸)을 고삽(固澁)시킨다. 미한(微寒)은 청열보수하여 허로번열을 치료한다.〉"

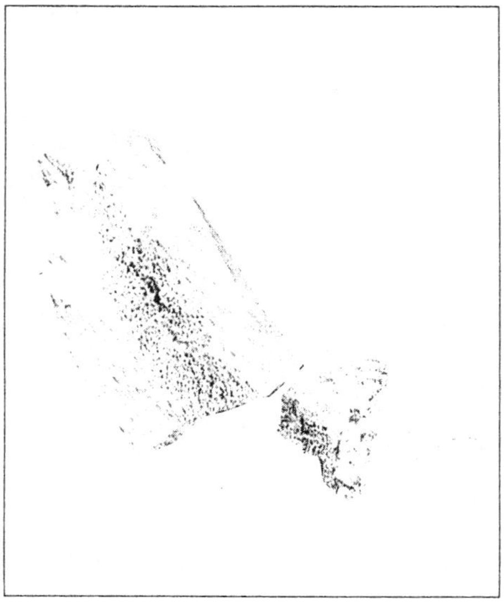

용골(龍骨)*

Fossilia Ossis Mastodi

【本經】 KP, JP

【처방용명】 龍骨, 花龍骨, 生龍骨

【성미】 甘, 澁, 平

【귀경】 心, 肝, 腎

【효능】 진경안신(鎭驚安神), 평간잠양(平肝潛陽), 수렴고삽(收斂固澁)

【기원】

이 약은 큰 포유동물의 화석화된 뼈로 주로 탄산칼슘으로 되어 있다. 즉 고대의 대형포유동물인 삼지마(三趾馬), 서류(犀類), 녹류(鹿類), 상류(象類) 등의 골격화석(骨骼化石)이다. 중국의 산서(山西), 내몽고(內蒙古), 섬서(陝西), 감숙(甘肅), 하북(河北), 호북(湖北) 등지에서 난다. 캐어 낸 후 흙과 모래를 제거하고 건조한 곳에 보관한다.

【임상응용】

① 신지불안(神志不安), 심계실면(心悸失眠), 경간전광(驚癎癲狂)

이 약은 질(質)이 중(重)하여 진경(鎭驚)하고 안신(安神)하는 작용이 있고 주로 모려와 같이 쓰는 중진(重鎭)하고 안신(安神)하는 요약(要藥)으로 알려져 있다.

신지(神志)가 불안하고, 심계(心悸)하여 잠을 못 이루며 허한(虛寒)에 치우쳤을 경우에는 계지, 감초 등을 같이 쓰고(桂枝甘草龍骨牡蠣湯), 머리에 열이 있으면 석고, 지모를 가하여 쓰며, 경간(驚癎)이나 전광(癲狂)에는 우황, 담남성, 천마, 조구등 등을 같이 쓴다.

② 번조이노(煩躁易怒), 두운목현(頭暈目眩)

이 약은 질(質)이 중(重)하여 부양(浮陽)을 가라앉히며 평간(平肝)하고 잠양(潛陽)하는 효능이 있다. 따라서 음허(陰虛)에 의한 양항(陽亢) 때문에 번조(煩躁)하여 쉽게 화를 내고, 머리와 눈이 어지럽고 어른거릴 때에는 모려, 백작, 대자석, 우슬 등을 같이 써서 평간하고 익음(益陰)하며, 부양(浮陽)한 것을 내려주게 한다(鎭肝熄風湯).

③ 유정(遺精), 대하(帶下), 허한(虛汗), 붕루(崩漏)

이 약은 삽(澁)하여 단용(煅用)할 경우 수렴(收斂)하고 고탈(固脫)하는 효능이 있으므로 각종 체허(體虛)로 인한 활탈(滑脫)의 치료에 응용할 수 있다. 또 신허(腎虛)로 인한 유정(遺精)에는 모려, 사원자, 연자수(蓮子鬚), 검실(芡實) 등을 가하면 삽정(澁精)하여 지유(止遺)할 수 있다(金鎖固精丸).

기허(氣虛)하여 충임(衝任)이 든든하지 못하고 붕대(崩帶)가 멎지 않을 때에는 백출, 황기, 산수유, 모려, 오적골 등을 가하여 쓰고(固衝湯), 허한(虛汗)에는 모려, 오미자 등을 가하여 쓴다.

④ 기타

용골을 단(煅)하고 가루로 하여 외용(外用)하면 흡습(吸濕)하고 종기를 아물게 하며 새살이 돋게 하고 피를 멎게하는 효능이 있다. 따라서 외상에 의한 출혈 등에는 고반(枯礬) 등과 함께 가루로 하여 살포한다.

【임상사용의 요점】

용골은 감삽(甘澁)하고 질이 중(重)하다. 중(重)하므로 진심(鎭心)시키며 삽(澁)하므로 고탈(固脫)하고 부양(浮陽)을 가라앉힌다. 경광(驚狂)과 번조(煩躁), 심계(心悸)로 인한 실면다몽(失眠多夢)에는 중진(重鎭)하며 안신(安神)하게 하고, 자한(自汗), 도한(盜汗), 유정(遺精), 활정(滑精), 소변불금(小便不禁), 구사구리(久瀉久痢), 변혈(便血), 부녀의 대하부지(帶下不止)에는 수렴(收斂)하고 고탈(固脫)하며, 음허(陰虛)에 의한 양항(陽亢)으로 머리가 어지럽고 눈이 어지러울 때에는 평간(平肝)하고 잠양(潛陽)하는 작용을 발휘한다. 이외에 외용하면 흡습(吸濕)하고 종기를 아물게 하며 새살을 돋게 하고 피를 멎게하는 효능이 있다.

【참고】

진심(鎭心)하고 안신(安神)하며 잠양(潛陽)하고자 할 때에는 그대로 쓰고, 수렴(收斂)하고 고탈(固脫)하려 할 때에는 단(煅)한 것을 쓴다.

【용량 · 용법】

10-30g. 전제(煎劑)에 넣을 경우 먼저 넣어 달인다.

【사용상의 주의】

습열(濕熱)이 있는 실사자(實邪者)에게는 사용하지 않는다.

【고전의 기록】

≪本經≫

"主泄痢膿血, 女子崩下, 小兒熱氣驚癎 〈주로 설리(泄痢)와 농혈(膿血), 부녀의 붕하(崩下)에 쓰인다. 소아의 열기(熱氣)로 인한 경간(驚癎)을 치료한다.〉"

≪別錄≫

"止汗, 縮小便, 溺血, 養精神, 定魂魄, 安五臟, 小便泄精 〈땀을 그치게 하고 소변을 농축시키며 피오줌을 멈추게 한다. 정신을 맑게하고 혼백을 안정시키며 오장을 편안히 한다. 소변설정을 그친다.〉"

≪本草綱目≫

"收濕氣, 脫肛, 生肌斂瘡 〈습기와 탈항을 거두어 주며 새살을 돋게하고 상처를 수렴한다.〉"

"能收斂浮越之正氣, 固大腸而鎭驚, 又主帶脈爲病 〈능히 부월하는 정기를 거두어 모으고 대장을 고정시키면서 놀람을 가라 앉힌다. 또 대맥의 병을 주치한다.〉"

【부】 용치(龍齒) Fossilia Dentis Mastodi

기원은 용골(龍骨)과 마찬가지로 고대(古代) 여러종류의 대형포유동물(大型哺乳動物)의 아치골(牙齒骨)의 화석(化石)이다. 용골(龍骨)을 채굴(採掘)할 때 함께 용치(龍齒)를 수집한다. 쇄(碎)하여 생용(生用)하거나 혹은 화단(火煅)하여 쓰며 성미는 감(甘), 삽(澁), 양(凉)으로 심(心), 간(肝)에 귀경한다.

효능은 용골과 유사하여 진경(鎭驚)하고 안신(安神)하는 작용이 있다. 이 약은 인삼, 복신, 원지, 석창포 등과 같이 써서 경계(驚悸)로 인한 불면(不眠), 다몽(多夢), 건망(健忘)을 치료한다(安神定志丸). 용량은 용골과 같다.

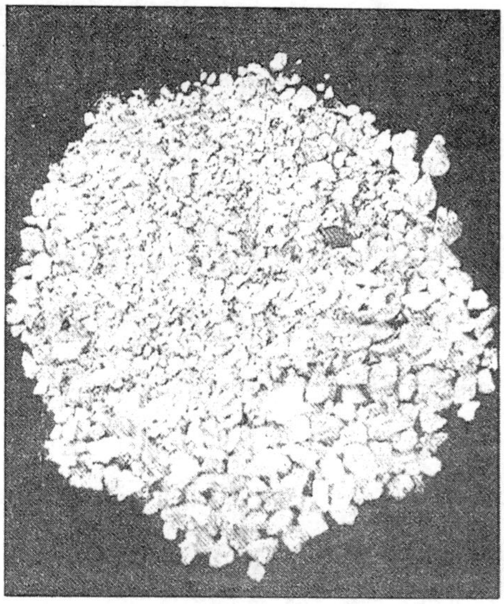

주사(朱砂)
Cinnabaris

【本經】 KHP, C, P

【처방용명】 丹砂, 朱砂, 辰砂, 飛朱砂, 片砂, 朱寶砂, 鏡面砂

【성미】 甘, 寒, 有毒

【귀경】 心

【효능】 진심안신(鎭心安神), 청열해독(淸熱解毒)

【기원】

이 약은 육방정계(六方晶系)의 진사(辰砂)의 광석으로 황화수은을 96.0% 이상 함유한다. 이 약 유황화합물의 광물인 진사(辰砂) Cinnabar 광석을 부수어 거친 주사(朱砂)를 선별하고 이 것을 쪼개거나 갈아 수비(水飛)한 다음 양건(陽乾)한다. 편상(片狀)의 것을 경면사(鏡面砂), 괴상의 것을 두변사(豆辨砂), 분말상으로 된 것을 주보사(朱寶砂)라 한다.

중국의 호남, 사천, 귀주, 운남성 등에서 산출된다.

【임상응용】

① 심번실면(心煩失眠), 경계전간(驚悸癲癎)

이 약은 감한(甘寒)하고 질(質)이 중(重)하며 중(重)으로 진겁(鎭怯)하고 한(寒)으로 청열(淸熱)하며 주로 심경(心經)에 들어가 심화(心火)를 청(淸)하게 하고 심신(心神)을 진정(鎭靜)시키는 중진(重鎭)하고 청심(淸心)하며 안신(安神)하고 정경(定驚)하는 효능이 있다. 따라서 심화(心火)가 항성(亢盛)하여 심신(心神)이 불안하고 가슴 속이 번열(煩熱)하며 잘 놀래고 잠이 오지 않을 때 등에 쓸 수 있다. 심화(心火)를 청(淸)하게 하는 황련, 감초를 배합하여 청심(淸心)하고 안신(安神)하는 작용을 돕게 한다. 심혈(心血)이 부족한 경우에는 당귀, 생지황 등의 보혈(補血)하고 양심(養心)하는 약을 추가하여 청심(淸心)하고 양혈(養血)하며 중진(重鎭)하고 안신(安神)하는 효능이 함께 나타나도록 한다(朱砂安神丸).

그리고 혈허(血虛)로 오는 심계(心悸)와 불면(不眠)에는 당귀, 백자인, 산조인 등의 양혈(養血)하고 안신(安神)하는 약을 같이 쓰고, 음허(陰虛)로 인한 양항(陽亢), 심화(心火)가 성(盛)하여 일어나는 전간(癲癎)에는 자석, 신국을 가하여 쓴다(磁朱丸).

② 창양종독(瘡瘍腫毒), 구창후비(口瘡喉痺)

이 약은 내복하거나 외용(外用)하면 모두 청열(淸熱)하고 해독(解毒)하는 효능이 있다. 따라서 창독(瘡毒)에는 주로 우황을 가하여 쓰고(紫金錠), 구설(口舌)의 생창(生瘡)이나 인후(咽喉)의 종통(腫痛)에는 빙편, 붕사 등과 같이 외용한다(冰硼散).

③ 기타

이 약은 복령, 등심, 연교 등과 반제(拌製)하여 쓰면 안신(安神)하는 작용이 좋아진다. 또 환제(丸劑)로 쓰면 안신(安神)하는 효능을 높이고 방부(防腐)하는 효과까지 얻을 수 있다.

【임상사용의 요점】

주사는 감(甘)하고 미한(微寒)하며 질이 중(重)하다. 한(寒)으로 청열하고 중(重)으로 진겁(鎭怯)하여 진심(鎭心)하고 청화(淸火)하며 정경(定驚)하고 안신(安神)하는 효능이 있다. 심경(心經)에 열(熱)이 있어 의 잘 놀래고 잠을 못 자며 전간(癲癎)으로 광란(狂亂)하거나 소아(小兒)의 경풍(驚風)에 의한 추축(抽搐) 등에 주약으로 쓴다. 청열(淸熱)하고 해독(解毒)하는 작용이 있기 때문에 열독에 의한 창양(瘡瘍), 옹종(癰腫), 동통(疼痛)에 외용(外用)하기도 한다.

【용량 · 용법】

0.3-1g을 가루로 하여 다른 약과 같이 복용하거나 달여서 복용한다. 외용은 적당량을 쓴다.

【사용상의 주의】

내복(內服)할 경우 수은중독(汞中毒)의 염려가 있기 때문에 과량(過量)은 물론 연속적인 복용도 피해야 하고, 간(肝), 신(腎)의 기능이 정상이 아닌 경우에도 사용하지 않아야 한다. 화단(火煆)하면 수은(水銀)이 석출되어 독성이 생긴다.

【고전의 기록】

≪本經≫

"養精神, 安魂魄 〈정신을 맑게하고 혼백을 편안히 한다.〉"

≪藥性論≫

"鎭心, 主抽風 〈마음을 진정시키며 추풍(抽風)에 주로 쓰인다.〉"

≪珍珠囊≫

"心熱非此不除 〈심열(心熱)에 이것이 아니면 물리칠 수 없다.〉"

≪本草綱目≫

"治驚癎, 解胎毒, 痘毒, 驅邪瘧 〈경간을 치료하여 태독(胎毒), 두독(痘毒)을 해소하여 사학을 쫓는다.〉"

≪本草從新≫

"瀉心經邪熱, 鎭心定驚, 解毒, 定癲狂 〈심경의 사열을 배설시키며 진심하고 정경한다. 독을 풀고 전광을 안정시킨다.〉"

第二節 양심안신약(養心安神藥)

이 약들은 대부분이 식물약(植物藥)으로 주로 심간(心肝)을 자양하며 음(陰)을 키우고 혈(血)을 보하며 심신(心腎)을 잘 통하게 하고 울(鬱)을 풀고 정신을 안정시키는 등의 효능이 있다. 주로 심혈(心血)이 부족하거나 음허(陰虛)하여 양항(陽亢)하거나 심신(心腎)이 불교(不交)하거나 심비(心脾)가 허하거나 심담(心膽)의 기(氣)가 허하거나 또는 칠정(七情)이 울결(鬱結)할 때 생기는 심계(心悸), 정충(怔忡), 불면(不眠), 다몽(多夢)이나 즐거워하고 웃는 것이 이상하며 번조(煩躁)하고 우울해 하며 정신이 안정되지 않는 등의 허증(虛證)에 쓴다.

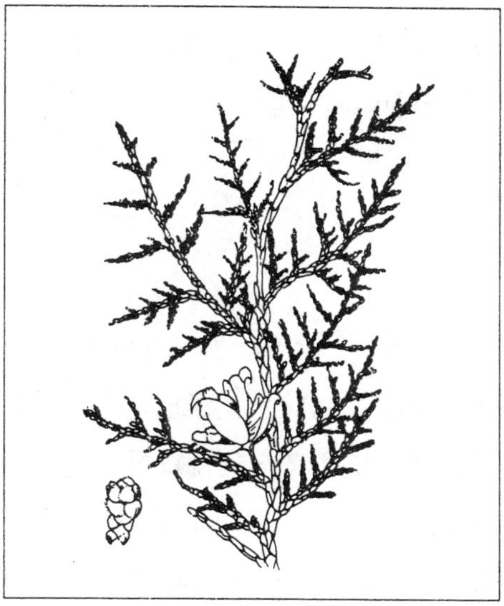

백자인(柏子仁)
Thujae Semen

【本經】 KHP

【처방용명】 柏子仁, 側柏仁, 柏實, 柏子霜

【성미】 甘, 平

【귀경】 心, 腎, 大腸

【효능】 양심안신(養心安神), 윤장통편(潤腸通便)

【기원】

이 약은 측백나무 *Thuja orientalis* Linne(측백나무과 Cupressaceae)의 종자이다. 초겨울에 성숙했을 때 채취하여 종피를 제거하고 종인만을 취하여 햇볕에 말린 것을 쓴다. 우리나라와 중국의 전국 각지에 분포하며 특히 충북의 제천과 중국의 산동, 하남, 하북 등지가 주산지이다.

【임상응용】

① 허번불면(虛煩不眠), 경계정충(驚悸怔忡)

이 약은 감윤(甘潤)하고 화평(和平)하며 보통 산조인, 오미자, 복령 등과 같이 쓴다(養心湯). 또한 도한(盜汗)에는 인삼, 모려, 오미자를 가하여 쓴다(栢子仁丸).

② 장조변비(腸燥便秘)

이 약은 지방유가 많고 질이 윤하여 음혈(陰血)을 자양(滋養)하고 윤장(潤腸)하여 통편(通便)하는 효능이 있다. 따라서 음허(陰虛)하고 혈소(血少)하여 생기는 장조(腸燥)에 의한 변비(便秘)에 욱리인, 송자인, 행인, 도인을 가하여 쓴다(五仁丸).

【임상사용의 요점】

백자인은 감윤(甘潤)하여 심비(心脾)를 보하고 간신(肝腎)을 자양한다. 보심(補心)하고 익혈(益血)하며 안신(安神)하고 지한(止汗)하는 작용이 있으므로 경계(驚

悸)로 인한 실면(失眠)이나 음허로 인한 도한(盜汗)에 쓴다. 또 익비(益脾)하고 윤장(潤腸)하는 효능이 있으므로 혈고(血枯)하여 진액이 말라버리기 때문에 생기는 변비(便秘)에도 효과가 있다.

【참고】

백자인과 산조인은 안신(安神)하고 지한(止汗)하는 효능이 비슷하다. 백자인은 감평(甘平)하고 양심보혈(養心補血), 윤장통변(潤腸通便)하는 작용이 뛰어나고 산조인은 보간렴음(補肝斂陰), 지한(止汗)하는 작용이 우수하다. 임상에서는 산조인은 간담(肝膽)이 허(虛)하여 생기는 초조(焦燥), 불면(不眠), 다한(多汗), 도한(盜汗)에 쓰고, 백자인은 심혈(心血)이 부족하여 생기는 심계(心悸), 정충(怔忡)이나 변비(便秘)에 쓴다. 심간(心肝)이 모두 허(虛)할 때에는 양자를 같이 쓰면 좋다.

【용량 · 용법】

10-20g

【사용상의 주의】

변당(便溏) 및 다담자(多痰者)에게는 신중하게 써야 한다.

【고전의 기록】

≪本經≫

"主驚悸, 安五臟, 益氣, 除風濕痺 〈주로 경계(驚悸)에 쓰이며 오장을 편안히 하고 기(氣)를 익(益)하게 하며 풍습비를 제거한다.〉"

≪別錄≫

"益血, 止汗 〈보혈(補血)하고 땀을 그치게 한다.〉"

≪本草綱目≫

"養心氣, 潤腎燥, 益智寧神 〈심기를 기르고 신조를 윤(潤)하게 하며 익지(益智)하고 영신(寧神)한다.〉"

≪長沙藥解≫

"能滑腸開秘 〈능히 장을 윤활하게 하고 변비를 없앤다.〉"

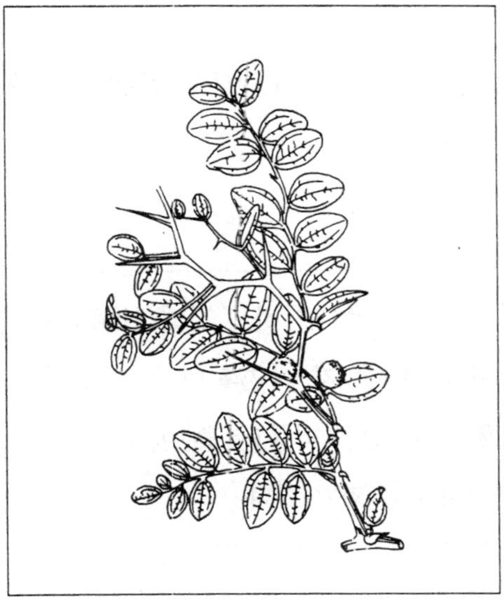

산조인(酸棗仁)*
Zizyphi Spinosi Semen

【本經】, KP, JP, CP

【처방용명】 酸棗仁, 棗仁, 生棗仁, 炒棗仁

【성미】 甘, 酸, 平

【귀경】 心, 肝, 膽

【효능】 양심익간(養心益肝), 안신렴한(安神斂汗)

【기원】

이 약은 묏대추나무 *Zizyphus jujuba* Miller (갈매나무과 Rhamnaceae)의 성숙한 종자이다. 가을에 과실을 따서 과육, 과피를 제거하고 종자만을 취하여 햇볕에 말린 것을 쓴다.

우리나라, 일본, 중국 등지에서 재배하는데 중국에는 하북, 섬서, 요령, 내몽고, 산동, 산서, 하남등지에 분포한다.

【임상응용】

① 실면경계(失眠驚悸)

이 약은 미감질윤(味甘質潤)하여 심음(心陰)을 자양하고 간혈(肝血)을 보익(補益)하여 심신을 안정시킨다. 따라서 심간(心肝)의 혈(血)이 허하고, 신(神)이 자양되지 않아 생기는 불면(不眠), 경계(驚悸) 등에 당귀, 백작약, 하수오, 용안육 등의 양심안신약(養心安神藥)을 가하여 쓴다. 간허(肝虛)에 열이 있어 생기는 허번(虛煩)에 의한 불면(不眠)에는 지모, 복령 등을 가하여 쓰면 양혈(養血)하고 안신(安神)하며 청열(清熱)하고 제번(除煩)하는 효과가 있다(酸棗仁湯). 또 심신(心腎)이 불교(不交)하고, 음허로 인해 양항(陽亢)하여 생기는 불면(不眠), 심계(心悸), 건망(健忘), 구조(口燥), 인건(咽乾), 설홍(舌紅), 소태(少苔)인 경우에는 생지황, 현삼, 백자인 등의 양심자신약(養心滋腎藥)을 같이 써서 자음(滋陰)하여 안신(安神)하고 심신(心腎)을 교통(交通)시킨다(天王補心丹).

② 체허다한(體虛多汗)

이 약은 산(酸)으로 수삽(收澁)하고 지한(止汗)하므로 체허(體虛)로 인한 다한(多汗), 도한(盜汗)에 인삼, 오미자, 산수유 등을 가하여 쓴다.

【임상사용의 요점】

산조인은 산수(酸收)하고 감보(甘補)한다. 음혈(陰血)을 보(補)하고 진액(津液)을 수렴(收斂)하여 간담(肝膽)을 보익(補益)하고 심비(心脾)를 자양(滋養)하는 효능이 있다. 허번(虛煩)으로 인한 불면(不眠)이나 경계(驚悸)로 인한 다몽(多夢)에 좋은 약이고 지한작용이 있어 체허(體虛)로 인한 다한(多汗)에도 효과가 있다.

【참고】

초(炒)하여 쓰면 비(脾)를 자극하는 효능을 얻을 수 있다.

【용량 · 용법】

10-20g. 가루로 하여 수면전에 탄복(呑服)하여도 된다. 이 경우에는 1.5-3g씩 쓴다.

【사용상의 주의】

실사(實邪)로 인한 울화자(鬱火者)에게는 사용하지 않는다.

【고전의 기록】

≪別録≫

"治煩心不得眠. 虛汗, 煩渴, 補中, 益肝氣 〈번심(煩心)으로 잠을 이루지 못할 때, 허한, 번갈을 치료하며 중초를 보(補)하고 간기(肝氣)를 익(益)하게 한다.〉"

≪新修本草≫

"本經用實療不得眠, 不言用仁, 今方皆用仁, 補中益肝, 堅筋骨, 助陰氣, 皆酸棗仁之功 〈본경에 열매는 불면에 료(療)한다고 하면서 그 속씨(仁)를 쓴다고는 하지 않았다. 지금은 모두가 그 씨(仁)를 쓰며 이는 보중익간(補中益肝)하고 근골(筋骨)을 튼튼히 하며 음기(陰氣)를 돕는다. 이 모든 것이 산조인의 효능이다.〉"

≪本草綱目≫

"酸棗實味酸性收, 故主肝病, 寒熱結氣, 酸痺久泄, 臍下滿痛之症, 其仁, 甘而潤, 故熟用療膽

虛不得眠, 煩渴虛汗之 〈산조실(酸棗實)은 미산(味酸)하고 성수(性收)하므로 주로 간병(肝病), 한열결기, 산비구설, 배꼽아래의 만통 등을 치료한다. 그 속씨(仁)는 감(甘)하면서 윤(潤)하여 숙용(熟用)하면 담허(膽虛)로 인한 불면(不眠)과 번갈허한(煩渴虛汗)을 치료한다.〉"

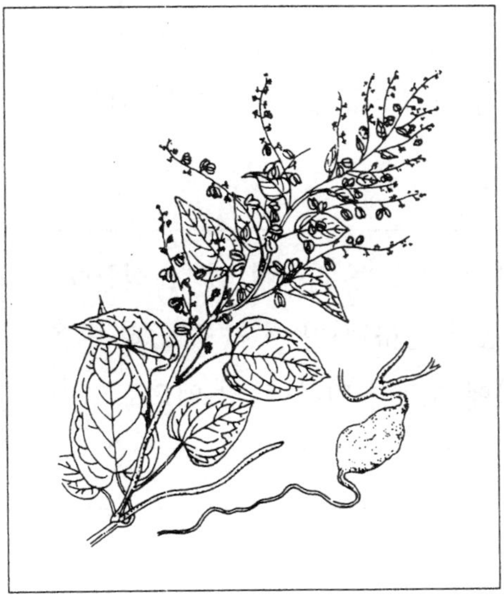

야교등(夜交藤)
Polygoni Multiflori Ramulus

【開寶本草】 CP

【처방용명】 夜交藤, 首烏藤

【성미】 甘, 平

【귀경】 心, 肝

【효능】 양심안신(養心安神), 통락거풍(通絡祛風)

【기원】

이 약은 하수오 *Polygonum multiflorum* Thunbergi 및 동속식물(마디풀과 Polygonaceae)의 줄기이다. 여름과 가을에 채취하여 햇볕에 말린 것을 쓴다. 우리나라에서도 재배되고 있다. 중국에서는 절강(浙江), 강소(江蘇), 안휘(安徽), 광서(廣西), 호남(湖南), 사천(四川), 섬서(陝西), 귀주(貴州) 등지에서 산출된다.

【임상응용】

① 허번불면(虛煩不眠)

이 약은 감(甘)으로 보(補)하여 음혈(陰血)을 자양(滋養)하고 양심(養心), 안신(安神)하는 효능이 있다. 따라서 음허하고 혈소(血少)하여 잠이 오지 않을 때에는 합환피를 가하여 쓰고 산조인, 백자인, 원지 등의 양심안신약(養心安神藥)을 같이 쓰기도 한다. 그리고 음허로 인한 양항(陽亢)으로 밤새 잠을 못 이룰 때에는 용치, 진주모 등을 같이 쓴다(甲乙歸藏湯).

② 풍습비통(風濕痺痛)

이 약은 양혈(養血)하고 거풍(祛風)하여 경락(經絡)을 운행시키고 혈맥(血脈)을 통하게 한다. 따라서 풍습(風濕)에 의한 비통(痺痛) 및 혈허(血虛)에 의한 지체산통(肢體痠痛)에는 상기생, 당귀, 천궁, 계혈등 등의 활혈(活血), 거풍(祛風), 통비(通痺)하는 약을 같이 쓴다.

③ 기타

이 약은 단미(單味)로 달여서 외용하면 피부양진(皮膚痒疹)을 치료 할 수 있다.

【임상사용의 요점】

야교등은 감평(甘平)하고 양혈(養血)하고 안신(安神)하는 작용이 있다. 심혈(心血)이 부족하여 잠을 못 자고 꿈이 많을 때에 쓰며 통락(通絡)하여 거풍(祛風)하는 효능도 있어 혈허(血虛)에 의한 지체산통(肢體痠痛)에 효과가 있다. 달인 액으로 씻어주면 피부창개소양(皮膚瘡疥瘙痒)에도 효과가 있다.

【용량 · 용법】

15-30g. 외용은 적당량을 쓴다.

【사용상의 주의】

허한(虛寒)의 심계불면자(心悸不眠者)에게는 사용하지 않는다.

【고전의 기록】

≪本草綱目≫

"風瘡疥癬作痒, 煎湯洗浴 〈풍창, 개선의 가려움에 전탕하여 씻고 목욕한다.〉"

≪本草從新≫

"補中氣, 行經絡, 通血脈, 治勞傷 〈중기(中氣)를 보하여 경락(經絡)을 통행하게 하고 혈맥(血脈)을 소통시키며 노상(勞傷)을 치유한다.〉"

《本草正義》

"治夜少安寐 〈밤에 잠못 이루는 경우에 쓰인다.〉"

《飮片新修》

"養肝腎, 止虛汗, 安神催眠 〈간신을 기르며 허한을 그치게 하고 안신최면한다.〉"

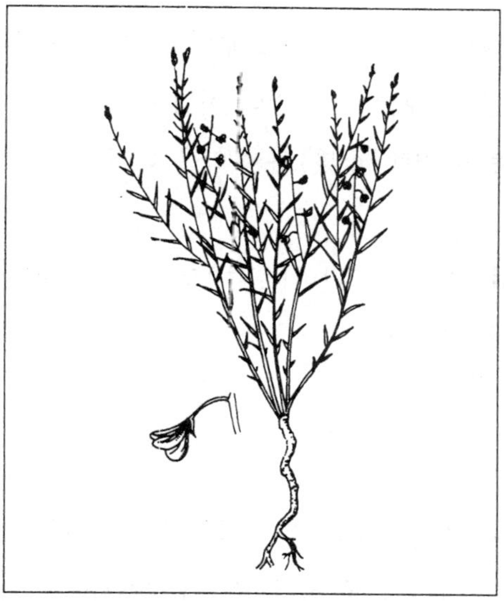

원지(遠志)*

Polygalae Radix

【本經】 KP, JP, CP

【처방용명】 遠志, 遠志肉, 遠志筒, 炙遠志, 炒遠志

【성미】 辛, 苦, 微溫

【귀경】 心, 腎, 肺

【효능】 안신익지(安神益智), 거담이규(祛痰利竅), 소옹산결(消癰散結)

【기원】

이 약은 원지 *Polygala tenuifolia* Willdenow 및 기타 동속식물(원지과 Polygalaceae)의 뿌리이다. 봄과 가을에 채취하여 햇볕에 말린 것을 쓴다. 중국의 섬서(陝西), 산서(山西), 길림(吉林), 하남성(河南省) 등에서 주로 생산된다. 전초(全草)를 사용할 때도 있는 데 이 때에는 전초를 소초(小草)라 부른다.

【임상응용】

① 경계공구(驚悸恐懼), 불면건망(不眠健忘)

이 약은 주로 심(心), 신(腎)의 이경(二經)에 들어가 심기(心氣)를 안정(安定)시켜 정신을 진정시키고 마음을 편안하게 하며 신기(腎氣)를 통하게 하여 정신을 건강하게 하므로써 건망증을 개선한다. 따라서 심기(心氣)가 부족하고 심신(心腎)이 불교(不交)하여 놀라고 무서워 하는 등 불안해 하며 잠을 못 이루고 잘 잊어버릴 때에는 인삼, 복령, 용치, 주사 등을 가하여 쓴다(安神定志丸).

② 전간발광(癲癎發狂), 해수담다(咳嗽痰多)

이 약은 신온(辛溫)하여 통리(通利)하고 활담(豁痰)하여 개규(開竅)한다. 심규(心竅)를 이(利)하게 하여 마음을 편안하게 하고 가래를 삭이고 기침을 멎게 하여 폐를 이(利)하게 하는 효능이 있다. 따라서 담(痰)이 심규(心竅)를 막아 신명(神明)이 안에서 막히기 때문에 경간(驚癎)하고 전광(癲狂)할 때에는 패모, 창포, 울금, 백반 등을 같이 사용하여 활담(豁痰)하여 개규(開竅)하고 해울(解鬱)하여 안신(安神)하는 효능을 높인다. 또 기침이 심하고 가래가 많으며 기침을 하고 가래를 뱉는 것이 어려울 때에는 길경, 행인, 감초 등의 선폐(宣肺)하여 거담(祛痰)하고 지해(止咳)하는 약을 같이 쓴다.

③ 옹저창독(癰疽瘡毒), 유방종통(乳房腫痛)

이 약은 옹종(癰腫)을 소산(消散)하는 효능이 있으므로 단미(單味)로 가루를 내어 술로 송복(送服)한다. 외용으로는 환부에 붙인다(遠志酒).

【임상사용의 요점】

원지는 신산(辛散), 고설(苦泄), 온통(溫通)한다. 조심양(助心陽), 익심기(益心氣)하고 신기(腎氣)를 상교(上交)시켜서 심신(心腎)을 교통하게 한다. 안신(安神)하고 익지(益智)하는 효능과 동시에 담탁(痰濁)을 제거하여 개규(開竅)하므로 심신(心神)이 편안하지 않아 경계(驚悸)하거나 실면(失眠)하고, 담이 심미(心迷)를 막아 잘 잊어버릴 때에 유효하다. 또 울(鬱)을 풀고 가래를 삭이는 작용이 있어 한사담음(寒邪痰飮)에 의한 기침에 효과가 있고 한응기체(寒凝氣滯)나 담습(痰濕)이 락(絡)에 들어가 생기는 옹저종독(癰疽腫毒)에도 내복하거나 외용하면 소종(消腫)하고 지통(止痛)하는 효과를 얻을 수 있다.

【참고】

일반적으로 초(炒)하여 사용한다.

【용량 · 용법】

3-10g. 외용에는 적당량을 쓴다.

【사용상의 주의】

실열(實熱)이 있는 자에게는 사용하지 않는다. 위염(胃炎) 및 위궤양(胃潰瘍)환자에게는 신중을 기해야 한다.

【고전의 기록】

≪本經≫

"主咳逆傷中, 補不足, 除邪氣, 利九竅, 益智慧, 耳目聰明, 不忘, 強志倍力 〈주로 해역상중에 쓰인다. 모자란 것을 보(補)하고 사기(邪氣)를 없애며 구규(九竅)를 이(利)한다. 지혜(智慧)를 익하게 하며 눈과 귀를 밝게 하고 잊지 않게 하며 뜻을 강하게 하여 힘을 늘린다.〉"

≪別録≫

"定心氣, 止驚悸, 益精, 去心下膈氣, 皮膚中熱, 面目黃 〈심기를 안정시키고 놀람을 그치게 한다. 정(精)을 익(益)하며 심하격기(心下膈氣), 피부의 열, 얼굴의 누런 기를 없앤다.〉"

≪本草從新≫

"一切癰疽, 敷服皆效, 幷善豁痰 〈모든 옹저(癰疽)에 붙이거나 복용해도 모두 효과가 난다. 아울러 담(痰)을 고쳐준다.〉"

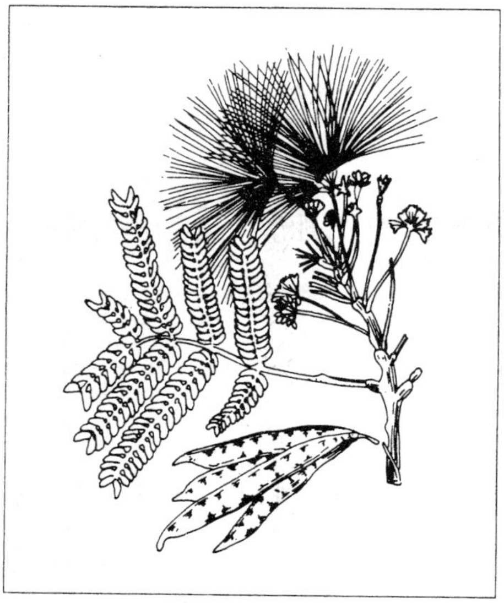

합환피(合歡皮)
Albizziae Cortex

【本經】 KHP, CP

【처방용명】 合歡皮

【성미】 甘, 平

【귀경】 心, 肝

【효능】 안신해울(安神解鬱), 활혈소옹(活血消癰)

【기원】

이 약은 자귀나무 *Albizzia julibrissin* Durazzini 및 동속식물(콩과 Leguminosae)의 수피이다. 봄과 가을에 채취하여 햇볕에 말린 것을 쓴다.

우리나라 각지에 분포하고 중국에서는 長江유역의 各省에서 산출된다.

【임상응용】

① 심신불안(心神不安), 우울불면(憂鬱不眠)

이 약은 안신하고 해울(解鬱)하는 효능이 있어 〈本經〉에는 "사람에게 즐거움을 주고 근심을 없앤다(令人歡樂無憂)"라 하였다. 따라서 감정이 상하여 우울, 분노와 허번하여 불안하고 잠이 안 오며 건망증이 생길 때에 단미로 쓰거나 야교등, 백자인, 울금 등의 양심(養心), 안신(安神), 해울(解鬱)하는 약을 가하여 쓴다.

② 질타골절(跌打骨折), 내옹창종(内癰瘡腫)

이 약은 근골(筋骨)을 이으며(續), 옹종(癰腫)을 소(消)하고 활혈(活血), 지통(止痛)하는 효능이 있다. 따라서 골절(骨折)에는 당귀, 천궁, 적작약 등을 같이 써서 활혈(活血), 산어(散瘀), 지통(止痛)하는 효력을 높이고, 폐옹(肺癰)에는 백렴(白斂)을 가하여 쓰거나(合歡皮飮) 어성초, 길경, 감초 등을 가하여 쓰면 옹종을 없애고 배농하는 효능이 증강한다. 옹저(癰疽)나 창종(瘡腫)의 치료에는 포공영, 야국화, 자화지정 등의 청열해독약(淸熱解毒藥)을 같이 쓴다.

【임상사용의 요점】

합환피는 감평(甘平)하며 해울(解鬱)하고 안신(安神)하는 작용이 있다. 심신불안(心神不安), 우울(憂鬱), 실면 등에 쓴다. 또 활혈(活血)하고 소종(消腫)하며 지통(止痛)하고 새살을 낳게 하는 효능이 있어 폐옹(肺癰)으로 타탁(唾濁)하고 근골(筋骨)이 절상(折傷)한 경우에도 효과가 있는 외과(外科)의 요약이다.

【참고】

합환피와 합환화(合歡花)는 효능이 거의 같다. 합환화는 이기(理氣)하여 해울(解鬱)하고 화중(和中)하여 개위(開胃)하는 작용이 강하다. 모두 작용이 완화하므로 대량을 장기간 복용하지 않으면 효과가 잘 나타나지 않는다.

【용량 · 용법】

10-15g

【사용상의 주의】

허한(虛寒)하여 잘 놀라기 때문에 잠이 오지 않는 경우에는 사용하지 않는 것이 좋다.

【고전의 기록】

≪本經≫

"主安五臟, 和心志, 令人歡樂無憂 〈주로 오장을 편안히 하고 심지(心志)를 평화스럽게 한다. 사람을 즐겁게 하여 근심이 없도록 한다.〉"

≪日華子本草≫

"合歡皮煎膏, 消癰腫, 續筋骨 〈합환피의 전고(煎膏)는 옹종을 없애고 근골을 이어준다.〉"

≪本草綱目≫

"和血, 消腫, 止痛 〈피를 화(和)하게 하고 종(腫)을 없애며 통증을 그치게 한다.〉"

≪本草求眞≫

"單用煎湯而治肺癰唾濁, 合阿膠煎湯而治肺痿吐血, 皆驗 〈단용(單用)으로 전탕(煎湯)하여 폐옹타탁을 치료하고 아교와 합해서 전탕(煎湯)하여 폐위토혈을 치료한다. 모두 효험이 있다.〉"

15

第十五章
평간식풍약(平肝熄風藥)

第一節 평간잠양약(平肝潛陽藥)

第二節 식풍지경약(熄風止痙藥)

간양(肝陽)이 윗쪽으로 상충(上衝)하면 머리가 어지럽다, 몸이 떨린다, 고열이 난다, 온몸이 뒤틀린다 (抽搐), 어린이에게는 경풍이 나타난다, 전간이 나타난다 등의 증상이 생기는데 이를 내풍(內風)이라 하고 내풍(內風)을 다스리는 약을 평간식풍약(平肝熄風藥)이라 한다. 평간식풍약(平肝熄風藥)은 크게 평간잠양약(平肝潛陽藥)과 식풍지경약(熄風止痙藥)의 두가지로 나눈다.

평간잠양약(平肝潛陽藥)은 상충된 간양(肝陽)을 평강(平降)시키거나 간양(肝陽)이 상충(上衝)되는 것을 완화 또는 억제하는 약으로 주로 간양(肝陽)이 상항(上亢)하여 생기는 현운(眩暈)과 이명(耳鳴) 등의 증세에 활용하는 약을 가리킨다. 식풍지경약(熄風止痙藥)은 간풍(肝風)을 평식(平熄)시키거나 간풍(肝風)이 내동(內動)하는 것을 완화 또는 억제하는 약으로 주로 간풍(肝風)이 내동(內動)하여 생기는 경련(痙攣), 추축(抽搐) 등에 활용하는 약을 가리킨다. 또 식풍약(熄風藥)에 따라서는 평간(平肝) 작용도 겸하고 있기 때문에 이 두 종류의 약은 같이 배합하여 쓰는 경우가 많다.

평간식풍약(平肝熄風藥)을 쓸 때에는 병인(病因)과 병기(病機)를 잘 살펴서 용약해야 함은 물론이다.

즉, 간양상항(肝陽上亢), 현운(眩暈), 이명(耳鳴)에는 음혈(陰血)을 자보(滋補)하는 약을 배합하여 음을 자양하므로써 양이 스스로 잠자도록 하여야 한다. 그리고 간풍내동(肝風內動)이 간양(肝陽)이 화풍(化風)하여 생기는 경우에는 평간잠양약(平肝潛陽藥)을 같이 써야 하고, 열극생풍(熱極生風)인 경우에는 청열설화약(淸熱泄火藥)을 같이 써야 한다. 또한 음혈(陰血)이 휴허(虧虛)하여 생풍(生風)한 경우에는 자음양혈약(滋陰養血藥)을 배합하고, 풍양(風陽)에 담(痰)이 협잡되었을 때에는 활담개규약(豁痰開竅藥)을 배합하며, 파상풍(破傷風)으로 인한 경궐(痙厥)에는 외풍(外風)을 소산(疏散)하는 약을 배합하고, 비허(脾虛)하여 자주 놀랄 경우에는 건비(健脾)하고 익위(益胃)하는 약을 배합한다.

간(肝)은 강장(剛臟)이므로 그 성질이 조달(條達)하기 좋아하고 억울(抑鬱)하기 싫어한다. 따라서 평간식풍약(平肝熄風藥)을 활용할 때에는 소간약(疏肝藥)을 배합하여 간양(肝陽)이 고르게 가라앉는 것을 도와주어야 한다.

이 약들은 약성이 각기 다르므로 사용 시에는 그 약성에 유의할 필요가 있다. 예를 들면, 비(脾)가 허하여 잘 놀라고 열이 없을 경우에는 약성이 한량(寒凉)한 것은 쓰지 않는 것이 좋고, 음혈(陰血)이 휴허(虧虛)하여 허풍(虛風)이 내동(內動)한 경우에는 약성이 온조(溫燥)

한 것은 조심해서 써야 한다.

현대약리학적인 연구에 의하면 이 약들은 대부분 강압, 진정, 항경궐, 항전간, 해열 또는 진통작용 등이 있는 것으로 보고되었다.

第一節 평간잠양약(平肝潛陽藥)

간음(肝陰)이 허하거나 신음(腎陰)이 허해지면 간양(肝陽)이 상충(上衝)하여 머리가 아프다, 머리가 어지럽다, 귀에서 소리가 나고 잘 들리지 않는다, 정서가 몹시 불안정하다, 얼굴이 뜨거워진다, 갈증이 생기고 목이 바싹 마른다, 잠이 부족하다 등의 증상이 나타난다. 이와 같이 간양(肝陽)이 상항(上亢)하여 생기는 증세를 완화 또는 억제하는 약을 평간잠양약(平肝潛陽藥)이라 한다.

이 약들은 간신(肝腎)의 음(陰)이 허하여 양(陽)을 억제하지 못하기 때문에 간양이 위로 상충하여 생기는 현운(眩暈), 이명(耳鳴), 두통(頭痛), 목창(目脹), 면홍(面紅), 목적(目赤), 번조(煩躁), 이노(易怒)하는 등의 증상에 주로 활용한다.

이 약들 중에는 간화(肝火)를 청설(淸泄)하고 진심(鎭心), 안신(安神)하는 등의 작용을 겸하고 있기 때문에 식풍지경약(熄風止痙藥)과 같이 쓰면 간양화풍(肝陽化風)이나 열극생풍(熱極生風) 등을 다스릴 수 있고, 또 안신약(安神藥)과 같이 쓰면 간양상항(肝陽上亢), 번조불면(煩躁不眠) 등을 다스릴 수 있다.

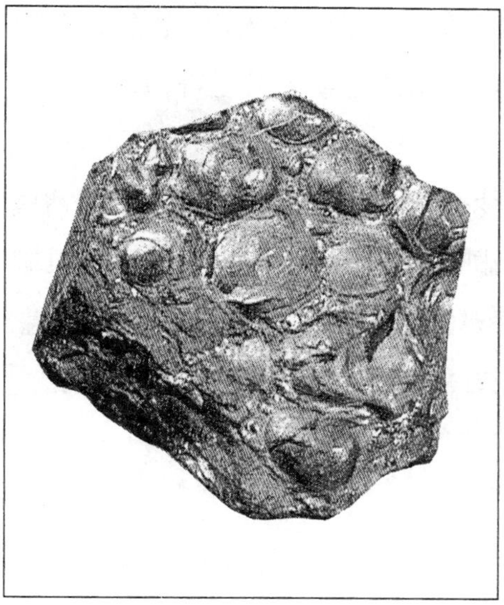

대자석(代赭石)
Hematitum

【本經】 KHP, CP

【처방용명】 代赭石, 丁頭赭石, 生赭石, 煆赭石

【성미】 苦, 寒

【귀경】 肝, 心

【효능】 평간잠양(平肝潛陽), 중진강역(重鎭降逆), 양혈지혈(凉血止血)

【기원】

이 약은 삼방정계(三方晶系)에 속한 적철광(赤鐵鑛)인 산화제이철(Haematites Fe_2O_3)의 광석이다.

중국의 산서, 하북, 하남, 산동 등 광상(礦床)의 암석중에서 산출한다.

【임상응용】

① 두통현운(頭痛眩暈)

이 약은 고한(苦寒)하여 청열(淸熱)하고 질(質)이 중(重)하여 진강(鎭降)하며 주로 간경(肝經)으로 들어가 간화(肝火)를 청강(淸降)하고 부양(浮陽)을 잠납(潛納)하여 평간잠양(平肝潛陽)하는 효능이 있다. 간화(肝火)가 항성(亢盛)하고 간양(肝陽)이 상항(上亢)하여 생기는 두창(頭脹), 두통(頭痛), 현운(眩暈) 등에는 석결명, 하고초, 우슬 등을 같이 써서 평간(平肝)하여 잠양(潛陽)하는 효능을 높여 준다(代赭石湯). 또 간신(肝腎)이 음허(陰虛)하기 때문에 간양(肝陽)이 상항(上亢)하여 두목(頭目)이 현운(眩暈)하고 뇌중(腦中)에 열통(熱痛)이 있을 때에는 그 때마다 백작약, 모려, 구판 등을 가하여 쓴다(鎭肝熄風湯).

② 구토애역(嘔吐呃逆), 애기부제(噫氣不除)

이 약은 중진강역(重鎭降逆)하는 효능이 있어 역기(逆氣)를 잘 내리므로 기역(氣逆)이 내리지 않아 생기는 구토(嘔吐), 애역(呃逆), 애기(噫氣) 등에는 청대, 반하, 생강 등의 강역지구약(降逆止嘔藥)을 같이 쓴다(旋復代赭湯). 또 담화(膽火)가 상충(上衝)하여 생기는 구토(嘔吐), 애역(呃逆)에는 청대, 반하, 용담초 등을 같이 쓴다(鎭逆湯).

③ 기역천식(氣逆喘息)

이 약은 진강(鎭降)하면서 평천(平喘)하는 작용이 있다. 따라서 폐신(肺腎)이 부족하고 음양(陰陽)이 모두 허하여 생기는 허천증(虛喘證)에 인삼, 산수유, 산약 등의 보폐(補肺)하고 익신(益腎)하는 약을 함께 쓴다(蔘赭鎭氣湯). 실증(實證)인 천식(喘息)에도 쓰는 데, 천명(喘鳴)이 나고 누워 자기가 어려울 때에는 이 약을 단미(單味)로 연말(硏末)하여 미음과 함께 복용한다.

④ 토뉵붕루(吐衄崩漏)

이 약은 고한(苦寒)하고 질(質)이 중(重)하며 간(肝), 심(心)의 혈분(血分)으로 들어가 양혈(凉血)하여 지혈(止血)하는 효능이 있으므로, 혈열(血熱)이 망행(妄行)하여 생기는 토혈(吐血)이나 육혈(衄血)에는 백작약, 죽여,우방자 등을 같이 쓴다(寒降湯).

붕루(崩漏)가 오래 되고 머리가 어지러우며 눈앞이 어른거릴 때에는 주로 우여량, 적석지, 오령지 등의 수렴지혈약(收斂止血藥)을 같이 쓴다(震靈丹).

본초강목(本草綱目)에는 이 약을 단미(單味)로 연말(硏末)하여 복용하거나 또는 생지황의 즙(汁)으로 조제하여 복용하면 토뉵(吐衄), 하혈(下血)을 치료할 수 있다고 했다.

【임상사용의 요점】

대자석은 고한(苦寒)하고 질(質)이 무겁다. 한(寒)으로 사열(瀉熱)하며 무거운 성질로 진정하고 강역(降逆)하는 작용을 발휘한다. 간(肝), 심(心)의 혈분(血分)에 들어가 평간(平肝)하여 청화(淸火)하고 진역(鎭逆)하여 강기(降氣)하며 양혈(凉血)하여 지혈(止血)하는 효능이 있다. 간양(肝陽)이 상항(上亢)하여 현운(眩暈), 이명(耳鳴)이 생기거나 기역(氣逆)이 내리지 않아 애기(噫氣), 애역(呃逆), 구토(嘔吐), 반위(反胃), 담천(痰喘), 기급(氣急)이 생기거나 혈분(血分)에 열(熱)이 있어 토뉵(吐衄), 하혈(下血), 붕루(崩漏), 대하(帶下) 등이 생길 때에 효과가 있다.

【참고】

평간강역(平肝降逆)에는 그대로 쓰고 지혈(止血)에는 단(煅)하여 쓴다.

【용량 · 용법】

10-30g. 달일 때에는 먼저 넣어 달인다.

【사용상의 주의】

이 약은 한중추(寒重墜)하다. 따라서 한증(寒證) 및 임신부에게는 조심해서 사용하여야 한다.

【고전의 기록】

≪本經≫

"…女子赤沃漏下 〈…여자의 적옥누하(赤沃漏下)를 치료한다.〉"

≪別錄≫

"主帶下百病, 難產, 胞衣不出, 墮胎, 養氣血, 除五臟血脈中熱 〈주로 대하의 백병, 난산, 포의 불출, 타태(墮胎)의 치료에 쓰이며 기혈을 기르고 오장 혈맥중의 열을 없앤다.〉"

≪日華子本草≫

"止吐血鼻衄, 腸風痔瘻, 月經不止, 小兒驚癎〈토혈비뉵과 장풍치루를 없애며 월경부지, 소아의 경간을 치료한다.〉"

≪湯液本草≫

"代赭石 入手少陰, 足厥陰經, 怯則氣浮, 重所以鎭之, 大赭石之重以鎭虛逆 〈대자석은 수(手)의 소음(少陰), 족(足)의 궐음(厥陰)으로 입경(入經)한다. 겁(怯)하면 기(氣)가 떠오르므로 중(重)은 이를 누르는 역할을 한다. 대자석의 중(重)은 허역(虛逆)을 누른다.〉"

≪衷中參西錄≫

"能生血兼能凉血, 其質重墜, 又善鎭逆氣, 降痰涎, 止嘔吐, 通燥結, 治吐血之證, 當以降胃氣爲主, 而降胃之藥, 實以赭石爲最效 〈능히 생혈(生血)하면서 겸하여 양혈(凉血)한다. 또 그 질(質)은 중추(重墜)하여 진역기(鎭逆氣), 강담연(降痰涎), 지구토(止嘔吐), 통조결(通燥結)에 뛰어나다. 토혈(吐血)의 증세(證勢)를 치료하되 위기(胃氣)를 강(降)함이 위주이다. 강위(降胃)의 약(藥)은 자석(赭石)이 가장 효과가 있다.〉"

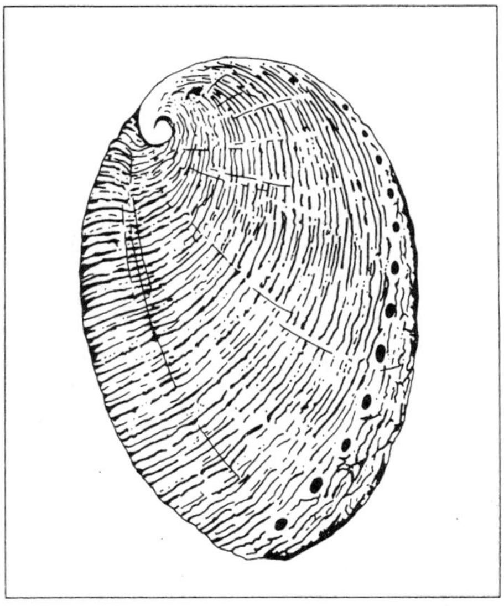

석결명(石決明)*
Haliotidis Concha

【別錄】 KHP, CP

【처방용명】 石決明, 九孔決明, 生石決明, 生石決, 煅石決, 煨石決明

【성미】 鹹, 寒

【귀경】 肝

【효능】 평간잠양(平肝潛陽), 청간명목(淸肝明目)

【기원】

이 약은 말전복 *Haliotis gigantea* Gmelin 및 기타 동속근연동물(전복과 Haliotidae)의 패각(貝殼)이다. 여름과 가을에 잡아 거육(去肉)하고 세정한 다음 햇볕에 말린 것을 쓴다. 분쇄하여 그대로 쓰거나 단용(煅用)한다.

【임상응용】

① 두통현운(頭痛眩暈)

이 약은 함한청열(鹹寒淸熱)하고, 무거운 성질로 진정시키며 간경(肝經)으로 들어가 청간(淸肝)하고 익음(益陰)하며 평간(平肝)하고 잠양(潛陽)하는 효능을 나타내므로 양간(凉肝)하고 진간(鎭肝)하는 요약(要藥)으로 쓰인다. 따라서 간신음허(肝腎陰虛), 간양상항(肝陽上亢), 두통(頭痛), 현운(眩暈)에는 생지황, 백작약, 모려 등을 가하여 자음(滋陰)하고 잠양(潛陽)하는 효과가 함께 나타나도록 한다. 또한 간화항성(肝火亢盛), 간양상항(肝陽上亢)에는 국화, 하고초, 조구등 등을 함께 써서 청간(淸肝)하고 평간(平肝)하는 효능을 증강시킨다.

② 목적예장(目赤翳障), 시물혼화(視物昏花)

눈은 간규(肝竅)에 해당한다. 이 약은 함한(鹹寒)하므로 간(肝)으로 들어가 간화(肝火)를 청설(淸泄)하고 간음(肝陰)을 자보(滋補)하여 명목(明目)하고 퇴예(退翳)하는 효능을 나타내므로 눈병에는 허실(虛實)에 관계없이 요약(要藥)으로 쓰인다. 간화(肝

火)가 상염(上炎)하여 생기는 목적(目赤), 종통(腫痛)에는 결명자, 하고초, 조구등 등을 같이 써서 청간(淸肝)하여 명목(明目)하는 효능을 높여 준다. 또 풍열(風熱)이 상공(上攻)하여 생기는 목적(目赤), 종통(腫痛), 예막차정(翳膜遮睛) 등에는 곡정초, 밀몽화, 국화 등 풍열(風熱)을 소산(疏散)하여 명목(明目)하고 퇴예(退翳)하도록 하는 약을 같이 쓴다.

한편 간허(肝虛)하여 혈(血)이 부족하기 때문에 오랫 동안 눈이 어두침침할 경우에는 숙지황, 산수유, 토사자 등을 같이 써서 보간(補肝)하여 명목(明目)하게 한다 (石決明丸). 또 이 약에 창출, 저간(猪肝)을 같이 쓰면 청맹작목(淸盲雀目)을 치료할 수 있다.

【임상사용의 요점】

석결명은 함한(鹹寒)하고 간경(肝經)에 들어간다. 간화(肝火)를 청(淸)하고 간음(肝陰)을 보(補)하며 중진잠양(重鎭潛陽)하고 평간잠양(平肝潛陽)하여 청간명목(淸肝明目)하는 효능이 있다. 간양(肝陽)이 상항(上亢)하여 현운(眩暈)하거나 경풍(驚風)으로 추축(抽搐)하거나 목적예장(目赤翳障) 또는 청맹작목(青盲雀目) 등이 나타날 때에 적합하다. 그 밖에 폐(肺)에 들어가 허열(虛熱)을 청함으로 골증노열(骨蒸勞熱)에 도 쓰인다.

【참고】

석결명이 간화(肝火)를 사(瀉)하는 효능은 영양각보다는 못하지만 간음(肝陰)을 보하는 작용이 있기 때문에 평간잠양(平肝潛陽)하여 명목(明目)하게 하는 요약으로 쓴다. 간풍(肝風)이 내동(內動)하여 생기는 경풍추축(驚風抽搐)에는 영양각 대신에 석결명을 다량 쓰거나 음양곽을 같이 쓰는 것이 좋다.

【용량 · 용법】

15-30g. 달일 때에는 먼저 넣어 달이고 그대로 쓰면 작용이 비교적 강하지만 단(煅)하여 쓰면 작용이 온화하다. 외용(外用)은 연말(研末)하여 수비점안(水飛點眼)한다.

【사용상의 주의】

비위(脾胃)가 허한(虛寒)한 경우에는 복용시키지 않는 것이 좋다.

【고전의 기록】

≪別録≫

"主目障翳痛, 青盲〈주로 목장예통, 청맹을 치료한다.〉"

≪本草從新≫

"內服療青盲內障, 外點散赤膜外障〈내복(內服)하여 청맹내장을 치료하고 외점(外點)하여 적막외장을 해소시킨다.〉"

≪醫學衷中參西録≫

"味微鹹, 性微凉, 爲凉肝, 鎭肝之要藥, 肝開竅於目, 是以其性善明目〈미(味)는 미함(微鹹)하고 성(性)은 미량(微凉)하여 양간(凉肝), 진간(鎭肝)의 요약(要藥)이다. 간은 목(目)을 통해 개규(開竅)한다. 이때문에 명목(明目)에 뛰어나다고 한 것이다.〉"

"爲其能凉肝, 兼能鎭肝, 故善治腦中充血作疼, 作眩暈, 因此證多系肝氣, 肝火挾血上衝也〈이는 능히 양간(凉肝)하면서 겸하여 진간(鎭肝)하는 작용이 있어서 뇌(腦)의 충혈작동(充血作疼)과 어지러움을 치유할 수 있는데, 이러한 증세들이 대개 간기(肝氣)에 관련된 것으로 간화(肝火)가 협혈상충(挾血上衝)할 때의 상황들이기 때문이다.〉"

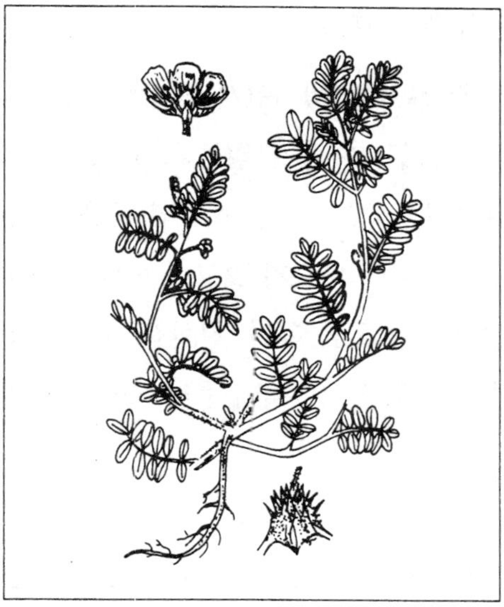

질려자(蒺藜子)
Tribuli Fructus

【本經】KHP, CP

【처방용명】 蒺藜子, 白蒺藜, 刺蒺藜

【성미】 辛, 苦, 平

【귀경】 肝

【효능】 평간명목(平肝明目), 소간활혈(疏肝活血), 거풍지양(祛風止痒)

【기원】

이 약은 납가새 *Tribulus terrestris* L. (납가새과 Zygophyllaceae)의 열매이다. 중국의 동북(東北), 화북(華北), 청해(青海), 티베트 및 장강(長江) 유역에서 생산되고 가을에 열매가 성숙했을 때 전주를 베어서 말리고 두드려 털어서 열매를 모은 것이다.

【임상응용】

① 두통현운(頭痛眩暈)

이 약은 고(苦)로 강설(降泄)하고 간경(肝經)으로 들어가 간양(肝陽)을 평강(平降)하는 효능을 나타낸다. 따라서 간양(肝陽)이 상항(上亢)하여 생기는 두통(頭痛), 현운(眩暈)에는 조구등, 진주모, 백작약 등을 같이 써서 평간잠양(平肝潛陽)하는 효능을 높인다.

② 목적예장(目赤翳障)

이 약은 신(辛)으로 산(散)하고 간경(肝經)으로 들어 가 간경(肝經)의 풍열(風熱)을 소산(疏散)시켜 명목(明目)하고 퇴예(退翳)한다. 따라서 간경(肝經)의 풍열(風熱)이 상공(上攻)하여 생기는 목적(目赤), 종통(腫痛), 다루(多淚) 및 예막차정(翳膜遮睛)에는 국화, 결명자, 만형자 등의 풍열(風熱)을 소산(疏散)하고 청간(清肝)하여 명목(明目)하는 약을 가하여 쓴다(白蒺藜散).

③ 흉협동통(胸脇疼痛), 유폐불통(乳閉不通), 경폐산하(經閉疝瘕)

이 약은 신산(辛散)하고 고설(苦泄)하여 소간풍열(疎肝風熱)하면서 동시에 활혈(活血)하여 통경(通經)하는 효능이 있다. 따라서 간기(肝氣)가 울결(鬱結)하고 혈어(血瘀)가 조체(阻滯)하여 생기는 흉협동통(胸脇疼痛)에는 시호, 지각, 백작약 등을 같이 쓴다. 또 산후(產後)에 간기(肝氣)가 울체(鬱滯)하여 젖이 나오지 않고 유방(乳房)이 창통(脹痛)할 때에는 단미로 연말(硏末)하여 복용하거나 또는 청피, 천산갑, 왕불유행 등과 같은 행기활혈통유약(行氣活血通乳藥)을 같이 쓴다. 또 이 약에 유향, 몰약, 소회향 등을 같이 쓰면 산하(疝瘕)를 치료할 수 있다.

④ 풍진소양(風疹瘙痒)

이 약은 신산(辛散)하고 경양소산(輕揚疏散)하므로 거풍(祛風)하여 지양(止痒)하는 효능이 있으므로 풍진소양(風疹瘙痒)에 방풍, 백강잠, 형개 등을 가하여 써서 거풍(祛風)하여 지양(止痒)하는 효력을 강화시킨다. 현재는 주로 강황(薑黃)을 동량(同量) 배합한 산제를 복용하여 효과를 보고 있다.

【임상사용의 요점】

백질려는 신산(辛散)하고 고설(苦泄)하며 경양(輕揚)하고 소달(疏達)하여 간양(肝陽)을 평강(平降)하고 풍열(風熱)을 소산(疏散)하며 소간(疏肝)하여 해울(解鬱)하고 행기(行氣)하여 활혈(活血)하는 효능을 발휘한다. 간양(肝陽)이 상항(上亢)하여 두목(頭目)이 현운(眩暈)하고 간경(肝經)에 풍열(風熱)이 있어 두통, 현운, 목적(目赤), 다루(多淚)가 나타나거나 풍진(風疹)에 의한 소양(瘙痒)이 있거나 간기(肝氣)가 울결(鬱結)하여 흉협(胸脇)이 긴장되고 두통, 유즙불통, 유방창통이 나타나거나 기체(氣滯)에 의한 혈어(血瘀)로 월경이 끊기고 젖이 나오지 않으며 징하(癥瘕) 등이 있을 때에 사용한다.

【참고】

질려에는 두가지가 있으며 하나는 백질려(白蒺藜)이고 또 하나는 사원질려(沙苑蒺藜, 潼蒺藜, 沙苑子)이다. 사원질려는 감온(甘溫)하고 간신(肝腎)을 보익(補益)하며 명목고정(明目固精)하는 작용이 있는 것으로 백질려와는 전혀 다르므로 명확하게 구별하여야 한다.

【용량 · 용법】

3-10g

【사용상의 주의】

임신부에게는 주의해서 사용하여야 한다.

【고전의 기록】

≪本經≫

"主惡血, 破癥瘕積聚, 喉痺, 乳難 〈주로 악혈(惡血)을 없애며 징하적취(癥瘕積聚), 후비(喉痺), 유난(乳難)을 없앤다.

≪別録≫

"治身體風痒, 頭痛 〈신체의 풍양, 두통을 치료한다.〉"

≪圖經本草≫

"治風明目最良 〈풍을 치료하여 눈을 밝게 하는데 가장 뛰어나다.〉"

≪日華子本草≫

"催生墮胎 〈태(胎)를 내리도록 한다.〉"

≪本草綱目≫

"古方補腎治風皆用刺蒺藜, 後世補腎多用沙苑蒺藜 〈고방(古方)에 신(腎)을 보(補)하여 풍(風)을 치료하는데에 자질려를 쓴다고 했으나 후세에는 신(腎)을 보하는데 사원질려를 주로 많이 쓴다.〉"

第二節 식풍지경약(熄風止痙藥)

외풍은 몰아내야 하고(祛風), 내풍은 꺼버려야 하며(熄風), 외풍이 내풍을 불러 일으켰을 때에는 거풍(祛風)과 식풍(熄風)을 동시에 시행해야 한다.

식풍지경약(熄風止痙藥)이라 함은 거풍(祛風)과 식풍(熄風) 작용을 모두 갖추고 있는 약을 가리킨다. 이 약은 간풍내동(肝風內動)과 경궐추축(驚厥抽搐)을 완화 또는 억제시키는 데 활용한다.

따라서 음허양항(陰虛陽亢)하여 간양(肝陽)을 억제할 수 없이 지나치게 왕성한 결과 풍이 될 때, 양열(陽熱)이 극성하여 간경(肝經)을 번작(燔灼)하여 열극생풍(熱極生風)이 될 때, 또는 온사(溫邪)가 오래 되어 진음(眞陰)을 소모시키고 상하게 하며 근맥(筋脈)이 자양하지 못하여 허풍내동(虛風內動)할 때, 그리고 풍양(風陽)에 담(痰)이 협잡하여 풍담(風痰)이 윗쪽을 소란하게 함으로써 전간(癲癎), 경광(驚狂), 추축(抽搐)이 나타날 때, 풍독(風毒)이 내습하고 외풍이 내풍을 불러 일으켜 경련하고 추축하며 각궁반장(角弓反張)하는 파상풍증(破傷風證)이 나타날 때, 오랫동안 구토하고 설사하여 비(脾)가 허해지고 간(肝)이 승(乘)해지기 때문에 몸과 마음이 피곤해지고 잠만 자려하고 대변이 묽으며 때때로 몸이 뒤틀리는 만비풍증(慢脾風證) 이 나타날 때 활용한다.

이 약들은 평간(平肝)하여 잠양(潛陽)하거나 간화(肝火)를 청설(淸泄)하는 효능도 겸하고 있는 것이 있으므로 간양(肝陽)에 의한 현운(眩暈), 간화(肝火)에 의한 목적(目赤) 등에도 활용할 수 있다.

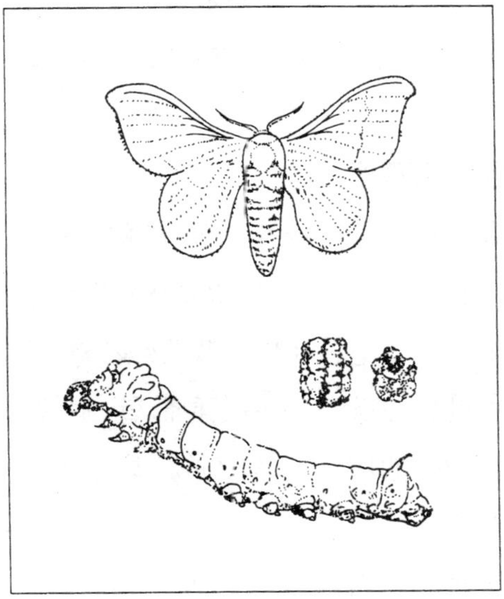

백강잠(白殭蠶)*

Bombycis Corpus

【本經】 KHP, CP

【처방용명】 白殭蠶, 殭蠶, 姜殭, 炙姜蠶, 製姜蟲, 製天蟲

【성미】 鹹, 辛, 微寒

【귀경】 肝, 肺

【효능】

식풍지경(熄風止痙), 거풍지통(祛風止痛), 화담산결(化痰散結)

【기원】

이 약은 누에 *Bombyx mori* Linne(누에과 Bombycidae)가 토사(吐絲)하기 전에 백강잠균 *Batrytis bassiana* Vuill의 감염에 의해 백강병으로 경직사(硬直死)한 충체를 건조한 것이다. 양건해서 그대로 쓰거나 초(炒)하여 쓴다.

【임상응용】

① 경간추축(驚癎抽搐), 구안와사(口眼喎斜)

이 약은 함한(鹹寒)하고 간경(肝經)으로 들어가 식풍지경(熄風止痙), 화담설열(化痰泄熱)하는 효능을 발휘한다. 주로 간풍내동(肝風內動)과 담열옹성(痰熱壅盛)으로 인해 생기는 경간추축(驚癎抽搐)의 증세에 널리 응용된다. 소아(小兒)의 담열급경(痰熱急驚)에 전갈, 우황, 담남성 등을 함께 써서 청열화담(清熱火痰), 식풍지경(熄風止痙)하는 효능을 높여준다 (千金散). 또한 소아(小兒)의 비허(脾虛)에 의한 만경(慢驚)에는 인삼, 백출, 복령, 전갈, 천마 등을 같이 써서 익기건비(益氣健脾), 식풍지경(熄風止痙)토록 한다(醒脾散).

파상풍(破傷風)의 경궐추축(驚厥抽搐)에는 전갈, 오공, 주사, 조구등 등을 동용하여 해독지경(解毒止痙)토록 하고 (撮風散), 담(痰)이 경락(經絡)을 조폐(阻閉)하여 생기는 구안와사(口眼喎斜)에는 전갈, 백부자를 함께 써서 거풍화담지경(祛風化痰止痙)토록 한다(牽正散).

② 두통목적(頭痛目赤), 인후종통(咽喉腫痛), 풍진소양(風疹瘙痒)

이 약은 신(辛)으로 산풍(散風)하고 한(寒)으로 설열(泄熱)하여 거풍(祛風), 설열(泄熱), 지통(止痛)하는 효능을 나타낸다. 따라서 간경(肝經)에 풍열(風熱)이 있어 생기는 두통(頭痛), 목적(目赤)에는 상엽, 목적, 형개 등의 소산풍열약(疏散風熱藥)을 함께 쓴다(白殭蠶散). 풍열(風熱)이 상공(上攻)하여 인후(咽喉)가 종통(腫痛)할 때에는 박하, 길경, 감초 등을 함께 써서 풍열(風熱)을 선산(宣散)하고 거담(祛痰)하여 이인(利咽)하도록 한다(六味湯).

풍진(風疹)에 의한 소양(瘙痒)이나 대변비결(大便秘結)에는 강황, 선태, 대황 등을 함께 써서 활혈(活血)하여 산풍(散風)하고 사열(瀉熱)하여 통변(通便)토록 한다(升降湯).

③ 나력담핵(瘰癧痰核)

이 약은 화담(化痰)하여 산결(散結)하는 효능이 있어 나력(瘰癧), 담핵(痰核)에 활용하는 데, 이 경우에는 하고초, 현삼, 절패모, 모려 등의 청간(淸肝)하여 설화(泄火)하고 화담(化痰)하여 산결(散結)하는 약을 함께 쓴다.

【임상사용의 요점】

백강잠은 신(辛)으로 발산(發散)하고 함(鹹)으로 연견(軟堅)한다. 화담(化痰)하여 산결(散結)하고 설열(泄熱)하는 효능이 있다. 풍열(風熱)에 의한 두통(頭痛), 풍진(風疹)에 의한 피부소양(皮膚瘙痒), 풍담(風痰)에 의한 천해(喘咳), 중풍구와(中風口喎), 인후종통(咽喉腫痛), 나력담핵(瘰癧痰核)에 활용하고 특히 인후종통(咽喉腫痛)에 속효(速效)를 나타낸다.

【참고】

① 일반적으로는 자(炙)하여 얻은 제강잠(製殭蠶)을 쓰고, 거풍(祛風)하고 설열(泄熱)하는 데는 그대로 쓴다.

② 백강잠과 선퇴는 거풍해경(祛風解痙)하는 효력이 비슷하여 간폐(肝肺)의 풍열증(風熱

證)에 잘 병용한다. 선퇴는 투진퇴예(透疹退翳)가 뛰어나고 백강잠은 화담(化痰)하여 산결(散結)하는 작용이 강하다.

③ 백강잠과 지룡은 지경(止痙)하는 작용이 있지만 작용이 약하여 경증(輕症)에만 사용한다. 지룡은 청열(淸熱), 평천(平喘), 통락(通絡), 이수(利水)에 활용하고 백강잠은 거풍(祛風), 화담(化痰), 산결소종(散結消腫)에 활용한다.

【용량 · 용법】

3-10g. 달여서 복용한다. 연말(硏末)하여 탄복(呑服)할 경우에는 매회 1-2g씩을 쓴다.

【사용상의 주의점】

허한(虛寒)에 의한 만경(慢驚)에는 사용하지 않는다.

【고전의 기록】

≪本經≫

"主小兒驚癎夜啼 〈주로 소아(小兒)의 경간야제(驚癎夜啼)에 쓰인다.〉"

≪本草圖經≫

"治中風, 急喉痺 〈중풍과 급한 후비를 치료한다.〉"

≪綱目≫

"散風痰結核, 瘰癧, 頭風, 風蟲齒痛, 皮膚風瘡, 丹毒作痒, 痰瘧癥結 〈풍담결핵, 나력, 두풍, 풍충치통, 피부의 풍창, 단독의 가려움, 담학징결 등을 없앤다.〉"

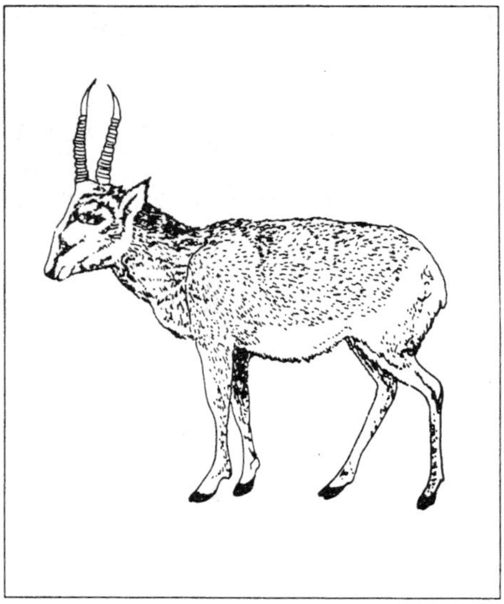

영양각(羚羊角)
Antelopis Cornu

【本經】KHP, CP

【처방용명】 羚羊角, 羚羊片, 羚羊粉, 大鼻羚

【성미】 鹹, 寒

【귀경】 肝, 心

【효능】 평간식풍(平肝熄風), 청간명목(淸肝明目), 산혈해독(散血解毒)

【기원】

이 약은 영양 *Gazella subgutturosa* Guldenst. 또는 고비영양 *Saiga tatarica* L. 및 근연동물(소과 Bovidae)의 뿔이다. 중국약전에는 고비영양의 뿔을 영양각(Saigae Tataricae cornu)으로 수재하고 있다.

8-9월에 뿔을 자르고 양건한 것을 쓰며 소련과 중국의 신강(新疆), 감숙(甘肅), 청해(靑海) 등지에서 산출된다.

【임상응용】

① 경간추축(驚癎抽搐)

이 약은 함(鹹)으로 혈(血)에 들어 가고 한(寒)으로 청열(淸熱)하며 주로 간경(肝經)으로 들어가 간열(肝熱)을 청사(淸瀉)하므로 식풍(熄風)하여 지경(止痙)하는 효력이 매우 좋아 간풍(肝風)이 내동(內動)하거나 경간(驚癎)으로 추축(抽搐)이 나타나는데 요약(要藥)으로 쓰인다. 따라서 열병(熱病)에 외감(外感)되거나 사(邪)가 궐음(厥陰)에 전해지거나 간경(肝經)에 열(熱)이 성(盛)하거나 열극(熱極)하여 풍동(風動)하거나 장열(壯熱)이 물러나지 않거나 신혼(神昏)으로 경궐(痙厥)하거나 경간(驚癎)으로 추축(抽搐)할 때에는 생지황, 백작약, 조구등, 국화 등을 같이 써서 양간(凉肝)하여 식풍(熄風)하고 양음(養陰)하여 유간(柔肝)하게 한다 (羚羊鉤藤湯).

또 온열병(溫熱病)으로 사(邪)가 심포(心包)에 들어 가 장열(壯熱)이 있어 정신이 혼미하고 헛소리를 하고 미친듯이 날뛰거나 소아(小兒)가 열(熱)이 성(盛)하여 경궐(驚厥)할 때에는 서각, 사향, 석고 등을 같이 써서 청심(淸心)하여 개규(開竅)하고 진경(鎭痙)하며 안신(安神)시킨다(紫雪散).

그 외에도 여자의 자간병(子癎病)이나 추축경궐(抽搐驚厥)에는 당귀, 천궁, 방풍, 산조인 등을 같이 써서 내풍(內風)을 재우고 외풍(外風)을 산(散)하여 경련(痙攣)을 풀어 준다(羚羊角散).

② 두통현운(頭痛眩暈)

이 약은 간열(肝熱)을 청(淸)하고 간양(肝陽)을 평안(平安)하게 하므로 간양(肝陽)이 상항(上亢)하여 두통(頭痛), 두운(頭暈) 및 목현(目眩)할 경우에는 백작약, 국화, 석결명 등을 같이 쓰면 평간(平肝)하여 잠양(潛陽)하는 효력이 강화된다.

③ 간화목질(肝火目疾)

이 약은 청간(淸肝)하여 명목(明目)하므로 간화(肝火)가 상공(上攻)하여 생기는 목적(目赤), 예장(翳障)에 결명자, 황금, 용담초 등을 가하여 쓰면 청간명목(淸肝明目)하는 효능이 강화된다(羚羊角散).

④ 온독발반(温毒發斑)

이 약은 청열사화(淸熱瀉火), 산혈해독(散血解毒)하므로 온열병(溫熱病)의 기혈양번(氣血兩燔), 장열섬어(壯熱譫語) 및 발반발진(發斑發疹)의 치료에 쓴다. 왕맹영(王孟英)은 이 경우 이 약에 서각을 배합하고 백호탕(白虎湯)과 동용하여 청열양혈소반(淸熱凉血消斑)하는 효능을 취했다고 한다(羚犀白虎湯).

【임상사용의 요점】

영양각은 함한(鹹寒)하다. 주로 간화(肝火)를 사(瀉)하며 겸하여 심폐(心肺)를 청(淸)하고 양간식풍(凉肝熄風), 청열명목(淸熱明目), 산혈해독(散血解毒)으로 작용한다. 열극생풍(熱極生風)에 의한 경간추축(驚癎抽搐), 신혼경궐(神昏痙厥), 간화상염(肝火上炎)에 의한 목적예장(目赤翳障), 두통현운(頭痛眩暈), 열독혈적(熱毒血積)에 의한 반진(斑疹), 창양종독(瘡瘍腫毒) 등에 쓰인다.

【참고】

① 온열병(溫熱病)에는 서각(犀角)을 병용하는 경우가 많다. 서각은 대부분 심(心)에 들

어가 심열(心熱)을 청해(淸解)하고, 양혈(涼血)하는 작용이 있다. 영양곽은 거의 간(肝)에 들어가 간화(肝火)를 사하여 식풍(熄風)하는 작용을 발휘하므로 정신이 혼미할 때에는 영양각은 필요가 없고, 신혼(神昏)에 경궐(痙厥)을 수반할 때는 영양곽을 배합한다. 고인(古人)은 "간(肝)의 병(病)에는 영양각을 쓰고, 심(心)의 병(病)에는 반드시 서각을 써라"고 하였다. 이와 같이 열사(熱邪)가 심간(心肝)에 들어가면 서각, 영양곽을 병용한다.

② 산양각은 영양각과 효능이 비슷하나 효력이 약하기 때문에 대량을 사용할 필요가 있다.

【용량 · 용법】

1-3g. 2시간 동안 단전(單煎)한 다음 즙(汁)을 내어 충복(沖服)한다. 마즙(磨汁), 또는 연분(硏粉)하여 복용할 경우에는 매회 0.3-0.5g 씩 쓴다.

【사용상의 주의】

이 약은 사화산사(瀉火散邪)의 약물이므로 화열(火熱)이 없는 증세에는 쓰지 않는 것이 좋다.

【고전의 기록】

≪本經≫

"主明目, 益氣起陰, 去惡血注下, 安心氣 〈주로 눈을 밝게 하며 익기기음(益氣起陰)한다. 악혈주하(惡血注下)를 없애고 심기(心氣)를 편안히 한다.〉"

≪綱目≫

"…肝開竅于目, 其發病也, 目暗翳障, 而羚羊角能平之, 肝主風, 在合爲筋, 其發病也, 小兒驚癎, 婦人子癎, 大人中風搐搦, 故筋脈攣急, 歷節掣痛, 而羚羊角能舒之 〈…간(肝)은 눈을 통해 열린다. 그 병의 모습이 목암예장(目暗峠障)일 때는 영양각이 능히 평안히 할 수 있다. 또 간(肝)은 풍(風)을 주관하므로 근(筋)과 합해 병세가 보일 때에는 주로 소아(小兒)의 경간(驚癎), 부인자간(婦人子癎), 대인(大人)은 중풍축닉(中風搐搦)이다. 따라서 근맥연급(筋脈攣急)하고 역절체통(歷節掣痛)일 경우, 역시 영양각이 능히 이를 펴준다.〉"

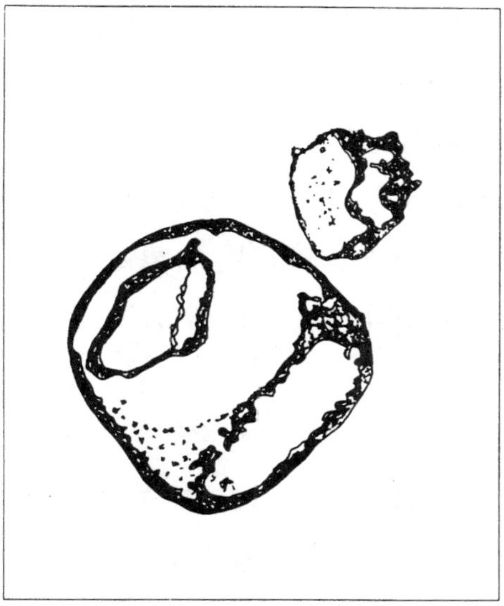

우황(牛黃)
Bezoar Bovis

【本經】 KP, JP, CP

【처방용명】 牛黃, 西黃, 犀黃

【성미】 苦, 凉

【귀경】 肝, 心

【효능】 식풍지경(熄風止痙), 활담개규(豁痰開竅), 청열해독(淸熱解毒)

【기원】

이 약은 소 *Bos taurus* L var. *domesticus* Gmelin(소과 Bovidae)의 담낭중에 생긴 결석을 건조한 것이다. 병든 소의 담낭이나 담관에서 취한 후 외부의 막질을 제거하고 음건한 것을 쓴다.

세계에서 호주산이 최상품이고 남북미, 유럽, 인도, 중국등에서 수입하고 있다.

【임상응용】

① 열성경궐(熱盛痙厥)

이 약은 고량(苦凉)하며 주로 간(肝), 심(心) 이경(二經)으로 들어가 청심양간(淸心凉肝)하고 식풍지경(熄風定驚)하는 효능을 나타낸다. 온열병(溫熱病)과 소아경풍(小兒驚風)에서 장열(壯熱)이 있어 정신이 혼미하고 경련(痙攣)하고 추축(抽搐)하는 등의 증세에 주사, 조구등 등을 가하여 쓴다(牛黃散).

② 규폐신혼(竅閉神昏)

이 약은 고량(苦凉)하고 방향성(芳香性)이므로 심경(心經)에 들어가 청심(淸心), 화담(化痰), 개규(開竅)하여 성신(醒神)하는 작용이 있어 온열병에 쓴다. 열(熱)이 심포(心包)에 들어 가 생기는 중풍(中風), 경풍(驚風), 전간(癲癎) 등 담열(痰熱)이 심규(心竅)를 조폐(阻閉)하여 신지(神志)가 혼미(昏迷)하고 구금(口噤), 설건(舌蹇) 등의 증후가 나타날 때에는 분말로 하여 담죽력(淡竹瀝)으로 복용하는 데(嬰孺兒口噤方), 임상에서는 사향, 서각, 황금, 황련, 치자 등을 같이 써서 청열(淸熱)하고 해독(解毒)하며 활담(豁痰)하여 개규(開竅)하는 효능을 높이고 있다(安宮牛黃丸).

③ **인후종란(咽喉腫爛), 구설생창(口舌生瘡), 옹저정독(癰疽疔毒)**

이 약은 고량(苦凉)하여 청열(淸熱)하고 해독(解毒)하는 데 효과가 좋은 약이다. 따라서 화독(火毒)이 울결(鬱結)하여 인후(咽喉)가 종통(腫痛)하고 은종(齦腫), 구창(口瘡) 등이 생길 때에는 대황, 황금, 생석고, 웅황 등을 같이 써서 청열(淸熱)하고 해독(解毒)하는 작용을 증강시킨다(牛黃解毒丸).

인후(咽喉)의 종란(腫爛)에는 진주를 가하여 고운 가루로 하고 인후에 불어넣는다.(珠黃散)·옹저(癰疽), 정독(疔毒), 유암(乳岩), 나력(瘰癧), 유주(流注) 등 창종(瘡腫)이 견실(堅實)한 경우에는 사향, 유향, 몰약 등을 같이 써서 활혈(活血)하여 산결(散結)하고 소종(消腫)하여 지통(止痛)하며 해독(解毒)하여 소옹(消癰)한다(犀黃丸).

【임상사용의 요점】

우황은 고량(苦凉)으로 방향(芳香)이 있다. 양간(凉肝)하여 식풍(熄風)하고 정경(定驚)하게 하며 청심(淸心)하여 개규(開竅)하고 활담(豁痰)하게 하는 효능이 있다. 따라서 열병(熱病)으로 신혼(神昏)하고 섬어(譫語)하며 중풍(中風)으로 담미(痰迷)하고 혼궐(昏厥)하며 전간(癲癎)으로 발광(發狂)하고 경풍(驚風)으로 추축(抽搐)할 경우 등에 적합하다. 또 양혈(凉血)하여 해독(解毒)하고 방부(防腐)하는 요약이기도 하다. 소아(小兒)의 태독(胎毒), 옹종(癰腫), 정창(疔瘡), 인후(咽喉)의 종란(腫爛), 아감구창(牙疳口瘡) 등에 내복(內服)하거나 외용(外用)하면 효과가 좋다.

【용량·용법】

0.2-0.5g을 환제나 산제로 하여 복용하고 외용에는 적당량을 가루로 하여 환부에 바른다.

【사용상의 주의】

실열증(實熱證)이 아니면 쓰지 않는 것이 좋고 임산부에게는 신중히 써야 한다.

【고전의 기록】

≪本經≫

"主驚癎寒熱, 熱盛狂痙. 〈주로 경간의 한열과 고열로 미친것 같고 근육경련이 일어날때 사용한다〉"

≪別録≫

"療小兒諸癎熱, 口不開, 大人狂癲, 又墮胎 〈소아가 놀라서 생긴 열과 입을 벌리지 않을때와 어른의 광전(狂癲)과 타태(墮胎)에 쓰인다.〉"

≪會藥醫鏡≫

"療小兒急驚, 熱痰壅塞, 痲疹餘毒, 丹毒, 牙疳, 喉腫, 一切實證垂危者 〈소아의 급경과 열담옹색, 마진의 여독, 단독(丹毒), 아감(牙疳), 목이 부었을 때, 일체의 실증(實證)으로 위기에 처했을 때에 쓰인다.〉"

≪日用本草≫

"治驚癎搐搦煩熱之疾, 淸心化熱, 利痰凉驚 〈경간축닉(驚癎搐搦), 번열(煩熱)의 질병을 치유하며 청심화열하고 이담양경한다.〉"

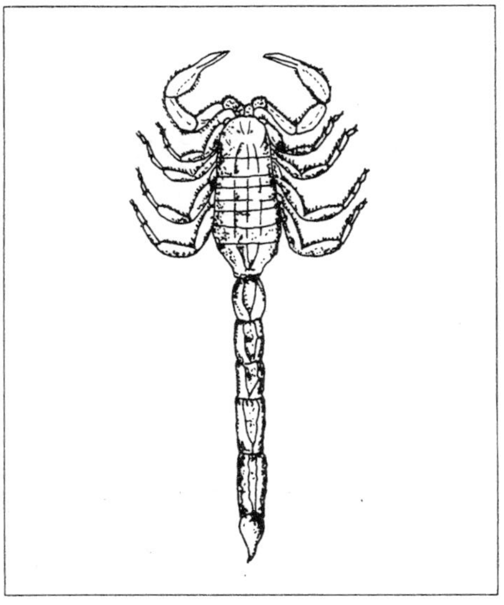

전갈(全蝎)
Scorpio

【開寶本草】 KHP, CP

【처방용명】 全蝎, 淡全蝎, 全蟲, 蝎尾

【성미】 辛, 平, 有毒

【귀경】 肝

【효능】 식풍지경(熄風止痙), 해독산결(解毒散結), 통락지통(通絡止痛)

【기원】

이 약은 전갈 *Buthus martensi* Karsch(전갈과 Buthidae)을 끓는 물이나 끓는 소금물에 잠깐 담갔다가 말린 것이다. 그 중 단용(單用)으로 꼬리만 필요로 할 때는 "갈미(蝎尾)"라 한다.

중국의 하남(河南), 산동(山東), 호북(湖北), 안휘(安徽) 등지에서 난다.

야생갈(野生蝎)은 늦은 봄부터 초가을 사이에 잡는다. 특히 청명(淸明)부터 곡우(穀雨)사이에 잡은 것을 "춘갈(春蝎)"이라 하는 데 이 때까지는 이토(泥土)를 먹지 않기 때문에 품질면에서는 최고로 여긴다. 여름에 가장 많이 잡히는 데 이 때 잡은 것을 "복갈(伏蝎)"이라 하며 품질도 떨어진다.

【임상응용】

① 급만경풍(急慢驚風), 구안와사(口眼喎斜), 파상풍증(破傷風證)

이 약은 미신성평(味辛性平)하며 주로 간경(肝經)으로 들어가 식풍(熄風)하여 지경(止痙)하는 효능을 잘 발휘하므로 여러가지 간풍(肝風)에 널리 활용한다. 따라서 경간추축(驚癎抽搐), 각궁반장(角弓反張)에는 오공과 함께 고운 가루로 하여 복용하고(止痙散), 소아(小兒)의 급경(急驚)에는 청열식풍약(淸熱熄風藥)인 우황, 조구등, 천마 등을 가하여 쓰며, 비허(脾虛)에 의한 만경(慢驚)에는 인삼, 백출, 복령, 천마 등의 익기건비(益氣健脾)하거나 식풍지경(熄風止痙)하는 약물을 함께 쓴다.

중풍(中風)으로 인한 구안와사(口眼喎斜)에는 백부자, 강잠 등 풍담(風痰)을 없애고 경련(痙攣)을 멈추게 하는 약을 같이 쓰며(牽正散), 파상풍증(破傷風症)에는 오공, 천남성, 선태 등을 함께 써서 거풍지경(祛風止痙)토록 한다 (五虎追風散).

② 나력창독(瘰癧瘡毒)

이 약은 해독산결(解毒散結),통락지통(通絡止痛)하는 효능이 있으므로 나력창독(瘰癧瘡毒)에 활용할 스 있다. 따라서 마유(麻油)로 전갈, 치자를 달이고 황납을 가하여 전갈고(全蝎膏)를 만들어 환부에 붙이면 제창종독(諸瘡腫毒), 나력담핵(瘰癧痰核)에 효과가 있다.

③ 편정두통(偏正頭痛), 풍습완비(風濕頑痺)

이 약은 통락(通絡)하여 지통(止痛)하는 효과가 뛰어나므로 완고한 편정두통(偏正頭痛)에 거풍통락지통약(祛風通絡止痛藥)인 오공, 강잠, 천궁, 백부자 등을 가하여 쓸 수 있고, 풍습완비(風濕頑痺), 근맥구련(筋脈拘攣), 관절변형(關節變形)에는 거풍지통(祛風止痛), 서근활락(舒筋活絡)하는 천오, 백화사, 지룡, 유황 등을 가하여 쓸 수 있다.

【임상사용의 요점】

전갈은 감신(甘辛), 유독(有毒)하다. 간경에 들어가 식풍지경(熄風止痙)하므로 경간추축(驚癎抽搐), 파상풍(破傷風), 중풍구안와사(中風口眼喎斜)에 사용하고 또 활락지통(活絡止痛), 공독산결(攻毒散結)하는 작용이 있으므로 관절비통(關節痺痛), 나력창독(瘰癧瘡毒), 차시(痄腮)에도 사용한다.

【참고】

① 전갈의 꼬리가 몸통보다 효과가 좋다.

② 전갈은 백강잠보다 지경(止痙)의 효능이 강하고 공독(攻毒)하고 산결(散結)하는 작용도 있지만 백강잠과 같이 거풍(祛風)하여 설열(泄熱)하고 화담(化痰)하는 효능은 없다.

【용량 · 용법】

전갈(全蝎) 2-5g 혹은 1-4마리. 갈미(蝎尾)는 1-2g을 쓴다.

연말(硏末)하여 탄복(呑服)할 경우 매회 0.6-1g씩 쓴다. 외용(外用)은 적당량을 쓴다.

【사용상의 주의】

이 약은 유독(有毒)하므로 용량(用量)이 지나쳐서는 안된다. 또 혈허생풍(血虛生風) 및 임신부에게는 주의하여 사용하여야 한다.

【고전의 기록】

≪開寶本草≫

"療諸風癮疹, 及中風半身不遂, 口眼喎斜, 語澁, 手足抽掣 〈여러가지 풍은진(風癮疹), 중풍으로 인한 반신불수, 입, 눈이 돌아갔을 때, 말을 정확히 못할 경우, 수족(手足)이 뒤틀렸을 때 쓰인다.〉"

≪本草圖經≫

"治小兒驚搐〈소아(小兒)의 경축을 치유한다.〉"

≪本草綸編≫

"破傷風宜以全蝎, 防風爲主 〈파상풍에는 전갈과 방풍을 위주로 하여 쓴다.〉"

≪玉楸藥解≫

"穿筋透骨, 逐濕除風 〈근골까지 깊이 파고들어 습풍을 없앤다.〉"

≪本草正≫

"開風痰 〈풍담을 열어준다.〉"

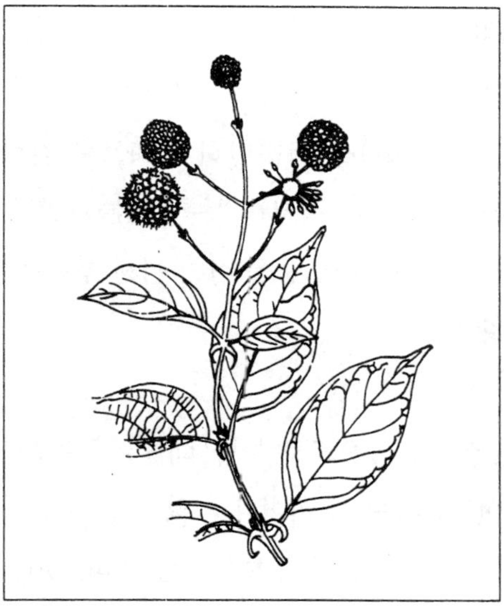

조구등(釣鉤藤)
Uncariae Ramulus et Uncus

【別錄】 KHP, CP

【처방용명】 釣藤鉤, 釣鉤藤, 釣藤, 雙釣藤, 嫩釣藤, 釣鉤, 嫩雙釣, 嫩釣釣

【성미】 甘, 微寒

【귀경】 肝, 心包

【효능】 식풍지경(熄風止痙), 청열평간(淸熱平肝)

【기원】

이 약은 조구등 *Uncaria sinensis* Havil 및 동속 근연식물(꼭두선이과 Rubiaceae)의 가시가 달린 어린가지이다.

중국약전에는 이 이외에 조등 *U. rhynchophylla* jacks., 대엽조등 *U. macrophylla* Wall. , 털조등 *U. hirsuta* Havil 및 *U. sessilfructus* Roxb. 도 원식물로 기재하고 있다.

중국의 장강이남에서 복건, 광동, 광서에 이르는 지역에 분포되어 있다. 봄과 가을에 채취하여 양건한 것을 쓰거나 또는 솥에 넣어 찌거나 끓는 물에 담구었다가 볕에 말린 것을 쓰기도 한다.

【임상응용】

① 경간추축(驚癎抽搐)

이 약은 감(甘)하면서 미한(微寒)하여 간(肝)과 심포(心包)의 이경(二經)에 들어가 청열(淸熱) 작용을 발휘하므로 비교적 뛰어난 식풍지경(熄風止痙) 작용을 나타낸다. 특히 소아(小兒)의 열극생풍(熱極生風), 풍화상선(風火相煽), 경간추축(驚癎抽搐) 등에 알맞아 천마, 영양각, 전갈, 목향 등을 함께 써서 화를 진정시켜 풍을 잠재워 여러 병이 스스로 사라지게 한다 (鉤藤散). 또한 풍열(風熱)에 외감(外感)하거나 사(邪)가 궐음(厥陰)에 전해지거나 장열(壯熱)로 신혼(神昏)하거나 경궐(痙厥)로 추축(抽搐)할 때에는 영양각, 백작약, 생지황, 국화 등을 함께 써서 양간(凉肝)하여 식풍(熄風)하고 양음(養陰)하여 유간(柔肝)하게 한다 (羚羊鉤藤湯).

② 두통현운(頭痛眩暈)

이 약은 간화(肝火)를 청(淸)하면서 동시에 간양(肝陽)을 평(平)하게 하므로 간화(肝火)가 상승(上升)하거나 간양(肝陽)이 상항(上亢)하여 생기는 두통(頭痛), 현운(眩暈), 설홍(舌紅), 맥삭(脈數) 등에 천마, 석결명, 치자, 황금 등을 함께 써서 청간(淸肝)하고 평간(平肝)하는 효능을 높인다 (天麻鉤藤飮).

③ 기타

이 약은 사열(邪熱)을 청투(淸透)하는 작용을 겸하고 있으므로 동량(同量)의 자초를 가하여 가루로 한 것을 온주(溫酒)로 복용하면 반진(斑疹)이 피어나지 않는 증세를 치료할 수 있고, 상엽, 국화 등을 가하여 쓰면 풍열(風熱)에 의한 두통을 치료하며, 선태, 박하 등을 함께 쓰면 소아(小兒)의 야제(夜啼), 감모(感冒)에 경증(驚證)이 나타날 때 쓸 수도 있다.

【임상사용의 요점】

조구등은 감미한(甘微寒)이고 질이 가볍다. 간(肝)과 심포(心包)의 화(火)를 청해(淸解)하여 식풍해경(熄風解痙), 평간청열(平肝淸熱), 정경(定驚)하는 작용을 발휘한다. 간풍(肝風)이 내동(內動)하고 심화(心火)가 상염(上炎)하여 경풍(驚風)으로 추축(抽搐)하고 두목(頭目)이 현운(眩暈)하며 풍화(風火)가 상선(相煽)하는 병증(病證)에 사용하는 데, 특히 소아(小兒)의 경열(驚熱)에 유효하다. 또 경청(輕淸)하고 투열(透熱)하는 효능도 있고 풍열(風熱)에 의한 두통(頭痛), 현운(眩暈), 목적(目赤) 및 반진투발불쾌(斑疹透發不快)에도 사용하지만 작용이 약하기 때문에 단독으로 사용하지는 않는다.

【용량 · 용법】

10-15g. 오래 달이지 말아야 하며 나중에 넣어 달인다.

【사용상의 주의】

허한(虛寒)에 의한 만경(慢驚)에는 사용하지 않는다.

【고전의 기록】

≪別錄≫

"主小兒寒熱, 十二驚癎〈주로 소아의 한열과 12경간에 쓰인다.〉"

≪綱目≫

"大人頭旋目眩, 平肝風, 除心熱, 小兒內釣腹痛, 發斑疹〈대인의 두선목현(頭旋目眩)에 쓰이며 간풍(肝風)을 평안히 하고 심열(心熱)을 없앤다. 또 소아(小兒)의 내조복통(內釣腹痛)에 쓰이며 반진(斑疹)이 터지게 한다.〉"

"鉤藤, 手足厥陰藥也, 足厥陰主風, 手厥陰主火, 驚癎眩暈, 皆肝風相火之病, 鉤藤通心包于肝木, 風靜火熄, 則諸病自除〈구등은 수(手)와 족(足)의 궐음약(厥陰藥)이다. 족궐음(足厥陰)은 풍(風)을 주관하고 수궐음(手厥陰)은 화(火)를 주관한다. 경간현운(驚癎眩暈)은 모두 간풍상화(肝風相火)의 병이다. 구등은 심포(心包)에서 간목(肝木)을 통하게 하여 풍정화식(風靜火熄)시키게 되면 모든 병이 스스로 사라지게 된다.〉"

16

第十六章 개규약(開竅藥)

신(辛), 향(香)이 깊은 곳까지 찾아 들어가 통관(通關)하고 개규(開竅)하여 신지(神志)를 살리고 깨어나게 하는 약을 개규약(開竅藥)이라 부른다.

심(心)은 신명(神明)을 주관하는 데, 사(邪)가 청규(淸竅)를 막게 되면 신명(神明)이 내폐(內閉)하여 신지(神志)가 혼미(昏迷)해진다.

방향개규약(芳香開竅藥)은 신(辛), 향(香)으로 주찬(走竄)하고, 방향으로 예(穢)를 물리치며, 심(心)으로 들어가 개규(開竅)하고 사(邪)를 물리쳐서 닫힌 것을 열어주기 때문에 혼미(昏迷) 해진 신지(神志)를 정상상태로 회복시켜 준다.

따라서 이 약은 중풍(中風)으로 정신을 잃는다, 열병(熱病)으로 정신이 혼미하다, 전간(癲癎)으로 경궐(痙厥)한다, 칠정(七情)이 울결(鬱結)되어 있다 등의 증상이나, 기혈(氣血)이 거꾸로 되어 혼란하다, 예탁(穢濁)이 침습하였다, 한울(寒鬱)로 기역(氣逆)이 되었다, 사(邪)가 청규(淸竅)를 막았다, 신명(神明)이 내폐(內閉)되었다 등에 의해 갑자기 혼미(昏迷)해지는 병증(病證) 등에 활용한다.

이러한 병증이 있을 때에는 개규약(開竅藥)으로 구급(救急)하여 신지(神志)를 맑게 한 후에 증상에 따라 치료를 계속한다.

신지혼미(神志昏迷)는 허실(虛實)로 구분된다.

이 중 실증(實證), 즉 폐증(閉證)은 두손을 꽉 쥔다, 입을 다물지 못한다, 맥박에 힘이 있다 등으로 변증할 수 있고 방향개규약(芳香開竅藥)을 쓴다.

폐증(閉證)은 또한 한폐(寒閉)와 열폐(熱閉)로 나누는 데, 한폐(寒閉)는 얼굴이 푸르고 몸이 차며 설태는 희고 맥은 지(遲)하며, 열폐는 얼굴이 붉고 몸에 열이 있으며 설태는 황색이고 맥은 삭(數)하다.

한폐에는 온개약(溫開藥)을 써서 온개선규(溫開宣竅)시키고, 열폐(熱閉)에는 양개약(凉開藥)을 써서 양개선규(凉開宣竅)시키며, 온개약(溫開藥)을 쓸 경우에는 거한행기약(祛寒行氣藥)을 배합하고, 양개약(凉開藥)을 쓸 경우에는 청열해독약(淸熱解毒藥)을 배합한다.

신혼허증(神昏虛證), 즉 탈증(脫證)은 대한(大汗), 대토대하(大吐大下), 대출혈(大出血)을 잘못 치료하거나 오랜 병으로 몸이 허약한 상태에 있고, 원기가 쇠약하여 냉한(冷汗)이 있고 팔다리가 차며 맥이 끊어질 듯 하는 등 위중한 증후를 말하는 것으로 망양허탈증(亡陽虛脫證)이라고도 한다.

이 때에는 회양구역(回陽救逆), 익기고탈(益氣固脫)하는 방법을 쓰는 것이 좋고 개규약(開竅藥)은 원기(元氣)를 손상시킬 수 있기 때문에 엄금해야 하며, 이 약들은 구급용으로 잠시 쓸 뿐 원기를 설(泄)하기 때문에 오래써서는 안된다.

또 이 약들은 신(辛), 향(香)으로 주찬(走竄)하면서 쉽게 날아가 버리므로 환제나 산제로 복용하는 것이 좋다.

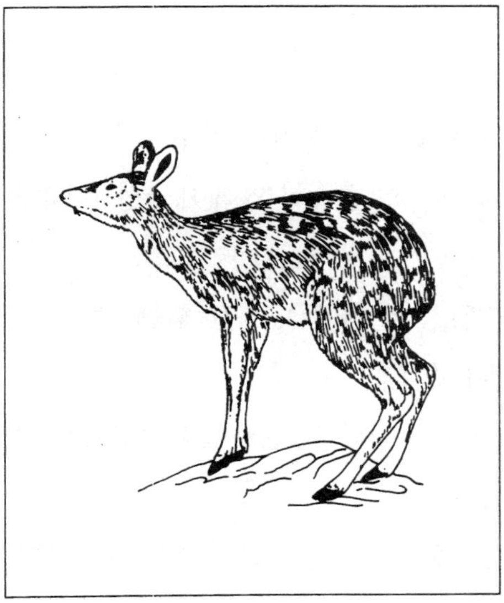

사향 (麝香)
Moschus

【本經】 KP, JP, CP.

【처방용명】 麝香, 射香, 寸香, 元寸, 當門子, 元寸香

【성미】 辛, 溫

【귀경】 心, 脾

【효능】 개규성신(開竅醒神), 활혈소종(活血消腫), 통경타태(通經墮胎)

【기원】

사향사슴 *Moschus moschiferus* L. 또는 그 밖의 근연동물(사슴과 Cervidae)의 숫컷의 사향선분비물이다.

중국약전에는 이 이외에 임사 *M. berezovskii* Flerov과 *M. sifanicus* Przewalski 가 기원동물로 수재되어 있고, 기타 근연동물로는 시베리아 사향노루 *M. moschiferus sibiricus Pallas,* 사할린 사향노루 *M. sacchalienensis,* 및 한국사향노루 *M. moschiferus parvipes* Holliste 등이 알려져 있다.

주로 사천(四川), 티베트, 운남(雲南), 섬서(陝西), 내몽고(內蒙古) 등지에서 나며, 야생(野生)과 사육(飼育)의 두 종류가 있다.

야생(野生)은 대개 동지(冬至), 혹은 이듬해 봄까지 수렵하여 향낭(香囊)을 잘라 그늘에 말린다. 이를 "모각향낭(毛殼香囊)"이라 하고, 그 향낭(香囊)을 갈라 낭각(囊殼)을 제거하고 속의 것만을 "사향인(麝香仁)"이라 한다.

가사(家麝)는 보통 일반적으로 수술(手術)로 향낭속의 향인(香仁)을 취해 그늘에서 말린다. 이는 밀폐시켜 볕을 피해야 한다.

사용할 때만 깨뜨려 향(香)을 꺼내어 쓴다.

과립상태(顆粒狀態)의 우질사향(優質麝香)을 흔히 "당문자(當門子)"라 한다.

【임상응용】

① 신지혼미(神志昏迷)

이 약은 신산온통(辛散溫通)하며 방향주찬(芳香走竄)하는 성질이 매우 강렬하므로 비교적 강력한 개규통폐(開竅通閉), 벽예화탁(辟穢化濁)의 효능이 있어 개규성신(開竅醒神)의 요약(要藥)으로 쓰인다.

따라서 열병신혼(熱病神昏)의 중풍담궐(中風痰厥), 기궐(氣厥), 경간(驚癎) 등에 서각, 우황, 영양각 등 청열해독약(淸熱解毒藥)을 같이 쓴다.

즉 '양개(凉開)'의 제제(劑製)로 열폐(熱閉)에 쓰이게 된다 (安宮牛黃丸, 紫雪丹, 至寶丹).

또 소합향, 침향, 목향, 정향 등 산한행기약(散寒行氣藥)을 같이 쓰게 되면 소위 "온개지제(溫開之劑)"가 되어 한폐(寒閉)에 쓰게 된다 (蘇合香丸).

② 경폐징하(經閉癥瘕) 심복폭통(心腹暴痛) 비증제통(痺證諸痛)

이 약은 신산온통(辛散溫通)하고 방향선주(芳香善走)하여 안으로는 장부(臟腑)에까지 이르고 밖으로는 피부(皮膚)까지 닿아 십이경맥(十二經脈)을 통행시키며 혈분(血分)의 어체(瘀滯)를 행(行)하게 하고, 경락(經絡)의 옹체(壅滯)를 열어주어 통경(通經), 산결(散結), 지통(止痛)하는 효능을 발휘한다.

따라서 경폐징하(經閉癥瘕)에는 도인, 홍화, 천궁 등 활혈거어약(活血祛瘀藥)을 합용(合用)한다(通竅活血湯).

또 심복폭통(心腹暴痛), 궐심통(厥心痛)에는 목향, 도인 등 행기활혈약(行氣活血藥)을 합용(合用)하게 된다(麝香湯). 그 외에 비증동통(痺證疼痛), 우한가극(遇寒加劇), 완고불유(頑固不愈)의 경우에는 독활, 상기생, 진교, 위령선 등 거풍습약(祛風濕藥)을 합용(合用)한다.

③ 옹종창독(癰腫瘡毒) 인후종통(咽喉腫痛) 질타손상(跌打損傷)

이 약은 신향행산(辛香行散)하므로 훌륭한 활혈산결(活血散結), 소종지통(消腫止痛)의 효능을 발휘한다. 내복(內服)은 물론 외용(外用)으로도 뛰어나기 때문에 외상(外傷)의 요약(要藥)으로 쓰인다.

옹종창독(癰腫瘡毒)의 치료에는 웅황(雄黃), 유향(乳香), 몰약(沒藥)을 같이 쓴다(醒消丸). 또는 우황, 유향, 몰약을 동용(同用)한다(犀黃丸).

또 인후종통(咽喉腫痛)의 치료에는 빙편, 우황, 섬소 등을 합용한다(六神丸).

한편 질타손상(跌打損傷)의 치료에는 혈갈, 홍화, 유향, 몰약(沒藥) 등의 활혈거어(活血祛瘀), 소종지통(消腫止痛) 약물을 합용(合用)한다(七厘散, 八厘散).

④ 난산사태(難産死胎) 포의불하(胞衣不下)

이 약은 신향주산(辛香走散)하여 최산하태(催産下胎)하는 효능이 있으므로 육계와 같이 산(散)을 만들어 쓴다 〈張氏醫通〉의 (香桂散).

혹은 저아조, 천화분과 같이 총즙(葱汁)으로 환(丸)을 만들어 외용(外用)으로 써도 된다. 즉 〈河北醫藥集錦〉의 (墮胎丸).

【임상사용의 요점】

사향은 신온(辛溫). 방향(芳香)하며 12경락을 통한다. 신산온통(辛散溫通)하고 방향으로 주찬(走竄)하여 개규성신(開竅醒神)·통경달락(通經達絡)·활혈소종(活血消腫)의 효능이 있다. 중풍담궐(中風痰厥)·고열신혼경궐(高熱神昏痙厥)·기궐(氣厥)·중악(中惡)등이 생겨 신혼불성(神昏不醒)의 폐증(閉證)에 대한 주약이다. 경락조체(經絡阻滯)에 의한 경폐(經閉)·징하(癥瘕)·난산(難產)·사태불하(死胎不下)등에 사용한다. 또 활혈소종(活血消腫)·방부지통(防腐止痛)의 작용으로 옹저종독(癰疽腫毒)·질타손상(跌打損傷)·어혈종통(瘀血腫痛)에 효과가 있어 외과의 양약(良藥)이기도 하다. 개모규(開毛竅)·통경락(通經絡)·투기골(透肌骨)의 효능도 있어서 고약(膏藥)에 소량을 가하여 외용하면 산어소종(散瘀消腫)을 촉진시킨다.

【참고】

사향과 우황은 개규(開竅)의 중요한 약이지만, 우황은 양성(涼性)이어서 청심활담(淸心豁痰)에 좋고 사향은 온성이어서 통경산결(通經散結)에 좋다. 또 두약은 옹양(癰瘍)에 좋지만 우황은 방부해독(防腐解毒)하는 편이어서 궤파부란(潰破腐爛)에, 사향은 활혈소종(活血消腫) 작용이 좋아 초기의 미궤(未潰)에 사용하므로 어혈응체(瘀血凝滯)에는 사향을 쓰고 우황은 쓰지 않는다. 중풍담미경궐(中風痰迷痙厥). 열병신혼추축(熱病神昏抽搐)에도 양자를 병용하지만 개규성신(開竅醒神)에는 사향을, 활담정경(豁痰定驚)에는 우황을 사용한다.

【용량·용법】

0.06 - 0.1g를 환(丸), 산(散)에 넣는다. 전제에는 넣지 않는다. 외용(外用)은 적당량.

【사용상의 주의】

임신부(姙娠婦)에게는 써서는 안된다.

【고전의 기록】

≪本經≫

"辟惡氣. 溫瘧, 蠱毒, 癎疾, 去三蟲 〈악기를 없애며. 온학(溫瘧), 고독(蠱毒), 간질(癎疾)을 치료하고 삼충(三蟲)을 없앤다.〉"

≪別錄≫

"療…… 中惡, 心腹暴痛, 脹急痞滿, 風毒, 婦人難產, 墮胎…… 중악(中惡), 심복(心腹)의 폭통, 창급비만(脹急痞滿), 풍독(風毒), 부인의 난산, 타태에 쓰인다.〉"

≪藥性論≫

"除心痛 〈심통을 제거한다.〉"

≪本草綱目≫

"通諸竅, 開經絡, 透肌骨, 解酒毒, 消瓜果食積 〈여러 구멍을 통하게 하고 경락을 열어주며 기골에 들어가며, 술독을 풀어준다. 과과식적(瓜果食積)을 해소해준다.〉"

"治中風, 中惡, 中氣, 痰厥, 積聚癥瘕 〈중풍, 중악, 중기, 담궐, 적취징하를 치유한다.〉"

"蓋麝香走竄, 能通諸竅之不利, 開經絡之壅遏, 若諸風, 諸氣, 諸血, 諸痛, 驚癎癥瘕諸病, 經絡壅閉, 孔竅不利者, 安得不用爲引導以開之通之耶, 非不可用也, 但不可過耳 〈대개 사향은 주찬하여 능히 여러 구멍의 불리를 통하게 하고, 경락의 막힘을 열어준다. 만약 각종 풍(風), 기(氣), 혈(血), 통(痛) 그리고, 경간징하(驚癎癥瘕)의 여러병, 경락옹폐, 공규불리에 의한 것이라면 어찌 이 사향으로 인도(引導)하여 개통하지 못할게 있겠는가! 어디나 쓸 수 있으되 과해서는 안될 뿐이다.〉"

≪本草述≫

"麝香之用, 其要在能通諸竅一語, 蓋凡病于爲壅, 爲結, 爲閉者, 當責其本以療之…… 如中臟昏冒, 投以至寶, 活命金丹, 其用之爲使者, 實用之爲開關奪路, 其功更在龍腦, 牛黃之先也 〈사향의 용도는 능통제규(能通諸竅)라는 한마디로 말할 수 있다. 병중에 옹(壅), 결(結), 폐(閉)의 것들은 마땅히 그 근본을 다스려야 한다. 즉 중장혼모(中臟昏冒)에는 지보단(至寶丹)이나 활명금단(活命金丹)을 쓰게 되니 이는 심부름을 시키는 것이요, 실제 용도는 개관탈로(開關奪路)하는 것이다. 이런 효능은 사향이 용뇌나 우황보다 앞선다.〉"

≪本草正≫

"除一切惡瘡痔漏腫痛, 膿水腐肉, 面皯斑疹, 凡氣滯爲病者, 俱宜用之, 若鼠咬, 蟲蛇成瘡, 以麝香封之 〈일체의 악창, 치루, 종통, 고름, 썩은 살, 면간반진(面皯斑疹)을 없앤다. 무릇 기체(氣滯)에 의해 생긴 병은 모두 사용할 수 있다. 또 쥐에 물린데, 벌레, 뱀에 물려 창(瘡)이 생겼을 때 사향으로 이를 봉(封)한다.〉"

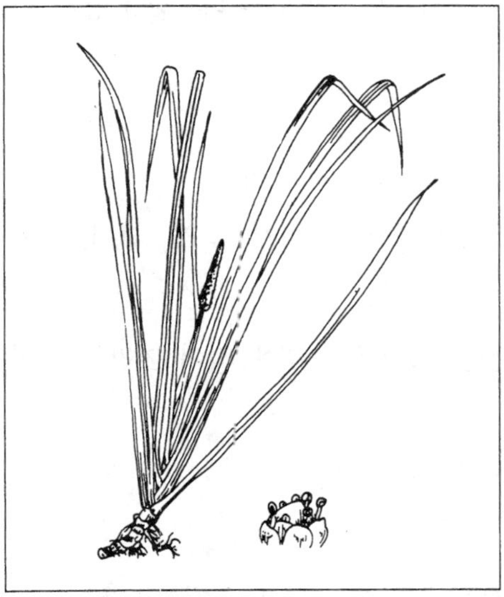

석창포 (石菖蒲)*
Acori Graminei Rhizoma

【本經】 KHP, CP.

【처방용명】 菖蒲, 石菖蒲, 九節菖蒲, 鮮菖蒲, 鮮石菖蒲, 菖陽

【성미】 辛, 苦, 溫

【귀경】 心, 胃

【효능】

개규화담(開竅化痰), 성신건뇌(醒神健腦), 화습화위(化濕和胃)

【기원】

이 약은 석창포 *Acorus gramineus* Soland.(천남성과, Araceae)의 뿌리줄기이다.

봄과 가을에 채취하여 수염뿌리를 제거하여 양건한 것을 쓴다.

【임상응용】

① 신지혼란(神志昏亂) 담열전간(痰熱癲癎).

이 약은 신산고조온통(辛散苦燥溫通)하며 방향주찬(芳香走竄)하여 개규성신(開竅醒

神)의 효능이 있을 뿐 아니라 화습(化濕), 활담(豁痰), 벽예(辟穢)의 기능과 특히 개심규(開心竅), 거탁액(去濁液), 성신지(醒神志)의 특징이 있다.

따라서 담습예탁(痰濕穢濁), 몽폐(蒙閉)로 인한 신지혼란(神志昏亂), 전간(癲癎), 치매(痴呆) 등의 증세에 응용한다.

즉, 온열양담(溫熱釀痰), 담습예탁(痰濕穢濁), 몽폐청규(蒙閉淸竅)로 인해 생기는 신지혼란(神志昏亂), 섬어자(譫語者)의 치료에 울금, 죽력, 강즙, 제반하 등 활담화탁개규(豁痰化濁開竅)의 약물을 동용(同用)한다 〈溫病全書〉의 (菖蒲鬱金湯).

또 담열전간(膽熱癲癎)의 치료에는 이 약을 분말(粉末)로 하여 저심탕(猪心湯)으로 송복(送服)해도 되고 또는 황련, 죽여, 지실, 원지 등을 같이 써도 된다 〈醫宗金鑑〉의 (淸心溫膽湯).

② 경계실면(驚悸失眠) 건망이농(健忘耳聾)

이 약은 성신건뇌(醒神健腦), 총이익지(聰耳益智)하는 효능이 있다.

심기부족(心氣不足), 경계실면(驚悸失眠), 건망(健忘) 등에 인삼, 복령, 원지, 용치 등을 합용한다(安神定志丸).

또 병후(病後)의 이농(耳聾)에는 단용(單用)으로 창포즙을 귀에 떨어 뜨리는 방법(滴耳)으로 치료할 수 있다.

한편 신허이농(腎虛耳聾)의 치료에는 숙지, 황백을 같이 쓴다.

③ 완민불기(脘悶不飢) 금구하리(噤口下痢)

이 약은 방향조산(芳香燥散)하며, 위경(胃經)으로 들어가 방향화습(芳香化濕), 화위진식(和胃進食)의 효능을 발휘한다.

습조비위(濕阻脾胃)로 인한 흉완창민(胸脘脹悶), 태이불기(苔膩不飢)의 증세를 치료할 때는 곽향, 택란, 창출, 후박, 진피 등의 행기화탁약(行氣化濁藥)을 같이 쓰고, 습열독성(濕熱毒盛)으로 인한 이질(痢疾), 이급후중(裏急後重), 건구욕토(乾嘔欲吐), 불납수곡(不納水穀)의 금구리(噤口痢)에는 석련자, 황련, 인삼, 복령, 진피, 하엽 등을 합용(合用)한다 (開噤散).

【임상사용의 요점】

창포는 신고(辛苦)·온(溫)하고 방향조산(芳香燥散)한다. 심규(心竅)를 열어 담탁(痰濁)을 제거하여 제담개규(除痰開竅)·성신건뇌(醒神健腦)·총이(聰耳)의 효능을 가지고 있으므로 담탁몽폐(痰濁蒙閉)나 고열협담(高熱挾痰)에 의한 신혼(神昏) 및 전광(癲狂)·경계(驚悸)·건망(健忘)·이농(耳聾)·이명(耳鳴)등에 사용한다. 또 화습개위(化濕開胃) 작용으로 습조비위(濕阻脾胃)의 흉완창민(胸脘脹悶)·태이불기(苔膩不飢)나 하리금구(下痢噤口)에도 효과가 있다. 외용하면 화습지양(化濕止痒) 작용이 있어 피부습진에도 사용한다.

【참고】

① 제습개규(除濕開竅)에는 구절창포 〈(九節菖蒲)(一寸間에 9개의 절이 있는 것)〉가 좋고 열담의 경우에는 선창포(鮮菖蒲)가 좋다. 화습개위(化濕開胃)에는 석창포(石菖蒲)를 사용한다.

② 창포와 수창포(水菖蒲)는 효능이 비슷하나, 창포는 수창포보다 개규작용이 좋고 수창포는 화습개위, 화담지해(化痰止咳) 및 옹종창종습진(癰腫瘡腫濕疹)등에 효과가 좋다.

③ 창포·사향·용뇌는 방향개규작용이 있다. 사향과 용뇌는 신향주찬(辛香走竄)하여 소량으로도 개규회소(開竅回蘇)의 효과를 본다. 창포는 방향화담(芳香化痰)을 통(通)시켜 개규통폐(開竅通閉)의 효과를 가지고 있어 개규회소(開竅回蘇)의 작용은 약하나 담탁몽폐(痰濁蒙閉)에는 좋다.

【용량·용법】

5 - 10g. 선품(鮮品)은 배(倍)로 쓴다. 수전복(水煎服)하거나 환(丸), 산(散)에 넣는다. 외용(外用)은 적당량.

【사용상의 주의】

음휴혈허(陰虧血虛) 및 활정(滑精), 다한자(多汗者)에게는 쓰지 않는다.

【고전의 기록】

≪本經≫

"主風寒濕痺, 咳逆上氣, 開孔, 補五臟, 通九竅, 明耳目, 出聲音…… 不志, 不迷惑. 〈주로 풍한습비(風寒濕痺), 해역상기에 쓰이며 구멍을 열고 오장을 보(補)하며 구규(九竅)를 통하게 하고 이목(耳目)을 밝게 한다. 목을 트게하며. 부지(不志)를 고치고 미감(迷感)을 없앤다.〉"

≪日華子諸家本草≫

“除風下氣, 丈夫水藏婦人血海冷敗, 多忘, 除煩悶, 止心腹痛, 霍亂轉筋及耳痛者, 作末炒乘熱裹置甚驗. 〈풍을 없애고 기를 내린다. 남자의 수장(水藏)과 부인(婦人)의 혈해냉패, 다지(多志)를 치료하고 번민을 없애며 심복(心腹)의 통증을 없앤다. 곽락전근 및 귀 아픈 경우에 가루로 볶아 뜨거울 때 귀속에 넣으면 효험이 있다.〉”

≪藥性論≫

“治風濕痺, 耳鳴, 頭風淚下…… 殺諸蟲, 治惡瘡疥瘙. 〈풍습비, 이명, 두풍누하를 치료하며. 여러 충을 죽이고 악창개소를 치료한다.〉”

≪本草綱目≫

“中惡卒死, 客忤癲癎, 下血崩中, 安胎漏, 散癰腫. 搗汁服, 解巴豆, 大戟毒. 〈중악졸사, 객오전간, 하혈붕중을 치료하며 태루(胎漏)를 편히 하고 옹종을 없앤다. 도즙(搗汁)하여 복용하면 파두, 대극의 독을 해소시킨다.〉”

≪本草從新≫

“辛苦而溫, 芳香而散, 開心孔, 利九竅, 明耳目, 發聲音, 去濕除風, 逐痰消積, 開胃寬中, 療噤口毒痢. 〈신고(辛苦)하면서 온(溫)하고 방향(芳香)하면서 산(散)하여 심공(心孔)을 개(開)하며 구규(九竅)를 이(利)하고 눈과 귀를 밝게 한다. 소리를 나게하며 거풍제습(祛風除濕)하고 축담소적(逐痰消積)한다. 위를 열어 속을 넓혀 금구독리를 치료한다.〉”

≪重慶堂隨筆≫

“石菖蒲舒心氣, 暢心神, 怡心情, 益心志, 妙藥也. 清解藥用之, 賴以祛痰穢之濁而衞宮城；滋養藥用之, 借以宣心思之結而通神明. 〈석창포는 심기(心氣)를 편안히 하고 심신(心神)을 화창하게하며 심정(心情)을 기쁘게한다. 심지(心志)를 익(益)하게 하는 등의 묘약(妙藥)이다. 청해약(清解藥)으로 쓰면 담예지탁(痰穢之濁)을 없애 궁성(宮城)을 호위해주며, 자양약(滋養藥)으로 쓰면 그의 심사(心思)의 결(結)을 선(宣)하므로 신명(神明)을 통(通)하게 한다.〉”

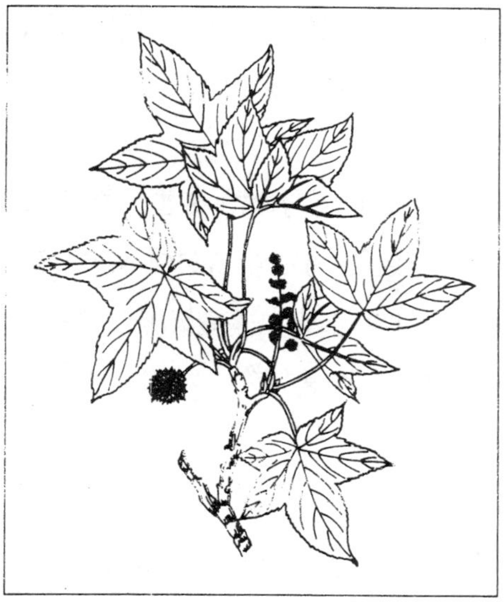

소합향 (蘇合香)
Styrax Liquides

【別錄】KHP, CP.

【처방용명】 蘇合香, 蘇合香油

【성미】 辛, 溫

【귀경】 心, 脾

【효능】 개규성신(開竅醒神), 벽예화탁(辟穢化濁), 온경지통(溫經止痛)

【기원】

이 약은 소합향나무 *Liquidamber orientalis* Miller 조록나무과 Hamamelidaceae 의 수지이다. 주로 아프리카, 인도, 터키 등지에서 난다.

초하(初夏)에 수피(樹皮)에 상처를 내거나 목부(木部)를 깊이 잘라 향수지(香樹脂)로 하여금 수피내(樹皮內)로 삼입(滲入)하게 한다. 가을에 그 수피(樹皮)를 잘라내어 눌러 향수지(香樹脂)를 짜낸다. 그 잔사(殘渣)에 물을 넣어 끓인 후 다시 짜낸다. 짜낸 향수지(香樹脂)가 바로 보통의 소합향이다. 이를 **주정**(酒精, Alcohol)에 녹여 여과시키고 주정(酒精)을 증발시킨 것이 곧 **정제소합향(精製蘇合香)** 이다.

성품(成品)은 음량(陰凉)한 곳에 밀폐하여 보관한다.

【임상응용】

① 신지혼미(神志昏迷)

이 약은 신산온통(辛散溫通)하며 그 기향(氣香)이 열(烈)하여 주찬(走竄)에 뛰어나다. 사향과 유사한 개규성신(開竅醒神), 벽예화탁(辟穢化濁)하는 효능이 있으나 약력(藥力)이 조금 떨어지는 온개선규(溫開宣竅)의 상용약(常用藥)이다.

따라서 한사(寒邪) 혹은 담습예탁(痰濕穢濁), 폐조기기(閉阻氣機), 몽폐청규(蒙閉清竅)에 의해 생기는 한폐증(寒閉證), 즉 중풍담궐(中風痰厥), 기궐(氣厥), 전간경궐(癲癇痙厥) 등의 신지혼미(神志昏迷) 등의 증세에 쓰인다.

이 약은 단용(單用)으로 쓰는 예는 거의 드물고 주로 복방(複方)으로 안식향, 정향, 단향, 목향, 침향 등을 같이 써서 한폐증(寒閉證)을 치료한다(蘇合香丸).

② 흉완냉통(胸脘冷痛)

이 약은 신향주찬(辛香走竄)하고 온가거한(溫可祛寒)하며, 방향화탁(芳香化濁)하므로 온중산한(溫中散寒), 개울거탁(開鬱祛濁), 통경지통(通經止痛)의 효능이 있으므로 단향, 목향, 침향 등 인기산한약(引氣散寒藥)을 같이 써서 한응기체(寒凝氣滯), 습탁중조(濕濁中阻), 흉복냉통(胸腹冷痛), 만민(滿悶) 등의 증세에 응용한다.

【임상사용의 요점】

소합향은 감(甘), 미신(微辛), 고(苦)하며 온성(溫性)이다. 신산온통(辛散溫通)하고 강열한 방향을 가지고 있어 개규축예(開竅逐穢) 작용이 있어 중풍(中風)·중기(中氣)·중담(中痰)등의 졸연혼도(卒然昏倒)·아관긴폐(牙關緊閉)나 담옹기폐(痰壅氣閉)의 돌연혼미(突然昏迷)에 사용한다. 또 온통지통(溫通止痛) 작용이 있어 심복졸통(心腹卒痛)에도 효과가 있다.

【참고】

소합향은 사향과 같이 개규(開竅) 작용이 있으나 효과가 약하다.

【용량·용법】

0.3 - 1g. 거의 환(丸), 산제(散劑)에 넣으며 전제(煎劑)에는 넣지 않는다.

【사용상의 주의】

열폐(熱閉), 기허혈조자(氣虛血燥者)에게는 쓰지 않는다.

【고전의 기록】

≪別錄≫

"主辟惡…… 溫瘧, 蠱毒, 癇疾, 去三蟲, 除邪. 〈주로 악기(惡氣)를 없애며. 온학, 고독, 간질을 치료한다. 삼충(三蟲)을 없애고 사(邪)를 제거한다.〉"

≪本草綱目≫

"氣香竄, 能通諸竅臟腑, 故其功能辟一切不正之氣. 〈기향(氣香)이 잘 뚫고 다니고 능히 여러 장부의 깊은 곳에 이른다. 따라서 그 효능은 일체의 부정한 기를 없애는데에 있다.〉"

≪本草正≫

"殺蟲毒, 療癲癇, 止氣逆疼痛. 〈충독을 죽이고 전간을 치료하며 기역동통을 그치게 한다.〉"

≪本草從新≫

"今人濫用蘇合丸, 不知諸香走散眞氣, 每服之, 經病致重, 重病卽死, 惟氣體壯實者, 庶可暫服一, 二丸, 否則當深戒也. 〈지금은 소합환을 남용하기 때문에 여러 향이 진기(眞氣)까지 흩어버리는 것을 알지 못한다. 매일 복용하면 가벼운 병은 중병(重病)이 되고 중병은 죽음에 이른다. 오직 기체가 장실(壯實)한 자라야 겨우 잠깐 1, 2환(환)정도 복용 할 수 있다. 그렇지 않으면 반드시 경계해서 주의 해야한다.〉"

≪本草逢原≫

"能透諸竅藏, 辟一切不正之氣. 凡痰積氣厥, 必先以此開導, 治痰以理氣爲本也. 凡山嵐瘴濕之氣襲于經絡, 拘急弛緩不均者, 非此不能除. 但性燥氣竄, 陰虛多火人禁用. 〈능히 여러 깊은 곳까지 들어가 일체의 부정한 기를 없앤다. 무릇 담적기궐(痰積氣厥)에는 반드시 이로써 먼저 길을 터주어야 한다. 담의 치료는 기(氣)를 다스리는 것이 근본이기 때문이다. 단 산람장습의 기(氣)가 경락에 끼어 있어 구급이완이 고르지 못한 경우에는 이것이 아니면 없앨 수가 없다. 다만 성조기찬(性燥氣竄)하여 음허다화(陰虛多火)한 사람에게는 쓸 수 없다.〉"

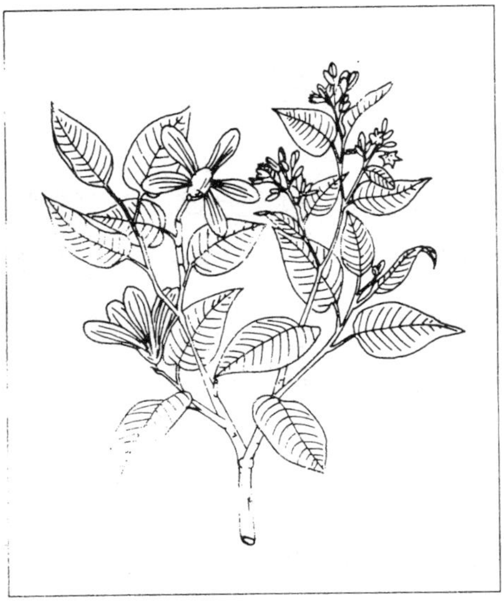

용뇌 (龍腦)
Borneolum

【新修本草】 KHP, CP.

【처방용명】 梅片, 龍腦, 泳片, 冰片, 龍腦香, 梅花, 冰片

【성미】 辛, 苦, 微寒

【귀경】 心, 脾, 肺

【효능】 개규성신(開竅醒神), 청열지통(淸熱止痛)

【기원】

이 약은 용뇌향나무 *Dryobalanops aromatica* Gaetner (용뇌향과, Dipterocarpaceae)의 수간창구에서 흘러나온 수지 또는 수간과 가지를 썰어 수증기 증류하여 얻은 백색의 결정체이다.

이 약은 정량할 때 isoborneol 및 borneol 로서 94.1% 이상을 함유한다.

용뇌의 주요산지는 동남아지역과 중국의 광동, 해남도 등지이다. 중국약전에는 빙편(冰片, Borneolum Syntheticum)이라 하여 송절유(松節油) 및 장뇌(樟腦)등을 원료로 하여 합성한 것을 수재하고 있는데 이를 기제빙편(機製冰片)이라 한다.

【임상응용】

① 신지혼미(神志昏迷)

이 약은 신산고설(辛散苦泄)하며 미한청열(微寒淸熱)하고 방향주찬(芳香走竄)하여 능히 울화(鬱火)를 산(散)한다. 이처럼 사향과 아주 유사한 개규성신약(開竅醒神藥)으로 쓰인다.

그러나 약력(藥力)은 비교적 약한 양개약(凉開藥)이므로 사향의 보조약(補助藥)으로 이용된다. 열병혼신(熱病昏神), 중풍담궐(中風痰厥), 전간(癲癇), 기궐(氣厥) 등 폐증(閉證)에 사용한다(安宮牛黃丸, 至寶丹).

② 목적종통(目赤腫痛) 후비구창(喉痺口瘡) 창양불렴(瘡瘍不斂)

이 약은 신(辛)으로 산결(散結)하고 고한사열(苦寒瀉熱)하여 화울(火鬱)을 산(散)한다.

외용(外用)으로는 청열지통(清熱止痛), 방부생기(防腐生肌)의 효능이 있어 안(眼), 후(喉) 및 외과(外科)의 상용약(常用藥)이다.

목적종통(目赤腫痛)에는 단용(單用)으로 점안(點眼)해도 즉시 효과가 나고 혹은 노감석, 붕사, 웅담 등으로 만든 점안수(點眼水)로 사용해도 된다(八寶眼藥水).

인후종통(咽喉腫痛), 고설생창(苦泄生瘡)에는 붕사, 주사, 현명분을 연분(研粉)하여 상처부위에 불어 넣는다(冰硼散).

③ 기타

이 약은 항상 청열(清熱), 생기(生肌)의 많은 복방(複方) 중에 배용된다.

창양불렴(瘡瘍不斂)의 생기산(生肌散)은 이 약에 진주, 유향, 혈갈, 상피, 백납 등을 배합(配合), 연말(研末)하여 만든것이다.

【임상사용의 요점】

용뇌는 신산고설(辛散苦泄)하고 방향(芳香)으로 주찬(走竄)한다. 제규(諸竅)를 통(通)하게 하여 울화(鬱火)를 산(散)하므로 중풍담궐(中風痰厥)·고열신혼(高熱神昏)·서열졸궐(暑熱卒厥) 등에 개규성신(開竅醒神)의 효과를 나타낸다.

외용(外用)하면 선독지통(宣毒止痛)·방부소종(防腐消腫)·생기(生肌)·명목퇴예(明目退翳) 작용이 있어 인후종통(咽喉腫痛)·구설궤양(口舌潰瘍)·목질(目疾)·농이(膿耳)·창옹정독(瘡癰疔毒) 등에 유효하다. 외과·안과의 상용약이다.

【참고】

용뇌는 사향과 같이 개규성신(開竅醒神)의 효능(效能)이 있으나, 효과가 약하여 사향의 보조약이다.

【용량. 용법】

0.03 - 0.1g. 환(丸), 산(散)에 넣으며, 전제(煎劑)에는 넣지 않는다.

외용(外用)은 적당량을 연말(研末)하여 쓴다.

【사용상의 주의】

임신부에게는 조심하여 사용하여야 한다.

【고전의 기록】

≪新修本草≫

"主心腹邪氣, 風濕積聚, 耳聾, 明目, 去目赤膚翳〈주로 심복(心腹)의 사기(邪氣), 풍습(風濕)의 적취, 귀 어두운데에 쓰인다. 눈을 밝게 하며, 목적부예(目赤膚翳)를 없앤다.〉"

≪本草衍義≫

"大通利關膈熱塞, 大人小兒風涎閉塞及暴得驚熱, 甚爲濟用. 然非常服之藥, 獨行則勢弱, 佐使則有功.〈관격의 열색을 크게 통리(通利)시키며 대인과 소아의 풍연폐색 및 아주 심한 경열(驚熱)에 구급용으로도 쓴다. 그러나 상복(常服)할 수 있는 약은 아니며 단미로 쓰면 약효가 약하고 보조약으로 쓰면 효능이 있다.〉"

≪本草綱目≫

"療喉鼻, 腦痛, 鼻瘜, 齒痛, 傷寒舌出, 小兒痘陷, 通諸竅, 散鬱火〈후비(喉痺), 뇌통(腦痛), 비식(鼻瘜), 치통(齒痛), 상한설출(傷寒舌出), 어린이의 두함(痘陷)을 치료하며, 여러 구멍을 열고 울화(鬱火)를 없앤다.〉"

≪醫林纂要≫

" 片主散鬱火, 能透骨熱, 治驚癇, 痰迷, 喉痺, 舌脹, 牙痛, 耳聾, 鼻瘜, 目赤浮翳, 痘毒內陷, 殺蟲, 瘡痔, 催生, 性走而不守, 亦能生肌止痛. 然散而易竭, 是終歸陰寒也.〈빙편은 주로 울화(鬱火)를 없애며, 뼈속의 열까지 찾아가 경간, 담미, 후비, 설창, 아통, 이농, 비식, 목적부예, 두독내함을 치료하며, 충을 죽이고 창치를 없애고, 살이 나도록 한다. 성질이 잘 돌아다니며 지키지는 못하며, 능히 생기지통(生肌止痛)한다. 그러나 흩어져 쉽게 사그러지는, 결국 음한(陰寒)에 귀속되는 약이다.〉"

17

第十七章 보허약(補虛藥)

인체에 필요한 영양소를 공급하고 생체기능을 강화시키며 병에 대한 저항력을 키워주고 허약한 증후를 없애주는 약을 보허약(補虛藥) 또는 보익약(補益藥)이라 부른다.

여기에 속하는 약은 허(虛)한 것을 보해 주고 몸이 약한 것을 돕는 것, 즉 보허부약(補虛扶弱)하는 약과 정기(正氣)를 보충하고 사기(邪氣)를 몰아내는 것, 즉 부정거사(扶正祛邪)하는 약의 두 종류로 나눌 수 있다.

전자는 병을 오래 앓았거나 큰병을 앓고 난 후에 정기(正氣)가 허약한 병증에 작용하여 정기(正氣)를 보해주고 허약한 증상을 개선해 주며 건강을 하루 속히 회복할 수 있도록 하는 약물을 가리키고, 후자는 정기(正氣)가 허(虛)하고 사기(邪氣)가 실하거나 정기(正氣)가 허약하고 병사(病邪)가 아직도 남아 있을 경우 거사약(祛邪藥)을 배합하여 부정거사(扶正祛邪)하게 함으로써 병사(病邪)를 제거하여 질병의 치유를 촉진하는 약을 가리킨다.

허(虛)할 때는 이를 보하고(虛者補之), 손실을 입었을 때에는 이를 넉넉하게 하며(損者益之), 정기(正氣)는 보충하고, 사기(邪氣)는 몰아낸다(扶正祛邪)라는 원칙에 따르는 것, 즉 허증(虛證)을 보하는 원리이다.

허증(虛證)이라 함은 기허(氣虛), 양허(陽虛), 혈허(血虛), 음허(陰虛)를 말하는 것이고 이를 보하는 약은 각각 보기약(補氣藥), 보양약(補陽藥), 보혈약(補血藥), 보음약(補陰藥)이라 부른다.

그러나 인체가 생명활동을 영위 하는데 관여하는 기(氣), 혈(血), 음(陰), 양(陽)은 상호 의존적이기 때문에 이들 중 어떤 것이 허손되어 부족하게 될 경우에는 다른 것에 영향을 주게 된다.

일반적으로 기허(氣虛)와 양허(陽虛)는 생체활동이 쇠퇴해졌음을 가리키는 것으로 양(陽)이 허(虛)하면 보통 기(氣)도 허(虛)하고, 기(氣)가 허(虛)하게 되면 쉽게 양(陽)도 허(虛)하게 된다.

또한 음허(陰虛)와 혈허(血虛)는 생체의 정혈(精血)과 진액(津液)이 모손(耗損)되었음을 나타내는 데, 음허(陰虛)는 보통 혈허(血虛)를 겸하고 혈허(血虛)가 되면 쉽게 음허(陰虛)가 된다.

≪내경(內經)≫에 "형(形)이 부족할 때에는 기(氣)로써 이를 따뜻하게 해주고, 정(精)이 부족할 때에는 미(味)로써 이를 보(補)해 주어야 한다.(形不足者溫之以氣, 精不足者補之以味)"라 한 것은 이를 두고 한 말이다.

이 때문에, 보기약(補氣藥)과 보양약(補陽藥)은 보통 상수적(相須的)으로 쓰고, 보혈약(補血藥)과 보음약(補陰藥)도 보통 상수적(相須的)으로 쓴다.

기와 혈, 음과 양은 밀접한 관계가 있어서 기허(氣虛)하면 혈허(血虛)가 **될 수 있고** 음허(陰虛)하면 양허(陽虛)가 **될 수 있으며** 기혈(氣血)이 모두 허(虛)하거나 음양(陰陽)이 모두 허(虛)한 경우도 있을 수 있게 된다.

이 때에는 보기약(補氣藥)과 보혈약(補血藥), 보음약(補陰藥)과 보양약(補陽藥)을 같이 쓰는 법, 즉 기혈쌍보법(氣血雙補法)과 음양병보법(陰陽幷補法)을 써서 다스려야 한다.

이밖에 기(氣)는 혈(血)을 생(生)하기도 하고 진(津)으로 화(化)할수 있으므로 기허(氣虛) 및 음진(陰津)이 부족한 경우에는 보기약(補氣藥)에 보혈약(補血藥)이나 보음약(補陰藥)을 같이 쓰는 데 이것이 곧 보기생혈법(補氣生血法)과 익기생진법(益氣生津法)이다.

보허약(補虛藥)을 바르게 쓰는 경우를 보면 다음과 같다.

표사(表邪)가 아직도 남아 있을 때에는 먼저 표(表)를 풀어야 하고 보허약(補虛藥)은 쓰지 않는 것이 원칙이며, 그러지 않을 경우에는 "문을 닫아 도둑을 남겨두는 경우(關門留寇)"가 되기 때문이다.

그러나 사기(邪氣)가 아직도 남아 있으면서 정기(正氣)도 이미 허(虛)한 상태라면 거사약(祛邪藥)에 보허약(補虛藥)을 적당히 배합하여 부정거사(扶正祛邪)하도록 한다.

보기약(補氣藥)과 보양약(補陽藥)은 대부분이 온열약에 속하므로 음허(陰虛)하고 열이 있을 경우에는 조심해서 써야 하고, 보혈약(補血藥)과 보음약(補陰藥)은 대부분이 한량하고 자이(滋膩)하므로 양허(陽虛) 및 이만(膩滿) 한 경우에는 조심해서 써야 한다.

보허약(補虛藥)은 오로지 정기(正氣)가 허(虛)한 경우에만 써야 한다. 몸이 건강하고 장부의 기능 활동이 모두 정상인 경우에는 쓰지 않는 것이 좋으며 특히, 생명을 연장하고 수명을 늘리기 위한 목적으로 써서는 안된다. 그런 용도로 썼을 경우에는 오히려 음양(陰陽)이 실조하거나 기혈(氣血)이 역난(逆亂)하여 장부의 기능활동에 이상을 초래할 수가 있다.

보허약(補虛藥)을 오랫 동안 복용해야 할 경우에는 환제, 편제(片劑) 또는 고제(膏劑)로 만들어 쓰는 것이 좋고 전제(煎劑)로 할 경우에는 오래 달이는 것이 좋다.

보허약(補虛藥)을 복용할 때는 건비 작용이 있는 약과 건위작용이 있는 약을 주의깊게 배합하여 비위(脾胃)를 보호해 주어야 한다. 비위(脾胃)가 허약하여 받아들이지 못하면 약효를 기대하기가 어렵다.

제一절 보기약(補氣藥)

보기(補氣) 작용을 위주로 하면서 기허증(氣虛證)에 쓰는 약을 보기약(補氣藥)이라 부른다.

기허(氣虛)라 함은 유기체의 활동능력이 부족함을 가리키는 것이고 기(氣)를 보(補)한다 함은 유기체의 활동능력을 강화시키고, 비(脾), 폐(肺)의 기능을 증강시킨다는 뜻이므로 보기약(補氣藥)은 비기허(脾氣虛)와 폐기허(肺氣虛)에 알맞는 약이라 할 수 있다.

비(脾)는 후천지본(後天之本)이고 기혈(氣血)이 생화(生化)하는 근원으로 비기(脾氣)가 허(虛)하면 식욕이 부진하고 대변이 당설한다, 완복(脘腹)이 헛부르고, 정신이 권태롭고 힘이 없다, 심해지면 부종이 생기거나 몸이 여위거나 탈항(脫肛)이 있거나 자궁탈수(子宮脫垂)가 있거나 한다. 또는 실혈(失血)에 의한 혈허증(血虛證)이 있거나 혈(血)이 통섭(統攝) 기능을 잃어 출혈증이 나타난다.

폐(肺)는 일신의 기(氣)를 다스리기 때문에 폐기(肺氣)가 허(虛)하면 소기(少氣)하고 말하기가 싫으며, 움직이면 숨이 가빠지고 말소리가 낮고, 가늘며, 조금 움직이기만 하면 식은 땀을 흘리게 된다.

이러한 증상에는 보기약(補氣藥)을 쓰며, 이 때 양허(陽虛), 혈허(血虛), 음허(陰虛)가 겹쳤다면 이에 따라 보양약(補陽藥), 보혈약(補血藥), 보음약(補陰藥)을 배합해서 써야 한다.

또 기(氣)는 혈(血)을 생(生)하기도 하고 진액(津液)을 생(生)하기도 하므로 혈(血)이 허(虛)하거나 음진(陰津)이 부족하거나 할 때에는 보기약(補氣藥)을 배합하여 약효를 높여 주어야 한다.

그리고, 기(氣)는 섭혈(攝血) 작용이 있으므로 보기약(補氣藥)과 지혈약(止血藥)을 같이 쓰면 기불섭혈(氣不攝血)에 의한 출혈증에 활용할 수 있다.

보기약(補氣藥)을 복용할 때 기체(氣滯)가 생기거나 흉민복창(胸悶腹脹), 식욕부진 등이 나타나면 여기에 건비행기약(健脾行氣藥)을 적당히 배합해 주는 것이 좋다.

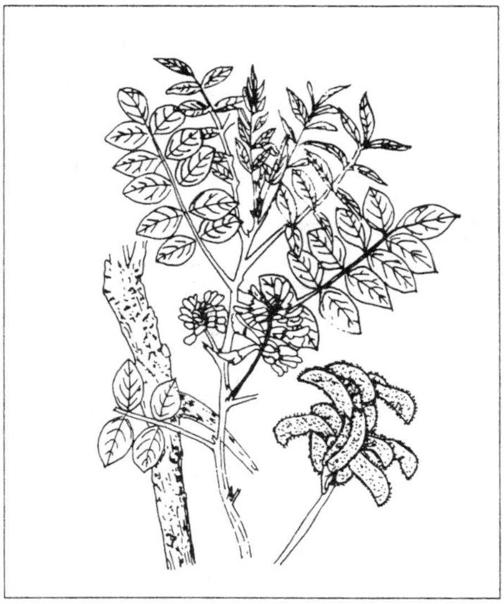

감초(甘草)*
Glycyrrhizae Radix

【本經】 KP, JP, CP

【처방용명】 粘甘草, 生甘草, 甘草, 粉甘草, 炙甘草, 炙草, 甘草稍

【성미】 甘, 平

【귀경】 心, 肺, 脾, 胃

【효능】

익기보중(益氣補中), 윤폐지해(潤肺止咳), 청열해독(淸熱解毒), 완급지통(緩急止痛), 조화약성(調和藥性)

【기원】

이 약은 유럽감초 *Glycyrrhiza glabra* L. , 만주감초 *G. uralensis* Fisher, (콩과 Leguminosae) 및 같은 속 식물의 뿌리와 주출경(走出莖)을 그대로 또는 주피를 제거한 것이다.

우리나라 남부지방에서 재배가 가능하고 중국에는 주로 내몽고, 산서(山西), 감숙(甘肅), 신강(新疆) 및 동북(東北) 등지에서 산출된다.

【임상응용】

① 비허권태(脾虛倦怠), 심허계동(心虛悸動)

이 약은 감평(甘平)하고, 자(炙)하여 쓰면 중초를 따뜻하게 하고 보하여 기(氣)를 북돋우고 비(脾)를 튼튼하게 한다.

비위기허(脾胃氣虛)하여 권태롭고 힘이 없으며 식사량이 적고 변당(便溏)일 때에는 인삼, 백출, 복령을 같이 쓴다(四君子湯), 또 이 약은 심경(心經)으로 들어가 심기(心氣)를 보익(補益)하고 혈맥(血脈)을 고동시켜 익기(益氣)하고 통맥(通脈)하는 효능을 발휘한다.

심기(心氣)가 부족하여 심동계(心動悸), 맥결대(脈結代)가 있을 경우에는 인삼, 생지황, 아교, 대추, 계지, 생강 등을 가하여 익기(益氣)하여 자음(滋陰)하고 양혈(養血)하여 복맥(復脈)하는 효과를 거두게 한다 (炙甘草湯).

② 해수기천(咳嗽氣喘)

이 약은 감윤(甘潤), 화평(和平)하고 폐(肺)로 들어가 폐기(肺氣)를 보익(補益)하며 폐(肺)를 자윤하여 기침을 멈추게 한다.

외감(外感)이나 내상(內傷)이나 한열허실(寒熱虛實) 그리고 신병(新病), 구해(久咳) 등에 관계없이 고루 활용할 수 있다.

풍한(風寒)에 의한 해수(咳嗽)에는 마황, 행인을 가하여 쓰고(三拗湯), 풍열(風熱)에 의한 해수(咳嗽)에는 상엽, 국화, 길경 등을 가하여 쓰며(桑菊飮), 폐열(肺熱)에 의한 천해(喘咳)에는 석고, 마황, 행인을 가하여 쓰고(麻杏石甘湯), 한담(寒痰)에 의한 천해(喘咳)에는 건강, 세신, 오미자를 가하여 쓴다(苓甘五味薑辛湯).

또 습담(濕痰)에 의한 해수(咳嗽)에는 반하, 진피, 복령 등을 가하고 (二陳湯), 폐조(肺燥)에 의한 해수(咳嗽)에는 상엽, 석고, 맥문동, 인삼을 가하여 쓴다 (淸燥救肺湯).

③ 옹저후비(癰疽喉痺), 약식중독(藥食中毒)

이 약은 그대로 쓰면 성(性)이 양(凉)하여 청열(淸熱), 해독(解毒), 소종(消腫), 이인(利咽)하는 효능이 있다.

열독(熱毒)에 의한 창양(瘡瘍)에는 생감초에 금은화, 천화분, 백지 등을 가하고(仙方活命飮), 인통(咽痛), 후비(喉痺)에는 길경(桔梗)을 가하여 쓴다(桔梗湯).

이 약은 또 약물이나 식중독에 이용할 수 있어 단미나 녹두를 가하거나 대두를 가하여 달여 복용하면 백약의 독을 해독시킨다(甘豆湯).

이 때 행인과 같이 쓰면 납중독을 해독하고 흑두와 같이 삶은 죽을 복용하면 비상(砒霜)의 중독을 해독하며, 이 약을 달인 액을 활석분에 반죽하여 충복(沖服)하면 농약의 유기인중독을 해독한다.

④ 완복사지련급동통(脘腹四肢攣急疼痛)

이 약은 미감(味甘)하여 완급지통(緩急止痛)한다.

비위(脾胃)가 허한(虛寒)하여 완복(脘腹)이 경련할 때에는 이당, 작약, 계지 등을 같이 쓰고(小建中湯), 음혈(陰血)이 부족하여 근(筋)의 영양상태가 안 좋아 경련, 전근

(轉筋), 동통할 때에는 작약을 배합하여 감산(甘酸)으로 화음(化陰)하고 유근(柔筋)하여 완급지통(緩急止痛)하게 한다(芍藥甘草湯).

이 약은 경중(莖中)의 동통을 멎게 하는 데 뛰어나므로 소변이 적색이고 삽통(澁痛)할 때에는 단미로 물에 달여 쓰거나 생지황, 목통, 죽엽을 가하여 쓴다(導赤散).

⑤ 조화약성(調和藥性)

이 약은 감평(甘平)하고 약성이 화완(和緩)하고 승(升), 강(降), 부(浮), 침(沈)할 수 있으므로 한(寒), 열(熱), 온(溫), 량(凉), 보(補), 사(瀉) 등 모든 약과 같이 쓸 수 있고 또한 약성(藥性)을 완만하게 하고 여러 약을 조화시키는 효능이 있다.

석고와 지모를 같이 쓰면 한량(寒凉)이 중초를 상하지 않도록 하고(白虎湯), 부자와 건강을 같이 쓰면 조열(燥熱)이 음(陰)을 상하지 않도록 하며(四逆湯), 대황, 망초를 같이 쓰면 대황, 망초의 준하작용을 약화시켜 설사가 심하여 정기가 상하는 것을 방지한다(調胃承氣湯).

또 황금, 황련, 건강, 반하 등을 같이 쓰면 한(寒)이나 열(熱)쪽으로 편중되는 것을 조절하고(半夏瀉心湯), 인삼, 황기, 당귀, 지황, 육계 등을 가하여 쓰면 비위(脾胃)를 조화하고 작용이 완만(緩慢)하게 되고 오래 견딜 수 있도록 한다(十全大補湯).

【임상사용의 요점】

감초는 감평(甘平)으로 비위(脾胃)의 정약(正藥)이다. 감완(甘緩)하여 완급(緩急)작용을 하므로 보중익기(補中益氣)·윤폐거담(潤肺祛痰)·지해(止咳)·청열해독(淸熱解毒)·완급지통(緩急止痛) 및 조화약성(調和藥性)등의 효능이 있다. 그러므로 기단핍력(氣短乏力)·식소변당(食少便溏)·거담지해(祛痰止咳)·복통(腹痛) 및 각통(脚痛)의 경련성 통증(痛症)·화농성질환(化膿性疾患)의 독기(毒氣)와 식물(食物) 및 약물(藥物)의 중독에 사용된다. 또한 약성을 조화(調和)시키고 여러 독성을 해독하므로 열약(熱藥)을 쓸때는 열성(熱性)을 완해(緩解)하고. 한약(寒藥)에 배합할때는 한성(寒性)을 완해(緩解)한다. 급보(急補)치 않으며 사약(瀉藥)에 배합하면 준하(駿下)를 완화하고 약성(藥性)이 다른 약물을 조화시켜 독성(毒性)을 완화하며 약미(藥味)도 교정(矯正)할 수 있다.

【참고】

생용(生用)하면 양성(涼性)으로 청열해독(清熱解毒)에, 밀자(蜜炙)하면 온성(溫性)으로 보중익기(補中益氣)의 작용이 있으며, 청사약(清瀉藥)으로는 생(生)으로, 보익약(補益藥)으로는 자(炙)하여 사용하는 것이 좋다.

【용량 · 용법】

3-10g. 보중완급(補中緩急)에는 자(炙)하여 쓰고, 청열해독(清熱解毒)에는 그대로 쓰며, 그리고 지경중통(止莖中痛)에는 감초초(甘草梢)가 적합하다.

【사용상의 주의】

이 약은 맛이 달아 중만(中滿)하게 하므로 흉복(胸腹)이 창만(脹滿)하고 구토(嘔吐) 등이 있을 때에는 신중을 기해야 한다. 감수, 대극, 원화, 해조와는 상반(相反)한다.

생감초를 오래 많이 복용하면 부종(浮腫)을 일으키기 쉬우므로 주의하여야 한다.

【고전의 기록】

≪本經≫

"主五臟六腑寒熱邪氣, 堅筋骨, 長肌肉, 倍氣力, 金瘡腫, 解毒. 〈주로 오장육부의 한열사기(寒熱邪氣)를 없애며 근골(筋骨)을 튼튼하게 하고 기육을 자라게 하며 힘이 솟게 한다. 금창의 종독을 없애고 해독한다.〉"

≪別錄≫

"溫中下氣, 煩滿短氣, 傷臟咳嗽, 止渴通經脈, 利血氣, 解百藥毒. 〈온중하기하고 번만단기, 상장해수를 없애고 알통경맥을 그치게 한다. 혈기에 이(利)하며 각종 약의 독을 풀어준다.〉"

≪本草圖經≫

"甘草能解百毒, 爲衆藥之要, 孫思邈論云 : '有人中烏頭, 巴豆毒, 甘草入腹卽定.' 方稱大豆解百藥毒, 常試不效, 乃加甘草爲甘豆湯, 其驗更速. 〈감초는 모든 약의 독을 풀어주는 많은 약중의 요약이다. 손사막은 '사람이 오두나 파두에 중독되었을 때 감초를 복용하면 곧 안정을 찾는다.'라고 했다.

대두가 해독약으로 칭해졌으나 일찌기 시험해 보았으나 효험이 없었다. 이에 감초를 더하여 "감두탕(甘豆湯)"을 만들었더니 그 효험이 빨랐다.〉"

≪用藥法象≫

"甘草, 陽不足者, 補之以甘, 甘溫能除大熱…… 腹中急痛, 腹皮急縮者, 宜倍用之. 其性能緩急, 而又協和諸藥, 使之不爭, 故熱藥得之緩其熱, 寒藥得之緩其寒, 寒熱相雜者, 用之得其平. 〈감초는 양이 부족한 자에게 감으로써 보한다. 감온은 능히 대열을 없앤다…… 복중의 급통, 복피가 급히 오므라드는 경우는 이를 두 배 쓴다. 감초의 성능은 능히 급을 느리게 하며 다른 약들과 협화하면서 서로 다투지 않는다. 따라서 열약은 그 열을 완화해주고 한약은 그 한을 완화해주며 한열이 서로 뒤섞인 것은 이를 쓰면 화평을 얻게 된다.〉"

≪湯液本草≫

"甘者令人中滿, 中滿者勿食甘, 甘緩而壅氣, 非中滿所宜也. 〈감이란 것은 사람을 중만하게 한다. 중만의 경우에는 단것을 먹지 않아야 한다. 감은 느리면서 기를 막으므로 중만에는 적합하지 않다.〉"

≪本草綱目≫

"解小兒胎毒驚癎, 降火止痛. 〈소아의 태독, 경간을 풀어주고 강화지통한다.〉"

교이(膠飴)*
Sacchrum Granorum

【別錄】 KHP

【처방용명】 膠飴, 飴糖

【성미】 甘, 溫

【귀경】 脾, 胃, 肺

【효능】 보허온중(補虛溫中), 완급지통(緩急止痛), 윤폐지해(潤肺止咳)

【기원】

이 약은 전분을 맥아즙으로 당화시켜 농축한 것으로 정량할 때 맥아당으로서 50.0-62.0%를 함유한다.

쌀, 보리, 조, 혹은 옥수수 등의 곡류를 발효시켜 당화한 것으로 이당(飴糖, 엿)이라고도 하는 데 여기에는 두 종류가 있다. 하나는 황갈색의 농조한 액체로 점성이 대단히 높은 것으로 백이(白飴)라 부르는 것이고, 다른 하나는 백이를 젓거나 늘어나게 하여 공기를 넣어 응고시킨 것으로 구멍이 많고 황백색의 엿인 백이당(白飴糖)이라 부르는 것이다. 약용(藥用)으로는 백이당(白飴糖)을 더 높이 여긴다.

【임상응용】

① 비위허한(脾胃虛寒), 이급복통(裏急腹痛)

이 약은 감온(甘溫)하고 질이 윤(潤)하여 비기(脾氣)를 온보(溫補)하고 완급(緩急)하여 동통을 멎게 하므로 권태로워 중초를 상하고 비위(脾胃)가 허한(虛寒)하여 이급(裏急)하고 복통이 생길 때 쓴다.

이 때에는 계지, 백작약, 감초, 생강, 대추를 같이 쓰고(小建中湯), 허증(虛證)이 비교적 심하고 자한(自汗)이 나며 열이 날 때에는 다시 황기를 가하며(黃芪建中湯), 혈허(血虛)가 비교적 심하면 당귀를 가하고(當歸建中湯), 중양(中陽)이 허쇠(虛衰)하고 음한(陰寒)이 속에서 왕성하여 복통이 나고 손을 대지 못할 경우에는 촉초, 건강, 인삼을 같이 쓴다(大建中湯).

② 폐허해수(肺虛咳嗽), 건해무담(乾咳無痰)

이 약은 감온(甘溫)으로 폐경(肺經)에 들어가 허(虛)를 보하고 폐(肺)를 자윤(滋潤)하며 기침을 멎게하므로 폐허(肺虛)에 의한 천해(喘咳), 가래가 없는 건해(乾咳) 및 기단(氣短)하여 숨이 가쁘게 될 때에 쓴다.

이 때에는 단미로 쓰거나 백부, 자원, 행인 등의 지해평천약(止咳平喘藥)과 같이 쓴다.

【임상사용 요점】

교이는 감온(甘溫)으로 윤성(潤性)이다. 보허건중(補虛健中)·완급지통(緩急止痛)·윤폐지해(潤肺止咳)의 효능이 있으므로 허로(虛勞)와 권태(倦怠)에서 오는 상비(傷脾)의 중기부족(中氣不足), 허한복통(虛寒腹痛) 및 폐허조해(肺虛燥咳)등에 사용된다. 또한 완화약성(緩和藥性)의 효능이 있으므로 초오두, 천오두, 부자의 해독(解毒) 작용이 있다.

【참고】

교이에는 연·경(軟·硬)의 두 종류가 있으며 연성(軟性)인 것은 황갈색의 점조(粘稠)한 액체로 약용에는 연교이(軟膠飴)가 좋다.

【용량·용법】

30-60g

두 세번에 나누어 탕제(湯劑)에 넣고 이를 녹여 복용한다.

【사용상의 주의】

이 약은 습(濕)을 돕고 열(熱)을 생(生)하고 중완부(中脘部)를 창만(脹滿)하게 하므로 습열(濕熱)이 내울(內鬱)하고 중만(中滿)하여 토역(吐逆)하거나 담열(痰熱)에 의해 기침을 하거나 소아감적(小兒疳積) 등에는 신중을 기해야 한다.

【고전의 기록】

≪別錄≫

"補虛乏, 止渴. 〈허핍을 보하고 갈증을 그치게 한다.〉"

≪千金要方≫

“補虛冷, 益氣力, 止腸鳴咽痛…… 消痰潤肺止嗽.〈허냉을 보하고 기력을 익하게 하며 장명과 인통을 그치게 한다……. 소담, 윤폐, 지수한다.〉”

≪食療本草≫

“建脾胃, 補中.〈비위를 건하게 하며, 중초를 보한다.〉

≪本草綱目≫

“解附子, 草烏頭毒.〈부자와 초오두의 독을 해소시킨다.〉”

≪藥徵續編≫

“膠飴之功, 盖以甘草及蜜, 故能緩諸急. 考徵小建中湯證曰腹中急痛, 又曰裏急, 又曰婦人腹中痛. 大建中湯證曰上下痛不可觸近. 黃芪建中湯證曰裏急. 依此三方, 則膠飴能治裏急, 夫腹中痛, 腹中急痛豈非裏急矣乎.〈교이의 효능은 대개 감초나 꿀과 같다. 이에 여러 급증(急症)을 완화시킨다. 소건중탕(小建中湯)을 고증한 것을 보면 복중급통이나 이급(裏急), 또는 부인의 복중통에 좋고, 대건중탕(大建中湯)은 상하복통(上下腹痛)에 만지기 조차 어려울 때, 그리고 황기건중탕(黃芪建中湯)은 이급(裏急)에 좋다고 했다. 이 세가지 처방에 의하면 교이는 이급에 맞는 것이니 무릇 복중통이나 복중급통도 모두 이급(裏急)과 같은 것이 아닌가〉”

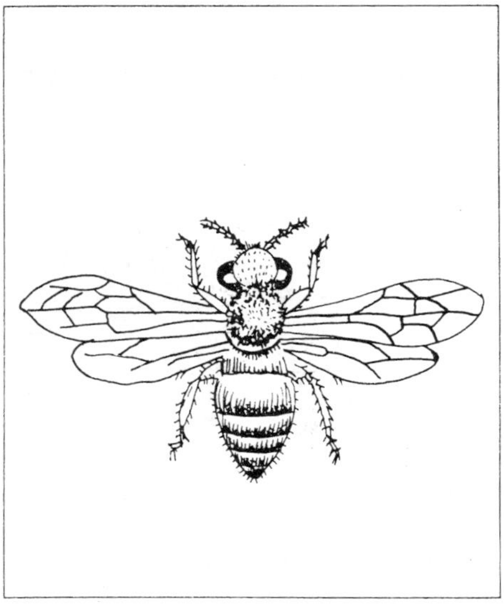

꿀(蜂蜜)
Mel

【本經】KP, JP, CP

【처방용명】 蜜, 食蜜, 蜂糖

【성미】 甘, 平

【귀경】 肺, 脾, 大腸

【효능】 보중완급(補中緩急), 윤폐지해(潤肺止咳), 윤장통변(潤腸通便)

【기원】

이 약은 양꿀벌 *Apis melifera* L. 또는 동양꿀벌 *A. indica* Rad. (꿀벌과 Apidae)의 벌집에 모은 감미물을 채취한 것이다.

【임상응용】

① 비위허약(脾胃虛弱), 완복작통(脘腹作痛)

이 약은 감평(甘平)하여 기(氣)를 북돋우고 비(脾)를 보하며 완급(緩急)하여 통증을 멎게 하는 효능이 있다.

비위(脾胃)가 허약하여 완복(脘腹)에 통증이 있을 때에는 진피, 백작약, 감초의 전탕(煎湯)에 꿀을 넣어 복용하고, 배가차고 아프며, 손발이 몹시 찰 때에는 오두전(烏頭煎)에 꿀을 넣어 복용한다(大烏頭煎).

② 폐조건해(肺燥乾咳), 폐허구해(肺虛久咳)

이 약은 감평(甘平)하여 자윤(滋潤)하며 폐(肺)를 보하고 윤조(潤燥)하여 기침을 멎게 한다.

폐(肺)가 조(燥)하여 마른 기침이 나고 폐가 허하여 오랫동안 기침을 할 때에는 단용(單用)하거나 생지황, 복령, 인삼 등을 가하여 허로(虛勞)에 의한 해수(咳嗽), 건해(乾咳), 객혈(喀血)에 쓴다(경옥고).

보통 지해화담약(止咳化痰藥)으로는 관동화, 자원, 백부, 비파엽 등을 밀제(蜜製)하여 쓰면 윤폐지해(潤肺止咳)의 효력이 증강된다.

③ 장조변비(腸燥便秘)

이 약은 맛이 달고 질이 윤(潤)하여 활리(滑利)하므로 윤장(潤腸)하고 통변(通便)하는 작용이 있다.

몸이 허약하여 진액(津液)이 고갈되기 때문에 생기는 장조(腸燥)에 의한 변비에는 30-60g을 충복하고, 만성변비에는 당귀, 하수오, 흑지마 등으로 양혈(養血)하고 윤장(潤腸)하여 통변(通便)하게 하는 약을 같이 쓴다.

④ 기타

이 약은 비위(脾胃)를 자보(滋補)하고 약성을 완화하는 작용을 가지고 있으므로 환제, 고제의 부형, 교미, 방부 및 보허제로 쓰이기도 한다.

【임상사용의 요점】

꿀(蜂蜜)은 자윤성(滋潤性)을 가지고 있다. 윤조활장(潤燥滑腸) 작용외에 그대로 쓰면 양성(涼性)으로 청열윤폐(清熱潤肺)하고 숙용(熟用)하면 온성(溫性)으로 보중(補中)·완급지통(緩急止痛)하며, 감미(甘味)로 해독(解毒)하여 약성(藥性)을 조화시킨다. 그러므로 진허(津虛)의 대변조결(大便燥結)·폐허진휴(肺虛津虧)의 구건조해(口乾燥咳)·비위허약(脾胃虛弱)의 신권식소(神倦食少)와 심복작통(心腹作痛)등에 사용한다. 그 외에 오두독(烏頭毒)을 풀어주고, 백약(百藥)을 조화(調和)시킨다.

【용량·용법】

15-30g

충복하거나 환제, 고제에 넣는다. 외용은 정당량을 환부에 바른다.

【사용상 주의】

이 약은 조습(助濕)하여 중만(中滿)하고 활장(滑腸)한다. 따라서 습열(濕熱)에 의한 담체(痰滯), 흉민불관(胸悶不寬), 변당(便糖) 또는 설사를 할 경우에는 조심해서 써야 한다.

【고전의 기록】

≪本經≫

"主心腹邪氣, 諸驚癎痓, 安五臟諸不足, 益氣補中, 止痛解毒, 除衆病, 和百藥. 〈주로 심복의

사기(邪氣)와 여러 가지 경, 간치(驚,癎痓)에 쓰인다. 오장의 여러 가지 부족함을 편안히 해주고 익기보중(益氣補中)한다. 또 지통해독(止痛解毒)하며 여러 가지 병을 없애주며 많은 약과 조화를 이룬다.〉"

≪別錄≫

"養脾氣, 除心煩. 〈비기를 기르며 심번을 없앤다.〉"

≪本草綱目≫

蜂蜜入藥之功有五 : 淸熱也, 補中也, 解毒也, 潤燥也, 止痛也. 生則性凉, 故能淸熱 ; 熟則性溫, 故能補中 ; 甘而和平, 故能解 ; 柔而濡澤, 故能潤燥 ; 緩可去急, 故能止心腹肌肉瘡瘍之痛 ; 和可以致中, 故能調和百藥而與甘草同功. 〈꿀을 약으로 사용했을 때의 효능은 5가지이다. 즉 청열(淸熱), 보중(補中), 해독(解毒), 윤조(潤燥), 지통(止痛)이다. 생용(生用)하면 성량(性凉)하여 청열(淸熱)하고 숙용하면 성온하여 보중한다. 또 감(甘)하면서 화평(和平)하므로 해독하고 부드러우면서 유택(濡澤)하므로 능히 윤조한다.

그런가 하면 느려서 급함을 제거하므로 능히 심복, 기육, 포양의 통증을 제거하고 화하여 중으로 이르므로 능히 백약에 조화하여 감초와 같은 효능을 발휘하는 것이다.〉"

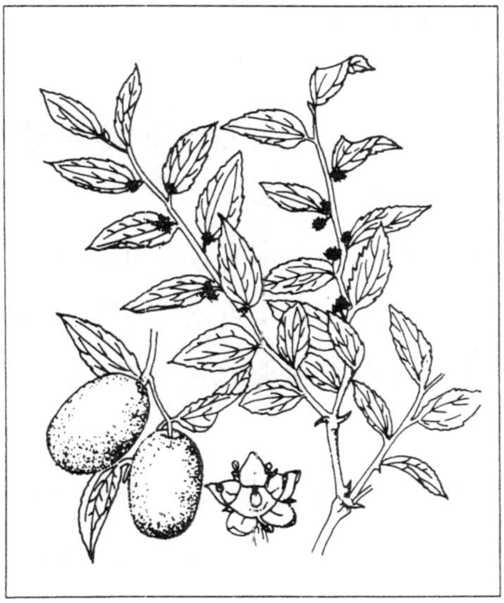

대추(大棗)*

Zizyphi Fructus

【本經】 KP, JP, CP

【처방용명】 紅棗, 大棗, 大紅棗

【성미】 甘, 溫

【귀경】 脾, 胃

【효능】 보중익기(補中益氣), 양혈안신(養血安神), 완화약성(緩和藥性)

【기원】

이 약은 대추나무 *Zizyphus jujuba* Miller var. *inermis* Rehder (갈매나무과, Rhamnaceae)의 열매이다.

우리나라 전국에 자생하며 중남부 지방에서 많이 재배한다.

【임상응용】

① 비위허약(脾胃虛弱), 식소변당(食少便溏)

이 약은 감온(甘溫)하며 약성이 평화(平和)하고 보중(補中)하고 익기(益氣)하며 비위(脾胃)를 조보(調補)하는 데 상용되는 보조약이다.

비위(脾胃)가 허약하고 기(氣)가 허하여 권태롭고 힘이 없으며 식사를 잘 못하고 변이 당(溏)일 때에는 인삼, 백출을 가하여 보중익기하는 효과를 높인다.

② 혈허위황(血虛萎黃), 부인장조(婦人臟躁)

이 약은 감온(甘溫)하여 비위(脾胃)를 보하고 정미(精微)를 화(化)하며 영혈(營血)을 생(生)하게 하여 양혈(養血)하고 안신(安神)하는 효능을 발휘한다.

비(脾)가 허하여 혈을 생하지 못하여 혈(血)이 적으며 얼굴색이 누렇게 뜨고 가슴이 두근거려 잠을 못 이룰 때에는 숙지황, 아교, 하수오 등의 양혈약(養血藥)을 가하여 쓴다.

또 부녀가 음혈(陰血)이 아주 허하여 정지(情志)가 억울(抑鬱)하고 심신(心神)이

불안한 장조증(臟躁證)에는 감초, 소맥을 같이 쓴다(甘麥大棗湯).

③ 완화약성(緩和藥性)

이 약은 감완(甘緩)하여 익기(益氣)하고 비(脾)를 튼튼하게 하며 정기(正氣)를 잘 보호하면서 약성도 완화시키므로 준열(峻烈)한 약에 넣어 같이 쓴다.

고한사폐약(苦寒瀉肺藥)인 정력자와 같이 쓰면 폐기(肺氣)를 상하지 않게 하고(葶藶大棗瀉肺湯), 공하축수(攻下逐水) 작용이 있는 감수, 대극, 원화와 같이 쓰면 이들의 사수(瀉水), 축담(逐痰)하는 강한 작용을 완화시켜 비위를 상하지 않게 한다(十棗湯).

④ 기타

이 약에 생강을 배합하여 해표약(解表藥)과 같이 쓰면 영위(營衛)를 조화(調和)하고(桂枝湯), 보익약(補益藥)과 같이 쓰면 비위(脾胃)를 보충하면서 약효도 증강시킨다(人蔘養營湯).

【임상사용의 요점】

대조는 감온(甘溫)으로 유(柔)하다. 보비화위(補脾和胃)와 양영안신(養營安神)의 작용이 있으므로 비위허약(脾胃虛弱)·식소변당(食少便溏)·영혈부족(營血不足)의 장조(臟躁)등 심신불영(心神不寧)에 사용한다. 또한 약성완하(藥性緩和)에도 작용하여 준열약(峻烈藥)과 배용하여 약력(藥力)을 완화시키고, 비위손상(脾胃損傷)을 방지한다.

【참고】

대조는 생강과 배합하는 경우가 많으며 생강은 대조에 의해서 자격성(刺激性)이 완화되며, 대조는 생강에 의해서 기(氣)가 답답하게 차는 것을 없애주고 식욕을 증가시켜 소화(消化)를 돕고 타약(他藥)의 흡수를 촉진한다. 해표약(解表藥)에 배합하면 생강이 정기(精氣)의 활동을 도와 발한(發汗)하고, 대조가 영혈(營血)을 보익(補益)하여 발한(發汗)에 의한 피로를 방지하고 영위(營衛 : 營血과 衛氣)를 조화(調和)할 수 있다. 보익약(補益藥)에 배합하면 생강은 화위조중(和胃調中)하고 대조가 보비화위(補脾和胃)하여 자보(滋補)의 효능이 강화된다.

【용량 · 용법】

3-12매, 혹은 10-30g. 쪼개거나 썰어 달여서 복용하거나 껍질과 씨를 제거하고 빻아 환으로 만들어 복용한다.

【사용상의 주의】

이 약은 습을 돕고 열이 나게 하여 완복을 창만하게 하므로 습(濕)이 왕성한 완복창만(脘腹脹滿)이나 식적(食積), 충적(蟲積), 우치(齲齒)에 의한 동통 및 담열(痰熱)에 의한 해수(咳嗽)에는 주의하여 써야 한다.

【고전의 기록】

≪本經≫

"主心腹邪氣, 安中養脾, 肋十二經, 平胃氣, 通九竅, 補少氣, 少津液, 身中不足, 大驚, 四肢重, 和百藥. 〈주로 심복의 사기를 없애며 안중양비하고 십이경을 다스린다. 그리고 평위기, 통구규, 보소기, 소진액한다. 신중부족, 큰 놀람, 사지의 무거움에 쓰이며 백약을 완화시킨다.〉"

≪別録≫

"補中益氣, 強力, 除煩悶, 療心下懸, 腸澼. 〈보중익기하며 힘을 강하게 한다. 번민을 없애고 심하현과 장벽을 치료한다.〉"

≪本經集注≫

"煞 烏頭毒. 〈오두독을 없앤다.〉"

≪藥對≫

"殺附子, 天雄毒. 〈부자와 천웅의 독을 없앤다.〉"

≪藥品化義≫

"養血補肝. 〈양혈보간한다.〉"

"大棗之甘, 與生薑之辛, 二味配合, 經云辛甘發散爲陽也, 故發表疏散劑中必用之. 〈대추의 단맛과 생강의 매운 맛이 있어 두 맛이 합해지면 경에는 이 신감(辛甘)은 발산하여 양이 된다고 했다. 따라서 발표소산제 속에는 반드시 이를 쓰게 된다.〉"

≪日華子本草≫

"潤心肺, 止嗽, 補五臟, 治虛損, 除腸胃 澼氣. 〈심폐를 윤하며 기침을 그치게 한다. 오장을 보하며 허손을 치료한다. 장과 위의 벽기를 없앤다.〉"

≪用藥法象≫

"調營衛, 生津液. 〈영위를 조절하며 진액이 나도록 한다.〉"

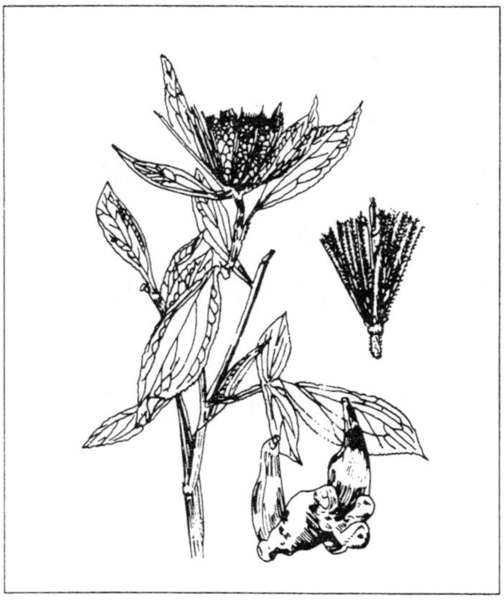

백　출(白朮)*
Atractylodis Rhizoma Alba

【本經】 KP, JP, CP

【처방용명】 白朮, 生白朮, 炒白朮, 焦白朮, 野於朮, 於朮, 冬朮

【성미】 苦, 甘, 溫

【귀경】 脾, 胃

【효능】

보기건비(補氣健脾), 조습이수(燥濕利水), 지한안태(止汗安胎)

【기원】

이 약은 삽주 *Atractylodes japonica* Koidz. (국화과, Compositae)의 주피를 제거한 뿌리줄기이다.

일본약국방에는 이 이외에 *A. ovata* DC. 의 뿌리줄기라고 기재하고 있고, 중국약전에는 *A. macrocephala* Koidz. 의 건조한 근경을 백출 (Atractylodis Macrocephali Rhizoma)로 수재하고 있다.

【임상응용】

① 비위허약(脾胃虛弱)

이 약은 감온(甘溫)하고 고조(苦燥)하여 비위(脾胃)를 보하고 습탁(濕濁)을 제거하며 운화(運化)를 돕고 위기(胃氣)를 화(和)하면서 후천지본(後天之本)인 비(脾)를 보(補)하는 데 뛰어난 보기건비(補氣健脾)에 중요한 약이다.

따라서 비위가 허약하고 식욕이 없으며 변이 당(溏)이고 팔다리에 힘이 없을 때에는 인삼, 복령, 감초 등을 같이 쓰며 (四君子湯), 비가 허하여 운화하지 못하고 습탁이 속에 생기고 변당(便溏)하고 설사하며 식욕이 없고 구토를 할 때에는 연자육, 백편두, 의이인, 사인 등을 가하여 익기(益氣)하고 건비(健脾)하며 삼습(滲濕)하여 설사를 멎게 한다(蔘苓白朮散).

그리고 비위(脾胃)가 허약(虛弱)하여 음식이 기기(氣機)를 막기 때문에 생기는 식욕부진이나 흉완(胸脘)이 비만(痞滿)할 때에는 지실을 가하여 쓰고(枳朮丸), 비위(脾胃)가 허한(虛寒)하여 구토, 이질, 복통에는 건강, 인삼, 감초를 가하여 쓴다(理中丸).

또한 비위기허(脾胃氣虛)하고 중기하함(中氣下陷)하여 오래 설사를 하고 이질을 앓으며 탈항(脫肛)이나 음탈(陰脫)이 있는 등의 증세에는 인삼, 황기, 승마, 시호 등을 배합하여 중기(中氣)를 보익하고 승양(升陽)하고 거함(擧陷)하도록 한다(補中益氣湯).

② 담음수종(痰飮水腫)

이 약은 감온(甘溫)으로 비(脾)를 튼튼하게 하여 습(濕)을 운화(運化)하고 고온(苦溫)으로 조습(燥濕)하고 척음(滌飮)하여 비교적 강한 건비(健脾), 조습(燥濕), 화음(化飮), 이수(利水)하는 효능을 발휘한다.

비(脾)가 건운(健運)하지 못하여 · 수습(水濕)이 안에 남게 되는 담음수종증(痰飮水腫證)과 비양(脾陽)이 부족하여 담음(痰陰)이 한 곳에 모이기 때문에 현운(眩暈), 심계(心悸), 흉협지만(胸脇支滿)이 있고 기침하며 숨이 가쁠 때에는 복령, 계지, 감초를 같이 쓴다(苓桂朮甘湯).

또 수종(水腫)으로 창만(脹滿)하고 소변이 불리할 때에는 복령, 계지, 저령, 택사를 가하여 쓰고 (五苓散), 비신양허(脾腎陽虛)에 의한 수종(水腫), 변당(便溏), 지냉(肢冷)에는 부자, 건강, 후박, 대복피 등을 가하여 온양(溫陽)하여 비(脾)를 튼튼하게 기(氣)를 운행하여 이수(利水)하게 한다 (實脾飮).

③ 자한도한(自汗盜汗)

이 약은 비위(脾胃)를 보하고 기주(肌腠)를 실하게 하여 땀을 멎게 하는 데 상용되는 보기고표제(補氣固表劑)이다.

표허(表虛)하여 자한(盜汗)이 있을 때에는 단미로도 효과가 있고(白朮散), 황기, 부소맥을 가하면 허한(虛汗)을 치료할 수 있다. 황기, 석곡, 모려, 부피(麩皮)를 함께 볶은 후(炒), 나머지 약은 제거하고 백출만을 가루로 하여 속미탕(粟米湯)으로 송복하면 음허(陰虛)에 의한 도한(盜汗)을 치료할 수 있다.

④ 태동불안(胎動不安)

이 약은 비(脾)를 튼튼하게하고 기를 북돋우며 안태(安胎)하는 효능을 겸하고 있기 때문에 주로 임신(姙娠)에 의해 비허(脾虛)하고 기약(氣弱)하며 생화(生化)하는 곳이 없어지고 태동(胎動)이 불안할 때에는 당귀, 백작약, 천궁, 황금 등을 같이 쓴다(當歸散).

또 열이 있어 괴로워 하고 구역질을 할 경우에는 죽여, 치자, 비파엽을 가하여 쓰고, 기체(氣滯)에 의해 창만(脹滿)할 경우에는 진피, 사인, 향부자를 가하며, 간신(肝腎)이 부족하고 태원(胎元)이 든든하지 않을 경우에는 숙지황, 아교, 두충, 속단, 토사자를 같이 써서 안태(安胎)를 강화시킨다.

【임상사용의 요점】

백출은 감온(甘溫)하여 보중(補中)하고 고미(苦味)로 조습(燥濕)한다. 보비익기(補脾益氣)·조습이수(燥濕利水)의 효능이 있으며 건비(健脾)의 요약이다. 비기(脾氣)를 건전(健全)하게 운화하여 수습(水濕)을 제거함으로서 담음수종(痰飮水腫) 및 설사(泄瀉)를 치료한다. 익기(益氣)·건비(健脾)에 의해서 지한(止汗)·안태(安胎)의 작용을 하며 비허불운(脾虛不運)의 정담(停痰)·정습(停濕) 및 설사종만(泄瀉腫滿)에 대한 주약(主藥)이 된다. 표허자한(表虛自汗)·완복창만(脘腹脹滿) 및 태동불안(胎動不安)에 사용된다.

【참고】

① 초용(炒用)하면 보기건비(補氣健脾)에, 생용(生用)하면 조습이수(燥濕利水)의 작용을 한다.

② 백출과 창출은 조습건비(燥濕健脾)의 효능이 있다. 백출은 보기(補氣), 지한(止汗), 안태(安胎)의 효능이 있으며, 창출은 조습의 효능이 강하여 산사발한(散邪發汗)의 작용을 한다. 그러므로 비허(脾虛)에는 백출을 습성(濕盛)의 실증(實證)에는 창출을 쓰며, 지한안태(止汗安胎)에는 백출을, 발한산사(發汗散邪)에는 창출을 사용한다.

【용량 · 용법】

5-15g. 조습이수(燥濕利水)에는 그대로 쓰고, 보기건비(補氣健脾)에는 초(炒)하여 쓰며, 그리고 건비지사(健脾止瀉)에는 초초(炒焦)하여 쓴다.

【사용상의 주의】

이 약은 조습(燥濕)하여 상음(傷陰)하므로 음허(陰虛)에 의한 내열(內熱)이나 진액휴모(津液虧耗)에 속한 조갈(燥渴)에는 복용(服用)하지 않는다.

【고전의 기록】

≪本經≫

"主風寒濕痺死肌, 痙, 疸, 止汗除熱, 消食. 〈주로 풍한습비(風寒濕痺)의 사기(死肌), 경(痙), 단(疸)에 쓰이며, 지한제열(止汗除熱)하고 식적(食積)을 소화시킨다.〉"

≪別錄≫

"消痰水, 逐皮間風水結腫, 暖胃, 消炎, 嗜食. 〈담수를 없애고 피부의 부종을 쫓아내며 위(胃)를 따뜻이 한다. 소염(消炎)하고 식욕을 돋운다.〉"

≪大明本草≫

"利小便 〈소변(小便)을 이(利)한다.〉"

≪珍珠囊≫

"除濕益氣, 和中補陽, 消痰逐水, 生津止渴, 止瀉痢, 消足脛濕腫…… 得枳實消痞滿, 佐黃芩則安胎淸熱. 〈제습익기, 화중보양, 소담축수, 생진지갈한다. 사리를 그치게 하며 발, 정갱이의 부종을 없앤다…… 지실(枳實)과 같이 쓰면 비만(痞滿)을 없애고 황금(黃芩)을 같이 쓰면 안태청열(安胎淸熱)한다.〉"

≪本草會編≫

"脾惡濕, 濕勝則氣不得旋化, 津何由生 故曰 : 膀胱者, 津液之腑, 氣化則能出焉. 用白朮以除其濕, 則氣得周流而津液生矣. 〈비(脾)는 습(濕)을 싫어한다. 습(濕)이 승(勝)하면 기(氣)가

선화(旋化)할 수 없으니 진(津)이 어떻게 생기겠는가? 따라서 방광(膀胱)은 진액(津液)의 부(腑)요, 기(氣)가 화(化)하면 진액이 생성되는 것이다. 이에 백출을 써서 그 습(濕)을 없애면 기(氣)가 두루 돌아 진액이 생겨난다.〉"

≪本經逢原≫

"白朮, 生用有除濕益燥, 消痰利水, 治風寒濕痺, 死肌痙疸, 散腰臍間血及衝脈爲病, 逆氣裏急之功; 製熟則有和中補氣, 止渴生津, 止汗除熱, 進飮食. 安胎之效〈백출의 생용(生用)은 제습익조(除濕益燥), 소담이수(消痰利水)하여 풍한습비(風寒濕痺), 사기경단, 허리, 배꼽사이의 혈(血) 및 충맥(衝脈)의 병, 그리고 역기리급(逆氣裏急)을 치료하는 효능이 있고, 숙용(熟用)은 화중보기(和中補氣), 지갈생진(止渴生津), 지한제열(止汗除熱)하여 음식을 먹게하고 태(胎)를 편안히 하는 효능이 있다.〉"

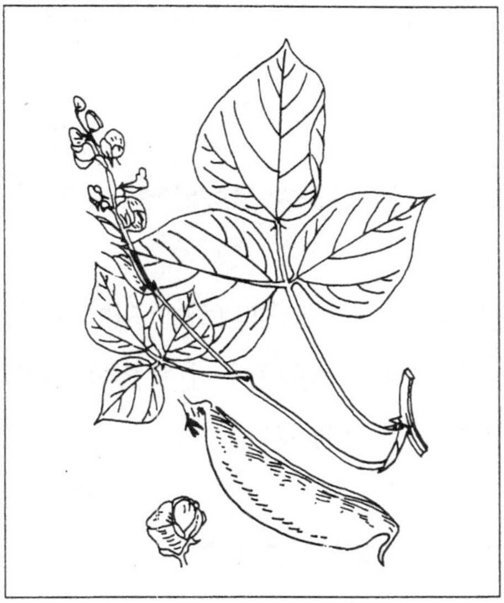

백편두(白扁豆)*
Dolichoris Semen

【別錄】 KHP

【처방용명】 南扁豆, 娥眉豆, 白扁豆, 生扁豆, 白眉豆, 炒扁豆

【성미】 甘, 微溫

【귀경】 脾, 胃

【효능】

보비지사(補脾止瀉), 소서화습(消暑化濕), 화중해독(和中解毒)

【기원】

이 약은 제비콩 *Dolichos lablab* L. (콩과, Leguminosae)의 씨이다.

가을에 잘 여문 후 수확하여 양건한 것을 쓴다.

【임상응용】

① 비허설사(脾虛泄瀉), 습탁대하(濕濁帶下)

이 약은 감(甘), 미온(微溫), 기향(氣香)하며 감온(甘溫)으로 비(脾)를 보하지만 자이(滋膩)하지 않고 방향(芳香)으로 화습(化濕)하지만 조열(燥烈)하지 않아 비(脾)를 튼튼하게 하고 위를 보양하며, 화습(化濕)하여 중초를 화(和)하게 하므로 설사를 멈추고 대하를 멎게 하는 효능을 발휘한다.

비(脾)가 허하여 습(濕)이 성하기 때문에 식사를 많이 못하고 변이 당(溏)하며 구토(嘔吐), 설사(泄瀉), 태이(苔膩), 맥완(脈緩)할 때에는 인삼, 복령, 백출, 산약, 연자 등을 써서 비(脾)를 튼튼하게 하여 익기(益氣)하고 중초(中焦)를 화(和)하여 화습(化濕)하게 한다(蔘苓白朮散).

또 부녀(婦女)가 비(脾)가 허하고 습(濕)이 성하여 습탁(濕濁)이 하주(下注)하고 백대하(白帶下)가 지나치게 많이 흐를 때에는 이 약을 초하고 가루로 하여 미음(米飮)으로 마신다.

② 서습토사(暑濕吐瀉)

이 약은 감온(甘溫)으로 비(脾)를 보하고 위(胃)를 화(和)하며 방향(芳香)으로 화습(化濕)하고 더위를 없앤다.

서냉(暑冷)하여 한(寒)에 외감하면 서습(暑濕) 때문에 내상(內傷)하게 되어 오한(惡寒), 발열(發熱)하고 머리가 무거우며 몸이 권태롭고 흉완(胸脘)이 비민(痞悶)하며 토사(吐瀉)하게 되는 데, 이 때에는 향유, 후박을 같이 쓴다(香薷飮).

③ 기타

이 약은 해독(解毒), 화중(和中), 지구(止嘔), 지사(止瀉)하는 효능이 있다.

주독(酒毒)이 위(胃)를 상(傷)하게 하고 어해(魚蟹)에 중독(中毒)되어 복통(腹痛)이 있고 토사(吐瀉)할 때에는 생편두에 물을 가하고 갈아서 복용한다.

【임상사용의 요점】

백편두는 감온(甘溫)하다. 보비(補脾)하나 자이(滋膩)치 않고, 방향화습(芳香化濕)하나 조열(燥烈)치 않으며, 소서화습(消暑化濕). 건비지사(健脾止瀉). 지대(止帶) 작용이 있다. 그러므로 비허유습(脾虛有濕)의 식소연변(食少軟便)이나 서습(暑濕)의 질병에 의한 토사(吐瀉)·번갈(煩渴)에 유효한 것이다. 또한 해독(解毒) 작용이 있어 주독(酒毒). 복어독 및 여러 약독(藥毒)에 유효하다. 병후(病後)의 체허(體虛)에 대하여 최초의 보제(補劑)를 투여할때 백편두가 더욱 적합한 것은 정기(正氣)를 조양(調養)하고 꽉막히는 병폐가 없기 때문이다.

【참고】

① 서사협습(暑邪挾濕)에 생용(生用)하고 건비화습(健脾化濕)에 초용(炒用)한다.

② 백편두의 보익(補益)의 효력은 백출과 산약에 미치지는 못하나 불조불이(不燥不膩)하고 보비제습(補脾除濕)의 양약이 된다. 소서해독(消暑解毒)작용의 특징이 있다.

【용량 · 용법】

10-20g. 건비지사(健脾止瀉)에는 초하여 쓰고, 소서해독(消暑解毒)에는 그대로 쓴다.

【사용상의 주의】

음한(陰寒)이 속에 왕성한 경우에는 쓰지 않는 것이 좋다.

【고전의 기록】

≪別錄≫

"和中, 下氣. 〈중초를 화(和)하며, 기(氣)를 내린다.〉"

≪新修本草≫

"療霍亂吐痢不止, 末和醋服之. 〈곽란(霍亂)의 토리(吐利)가 그치지 않을 때 분말을 초(醋)에 넣어 복용한다.〉"

≪藥性本草≫

"解一切草木毒, 生嚼及煮汁服, 取效. 〈일체 초목(草木)의 독(毒)을 없애며 생것을 씹거나 자즙(煮汁)을 복용하면 효과가 있다.〉"

≪本草圖經≫

"主女子帶下, 解酒毒, 河豚魚毒. 〈주로 여자의 대하에 쓰이며 주독을 풀고 하돈어(河豚魚)의 독(毒)을 없앤다.〉"

≪本草綱目≫

"止泄瀉, 消暑, 暖脾胃, 除濕熱, 止消渴. 〈설사를 그치게 하며 더위를 물리친다. 비위를 따뜻이 하고 습열(濕熱)을 없애며 소갈증을 그치게 한다.〉"

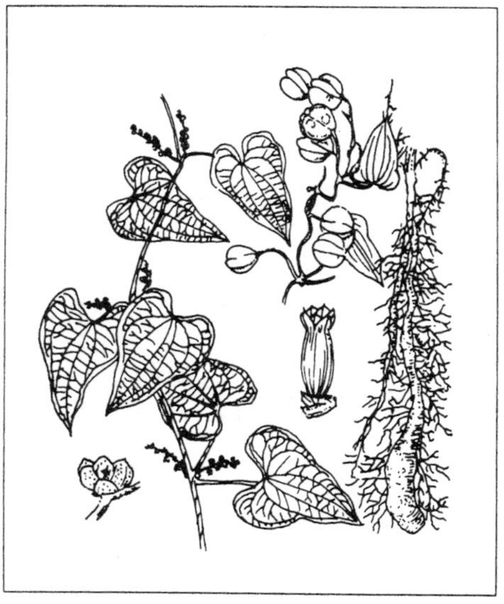

산약(山藥)*
Dioscoreae Radix

【本經】 KP, JP, CP

【처방용명】 山藥, 懷山藥, 懷山, 准山藥, 准山, 生山藥, 炒山藥, 薯蕷

【성미】 甘, 平

【귀경】 脾, 肺, 腎

【효능】

익기양음(益氣養陰), 보비폐신(補脾肺腎), 삽정지대(澁精止帶)

【기원】

이 약은 참마 *Dioscorea japonica* Thunb. 또는 마 *D. batatas* Decaisne (마과, Dioscoreaceae)의 덩이뿌리를 주피를 벗겨 그대로 또는 쪄서 말린 것이다.

우리나라에서는 전국에 자생하며 재배되고 있기도 하다.

중국약전에는 서여 D. opposita Thunb. 를 원식물로 기재하고 있고, 중국 하남의 회경(懷慶)지역에서 나는 것을 회산약(懷山藥)이라 하여 최고로 여긴다.

11-12월에 캐어 외피를 벗겨내고 볕에 말리거나 불에 쬐어 말린 것을 모산약(毛山藥)이라 하며, 다시 물에 담그고 뜸을 들여 부드럽게 하고 이를 비벼 문질러 원주형으로 만들어 볕에 말려 광채가 나도록 한 것을 광산약(光山藥)이라 한다.

【임상응용】

① 비허식소(脾虛食少), 권태설사(倦怠泄瀉)

이 약은 감평(甘平)하여 비기(脾氣)를 보(補)하면서 위음(胃陰)을 보(補)하고 또한 수삽(收澁)하여 설사를 멈추게 한다. 비기(脾氣)가 허약한 경우 만이 아니라 비위음(脾胃陰)이 부족한 경우에도 기음(氣陰)을 평보(平補)한다. 열(熱)하지도 않고 조(燥)하지도 않으며 보(補)하면서 이(膩)하지 않은 것이 장점이다.

비허(脾虛)하여 식사를 잘 못하고 권태롭고 힘이 없을 때에는 백출, 인삼을 가하여 쓰고(山藥丸), 비허(脾虛)에 의해 설사하고 설태에 윤기가 흐르고, 맥완(脈緩)일 때에는 인삼, 백출, 복령, 연자, 백편두, 의이인을 가하여 쓴다(蔘苓白朮散).

위음(胃陰)이 부족하여 입이 마르고 식사를 적게하며 설홍(舌紅)하고 맥세(脈細)일 때에는 옥죽, 석곡, 맥문동, 오매, 신곡 등을 가하여 익위(益胃)하고 양음(養陰)하는 효능을 높인다.

② 폐허천해(肺虛喘咳)

이 약은 감평(甘平)하고 질윤(質潤)하여 폐기(肺氣)를 보(補)하고 폐음(肺陰)을 키운다.

폐허(肺虛)에 의한 천해(喘咳)에는 인삼, 맥문동, 사삼, 오미자 등을 같이 쓰고, 폐신(肺腎)이 모두 허하고 섭납(攝納)하지 못하여 허천(虛喘)이 나는 경우에는 숙지황, 산수유, 시상병(柿霜餅), 소자 등을 같이 써서 폐신(肺腎)을 보(補)하여 납기(納氣)하고 평천(平喘)하게 한다(薯蕷納氣湯).

③ 신허유정(腎虛遺精), 대하뇨빈(帶下尿頻)

이 약은 자신(滋腎)하여 삽정(澁精)하고 음양(陰陽)을 평보(平補)하므로 유정(遺精), 활정(滑精)에는 지모, 황백, 지황, 산수유 등을 같이 쓰고 (知柏地黃丸), 신양(腎陽)이 부족하고 정관(精關)이 든든하지 않아 활정(滑精)할 때에는 쇄양, 오미자, 산수유 등을 같이 쓴다(固精丸).

또 이 약은 보비(補脾)하고 익신(益腎)하며 수삽(收澁)하여 대하를 멈추게 하는 좋은 지대약(止帶藥)이므로 비허(脾虛)하고 습(濕)이 성하여 백대하가 과다할 경우에는 인삼, 백출, 백지, 복령 등을 같이 써서 건비(健脾), 이습(利濕), 지대(止帶)하게 한다.

비허(脾虛)로 습열(濕熱)이 하주(下注)하여 대하(帶下)가 황색이고 점조(粘稠)할 때에는 황백, 검실, 차전자, 백과 등을 같이 써서 건비(健脾), 이습(利濕), 청열(淸熱), 지대(止帶)하게 한다.

신(腎)이 허하고 든든하지 못하여 대하(帶下)가 맑고 묽으며 좀처럼 멎지 않을 때에는 산수유, 숙지황, 토사자, 금앵자 등을 가하여 신(腎)을 든든하게 하여 대하를 멈추게 한다.

이 약은 보비(補脾)하고 익신(益腎)하며 수삽(收澁)하여 축뇨(縮尿)하므로 익지인,

오약 등 온신(溫腎), 산한(散寒), 축뇨(縮尿)하는 약(藥)을 같이 써서 방광(膀胱)이 허냉(虛冷)하고 유뇨(遺尿), 요빈(尿頻) 등의 증세를 치료한다.

④ 내열소갈(內熱消渴)

이 약은 능히 폐(肺), 비(脾), 신(腎) 삼경(三經)의 음(陰)을 보(補)하고 양음(養陰), 생진(生津), 지갈(止渴)하는 효능이 있다.

따라서 음허(陰虛)에 의해 속열이 있어 구갈(口渴), 다음(多飮), 소변이 잦은 소갈병(消渴病)일 경우에는 생황기, 지모, 천화분, 갈근 등 익기생진(益氣生津)하고 자음청열(滋陰淸熱)하는 약을 가하여 쓴다(玉液湯).

【임상사용의 요점】

산약은 감평(甘平)으로 보기(補氣)·양음(養陰)의 작용이 있다. 비폐(脾肺)의 기음(氣陰)을 보(補)하고 경미한 수렴성(收斂性)의 효능이 있으므로 건비지사(健脾止瀉)·보신고정(補腎固精)·축뇨(縮尿)·지대(止帶)작용을 한다. 그러므로 비기허의 식소(食少), 권태(倦怠), 대변설사(大便泄瀉) 혹은 연변(軟便), 비음허(脾陰虛)의 식소복만(食少腹滿)·수족심열(手足心熱)·구갈설홍(口渴舌紅), 폐기음부족(肺氣陰不足)에서 온 해수(咳嗽)·허천(虛喘), 신허(腎虛)에서 온 요산퇴연(腰酸腿軟)·유정뇨빈(遺精尿頻) 및 백대하(白帶下)등에 적용된다. 소갈(消渴)에 대해서도 보기양음(補氣養陰), 지갈(止渴)의 효능이 있다.

【참고】

① 양음(養陰)에는 생용(生用)하고 건비지사(健脾止瀉)에는 초용(炒用)한다.

② 산약과 백출은 보비지사(補脾止瀉) 작용이 있으며 비허설사(脾虛泄瀉)에 같이 사용한다. 산약은 감평(甘平)으로 보기(補氣)와 양음(養陰)에 작용하여 폐신(肺腎)을 보익(補益)하고 삽성(澁性)이 있으므로 폐허천해(肺虛喘咳), 소갈(消渴), 유정(遺精) 및 대하(帶下)등에도 유효하다. 백출은 고온(苦溫)하므로 보중익기(補中益氣)·조습건비(燥濕健脾)의 작용이 있어 비허(脾虛)의 토사(吐瀉) 뿐만아니라 담음수종(痰飮水腫)·표허자한(表虛自汗)에 유효하다. 또한 산약은 습성중만(濕盛中滿)에는 금기(禁忌)이며, 백출은 음허진소(陰虛津少)에 금기가 된다.

【용량 · 용법】

10-30g 달여서 복용한다. 대량 복용 시에는 60-250g을 쓴다. 가루로 하여 탄복(呑服)할 경우에는 1회 6-10g을 쓴다. 보비(補脾)에는 그대로 쓰고, 건비지사(健脾止瀉)에는 초황(炒黃)한 것을 쓴다.

【사용상의 주의】

이 약은 양음(養陰)하여 습(濕)을 도우므로 습성(濕盛)하여 중초에 가득하거나 적체(積滯)된 경우에는 복용하지 않는 것이 좋다.

【고전의 기록】

≪本經≫

"主治傷中, 補虛羸, 除虛熱邪氣, 補中益氣力, 長肌肉, 久服耳目聰明. 〈주로 상중(傷中)을 치료하며 허이(虛羸)을 보(補)하고 허열사기(虛熱邪氣)를 없앤다. 중초와 기력(氣力)을 보익(補益)하며 기육(肌肉)이 자라게 한다. 오래 복용하면 이목(耳目)이 총명해진다.〉"

≪別錄≫

"……止腰痛, 治虛勞羸瘦, 充五臟, 除煩熱, 強陰. 〈……요통(腰痛)을 그치게 하고 허로이수(虛勞羸瘦)를 치료하며 오장(五臟)을 충실히 한다. 번열을 없애고 음(陰)을 강하게 한다.〉"

≪日華子本草≫

"主泄精, 健忘. 〈주로 설정(泄精)과 건망증을 치료한다.〉"

≪本草綱目≫

"益腎氣, 健脾胃, 止泄痢, 化痰涎, 潤皮毛. 〈신기(腎氣)를 익(益)하게 하며 비위(脾胃)를 튼튼히 한다. 설리(泄痢)를 그치게 하고 담연(痰涎)을 화(化)하게 하며 피모(皮毛)를 윤택하게 한다.〉"

≪本草正≫

"山藥能健脾補虛, 滋精固腎, 治諸虛百損, 療五勞七傷, 第其氣輕收緩, 非堪專任, 故補脾肺必主蔘, 朮, 補腎水必君茱, 地, 澁帶濁須破故同研, 固遺泄仗菟絲相濟……. 〈산약은 능히 건비보허(健脾補虛)하며 자정고신(滋精固腎)하므로 여러 허증(虛證)의 백손(百損)을 치료하고 오로칠상(五勞七傷)을 치료한다.

그 다음으로 기경수완(氣輕收緩)하되 전적으로는 하지 않기 때문에 비(脾), 폐(肺)를 보(補)할 때는 반드시 인삼, 백출을 주로 하고, 신수(腎水)를 보(補)할 때는 반드시 산수유, 숙지황을 쓰며 삽(澁)으로 대탁(帶濁)할 경우에는 파고지(破故紙)를 함께 갈아 쓰고, 유설(遺泄)을 고(固)할 때는 토사(菟絲)에 의지하여 함께 구제되도록 한다……〉"

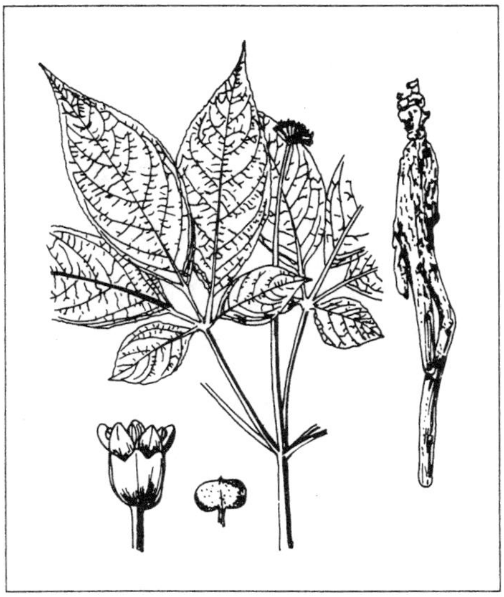

인삼(人蔘)*
Gingseng Radix

【本經】 KP, JP, CP

【처방용명】 人蔘, 野山人蔘, 野山蔘, 園蔘, 養蔘, 吉林蔘, 遼東蔘, 遼蔘, 朝鮮人蔘, 朝鮮蔘, 高麗蔘, 別直蔘, 生曬蔘, 紅蔘, 大力蔘, 石柱蔘, 白蔘, 糖蔘, 白糖蔘, 移山蔘, 人蔘鬚, 蔘鬚尖, 蔘鬚, 鬚蔘

【성미】 甘, 微苦, 微溫

【귀경】

肺, 脾

【효능】

대보원기(大補元氣), 보비익폐(補脾益肺), 생진지갈(生津止渴), 안신익지(安神益智)

【기원】

이 약은 인삼 *Panax gingseng* C. A. Meyer (오갈피나무과, Araliaceae)의 뿌리이다.

대한약전에는 가공방법에 따라 다음과 같이 다르게 기재하고 있다.

① 백삼(白蔘, Gingseng Radix Alba) : 인삼에서 가는 뿌리와 코르크층을 제거한 것.

② 미삼(尾蔘, Gingseng Radix Palva) : 인삼의 가는 뿌리

③ 홍삼 (紅蔘, Gingseng Radix Rubra) : 인삼을 코르크층을 제거하지 않은 채 가열처리 한 것.

또한 인삼은 산지와 형태에 따라 원뿌리와 가는 가지뿌리를 자르고 말린 것으로 경기지방(강화 등지)에서 산출되는 것을 직삼이라 하고, 원뿌리는 곧은 상태로 두고 가지뿌리를 굽으려 감아 올려서 말린 것으로 충남지방(금산 등지)에서 산출되는 것을 곡삼이라 하며 원뿌리의 아랫 부분부터 굽으려 감아 말린 것으로 주로 경북지방(풍기 등지)에서 산출되는 것을 반곡삼이라 한다.

일반적으로 심은지 6년 만에 캐고 시기는 9월 중순이 적기이다. 그러나 지역에 따라서는 4년근을 캐기도 한다.

조제할 때는 노두(蘆頭)를 제거한 것을 쓴다.

【임상응용】

① 기허욕탈(氣虛欲脫), 맥미욕절(脈微欲絶)

이 약은 감(甘), 온(溫)하여 원기(元氣)를 대보(大補)하고 익기고탈(益氣固脫)하며 위급한 증후를 빨리 구해준다.

따라서 큰 병을 앓았거나 오랫동안 병상에 있거나 심하게 토하고 설사를 했거나 출혈이 심했거나 등의 원인에 의해 원기(元氣)가 없어지고 몸이 허약하여 욕탈(欲脫)하려 하고 맥미(脈微)하여 끊어질 듯 싶은 위중한 증후에 널리 응용된다.

인삼을 단독으로 대량 진하게 달여 복용하면 원기(元氣)를 대보(大補)하고 고탈(固脫)하려 하며 복맥(復脈)하려는 효과가 뚜렷해짐을 알 수 있다(獨蔘湯).

이 때, 수족(手足)이 궐역(厥逆)하고, 한출(汗出)하여 망양(亡陽)하려는 증세가 나타날 때에는 회양(回陽), 구역(救逆) 작용이 있는 부자를 같이 써서 원기(元氣)를 대보(大補)하고 회양구역(回陽救逆)하게 한다(蔘附湯).

한편 냉한(冷汗)이 멎지 않는 경우에는 고표(固表)하고 지한(止汗)하는 용골, 모려를 같이 써서 고표지한(固表止汗)하는 작용을 강화시킨다(蔘附龍牡湯).

이 약은 양기(陽氣)가 거의 끊어지려할 때 회양(回陽)시키고 허사(虛邪)를 즉시 제거하는 효능이 있어 실제로 원기(元氣)가 허탈(虛脫)하고 허로(虛勞)하여 생기는 내상(內傷)을 치료하는 제일의 요약(要藥)이다.

② 비기부족(脾氣不足), 중기하함(中氣下陷)

이 약은 감, 온(甘,溫)하고 비경(脾經)으로 들어가 보비조중(補脾調中)하여 비기(脾氣)를 도와 줌으로써 생화지원(生化之源)인 비(脾)를 보하는 요약(要藥)이 된다.

보통 비기(脾氣)가 허약(虛弱)하여 운화(運化)를 못하고 생화(生化)가 안되어 정신이 피곤하고 힘이 없다, 목소리가 적고 말하기가 싫다, 식욕(食慾)이 없다, 복창(腹脹)하고 변(便)이 당(溏)하다 등의 증상이 나타날 때에는 백출, 복령, 감초를 가하여 익기(益氣)하고 건비(健脾)하게 한다(四君子湯).

또 비기(脾氣)가 몹시 허(虛)하고 중기(中氣)가 하함(下陷)하여 오랫 동안 설사를 하고 탈항(脫肛)이 생기며 내장(內臟)이 하수(下垂)하는 증세에는 황기, 승마, 시호 등을 가하여 쓰면 보중익기(補中益氣)하고 승양(升陽)하여 거함(擧陷)하게 한다(補中益氣湯).

③ 폐허천해(肺虛喘咳), 기단핍력(氣短乏力)

이 약은 폐(肺)로 들어가 원기(元氣)를 대보(大補)하고 오장(五臟)을 보(補)하며, 특히 폐기(肺氣)를 보(補)하는 효능이 강하므로 폐기(肺氣)를 보(補)하는 요약(要藥)으로 쓰인다.

병이 오래 되어 천해(喘咳)한다, 폐기(肺氣)가 손상되어 있다, 기(氣)의 생화(生化)가 부족하다, 폐기(肺氣)가 허약하다, 선강(宣降)이 제대로 안된다 등의 원인에 의해 기침에 힘이 없다, 기단(氣短)하고 숨이 가쁘다, 말하기가 싫고 목소리가 미미하다, 기침을 하고 가래가 아주 묽다, 권태롭고 힘이 없다, 자한(自汗)이 있고 맥미(脈微)하다 등의 증상이 나타날 때에는 오미자, 황기, 자원을 가하여 쓴다(補肺湯).

그리고, 폐신(肺腎)이 모두 허(虛)하고 섭납(攝納)이 안되며 해수(咳嗽)하고 허천(虛喘)하는 경우에는 호도 등을 가하여 폐신(肺腎)을 보하여 납기(納氣)하여 정천(定喘)하게 한다(人蔘胡桃湯).

한편 담열(痰熱)이 끼어 있을 때에는 합개, 패모, 상백피를 가하여 폐신(肺腎)을 보하고 천해(喘咳)를 멎게 하며 담열(痰熱)을 없애게 한다(人蔘蛤蚧散).

④ 진상구갈(津傷口渴), 허열소갈(虛熱消渴)

이 약은 감, 온(甘, 溫)으로 조(燥)하지 아니하여 폐비(肺脾)를 보익(補益)하고 운화(運化)를 도우며 정미(精微)를 수송하고 진액(津液)을 살포시키므로 기(氣)를 왕성하게 하여 생진(生津), 익기(益氣), 지갈(止渴)하는 효능을 발휘한다.

따라서 기음(氣陰)이 열(熱)에 상하여 구갈(口渴)이 있고 땀이 많이 날 때에는 생석고, 지모, 갱미 등을 가하여 쓴다(白虎加人蔘湯).

또 내열(內熱)에 의한 소갈(消渴)에는 자음(滋陰)하고 청열(淸熱)하는 연수, 천화분, 생지황 등을 배합하여 쓴다(蓮花飮).

⑤ 실면건망(失眠健忘), 심계정충(心悸怔忡)

이 약은 원기(元氣)를 대보(大補)하고 심기(心氣)를 키운다. 기(氣)가 충분하면 정신활동이 왕성해지므로 기(氣)를 보하여 심신(心神)을 안정시키며 익지(益智)하면서 정신을 진분(振奮)시켜야 한다.

따라서 심기(心氣)가 부족하다, 잠이 오지 않고 꿈이 많다, 심계(心悸). 정충(怔忡)이 나타난다, 심신(心神)이 불안하다 등의 증상에는 복신, 용치, 원지 등을 가하여 쓴다(安神定志丸).

또 심비(心脾)가 모두 상하고 기허(氣虛), 혈휴(血虧)하여 잠이 안 오고 건망증이 생기며 몸이 권태롭고 소기(少氣)일 때에는 황기, 용안육 등을 가하여 쓰고(歸脾湯), 심신(心腎)이 부족하고 음휴(陰虧), 혈소(血少)하며 허번(虛煩)하여 잠이 오지 않을 때에는 생지황, 오미자, 당귀, 단삼, 현삼 등의 자음양혈약(滋陰養血藥)을 가하여 쓴다(天王補心丹).

⑥ 혈허위황(血虛萎黃)

이 약은 감,온(甘,溫)하여 원기(元氣)를 대보(大補)하면서 기를 북돋우고 혈(血)을 생(生)하게 하여 기혈(氣血)을 모두 보(補)한다.

따라서 비위(脾胃)의 기(氣)가 허하고 화원(化源)이 부족하여 혈허(血虛)가 생겨 누렇게 될 때에는 황기, 백출, 복령, 당귀, 숙지황, 백작약 등을 같이 써서 익기생혈(益氣生血)하는 효능을 강화시킨다(人蔘養榮湯).

⑦ 양위궁냉(陽痿宮冷)

이 약은 감온(甘溫)하여 원기(元氣)를 대보(大補)하면서 동시에 기를 북돋우고 양기(陽氣)를 돕는다.

따라서 원기(元氣)가 부족하고 명문(命門)의 화(火)가 쇠하여 양위(陽痿)나 궁냉(宮冷) 등의 증상이 나타날 때에는 단미로 쓰거나 녹용, 파극천, 자하거 등을 가하여 쓴다(蔘茸衛生丸).

⑧ 기타

이 약은 원기(元氣)를 대보(大補)하면서 부정거사(扶正祛邪)하므로 내상(內傷)이나 외감(外感)에 상관없이 정기(正氣)가 부족하거나 또는 사기(邪氣)가 다 없어지지 않았는 데 정기(正氣)가 이미 허(虛)해 버린 증상에 고루 응용할 수 있다.

몸이 허약한 사람이 외감되어 가래가 많이 나오고 기침을 할 경우에는 익기해표(益氣解表)와 거담지해(祛痰止咳) 작용이 있는 삼소음(蔘蘇飮)을 쓰고, 이열실증(裏熱實證)이면서 겸하여 기혈(氣血)이 허약한경우에는 공보(攻補)를 겸시(兼施)한다(黃龍湯).

【임상사용의 요점】

인삼은 감(甘). 미고(微苦)하고 미온(微溫)하여 중화(中和)하는 성질이 있다. 생화(生化)의 원천인 비기(脾氣)와 전신의 기를 주관하는 폐기(肺氣)를 보해 줌으로써 전신의 기를 왕성하게 하여 대보원기(大補元氣)하는 효능을 발휘한다. 원기가 충족되면 익혈생진(益血生津)하고 안신(安神)하며 지혜(智慧)가 생기므로 생진지갈(生津止渴), 안신익지(安神益智)하는 작용도 나타낸다. 따라서 허로내상(虛勞內傷)에 대한 요약이 되고, 기혈(氣血)과 진액(津液)의 부족에 사용하며, 비기허(脾氣虛)에 의한 권태무력(倦怠無力)·식욕부진(食慾不振)·구토설사(嘔吐泄瀉)·폐기(肺氣)의 부족에 의한 기단천촉(氣短喘促)·맥허자한(脈虛自汗), 심신(心神)이 불안하여 생기는 실면(失眠)과 다몽(多夢)·경계(驚悸)·건망(健忘) 및 진액(津液)이 소모되어 생기는 소갈증(消渴證) 등에 효과가 있다. 또 대병(大病)·구병(久病)·대출혈 및 대토사 후에 원기허쇠(元氣虛衰)에 의해 허(虛)가 극심하여 욕탈(欲脫)하려 하고 맥미(脈微)하여 끊어질 듯 한 증상에 매우 중요한 약이다.

【참고】

허탈(虛脫)을 회복시키려 할 경우에는 대량(15-30g)을 달인 액을 여러 차례 나누어 관복(灌服)하고, 정신이 혼미(昏迷)한 경우에는 코를 통해 급약(給藥)할 수도 있으며, 평소에 몸이 허약하여 인삼으로 보하려 할 때에는 5-7일에 1차례씩 복용할 수도 있다.

【용량 · 용법】

5-10g. 여린 불(文火)로 따로 달인 액을 기타 다른 약탕(藥湯)에 넣어 음복(飮服)하며, 가

루로 하여 복용할 경우에는 1회 1-2g, 하루 2-3차례 복용한다.

【사용상의 주의】

정기(正氣)가 허(虛)하지 아니한 실증(實證)과 열증(熱證)에는 복용하지 않는 것이 좋다. 여로와 상반(相反)되고 오령지를 외(畏)하며 조협을 **상악(相惡)**하므로 같이 쓰지 말아야 하고, 이 약을 복용할 때에는 약효에 영향을 주기 때문에 차(茶)나 무우는 먹지 말아야 한다. 인삼을 복용하여 복창(腹脹)이 생길 때에는 내복자탕(萊菔子湯)으로 해소한다.

【고전의 기록】

≪本經≫

"補五臟, 安精神, 定魂魄, 止驚悸, 除邪氣, 明目, 開心益智. 〈오장을 보하며 정신을 편안히 하고 혼백을 안정시킨다. 경계를 그치게 하고 사기(邪氣)를 없앤다. 눈을 밝게 하고 개심익지(開心益智)한다.〉"

≪別錄≫

"調中, 止消渴, 令人不忘. 〈중초를 조절(調節)하고 소갈을 없애며 건망증을 사라지게 한다.〉"

≪珍珠囊≫

"治肺胃陽氣不足, 肺氣虛促, 短氣, 少氣, 補中, 緩中, 止渴生津液. 〈폐위(肺胃)의 양기부족, 폐기의 허촉(虛促), 단기(短氣), 소기(少氣)를 치료하여 보중(補中), 완중(緩中)한다. 갈증을 없애 진액이 나도록 한다.〉"

≪用藥法象≫

"人蔘甘溫, 能補肺中元氣, 肺氣旺則四臟之氣皆旺, 精自生而形自盛, 肺主諸氣故也. 〈인삼은 감온(甘溫)하여 능히 폐중(肺中)의 원기(元氣)를 보(補)한다. 폐기가 왕성하면 사장(四臟)의 기(氣)가 모두 왕성해져서 정기가 자생(自生)하고, 몸이 왕성해진다. 이는 폐가 여러 기(氣)를 관장하기 때문이다.〉"

≪藥性本草≫

"主五勞七傷, 虛損瘦弱, 止嘔噦, 保五臟六腑, 補中守神. 〈주로 오로칠상(五勞七傷), 허손유약(虛損瘦弱)을 주관하며 구얼(嘔噦)을 그치게 하고 오장육부를 보(補)하며 보중수신(保中守神)한다.〉"

≪本草綱目≫

"治男婦一切虛證, 發熱, 自汗, 眩暈…… 吐血, 嗽血, 下血, 血淋, 血崩, 胎前產後諸病. 〈남녀의 일체허증(虛證), 발열, 자한, 현운을 치료한다……. 또 토혈(吐血), 수혈(嗽血), 하혈(下血), 혈림(血淋), 혈붕(血崩), 태전산후(胎前產後)의 여러병을 치료한다.〉"

≪本草滙言≫

"人蔘, 補氣生血, 助精養神之藥也. 故眞氣衰弱, 短促氣虛, 以此補之 ; 如營衛空虛, 用之可治也; 驚悸怔忡, 健忘恍惚, 以此寧之; 元神不足, 虛羸乏力, 以此培之; 如中氣衰陷, 用之可升也. 〈인삼은 보기생혈(補氣生血)하며 조정양신(助精養神)하는 약이다. 따라서 진기쇠약(眞氣衰藥), 단촉기허(短促氣虛)에 이로써 보(補)한다. 즉 영위공허(營衛空虛)에 이를 이용하면 나을 수 있다. 또 경계정충(驚悸怔忡), 건망황홀(健忘恍惚)에 이 인삼을 쓰면 편안해 지고 원신부족(元神不足), 허이핍력(虛羸乏力)에 이를 쓰면 북돋우어 진다. 그리고 중기쇠함(中氣衰陷)의 경우에도 이 인삼을 써서 그 기를 상승(上升)토록 한다.〉"

≪本草新編≫

" 盖人氣脫於一時, 血失於頃刻, 精走於須臾, 陽絕於旦夕, 他藥緩不濟事, 必須用人蔘一, 二兩, 或四, 五兩, 作一劑煎服以救之, 否則陽氣遽散而死矣. 〈대개 사람의 기탈(氣脫)은 일시에 이루어 지며 혈실(血失)도 순간적이며 정주(精走) 역시 잠깐사이다. 그런가 하면 양절(陽絕) 또한 조석간에 생기는 일이다. 이 때 다른 약은 너무 느려서 이를 구제할 수 없으나 인삼은 1, 2, 혹은 4, 5 양(兩)으로 한제를 만들어 전복(煎服)하여 구제해야 한다. 그렇지 않으면 양기(陽氣)까지 계속해서 흩어져 사망하게 된다.〉"

≪本草正≫

"人蔘, 氣虛血虛俱能補, 陽氣虛竭者, 此能回之於無何有之鄕; 陰血崩潰者, 此能障之於已決裂之后. 惟其氣壯而不辛, 所以能固氣; 惟其味甘而純正, 所以能補血. 〈인삼은 기허(氣虛), 혈허(血虛) 모두를 보(補)한다. 양기허갈(陽氣虛竭)의 경우 인삼은 능히 이를 되돌려 더이상 있을 수 없는 곳까지 돌려 주고 음혈붕궤(陰血崩潰)의 경우 이를 더이상 틈이 없도록 막아준다. 인삼은 그 기(氣)가 장(壯)하면서도 신(辛)하지 않아 능히 기(氣)를 공고히 하고 그 미(味)가 감(甘)하면서도 순정하여 능히 혈(血)을 보(補)하기 때문이다.〉"

≪本草經疏≫

"人蔘能回陽氣於垂絕, 却虛邪於俄傾, 其主治也則補五臟, 盖臟雖有五, 以言乎生氣之疎道則一也, 益眞氣, 則五臟皆補矣. 邪氣之所以久留而不去者, 無他, 眞氣虛則不能敵, 故留連而不解,

滋得補而眞氣充實, 則邪不能容. 〈인삼은 거의 끊어져가는 양기(陽氣)를 회복시키며 허사(虛邪)가 거의 위기에 처했을 때 이를 물리친다. 그 인삼의 주된 치료 효능도 역시 오장(五臟)을 보(補)하는데 있다. 대개 장(臟)은 5개이지만 그 기(氣)를 생성(生成)시켜 길을 터주는 원리는 하나이다. 따라서 진기(眞氣)에 익(益)하면 즉 오장(五臟)이 모두 보(補)를 받게 되는 것이다. 사기(邪氣)가 오래 머물러 떠나지 않는 것은 다른 이유에서가 아니다. 바로 진기(眞氣)가 허(虛)하여 능히 대적하지 못하기 때문이다. 따라서 머물러 있어 풀어지지 않을 때는 이를 보(補)하여 진기(眞氣)를 충실(充實)하도록 하면 사(邪)가 더이상 용납되지 않는다.〉"

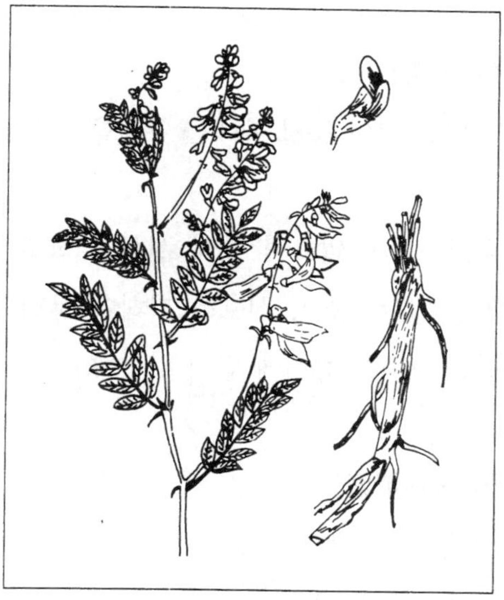

황기(黃芪)*

Astragali Radix

【本經】 KP, JP, CP

【처방용명】 黃芪, 綿芪, 綿黃芪, 箭芪, 生黃芪, 炙黃芪, 黃芪

【성미】 甘, 微溫

【귀경】 脾, 肺

【효능】

보기승양(補氣升陽), 생혈행체(生血行滯), 익위고표(益衛固表), 탁창생기(托瘡生肌), 이뇨소종(利尿消腫), 생진지갈(生津止渴)

【기원】

이 약은 황기 *Astragalus membranaceus* Bunge (콩과, Leguminosae)의 주피를 거의 벗긴 뿌리이다.

중국약전에는 이 이외에 몽고황기 *A. membranaceus* Bunge. var ***mongholicus*** Hsia도 원식물로 기재하고 있다.

【임상응용】

① 비기허약(脾氣虛弱), 중기하함(中氣下陷)

이 약은 미감(味甘)으로 보(補)하고 성온(性溫)으로 승(升)하여 보기승양(補氣升陽)하는 요약(要藥)으로 쓴다. 병을 앓고 난 후에 몸이 약해지고 비기(脾氣)가 아주 허약하여 기단(氣短)하고 힘이 없으며 식욕이 없고 변(便)이 당(溏)하지만 증상이 가벼울 경우에는 백출을 가하여 쓰고(芪朮膏), 심할 경우에는 인삼을 가하여 건비익기(健脾益氣)하는 효능을 증강시킨다(蔘芪膏).

중초(中焦)가 허한(虛寒)하여 얼굴이 누렇게 되고 식욕이 없으며 이급(裏急)하고 복통이 있을 때에는 계지, 백작약, 감초를 같이 쓰면 온중(溫中)하여 보허(補虛)하고 속을 화(和)하게 하여 급한 것을 완만하게 한다(黃芪建中湯).

기허(氣虛)하고 양(陽)이 쇠하며 팔다리가 차고 땀을 많이 흘릴 때에는 부자를 가하여 기를 돋구고 양을 돕게 한다(芪附湯).

중기(中氣)가 하함(下陷)하고 비양(脾陽)이 승(升)하지 않으며 오래 설사를 하고 탈항(脫肛)하며 자궁(子宮)이 탈수(脫垂)할 때에는 인삼, 승마, 시호를 가하여 보비(補脾)하고 익기(益氣)하며 승양거함(升陽擧陷)하는 효과를 동시에 얻게 한다(補中益氣湯).

② 혈허발열(血虛發熱), 위황심계(萎黃心悸), 실혈붕루(失血崩漏)

이 약은 감온(甘溫)하여 기를 돋우고 양이 생겨나게 한다. 대개 양(陽)이 생(生)하고 음(陰)이 장(長)하면 기(氣)가 왕성하게 되어 혈(血)이 생(生)하게 되므로 보기(補氣)하고 생혈(生血)하는 효능이 있다.

따라서 노권(勞倦), 내상(內傷), 기혈양허(氣血兩虛), 혈허(血虛)에 의한 양부(陽浮), 피부에 열이 있어 얼굴이 붉어지는 증후 및 맥대(脈大)하고 힘이 없는 혈허(血虛)에 의한 발열증(發熱證) 등에 당귀와 같이 써서 기(氣)가 왕성하게 되고 혈(血)이 생(生)하며 허열(虛熱)이 스스로 물러나도록 한다(當歸補血湯).

또 사려(思慮)가 과도(過度)하거나 일을 심하게 하여 심비(心脾)를 상하고 기혈(氣血)이 양허하여 얼굴에 핏기가 없고 가슴이 두근거려 잠을 못 이루고, 기(氣)가 섭혈

(攝血)하지 못하여 붕루(崩漏)로 실혈(失血)할 경우에는 인삼, 백출, 당귀, 용안육을 같이 써서 익기(益氣)하고 보혈(補血)하며 건비(健脾)하고 양심(養心)하며 경(經)을 든든하게 하여 섭혈(攝血)하게 한다(歸脾湯).

③ 기허혈체(氣虛血滯), 풍습비통(風濕痺痛), 반신불수(半身不遂)

기(氣)가 운행하면 혈(血)도 운행하고 기(氣)가 체(滯)하면 혈(血)도 체(滯)하는데, 이 약은 보기(補氣)하고 행체(行滯)하게 하는 효능이 있다.

따라서 기허(氣虛)에 의한 혈체(血滯), 풍습(風濕)에 의한 비통(痺痛), 마목(麻木)과 구련(拘攣)에는 계지, 백작약, 생강 등을 같이 써서 기를 돋우고 영(營)을 화(和)하게 하며 온경(溫經)하여 비(痺)가 풀리게 한다(黃芪桂枝五物湯).

또 중풍(中風)을 오래 앓아 기(氣)가 허하고 혈체(血滯)되어 있으며 반신불수(半身不遂)일 경우에는 천궁, 당귀, 홍화, 도인, 지룡을 배합하여 기를 북돋아 활혈(活血)하고 풍을 발산시켜 통락(通絡)하게 한다(補陽還五湯).

④ 표허자한(表虛自汗)

이 약은 폐기(肺氣)를 보하고 위기(衛氣)를 북돋우며 고표(固表)하여 땀을 멎게 한다.

폐기(肺氣)가 부족하고 위양(衛陽)이 든든하지 않으며 표허(表虛)하여 자한(自汗)이 있을 때에는 단모려, 마황근, 부소맥을 가하여 쓰고 (牡蠣散), 또 기(氣)가 허하여 오풍(惡風)하고 자한(自汗)이 있거나 몸이 허약한 사람이 감기에 자주 걸릴 때에는 백출, 방풍을 같이 써서 기(氣)를 북돋아 사(邪)를 없애며 표(表)를 든든하게 하여 땀을 멎게 한다(玉屛風散).

⑤ 창양불궤(瘡瘍不潰), 구궤불렴(久潰不斂)

이 약은 비위(脾胃)를 온양(溫養)하여 새살이 나게 하고 기혈을 보익하여 독을 물리치므로 보기하고 생기(生肌)하며 독을 물리치고 배농하는 효능이 있다.

종기에 농이 생겼는데 터지지 않았을 때에는 당귀, 천궁, 천산갑, 조각자 등을 같이 써서 활혈(活血), 궤옹(潰癰), 배농(排膿)하게 한다 (透膿散).

또 기혈(氣血)이 부족하고 창양(瘡瘍)이 내함(內陷)하여 농이있는데도 터지지 않거나 또는 오랫동안 터진 곳이 아물지 않을 때에는 인삼, 당귀, 육계 등을 배합하여 생기(生肌), 탁독(托毒), 배농(排膿)하게한다(內補黃芪湯).

⑥ 기허수종(氣虛水腫), 풍수오풍(風水惡風)

이 약은 보폐(補肺), 익위(益衛), 고표(固表)하면서 동시에 건비(健脾), 이습(利濕), 소종(消腫)하는 효능까지 있다. 표가 허하여 든든하지 않고 비가 허하여 운행하지 못하며 밖으로는 풍사(風邪)를 받아 수습(水濕)이 기부(肌膚)와 경락(經絡)에 울체되어 한출(汗出)하고 오풍(惡風)하며 몸이 괴롭고 무거우며 소변이 불리하는 등의 각종 풍수(風水), 수종(水腫)에 활용한다.

이 때에는 백출, 방기 등을 같이 써서 익기(益氣)하고 거풍(祛風)하며 건비(健脾)하여 이수(利水)하게 한다(防己黃芪湯).

⑦ 내열소갈(內熱消渴)

이 약은 건비(健脾)하고 익기(益氣)하며 기를 왕성하게 하고 생진(生津)하는 작용이 있고, 또한 갈증을 멈추게 하는 효능도 있어 내열(內熱)에 의한 소갈(消渴)에 맥문동, 인삼, 오미자 등을 가하여 쓴다.(下消黃芪湯).

【임상사용의 요점】

황기는 감온(甘溫)하고 승발(昇發)하는 성질을 가지고 있다. 보기(補氣)하고 승양(昇陽)하며 고표(固表)하여 지한(止汗)하게 한다. 또한 보기(補氣)하여 생혈(生血)·생기(生氣)하는 작용도 있고, 또 "기승(氣昇)하면 물 스스로가 내려간다"의 효과를 가지고 있으며, 탁창생기(托瘡生肌) 이수소종(利水消腫)하는 효과도 가지고 있다. 그러므로 비폐(脾肺)의 기(氣)가 허하여 머리가 어지럽고 숨소리가 짧다, 말을 하기 싫어 하고 힘이 없다, 식욕이 없고 변이 당(溏)이다 등의 증상과 기허하함(氣虛下陷)에 의해 열이나고 추위를 싫어한다, 오랜 설사로 탈항이 되고, 자궁(子宮)이 하수(下垂)한다, 기(氣)가 섭혈(攝血)하지 못하여 붕루(崩漏)·변혈(便血)이 있다 등의 증상이 나타나며, 표가 허하여 든든하지 못하기 때문에 자한(自汗)·도한(盜汗)이 있고, 기혈(氣血)이 부족하여 창양(瘡瘍)이 내함(內陷)하고 농이 있으나 터지지 않으며 터진 후에는 묽은 농이 흐르고 오래도록 상구가 닫히지 않으며 기허(氣虛) 하여 수습을 운화하지 못한 소변불리(小便不利)·피부수종(皮膚水腫)에 쓰인다.

그밖에 혈허(血虛) 진허(津虛)에 사용하면 보기생혈(補氣生血) 생진지갈(生津止渴)로 작용한다.

【참고】

고표지한(固表止汗), 탁창배농(托瘡排膿), 생기렴창(生肌斂瘡), 이수퇴종(利水退腫)에는 그대로 쓰고 보비(補脾), 익기(益氣), 승양(升陽)에는 자(炙)하여 쓴다.

인삼과 황기는 보기작용이 있고 같이 쓰면 효과가 강해진다.

인삼은 원기(元氣)를 크게 보하고 익혈(益血)하고 생진(生津)하며 신경을 안정시키고 정신을 맑게 하는 효능도 있어 내상(內傷)이나 기허(氣虛)에는 중요한 약이다.

황기는 원기를 보하는 효능은 인삼보다 약하지만 온승(溫昇)하는 효능은 인삼보다 강하고 고표하여 지한하고 탁창하여 생기하며 이수하고 소종하는 등의 작용이 있어 표허에 대한 요약(要藥)으로 쓴다.

인삼은 감(甘) 미온(微溫)하고 평화(平和)하므로 기(氣)를 보하고 익음(益陰)을 겸하므로 기(氣)가 허하고 음액이 부족할 때 쓴다.

황기는 감온(甘溫)하고 기를 보하고 화(火)를 돕는 작용이 있으므로 기허(氣虛)가 양허(陽虛)로 될때 쓴다.

【용법 · 용량】

10-20g. 대량은 30-60g.

【사용상의 주의】

이 약은 성질이 온승(溫升)하여 기를 보하고 승양(升陽)하는 작용이 있으므로 쉽게 화(火)를 움직이고 (動火), 고표지한(固表止汗)한다.

따라서 표실(表實)하고 사(邪)가 왕성한 창양(瘡瘍)의 초기나 또는 종기가 터진 후에도 열독(熱毒)이 그대로 왕성할 때에는 사용하지 않는 것이 좋다.

【고전의 기록】

≪本經≫

"主癰疽久敗瘡, 排膿止痛, 大風癩疾, 五痔鼠瘻, 補虛, 小兒百病. 〈주로 옹저가 오래되어 패창(敗瘡)했을 때 이를 이용하여 고름을 배출, 통증을 그치게 한다. 또 대풍나질(大風癩疾), 오치서루(五痔鼠瘻)에 쓰이며, 허(虛)를 보(補)하고, 소아(小兒)의 여러 병을 치료한다.〉"

≪別錄≫

"補丈夫虛損, 五勞羸瘦, 止渴, 腹痛, 瀉痢, 益氣. 〈남자의 허손(虛損), 오로이수(五勞羸瘦)

를 보(補)하며 갈증을 그치게 한다. 복통(腹痛), 사리(瀉痢)에 쓰이고 기(氣)를 익(益)하게 한다.〉”

≪日華子諸家本草≫

“助氣, 壯筋骨, 長肉, 補血 ……血崩, 帶下.〈기를 돕고 근골을 장하게 하며 살을 자라게 하고 보혈한다. ……혈붕(血崩), 대하(帶下)를 치료한다.〉”

≪珍珠囊≫

“黃芪甘溫純陽, 其用有五: 補諸虛不足, 一也; 益元氣, 二也; 壯脾胃, 三也; 去肌熱, 四也; 排膿止痛, 活血生血, 內托陰疽, 爲瘡家聖藥, 五也.〈황기는 감온순양(甘溫純陽)하며 그 쓰임은 다섯 가지이다.

첫째 여러가지 허(虛)의 부족(不足)을 보(補)한다. 둘째 원기(元氣)를 익(益)한다. 셋째 비위(脾胃)를 장(壯)하게 한다. 넷째 기열(肌熱)을 없앤다. 다섯째 배농지통(排膿止痛)하고 활혈생혈(活血生血)하고 내탁음저(內托陰疽)하니 창가(瘡家)의 성약(聖藥)이다.〉”

“治虛勞自汗, 補肺氣, ……益皮毛, 益胃氣.〈허로자한(虛勞自汗)을 치료하고 폐기(肺氣)를 보(補)한다. ……피모(皮毛)와 위기(胃氣)를 익(益)한다.〉”

≪本草衍義補遺≫

“黃芪大補陽虛自汗. 若表虛有邪, 發汗不出者, 服此又能自汗〈황기는 양허자한(陽虛自汗)을 크게 보(補)한다. 이에 표허유사(表虛有邪), 발한불출(發汗不出)의 경우에 이를 복용하면 능히 저절로 땀이 나게 된다.〉”

第二節 보양약(補陽藥)

양기(陽氣)를 보조(補助)하여 양허증(陽虛證)을 치료하거나 개선하는 데 쓰이는 약을 보양약(補陽藥), 또는 장양약(壯陽藥)이나 조양약(助陽藥)이라 부른다.

양허증(陽虛證)이란 심양허(心陽虛), 비양허(脾陽虛), 신양허(腎陽虛) 등의 증(證)을 포괄한다. "신(腎)은 선천지본(先天之本)이다 (腎爲先天之本)"라 했듯이 신양(腎陽)은 곧 원양(元陽)을 가리키는 것으로 인체의 장부(臟腑)와 경락(經絡)이 따뜻해지고 생화(生化)하는 작용을 일으키는, 즉 생명활동의 원동력을 생산하는 곳이다. 그러므로, 양허(陽虛)에 의한 여러 증상들은 신양부족(腎陽不足)과 밀접한 관계를 갖게 된다.

여기에서 말하는 보양약(補陽藥)은 주로 신양(腎陽)을 보하는 약물로서, 미(味)는 감(甘)하고 성(性)은 온(溫), 열(熱)하며, 주로 간(肝), 신(腎)으로 들어가 보신장양(補腎壯陽), 전정익수(塡精益髓), 강근건골(強筋健骨)하는 작용을 가지고 있다.

보양약(補陽藥)이 활용되는 경우는 신양(腎陽)이 부족하여 허리와 무릅이 양위(陽痿)가 생긴다, 유정(遺精)이 있고 조루증이 있다, 궁냉(宮冷)하여 임신이 안된다, 유뇨(遺尿)나 빈뇨(頻尿)가 나타난다 등이 있을 때, 신불납기(腎不納氣)에 의해 기침을 하고 숨이 가쁠 때, 신양(腎陽)이 부족하여 기화(氣化)가 안되고 신(腎)이 허하여 수(水)가 범람하기 때문에 생기는 양허수종(陽虛水腫), 신화(腎火)가 쇠미(衰微)하고 비토(脾土)를 온운(溫運)하지 못하여 생기는 오경설사(五更泄瀉),신허(腎虛)로 정휴(精虧)하다, 머리가 어지럽고 귀에서 소리가 난다, 머리가 일찍 희어진다, 근골(筋骨)이 무르고 약해진다, 소아(小兒)의 발육(發育)이 불량하다, 천문(泉門)이 닫히지 않는다, 이가 늦게 나고 걸음이 늦다 등이 보일 때 그리고 하원(下元)이 허냉(虛冷)하고 충임(衝任)이 실조(失調)하여 붕루(崩漏). 대하(帶下)가 있을 때 등이다.

보양약(補陽藥))은 대개 온조(溫燥)하여 쉽게 음을 상하게 하고 화를 도울 수(傷陰助火) 있기 때문에 음허화왕(陰虛火旺)에는 쓰지 말아야 한다.

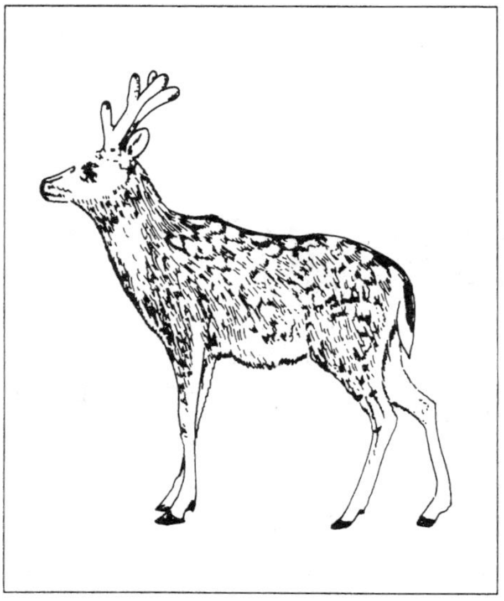

녹용(鹿茸)*

Cervi Parvum Cornu

【本經】 KHP, CP

【처방용명】 鹿茸, 鹿茸片, 鹿茸血片, 鹿茸粉片, 鹿茸紛

【성미】 甘, 鹹, 溫

【귀경】 肝, 腎

【효능】

보신조양(補腎助陽), 생정익혈(生精益血), 강근건골(強筋健骨), 조리충임(調理衝任)

【기원】

이 약은 매화록(梅花鹿) *Cervus nippon* Temminck, 마록(馬鹿) *C. elaphus* L. 및 그 밖의 동속 근연동물(사슴과 Cervidae)의 털이 밀생되고 골질화되지 않는 어린뿔(幼角)이다.

그 밖의 동속 근연동물에는 와피티 *C. canadensis* 등이 알려져 있지만 이들의 변종들은 그 수가 많기 때문에 일반적으로 크게 Nippon계열, Elaphus계열로 나누고 있다. 또한 우리나라 시장에서는 같은 과에 속하는 순록 *Rangifer tarandus*도 녹용으로 거래되고 있지만 정식으로 인정되지 않는 종류이다. 봄 또는 초여름에 숫사슴의 새로 돋아나 각화하지 아니한 뿔을 톱으로 자르거나 혹은 칼로 베어내고(鋸茸, 茸), 끓는 물에 넣었다가 꺼낸 후 볕에 말린 것을 쓴다.

현재 우리나라에 수입되고 있는 녹용은 중국, 뉴질랜드, 소련, 북미산이 주종을 이루고 거의가 사육한 것이다.

【임상응용】

① 신양부족(腎陽不足), 양위조설(陽痿早泄), 궁냉불잉(宮冷不孕)

이 약은 감온(甘溫)하며 신양(腎陽)을 보(補)하고 정혈(精血)을 키우며 독맥(督脈)

을 강하게 하여 양(陽)을 튼튼히 하여 양위(陽痿)를 개선시키고 보정(補精)하고 전수(塡髓)하는 요약으로 쓰인다.

따라서 신양(腎陽)이 부족하고 정혈(精血)이 휴허(虧虛)하여 양위(陽痿), 조설(早泄), 궁냉(宮冷), 불잉(不孕), 유정(遺精), 활정(滑精), 유뇨(遺尿), 뇨빈(尿頻), 이명(耳鳴), 이농(耳聾), 팔다리가 차고 정신이 피로한 증상 등에 단용(單用)으로 연말(研末)하여 복용하거나, 단미로 복용하거나 산약과 함께 술을 만들어 복용할 수도 있으며(鹿茸酒), 또 인삼, 부자, 육계, 하수오, 구기자, 육종용 등을 가하여 쓸 수도 있다.(蔘茸衛生丸).

한편 정소불육(精少不育)에는 녹용 30g, 인삼 60g, 자하거 2구, 해구신 2개 등을 모두 미세하게 갈아서 30포를 만들고 취침 전에 1포씩 복용하면 홍양보정(興陽補精)의 효과를 거둘수 있다.

② 골연행지(骨軟行遲), 정혈부족(精血不足), 신피소수(神疲消瘦)

이 약은 간신(肝腎)으로 입경(入經)한다. 신(腎)은 정(精)을 저장하여 골(骨)을 주관하고 간(肝)은 혈(血)을 저장하여 근(筋)을 주관한다. 따라서 이약은 간신(肝腎)을 보하고 정혈(精血)을 북돋우며 근골(筋骨)을 강하게 하는 작용이 있으므로 간신(肝腎)이 부족하거나 근골(筋骨)이 위연(萎軟)하거나 또는 소아의 골연(骨軟)으로 걷는 것이 늦어지고 이가 더디게 나거나 천문(泉門)이 합치지 않을 때에 쓴다. 간신부족(肝腎不足)과 근골위연(筋骨萎軟)에는 육종용, 토사자, 숙지황, 우슬, 두충, 모과를 가하여 쓰고(鹿茸四斤丸), 어린이가 뼈가 연하여 걷는 것이 늦어지고 이가 더디게 나며 천문(泉門)이 합쳐지지 않을 때에는 숙지황, 산약, 산수유, 오가피, 사향 등을 가하여 쓴다(加味地黃丸).

또 여러가지가 허하여 이곳 저곳이 손상을 입고 정신이 피로하며 몸이 여윌 경우에는 인삼, 황기, 숙지황, 당귀, 구기자 등을 가하여 쓴다(蔘茸固本丸).

③ 허한붕루(虛寒崩漏), 대하과다(帶下過多)

이 약은 감온(甘溫)하여 간신(肝腎)을 보익(補益)하고 충임(衝任)을 조리(調理)하여 고붕(固崩)하고 지대(止帶) 하는 효능이 있다.

따라서 간신(肝腎)이 부족하고 충임(衝任)이 든든하지 못하여 사지(四肢)가 궐냉(厥冷)하고 월경량이 많으며 흑색인 붕루하혈증(崩漏下血證)에는 당귀, 아교, 오적골, 포황 등을 같이 쓰고(鹿茸散), 충임(衝任)이 허한(虛寒)하여 백대(白帶)가 과다(過多)

일 때에는 구척, 백렴을 가하여 쓴다.

④ 기타

이 약은 정혈(精血)을 온보(溫補)하면서 밖으로는 창독(瘡毒)을 없애는 효능이 있다. 따라서 오래 헐어 아물지 않는 창양(瘡瘍), 오래 헐어 아물지 않거나 음저(陰疽), 내함(內陷)으로 불기(不起)할 때에는 육계, 황기, 당귀, 숙지황, 백개자 등을 같이 써서 정혈(精血)을 온보하고 탁독(托毒)하여 기함(起陷)하게 한다.

【임상사용의 요점】

녹용은 감온(甘溫)하다. 간과 신장에 들어가 보진양(補眞陽). 익정혈(益精血)의 효능이 있으므로 강근골(強筋骨). 온양독맥(溫養督脉)하고 조충임(調衝任). 고대맥(固帶脈) 및 온보내탁(溫補內托)하는 작용이 있다. 진양부족(眞陽不足)·정혈허손(精血虛損)에 의한 외한핍력(畏寒乏力)·현운이명(眩暈耳鳴)·사지위연(四肢萎軟)·근골무력(筋骨無力)·요통뇨빈(腰痛尿頻)·양위유정(陽痿遺精)·궁냉불잉(宮冷不孕) 및 소아의 행지치지(行遲齒遲), 또한 양허혈소(陽虛血少)의 충임불고(衝任不固)에 의한 붕루하혈(崩漏下血),음저궤구농청불렴(陰疽潰久膿淸不斂)등에 사용한다.

【참고】

① 녹용 혈편(血片)은 밀납색인 것이 효능이 우수하며 고가이고, 녹용 분편(粉片)은 백색을 나타내는 것은 효능도 좋고 값도 저렴하다.

② 녹용,육계,부자는 보양(補陽)의 효능이 있으나 산한(散寒)을 겸하고 있으므로 진양쇠미(眞陽衰微)에 적합하다. 녹용은 감온(甘溫)·유윤하고 보양(補陽)에 생정(生精)을 겸비하므로서 진양부족(眞陽不足) 및 정혈허손(精血虛損)에 적합하다.

【용량·용법】

1-3g. 고운 가루로 하고 1일 3회 분복하거나 환제 또는 산제로 하여 복용한다.

【사용상의 주의】

이 약을 복용할 때는 적은 양에서 시작하여 점차 늘려 나가야 한다. 한꺼번에 대량을 집중적으로 쓰면 양승(陽升)하여 풍동(風動)하므로 두운(頭暈), 목적(目赤)이 나타나고 상음(傷陰)하여 동혈(動血)할 수가 있다.

그리고, 음허(陰虛)하여 양항(陽亢)하고 혈분(血分)에 열(熱)이 있으며 위화(胃火)가 왕성하고 폐(肺)에 담열(痰熱)이 있으며 열병(熱病)에 외감(外感)된 경우에는 복용하지 않는 것이 좋다.

【고전의 기록】

≪本經≫

“主漏下惡血, 寒熱驚癎, 益氣強志, 生齒不老. 〈주로 누하악혈과 한열경간을 치료하며 익기강지하고 생치불노한다.〉”

≪本草綱目≫

“生精補髓, 養血益陽, 強筋健骨, 治一切虛損耳聾, 目暗, 眩暈, 虛痢. 〈생정보수(生精補髓)하며 양혈익양(養血益陽)하고 강근건골(強筋健骨)한다. 일체의 허손(虛損)의 귀먹은데, 눈 어두운데, 어지러움, 허리를 치료한다.〉”

≪本草綱目≫

“炙搗酒服, 補虛勞長肌益髓, 另人肥健, 悅顏色, 又治勞嗽, 尿精尿血, 瘡瘍腫毒 〈불에 익힌 것을 찧어 술로 복용하면 허로(虛勞)를 보(補)하고 장기익수(長肌益髓)한다. 그 밖에 살이 찌게 하며 안색을 밝게 한다. 노수, 뇨정혈뇨, 창양종독을 치료한다.〉”

≪別錄≫

“鹿角惡瘡癰腫, 逐邪惡氣, 留血在陰中, 除少腹血痛, 腰脊痛, 折傷惡血, 益氣. 〈녹각은 악창옹종에 쓰이며 사악한 기가 혈액과 음중에 남아 있을 때, 이를 몰아 낸다. 또 소복(少腹)의 혈통(血痛), 요척의 통증, 절상악혈을 없애며 기를 익하게 한다.〉”

≪本經≫

“鹿角膠 主傷中勞絕, 腰痛羸瘦, 補中益氣, 婦女血閉無子, 止痛安胎. 〈녹각교는 주로 상중노절(傷中勞絕), 요통이수(腰痛羸瘦)에 쓰이며 보중익기(補中益氣)한다. 또 부녀의 혈폐무자, 지통안태한다.〉”

≪本草逢原≫

“鹿是山獸, 屬陽…… 角乃督脈所發, 督爲腎臟之外垣, 外垣旣固, 腎氣內充, 命門相火, 不致妄動, 氣血精津, 得以凝聚, 扶陽回陰, 非他草木可比. 〈사슴은 산짐승으로 양에 속한다…… 각은 독맥에서 자란 것이다. 독은 신장의 바깥 담이다. 바깥 담이 견고해야 신기(腎氣)가 안으로 충실해지고 명문(命門)의 상화(相火)가 망동(妄動)이 일어나지 않고 기혈정진이 응취하여 부양회음(扶陽回陰)하니 다른 초목에 비교할 바가 아니다.〉"

【부】

녹각(鹿角), 녹각교(鹿角膠), 녹각상(鹿角霜)

① 녹각(鹿角)

매화록(梅花鹿) 및 각종 웅록(雄鹿)의 이미 성장하여 골화(骨化) 된 뿔(角)이다. 미(味)는 함(鹹), 성(性)은 온(溫)하며, 간(肝), 신(腎)으로 귀경(歸經)하고, 숙(熟)하여 쓰면 보신(補腎)하고 조양(助陽)하며 강근장골(強筋壯骨)한다. 녹용과 효능은 같지만 효력이 약하다.

그대로 쓰면 활혈(活血), 산어(散瘀)하여 옹종(癰腫)을 삭이므로 창양(瘡瘍), 종독(腫毒), 유옹(乳癰), 혈어(血瘀)에 의한 동통(疼痛) 등에 응용한다.

5-10g을 물로 달여 복용하거나 가루로 하여 복용하고 외용에는 갈아서 도포하거나 가루로 하여 붙인다.

② 녹각교(鹿角膠)

녹각(鹿角)을 달여 이를 농축하여 얻은 교상물(膠狀物)로서 성미(性味)는 감(甘), 온(溫)하고 간(肝), 신(腎)으로 귀경(歸經)하며 간신(肝腎)을 보하고 정혈(精血)을 북돋우며 지혈(止血)하는 효능이 있다. 보익작용(補益作用)은 녹각보다는 좋고 녹용만은 못하다.

보통 정혈(精血)이 부족하거나 허로(虛勞)하여 몸이 여위며, 토혈(吐血), 육혈(衄血), 붕루(崩漏), 요혈(尿血) 등 그 증상이 허한(虛寒)에 치우칠 경우나 음저내함(陰疽內陷) 등의 증상에 쓴다.

5-10g을 끓은 물이나 황주(黃酒)에 가온하여 복용하거나 환제, 산제, 고제에 넣어 쓴다. 단, 음허화왕(陰虛火旺)한 경우에는 쓰지 않는 것이 좋다.

③ 녹각상(鹿角霜)

녹각(鹿角)을 오고(熬膏)한 후에 남는 찌꺼기로 성미(性味)는 함(鹹), 온(溫)하고 신양(腎陽)을 보조하는 효능이 있어 힘이 약한 것을 보하지만 윤기가 나지않게 하는것. 자이(滋膩)가 아님이 특징이다. 신양(腎陽)이 부족하고 비위(脾胃)가 허한하여 구토(嘔吐)하고 식사량이 적으며 변이 당(溏)일 때, 그리고 백대하(白帶下)가 과다하지만 맑고 묽을 때 활용한다.

창상출혈(瘡傷出血)이나 창양(瘡瘍)이 오래 되어도 아물지 않을 때에 쓰면 상처를 아물게 하고 출혈을 멎게 한다. 5-10g을 달이거나 환제나 산제로 하여 복용한다. 역시 음허화왕(陰虛火旺)인 경우에는 사용하지 않는 것이 좋다.

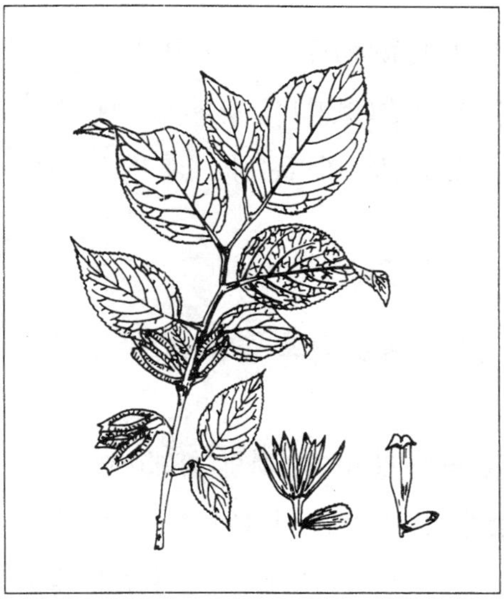

두충(杜仲)*

Eucommiae Cortex

【本經】 KP, CP

【처방용명】 厚杜仲, 綿杜仲, 炒杜仲, 杜仲炭, 杜仲, 炙杜仲

【성미】 甘, 溫

【귀경】 肝, 腎

【효능】

보익간신(補益肝腎), 강근건골(強筋健骨), 고경안태(固經安胎)

【기원】

이 약은 두충 *Eucommia ulmoides* Oliver (두충나무과 Eucommiaceae)의 수피이다.

매년 4-6월 사이에 껍질을 벗겨 거친 껍질을 제거한 후 무더기로 쌓아서 내피가 자갈색이 되도록 한 것을 염수에 초(炒)하여 쓴다.

【임상응용】

① 양위유정(陽痿遺精), 유뇨뇨빈(遺尿尿頻)

이 약은 감(甘)으로 보(補)하고 기온(氣溫)으로 조양(助陽)하여 익간(益肝)하고 보신(補腎)하며 보화(補火)하고 장양(壯陽)하는 효능이 있다.

따라서 간신(肝腎)이 부족하고 하원(下元)이 허냉(虛冷)하여 생기는 양위(陽痿), 유정(遺精), 요빈(尿頻) 등에는 녹용, 산수유, 숙지황, 우슬 토사자 등을 가하여 쓴다(十補丸)

② **간신부족(肝腎不足), 요산슬통(腰酸膝痛), 근골위연(筋骨痿軟)**

이 약은 간신(肝腎)을 보(補)하고 근골(筋骨)을 강(強)하게 하며, 요슬(腰膝)을 강하게 하는 효능이 있어 요슬동통(腰膝疼痛), 족경위연(足脛痿軟)에 쓰는 요약으로 알려져 있다.

따라서 보골지, 호도육 등을 같이 써서 신허요통(腎虛腰痛)을 치료하거나(青蛾丸), 천궁, 계심, 세신 등을 가하여 신허요통(腎虛腰痛)에 풍습(風濕)이 겹친 증상에 쓴다(杜仲酒). 작약, 목단피, 당귀, 도홍 등을 같이 써서 요슬상통, 질타손상, 요통 등을 치료한다(杜仲湯)

③ **임신하혈(姙娠下血), 태동불안(胎動不安)**

이 약은 간신(肝腎)으로 들어가 간신(肝腎)을 보익(補益)하고 충임(衝任)을 조리(調理)하여 고경안태(固經安胎)하는 효능이 있다.

간신(肝腎)이 휴손(虧損)하고 충임(衝任)이 든든하지 않아 임신하혈(姙娠下血)하고 태동불안(胎動不安)한 증세에는 속단, 조육(棗肉)을 같이 쓰고 (杜仲丸), 속단, 구척, 아교, 애엽 등을 가하여 보신양혈(補腎養血)하고 고경안태(固經安胎)하는 효능을 강화시키기도 한다(補腎安胎飮).

④ **기타**

최근 하고초, 목단피, 숙지황을 같이 쓰거나 또는 모려, 국화, 구기자 등의 평간잠양약(平肝潛陽藥)을 같이 써서 고혈압에 활용하고 있다.

【임상사용의 요점】

두충은 감온(甘溫)하다. 간신(肝腎)을 보익(補益)하여 근골(筋骨)을 강하게 하고 태원(胎元)을 강하게 하여 보간신(補肝腎), 강근골(強筋骨), 고경안태(固經安胎)의 효능이 있다. 간신부족(肝腎不足)의 요슬산통핍력(腰膝痠痛乏力)에 대한 요약(要藥)이어서 붕루(崩漏)·태루태동(胎漏胎動)·빈관타태(頻慣墮胎)에도 사용하며 간신허한(肝腎虛寒)의 양위음냉(陽痿陰冷)·요빈여력(尿頻餘瀝)에도 사용한다.

【참고】

포제(炮製)를 하면 보신(補腎)의 효능이 강(強)하여진다.

【용량 · 용법】

3-10g 물에 달여 복용한다.

【사용상의 주의】

온보작용이 있으드로 음허화왕(陰虛火旺者)일 경우에는 쓰지 않는 것이 좋다.

【고전의 기록】

≪本經≫

"主腰背痛, 補中益精氣, 堅筋骨, 強志, 除陰下濕痒, 小便餘瀝. 〈주로 요배(腰背)의 통증에 쓰이며 중초를 보하고 정기를 더하며 근골을 굳세게하고 강지(強志)한다. 음하습양(陰下濕痒)을 없애며 소변여력을 없앤다.〉"

≪藥性論≫

"主腎冷, 臀腰痛, 人虛而身強直, 風也, 腰不利, 加而用之. 〈주로 신냉(腎冷), 둔요통(臀腰痛)에 쓰이며,사람이 허면서 몸이 굳어지는 것은 풍(風)때문이다. 이에 요불리(腰不利)할 때에 이를 더하여 사용한다.〉"

≪本草滙言≫

"凡下焦之虛, 非杜仲不補, 下焦之濕, 非杜仲不利, 足脛之酸, 非杜仲不去, 腰膝之痛, 非杜仲不除, 然色紫而燥, 質綿而韌, 氣溫而補, 補肝益腎, 誠爲要劑. 〈무릇 하초(下焦)의 허(虛)는 두충이 아니면 보(補)할수 없다. 하초지습은 두충이 아니면 이(利)하게 할수 없고, 족경지산(足脛之酸)도 두충으로만 없앨수 있으며 요슬지통(腰膝止痛)도 두충이 아니면 제(除)할 수가 없다. 그러나 색이 자하면서 조(燥)하고 질(質)은 면(綿)하면서 질기며, 기(氣)는 온(溫)하면서 보(補)하여 보간익신(補肝益腎)하니 진실로 요제(要劑)다.〉"

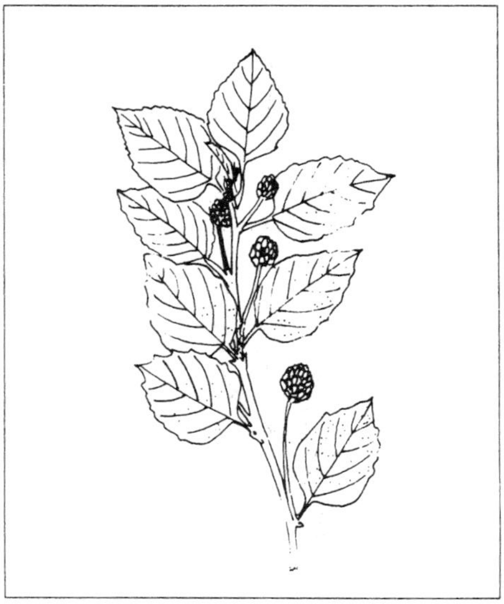

보골지(補骨脂)
Psoraleae Semen

【開寶本草】 KHP, CP

【처방용명】 補骨脂, 破故紙

【성미】 辛, 苦, 溫

【귀경】 腎, 脾

【효능】 보신장양(補腎壯陽), 고경축뇨(固經縮尿), 온비지사(溫脾止瀉), 납기평천(納氣平喘)

【기원】

이 약은 보골지 *Psoralea corylifolia* L.(콩과 Leguminosae)의 씨이다.

중국의 하남(河南), 사천(四川), 섬서(陝西) 등에서 주로 생산된다.

가을에 과실이 성숙했을 때 거두어 볕에 말린 것을 그대로 쓰거나 염수에 초(炒)하여 쓴다.

【임상응용】

① 양위불거(陽痿不擧), 요슬냉통(腰膝冷痛)

이 약은 신온(辛溫)하여 보신(補腎)하고 장양(壯陽)한다.

신양(腎陽)이 부족하거나 명문(命門)의 화(火)가 쇠하거나 양위(陽痿) 및 허리와 무릎이 냉통(冷痛)할 때에는 토사자, 호도육, 침향 등을 가하여 쓴다(補腎丸).

또 신(腎)이 허하여 허리와 무릎이 냉통(冷痛)하고 시리고 연하며 힘이 없을 때에는 두충, 호도육, 청염(靑鹽) 등을 가하여 쓴다(靑蛾丸).

② 유정활정(遺精滑精), 유뇨뇨빈(遺尿尿頻)

이 약은 성(性)은, 온(溫)하고, 미(味)는 삽(澁)하며, 신경(腎經)으로 들어가 보신(補腎)하고 장양(壯陽)하며 고정(固精)하고 축뇨(縮尿)하는 효능이 있다. 따라서 신양(腎陽)이 부족하고 하원(下元)이 허냉(虛冷)하며 신기(腎氣)가 든든하지 못하여 생기는 여러 가지 유활증(遺滑證)에 응용된다.

활정(滑精)에는 이 약을 초(炒)한 다음 분말로 하여 매번 2전씩 복용하고, 소아(小

兒)의 유뇨(遺尿)에는 이 약을 단독으로 초(炒)한 다음 갈아서 매번 1전씩 뜨거운 물로 복용하며, 신기(腎氣)가 허냉(虛冷)하고 소변이 불규칙할 때에는 이 약에 회향을 가하여 환을 만들어 복용한다(破故紙丸).

③ 비신양허(脾腎陽虛), 오경설사(五更泄瀉)

이 약은 온삽렴(溫澁斂)하여 보화(補火)하며 조양(助陽)하고 온비(溫脾)하여 지사(止瀉)하는 효능이 있다.

비신(脾腎)의 양(陽)이 허하여 오경사(五更瀉)가 나타날 때에는 오미자, 오수유, 육두구 등을 가하여 쓴다(四神丸).

④ 신불납기(腎不納氣), 허한천해(虛寒喘咳)

이 약은 보신(補腎)하고 장양(壯陽)하며 납기(納氣)하여 정천(定喘)하는 효능이 있다.

신(腎)이 납기(納氣)하지 못하여 호다흡소(呼多吸少)하며 허한(虛寒)하여 생기는 천해(喘咳)에는 합개, 호도, 인삼, 오미자 등을 가하여 쓴다.

【임상사용의 요점】

보골지는 신고·온조(辛苦·溫燥)하다. 보신장양(補腎壯陽)·온비지사(溫脾止瀉)에 작용함과 동시에 수렴고삽(收斂固澁)을 겸하는 비신양허(脾腎陽虛)·하원불고(下元不固)의 요약이다. 신양부족(腎陽不足)·하원허냉(下元虛冷)의 양위(陽痿)·요슬냉통(腰膝冷痛)이나 하원불고(下元不固)의 활정(滑精)·유뇨(遺尿)·요빈(尿頻) 및 비신양허(脾腎陽虛)의 설사(泄瀉)에 상용한다. 또한 온신납기(溫腎納氣)·평천(平喘)에도 작용하기 때문에 허한천해(虛寒喘咳)에도 사용한다.

【참고】

보골지는 별명을 파고지(破故紙)라 부른다. 운파지(雲破紙)라 불리는 목호접(木蝴蝶 : 千張紙·千層紙·玉蝴蝶)이 있기 때문에 혼동하지 않도록 주의가 필요하다.

【용법·용량】

6-10g

【사용상의 주의】

이 약은 온조(溫燥)하여 음(陰)을 상(傷)하게 하고 화(火)를 돕는다. 따라서 음허화왕(陰虛火旺)하고 대변(大便)이 조결(燥結)할 때에는 복용하지 않는 것이 좋다.

【고전의 기록】

≪藥性論≫

"主男子腰痛, 膝冷囊濕, 逐諸冷痺頑, 止小便利, 腹中冷 〈주로 남자의 요통, 무릎이 시리고 울낭이 습할 때 쓰인다. 여러가지 냉증의 비완(痺頑)을 몰아내고 소변리(小便利)를 그치게 하며 복중(腹中)의 냉기를 없앤다.〉"

≪本草綱目≫

"治腎遺, 通命門, 暖丹田, 斂精神 〈신유(腎遺)를 치료하며 명문(命門)을 통하게 한다. 단전(丹田)을 따뜻이 하고 정신을 모으게 한다.〉"

≪玉湫藥解≫

"收斂滑泄, 遺精, 帶下, 尿多, 便滑諸症 〈활설(滑泄), 유정, 대하, 뇨다, 변활(便滑)등 여러 증세를 수렴(收斂)한다.〉"

≪本經逢原≫

"許學士言 : 補脾不若補腎. 腎氣虛弱, 則陽氣衰劣, 不能熏蒸脾胃, 令人痞滿少食, 譬如釜底無火, 雖終日不熟, 陽衰則飮食亦不能消化. ≪濟生≫ 二神丸治脾腎虛寒泄瀉, 用補骨脂補腎, 肉豆蔻補脾. 〈허학사는 이렇게 말했다. 비(脾)를 보(補)하기 위해서는 신을 먼저 보(補)해야 한다. 신기(腎氣)가 허약하면 양기(陽氣)가 쇠열(衰劣)해진다. 이에 비위(脾胃)를 중증(熏蒸)하지 못하면 사람을 비만소식(痞滿少食)하게 한다. 비유컨데 가마솥에 불을 지피지 않으면 해가 넘어가도록 솥안의 음식이 익을 리가 없다. 이처럼 양(陽)이 쇠(衰)한 즉 음식역시 소화되지 않는다. 이에 ≪濟生≫에 있는 "이신환"(二神丸)으로 비신(脾腎)의 허한설사(虛寒泄瀉)를 치료하고 보골지를 써서 신(腎)을 보(補)하며, 육두구를 써서 비(脾)를 보(補)해 주어야 한다.〉"

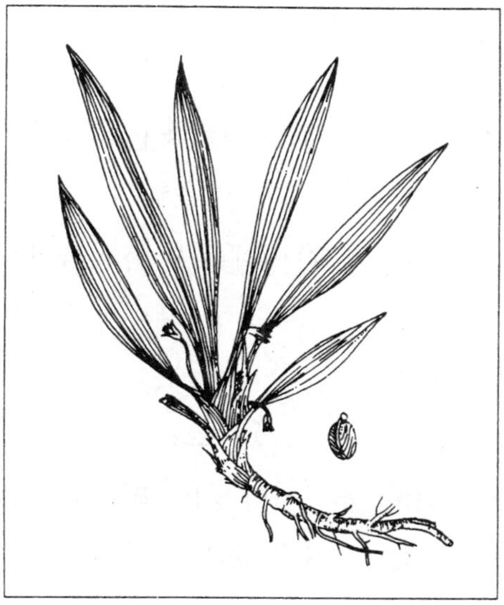

선모(仙茅)
Curculiginis Rhizoma

【海藥本草】 KHP, CP

【처방용명】 仙茅, 羅門參

【성미】 辛, 熱, 有小毒

【귀경】 肝, 腎, 脾

【효능】 보신조양(補腎助陽), 강근건골(強筋健骨), 거한제습(祛寒除濕)

【기원】

이 약은 선모 *Curculigo orchioides* Gaertn. (수선과 Amaryllidaceae)의 뿌리줄기이다. 중국의 광동, 사천등지에서 산출되며 가을과 겨울에 채취하고 다듬어서 말린것을 쓴다.

【임상응용】

① 양위정한(陽痿精寒), 유뇨뇨빈(遺尿尿頻)

이 약은 신열(辛熱)하고 성맹(性猛)하여 명문지화(命門之火)를 잘 보하고 양도(陽道)를 흥(興)하게 하므로써 양호(良好)한 보화장양(補火壯陽)의 효능을 발휘한다.

따라서 신양(腎陽)이 부족하고 명문(命門)의 화가 쇠(衰)하여 양위(陽痿), 정한(精寒), 유뇨(遺尿), 요빈(尿頻) 등이 나타날 때에는 음양곽, 파극천, 토사자, 구기자 등을 같이 써서 보신(補腎)하여 장양(壯陽)하고 삽정(澁精)하여 지유(止遺)하는 효능을 발휘하게 한다.

② 한습비통(寒濕痺痛), 근골위연(筋骨痿軟)

이 약은 신열조산(辛熱燥散)하며 간신(肝腎)을 보하고 근골(筋骨)을 강하게 하며 한습(寒濕)을 없애는 효능을 발휘한다.

오래 병을 앓아 한습(寒濕)하고 비통(痺痛)하며 구련(拘攣)할 때에는 위령선, 독활, 천초오 등을 같이 쓰고,

간신(肝腎)이 부족하여 근골(筋骨)이 위연(痿軟)하며 요슬(腰膝)이 산통(酸痛)할

때에는 음양곽, 파극천, 두충, 상기생 등을 같이 쓰면 약효를 높일 수 있다.

③ 비신양허(脾腎陽虛), 복통냉사(腹痛冷瀉)

이 약은 신열(辛熱)하여 명문(命門)의 화쇠(火衰)를 보(補)하여 비토(脾土)를 온후(溫煦)하게 하여 온양지사(溫陽止瀉)하는 효능을 발휘한다.

비신양허(脾腎陽虛), 완복냉통(脘腹冷痛), 소식복사(少食腹瀉) 등에는 부자, 보골지, 육두구, 오수유 등을 가하여 쓴다.

【임상사용의 요점】

선모(仙茅)는 신열(辛熱)하고 조열(燥熱)하다. 신양(腎陽)을 보하여 양도(陽道)를 흥분시켜 장신양(壯腎陽)·강근골(強筋骨)·거한습(祛寒濕). 난요슬(暖腰膝)의 효능이 있어 신양허쇠(腎陽虛衰)의 양위정냉(陽痿精冷)·소변불금(小便不禁)·심복냉통(心腹冷痛) 및 요슬냉비(腰膝冷痺)등에 사용한다.

【용량 · 용법】

3-10g

【사용상의 주의】

이 약은 조열(燥熱)하며 유독(有毒)하므로 오래 달여서는 안되고 음허화왕(陰虛火旺)일 때에는 쓰지 않는 것이 좋다.

【고전의 기록】

≪開寶本草≫

"主心腹冷氣不能食, 腰脚風冷攣痺不能行, 丈夫虛勞, 老人失尿, 男子益陽道. 〈주로 심복냉기(心腹冷氣)로 인해 음식을 먹을 수 없을 때, 요각(腰脚)의 풍냉련비(風冷攣痺)로 인해 걷지 못할 때, 남자의 허로(虛勞), 노인의 실뇨(失尿)에 쓰인다. 남자의 양도(陽道)를 북돋운다〉"

≪本草綱目≫

"仙茅性熱, 補三焦命門之藥, 惟陽軟精寒, 稟賦素怯者宜之, 若體壯相火熾盛者, 服之僅能動火. 〈선모는 성(性)이 열(熱)하여 삼초명문(三焦命門)을 보(補)하는 약이다. 오직 양연정한(陽軟精寒), 품부소겁(稟賦素怯)한 자에게 알맞다. 만약 체장(體壯)하여 상화(相火)가 치성(熾盛)한 자가 이를 복용하면 화(火)를 동(動)하게 한다.〉"

≪本草正義≫

"仙茅乃補陽溫腎之專藥, 故亦兼能祛除寒濕, 與巴戟天, 仙靈脾相似而猛烈又過之. 〈선모는 보양온신(補陽溫腎)의 전문약이다. 따라서 역시 한습(寒濕)을 거제(祛除)하므로 파극천, 위령비와 비슷하나 맹렬하면서 이보다 지나치다.〉"

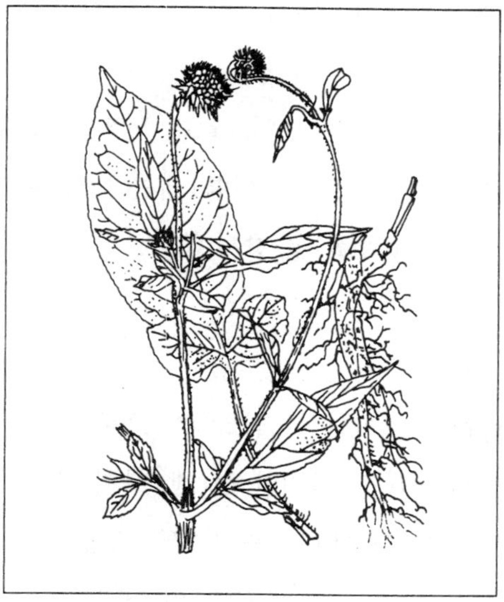

속단(續斷)

Phlomidis Radix

【本經】 KHP, CP

【처방용명】 續斷, 川斷, 川斷肉, 川續斷, 炒續斷

【성미】 苦, 甘, 辛, 微溫

【귀경】 肝, 腎

【효능】 보익간신(補益肝腎), 속근건골(續筋健骨), 통리혈맥(通利血脈)

【기원】

이 약은 속단 *Phlomis umbrosa* Turczaninow(꿀풀과 Labiatae)의 뿌리줄기 및 뿌리이다. 중국약전에는 *Dipsacus aspercides* C. Y. Cheng et T. M. Ai을 기원식물로 기재하고 있다.

【임상응용】

① 간신부족(肝腎不足), 요슬산통(腰膝酸痛), 한습비통(寒濕痺痛)

이 약은 감신(甘辛)하고 온(溫)하며 감(甘)으로 허(虛)를 보(補)하고 온(溫)으로 양(陽)을 도우며 신(辛)으로 행산(行散), 화어(化瘀), 통맥(通脈)한다.

따라서 간신(肝腎)을 보익(補益)하고 강근건골(強筋健骨)하며 혈맥(血脈)을 통리(通利)하는 데는 비해, 우슬, 두충, 모과를 같이 쓰고 (續斷丹), 간신(肝腎)이 부족한 경우에 풍한(風寒)에 외감되고 겸하여 요슬비통(腰膝痺痛)이 있을 때에는 우슬, 방풍, 비해천오(製) 등을 같이 쓴다(續斷丸).

② 붕루하혈(崩漏下血), 태동불안(胎動不安)

이 약은 간신(肝腎)을 보익(補益)하고 충임(衝任)을 조리(調理)하며 고경(固經)하여 안태(安胎)하는 효능이 있다.

따라서 간신부족(肝腎不足)에 의한 붕루(崩漏), 태동불안(胎動不安) 등에는 당귀, 황기, 애엽, 지유 등을 같이 쓴다(續斷丸).

③ 질타손상(跌打損傷), 근골절상(筋骨折傷)

이 약은 간신(肝腎)을 보익(補益)하고 혈맥(血脈)을 통리(通利)하며 속근(續筋)하고 접골(接骨)하는 효능이 있다.

질타손상(跌打損傷)이나 어혈(瘀血)에 의한 종통(腫痛)에는 도인, 홍화, 당귀, 천산갑, 소목 등의 요상지통약(療傷止痛藥)을 같이 쓰고, 근골절상(筋骨折傷)에는 몰약(製乳), 자연동, 토별충, 골쇄보, 혈갈 등의 접근속골약(接筋續骨藥)을 같이 쓴다.

【임상사용의 요점】

속단은 감온(甘溫)하다. 간신(肝腎)을 보익(補益)하고 고설신산(苦泄辛散)으로 혈맥(血脈)을 행(行)하고 보(補)하지만 체(滯)하지 않고 행(行)하지만 설(泄)하지 않는 〈행중유지(行中有止)〉의 특징을 가지고 있으며 보간신(補肝腎)·활락지통(活絡止痛)·통혈맥(通血脈)·속근골(續筋骨)·고경지붕(固經止崩)·안태(安胎)의 효능을 나타낸다. 간신부족(肝腎不足)의 요통각약(腰痛脚弱)·유정(遺精)·붕루대하(崩漏帶下)·태루하혈(胎漏下血)·태동욕추(胎動欲墜)·질타손상(跌打損傷)·금창(金創)·근골절상(筋骨折傷)·관절불리(關節不利)에 사용한다. 그밖에 옹저궤양(癰疽潰瘍)에 사용하고 활혈지통(活血止痛)에 작용한다.

【참고】

① 속단과 두충은 보간신(補肝腎)·안태(安胎)의 효능을 갖으며 요통각약(腰痛脚弱)·태

동불안(胎動不安)등에 사용한다. 두충은 보익(補益)에 뛰어나 강근골(強筋骨)에 사용하고 신허요통(腎虛腰痛)·근골무력(筋骨無力)에 가장 유효하다. 속단은 통맥(通脈)에 뛰어나 질타손상(跌打損傷)에 대한 접속근골(接續筋骨)의 요약이다.

② 속단·우슬도 효능이 유사하지만 우슬은 하행(下行)에 뛰어나고 속단은 선보(宣補)에 뛰어나다. 간신부족(肝腎不足)·하초혈분(下焦血分)의 풍한습비(風寒濕痺)에는 양약(兩藥)을 동시에 사용하는 것이 좋다.

【용량·용법】

10-15g. 붕루하혈(崩漏下血)에는 초(炒)하여 쓰고 외용(外用)에는 적당량을 가루로 하여 붙인다.

【사용상의 주의】

풍습(風濕)에 의한 열비(熱痺)에는 쓰지 않는 것이 좋다.

【고전의 기록】

≪本草滙言≫

"續斷, 補續血脈之藥也. 大抵所斷之血脈非此不續, 所傷之筋骨非此不安, 久服常服, 能益氣力, 有補傷生血之效, 補而不滯, 行而不泄, 故女科, 外科取用恒多也. 〈속단은 혈맥(血脈)을 보속(補續)하는 약이다. 대개 끊어진 혈맥은 이것이 아니면 이을 수가 없고 상한 근골(筋骨)도 이것이 아니면 안(安)하게 할 수가 없다. 구복(久服)하거나 상복(常服)하면 기력(氣力)이 더욱 익(益)하여 보상생혈(補傷生血)하는 효능이 있다. 또 보(補)하면서 체(滯)하지 않고 행(行)하면서 지(泄)히지 않으므로 부인과(婦人科), 외과(外科)에서 가장 널리 항용(恒用), 다용(多用)된다.〉"

≪本經≫

"主傷寒, 補肝腎不足, 金瘡癰傷. 折跌, 續筋骨, 婦人乳難 〈주로 상한(傷寒)에 쓰이며 간신(肝腎)부족(不足)을 보(補)하고 금창옹상(金瘡癰傷)에 쓴다. 넘어져 부러졌을 때 근골(筋骨)을 이어주며 부인(婦人)의 유난(乳難)에 쓰인다.〉"

≪別錄≫

"婦人崩中漏血, 金瘡血內漏. 生肌肉, 及腕傷惡血腰痛, 關節緩急 〈부인의 붕중루혈(崩中漏血), 금창(金瘡)의 혈내루(血內漏)에 쓰인다. 기육(肌肉)을 생(生)하게 하고 완상(腕傷),

악혈(惡血), 요통(腰痛), 관절의 완급에 쓰인다.〉"

≪本草經疏≫

"入足厥陰, 少陰, 爲治胎產, 續絕傷, 補不足, 療金瘡, 理腰腎之要藥也 〈족(足) 궐음(厥陰)과 소음(少陰)으로 들어가 태산(胎產)을 치료하고 절상을 이어 주며 부족을 보(補)하고 금창을 치료하는 등, 요신(腰腎)을 다스리는 요약(要藥)이다.〉"

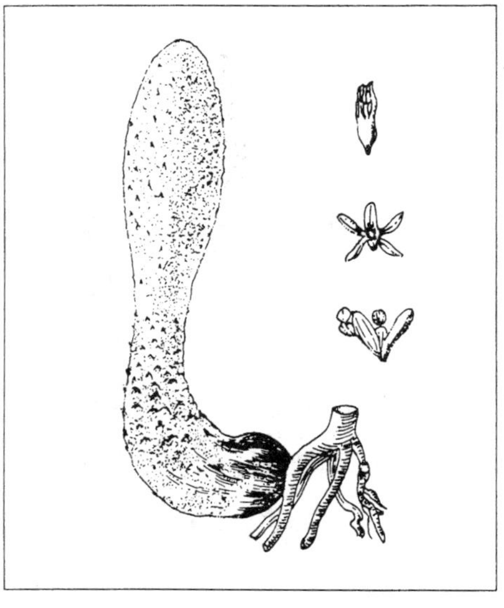

쇄 양(鎖陽)

Cynomorii Herba

【本草衍義補遺】 KHP, CP

【처방용명】 鎖陽

【성미】 甘, 溫

【귀경】 肝, 腎, 大腸

【효능】 보신조양(補腎助陽), 윤장통변(潤腸通便)

【기원】

이 약은 쇄양 *Cynomorium songaricum* Rupr. (쇄양과 Cynomoraceae)의 꽃대를 없앤 전초이다.

주로 내몽고(內蒙古), 감숙(甘肅), 청해(青海), 티베트 등지에서 난다.

봄에 캐어 화서를 제거하고 물에 반쯤 담가둔 다음 이를 꺼내서 볕에 말리고 다시 끓여서 말린 것을 그대로 사용한다.

【임상응용】

① 신양허쇠(腎陽虛衰), 양위정냉(陽痿精冷)

이 약은 감은(甘溫)으로 신경(腎經)에 들어가 신양(腎陽)을 보하고 정혈(精血)을 돕우어 익정흥양(益精興陽)하는 효능이 있다.

따라서 신양(腎陽)이 허하여 생기는 양위(陽痿), 유정(遺精), 정냉불육(精冷不育) 등에 육종용을 상수(相須)하거나 녹각상, 파극천, 보골지, 산수유, 용골(龍骨), 모려(牡蠣)를 가하여 쓴다(鎖陽固精丸).

② 간신부족(肝腎不足), 족위근연(足痿筋軟)

이 약은 간신(肝腎)을 보익(補益)하고 강근(強筋)하고 장골(壯骨)하여 허리와 무릎이 연약하고 발에 힘이 없으며 보행이 불편한 경우에 쓴다. 이 때, 숙지황, 구판, 호골, 백작약 등을 같이 쓴다(虎潛丸).

③ 장조변비(腸燥便秘)

이 약은 질이 윤(潤)하고 대장을 활윤(滑潤)케 하여 통변시키며 익정양혈(益精養血)하는 효능이 있다.

따라서 나이가 들어 허약하고 정혈(精血)이 휴손(虧損)되거나 혈허(血虛), 진휴(津虧)로 인한 장조(腸燥), 변비에는 이 약을 단미로 진하게 달여 복용하거나 꿀을 가하여 고제로 하거나 끓는 물 또는 따뜻한 술로 복용하면 효과가 좋다. 또 화마인(火), 당귀, 욱리인 등의 윤장약을 가하여 쓰기도 한다.

【임상사용의 요점】

쇄양(鎖陽)은 감온(甘溫)하다. 보신양(補腎陽)·익정혈(益精血)·양근(養筋)의 효능이 있고 윤장통변 작용도 있다. 신양부족(腎陽不足)의 양위유정(陽痿遺精)·불잉(不孕) 및 장조진고(腸燥津枯)의 변비에 사용하고, 신허의 요슬연약(腰膝軟弱)·근골무력(筋骨無力)에 제일 많이 사용한다.

【참고】

쇄양은 육종용과 거의 비슷한 효능을 가지고 있으며 육종용의 대용으로 쓴다. 육종용은 온(溫)하나 조열(燥熱)하지 않고, 쇄양은 약간 온조(溫燥)하며 익정흥양(益精興陽) 작용이 있다. 윤장(潤腸)의 효능(效能)은 육종용만 못하다.

【용량 · 용법】

10-15g

【사용상의 주의】

음허화왕(陰虛火旺), 비허설사(脾虛泄瀉) 및 실열변비자(實熱便秘者)에게는 금기이다.

【고전의 기록】

≪本草衍義補遺≫

"大補陽氣, 益精血, 利大便, 虛人大便燥結者, 啖之可代蓯蓉, 煮粥彌佳, 不燥結者勿用. 〈양기(陰氣)를 대보(大補)하고 정혈(精血)에 익(益)하며 대변(大便)에 이(利)하다. 허한 체질에 대변조결(大便燥結)한 자는 이를 종용대신 죽을 쑤어 먹으면 좋다. 조결(燥結)이 아닌 경우에는 쓰지 않는다.〉"

≪本草從新≫

"益精興陽, 潤燥養筋, 治痿弱, 滑大腸, 泄瀉及陽易擧而精不固者忌之. 〈익정흥양(益精興陽)하며 윤조양근(潤燥養筋)하여 위약(痿弱)을 치유하고, 대장을 윤활하게 한다. 설사 및 양(陽)이 쉽게 발기되면서 정(精)이 불고(不固)한 자에게는 금기이다.〉"

≪本草求眞≫

"鎖陽, 本與蓯蓉同爲一類, 凡陰氣虛損, 精血衰敗, 大便燥結, 治可用此以啖, 幷代蓯蓉, 煮粥彌佳, 則知其性雖溫, 其體乃潤, 未可云爲命門火衰必用之藥也. 〈쇄양은 육종용과 본래 같은 약이다. 음기허손(陰氣虛損)하고 정혈(精血)이 쇠패(衰敗)하며 대변(大便)이 조결(燥結)한 경우에 이를 치료용으로 먹되 종용을 대신하여 죽으로 만들어 쓴다. 이를 통해 그 성질이 비록 온(溫)하고 그 체(體)가 윤(潤)하기는 하나 명문화쇠(命門火衰)의 필용약(必用藥)이라고 말할 수는 없다.〉"

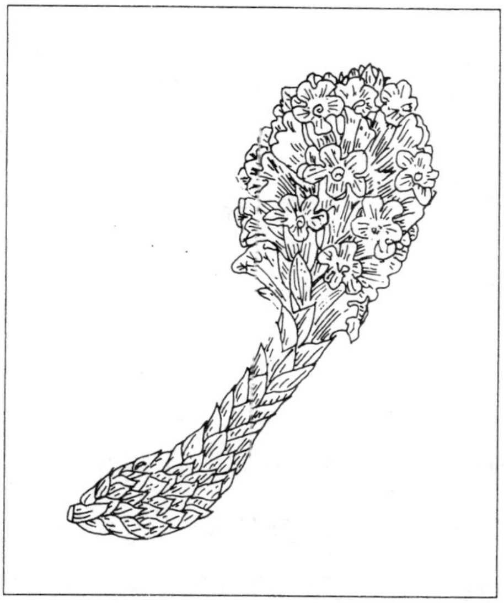

육종용(肉蓯蓉)*

Cistanchis Herba

【本經】KHP, CP

【처방용명】 淡蓯蓉, 甛蓯蓉, 淡大芸, 肉蓯蓉, 大芸, 寸雲, 肉松蓉

【성미】 甘, 鹹, 溫

【귀경】 腎, 大腸

【효능】 보신익정(補腎益精), 윤장통변(潤腸通便)

【기원】

이 약은 육종용 *Cistanchis deserticola* Y. C. Ma 및 동속근연식물(열당과 Orobanchaceae)의 육질경(肉質莖)이다.

중국의 영하(寧夏), 내몽고(內蒙古), 감숙(甘肅), 신강(新疆), 청해(靑海) 등지에서 주로 생산된다.

봄에 싹이 아직 나지 않았거나 막 나왔을 때 채취하여 화서를 제거하고 절단하여 양건한 것을 첨종용 이라 하고, 가을에 채취하여 소금물에 절인 것을 함종용이라 한다. 또 염질을 씻어내고 절편하여 말리거나 혹은 술을 가하여 물로 증숙(蒸熟)하고 볕에 말린 것을 쓰기도 한다.

【임상응용】

① 양위불잉(陽痿不孕), 요슬냉통(腰膝冷痛), 근골무력(筋骨無力)

이 약은 감(甘)하고 미온(微溫)하여 신양(腎陽)을 보(補)하며, 함(鹹)하고 자윤하여 정혈(精血)을 생(生)하므로 신양(腎陽)이 부족하고 정혈(精血)이 휴허하여 생기는 양위(陽痿), 조설(早泄), 요슬(腰膝)의 냉통(冷痛) 등에 활용한다. 이 경우에는 사상자, 오미자, 파극천, 토사자, 부자 등을 배합하여 같이 쓴다(肉蓯蓉丸).

녹각교, 당귀, 숙지황, 자하거를 같이 써서 정혈(精血)이 휴허하고, 궁냉(宮冷)하여 불잉(不孕)하는 경우에 응용하고, 파극천, 비해, 두충 등을 배합하여 요슬냉통(腰膝冷痛), 근골무력(筋骨無力)에 쓴다(金剛丸).

② 장조변비(腸燥便秘)

이 약은 함윤(鹹潤)하여 정혈(精血)을 보익(補益)하면서 윤조활장(潤燥滑腸)하는 효능을 발휘한다.

따라서 진액이 고갈되어 생기는 장조변비(腸燥便秘)에는 마자인, 육계, 침향 등을 가하여 쓴다(潤腸丸).

【임상사용의 요점】

육종용은 감함(甘鹹)·온윤(溫潤)하다, 보양(補陽)하나 조(燥)하지 않고 자윤(滋潤)하나 윤기가 흐르지 않게하는 특징이 있다. 그러므로 온신양(溫腎陽)·익정혈(益精血)의 작용이 있으며, 윤장통변(潤腸通便)의 효능도 있다. 보성(補性)으로 준성(峻性)이 없이 완화성(緩和性)이므로 종용〈蓯蓉(從容)〉이라는 명칭이 되었다. 신양부족(腎陽不足)의 양위불잉(陽痿不孕)·요슬냉통(腰膝冷痛)·근골연약(筋骨軟弱) 및 장조진고(腸燥津枯)의 대변비결(大便秘結)에 적용한다.

【용량·용법】

6-10g을 달여서 복용한다.

【사용상의 주의】

음허화왕(陰虛火旺) 및 변당하고 설사할 때, 그리고 열결변비(熱結便秘)일 경우에는 복용하지 않는 것이 좋다.

【고전의 기록】

≪本草滙言≫

"養命門, 滋腎氣, 補精血之藥也, 男子丹元虛冷而陽道久沈婦女衝任失調而陰氣不治, 此乃平補之劑也. 溫而不熱, 補而不膩, 暖而不燥, 滑而不瀉, 故有從容之名."

〈명문을 기르고, 신기를 자하며 정혈을 보하는 약이다. 남자의 단원허냉하여 양도구치한 경우와 부녀의 충임실조하여 음기불치에 이를 쓴다. 이처럼 이 약은 평보하는 제이다. 한편 온하면서 열하지 않고 보하면서 이하지 않으며 난하면서 조하지 않고 활하면서 사하지 않아 그 이름이 "종용"(조용하다. 따르다. 순종하다.)이라고 붙여진 것이다.〉

≪玉楸藥解≫

"肉蓯蓉, 暖腰膝, 健骨肉, 滋腎肝精血, 潤腸胃結燥"

〈육종용은 요슬을 따뜻이 하며 골육을 튼튼하게 한다. 또 신간의 정혈을 자하며 장위의 결조를 윤하게 한다.〉

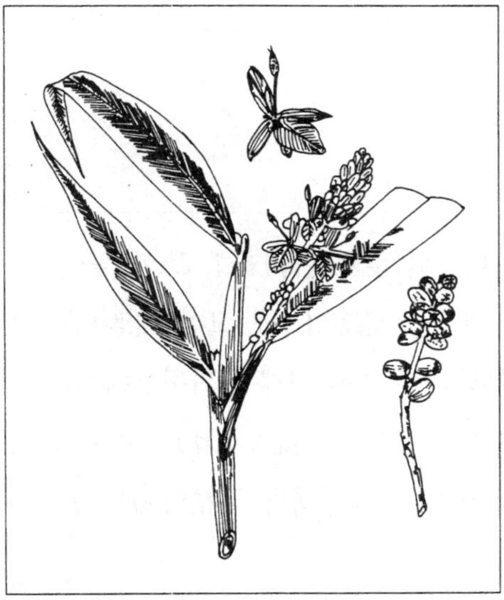

익지인(益智仁)

Alpiniae Fructus

【本草拾遺】 KP, CP

【처방용명】 益智仁, 益智

【성미】 辛, 溫

【귀경】 腎, 脾

【효능】 온신장양(溫腎壯陽), 고경축뇨(固經縮尿), 온비지사(溫脾止瀉), 섭연지타(攝涎止唾)

【기원】

이 약은 익지 Alpinia oxyphylla Miguel(생강과 Zingiberaceae)의 열매이다.

여름이나 가을에 열매가 녹색에서 홍색으로 변할 때, 거두어 과병(果柄)을 제거하고 볕에 말린 후 열매껍질을 제거하고 속살(仁)을 취하여 빻아 쓰거나 염수로 초(炒)하여 쓴다.

【임상응용】

① 신양부족(腎陽不足), 요빈유뇨(尿頻遺尿), 유정활정(遺精滑精)

이 약은 신온(辛溫)하여 온신(溫腎)하고 조양(助陽)하며 고정(固精)하고 축뇨(縮尿)한다.

따라서 하초(下焦)가 허한(虛寒)하고 소변이 잦으며 소아(小兒)의 유뇨(遺尿), 유정(遺精), 활정(滑精)이 있을 때에 쓴다. 즉, 몽설유활(夢泄遺滑)에는 산약과 오약을 같이 쓰거나 (縮泉丸), 오약, 산약, 주사를 같이 쓴다(三仙丸).

② 중한복통(中寒腹痛), 토사소식(吐瀉少食), 구연자류(口涎自流)

이 약은 신온(辛溫)하여 비(脾)를 따뜻하게 하여 소화를 돕고, 지사(止瀉) 및 섭타(攝唾)하는 효능이 있다.

따라서 비위(脾胃)가 한(寒)을 만나 완복(脘腹)이 냉통(冷痛)하고 토사(吐瀉)하며 식사를 많이 못할 때에는 천오, 건강, 청피 등을 같이 쓴다(益智散).

또 중초(中焦)가 허한(虛寒)하고 비(脾)가 통섭(統攝)하지 못하여 때로 침을 흘릴 때에는 단미로 초숙(炒熟)하여 음식과 같이 들거나 또는 창출, 후박, 진피, 감초 등의 건비조습약(健脾燥濕藥)을 같이 쓴다.

【임상사용의 요점】

익지인은 신온(辛溫)으로 향기(香氣)가 있다. 온비난위(溫脾暖胃)하고 또한 심신(心腎)의 화(火)를 익(益)하고 삽성(澁性)이 있어 온산중(溫散中)에 고삽(固澁)을 겸(兼)한다. 온중산한(溫中散寒)・개위섭타(開胃攝唾)의 효능에 의해 비위허한(脾胃虛寒)의 복통토사(腹痛吐瀉)・식소다연(食少多涎)에, 익화난신(益火暖腎)・축뇨고정(縮尿固精)의 효능에 의한 신・방광허한(腎・膀胱虛寒)의 유정백탁(遺精白濁)・유뇨(遺尿)・요빈(尿頻)에 사용한다.

【참고】

① 익지인・보골지는 온보비신(溫補脾腎)・고정축뇨(固精縮尿)에 사용하지만 익지인은 온중산한(溫中散寒)하는 편이 난신(暖腎)보다 강하고 보골지는 보신장양(補腎壯陽)하는 편이 온비(溫脾)보다 강하다.

② 익지인・패란은 연말증다(涎沫增多)에 유효하다. 익지인은 비위허한(脾胃虛寒)을, 패란은 비위습열(脾胃濕熱)을 각각 개선하는 효과가 있다.

【용량・용법】

3-6g을 달여서 복용하거나 환제나 산제로 하여 복용한다. 초숙(炒熟)하여 씹어 먹어도 된다

【사용상의 주의】

이 약은 온조(溫燥)하여 음을 상하게 하고 화를 북돋울 수 있다. 따라서 음허화왕(陰虛火旺)이나 열(熱)로 인한 유정(遺精), 요빈(尿頻), 붕루(崩漏) 등에는 쓰지 않은 것이 좋다.

【고전의 기록】

≪本草備要≫

"能澁精固氣, 溫中進食, 攝涎唾, 縮小便, 治嘔吐瀉泄, 客寒犯胃, 冷氣腹痛, 崩帶泄精 〈삽정고기(澁精固氣)하며 온중진식(溫中進食)한다. 침을 거두어 주며 오줌을 줄여준다. 구토설사, 객한(客寒)이 위(胃)를 범했을 때 냉기복통(冷氣腹痛), 붕대설정(崩帶泄精)을 치유한다.〉"

≪本草逢原≫

"益脾胃, 理元氣, 補腎虛滑精, 胃虛多唾, 女人崩漏 〈비위(脾胃)를 익(益)하며 원기(元氣)를 다스린다. 신허활정(腎虛滑精), 위허다타(胃虛多唾). 여자의 붕루(崩漏)를 보(補)한다.〉"

≪本草正義≫

"益智始見于藏器本草拾遺, 謂之辛溫, 不言其澁, 但諸家所述, 無一非溫澁功用, …溫補脾腎, 而尤以固澁爲主 〈익지(益智)는 장기(藏器) ≪本草拾遺≫에 최초로 보인다. 신온(辛溫)하다고 하면서 삽(澁)하다고는 하지 않았다. 그러나 여러 사람들은 누구나 온(溫), 삽(澁)의 효능을 말하지 않은 이가 없다. …비신(脾腎)을 온보(溫補)하며 특히 고삽(固澁)이 위주이다.〉"

≪本草逢原≫

"胃氣虛寒而廉泉不攝, 涎唾自流, 此藥溫胃而澁, 最有捷效 〈위기(胃氣)가 허한(虛寒)하면서 염천불섭(廉泉不攝)할 때, 침이 저절로 흘러버릴 때 쓰인다. 이 약은 위를 따뜻이 하면서 삽(澁)하므로 가장 빠른 효과를 얻을 수 있다.〉"

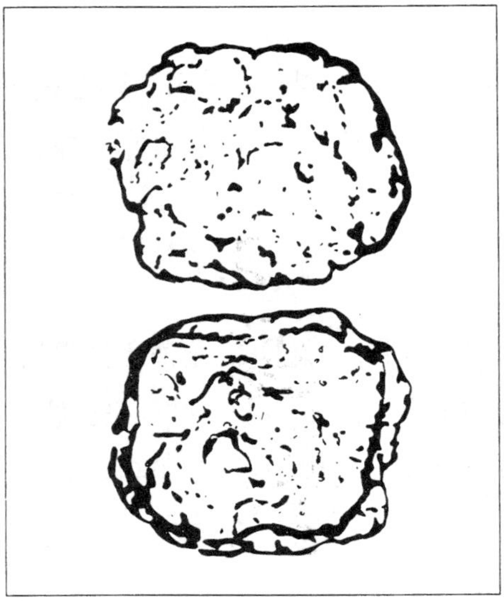

자하거(紫河車)
Hominis Placenta

【本草拾遺】 KHP, CP

【처방용명】 人胞, 胎盤, 胞衣, 紫河車, 杜河車, 胎盤粉.

【성미】 甘, 鹹, 溫

【귀경】 心, 肺, 腎

【효능】 보정조양(補精助陽), 양혈익기(養血益氣)

【기원】

이 약은 건강한 사람의 태반(胎盤)을 건조시킨 것이다.

신선한 태반(胎盤)의 양막(羊膜)과 탯줄(臍帶)을 제거하고 반복해 씻어 혈액(血液)을 모두 없앤 다음 증(蒸)하거나 혹은 끓는 물에 약간 익힌 후 건조시킨다.

【임상응용】

① 불잉소유(不孕少乳), 양위유정(陽痿遺精), 요산이명(腰酸耳鳴)

이 약은 간신(肝腎)을 보(補)하고, 정혈(精血)을 익(益)하여 신양(腎陽)을 돕는다.

신기(腎氣)가 부족하고 정혈(精血)이 쇠소(衰少)하기 때문에 자궁이 냉하여 임신이 안되고 젖이 적을 때에는 단미로 오래 복용하거나 녹용, 인삼, 해구신 등을 가하여 쓰면 양위정냉(陽痿精冷), 요산이명(腰酸耳鳴) 등에도 활용된다.

② 소수핍력(消瘦乏力), 면색위황(面色痿黃), 골증노열(骨蒸勞熱)

이 약은 기혈(氣血)을 보(補)하면서 동시에 간신(肝腎)을 익(益)하게 하는 비교적 강한 자보강장약(滋補強壯藥)이다. 따라서 혈기(血氣)가 부족하고 몸이 여위며 힘이 없고 얼굴에 핏기가 없어 누렇게 되며, 산후에 젖이 적을 때에는 인삼, 황기, 육계, 당귀, 숙지황 등을 같이 쓰면 약효가 강화되고, 간식(肝腎)이 부족하여 노수(勞嗽), 골증(骨

蒸)이 나타날 때에는 숙지황, 구판, 황백, 천문동, 인삼 등을 가하여 쓴다(河車大造丸).

③ 폐신허천(肺腎虛喘)

이 약은 폐기(肺氣)를 보(補)하고 신정(腎精)을 익(益)하게 한다. 따라서 폐신양허(肺腎兩虛)하여 섭납(攝納)이 안되고 호다흡소(呼多吸少)한 허천증(虛喘證)에 활용한다.

허한(虛寒)에 치우쳤을 경우에는 인삼, 호도, 보골지, 합개, 침향 등을 가하여 쓰고, 허열(虛熱)에 치우쳤을 때는 숙지황, 지모, 동충하초(冬虫夏草), 지룡, 오미자 등을 가하여 쓴다. 평소에 단미로 쓰면 부정고본(扶正固本)할 수 있다.

【임상사용의 요점】

자하거는 감함(甘鹹)·온성(溫性)이다. 보기(補氣)·양혈(養血)·익정(益精) 및 조양(助陽)으로 작용하는 보익약(補益藥)이다. 그러므로 기혈부족(氣血不足)·정액허핍(精液虛乏)등 여러 허손노상(虛損勞傷)에 단미 혹은 복방배용(複方配用)된다. 양(陽)을 돕는 약제로 완화(緩和)하며 온성(溫性)으로서 조(燥)하지 않으므로 구복보익(久服補益)하는 약물이다.

【 용량 · 용법 】

2-4g을 연미(研味)하여 교낭(膠囊)에 싸서 1日에 2-3회 탄복(呑服)한다.

중증(重症)일 경우에는 용량을 배(倍)로 하고 환제, 산제로하여 복용할 수 있다.

푸석푸석하거나,예를들면 신선한 태반을 매회 반개-1개를 삶아 일주일에 2-3회 복용한다.

【 사용상 주의 】

음허내열일때는 사용하지 않는다.

【고전의 기록】

≪本草拾遺≫

"主氣血羸瘦, 婦人勞損 〈기혈이 몹시 부족하고 부인노손에 사용한다.〉"

≪日用本草≫

"主虛損勞極, 癲癇, 失志恍惚, 安心養血, 益氣補益 〈허하고, 몹시 피로하고, 간질이 있으며 정신이 멍할때 마음을 편하게 하고 피를 기르며, 기를 보익한다.〉"

≪本草蒙筌≫

"治五勞七傷, 骨蒸潮熱, 喉咳音啞, 體瘦髮枯, 吐衄〈오로칠상, 골증조열, 목소리가 안나오고 몸이 바싹 마르며 머리카락이 건조하거나 코피와 토혈을 치료한다.〉"

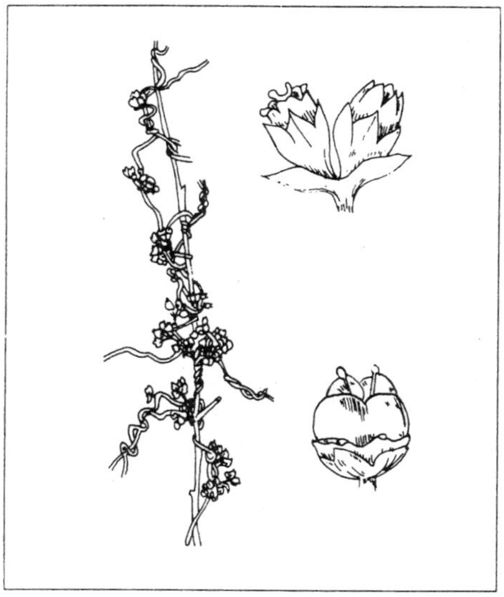

토사자(菟絲子)*

Cuscutae Semen

【本經】KHP, CP

【처방용명】 菟絲子, 菟絲餅, 金絲草

【성미】 甘, 溫

【귀경】 肝, 腎, 脾

【효능】 보양익음(補陽益陰), 고정축뇨(固精縮尿), 명목지사(明目止瀉)

【기원】

이 약은 실새삼 *Cuscuta chinensis* Lam. 및 동속식물 (메꽃과 Convolvulaceae)의 씨이다.

가을에 열매가 성숙했을 때 식주(植株)를 베어 볕에 말린 다음 털어 내고 이물질을 제거하여 그대로 쓰거나 또는 삶아서 쓴다.

【임상응용】

① 요슬산통(腰膝酸痛), 양위유정(陽痿遺精), 유뇨뇨빈(遺尿尿頻)

이 약은 감온(甘溫)이고 입신(入腎)하여 신양(腎陽)을 보(補)하면서 신음(腎陰)도 보(補)한다. 따라서 음양(陰陽)을 모두 보(補)하는 약으로 널리 쓰이므로 신기부족(腎氣不足)에 의한 요슬산통(腰膝酸痛), 양위(陽痿), 유정(遺精), 요빈유뇨(尿頻遺尿), 백대과다(白帶過多) 등에 활용되며, 익신(益腎)하고 장양(壯陽)하며 고정(固精)하고 축뇨(縮尿)하는 효능을 거둘 수 있다.

이 약과 두충을 같은 분량으로 갈아서 산약으로 만든 풀로 써서 환제를 만들고 이를 소금물로 복용하면 요통(腰痛)에 좋고, 구기자, 오미자, 복분자, 차전자 등을 배합하여 양위(陽痿), 유정(遺精)이나 오랫 동안 애를 못낫는 경우에 활용한다(五子衍宗丸).

이 약에 상표초, 모려, 육종용, 녹용, 오미자, 계내금 등을 가하여 요빈유뇨(尿頻遺尿)에 쓰고(菟絲子丸), 백복령, 석련자, 오미자, 산약 등을 가하여 요유여력(尿有餘瀝), 몽매빈설(夢寐頻泄), 요탁대하(尿濁帶下) 등에 쓴다(茯菟丸).

② 간신부족(肝腎不足), 목암불명(目暗不明)

이 약은 익신(益腎)하고 양간(養肝)하는 효능이 있어 정혈(精血)을 위(上)로 가게 하여 눈을 밝게 한다.

따라서 간신(肝腎)이 부족하고 안목(眼目)이 영양을 못 받아 눈이 침침하고 어두우며 시력(視力)이 감퇴(減退)될 때에는 숙지황, 구기자, 차전자를 같이 쓴다(駐景丸).

③ 비신양허(脾腎兩虛), 변당설사(便溏泄瀉)

이 약은 신(腎)을 따뜻하게 하고 비(脾)를 보(補)하여 허사(虛瀉)를 그치게 한다.

따라서 황기, 인삼, 백출, 보골지 등을 가하여 비신부족(脾腎不足)에 의한 식욕부진이나 대변부실(大便不實) 등에 쓴다.

④ 태동불안(胎動不安), 임신누혈(姙娠漏血)

이 약은 간신(肝腎)을 보(補)하고 충임(衝任)을 견고히 하면서 안태지혈(安胎止血)하므로 속단, 상기생, 아교 등을 가하여 쓴다(壽胎丸).

⑤ 기타

이 약은 익음(益陰)하므로 소갈증(消渴證)의 치료에 응용할 수 있어 단독으로 갈아서 복용하거나 천화분, 생지황, 갈근 등을 같이 쓰기도 한다.

또 백전풍(白癜風)의 치료에 주침(酒浸)하여 환부에 바르는 것도 효과가 있다.

【임상사용의 요점】

토사자(菟絲子)는 감신(甘辛)·미온(微溫)하다. 보양(補陽)과 동시에 익정(益精) 작용이 있고 조(燥)하지도 않으며 이(膩)하지도 않고 간(肝). 신(腎). 비(脾)를 평보(平補)하는 양약(良藥)으로 고정(固精). 축뇨(縮尿). 명목(明目). 지사(止瀉)의 효능이 있다. 그러므로 신허(腎虛)의 양위(陽痿)·요슬산통(腰膝酸痛)·유정(遺精), 백탁

(白濁), 소변불금(小便不禁)·요유여력(尿有餘瀝), 간신부족(肝腎不足)의 목암불명(目暗不明), 비허(脾虛)의 변당설사(便溏泄瀉)등에 사용한다. 태루하혈(胎漏下血)·태동욕타(胎動欲墮)에는 보익신양(補益腎陽)의 효능에 의한 효과를 나타낸다. 양허(陽虛). 음허(陰虛)를 불문하고 사용할 수 있으나 보익신양(補益腎陽)에 다 좋다.

【참고】

① 달여 덩어리로 만든것을 토사병(菟絲餠)이라 한다.

② 토사자와 보골지는 보신조양(補腎助陽) 작용이 있다. 보골지는 조양의 효능이 강하고 토사자는 완화하여 조양력은 약하나 양간명목(養肝明目)의 효능도 있다.

【용량·용법】

10-20g

【사용상의 주의】

음허화왕(陰虛火旺), 대변조결(大便燥結), 소변단적(小便短赤)에는 복용(服用)하지 않는 것이 좋다.

【고전의 기록】

≪本經≫

"主續絶傷, 補不足, 益氣力, 肥健…… 久服, 明目輕身延年. 〈절상(絶傷)을 이어주며 부족(不足)을 보(補)한다. 기력(氣力)을 익(益)하며 건비(健肥)하게 한다. 구복(久服)하면 명목(明目), 경신(輕身), 연년(延年)한다.〉"

≪別錄≫

"主養肌, 強陰, 堅筋骨, 主治莖中寒, 精自出, 溺有餘瀝, 口苦, 燥消. 寒血爲積.〈주로 기(肌)를 기르고 음(陰)을 강하게 하며 근골을 견고하게 한다. 주로 경중한(莖中寒)으로 정자의 자동유출, 오줌의 잔뇨, 입이 쓸때, 말랐을때, 한혈이 쌓였을때 이들을 치료한다.〉"

≪藥性論≫

"治男子女子虛冷, 添精益髓, 去腰疼膝冷, 又主消渴熱中. 〈남녀의 허냉(虛冷)을 치료하며 첨정익수(添精益髓)한다. 요동슬냉(腰疼膝冷)을 없애고 소갈열중(消渴熱中)에 쓰인다.〉"

≪藥品化義≫

“菟絲子蔓延草上, 無根假氣而生, 凝仲春正陽之氣, 方始結實, 稟氣中和, 性味甘平, 取子主於降, 用之入腎, 善補而不收, 益陰而固陽 ……又因味甘, 甘能助脾, 療脾虛久瀉, 飮食不化, 四肢困倦, 脾氣漸旺, 則衛氣自衝, 肌肉得養矣. 〈토사자는 풀위에 덩굴을 뻗어 뿌리 없이 기(氣)에 의탁해 살며 중춘(仲春)의 정양지기(正陽之氣)를 모아 비로소 열매를 맺는다. 씨를 취해 쓰되 주로 강(降)하며 신(腎)으로 들어가 보(補)하면서 수(收)하지는 않고 익음(益陰)하면서도 고양(固陽)한다. 또 그 미가 감하다. 감(甘)은 능히 조비(助脾)하므로 비허구사(脾虛久瀉), 음식불화(飮食不化), 사지곤권(四肢困倦)을 치료한다. 비기(脾氣)가 점점 왕성해지면 위기(衛氣)가 자충(自衝)하고 기육(肌肉)이 스스로 양(養)을 얻게 된다.〉”

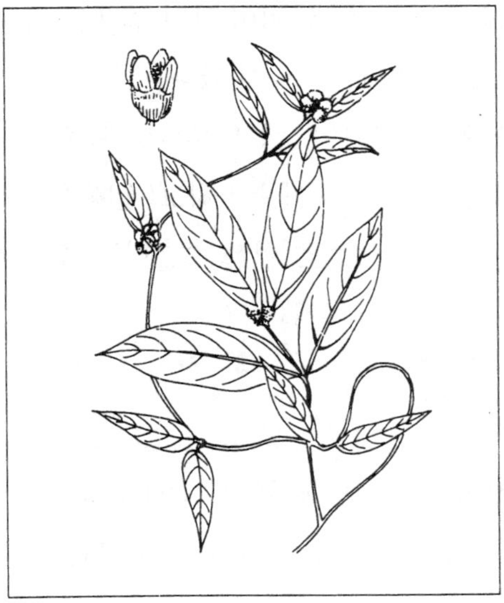

파극천(巴戟天)*
Morindae Radix

【本經】 KHP, CP

【처방용명】 巴戟肉, 巴戟, 巴戟天

【성미】 辛, 甘, 溫

【귀경】 腎, 肝

【효능】 보신조양(補腎助陽), 강근건골(強筋健骨), 거풍제습(祛風除濕)

【기원】

이 약은 파극천 *Morinda officinalis* How (꼭두서니과 Rubiaceae)의 뿌리이다.

주로 중국 광동(廣東), 광서(廣西), 사천(四川), 복건(福建) 등지에서 생산된다.

아무 때나 채취하여 깨끗이 씻은 후 무게가 60-70% 정도될 때까지 양건하고 납작하게 두드려 다시 볕에 말린다. 이를 소금물에 알맞게 절인 다음 증투(蒸透)하고 뜨거울 때 목심을 제거하여 건조하고 염수로 초하여 쓴다.

【임상응용】

① 신양부족(腎陽不足), 양위유정(陽痿遺精), 궁냉불잉(宮冷不孕)

이 약은 감온(甘溫)하고, 주로 신(腎)으로 입경(入經)하여 보신(補腎), 조양(助陽), 익정(益精)하는 효능을 나타내며 그 성미(性味)가 온윤(溫潤)하고 조(燥)하지 않아 양위(陽痿), 궁냉(宮冷), 요슬(腰膝)의 냉통(冷痛) 등에 음양곽, 선모, 숙지황, 구기자 등을 가하여 쓴다 (贊育丸).

또 이 약은 장신양(壯腎陽), 보혈해(補血海), 난하원(暖下元)하면서 조경(調經)하고 지통(止痛)하는 효능이 있으므로 하원(下元)이 허냉(虛冷)하여 소복(少腹)이 냉통(冷痛)하고 월경부조(月經不調)가 있을 때에는 고량강, 육계, 오수유 등을 같이 쓴다(巴戟丸).

② 신허골위(腎虛骨萎), 풍습비통(風濕痺痛)

이 약은 감온(甘溫)으로 보(補)하고 신온(辛溫)으로 산(散)하여 보양(補陽), 익정(益精), 강근(強筋), 건골(健骨)하고 풍한(風寒)을 물리치는 효능이 있다.

신허(腎虛)하여 뼈가 약하여 걷기가 곤란하고 요슬(腰膝)이 냉통(冷痛)할 때에는 비해, 육종용, 두충, 토사자, 녹태, 자하거 등을 가하고 환제로 하여 복용하고(金剛丸), 또 신양(腎陽)이 부족하고 여기에 풍한(風寒)의 외감(外感)으로 인한 요슬비통(腰膝痺痛)이 있을 때에는 독활, 상기생, 우슬, 두충, 속단을 가하여 쓴다.

【임상사용의 요점】

파극천은 신감(辛甘)·온성(溫性)이다. 감온(甘溫)으로 보(補)하고 신온(辛溫)으로 발산(發散)한다. 신(腎)에 전입(專入)하여 양기를 고무시킨다. 온보신양(溫補腎陽)·강장근골(強壯筋骨)의 작용뿐만 아니라 제습산한(除濕散寒)의 효능을 겸하고 있다. 그러므로 신양부족(腎陽不足)의 양위근골위약(陽痿筋骨痿弱)·궁냉불잉(宮冷不孕)·월경부조(月經不調)·하초허한(下焦虛寒) 및 소복냉통(少腹冷痛)등에 상용된다. 또한 신허(腎虛) 겸 풍습(風濕)의 요슬동통(腰膝疼痛)·연약무력(軟弱無力)에 적용한다.

【참고】

파극천의 효능은 음양곽에 유사하나 성질이 유윤(柔潤)하여 신산장양(辛散壯陽)의 힘이 열약(劣弱)하고 온조(溫燥)의 성질이 미약하므로 부녀의 궁냉불잉(宮冷不孕)·월경부조(月經不調)·소복냉통(少腹冷痛)등에 사용된다.

【용량·용법】

3-10g. 달여서 복용한다.

【사용상의 주의】

음허화왕(陰虛火旺)인 경우에는 쓰지 않는다.

【고전의 기록】

≪本經≫

"主大風邪氣, 陽痿不起, 安五臟, 補中, 增志益氣. 〈주로 대풍사기(大風邪氣), 양위불기(陽痿不氣)에 쓰이며 오장(五臟)을 편안히 하고 중초를 보(補)한다. 지(志)를 더하여 기(氣)를 익(益)하게 한다.〉"

≪本草求眞≫

"巴戟天, 據書稱爲補腎要製, 強陽益精, 以其體潤故耳. 然氣味辛溫, 又能祛風除濕, 故凡腰膝冷痛, 風氣脚氣, 水腫等症, 服之更爲有益. 〈파극천은 책에 보신(補腎)의 요제(要劑)라고 했다. 강양익정(強陽益精)하니 그 체(體)가 윤(潤)하기 때문이다. 그러나 그 미(味)가 신온(辛溫)하여 거풍제습(祛風除濕)하기도 한다. 따라서 허리와 무릎의 냉통(冷痛), 풍기(風氣)와 각기(脚氣), 수종(水腫) 등의 증세에 이를 복용하면 더욱 유익하다.〉"

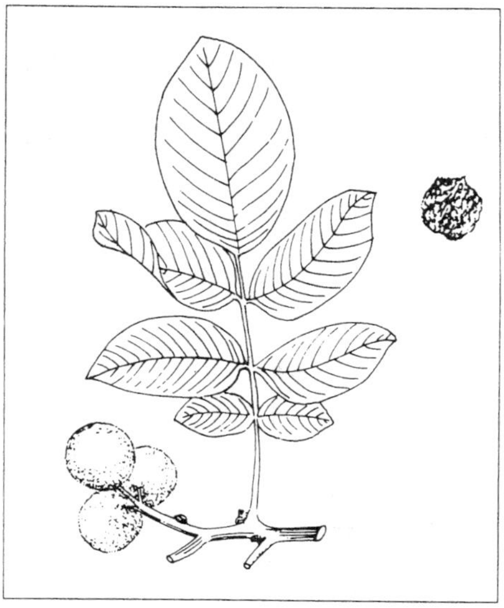

호도인(胡桃仁)
Juglandis Semen

【開寶本草】 KHP, CP

【처방용명】 胡桃仁, 胡桃, 胡桃肉, 核桃肉

【성미】 甘, 溫

【귀경】 肺, 腎

【효능】 보익폐신(補益肺腎), 납기정천(納氣定喘), 윤장통변(潤腸通便)

【기원】

이 약은 호도나무 *Juglans sinensis* Dode (가래나무과 Juglandaceae)의 속씨이다.

9-10월에 열매가 성숙했을 때 거두어 육질(肉質)과 과피(果皮)를 제거하고 볕에 말린 다음 이를 깨뜨려 속살(種仁)을 취하여 그대로 사용하거나 초(炒)하여 쓴다.

【임상응용】

① 신양부족(腎陽不足),요슬산통(腰膝酸痛),유정뇨빈(遺精尿頻))

이 약은 감온(甘溫)하며 보신(補腎)하고 장양(壯陽)하며 요슬(腰膝)을 강건(強健)하는 효능이 있어 신허(腎虛)에 의한 요통(腰痛)을 치료하는 상용약에 속한다.

따라서 신기(腎氣)가 허약하여 허리가 끊어질 듯이 아프거나 허리에 무거운 물건을 눌러 놓은 듯하거나 기좌간신(起坐艱辛)에는 두충, 파고지와 함께 쓴다(青蛾丸).

또 이 약은 보신(補腎), 고정(固精), 축뇨(縮尿)하는 효능이 있어 핵도인 3개, 오미자 7립(粒), 봉밀의 적당량을 취침 전에 복용하면 신허(腎虛), 이명(耳鳴), 유정(遺精)에 효과가 있다.

또한 소변빈삭(小便頻數)의 치료에 이약을 외열(煨熱)하여 잠시 씹은 후 온주(溫酒)로 복용하기도 한다.

② 폐신부족(肺腎不足),허한천해(虛寒喘咳)

이약은 온보폐신(溫補肺腎)하고 납기정천(納氣定喘)한다. 따라서 신불납기(腎不納

氣)의 허천증(虛喘證)에 인삼, 생강을 같이 쓴다(人蔘胡桃湯).

또한 흉만천급(胸滿喘急)하여 누울 수 없을 때에는 인삼, 행인을 가하여 밀환(蜜丸)을 만들어 복용하면 폐허구해(肺虛久咳)가 치료된다.

③ 장조변비(腸燥便秘)

이 약은 유지(油脂)를 함유하고 있어 윤장통변(潤腸通便)하는 효능이 있다.

따라서 노인, 체질(體質)이 허약한 사람이 진액(津液)이 부족하여 장조변비(腸燥便秘)를 할 때에는 단미로 투여하거나 화마인, 육종용, 당귀 등을 같이 쓴다.

【참고】

천식을 멈추고 기침을 멎게하고자 할 때에는 껍질이 있는 것을 쓰고 윤장통변(潤腸通便)에는 거피(去皮)한 것을 쓴다.

【용량 · 용법】

10-30g을 달여서 복용하거나 환제나 산제로 하여 복용한다.

【사용상의 주의】

음허화왕(陰虛火旺), 담열해수(痰熱咳嗽), 변당자(便溏者)에게는 쓰지 않는다.

【고전의 기록】

≪本草綱目≫

"補氣養血, 潤燥化痰, 益命門, 利三焦, 溫肺潤腸, 治虛寒喘嗽,腰部重痛. 〈보기양혈(補氣養血)하며 윤조화담(潤燥化痰)한다. 명문(命門)을 익(益)하며 삼초(三焦)를 이(利)한다. 온폐윤장(溫肺潤腸)한다. 이에 허한천수(虛寒喘嗽)와 허리의 중통(重痛)을 치료한다.〉"

≪開寶本草≫

"食之令人肥健, 潤肌黑髮. 〈이를 먹으면 건비(健肥)해지고 기(肌)에 윤기가 나고 머리가 검어진다.〉"

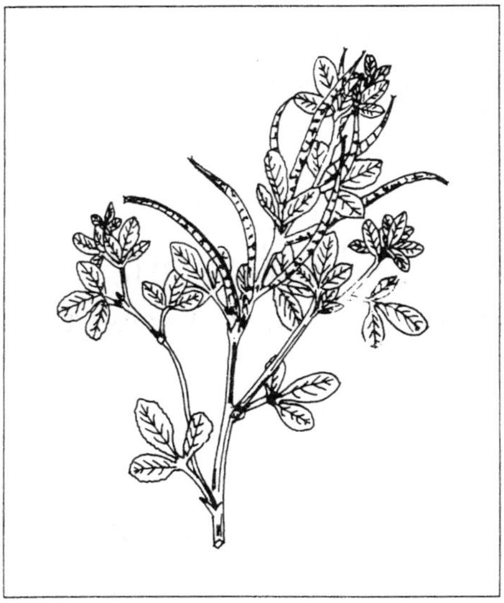

호로파(胡蘆巴)*

Trigonellae Semen

【嘉祐本草】 KHP, CP

【처방용명】 蘆巴子, 胡蘆巴, 葫蘆巴

【성미】 辛, 苦, 溫

【귀경】 肝, 腎

【효능】 온신조양(溫腎助陽), 산한지통(散寒止痛)

【기원】

이 약은 호로파 *Trigonella foenum-graceum* L. (콩과 Leguminosae)의 씨이다.

거의가 재배한 것이고, 주로 중국의 안휘(安徽), 사천(四川), 하북(河北), 하남(河南) 등지에서 생산되며 가을에 종자가 성숙했을 때 거두어 볕에 말린 다음 비비거나 털어서 씨를 모아 쓴다.

【임상응용】

① 신장허냉(腎臟虛冷), 복협창통(腹脇脹痛), 한산복통(寒疝腹痛), 한습각기(寒濕脚氣)

이 약은 신온(辛溫)하며 간신(肝腎)으로 들어가 신(腎)을 따뜻하게 하고 양(陽)을 도와 한(寒)을 제거하고 습(濕)을 몰아내며 온경(溫經)하여 지통(止痛)하는 효능을 발휘한다.

신양(腎陽)이 부족하고 한습(寒濕)이 하초에 응체(凝滯)하여 생기는 한산복통(寒疝腹痛)에는 오수유, 천련자, 파극천, 천오 등을 가하여 쓴다(胡蘆巴丸), 또한 부자, 유황을 가하면 신장(腎臟)이 허냉(虛冷)하여 옆구리가 당기고 배가 아플 때 효과가 좋고, 파고지, 모과를 가하면 한습(寒濕)에 의한 각기(脚氣), 넓적다리와 허리의 냉통, 종아리가 붓고 힘이 없을 때 효과가 있다.

【임상사용의 요점】

호로파(胡蘆巴)는 맛이 쓰고 성(性)이 온(溫)하나 조(燥)하지는 않는다. 신장(腎臟)의 양기(陽氣)을 따뜻하게 하여 한습(寒濕)을 쫓아내고, 지통(止痛)의 효능(效能)이 있다. 그리하여 심한 찬기운이 쌓여있는(甚寒積冷) 동통(疼痛)에 적합하다. 신장(腎臟)의 양기부족(陽氣不足)으로 한습(寒濕)에 의해 기체(氣滯)로 산통(疝痛). 월경통(月經痛). 허리와 등이 아프며,다리가 차고 아프며 무겁고 터질것 같은 증상에 사용(使用)한다.

【용량 · 용법】

3-10g을 물에 달여 복용하거나 환제 산제로 하여 복용한다.

【사용상의 주의】

음허화왕(陰虛火旺)일 때에는 쓰지 않는 것이 좋다.

【고전의 기록】

≪本草求眞〉

"胡蘆巴, 苦溫純陽, 亦能入腎補命門…… 功與仙茅, 附子, 硫黃恍惚相似, 然其力則終遜於附子, 硫黃. 故補火乃須兼以附, 硫, 茴香, 吳茱萸藥同投, 方能有效.〈호로파는 고(苦), 온(溫), 순양(純陽)하여 역시 신(腎)으로 들어가 명문(命門)을 보(補)한다…… 효능은 선모, 부자, 유황과 지나치리만큼 비슷하나 그 힘은 부자, 유황에 못미친다. 따라서 보화(補火)가 여전히 필수적이기는 하나 부자, 유황, 회향, 오수유를 같이 넣어야 효능이 난다.〉"

≪本草正義〉

"胡蘆巴, 乃溫養下焦, 疏池寒氣之藥, 後人以治疝瘕, 脚氣等證, 必系眞陽式微, 水寒氣滯者爲宜, 綠挾溫邪, 卽爲大忌.〈호로파는 온양하초(溫養下焦)하며 소지한기(疏池寒氣)하는 약이다. 뒷사람들은 산하(疝瘕), 각기(脚氣) 등의 증세의 치료에 썼다. 반드시 진양식미(眞陽式微), 수한기체(水寒氣滯)에 가장 어울리며 경협온사(綠挾溫邪)에는 크게 금기된다.〉"

≪本草綱目〉

"治冷氣疝瘕, 寒濕脚氣, 益右腎, 暖丹田.〈냉기(冷氣)의 산하(疝瘕)와 한습(寒濕)의 각기(脚氣)를 치료한다. 우신(右腎)에 익(益)하며 단전(丹田)을 따뜻이 한다.〉"

第三節 보혈약(補血藥)

혈(血)을 보(補)하는 작용이 있어 주로 혈허증(血虛證)을 다스리는 약을 보혈약(補血藥)이라 부른다.

혈허증(血虛證)은 주로 심혈허(心血虛)와 간혈허(肝血虛)를 포괄한다.

심혈허(心血虛)는 얼굴색이 좋지 않다, 입술과 혀의 색이 연하다, 가슴이 매우 불규칙하게 뛴다(心悸怔忡), 잠을 못 이루고 꿈이 많다, 잘 잊어 버린다, 맥(脈)이 세(細)하고 결대(結代)가 보인다 등의 증상으로 나타난다.

간혈허(肝血虛)는 얼굴색이 핏기가 없고 누렇다, 잘 놀래고 머리가 어지럽다, 눈이 어지럽고 귀에서 소리가 난다, 손톱이 창백하다, 월경(月經)이 끝날 때에 월경량이 적고 색이 연하며 심할 경우에는 월경이 없어지고 피부가 쭈글쭈글해진다, 혀의 색은 연하고 맥은 세(細)하다 등의 증상이 나타난다.

이 약들은 보통 감온(甘溫)하고 자윤(滋潤)하는 성질이 있어 간혈(肝血)을 보(補)하고 심혈(心血)을 보양(補養)하는 효능이 있다.

"심(心)은 혈(血)을 주관하고(心主血) 비(脾)는 혈(血)을 통솔(統率)하며(脾統血) 간(肝)은 혈(血)을 저장하고(肝藏血) 신(腎)은 정(精)을 저장하며(腎藏精) 정(精)과 혈(血)은 서로 전화(轉化)하기 때문에 이 약들은 대개 심(心), 비(脾), 간(肝), 신(腎)으로 귀경(歸經)한다.

임상(臨床)에서 보혈약(補血藥)을 사용할 때는 혈허(血虛)와 음허(陰虛) 및 기허(氣虛)의 관계에 주의를 기울어야 한다.

혈허(血虛)는 음허(陰虛)를 유발하기 때문에 혈허(血虛)에 음허(陰虛)가 겸할 때에는 보혈약(補血藥)에 보음약(補陰藥)을 같이 써야 하고 혈허(血虛)에 기허(氣虛)가 겸할 때에는 보혈약(補血藥)에 보기약(補氣藥)을 같이 써서 양을 일으켜 음(陰)을 키우고 기를 왕성하게 하여 혈(血)을 생(生)하게 하여야 한다.

보혈약(補血藥)은 거의가 점이(粘膩)하여 위(胃)에 부담을 줌으로 소화(消化)에 영향을 미치기 때문에 습탁(濕濁)이 중초를 막고 완복(脘腹)이 창만(脹滿)하며 식욕이 없고 변당(便溏)한 경우에는 쓰지 않으며, 비위(脾胃)가 허약(虛弱)한 경우에는 위를 튼튼하게 하고 소화관의 연동운동을 촉진하며 식욕을 좋게 하고 소화를 돕는 약을 가하여 써야 한다.

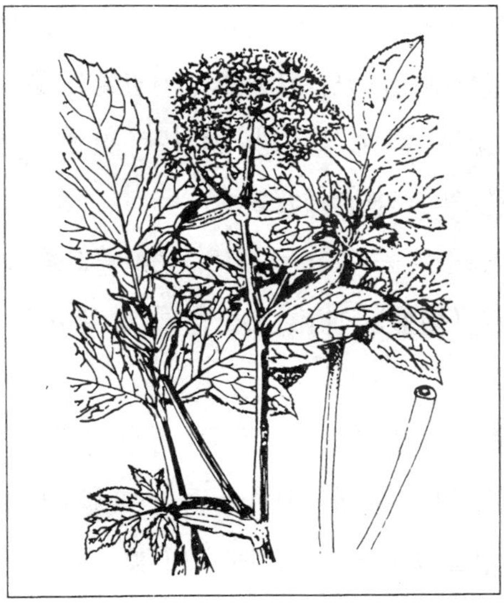

당 귀(當歸)*

Angelicae Gigantis Radix

【本經】KP, JP, CP

【처방용명】 當歸, 全當歸, 西當歸, 當歸身, 當歸尾, 當歸鬚, 酒當歸, 土炒當歸

【성미】 甘, 辛, 溫

【귀경】 肝, 心, 脾

【효능】

보혈활혈(補血活血), 조경지통(調經止痛), 윤장통변(潤腸通便)

【기원】

이 약은 참당귀 *Angelica gigas* Nakai (미나리과 Umbelliferae)의 뿌리이다.

일본약국방에는 일본당귀 *A. acutiloba* Kitakawa를, 중국약전에는 *A. sinensis* Dielsol을 기원식물로 기재하고 있다.

【임상응용】

① 혈허위황(血虛萎黃)

이 약은 감온(甘溫)하고 양혈(養血)하고 보허(補虛)하여 보혈(補血)하는 효과가 좋은 약이다.

따라서 혈허(血虛)하여 얼굴에 핏기가 없어 누렇게 되고 가슴이 두근거리며 힘이 없을 때에는 백작약, 숙지황, 하수오, 계혈 등의 보혈약을 가하여 사용한다(補血湯).

또 노권(勞倦)이나 내상(內傷), 피부에 열이 있어 얼굴이 붉어지고, 심한 갈증으로 물이 잦으며, 맥(脈)이 홍대(洪大)하고 허(虛)하며 혈허(血虛)하여 양부(陽浮)하고 발열(發熱)할 때에는 황기를 가하여 보기(補氣)하고 생혈(生血)하며 기(氣)를 왕성하게 하여 생혈(生血)하게 한다(當歸補血湯).

② 월경부조(月經不調)

이 약은 감온(甘溫)하여 보혈(補血)하고 신산(辛酸)하여 활혈(活血)하며 조경(調經)하고 지통(止痛)하는 효능이 있다. 따라서 혈허(血虛), 혈체(血滯), 기혈불화(氣血不和), 충임실조(衝任失調)에 의한 월경부조(月經不調)에 숙지황, 백작약, 천궁 등을 가하여 널리 활용하는 부인과(婦人科) 조경(調經)의 요약이다(四物湯).

이때, 혈열선기(血熱先期)에는 목단피, 적작약, 울금 등의 청열양혈약(淸熱涼血藥)을 가하여 쓰고, 혈한후기(血寒後期)에는 육계, 포강(炮薑), 애엽, 오수유 등 온경산한약(溫經散寒藥)을 가하여 쓴다.

또한 어혈(瘀血)이 조체(阻滯)하여 경폐(經閉)가 될 경우에는 도인, 홍화, 삼릉, 아출 등의 활혈거어약(活血祛瘀藥)을 가하여 쓰고, 기체(氣滯) 때문에 복창(腹脹)이 있고 동통(疼痛)이 생길 경우에는 향부자, 오약, 현호색 등의 행기지통약(行氣止痛藥)을 가하여 쓰며, 간신(肝腎)이 부족하여 충임(衝任)이 부조(不調)할 경우에는 두충, 속단, 우슬, 토사자 등을 가하여 간신(肝腎)을 보하고 충임(衝任)을 조절하게 해야 한다.

기혈(氣血)이 허약할 때에는 인삼, 백출, 복령, 감초 등의 익기보허약(益氣補虛藥)을 가하여 쓴다.

③ 혈허(血虛), 혈체(血滯), 혈한제통(血寒諸痛)

이 약은 보혈(補血)하고 활혈(活血)하면서 산한(散寒)하고 지통(止痛)하는 효능이 있어 혈허(血虛), 혈어(血瘀), 혈한(血寒)에 의한 여러 통증을 제거시킬 수 있다.

허한(虛寒)에 의한 복통(腹痛)에는 당귀건중탕(當歸建中湯)과 당귀생강양육탕(當

歸生薑羊肉湯)을 주로 쓴다.

질타손상(跌打損傷), 어혈종통(瘀血腫痛) 및 혈어(血瘀)에 의한 심복자통(心腹刺痛)에는 단삼, 유향, 몰약을 가하여 쓴다(活絡效靈丹), 산후(產後)의 혈어복통(血瘀腹痛), 오로불하(惡露不下)에는 천궁, 도인, 포강, 감초를 가하여 쓰며(生化湯), 풍습비증(風濕痺痛), 관절동통(關節疼痛)에는 독활, 강활, 진교 등의 거풍습약(祛風濕藥)을 가하여 쓴다(蠲痺湯).

④ 옹저창양(癰疽瘡瘍)

이 약은 보혈활혈(補血活血)하면서 탁독소종(托毒消腫)하는 효능이 있어 외과(外科)의 상용약(常用藥)으로 쓰인다. 즉 옹저초기(癰疽初起)의 홍종열통(紅腫熱痛)에 이 약의 활혈(活血), 소종(消腫), 산결(散結)의 효능을 이용, 금은화, 천화분, 백지등 청열해독약(淸熱解毒藥)을 가(加)하여 쓴다(仙方活命飮). 또 기혈휴허(氣血虧虛), 농성불궤(膿成不潰)나 구궤불렴(久潰不斂)에는 이 약의 탁독(托毒), 배농생기(排膿生肌)의 효능을 이용 황기, 인삼, 숙지황, 육계등을 가한다(十全大補湯).

⑤ 장조변비(腸燥便秘)

이 약은 보혈(補血)하고 윤장통변(潤腸通便)하는 효능이 있으므로 나이가 들어 몸이 약해지거나 부녀의 산후에 생기는 혈허(血虛), 장조변비(腸燥便秘)에 육종용, 생수오, 화마인, 흑지마 등의 윤장약(潤腸藥)을 가하여 쓴다.

【임상사용의 요점】

당귀는 감보(甘補)·신산(辛散)·고설(苦泄)·온통(溫通)하다. 신향선주(辛香善走)하기 때문에 〈혈중(血中)의 기약(氣藥)〉이라고도 불리며 보혈활혈(補血活血)·행기지통(行氣止痛)의 효능을 갖으며 심(心)·간(肝)·비(脾)에 들어 간다. 심(心)은 혈(血)을 주(主)하고 간(肝)은 혈(血)을 장(藏)하며, 비(脾)는 통혈(統血)하기 때문에 혈병(血病)의 요품(要品)으로 혈허혈체(血虛血滯)를 불문하고 주약(主藥)으로 사용하는 부인과(婦人科)의 양약이다. 그러므로 부녀의 월경부조(月經不調)·경폐(經閉)·통경(痛經) 및 태전(胎前:妊娠中)·산후(產後)의 제병(諸病)에 상용한다. 그밖에 옹저창양(癰疽瘡瘍)에는 소종지통(消腫止痛)·배농생기(排膿生肌)로, 어혈작통(瘀血作痛)·질타손상(跌打損傷)에는 행어지통(行瘀止痛)으로, 허한복통(虛寒腹痛)에는 보혈산한지통(補血散寒止痛)으로, 비통마목(痺痛麻木)에는 활혈산한(活血散寒)으로, 혈허위황(血虛萎黃)에는 양혈보허(養血補虛)로 작용한다. 또한 윤장통변(潤腸通便)의 효능을 가지고 있기 때문에 장조변비(腸燥便秘)에도 유효하다. 즉 혈허혈체(血虛血滯)에 의한 모든 병증(病症)에 사용할 수 있어 혈분유한(血分有寒)에 최적(最適)이다.

【참고】

보혈(補血)에는 당귀신(當歸身 : 歸身)을, 활혈(活血)에는 당귀미(當歸尾 : 當歸鬚·歸尾)를, 화혈(和血)에는 전당귀(全當歸 : 當歸·西當歸)를 각각 사용하는 것이 좋다. 또한 보혈(補血)에는 신미(辛味)를 제거한 토초당귀(土炒當歸)를, 윤장(潤腸)에는 생당귀(生當歸)를, 통경활혈(通經活血)에는 주초(酒炒)시킨 당귀(酒當歸)를 사용한다.

【용량·용법】

5-15g

【사용상의 주의】

중만(中滿)하는 성질과 습성(濕盛)이 있으므로 대변이 당(溏)이고 설사할 때에는 사용하지 않는 것이 좋다.

【고전의 기록】

≪本經≫

"主喘逆上氣, …婦人漏下絶子, 諸惡瘡瘍金瘡. 〈주로 천역상기(喘逆上氣)에 쓰인다. …부인(婦人)의 누하절자(漏下絶子), 여러가지 창양(瘡瘍), 금창(金瘡)에 쓰인다.〉"

≪別錄≫

"生溫中, 止痛, 除客血內塞, 中風痙, 汗不出, 濕痺, 中惡, 客氣虛冷, 補五臟, 生肌肉 〈생품(生品)은 온중(溫中), 지통(止痛)하며 객혈(客血)의 내색(內塞), 중풍경(中風痙), 땀이 나오지 못할 때, 습비, 중악(中惡), 객기허냉(客氣虛冷)을 없앤다. 오장을 보하고 새살이 나게 한다.〉"

≪本草綱目≫

"治頭痛, 心腹諸痛, 潤腸胃, 筋骨, 皮膚, 治癰疽, 排膿止痛, 和血補血 〈두통과 심복(心腹)의

여러 통증을 치유하며 장위(腸胃), 근골, 피부를 부드럽게 하며 옹저를 치료하고 농을 배출하여 통증을 그치게 하고 화혈, 보혈한다.〉"

≪日華子本草≫

"治一切風, 一切血, 補一切勞, 破惡血, 養新血, 及主癥癖, 腸胃冷 〈일체의 풍과 모든 혈(血), 모든 노(勞)를 치료한다. 악혈(惡血)을 깨뜨리고 신혈(新血)이 나게 한다. 징벽(癥癖)을 없애고 장위의 냉증을 치유한다.〉"

≪本草備要≫

"補血, 潤燥, 滑腸 〈보혈, 윤조, 활장한다.〉"

≪藥品化義≫

"頭補血上行, 身養血中守, 梢破血下行, 全活血運行周身〈머리에는 보혈(補血)하며 상행(上行)토록 하고 몸체에는 양혈(養血)하고 지키도록 하며 말초 뿌리에 파혈(破血)하여 하행(下行)토록 하고 전체(全體)로는 활혈(活血)하여 몸 전체를 운행(運行)토록 한다.〉"

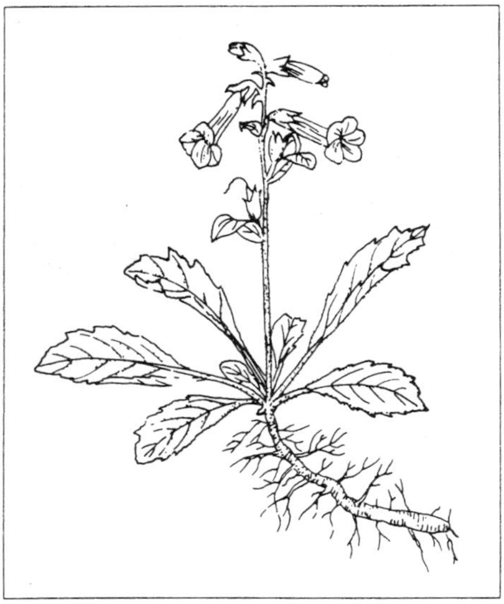

숙지황(熟地黃)*
Rehmanniae Radix Preparata

【本草圖經】KP, JP, CP

【처방용명】熟地黃, 熟地, 大熟地, 熟地炭, 砂仁拌熟地

【성미】甘, 微溫

【귀경】肝, 腎

【효능】보혈자음(補血滋陰), 익정전수(益精塡髓)

【기원】

이 약은 지황 *Rehmannia glutinosa* Liboschitz var. *purpurea* Makino 또는 그 밖의 동속식물(현삼과 Scrophulariaceae)의 뿌리를 찐 것이다.

10-11월에 채취하여 무게가 80% 정도될 때까지 천천히 화건하면 속이 흑색(黑色)이 되고 부드러워지는 데 외피(外皮)가 딱딱하게 굳은 것을 건지황이라 한다.

이 건지황에 황주(黃酒)와 사인을 넣어 반복해서 쪄서 말리되 내외(內外)가 다 흑색이 되고 윤기가 있고 광택이 나며 물렁물렁해지도록 9증~9폭한 것을 숙지황(熟地黃)이라 한다.

【임상응용】

① 혈허위황(血虛萎黃), 월경부조(月經不調), 붕루하혈(崩漏下血)

이 약은 양혈(養血)하고 보허(補虛)하며 조경(調經)하고 고붕(固崩)하는 요약이다.

따라서 심간(心肝)이 혈허(血虛)하고 얼굴이 누르스름하며 가슴이 두근거리고 잠이 오지 않으며 눈이 어지럽고 이명(目眩耳鳴)이 있을 때에는 제수오, 당귀, 계혈등, 인삼, 육계, 대추 등을 가하여 쓴다(補血湯).

또 간혈(肝血)이 휴허(虧虛)하여 월경(月經)이 불순할 때에는 당귀, 천궁, 백작약을 가하여 쓰고(四物湯), 증상에 따라 가감(加減)하는 데 혈허(血虛)이면서 기허불섭(氣虛不攝)이 겸했을 경우에는 황기, 인삼을 가하고, 어혈불행(瘀血不行)이 겸했을 경우에는 홍화, 도인을 가하며, 혈허(血虛)하면서 열(熱)이 있을 경우에는 목단피, 황금, 치자를 가한다.

또 혈허(血虛)에 한(寒)이 끼었을 경우에는 애엽, 포강, 녹각교, 아교 등을 가한다.

② 신양부족(腎陽不足), 요슬산연(腰膝酸軟), 도한유정(盜汗遺精)

이 약은 신(腎)으로 들어가 질윤자이(質潤滋膩)하여 신음(腎陰)을 자보(滋補)하는 효능이 뛰어나다.

따라서 신음허(腎陰虛)에 의해 허리와 무릎이 시리고 약하며 조열(潮熱)하며 골증(骨蒸)하고 도한(盜汗), 유정(遺精), 소갈(消渴) 등이 나타날 때에는 숙지황을 보음(補陰)의 주약(主藥)으로 삼아 산수유, 산약, 목단피 또는 귀판, 황백, 지모 등을 가하여 쓴다 (六味地黃丸, 大補陰丸).

③ 정혈쌍휴(精血雙虧), 두운목현(頭暈目眩), 수발조백(鬚髮早白)

이 약은 보혈(補血)하고 자음(滋陰)하며 생정(生精)하고 전수(塡髓)하는 효능이 있어 간신(肝腎)이 부족하고 정혈(精血)이 휴허한 경우에 응용할 수 있다.

정혈(精血)이 휴허(虧虛)하여 현운(眩暈), 이명(耳鳴)이 나타날 때에는 구기자, 국화, 산수유, 산약 등을 가하여 쓰고(杞菊地黃丸), 정혈(精血)이 부족하여 머리와 수염이 일찍 희어지는 증상이 나타날 때에는 하수오, 당귀, 백작약, 토사자 등의 정혈(精血)을 보하거나 머리를 검게하는 약을 가한다.

【임상사용의 요점】

숙지황은 감온(甘溫)으로 미(味)가 후(厚)하여 유윤(柔潤)하다. 자음양혈(滋陰養血)할 뿐만아니라 생정보수생골(生精補髓生骨)하여 보익간신(補益肝腎)의 요약이다. 간혈부족(肝血不足)의 위황(萎黃)·목현(目眩)·심계(心悸)·부녀붕루(婦女崩漏)·월경부조(月經不調)·통경(痛經), 신음부족(腎陰不足)의 요산각연(腰酸脚軟)·수약(瘦弱)·유정(遺精)·조열도한(潮熱盜汗)·소갈(消渴), 정혈양허(精血兩虛)의 두운안화(頭暈眼花)·이명이농(耳鳴耳聾)·수발조백(鬚髮早白)등에 주약으로 사용한다.

【참고】

지황은 가공의 차이에 따라 효능이 크게 달라진다.

선지황(鮮地黃)은 신선한 것으로 청열양혈(清熱涼血)·지혈(止血)에 사용하고, 생지황

(生地黃)은 건조품(乾燥品)으로 양혈자음(涼血滋陰)·청열(淸熱)에 사용하며, 숙지황(熟地黃)은 하도(何度)에서 주(酒)로 증(蒸)하여 쇄(曬)하는 과정을 거쳐 숙제(熟製)시킨 것으로 자음보혈(滋陰補血)의 효능을 갖는다. 숙지탄(熟地炭)은 탄화(炭化)시킨것으로 지혈(止血)에 사용한다.

【용량 · 용법】

10-30g. 많이 쓸 때에는 30-60g까지 가능하다. 사인, 귤피와 같이 이기건비(理氣健脾)하고 화위(和胃)하는 약을 같이 써서 자이(滋膩)하여 위(胃)를 해치지 않게 해야 한다.지혈(止血)에는 초탄(炒炭)한 것을 쓴다.

【사용상의 주의】

이 약은 성질이 자이(滋膩)하여 소화장애가 생기기 쉬우므로 비위(脾胃)가 허약(虛弱)하며 복만(腹滿)하고 변당(便溏)하며 기체(氣滯)에 의해 담(痰)이 많을 경우에는 쓰지 않는 것이 좋다.

【고전의 기록】

≪珍珠囊≫

"主補血氣, 滋腎水, 益眞陰 〈주로 혈기를 보(補)하고 신수(腎水)를 자(滋)하며 진음(眞陰)을 익(益)한다.〉"

≪本草綱目≫

"塡骨髓, 長肌肉, 生精血, 補五臟內傷不足, 通血脈, 利耳目, 黑鬚髮 〈골수를 메워주며 기육(肌肉)을 자라게 하고 정혈(精血)을 생기게 한다. 오장의 내상(內傷), 부족(不足)을 보충하고 혈맥을 통하게 한다. 이목(耳目)에 이(利)하며 수염, 머리카락을 검게 한다.〉"

≪本草正≫

"陰虛而神散者, 非熟地之守, 不足以聚之 ; 陰虛而火升者, 非熟地之重, 不足以降之 ; 陰虛而躁動, 非熟地之靜, 不足以鎭之 ; 陰虛以剛急者, 非熟地之乾, 不足以緩之 〈음허(陰虛)하면서 신산(神散)한 경우에 숙지의 수(守)가 아니면 그것을 족히 모아줄 수 없다.

또 음허(陰虛)하면서 화승(火升)한 경우엔 숙지의 중(重)이 아니면 이를 내릴 수 없고, 음허하면서 조동(躁動)한 경우 역시 숙지의 정(靜)이 아니면 이를 진정시킬 수 없으며, 음허(陰虛)하면서 강급(剛急)한 경우도 숙지(熟地)의 건(乾)이 아니면 이를 완화시킬 수 없다.〉"

아교(阿膠)*
Gelatinum

【本經】KP, JP, CP

【처방용명】 阿膠, 陣阿膠, 驢皮膠, 生阿膠, 阿膠珠, 蛤粉炒阿膠, 蒲黃炒阿膠

【성미】 甘, 平

【귀경】 肺, 肝, 腎

【효능】 보혈지혈(補血止血), 자음윤폐(滋陰潤肺)

【기원】

이 약은 말 *Equus asinus* L. (말과 Equidae), 소 *Bos taurus* L. var. *domesticus* Gmelin (소과 Bovidae)의 가죽에서 털을 제거하고 고아서 만든 교괴를 말한다.

우리나라 약전에는 동물의 뼈, 피부, 인대 또는 건을 산 또는 알칼리로 처리하여 얻은 조콜라겐을 물로 가열 추출하여 만든 것을 젤라틴(Gelatinum)이라 기재하고 있다.

【임상응용】

① 혈허위황(血虛萎黃)

이 약은 감평(甘平)하여 자윤(滋潤)하고 간(肝)에 들어가 보혈(補血)하는 효능이 있다.

따라서 혈허(血虛)하여 얼굴이 누렇게 되고 두운(頭暈), 목현(目眩), 심계(心悸)가 있고 힘이 없을 때에는 당귀, 숙지황, 하수오, 인삼, 황기 등의 보혈익기약(補血益氣藥)을 가하여 쓴다(補血湯).

② 여러가지 출혈증(出血證)

이 약은 객혈(喀血), 토혈(吐血), 요혈(尿血), 변혈(便血), 붕루하혈(崩漏下血)등의 출혈증(出血證)에 대하여 지혈작용이 있다.

≪千金翼方≫에는 이 약에 포황, 생지황을 가하여 혈열(血熱)에 의한 토혈(吐血)과 육혈(衄血)에 쓴 기록이 있고, 이 약에 적작약, 당귀, 감초를 가하여 변혈에 쓰기도 한다

(阿膠芍藥湯).

비기(脾氣)가 허한(虛寒)하고 비(脾)가 통혈(統血)하지 못하여 토혈(吐血), 육혈(衄血), 변혈(便血), 붕루하혈(崩漏下血)이 있을 때에는 이 약에 조심토, 생지황, 황금, 백출, 부자, 감초 등을 가하여 쓰고(黃土湯), 포궁(胞宮)이 허한(虛寒)하고 경혈(經血)이 과다(過多)하며 붕루(崩漏)로 하혈(下血)하고 임신(姙娠) 중에 하혈(下血)할 때에는 이 약에 생지황, 당귀, 백작약, 천궁, 애엽 등을 가하여 쓴다(膠艾湯).

③ 열병상음(熱病傷陰), 심번실면(心煩失眠), 허풍내동(虛風內動)

이 약은 미감(味甘)하고 질(質)이 윤(潤)하여 입신(入腎)하여 자음(滋陰)하는 효능을 발휘한다.

따라서 열사(熱邪)에 의한 상음(傷陰)이나 허번(虛煩)에 의한 불면(不眠)에는 황금, 백작약, 계자황 등을 가하여 쓰고(黃連阿膠湯), 열사(熱邪)가 오래 남아 있어 진음(眞陰)이 욕갈(欲竭)하고 맥약(脈弱)하고 계종(瘈瘲)하며 허풍(虛風)이 내동(內動)할 때에는 백작약, 구판, 별갑, 모려, 생지황 등을 가하여 쓴다(大定風珠).

④ 음허조해(陰虛燥咳)

이 약은 간경(肝經)으로 들어가 자음(滋陰), 윤조(潤燥), 지해(止咳)하므로 폐허(肺虛)에 의한 조열(燥熱) 때문에 마른 기침을 하고 가래가 적거나 가래에 피가 섞일 때 마두령, 우방자, 행인 등을 가하여 쓴다(補肺阿膠湯).

조열(燥熱)이 폐(肺)를 상하고 기역(氣逆)하여 숨이 가쁘며, 또한 마른 기침을 하고 가래가 없으며 비조(鼻燥)하고 인건(咽乾)할 때에는 맥문동, 행인, 비파엽, 생석고, 상엽 등을 가하여 쓴다(淸燥救肺湯).

【임상사용의 요점】

아교는 감평(甘平)으로 점(粘)하다. 〈혈육유정(血肉有情)의 품(品)〉으로 진음(眞陰)을 보(補)하고 자음보혈(滋陰補血)·지혈(止血)의 요약이다. 보간혈(補肝血)·자신음(滋腎陰) 및 윤폐조(潤肺燥)에 사용하며 자보점이(滋補粘膩)의 성질에 의해 혈락(血絡)을 응고(凝固)하여 지혈(止血)의 효능을 나타낸다. 혈허(血虛)의 현운심계(眩暈心悸)·음허(陰虛)의 심번실면(心煩失眠)·허로(虛勞)의 천해(喘咳) 또는 음허

(陰虛)의 조해(燥咳), 더욱이 객혈(咯血)·토혈(吐血)·육혈(衄血)·변혈(便血)·요혈(尿血)·붕루하혈(崩漏下血)등 모든 출혈에 사용한다.

【참고】

① 생용(阿膠·陳阿膠·驢皮膠·生阿膠)하면 보혈(補血)·자음윤조(滋陰潤燥)에, 해합각(海蛤殼)의 분말로 초(阿膠珠·蛤粉炒阿膠)하면 청폐윤조(清肺潤燥), 지해화담(止咳化痰)에 효능이 있고, 포황(蒲黃)과 초(炒)하여 쓰면 지혈(止血)에 강(強)한 효능을 가지고 있다(蒲黃炒阿膠).

② 아교·숙지황은 보혈자음(補血滋陰)에 사용하고 아교는 보진음(補眞陰)·보혈(補血)에 뛰어나며 윤폐(潤肺)·지혈(止血)의 효능도 가지고 있고, 숙지황은 보신자음(補腎滋陰)에 뛰어나다. 또한 아교는 점이(粘膩)의 성질이 강하다.

【용량·용법】

5-10g을 끓인 물이나 황주(黃酒)로 복용한다. 지혈(止血)에는 포황으로 초(炒)한 것을 쓰고 윤폐(潤肺)에는 합분으로 초(炒)한 것을 쓴다.

【사용상의 주의】

이 약은 성질이 점이(粘膩)하므로 비위(脾胃)가 허약하여 음식물을 소화하지 못하고 구토하고 설사할 경우에는 쓰지 않는 것이 좋다.

【고전의 기록】

≪本經≫

"主心腹內崩, 勞極灑灑如瘧狀, 腰腹痛, 四肢痠痛, 女子下血, 安胎 〈주로 심복(心腹)의 내붕(內崩), 피로가 지극하여 떨리기가 학질 같은 경우, 요복(腰腹)의 통증, 사지(四肢)의 산통, 여자의 하혈(下血)에 쓰이며 태(胎)를 편안히 한다.〉"

≪別錄≫

"主丈夫少腹痛, 虛勞羸瘦, 陰氣不足, 脚痠不能久立, 養肝氣. 〈남자의 소복통(少腹痛), 허로이수(虛勞羸瘦), 음기부족(陰氣不足), 다리가 시려 오래 서 있을 수 없을 때에 쓰이며 간기(肝氣)를 기른다.〉"

≪本草綱目≫

"療吐血, 衄血, 血淋, 尿血, 腸風, 下痢. 女人血痛血枯, 經水不調, 元子, 崩中帶下, 胎前產後諸疾……. 虛勞咳嗽喘急, 肺痿唾膿血, ……和血滋陰, 消風潤燥, 化痰淸肺 〈토혈(吐血), 코피, 혈림(血淋), 요혈(尿血), 장풍(腸風), 하리(下痢)를 치료한다. 여자의 혈통혈고(血痛血枯), 경수부조(經水不調), 원자(元子), 붕중대하(崩中帶下), 태전산후(胎前產後)의 여러 병에 쓰인다. 허로(虛勞)의 해수천식(咳嗽喘息), 폐가 약하여 생긴 타농혈(唾膿血)에 쓰인다. 화혈자음(和血滋陰)하며 소풍윤조(消風潤燥)하고 화담청폐(化痰淸肺)한다.〉"

≪得配本草≫

"壯生水之源, 補坎中之液, 潤燥降痰, ……固崩漏, 止諸血, 治帶濁, 一切血虛致疾, 服之不效. 〈생수지원(生水之源)을 장(壯)하게 하고 감중지액(坎中之液)을 보(補)하며 윤조강담(潤燥降痰)한다. ……붕루(崩漏)를 고정시키고 여러 혈(血)을 그치게 한다. 대탁(帶濁)을 치료하고 일체의 혈허(血虛)로 인한 병중에 약을 먹어도 낫지 않을 때 이를 쓴다.〉"

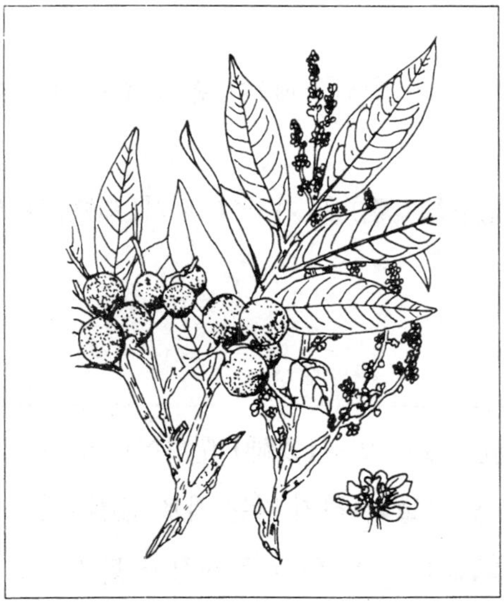

용안육(龍眼肉)*

Longanae Arillus

【本經】 KHP, CP

【처방용명】 龍眼肉, 桂円肉, 桂円, 円肉, 桂元肉, 元肉

【성미】 甘, 溫

【귀경】 心, 脾

【효능】 보심안신(補心安神), 양혈익비(養血益脾)

【기원】

이 약은 용안나무 *Euphoria longana* Steud. (무환자나무과 Sapindaceae)의 과육(果肉)이다.

중국의 광동 및 복건성과 대만에서 주로 생산된다.

초가을에 과실(果實)이 성숙했을 때 거두어 홍건(烘乾)하거나 쇄건(曬乾)한 후 과피(果皮)를 벗겨내고 과육을 끈적거리지 않을 정도까지 말려서 쓴다.

【임상응용】

① 심비양허(心脾兩虛), 경계실면(驚悸失眠)

이 약은 감온(甘溫)으로 보심(補心)하여 안신(安神)하고 익비(益脾)하여 양혈(養血)하는 효능을 가지고 있으며 자이(滋膩)하지도 아니하고 옹기(壅氣)하지도 않아 자보(滋補)의 양약(良藥)으로 쓴다.

따라서 걱정을 많이하고 노력이 지나쳐 심비(心脾)를 상하게 하기 때문에 경계(驚悸), 정충(怔忡), 실면(失眠), 건망(健忘), 식욕부진, 권태 등이 생기고, 비기(脾氣)가 허약하여 통섭(統攝)하지 못하므로 붕루(崩漏)가 있고 변혈(便血)이 있을 때에는 황기, 인삼, 백출, 복신, 당귀, 산조인 등의 건비익기(健脾益氣)하거나 양혈안신(養血安神)하는 약을 가하여 쓴다(歸脾湯).

② 기혈부족(氣血不足), 체허력약(體虛力弱)

이 약은 기혈(氣血)을 보익(補益)하는 작용이 있어 기혈(氣血)이 휴허(虧虛)한 경우에 활용한다.

단미로 오고(熬膏)하거나 다른 익기보혈약(益氣補血藥)을 가하여 보기(補氣)하고 양혈(養血)하는 효능을 높이기도 한다(玉靈膏).

【임상사용의 요점】

용안육은 감평(甘平)으로 윤(潤)하다. 양심혈(養心血)·안신(安神) 뿐만아니라 보비기(補脾氣)에도 사용하며 자이(滋膩)하지 않고 옹기(壅氣)하지 않는 자보(滋補)의 양약(良藥)이다. 노상심비(勞傷心脾)·기혈부족(氣血不足)에 의한 경계정충(驚悸怔忡)·실면건망(失眠健忘)·식소체권(食少體倦)에 사용하며 일반적으로 기혈부족(氣血不足)에도 사용한다.

【용량·용법】

10-15g. 많을 때에는 30-60g.

【사용상의 주의】

중초(中焦)에 습조(濕阻)되거나 담음(痰飮)이 내정(內停)되어 있는 경우에는 복용하지 않는 것이 좋다.

【고전의 기록】

≪本經≫

"主五臟邪氣, 安志, 厭食, 久服強魂魄, 聰明. 〈주로 오장의 사기(邪氣)를 없애며 안지(安志)한다. 염식(厭食 : 음식을 싫어함)에 쓰인다. 구복(久服)하면 혼백이 강해지고 총명해 진다.〉"

≪開寶本草≫

"歸脾而能益智. 〈비(脾)로 귀경하여 능히 익지(益智)한다.〉"

≪日用本草≫

"益智寧心. 〈지혜를 더하고 마음을 편안히 한다.〉"

≪得配本草≫

"益脾胃, 葆心血, 潤五臟, 治怔忡.〈비위(脾胃)를 익(益)하고 심혈(心血)을 왕성하게하며 보(補)하며 오장을 부드럽게 하고 정충(怔忡)을 치료한다.〉"

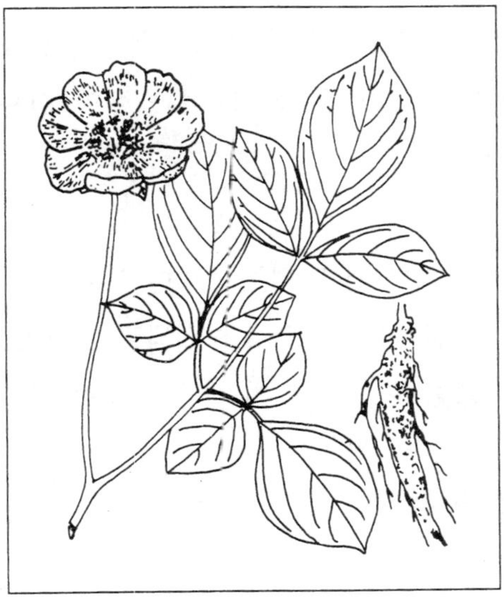

작약(芍藥)*

Paeoniae Radix

【本經】 KP, CP, JP

【처방용명】 白芍, 白芍藥, 大白芍, 杭白芍, 生白芍, 炒白芍, 炒杭芍, 酒芍

【성미】 甘, 苦, 酸, 微寒

【귀경】 肝, 脾

【효능】

양혈렴음(養血斂陰), 유간지통(柔肝止痛), 평억간양(平抑肝陽)

【기원】

이 약은 참작약 *Paeonia albiflora* Pallas var. *trichocarpa* Bunge 및 동속근연식물 (미나리아재비과 Ranunculaceae)의 뿌리이다.

일본약국방과 중국 약전에는 *Paeonia lactiflora* Pallas를 원식물로 수재하고 있다.

여름, 가을에 채취하여 정선하고 조피(粗皮)를 벗겨낸 다음 이를 끓는 물에 넣어 경심(硬心)이 없어질 때까지 삶아 꺼내어 널어 말린 것을 그대로 쓰거나 주초(酒炒), 초초(醋炒)하여 쓴다.

【임상응용】

① 혈허위황(血虛萎黃), 월경부조(月經不調)

이 약은 감(甘)으로 보(補)하고 산(酸)으로 수렴(收斂)하여 보혈(補血)하고 염음(斂陰)하며 조경(調經)하고 지통(止痛)하는 효능이 있다.

따라서 혈허(血虛)하여 얼굴이 누렇게 되고 머리가 어지럽고 눈 앞에 어른거리는 것이 있으며 가슴이 두근거리고 힘이 없을 때에는 당귀, 숙지황, 제수오 등을 가하여 쓴다(補血湯).

또 월경(月經)이 불순하고 붕루(崩漏)가 있으며 월경량이 많을 때에는 당귀, 숙지황, 천궁 등의 보혈약(補血藥)을 가하여 쓰고(四物湯), 월경(月經)이 빠르고 복통이 있을 때는 향부자, 현호색을 가하여 쓰며, 붕루(崩漏)가 그치지 않을 때에는 아교, 애엽, 산수유, 오적골 등을 가하여 쓴다.

② 자한도한(自汗盜汗)

이 약은 감산(甘酸)으로 보혈염음(補血斂陰)하고 지한(止汗)하는 효능이 있다.

풍한(風寒)에 외감한 표허증(表虛證)에서 영음(營陰)이 밖으로 누설되고 자한(自汗)이 나며 오풍(惡風)할 경우에는 계지로 영위(營衛)를 지키고 지한(止汗)하는 약을 가하여 쓴다(桂枝湯).

또 음허(陰虛)에 의한 도한(盜汗)에는 오미자, 모려(煅), 용골(煅) 등을 가하여 염음(斂陰)하고 지한(止汗)하게 한다.

③ 혈허간왕(血虛肝旺), 구급동통(拘急疼痛)

이 약은 간경(肝經)으로 들어가 간혈(肝血)을 보(補)하고 간음(肝陰)을 수렴(收斂)하므로 보혈(補血)하고 유간(柔肝)하며 완급(緩急)하고 지통(止痛)하게 하는 효능이 있다.

따라서 혈허(血虛)에 의한 간왕(肝旺), 기울(氣鬱)에 의한 협통(脇痛)에는 시호, 당귀, 박하를 가하여 쓰고(消遙散), 혈허(血虛)에 의해 간기(肝氣)가 왕성해지고 그 결과 간비(肝脾)가 불화(不和)하여 복부(腹部)가 경련하고 아플 경우, 또는 간혈(肝血)이 부족하여 근맥(筋脈)이 영양을 받지 못하고 팔다리가 경련하면서 아플 때에는 감초(炙)를 가하여 쓴다(芍藥甘草湯).

또 비(脾)가 허하기 때문에 간(肝)이 실(實)하게 되어 복통(腹痛)하고 설사(泄瀉)할 때에는 백출, 귤피, 방풍 등을 가하여 쓰고(痛瀉要方), 농혈(膿血)이 섞인 설사를 하고 배가 아프며 이급후중(裏急後重)할 경우에는 황련, 대황, 빈랑자, 당귀 등을 가하여 쓴다(芍藥湯).

④ 간양상항(肝陽上亢), 두운목현(頭暈目眩)

이 약은 산(酸)으로 간음(肝陰)을 수렴하고 간양(肝陽)을 억제하는 효능이 있다.

따라서 간양(肝陽)이 항성(亢盛)하여 생기는 두통(頭痛), 두운(頭暈) 등에는 생지황, 우슬, 대자석, 용골, 모려 등을 가하여 쓴다(建瓴湯).

【임상사용의 요점】

백작약은 고산(苦酸)하고 미한(微寒)하다. 산으로 수렴하고 고량(苦涼)으로 설열(泄熱)하여 보혈렴음(補血斂陰)·유간지통(柔肝止痛)·평간(平肝)의 효능을 가지고 있으므로 모든 통증의 양약(良藥)이다. 혈허에 의한 면색무화(面色無華)·두운목현(頭暈目眩)·월경부조(月經不調)·통경(痛經)등에는 보혈조경(補血調經)하며, 간울불서(肝鬱不舒)에 의한 간실유화(肝失柔和)의 흉협동통·사지구련 및 간비불화(肝脾不和)에 의한 복중연급작통(腹中攣急作痛)·사리복통(瀉痢腹痛)에는 유간지통(柔肝止痛)하고, 간음부족·간양편항(肝陽偏亢)에 의한 두운목현(頭暈目眩)·지체마목(肢體麻木)에는 염음평간(斂陰平肝)하며, 영음불고(營陰不固)에 의한 허한부지(虛汗不止)에는 염음지한(斂陰止汗)한다. 이소변(利小便)·통혈비(通血痺) 작용도 있다.

【참고】

① 초해서 쓰면 보혈유간(補血柔肝)에, 그대로 쓰면 염음평간(斂陰平肝)·치리(治痢)에 강력히 작용하며, 술로 초하면 한량(寒涼)의 성질을 완화시킬 수 있다.

② 백작약의 효능으로서 ≪本草綱目≫에 "이소변(利小便)이"라 기재되어 있으나 다만 자주(自注)로서 "작약은 잘 익음자습(益陰滋濕)시켜 진액을 정류시키므로 소변을 자리(自利)하는 것이 아니고 행(行)하게 하여 통리(通利)에 의해 조화되게 한다"고도 하는 명언이 있으며 이소변(利小便)을 보조한다고 생각되어질만하다.

③ 작약은 ≪神農本草經≫에 처음으로 기재되어 있고 도홍경은 적작약과 백작약을 구별하였지만 적용을 구분하지는 않았다. 진무기가 "백은 보하고 적은 사(瀉)하며 백은 수(收)하고 적은 산(散)한다"고 서술한 후에 사용상의 구별이 되었다. 백작약은 양혈염음

(養血斂陰)·평간(平肝) 작용이 있으므로 보혈(補血)·양음(養陰)에 사용하며, 적작약은 양혈활혈(涼血活血)·산어(散瘀) 작용이 있으므로 청열(淸熱)·활혈(活血)·화어(化瘀)에 사용한다.

④ 백작약과 당귀는 공히 보혈의 효능을 가지고 있는데 당귀는 온성으로 혈허유한(血虛有寒)에, 백작약은 미한(微寒)으로 혈허유열(血虛有熱)에 사용한다. 또한 어느것이라도 지통에 사용하지만 당귀는 보혈활혈(補血活血)·행기지통(行氣止痛)하고 백작약은 보혈염음(補血斂陰)·평간지통(平肝止痛)한다.

【용량 · 용법】

5-15g. 많을 때에는 15-30g까지 쓴다.

【사용상의 주의】

여로(藜蘆)와 반한다.

【고전의 기록】

≪本經≫

"主邪氣腹痛, 除血痺, 破堅積, 治寒熱疝瘕, 止痛, 利小便, 益氣. 〈주로 사기복통(邪氣腹痛)에 쓰이며 혈비(血痺)를 없애고 견적(堅積)을 깨뜨린다. 한열(寒熱)의 산하(疝瘕)를 치료하고 통증(痛症)을 그치게 한다. 소변(小便)을 이(利)하고 기(氣)를 익(益)한다.〉"

≪本草綱目≫

"止下痢腹痛後重 〈복통설사와 후중기를 치료한다.〉"

≪本草備要≫

"補血, 瀉肝, 益脾, 斂肝陰, 治血虛之腹痛. 〈보혈(補血), 사간(瀉肝), 익비(益脾)하고 간음(肝陰)을 수렴한다. 혈허(血虛)의 복통을 치료한다.〉"

≪本草正義≫

"≪本經≫芍藥, 雖本分別赤白, 二者各有所主, 然尋繹其主治諸病, 一爲補血益肝脾眞陰, 而收攝脾氣之散亂, 肝氣之恣橫, 則白芍也; 一爲逐血導瘀, 破積瀉降, 則赤芍也. 〈≪本經≫에는 작약을 적작과 백작으로 나누어 각각 그 주된 효능이 있다고 했으나 그 주치(主治)를 찾아 보면, 하나는 보혈(補血)하고 간비(肝脾)의 진음(眞陰)을 익(益)하면서 비기(脾氣)의 산란(散亂)을 수섭(收攝)하고 간기(肝氣)의 자횡(恣橫)을 거두어 들이니 이것이 곧 백작이요 또 하나는 축혈도어(逐血導瘀)하고 파적사강(破積瀉降)하니 이것이 곧 적작이다.〉"

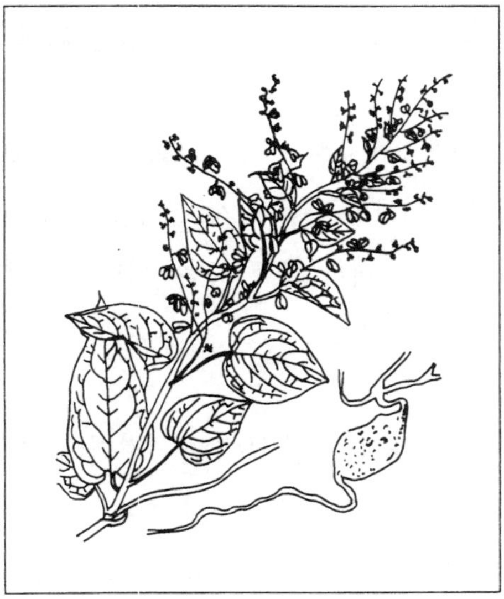

하수오(何首烏)
Polygoni Multiflori Radix

【開寶本草】 KHP, CP

【처방용명】 何首烏, 首烏, 鮮首烏, 製首烏, 生首烏

【성미】 苦, 甘, 澁, 溫

【귀경】 肝, 心, 腎

【효능】

① 제수오 : 보익정혈(補益精血)

② 생수오 : 절학(截瘧), 해독(解毒), 윤장통변(潤腸通便)

【기원】

이 약은 하수오 *Polygonum multiflorum* Thunb. (마디풀과 Polygonaceae)의 덩이뿌리이다.

봄, 가을에 채취하여 양 끝을 잘라내고 두꺼운 쪽을 잘라 양건하거나 화건한 것을 생수오(生首烏)라 하고 이 생수오를 흑두즙(黑豆汁)과 고루 섞어 갈색이 되도록 찐 것을 양건하여 흑색(黑色)이 된것을 제수오(製首烏)라 한다.

【임상응용】

① 혈허위황(血虛萎黃), 수발조백(鬚髮早白), 유정붕대(遺精崩帶)

제수오는 간신(肝腎)을 보(補)하고 정혈(精血)을 익(益)하게 하는 효능이 있으며 미온부조(微溫不燥)하고 보(補)하면서 이(膩)하지 않은 자보(滋補)의 양약(良藥)이다.

따라서 영혈(營血)이 부족하고 혈허(血虛)로 안색에 핏기가 없고 누렇게 되고, 가슴이 두근거리고 힘이 없을 때에는 숙지황, 당귀, 백작약, 인삼, 황기, 육계 등을 가하여 쓴다(補血湯).

또 이 약은 간신(肝腎)을 보하고 정혈(精血)을 북돋우며 수렴(收斂)하고 삽정(澁精)하여 고붕지대(固崩止帶)의 효능을 겸하고 있다.

따라서 간신(肝腎)이 부족하고 정혈(精血)이 휴허(虧虛)하여 두운(頭暈)하고 눈앞에 무엇이 어른 거리며 머리와 수염이 일찍 희어지고 허리와 무릅이 시고 약할 때와 간신(肝腎)의 음(陰)이 고갈되어 유정(遺精), 붕루(崩漏), 대하(帶下) 등이 나타날 때에는 파고지, 토사자, 당귀, 구기자 등을 가하여 쓴다(七寶美髥丹).

② 옹저나력(癰疽瘰癧)

생수오는 해독작용이 뛰어나므로 옹저(癰疽), 창양(瘡瘍), 나력(瘰癧), 결핵(結核)에 활용한다.

전신(全身)이 곪아 누런물이 흐르며 근육(筋肉)까지 헐 때에는 금은화, 연교, 형개를 가하여 쓰고(何首烏湯), 나력(瘰癧), 결핵(結核)이 연만(延蔓)되었을 때는 하고초, 토패모, 당귀, 향부자, 천궁 등을 가하여 쓴다.

③ 구학체허(久瘧體虛)

생수오는 절학(截瘧)하는 효능이 있다.

학질이 오래 되어 기혈(氣血)이 모두 허할 때에는 인삼, 당귀, 귤피 등을 가하여 쓴다(何人飮).

④ 장조변비(腸燥便秘)

이 약은 윤장통변(潤腸通便)하는 효능이 있고 정혈(精血)을 보익(補益)하는 효능도 있다.

따라서 나이가 들어 몸이 약해지거나 병을 오래 앓았거나 산후(産後)에 혈허(血虛)하고 진휴(津虧)하여 생기는 장조변비(腸燥便秘)에는 당귀, 육종용, 화마인, 흑지마 등

양혈(養血)하고 윤장(潤腸)하는 약을 가하여 쓴다.

⑤ 기타

이 약은 애엽과 같이 달여 외세(外洗)하거나 형개, 방풍, 만형자, 고삼, 위령선 등을 가하여 내복하면 편신개선(遍身疥癬), 풍창양통(風瘡痒痛)에 효과가 있다.

【임상사용의 요점】

하수오는 고삽(苦澁)·미온(微溫)하다. 제숙(製熟)하면 감미(甘味)로 보(補)에 사용하고 보간신(補肝腎)·익정혈(益精血)·오수발(烏鬚髮)·강근골(強筋骨)에 수렴정기(收斂精氣)의 효능을 겸하며, 성질이 온화(溫和)하여 불한(不寒)·부조(不調)·불이(不膩)하여 자보(滋補)의 양약이다. 간신정혈부족(肝腎精血不足)의 두현안화(頭眩眼花)·수발조백(鬚髮早白)·요슬산통(腰膝酸痛)·유정붕대(遺精崩帶)등에 사용한다. 생용하면 보익력(補益力)이 약해져 수렴(收斂)하지 못하고 절학(截瘧)·해독(解毒)·윤장통변(潤腸通便)에 사용하며 체허구학(體虛久瘧)에 필수인것 외에 옹저나력(癰疽瘰癧)·장조변비(腸燥便秘)에도 유효하다.

【참고】

① 선수오(鮮首烏)는 신선품(新鮮品)으로 윤장(潤腸)·해독(解毒)의 힘이 강하고, 생수오(生首烏)는 건조품(乾燥品)으로 효력이 약간 약하다. 제수오(製首烏)는 숙제품(熟製品)으로 보간신(補肝腎)·익정혈(益精血)에 사용한다.

② 숙지황은 하수오보다 보간신(補肝腎)·익정혈(益精血)의 효능이 뛰어나지만 매우 자이(滋膩)하기 때문에 비위(脾胃)를 이체(膩滯)시키기 쉽다.

【용량·용법】

10-30g

보익정혈(補益精血)에는 제수오를 쓰고, 절학(截瘧), 해독(解毒), 윤장(潤腸)에는 생수오를 쓴다.

【고전의 기록】

≪開寶本草≫

“主瘰癧, 消癰腫, 療頭面風瘡, 治五痔, 止心痛, 益血氣, 黑髮, 悅顔色, 久服長筋骨, 益精髓, 延年不老 ; 亦治婦人產後及帶下諸疾. 〈주로 나력(瘰癧)에 쓰며 옹종을 없앤다. 얼굴, 머리의 풍창을 치료하고 오치(五痔)를 없애며, 심통(心痛)을 그치게 한다. 혈기(血氣)를 익(益)하며 발(髮)을 검게하고 얼굴에 화색이 돌게 한다. 구복(久服)하면 근골을 자라게 하고 정수(精髓)를 익(益)하며 노화(老化)를 막아준다. 아울러 부인의 산후(產後) 및 대하의 여러 증세를 치유한다.〉”

≪本草綱目≫

“此物氣溫味苦澁, 苦補腎, 溫補肝, 澁能收斂精氣, 所以能養血益肝, 固精益腎, 健筋骨烏髮發, 爲滋補良藥. 不寒不燥, 功在地黃, 天門冬諸藥之上. 〈이 약물은 기(氣)가 온(溫)하고 미(味)가 고(苦), 삽(澁)하다. 고(苦)는 보신(補腎)하고 온(溫)은 보간(補肝)하며 삽(澁)은 능히 정기(精氣)를 수렴(收斂)한다. 따라서 능히 양혈익간(養血益肝)하며 고정익신(固精益腎)하고 근골을 튼튼히 하며, 머리카락을 검게 하는 자보의 양약이다. 한(寒)하지도 조(燥)하지도 않아 그 효능은 지황(地黃)이나 천문동(天門冬) 등 여러 약보다 뛰어나다.〉”

≪滇南本草≫

“澁精, 堅腎氣, 止赤白便濁, 縮小便, 入血分, 消痰毒. 治赤白癜風, 瘡疥頑癬, 皮膚瘙痒. 截瘧, 治痰瘧.

〈정(精)을 고삽(固澁)시키며 신기(腎氣)를 굳게 하고 적백변탁(赤白便濁)을 그치게 하며 소변을 줄어들게 하고 혈분(血分)으로 들어가 담독을 해소한다. 적백전풍(赤白癜風), 창개완선(瘡疥頑癬), 피부소양(皮膚瘙痒)을 치료하며 학질을 끊고 담학을 치유한다.〉”

≪本草備要≫

“補肝腎, 澁精, 養血去風, 爲滋補良藥. 氣血大和, 則勞瘦風虛, 崩帶瘡痔, 瘰癧癰腫, 諸病自已. 止惡瘧.

〈간신을 보하고 정(精)을 삽(澁)하며 양혈거풍(養血去風)하는 자보(滋補)의 양약(良藥)이다. 기혈(氣血)이 크게 화(和)하면 노수풍허, 붕대창치, 나력옹종 등 여러가지 병을 스스로 멎게하고, 악학(惡瘧)을 그치게 한다.〉”

第四節 보음약(補陰藥)

양음(養陰)하고 생진(生津)하게 하여 음허증(陰虛證)을 다스리는 데 중요한 역할을 맡고 있는 약을 보음약(補陰藥), 양음약(養陰藥) 또는 자음약(滋陰藥)이라 부른다.

이 약들은 대체토 성미가 감(甘), 한(寒)하고 질이 윤(潤)하여 음액(陰液)을 자양하고 생진윤조(生津潤燥)하는 효능이 있으며, 주로 폐(肺), 위(胃), 간(肝), 신(腎)으로 귀경(歸經)하여 폐음(肺陰)을 생(生)하게 하고 위음(胃陰)을 키우며 간음(肝陰)을 자양하고 신음(腎陰)을 보하는 등의 작용을 한다.

보음약(補陰藥)을 주로 활용하는 음허증(陰虛證)에는 주로 마른 기침을 하고 가래가 적다, 가래에 피가 섞인다, 목이 아프고 목소리가 나오지 않는다 등으로 나타나는 폐음허증(肺陰虛證), 주로 인건(咽乾), 구갈(口渴), 설강태박(舌絳苔剝), 위중조잡(胃中嘈雜), 불기(不飢) 및 대편이 조결(燥結)해지는 위음허증(胃陰虛證), 두눈이 까실까실하고 어른거리며 현운(眩暈), 이명(耳鳴), 이농(耳聾)으로 나타나는 간음허증(肝陰虛證), 그리고 허리와 무릅이 시리고 아프다, 속이 데스껍고 열 때문에 괴롭다, 도한(盜汗)이 난다, 유정(遺精)이 있다 등으로 나타나는 신음허증(腎陰虛證) 등이 있다.

보음약(補陰藥)에는 각기 서로 다른 장점(長点)이 있으므로 증에 따라 약을 잘 선택하여 알맞게 배합한다던 그 치료 효과를 훨씬 높일 수 있다.

예를들면, 열병(熱病)으로 음(陰)이 상하고 열사(熱邪)가 다 없어지지 않았을 때에는 청열약(淸熱藥)을 배합하고, 음(陰)이 허하고 속열(內熱)이 비교적 왕성할 때에는 청허열약(淸虛熱藥)을 배합하며, 음허양항(陰虛陽亢)한 경우에는 잠양약(潛陽藥)을 배합하고, 음허(陰虛)와 혈허(血虛)가 겸했을 때에는 보혈약(補血藥)을 배합하며, 음허(陰虛)와 기허(氣虛)가 겸했을 때에는 보기약(補氣藥)을 배합한다.

보음약(補陰藥)은 대개 감한(甘寒)하고 자이(滋膩)하므로 비위허약(脾胃虛弱), 담습내조(痰濕內阻)로 인한 완민식소(脘悶食少), 복창변당(腹脹便溏)이 있는 사람에게는 사용치 않는다.

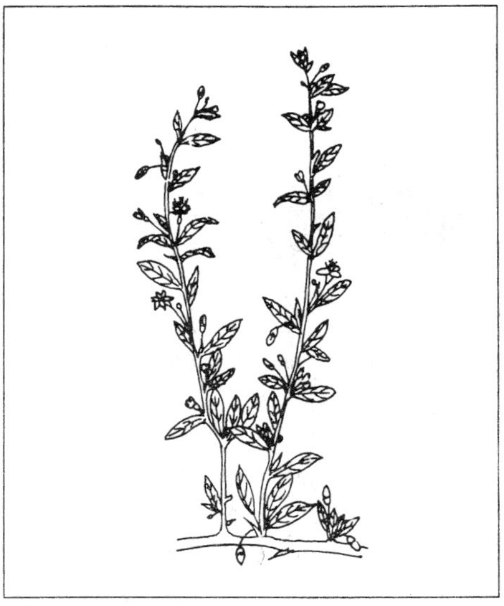

구기자(枸杞子)*
Lycii Fructus

【本經】 KP, CP

【처방용명】 枸杞子, 甘杞子, 枸杞, 甘枸杞

【성미】 甘, 平

【귀경】 肝, 腎

【효능】 보신익정(補腎益精), 양간명목(養肝明目), 윤폐지해(潤肺止咳)

【기원】

이 약은 구기자나무 *Lycium chinense* Miller (가지과 Solanaceae)의 성숙한 과실을 건조한 것이다. 하지경에 성숙한 과실을 채취하여 외피(外皮)가 쭈글쭈글 하도록 말리고, 이를 더 말려서 외피(外皮)는 딱딱하고 과육질(果肉質)은 유연(柔軟)한 것을 쓴다.

【임상응용】

① 신허요통(腎虛腰痛), 유정활정(遺精滑精), 내열소갈(內熱消渴), 혈허위황(血虛萎黃)

이 약은 감평(甘平)하고 질윤(質潤)하여 보간신(補肝腎), 익정혈(益精血)하는 효능이 있어 정혈(精血)이 휴허(虧虛)하고 신양(腎陽)이 부족한 경우에 쓴다.

대표적인 보음약(補陰藥)이지만 음양(陰陽)을 평보(平補)하는 약에 속하기 때문에 신허(腎虛)에 의한 정극(精極), 유정(遺精), 활설(滑泄), 요슬(腰膝)의 산통(酸痛) 및 음양(陰陽)이 모두 허할 때에는 녹용, 귀판 인삼을 가하여 오교(熬膠)하여 복용한다(龜鹿二仙膠).

음허화왕(陰虛火旺)으로 열음진고(熱淫津枯)하고 내열(內熱)에 의해 소갈증(消渴證)이 나타날 때에는 이 약을 쪄서 복용하거나 지황, 현삼, 산약, 황기, 오미자를 가하여 쓰고, 혈허(血虛)하여 안색에 생기가 없어 누렇게 되고 가슴이 두근거리며 힘이 없을 때에는 당귀, 숙지황, 아교, 제(製)오수, 계혈등, 인삼을 가하여 자음(滋陰)하고 조양(助陽)하며 익정(益精)하고 보혈(補血)하게 한다.

② **목암불명(目暗不明), 두운목현(頭暈目眩).**

이 약은 보신(補腎)하여 익정(益精)하며 양간(養肝)하여 눈을 밝게 하는 효능이 있다.

따라서 간신(肝腎)이 부족하여 명암(明暗)이 확실하지 않고 물건이 어른거리게 보이며 두운(頭暈)하고 목현(目眩)할 때에는 국화, 지황, 산수유를 가하여 쓴다(杞菊地黃丸)

③ **음허노수(陰虛勞嗽)**

이 약은 폐신(肺腎)을 자보(滋補)하고 윤폐(潤肺)하여 기침을 멎게 하는 효능이 있다.

따라서 폐신음(肺腎陰)이 허하여 생기는 노수(勞嗽), 해혈(咳血), 조열(潮熱), 도한(盜汗)에는 지황, 현삼, 백합, 천패(川貝), 아교, 삼칠을 가하여 쓴다.

【임상사용의 요점】

구기자는 감평(甘平)하고 윤(潤)하다. 보신익정(補腎益精)·양혈명목(養血明目)하는 효능이 있고 간신(肝腎)을 평보(平補)한다. 간신음허(肝腎陰虛)로 인한 두운(頭暈)·목현(目眩)·시력감퇴(視力減退)·영풍유루(迎風流淚)·요슬산연(腰膝痠軟)·유정(遺精)·소갈(消渴) 등에 활용한다. 이 이외에 윤폐(潤肺)하는 효능도 있으므로 폐신음허(肺腎陰虛)로 인한 허로해수(虛勞咳嗽)에도 쓴다.

【용량·용법】

5-10g을 달여서 복용한다.

【사용상의 주의】

자음윤조(滋陰潤燥)하므로 비허변당자(脾虛便溏者)에게는 사용하지 않는 것이 좋다.

【고전의 기록】

≪本經≫

"久服堅筋骨輕身不老. 〈오래 복용하면 근골이 튼튼해지고 몸이 가벼워지며 노화를 방지시킬 수 있다.〉"

≪湯液本草≫

“主渴而引飮, 腎病消中. 〈주로 갈증이 심할 때 쓰이며 신병(腎病)이 있어 중소가 있을때 사용한다.〉”

≪本草綱目≫

“滋腎, 潤肺, 明目. 〈신(腎)을 자(滋)하며 폐(肺)를 부드럽게 하고 눈을 밝게 한다.〉”

≪本草經疏≫

“枸杞子潤而滋補, 兼能退熱, 而專於補腎潤肺生津益氣, 爲肝腎眞陰不足, 勞熱內熱補益之要藥. 〈구기자는 부드러우면서 자보(滋補)하며 퇴열(退熱)의 효능까지 있다. 아울러 전적으로 보신(補腎), 윤폐(潤肺), 생진(生津), 익기(益氣)하여 간신(肝腎)의 진음부족(眞陰不足), 노열내열(勞熱內熱)의 치료, 보익(補益)등에 쓰이는 중요한 약이다.〉”

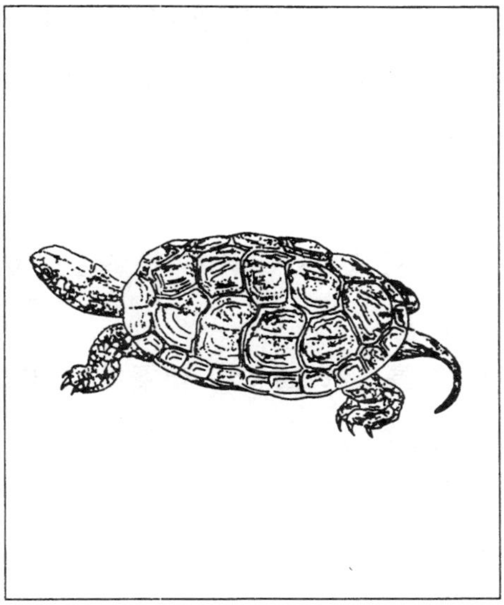

귀 판(龜板)

Testudinis Carapax

【本經】KHP, CP

【처방용명】龜板, 生龜板, 炙龜板, 敗龜板

【성미】鹹, 甘, 寒

【귀경】肝, 腎, 心

【효능】 자음잠양(滋陰潛陽), 익신건골(益腎健骨), 양혈보심(養血補心), 고경지붕(固經止崩)

【기원】

이 약은 남생이 *Chinemys reevesii* Gray (남생이과 Testudinidae)의 복갑(腹甲)이다.

연중 포획이 가능하지만 특히 가을, 겨울에 잡은 것을 우수한 것으로 취급한다. 포획한 후 죽이거나 끓는 물에 넣어 복갑(腹甲)을 벗겨 잔육(殘肉)을 제거한 다음 볕에 말린 것을 그대로 쓰거나 초제(醋製)하여 쓴다.

【임상응용】

① 음허발열(陰虛發熱), 간양현운(肝陽眩暈), 허풍내동(虛風內動)

이 약은 감한(甘寒)으로 윤양(潤養)하고 함한(鹹寒)으로 잠강(潛降)하여 자음(滋陰), 청열(清熱), 제증(除蒸), 평간식풍(平肝), 잠양(潛陽), 식풍(熄風)하는 효능이 있다.

따라서 음허(陰虛)로 열이 나고 골증도한(骨蒸盜汗)할 때에는 황백, 지모, 숙지황 등을 가하여 쓰고 (大補陰丸), 음허(陰虛)하고 양항(陽亢)하여 두운(頭暈), 목현(目眩)일 때에는 우슬, 대자석, 생모려를 가하여 쓰며 (鎭肝熄風湯), 열병(熱病)으로 상음(傷陰)하여 수족(手足)이 계종(瘈瘲)하고 허풍(虛風)이 내동(內動)할 때에는 아교, 별갑, 생모려, 천마를 쓴다(大定風珠).

② 근골위연(筋骨萎軟), 천문불합(泉門不合)

이 약은 감함(甘鹹)하여 익신강골(益腎強骨)하는 효능이 있다.

간신(肝腎)이 부족하여 근골(筋骨)이 위연(萎軟)하거나 어린이의 천문(泉門)이 닫히지 않고 걸음이 늦고 이가 더디게 날 때에는 호골, 우슬, 쇄양, 당귀를 가하여 쓴다(虎潛丸).

③ 심허경계(心虛驚悸), 실면건망(失眠健忘)

이 약은 자음(滋陰)하고 양혈(養血)하며 보심(補心)하고 안신(安神)하는 효능이 있다.

따라서 노상음혈(勞傷陰血), 심허(心虛)하여 놀라기를 잘 하고 잠을 잘 못자며 건망증이 심할 때에는 창포, 용골, 원지를 가하여 쓴다(孔聖枕中丹).

④ 음허혈열(陰虛血熱), 붕루경다(崩漏經多)

이 약은 자음강화(滋陰降火)하며 양혈(涼血)하여 지혈(止血)하고 고경(固經)하여 붕루(崩漏)를 멎게하는 효능이 있다.

따라서 음허화왕(陰虛火旺)하고 혈열(血熱)이 망행(妄行)하여 붕루(崩漏)가 있고 월경이 많으며 대하(帶下)가 적백(赤白)일 때에는 백작약, 황금, 황백, 춘근백피, 향부자를 같이 쓴다(固經丸)

【임상사용의 요점】

귀판은 감함(甘鹹)하고 성이 한(寒)하다. 진음(眞陰)을 자양하고 익신(益腎)하며 양혈(養血)하고 보심(補心)하는 효능이 있다. 진음(眞陰)을 자보(滋補)하여 허양(虛陽)을 하잠(下潛)시키고 허화(虛火)를 없애므로 음허화왕(陰虛火旺)에 의한 골증(骨蒸), 노열(勞熱), 도한(盜汗), 유정(遺精), 음허양항(陰虛陽亢)에 의한 두운(頭暈), 혼현(昏眩), 열병(熱病)이 음(陰)을 상하게 하여 허풍(虛風)이 내동(內動)하기 때문에 생기는 두혼(頭昏), 목현(目眩), 수족추축(手足抽搐), 경궐(驚厥) 등에 활용한다. 익신(益腎)하고 뼈를 강하게 하는 효능이 있으므로 신음허 (腎陰虛) 에 의해 허리와 다리가 약해지고 근골(筋骨)이 튼튼하지 못하며 어린이의 천문불합(泉門不合) 등에 쓰는 양약이다. 이 외에도 신음(腎陰)을 도와서 임맥(任脈)에 달하게 하므로 음허내열(陰虛內熱)로 인한 월경과다(月經過多), 붕루(崩漏)에도 유효하며, 양혈(養血)하고 심(心)을 보하는 효능에 의해 심허(心虛)에 의한 경계(驚悸), 실면(失眠), 건망(健忘)에도 효과를 보인다.

【참고】

귀판과 녹용은 모두 익신(益腎)하고 건골(健骨)하는 작용이 있어 근골(筋骨)이 위약(痿弱)한 경우에 사용하지만, 구판은 진음(眞陰)을 보양하고 신음(腎陰)을 북돋우며 임맥(任脈)을 통하게 하며, 녹용은 진양(眞陽)을 보양하고 신양(腎陽)을 도우며 독맥(督脈)을 보하는 역할을 한다.

【용량 · 용법】

15-40g을 탕제(湯劑)에 넣되 선전(先煎)한다.

【사용상의 주의】

임신부 및 위(胃)에 한습(寒濕)이 있을 때에는 쓰지 않는 것이 좋다.

【고전의 기록】

≪本經≫

"主漏下赤白, 破癥瘕痎疾, 五痔陰蝕, 濕痺, 四肢虛弱, 小兒泉門不合. 〈주로 누하적백 (漏下赤白)에 쓰이며 징하담질(癥瘕痎疾)을 깨뜨린다. 오치음식(五痔陰蝕), 사지허약(四肢虛弱), 소아의 천문불합(泉門不合)에 쓰인다.〉"

≪本草備要≫

"補心益腎, 滋陰資智, 治陰血不足, 勞熱骨蒸, 腰脚痠痛, 久瀉久痢, 久嗽痎瘧, 癥瘕崩漏, 五痔產難, 陰虛血弱之證. 〈보심익신(補心益腎)하며 자음자지(滋陰資智)한다. 음혈부족(陰血不足), 노열골증, 요각산통, 오래된 사리(瀉痢), 오래된 수담(嗽痎)과 학질, 징하붕루(癥瘕崩漏),오치(五痔)의 난산(產難), 음허혈약(陰虛血弱)등의 증세에 이용된다.〉"

≪本草衍義補遺≫

"下甲補陰, 主陰血不足, ……治勞倦四肢無力. 〈아래쪽 껍질은 보음(補陰)하여 주로 음혈부족(陰血不足)에 쓰인다. ……노권(勞倦)의 사지무력(四肢無力)에 쓰인다.〉"

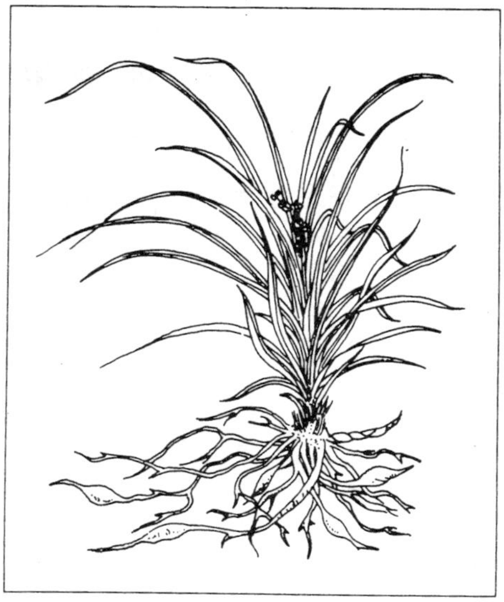

맥문동(麥門冬)*
Liriopis Tuber

【本經】 KP, JP, CP

【처방용명】 麥門冬, 麥冬, 麥門, 寸麥冬, 寸冬

【성미】 甘, 微苦, 微寒

【귀경】 肺, 胃, 心

【효능】 양음윤폐(養陰潤肺), 익위생진(益胃生津), 청심제번(淸心除煩)

【기원】

이 약은 맥문동 *Liriope platyphylla* Wanget Tang 또는 소엽맥문동 *Ophiopogon japonicus* Ker-Gawler(백합과 Liliaceae)의 뿌리의 괭대부이다.

여름에 캐어 세정(洗淨)하여 수근(鬚根)를 제거(除去)하고 양건하여 사용(使用)한다.

【임상응용】

① 조해담점(燥咳痰粘), 노해객혈(勞咳喀血)

이 약은 감한(甘寒)하고 질(質)이 윤(潤)하며 폐(肺)로 들어가 청열(淸熱), 양음(養陰), 윤폐(潤肺)하는 효능이 있다.

따라서 조열(燥熱)이 폐(肺)를 상하게 하여 마른 기침을 하고 가래가 점조(粘稠)할 때에는 상엽, 아교, 석고를 가하여 쓰고(淸燥救肺湯), 폐신음(肺腎陰)이 허하고 노수(勞嗽), 객혈(喀血)할 때에는 천문동을 가하여 쓴다(二冬膏).

② 진상구갈(津傷口渴), 장조변비(腸燥便秘)

이 약은 감한(甘寒)하고 질이 윤(潤)하여 위(胃)로 들어가 익위(益胃)하고 생진(生津)하며 윤장(潤腸)하고 통변(通便)하는 효능이 있다.

열병(熱病)으로 진상(津傷)하여 번열(煩熱)하고 구갈(口渴)할 때에는 사삼, 옥죽을 가하여 쓰고 (玉竹麥門冬湯), 열병(熱病)으로 진상(津傷)하여 장조변비(腸燥便秘)가 생길 때에는 현삼, 생지황을 가하여 쓴다(增液湯).

③ 심번실면(心煩失眠)

이 약은 감한(甘寒)하여 심(心)으로 들어가 청심(淸心), 제번(除煩), 안신(安神)하는 효능이 있다.

따라서 음허화왕(陰虛火旺)하여 심신(心腎)이 불교(不交)하고 심번(心煩)하여 잠을 이루지 못할때에는 생지황, 현삼, 백자인, 원지 등의 자음(滋陰)하며 안신(安神)하고 심신(心腎)을 교통(交通)케 하는 약을 가하여 쓴다(天王補心丹).

또 열병(熱病)에 외감하고 온사(溫邪)가 영분(營分)에 들어가 정신이 혼미하여 헛소리를 하고 심번(心煩)하여 잠을 못 이룰 때에는 서각, 생지황, 단삼 등의 청영(淸營)하고 양혈(凉血)하며 안신(安神)하고 정경(定驚)하는 약을 가하여 쓴다(淸營湯).

【임상사용의 요점】

맥문동은 감(甘), 미고(微苦), 미한(微寒)하다. 감한질윤(甘寒質潤)으로 양음생진윤조(養陰生津潤燥)하고 고한(苦寒)으로 청열(淸熱)하며, 폐(肺), 위(胃), 심(心)의 삼경(三經)에 들어가며 청양폐위(淸養肺胃) 윤조생진(潤燥生津) 및 청심(淸心) 제번열(除煩熱)에 사용한다. 폐음허(肺陰虛)의 조해담점(燥咳痰粘) 또는 노열천해(勞熱喘咳) 토혈(吐血), 위음부족(胃陰不足)의 설건구갈(舌乾口渴), 및 심음허(心陰虛) 심화왕(心火旺)의 심번불안(心煩不安)에 사용한다. 이외에 윤장통변(潤腸通便)의 효능도 있고 진고장조(津枯腸燥)의 대변비결(大便秘結)에 사용한다.

【참고】

① 청양폐위(淸養肺胃), 윤조생진(潤燥生津)에는 목심(木心)을 제(除)하여 사용하고 자음청심화(滋陰淸心火)에는 목심(木心)이 있는 그대로의 연심맥문동(連心麥門冬 : 帶心麥門冬)을 사용한다.

② 맥문동, 천문동은 자음청폐(滋陰淸肺)에 사용하고 조해(燥咳), 객혈(喀血), 음상구갈(陰傷口渴), 장조변비(腸燥便秘)에 사용한다. 천문동은 감고(甘苦), 대한(大寒)으로 윤폐(潤肺)와 자신(滋腎)의 효능을 가지고 있어 폐신음상(肺腎陰傷)의 요약(要藥)이며 청화자윤(淸火滋潤)의 힘이 맥문동보다 뛰어나다. 맥문동은 감(甘), 미고(微苦), 미한(微寒)으로 윤폐(潤肺) 청심(淸心) 양위(養胃)에 사용하고 폐위상음(肺胃傷陰)의 요약으로 자양(滋養)의 효력은 천문동보다 약하지만 자이(滋膩)하지 않는 것이 장점이

다. 폐신음허(肺腎陰虛)에는 양자(兩者)를 병용(倂用)하지만 위음허(胃陰虛)에는 천문동을 사용하지 않고 신음허(腎陰虛)에는 맥문동을 사용하지 않는다.

【용량 · 용법】

10-20g 전제(煎劑)로 만들어 복용한다.

【사용상의 주의】

비허변당(脾虛便溏)이나 습(濕)이 있는 자(者)는 쓰지 않는 것이 좋다.

【고전의 기록】

≪本經≫

"主心腹結氣, 傷中傷絕, 骨絡脈絕, 羸瘦補氣. 〈주로 심복(心服)의 결기(結氣), 상중상절(傷中傷絕), 골락맥절에 쓰이며 이수의 경우 기(氣)를 보(補)한다."

≪本草拾遺≫

"去心熱, 止煩熱. 〈심열(心熱)을 없애고 번열(煩熱)을 그치게 한다.〉"

≪本草涯言≫

"麥門冬, 淸心潤肺之藥也. 〈맥문동은 청심윤폐(淸心潤肺)하는 약이다.〉"

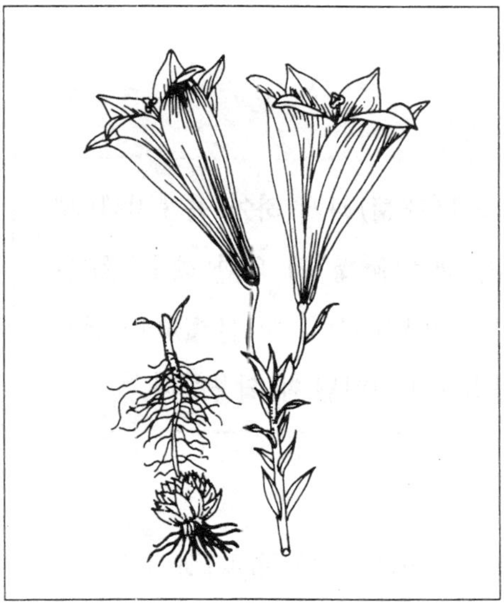

백 합(百合)
Lilii Bulbus

【本經】 KHP, CP

【처방용명】 百合, 野百合, 生百合, 炙百合

【성미】 甘, 寒

【귀경】 肺, 心

【효능】 윤폐지해(潤肺止咳), 청심안신(淸心安神)

【기원】

이 약은 참나리 *Lilium lancifolium* Thunberg 및 동속근연식물 (백합과 Liliaceae)의 비늘줄기이다.

가을에 줄기가 말랐을 때 캐어 깨끗이 씻은 다음, 인편(鱗片)을 취하여 끓는 물에 약간 데친다. 이를 꺼내어 양건(陽乾)하거나 화건하여 그대로 쓰거나 밀자(蜜炙)하여 쓴다.

【임상응용】

① 폐열해수(肺熱咳嗽), 노수객혈(勞嗽喀血)

이 약은 감한(甘寒)하고 폐(肺)로 들어가 청폐(淸肺)하고 윤조(潤燥)하여 지해(止咳)하는 효능이 있다.

폐열(肺熱)에 의해 오랫 동안 기침을 하고 가래에 피가 섞일 때에는 관동화와 꿀을 가하여 고제(膏劑)로 하여 복용하고(百花膏), 폐신음(肺腎陰)이 허하여 생기는 노수(勞嗽), 객혈(咯血)에는 맥문동, 현삼, 생지황을 가하여 쓴다(百合固金湯).

② 허번경계(虛煩驚悸), 실면다몽(失眠多夢)

이 약은 심(心)으로 들어가 심음(心陰)을 보양하고 심기(心氣)를 북돋우며 심열(心熱)을 내리며 심신(心神)을 편안하게 하는 작용이 있다.

따라서 열병(熱病)으로 상음(傷陰)하고 기진(氣津)이 부족하여 허번(虛煩), 경계(驚悸), 실면(失眠), 다몽(多夢)등이 나타날 때에는 지모 또는 생지황을 가하여 쓴다

(百合知母湯), (百合地黃湯)

【임상사용의 요점】

백합은 감한청윤(甘寒淸潤)하다. 심폐(心肺)를 청윤(淸潤)하게 하여 윤폐지해(潤肺止咳)·청심안신(淸心安神)하는 효능을 발휘한다. 폐조(肺燥)에 의한 해수(咳嗽)·노수객혈(勞嗽喀血)·건해(乾咳)·구해(久咳) 및 열병후기의 허번(虛煩)·경계(驚悸)·실면(失眠)·다몽(多夢)·신지황홀(神志恍惚)이 나타날 때 활용한다.

【참고】

청심안신(淸心安神)에는 그대로 쓰고, 윤폐지해(潤肺止咳)에는 밀자(蜜炙)하여 쓴다.

【용량·용법】

10-20g을 달여서 복용한다.

【사용상의 주의】

비신(脾腎)이 허한(虛寒)하여 변당(便溏)이 나타날 때에는 쓰지 않는 것이 좋다.

【고전의 기록】

≪本經≫

"主邪氣腹脹心痛, 利大小便, 補中益氣. 〈주로 사기(邪氣)로 인한 복창심통(腹脹心痛)에 쓰이며 대소변(大小便)을 이(利)하고 보중익기(補中益氣)한다.〉"

≪本草求眞≫

"功有利于心肺, 而能斂氣, 養心, 安神定魄, 然究止屬淸邪除熱利濕之品, 因其氣味稍緩, 且于甘中有收, 故于心肺最宜. 〈심장과 폐를 이(利)하면서 능히 기(氣)를 모으고 심장을 도우며 안신정백(安神定魄)하는 효능이 있다. 그러나 청사(淸邪), 제열(除熱), 이습(利濕)하는 정도에 그치는 약물이다. 그 기미(氣味)가 약간 완만하고 또 감중유수(甘中有收)하므로 심장과 폐에 가장 적합하다.〉"

≪本經逢原≫

"百合, 能補脾土淸肺, 止嗽, 利小便. 仲景百合病, 兼地黃用之, 取其能消瘀血也. ≪本經≫主邪氣腹脹心痛, 亦是散積蓄之邪. 其曰利大小便者, 性專降泄耳. 其曰補中益氣者, 邪熱去而脾胃

安矣. 〈백합은 비위를 보하고 폐를 청하여 지수(止嗽)하며 소변을 잘 나오게 한다. 중경(仲景)의 백합의 적용병은 지황을 같이 쓴다고 했는데 이는 그 어혈(瘀血)을 제거하는 효능을 살리기 위함이다. 또 ≪本經≫에는 주로 사기(邪氣)의 복창심통(腹脹心痛)에 쓰인다했는데 이 역시 싸여있는 사(邪)를 잘 산(散)하는 능력 때문이다. 그러면서 또 대소변(大小便)을 잘 나오게 한다 한 것은 그 성질이 강설(降泄)에 뛰어나기 때문이요, 보중익기(補中益氣)한다고 한 것은 사열(邪熱)이 사라지면 비위(脾胃)가 편안해 지기 때문이다.〉"

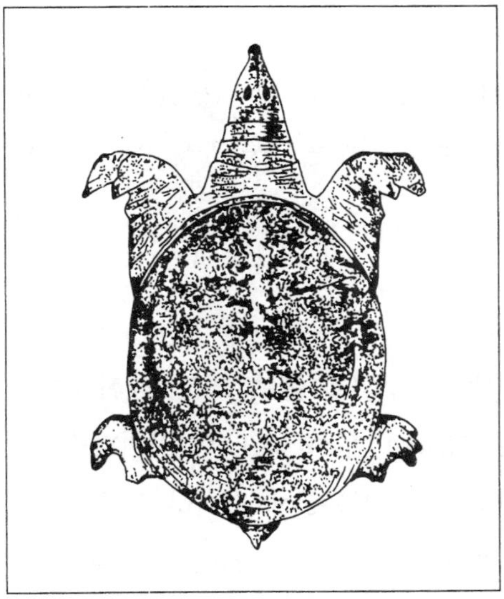

별갑(鱉甲)
Amydae Carapax

【本經】 KHP, CP.

【처방용명】 鱉甲, 生鱉甲, 別甲, 炙鱉甲

【성미】 鹹

【귀경】 肝, 脾

【효능】 자음잠양(滋陰潛陽), 연견산결(軟堅散結)

【기원】

이 약은 자라 *Amyda maakii* Brandt (자라과 Trionychidae)의 배갑(背甲)이다.

가을과 겨울에 잡은 것을 우수하게 여긴다. 산채로 갑(甲)을 취하고 잔육(殘肉)을 제거하여 깨끗이 씻어 볕에 말린 것을 그대로 쓰거나 초제(醋製)하여 쓴다.

【임상응용】

① 음허발열(陰虛發熱), 허풍내동(虛風內動)

귀판(龜板)은 함한(鹹寒)으로 잠강(潛降)하여 귀판(龜板)과 같이 자음(滋陰), 청열

(淸熱), 제증(除蒸), 평간(平肝), 잠양(潛陽), 식풍(熄風)하는 효능이 있다.

이 약은 자음(滋陰) 작용이 강하고 별갑(鼈甲)은 퇴열(退熱) 작용이 강하여 열병(熱病)으로 음(陰)이 상하여 밤에는 열이 나고 아침에는 서늘해지며 형색이 수척하고 설홍(舌紅)일 때에는 청호, 지모, 생지황, 목단피를 가하여 쓰고 (淸蒿鱉甲湯), 음(陰)이 허(虛)하여 열이 나서 골증(骨蒸), 노열(勞熱), 형수(形瘦), 도한(盜汗)이 나타날 때에는 은시호, 진교, 지골피를 같이 쓰며(淸骨散), 열병(熱病)으로 음(陰)을 상하여 신권(神倦), 계종(瘈瘲), 경궐(痙厥), 추축(抽搐)이 나타날 때에는 모려, 생지황, 아교를 같이 쓴다(二甲復脈湯, 大定風珠).

② 구학학모(久瘧瘧母), 경폐징하(經閉癥瘕)

이 약은 함한(鹹寒)으로 자음(滋陰)하고 청열(淸熱)하며 혈맥(血脈)을 통리(通利)하고 단단한 것을 연하게 하며 뭉친 것을 풀어주는 효능이 있다.

따라서 학질을 오래 앓아 학모(瘧母)가 나타나서 징하(癥瘕)와 비괴(痞塊)하고 때때로 한열(寒熱)이 있으며 어혈(瘀血), 경폐(經閉)가 보일 때에는 자충, 도인, 대황 시호, 황금을 가하여 쓴다(鱉甲煎丸).

【임상사용의 요점】

별갑은 함한(鹹寒)하다. 자음(滋陰)하여 잠양(潛陽)하고 퇴열(退熱)한다. 음허(陰虛)로 화왕(火旺)하여 노열(勞熱), 골증(骨蒸), 조열(潮熱), 도한(盜汗)이 있거나 열병(熱病)으로 음(陰)을 상하여 밤에는 열이 나고 아침에는 서늘하게 되거나 허풍(虛風)이 내동(內動)하여 두혼목현(頭昏目眩)하고 손발이 떨리며 경궐(痙厥)할 때 활용한다. 또한 단단한 것을 연하게 하고 뭉친 것을 풀어주며 파어(破瘀)하여 통경(通經)하는 효능도 있어 오래 학질을 앓아 생기는 학모(瘧母), 징하(癥瘕)가 적취(積聚)하고 월경이 막혀 통하지 않는 경우에 활용한다.

【참고】

별갑과 귀판은 함한(鹹寒)으로 음혈(陰血)에 작용하여 자음(滋陰)하여 잠양(潛陽)하는 요약(要藥)으로 음허양항(陰虛陽亢)에 의한 두운(頭暈), 목현(目眩), 이명(耳鳴), 이농(耳聾)에 활용한다.

귀판은 자음(滋陰)하고 보신(補腎)하는 힘이 강하고 신근골(腎筋骨), 고붕루(固崩漏)에도 작용하므로 뼈가 약한 경우와 어린이의 천문불합(泉門不合)이나 붕루하혈(崩漏下血) 등에 활용한다.

별갑은 퇴열(退熱)과 연견산결(軟堅散結)하는 효력이 있으므로 간비종대(肝脾腫大), 복중어괴(腹中瘀塊), 경폐(經閉) 등에 적용한다.

【용량 · 용법】

10-30g을 선전(先煎)한다. 자음잠양(滋陰潛陽)에는 그대로 쓰고, 연견산결(軟堅散結)에는 초자(醋炙)하여 쓴다.

【사용상의 주의】

임신부 및 비위허한자(脾胃虛寒者)에게는 쓰지 않는 것이 좋다.

【고전의 기록】

≪本經≫

"主心腹癥瘕堅積, 寒熱, 去痞息肉, 陰蝕痔, 惡肉. 〈주로 심복(心腹)의 징하견적(癥瘕堅積)과 한열(寒熱)에 쓰인다. 비식육(去痞息肉), 음식치(陰蝕痔), 및 악육(惡肉)을 없앤다.〉"

≪本草綱目≫

"除老瘧, 瘧母. 〈노학(久瘧)과 학모를 없앤다.〉"

≪別録≫

"療溫瘧, 血瘕, 腰疼, 小兒脇下堅. 〈온학(溫瘧), 혈하(血瘕), 요동(腰疼) 및 소아(小兒)의 협하견(脇下堅)을 치료한다.〉"

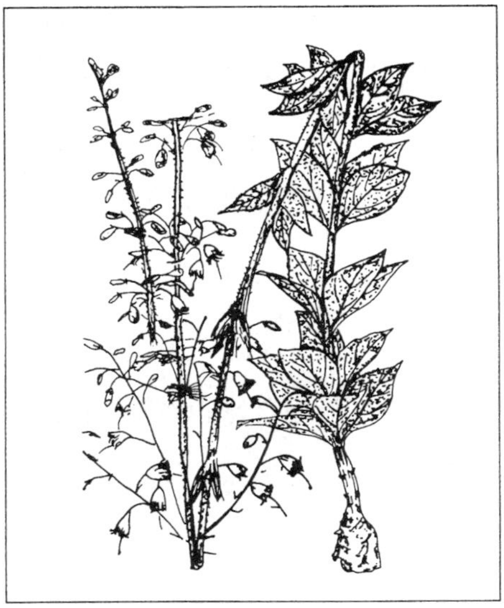

사삼(沙參)*

Adenophorae Radix

【本經】 KHP, CP

【처방용명】 沙蔘, 南沙蔘, 羊乳

【성미】 甘, 微苦, 微寒

【귀경】 肺, 胃

【효능】 양음청폐(養陰淸肺), 익위생진(益胃生津)

【기원】

이 약은 잔대 *Adenophora triphylla* var. *japonica* Hara 및 동속식물 (도라지과 Campanulaceae)의 뿌리이다.

중국약전에는 해방풍 *Glehnia littoralis* Schmidt ex Miq. 의 뿌리를 북사삼(北沙蔘)으로 기재하고 있고, *A. tetraphylla* Fisch 또는 *A. stricta* Miq. 의 뿌리를 건조한 것을 남사삼(南沙蔘)으로 기재하고 있다.

【임상응용】

① 폐열조해(肺熱燥咳)

이것의 미(味)는 감(甘), 미고(微苦)하고, 성(性)은 미한(微寒)하며 폐(肺)로 들어가 폐음(肺陰)을 보양하고 폐열(肺熱)을 없애주는 효능이 있다.

따라서 열(熱)이 폐음(肺陰)을 상하게 하여 마른 기침을 하고 가래가 적으며 목이 건조하고 갈증이 있을 때에는 맥문동, 천화분을 가하여 쓰고 (沙蔘麥冬湯), 음허노열(陰虛勞熱), 해수해혈(咳嗽咳血)에는 지모, 패모, 맥문동, 별갑 등을 가하여 쓴다.

② 진상구갈(津傷口渴)

이 약은 위(胃)로 들어가 위음(胃陰)을 키워 진액(津液)이 생기게 하는 효능이 있다.

따라서 온열병(溫熱病)에서 사열(邪熱)에 의해 상진(傷津)하거나 위음(胃陰)이 부족하여 구조(口燥), 인건(咽乾), 번열(煩熱), 구갈(口渴)할 때에는 생지황, 맥문동을 가하여 쓴다(益胃湯).

【임상사용의 요점】

사삼은 감(甘)으로 생진(生津)하며 한(寒)으로 청열(淸熱)한다. 청열생진양음(淸熱生津養陰)에 사용하며 폐(肺)·위(胃)에 들어간다. 청폐열(淸肺熱)·양폐음(養肺陰)의 효능을 가지고 있기 때문에 폐열음허(肺熱陰虛)의 조해점담(燥咳粘痰)이나 음허노수객혈(陰虛勞嗽咯血)에 사용하고 양위음(養胃陰)·생진액(生津液)의 효능도 있기 때문에 열병상진(熱病傷津)에 의한 위조(胃燥)의 설건구갈(舌乾口渴)·식욕부진(食慾不振)에도 사용한다.

【참고】

① 북사삼(北沙蔘)은 일본에서는 병방풍(浜防風)이라 하여 시판되고 있다. 중국에서는 북사삼을 사삼이라 부르는 것에 비해 일본에서 사삼이라 불리는 것은 남사삼(南沙蔘)을 말하므로 틀리지 않도록 주의를 필요로 한다.

② 북사삼(北沙蔘)·남사삼(南沙蔘)은 어느것이라도 청양폐위(淸養肺胃)에 사용한다. 효능은 북사삼이 뛰어나고 특히 양음에 사용하는 것에 비해서 남사삼은 거담(祛痰)의 효능을 가지고 있다. 일반적으로 남사삼은 거의 사용되지 않고 있다.
남사삼과 북사삼 모두 폐위(肺胃)의 음(陰)을 보(補)하는 작용이 있으나 남사삼은 화담(化痰)하는 능력을 겸하고 있고 북사삼은 보음(補陰)에 뛰어나며 선사삼은 생진력(生津力)이 뛰어나다.

【용량·용법】

10-20g를 달여서 복용한다.

【사용상의 주의】

여로에 반(反)한다.

【고전의 기록】

≪本經≫

"主血積驚氣, 除寒熱, 補中, 益肺氣. 〈주로 혈적경기(血積驚氣)에 쓰이며 한열(寒熱)을 제

(除)하고 중초를 보(補)하며 폐기(肺氣)를 익(益)한다.〉"

≪本草綱目≫

"淸肺火, 治久咳肺痿. 〈폐화(肺火)를 청(淸)하게 하며 구해폐위(久咳肺痿)를 치료한다.〉"

≪中藥志≫

"養肺陰, 淸肺熱, 祛痰止咳. 治虛勞發熱, 陰傷燥咳, 口渴咽乾. 〈폐음(肺陰)을 기르고 폐열(肺熱)을 청(淸)하게 하며 거담지해(祛痰止咳)한다. 허로발열(虛勞發熱), 음상조해(陰傷燥咳), 구갈인건(口渴咽乾)을 치료한다.〉"

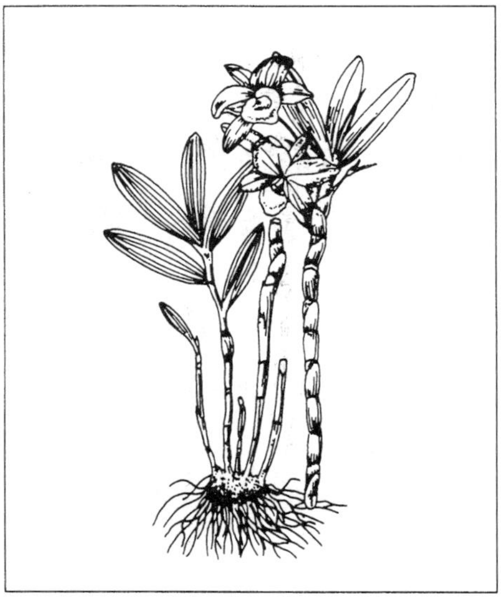

석 곡(石斛)*
Dendrobii Herba

【本經】CHP, CP

【처방용명】 石斛, 金石斛, 金釵石斛, 細石斛, 川石斛, 乾石斛, 霍山石斛, 霍石斛, 黃草, 耳環石斛, 鮮石斛, 鮮鐵皮石斛

【성미】 甘, 微寒

【귀경】 肺, 腎

【효능】

익위생진(益胃生津), 자음청열(滋陰淸熱)

【기원】

이 약은 금채석곡 *Dendrobium nobile* Lindley 및 동속근연식물의 신선(新鮮)한 것이나 건조(乾燥)한 줄기이다.(난초과 Orchidaceae)의 지상부이다.

중국의 사천(四川), 귀주(貴州), 광서(廣西), 안휘(安徽), 절강(浙江) 등지에서 나며 연중(年中) 채집이 가능하지만 가을에 캔 것이 질량면에서 우수하다.

【임상응용】

① 진상번갈(津傷煩渴), 내열소갈(內熱消渴)

이 약은 감한(甘寒)하며 위(胃)로 들어가 위음(胃陰)을 양(養)하며 진액(津液)을 생(生)하고 번갈(煩渴)을 그치게하는 효능이 있다.

따라서 열병(熱病)으로 진상(津傷)하여 설강태흑(舌絳苔黑)하고 구건(口乾)하며 번갈(煩渴)할 때에는 신선한 생지황, 맥문동, 천화분 등을 가하여 쓰고 (淸熱保津法), 위화(胃火)가 왕성하여 자주 배가 고픈 중소증 (中消證) 일 때 에는 신선한 석곡, 천화분, 사삼, 맥문동, 옥죽, 산약 등을 가하여 쓴다(祛煩養胃湯).

② 음허발열(陰虛發熱)

이 약은 감한(甘寒)하며, 신(腎)으로 들어가 신음(腎陰)을 자양하고 허열(虛熱)을 물리치는 효능이 있다.

따라서 신음(腎陰)이 부족하고 음허(陰虛)하고 진휴(津虧)하여 목이 마르고 아프며 설홍(舌紅)하고 진액이 적으며 허열(虛熱)이 없어지지 않을 때에는 생지황, 맥문동, 현삼을 가하여 쓴다 (石斛湯).

③ 기타

이 약은 보신(補腎)하고 익정(益精)하며 눈을 밝게 하고 강근(強筋), 건골(健骨)하는 효능이 있다.

간신(肝腎)이 부족하여 눈앞에 어른 거리는 것이 보일 때에는 토사자, 감국화(甘菊花), 구기자, 생숙지황, 석결명을 가하여 쓰고(石斛夜光丸), 간신(肝腎)이 부족하여 근골(筋骨)이 위연(萎軟)하고 요슬(腰膝)에 힘이 없을 때에는 숙지황, 우슬, 두충, 상기생을 가하여 쓴다.

【임상사용의 요점】

석곡은 감한(甘寒)하다. 양명(陽明)의 허열(虛熱)을 청(淸)하고 자양위음(滋養胃陰)에 대한 상용(常用)의 요약이다. 열병상진(熱病傷津)·여열미청(餘熱未淸)에 의한 구조번갈(口燥煩渴)·허열불퇴(虛熱不退)·위통건구(胃痛乾嘔)등으로 설광소태(舌光少苔)를 정(呈)할 때에는 모두 사용하면 좋다. 또한 익신자음(益腎滋陰)하여 명목(明目)·강요슬(強腰膝)에도 작용하기 때문에 신음허(腎陰虛)의 시력감퇴(視力減退)나 요슬연약(腰膝軟弱)에도 사용한다.

【참고】

석곡에는 신선품(鮮石斛)과 건조품(乾石斛)의 차이, 특히 품종의 차이가 있기때문에 주의가 필요하다. 선석곡은 청열생진(淸熱生津)의 힘이 강하기 때문에 열병상진(熱病傷津)에 사용하고 일반적으로 음허(陰虛)에는 건석곡(乾石斛)을 사용한다.

철피석곡(鐵皮石斛)은 경(莖)이 원(圓)으로 외피(外皮)가 철록색(鐵綠色)을 나타내는 것때문에 청열생진(淸熱生津)에 가장 뛰어나고 금채석곡(金釵石斛·金石斛)은 경(莖)이 편원(扁圓)으로 외피(外皮)가 황록색(黃綠色)을 나타내며 약력(藥力)이 약간 약하다. 사천산(四川産)의 천석곡(川石斛·細石斛·黃草)는 양위생진(養胃生津)의 힘이 약하여 청열(淸熱)이 주(主)가 되며, 안휘성(安徽省),운남성(雲南省)의 곽산석곡(霍山石斛)은 한성(寒性)이고 약하여 노인이나 허약자의 진허(津虛)에 사용하면 적당하며, 고가(高價)이다. 석곡의 눈첨(嫩尖)을 가공한 것이 이환석곡(耳環石斛)으로 생진(生津)하여 한량(寒涼)하지 않고 차(茶) 대용으로 사용한다.

【용량·용법】

15-25g을 달여서 복용한다.

【사용상의 주의】

이 약은 사(邪)를 끌어 들이므로 온열병(溫熱病)의 초기에는 쓰지 않는 것이 좋고, 습(濕)을 도우므로 습온(濕溫)이 제거되지 않았을 때에는 쓰지 않는 것이 좋다.

【고전의 기록】

≪本經≫

"治傷中, 除痺, 補五臟虛勞羸瘦, 強陰, 久服厚腸胃. 〈상중을 치료하며 비(痺)를 없애고 오장의 허로이수(虛勞羸瘦)를 보(補)하며 음(陰)을 강하게 한다. 구복(久服)하면 장위(腸胃)를 후(厚)하게 한다.〉"

≪本草衍義≫

"石斛治胃中虛熱有功. 〈석곡은 위중(胃中)의 허열(虛熱)을 치료하는 데에 효능이 있다.〉"

≪藥性論≫

"主治男子腰脚軟弱…… 補腎積精, 腰痛, 養腎氣, 益力.〈주로 남자의 요각연약(腰脚軟弱)을 치료한다. ……보신적정(補腎積精)하며 요통(腰痛)에 쓰고 신기(腎氣)를 길러 힘을 솟게 한다.〉"

≪綱目拾遺≫

"淸胃除虛熱, 生津, 已勞損. 以之代茶, 開胃健脾.〈위(胃)를 청(淸)하게 하여 허열(虛熱)을 없애며, 진(津)을 나게 하고 노손(勞損)을 그치게 한다. 차(茶)대신 마시면 개위건비(開胃健脾)한다.〉"

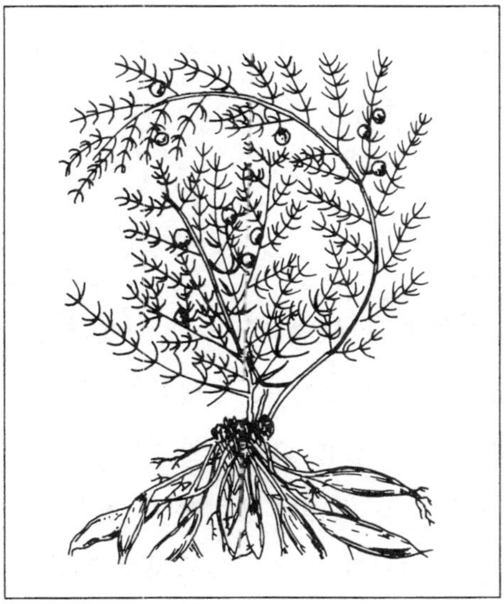

천문동(天門冬)*

Asparagi Radix

【本經】 KHP, CP

【처방용명】 天門冬, 天冬, 明天冬, 天門

【성미】 甘, 苦, 寒

【귀경】 肺, 腎

【효능】 자음윤조(滋陰潤燥), 청폐강화(淸肺降火)

【기원】

이 약은 천문동 *Asparagus cochinchinensis* Merrill (백합과 Liliaceae)의 코르크층을 벗긴 덩이뿌리이다.

가을과 겨울에 채취하여 끓는 물에 삶거나 혹은 투심(透心)할 때까지 찐 다음, 깨끗이 씻어 볕에 말린 것을 그대로 쓴다.

【임상응용】

① 조해담점(燥咳痰粘), 노수해혈(勞嗽咳血)

이 약은 감고(甘苦)하며 성한(性寒)하고 질윤(質潤)하여 폐화(肺火)를 없애고 폐조(肺燥)를 자윤하며 신수(腎水)를 자양하고 담열(痰熱)을 삭이게 하여 폐신음(肺腎陰)이 허하여 마른 기침을 하고 가래가 점조하며 인건(咽乾)하고 객혈(喀血)하며 허로(虛勞)하여 기침을 할 때에는 맥문동을 가하여 쓴다(二冬膏).

② 진상번갈(津傷煩渴), 장조변비(腸燥便秘), 내열소갈(內熱消渴), 도한유정(盜汗遺精)

이 약은 감한(甘寒)하여 자음강화(滋陰降火)하며 생진(生津), 윤조(潤燥), 지갈(止渴)하는 효능이 있다.

따라서 열병(熱病)에 외감(外感)하고 진상(津傷)하여 번갈(煩渴)할 때에는 인삼, 생지황을 가하여 쓰고(三才湯), 열병(熱病)으로 상진(傷津)하고 장조(腸燥)하여 변비(便秘)할 때에는 맥문동, 당귀, 육종용 등을 가하여 쓴다(六成湯).

또 내열(內熱)에 의한 소갈(消渴)에는 생황기, 천화분, 오미자를 가하여 쓰고, 음허(陰虛)하고 화왕(火旺)하여 조열(潮熱)이 있고 도한(盜汗)이 나며 몽유(夢遺), 활정(滑精)할 때에는 지황, 인삼, 황백을 가하여 쓴다(三才封髓丹).

【임상사용의 요점】

천문동은 감미고(甘微苦)하고 대한(大寒)하며 성질이 비윤(肥潤)하다. 폐열(肺熱)을 청해(淸解)하고 신음(腎陰)을 자양하며 윤조(潤燥)하는 효능이 있다. 폐신음(肺腎陰)이 허하여 열이 나는 노열해수(勞熱咳嗽), 조해(燥咳), 담점(痰粘), 객혈(喀血), 열병(熱病)이 음(陰)을 상하게 하여 설건(舌乾), 구갈(口渴)하거나 또는 신허(腎虛)에 의한 내열(內熱)로 소갈증(消渴證)이 생길 때 쓴다. 그리고, 활장(滑腸)하여 통변(通便)하는 작용도 있으므로 장조(腸燥)하고 진고(津枯)한 대변비결(大便秘結)에도 쓴다.

【용량 · 용법】

10-20g을 달여서 복용한다.

【사용상의 주의】

비허변당자(脾虛便溏者)에게는 쓰지 않는 것이 좋다.

【고전의 기록】

≪本經≫

"主諸暴風濕偏痺, 強骨髓, 殺三蟲. 〈주로 여러가지 심한 풍습(風濕), 편비(偏痺)에 쓰이며 골수를 강하게 하고, 삼충(三蟲)을 죽인다.〉"

≪本草綱目≫

"潤燥滋陰, 淸金降火. 〈윤조자음하며 폐(肺 : 金)을 맑게하여 화(火)를 내린다.〉"

≪本草蒙筌≫

"天, 麥門冬, 幷入手太陰經, 而能祛痰, 解渴, 止咳消痰, 功用似同, 實亦有偏勝也. 麥門冬兼行手少陰心, 每每淸心降火, 使肺不犯於賊邪, 故止咳立效; 天門冬復走足少陰腎, 屢屢資腎助元, 令金得全其母氣, 故消痰殊功. 〈천문동과 맥문동은 모두 수태음(手太陰)으로 입경(入經)하여 능히 거담(祛痰), 해갈(解渴), 지해소담(止咳消痰)한다. 그 효능은 같으나 각각 더 뛰어난 쪽이 있게 마련이다. 즉 맥문동은 수(手)의 소음심경(少陰心經)으로 들어가 청심강화(淸心降火)한다. 이로써 폐(肺)로 하여금 적사(賊邪)의 침범을 막아 주니 지해(止咳)에 즉효가 있게 되는 것이요, 천문동은 다시 족(足)의 소음신(少陰腎)으로 달려가 열심히 자신조원(資腎助元)하여 금(金)으로 하여금 그 모기(母氣)를 온전히 하도록 한다. 이 때문에 소담(消痰)에 뛰어난 효력을 발휘하게 되는 것이다.〉"

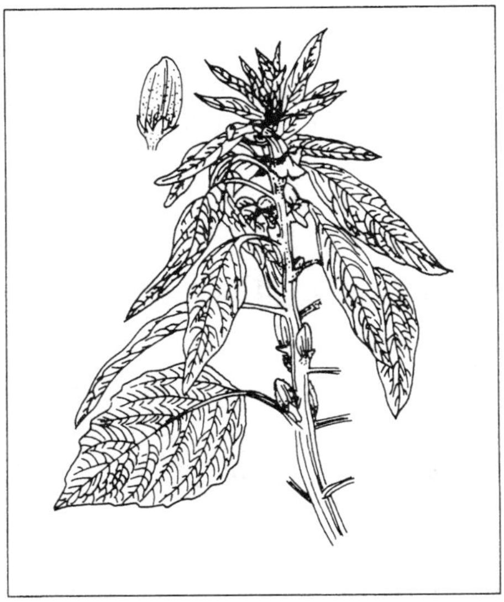

호마인(胡麻仁)*
Sesami Semen

【本經】KHP, CP

【처방용명】黑芝麻, 胡麻, 胡麻仁, 黑脂麻, 油麻, 巨勝子, 小胡麻

【성미】甘, 平

【귀경】肝, 腎, 大腸

【효능】보익정혈(補益精血), 윤조활장(潤燥滑腸)

【기원】

이 약은 참깨 *Sesamum indicum* L. 의 성숙한 씨를 건조한 것이다.(참깨과 Pedaliaceae)

【임상응용】

① 수발조백(鬚髮早白), 두운안화(頭暈眼花)

이 약은 감평(甘平)하여 간신(肝腎)을 보(補)하고 정혈(精血)을 익(益)하며 머리를 검게하고 눈을 밝게하는 효능이 있다.

따라서 간신(肝腎)이 부족하여 머리와 수염이 일찍 희어지고 허리와 무릎이 시고 연하며 두운(頭暈), 이명(耳鳴)할 때에는 제수오, 숙지황, 여정자, 한련초, 회우슬, 두충 등의 간신(肝腎)을 보하고 머리와 수염을 검게하는 약을 가하여 쓰고, 간신(肝腎)이 부족하여 눈앞에 어른거리는 것이 있고 눈이 어두어 밝지 아니할 때에는 상엽을 가하여 꿀로 환을 지어 복용한다 (桑麻丸).

② 혈허진고(血虛津枯), 장조변비(腸燥便秘)

이 약은 정혈(精血)을 보익(補益)하며 유지(油脂)가 풍부하여 활장통변(滑腸通便)하는 효능이 있다.

따라서 혈허(血虛)하여 진액이 고갈하고 장조(腸燥)하여 변비(便秘)가 생길 경우에는 생수오, 당귀, 육종용, 화마인 등의 자음(滋陰)하고 보혈(補血)하며 윤장(潤腸)하는 약을 가하여 쓴다.

【임상사용의 요점】

호마인(胡麻仁)은 감평(甘平)하고 지방이 많다. 간혈(肝血)을 보양하고 신정(腎精)을 자양하며 윤조활장(潤燥滑腸)하는 효능이 있다. 간신정혈(肝腎精血)이 부족하여 머리와 수염이 일찍 희어지고 혈허생풍(血虛生風)에 의해 두운(頭暈), 목현(目眩), 이명(耳鳴), 지마(肢麻) 및 장조변비(腸燥便秘)가 있을 때 쓴다.

【참고】

① 호마인에는 흑, 백의 두종류가 있는 데 검은깨는 약용하고, 흰깨는 참기름이나 향유(香油)로 사용한다.

② 아마인은 아마 Linum usitatissinum L.의 성숙한 종자로 감(甘), 미온(微溫)하고 대풍창선(大風瘡癬)을 치료한다고 하며 거풍지양(祛風止痒)하는 효능이 있지만 호마인과는 달리 보익(補益) 작용이 없다.

③ 충위자를 예전에는 소호마라고 하였고 별명으로 삼각호마라 하였는데 혼동 하지 말아야 한다.

【용량 · 용법】

10-15g 달여서 복용한다.

【사용상의 주의】

비허변당자(脾虛便溏者)에게는 쓰지 않는 것이 좋다.

【고전의 기록】

≪本經≫

"主傷中虛羸, 補五內, 益氣力, 長肌肉, 塡髓腦. 〈주로 상중허리(傷中虛羸)에 쓰이며 오내(五內)를 보(補)하고 기력(氣力)을 익(益)한다. 기육(肌肉)을 자라게 하며 수뇌(髓腦)를 메워준다.〉"

≪本草備要≫

"補肝腎, 潤五臟, 滑腸, ……明耳目, 烏鬚髮, 利大小腸 〈간신(肝腎)을 보(補)하며 오장(五臟)을 부드럽게 하고 장(腸)을 매끄럽게 한다. ……이목(耳目)을 밝게하며 수염과 머리카락을 검게 한다. 대소장(大小腸)을 順調롭게 한다.〉"

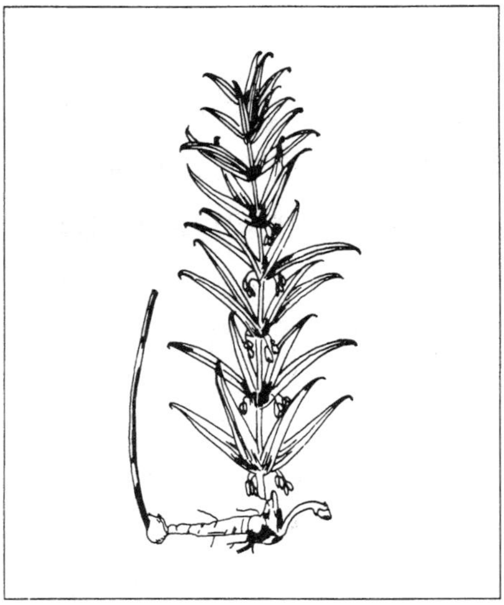

황 정(黃精)
Polygonati Rhizoma

【別錄】 KHP, CP

【처방용명】 黃精, 製黃精

【성미】 甘, 平

【귀경】 脾, 肺, 腎

【효능】 윤폐자음(潤肺滋陰), 보비익기(補脾益氣)

【기원】

이 약은 층층갈고리둥글레 *Polygonatum sibiricum* Redoute 및 동속식물(백합과 Liliaceae) 근연의 근경을 그대로 또는 외피를 벗겨 찐 것이다.

중국약전에는 이 이외에 *P. kingianun* Coll. et Hemsl. 또는 *P. cyrtonema* Hua도 원식물로 기재하고 있다.

봄이나 가을에 채취하여 정선하고 증숙(蒸熟)하여 건조한 것을 그대로 쓰거나 술과 흑두를 넣어 찐 다음 양건한 것을 쓰는 데 후자를 제황정(製黃精)이라 부른다.

【임상응용】

① 폐허조해(肺虛燥咳), 노수해혈(勞嗽咳血)

이 약은 감평(甘平)하여, 폐음(肺陰)을 보하고 신음(腎陰)을 익(益)하게 하여 자음(滋陰)하고 익정(益精)하며 윤폐(潤肺)하여 지해(止咳)하는 효능이 있다.

폐음(肺陰)이 부족하여 마른 기침을 하고 가래가 적으며 설홍(舌紅), 소태(少苔)할 때에는 오고(熬膏)로 하여 복용하거나 사삼, 맥문동, 지모를 가하여 쓰며, 폐신음(肺腎陰)이 허하여 조열(潮熱), 도한(盜寒), 노수(勞嗽), 해혈(咳血)이 있을 때에는 생지황, 아교, 삼칠을 가하여 쓴다.

② 정혈휴허(精血虧虛), 내열소갈(內熱消渴)

이 약은 여러가지 허증(虛證)을 보하면서 정수(精髓)를 채워주기 때문에 병을 앓고 난 후 몸이 허약하고 수척하거나 (虛羸) 정혈(精血)이 휴허(虧虛)하며 현운(眩暈), 심계(心悸)가 있을 때에는 숙지황, 구기자, 당귀, 제수오 등의 정혈(精血)을 보익(補益)하는 약을 가하여 쓰고, 음허(陰虛)로 속열이 있어 물을 많이 마시는 소갈(消渴)에는 생황기, 산약, 천화분, 오미자 등의 생진지갈약(生津止渴藥)을 가하여 쓴다.

③ 비허권태(脾虛倦怠), 구건식소(口乾食少)

이 약은 감평(甘平)하여 기음(氣陰)을 평보(平補)하고 비기(脾氣)를 보하는 효능이 있다.

따라서 비위기(脾胃氣)가 허하여 권태스럽고 힘이 없으며 식사를 못하고 변당(便溏)일 때에는 인삼, 복령, 백출 등의 보비익기약(補脾益氣藥)을 가하여 쓰고, 비위음(脾胃陰)이 허하여 입이 마르고 식사를 못하며 식욕이 없고 변비가 있으며 설홍(舌紅), 무태(無苔)일 때에는 옥죽, 맥문동, 석곡, 오매, 오미자, 계내금 등의 양음개위약(養陰開胃藥)을 가하여 쓴다.

【임상사용의 요점】

황정은 감평(甘平)하고 후니(厚膩)하다. 비기(脾氣)를 보하고 비음(脾陰)을 익(益)하는 보비약(補脾藥)으로 폐조(肺燥)를 자윤하고 신정(腎精)을 북돋우는 효능이 있다. 비(脾)의 기음양허(氣陰兩虛)에 의한 권태(倦怠), 식소(食少), 복만(腹滿), 변건(便乾), 구건(口乾), 번열(煩熱), 설홍(舌紅), 소태(少苔), 폐허(肺虛)에 의한 조해(燥咳), 신허(腎虛)로 정휴(精虧)하여 허리와 무릎이 시고 약하며 두운(頭暈), 이명(耳鳴) 및 소갈(消渴)이 나타날 때에 활용한다.

【참고】

① 황정과 산약은 보기(補氣)하고 익정(益精)하는 효능이 있고 익음(益陰)하고 윤조(潤燥)하는 효력은 황정이 좋다.

산약은 평보(平補)에 삽성(澁性)을 겸한 것으로 비허(脾虛)에 의한 변당(便溏)에는 산약이, 음허(陰虛)에 의한 변조(便燥)에는 황정이 적당하다.

② 황정은 달고 후니(厚膩)하여 숙지황과 비슷하지만 숙지황은 신음(腎陰)을 보하고 정혈(精血)을 북돋우는 작용이 있고, 황정은 보비(補脾)하고 윤폐(潤肺)하며 자음(滋陰)하고 익정(益精)하는 작용을 겸하고 있다.

【용량 · 용법】

10-30g 을 달여서 복용한다.

【사용상의 주의】

담습(痰濕)이 옹체(壅滯)하고 중한(中寒)하여 변당(便溏)이 나타날 때에는 사용하지 않는 것이 좋다.

【고전의 기록】

≪別錄≫

"補中益氣……, 安五臟. 〈보중익기하며…… 오장을 편안히 시킨다.〉"

≪日華子本草≫

"益脾胃, 潤心肺. 〈비위(脾胃)에 익(益)하며 심폐(心肺)를 부드럽게 한다.〉"

≪本草綱目≫

"補諸虛, 塡精髓. 〈여러 허(虛)를 보(補)하며 정수를 메워준다.〉"

≪本草正義≫

"味甘而厚膩, 頗類熟地……, 補血補陰而養脾胃是其專長. 但膩滯之物, 有濕痰者弗用, 而胃納不旺者, 亦必避之. 〈맛은 감(甘)하면서 후이하여 숙지황과 매우 비슷하다. ……혈(血)과 음(陰)을 보(補)하면서 비위(脾胃)를 돕는 것이 그 장점이다. 다만 이체(膩滯)한 약품이어서 습담자(濕痰者)에게는 쓰지 않으며 음식을 잘 못먹는 자에게도 역시 피해야 한다.〉"

18

第十八章 수삽약(收澁藥)

第一節 고표지한약(固表止汗藥)
第二節 염폐지해약(斂肺止咳藥)
第三節 삽장지사약(澁腸止瀉藥)
第四節 삽정지유약(澁精止遺藥)

활탈불수(滑脫不收)나 활탈불금(滑脫不禁)이라 부르는 활탈증(滑脫證)을 다스리는 약을 수삽약(收澁藥) 또는 고삽약(固澁藥)이라 부른다.

활탈불수(滑脫不收)라 함은 병이 오래 되어 몸이 허약해 있다 원기(元氣)가 든든하지 못하다 장부의 가능이 쇠약하다 등에 의해 자한(自汗)이 있다 도한(盜汗)이 있다 오랫 동안 기침을 하고 허하여 숨이 가쁘다 붕루(崩漏)가 있다 대하(帶下)가 멈추지 않는다 유정(遺精)이 있다 유뇨(遺尿)가 있다 설사를 오래 한다 이질이 오래 되었다 탈항(脫肛)이 있다 등이 나타나는 것을 말한다.

여기에 속하는 약들은 그 미(味)가 대개 산(酸), 삽(澁)이고 약성은 온(溫), 평(平)이며, 주로 폐(肺), 비(脾), 신(腎), 대장(大腸)으로 귀경(歸經)한다.

진장기(陣藏器)는 "삽(澁)은 고탈(固脫)할 수 있다.(澁可固脫)"라 했고, 이시진(李時珍)은 "탈(脫)하고 나면 흩어져서 거둘수가 없으므로 산삽(酸澁)한 약을 써서 소모되고 흩어진 것을 거두어야 한다.(脫則散而不收, 故用酸澁之藥, 以斂其耗散)"라 했다.

따라서 이 약들은 고표지한(固表止汗), 염폐지해(斂肺止咳), 고붕지대(固崩止帶), 수렴지혈(收斂止血), 고정축뇨(固精縮尿), 삽장지사(澁腸止瀉) 등의 수렴고탈(收斂固脫)하는 효능이 있음을 알 수 있다.

또한 활탈증(滑脫症)의 근본 원인은 정기(正氣)가 허약한 것이므로 수렴고삽약(收斂固澁藥)은 대개 표(標)만을 치료하는 약이라 할 수 있다. 그러므로, 이 약들을 사용할 때에는 보익약(補益藥)을 배합하여 표본(標本)을 함께 치료하는 것이 필요하다.

이를 정리해 보면 다음과 같다.

몸이 허약하여 땀이 많이 날 경우에는 고표염한약(固表斂汗藥)을 쓰고, 기가 허하여 자한(自汗)이 날 경우에는 보기고표약(補氣固表藥)을 배합하며, 음이 허하여 도한(盜汗)이 있을 때에는 자음강화약(滋陰降火藥)을 가하여 쓰고, 땀을 많이 흘려 망양(亡陽)할 경우에는 회양고탈약(回陽固脫藥)을 가하여 쓴다.

또 소화가 안되거나 습열(濕熱) 때문에 설사를 하고 이것이 오래 되었는 데도 그치지 않을 때에는 삽장지사약(澁腸止瀉藥)을 써서는 안되고, 비신(脾腎)이 모두 허하여 활탈(滑脫)이 멎지 않을 때에는 보비익신약(補脾益腎藥)과 온양건중약(溫陽建中藥)을 같이 가하여 쓰며, 삽정약(澁精藥)을 사용시 음허유정(陰虛遺精)일 경우에는 자음강화약(滋陰降火藥)을 배합한다.

그리고, 양허(陽虛)에 의한 활정(滑精)에는 온신장양약(溫腎壯陽藥)을 배합하고, 축뇨(縮尿)나 지유(止遺)하는 약을 쓸때에는 기허(氣虛)이면 익기거함약(益氣擧陷藥)을 가하고 양허(陽虛)이면 조양화기약(助陽化氣藥)을 가하여 쓰며, 염폐지해약(斂肺止咳藥)은 초기에는 쓰지 않고 기침이 오래 되었는 데도 그치지 않거나 폐신(肺腎)이 모두 허할 경우에만 보익폐신약(補益肺腎藥)이나 납기평천약(納氣平喘藥)을 가하여 쓴다.

또 붕루대하(崩漏帶下)가 오래되었는 데도 낫지 않을 경우에는 그 병인(病因)에 따라 각각 건비익기약(健脾益氣藥)이나 섭혈지대약(攝血止帶藥), 보익간신약(補益肝腎藥) 또는 조보충임약(調補衝任藥)을 가하여 쓴다.

수삽약(收澁藥)은 사(邪)가 남아 있게 하는 폐단이 있으므로 외감에 의한 실사(實邪)가 아직 남아 있거나 설사 이질, 해수의 초기에는 이 약들을 쓰지 말거나 주의해서 써야 한다.

현대 약리학적인 연구에 의하면 이 약들은 탄닌을 많이 함유하고 있고 수렴지사 작용이 강하며 약에 따라서는 지혈(止血), 진해(鎭咳), 거담(祛痰), 진통(鎭痛), 강장(強壯), 항균(抗菌) 작용 등이 있다고 보고되었다.

第一節 고표지한약(固表止汗藥)

이 약들은 산(酸), 삽(澁)으로 수렴(收斂)하는 작용이 있고, 기표(肌表)로 가서 위분(衛分)을 조절하고 주리(腠理)를 보호하여 고표염한(固表斂汗)하는 효능이 있다.

따라서 폐비(肺脾)의 기가 허하거나 위양(衛陽)이 든든하지 않거나 주리(腠理)가 견실하지 않아 진액(津液)이 밖으로 빠지는 자한증(自汗症) 및 폐신음허(肺腎陰虛)로 양(陽)이 성하여 내열(內熱)이 생기고 이 열이 진액을 밖으로 쫓음으로 하여 생기는 도한증(盜汗症)에 활용한다.

임상에서 기허(氣虛)에 의한 자한(自汗)을 치료할 때에는 보기고표약(補氣固表藥)을 가하여 쓰고, 음허(陰虛)에 의한 도한(盜汗)에는 자음제증약(滋陰除蒸藥)을 배합하여 써야 표본(標本)을 같이 치료하는 효과를 얻을 수 있다.

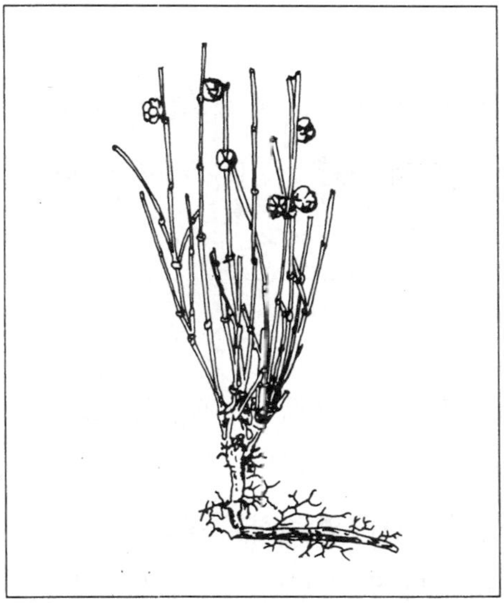

마황근(麻黃根)
Ephedrae Radix

【別錄】 CP

【처방용명】 麻黃根

【성미】 甘 · 平

【귀경】 肺

【효능】 염한고표(斂汗固表)

【기원】

이 약은 마황 *Ephedra sinica* Stapf., 목적마황 *E. equisetina* Bge. 또는 중마황 *E. intermedia Schvenk* et Mey. 의 뿌리이다. (마황과 Ephedraceae)

주로 중국의 하북(河北), 산서(山西), 내몽고(內蒙古), 감숙(甘肅), 요녕(遼寧), 사천(四川) 등지에서 가을에 생산된다.

【임상응용】

① 자한도한(自汗盜汗)

이 약은 주로 폐(肺)로 들어가 몸의 표(表)를 돌면서 위기(衛氣)를 실(實)하게 하고 주리(腠理)를 견고히 하여 염한고표(斂汗固表)하는 효능을 발휘한다. 임상에서는 증상에 따라 적당한 약을 배합하여 주로 지한제(止汗劑)로 쓴다. 기허(氣虛)에 의해 자한(自汗)이 그치지 않을 때에는 황기, 모려를 가하여 쓰고(牡蠣散), 산후에 허한(虛汗)이 그치지 않을 때에는 당귀, 황기 등을 가하여 산제로 하여 복용하며(麻黃根散), 음허(陰虛)에 의한 도한(盜汗)에는 생지황, 숙지, 황기, 황백 등을 같이 쓴다(當歸六黃湯).

② 기타

≪聖惠方≫에서는 모려를 가하여 가루로 하고 몸에 살포하면 허한(虛汗)을 멎게 한다고 하였다.

【임상사용의 요점】

마황근은 감평(甘平)하다. 수삽(收澁)하는 효능이 있고, 표(表)에 작용하여 땀을 멎게 하므로 표허(表虛)에 의한 자한(自汗)·음허(陰虛)에 의한 도한(盜汗) 등의 허한(虛汗)에 쓴다.

【참고】

마황은 발한해표(發汗解表)에 마황근과 절(節)은 수렴지한(收斂止汗)에 작용하므로 "마황은 경양(輕揚)하고 표한(表汗)을 발산하며, 마황의 근절(根節)은 표분(表分)에서 이의 산월(散越)을 거두어 이의 경부(輕浮)를 염(斂)하여서 특히 한(汗)의 발산을 못하게 하는 것으로 외발(外發)의 한(汗)까지 염(斂)하여 나지 않도록 한다"라고 한다. 즉,마황과 마황근절(根節)의 작용은 서로 반대이다.

【용법·용량】

3-10g 외용(外用)은 적당량

【사용상의 주의】

이 약은 지한(止汗) 작용만 있기 때문에 표사(表邪)가 있는 경우에는 쓰지 않는 것이 좋다.

【고전의 기록】

≪別錄≫

"止汗, 夏月雜粉打之. 〈지한(止汗)의 효능이 있어 여름에 잡분(雜粉)하여 피부에 두드려 쓴다.〉"

≪本草綱目≫

"麻黃發汗之氣, 駃不能御, 而根莖止汗, 效如影響. 〈마황의 발한지기(發汗之氣)는 빨리 달려서 제어를 못하고 뿌리와 마디는 땀을 그치게 하니 효과에 영향이 있는 듯 하다.〉"

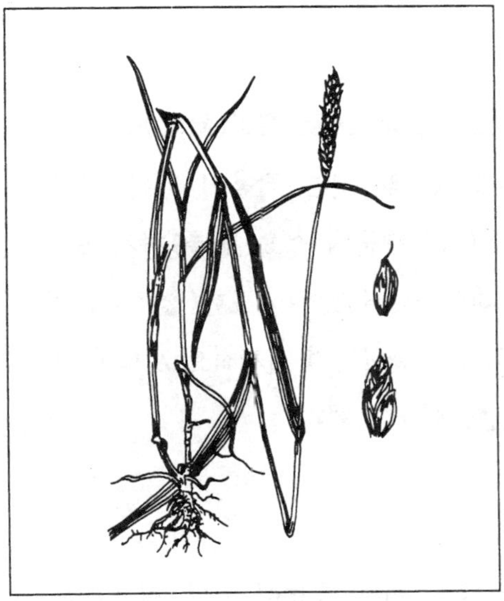

부소맥(浮小麥)

Tritici Immaturi Semen

【本草蒙筌】 KHP, CP

【처방용명】 浮小麥

【성미】 甘 · 凉

【귀경】 心

【효능】 익기(益氣), 제열(除熱), 수렴지한(收斂止汗)

【기원】

이 약은 밀 *Triticum sativum* L. (벼과 Gramineae)이 익지 않아 물에 뜨는 씨이다.

물에 담그고 물에 떠오르는 것 만을 쓴다.

【임상응용】

① 자한도한(自汗盜汗)

이 약은 감미(甘味)로 익기(益氣)하고 양(凉)으로 열(熱)을 없애며 수렴(收斂)하고 지한(止汗)하는 효능이 있어 기허(氣虛)에 의한 자한(自汗)이나 음허(陰虛)에 의한 도한(盜汗)에 모두 활용한다.

기허(氣虛)에 의한 자한(自汗)에는 모려, 황기, 마황근을 같이 쓰고(牡蠣散), 단미로 초초(炒焦)하여 가루로 한 것을 자주 복용하면 도한(盜汗) 및 허한(虛汗)이 멎지 않을 때 효과가 있다. 음허(陰虛)에 의한 도한(盜汗)에는 오미자, 산수유, 모려 등을 배합하여 쓴다.

② 골증노열(骨蒸勞熱)

이 약은 감량(甘凉)하여 익기제열(益氣除熱)의 작용이 있으므로 음허발열(陰虛發熱), 골증노열(骨蒸勞熱)에 생지, 맥문동, 현삼, 지골피 등 양음청허열약(養陰淸虛熱藥)을 동용한다.

【임상사용의 요점】

부소맥은 감량(甘凉)하다. 감으로 익기(益氣)하고 양(涼)으로 제열(除熱)하며 심경(心經)으로 들어가 익기(益氣)·양심(養心)·제열(除熱)하는 작용이 있다. 익기(益氣)하고 퇴열(退熱)하는 작용에 의해 진액이 화(火) 때문에 소요(騷擾)하지 않게 하여 심액(心液)에 있는 한(汗)이 나가지 않도록 하여 자한(自汗)·도한(盜汗)을 멎게하고 골퇴증(骨退蒸)하는 효능도 가지고 있다. 작용이 완화하며 전체적으로 허한(虛汗) 및 골증노열(骨蒸勞熱), 부녀(婦女)의 저열(低熱)에 사용한다.

【참고】

① 부소맥과 소맥은 익기(益氣), 양심(養心), 제열(除熱)하는 효능이 있다. 부소맥은 표(表)에 작용하여 지한(止汗)하고 퇴열(退熱)하는 효과가 좋아 허한(虛汗)과 골증노열(骨蒸勞熱)에 사용하고, 소맥은 익기(益氣), 양심(養心), 제번(除煩)하는 효능이 강하여 장조(臟躁)에 의한 심번(心煩)에 쓴다.

② 부소맥과 마황근은 지한(止汗) 작용이 있어 자한, 도한에 배합하여 사용한다. 부소맥은 익기(益氣), 제열(除熱), 지한(止汗)하고 부정(扶正), 거사(祛邪)하는 작용이 있어 지한약(止汗藥)으로도 쓰지만 골증노열에도 사용하는 데 반하여, 마황근은 수렴(收斂) 작용만 있고 부정(扶正)작용이 없으므로 지한(止汗)에만 쓰는 점이 다르다.

【용법·용량】

15-30g을 달여서 복용하거나 초초(炒焦)하고 가루로 하여 쓴다.

【사용상의 주의】

표사(表邪)가 있어 땀이 날 때에는 쓸 수 없다.

【고전의 기록】

≪本草綱目≫

"益氣除熱, 止自汗盜汗, 骨蒸虛熱, 婦人勞熱. 〈익기제열(益氣除熱)하며 자한도한(自汗盜汗), 골증허열(骨蒸虛熱), 부인(婦人)의 노열(勞熱)을 그치게 한다.〉"

≪本經逢原≫

"浮麥, 能斂盜汗, 取其散皮腠之熱也. 〈부맥은 능히 염도한(斂盜汗)하니 피주(皮腠)의 열

을 발산(發散)하는 효능을 취한 것이다.〉"

≪現代實用中藥≫

"補心, 止煩, 除熱, 斂汗, 利小便. 〈보심(補心), 지번(止煩), 제열(除熱), 염한(斂汗)의 효능이 있으며, 소변(小便)을 이(利)한다.〉"

【附藥】 소맥(小麥)

소맥의 성숙한 씨로 미는 감(甘)하고 성은 양(涼)하고 심경(心經)에 들어가 심기(心氣)를 보하고 허번(虛煩)을 제거한다. 부녀자가 장조(臟躁)로 슬퍼서 울려고 할 때 감초와 대추를 가하여 쓴다(甘麥大棗湯). 용량은 30-60g. 달인액을 복용한다.

第二節 염폐지해약(斂肺止咳藥)

이 약들은 산(酸), 삽(澁)으로 수렴(收斂)하는 작용이 있고, 주로 폐(肺)로 들어가 폐기(肺氣)를 수렴하고 지해평천(止咳平喘)하는 효능을 나타낸다.

따라서 오랫 동안 해천(咳喘)을 치료했으나 낫지 않고 움직이면 숨이 가빠지고 천(喘)이 심해질 때와 폐허(肺虛)에 의한 천해(喘咳), 또는 폐신(肺腎)이 모두 허하여 섭납(攝納)이 안되고 호다흡소(呼多吸少)하는 천증(喘證)에 활용된다.

약에 따라서는 청폐(淸肺)하고 설화(泄火)하며 자음(滋陰)하고 윤조(潤燥)하는 효능이 있는 것도 있기 때문에 담화(痰火)가 울폐(鬱肺)되어 생기는 기역(氣逆)에 의한 천해(喘咳)나 음허(陰虛)에 의한 노수(勞嗽)에도 응용할 수 있다.

이 약들은 염폐지해약(斂肺止咳藥)에 속하기 때문에 가래가 많아 옹폐(壅肺)된 환자에게는 사용하지 않으며, 어떤 약들은 오래 복용하면 중독성이 있을 수도 있으므로 주의해야 한다.

그 밖에, 이 약들은 대장(大腸)으로 들어가 삽장지사(澁腸止瀉)하는 효력을 나타내기도 하므로 비신(脾腎)이 허한(虛寒)하여, 오랫 동안 설사하거나 이질을 앓거나 할 때, 설사가 계속 심할 때 등에 활용할 수 있다.

다만, 산렴수삽(酸斂收澁)하는 작용이 있으므로 설사, 이질의 초기나 소화가 안되어 생기는 설사에는 조심해서 써야 한다.

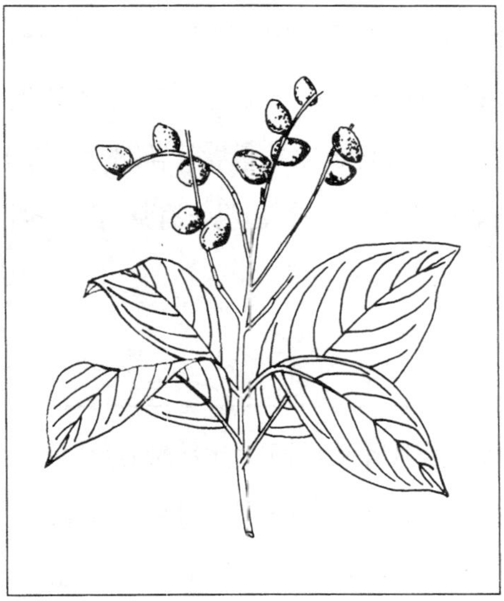

가자(訶子)
Terminaliae Fructus

【藥性本草】KHP, CP

【처방용명】 訶黎勒, 煨訶子, 河子

【성미】 苦, 酸, 澁, 平

【귀경】 肺, 大腸

【효능】 염폐지해(斂肺止咳)·하기이인(下氣利咽)·삽장지사(澁腸止瀉).

【기원】

이 약은 가자나무 *Terminalia chebula* Retzius (사군자과 Combretaceae)의 열매이다.

원산지는 인도(印度), 말레이지아, 미얀마 지역이다. 현재 중국의 운남(雲南), 광동(廣東), 광서(廣西) 등지에서도 역시 난다.

7-8월에 채집하여 볕에 말려 그대로 쓰거나 불에 익혀(煨) 쓴다. 씨(核)를 제거하고 과육(果肉)만 쓸 때 이를 가자육(訶子肉)이라 한다.

【임상응용】

① 폐허천해(肺虛喘咳), 구해실음(久咳失音)

이 약을 그대로 쓰면 염폐하기(斂肺下氣), 지해평천(止咳平喘), 청폐강화(淸肺降火), 개음이인(開音利咽)의 효능이 있다. 따라서 폐허구해(肺虛久咳), 동즉기촉(動則氣促)의 치료에는 인삼, 맥문동, 오미자, 호도육을 같이 쓸 수 있다. 담화울폐(痰火鬱肺) 혹은 음허노수(陰虛勞嗽)에는 과루인, 매합분, 패모, 청대 등을 같이 쓴다(訶黎勒丸).

이 약에 길경, 감초등을 배합하여 실음(失音)으로 말을 못하는 경우에 이용된다(訶子湯).

② 구사구리(久瀉久痢), 기함탈항(氣陷脫肛)

이 약은 고삽강렴(苦澁降斂)하여 삽장지사(澁腸止瀉)하면서 하기소창(下氣消脹)하므로 구사구리(久瀉久痢), 변혈탈항(便血脫肛)에 위장기체(胃腸氣滯)가 겸했을 때에

응용된다. 이 약에 목향, 황련, 감초를 배합(配合), 동용(同用)하여 말복(末服)하는 것이 가자피산(訶子皮散)인데 이는 구리복통(久痢腹痛)에 한(寒)이 있는 자에게 쓰인다.

사리일구(瀉痢日久), 비신허한(脾腎虛寒), 하설무도(下泄無度), 활탈불금(滑脫不禁)에는 인삼, 백출, 두구, 육계 등 온중보허(溫中補虛) 삽장지사약(澁腸止瀉藥)을 같이 배합하여 쓸 수 있다(眞人養臟湯).

【임상사용의 요점】

가자는 고산삽(苦酸澁)하고 평(平)하다. 고(苦)로 강기(降氣)하고 산삽(酸澁)으로 수렴하며, 생용하면 폐에 들어가 염폐기(斂肺氣)·지천해(止喘咳)·하기강화(下氣降火) 및 청음이인(淸音利咽) 작용이 있고, 외용(煨用)하면 대장에 들어가 삽장지사(澁腸止瀉)하며 하기소창(下氣消脹) 작용도 있다. 그러므로 구해실음(久咳失音)·폐허천해(肺虛喘咳)·담기옹색(痰氣壅塞)·구사구리(久瀉久痢)·탈항등에 효과가 있다.

【참고】

그대로 쓰면 염폐하기 작용이 있고 외(煨)하면 삽장지사(澁腸止瀉) 작용이 있다.

【용법·용량】

3-10g. 염폐(斂肺), 청화(淸火), 개음(開音)에는 그대로 쓰고 삽장지사(澁腸止瀉)에는 외용한다.

【사용상의 주의】

이 약은 산삽수렴(酸澁收斂)하여 유사(留邪)의 폐단이 있다. 따라서 담수(痰嗽) 및 사리초기(瀉痢初起)에는 쓰지 않는 것이 좋다.

【고전의 기록】

≪本草圖經≫

"治咳嗽咽喉不利, 含三數枚. 〈해수와 인후불리에 서너알 물고 있으면 낫는다.〉"

≪本草綱目≫

"訶子同烏梅, 五倍子用則收斂, 同橘皮, 厚朴用則下氣, 同人參用則能補肺治咳. 東垣云咳嗽不用者非矣, 但咳嗽未久者, 不可驟用稱. 〈가자(訶子)는 오매(烏梅), 오배자와 같이 쓰면 수렴

(收斂)의 효능이 있다. 또 귤피, 후박을 같이 쓰면 기(氣)가 내려가고 인삼과 같이 쓰면 능히 보폐치해(補肺治咳)한다. '동원은 해수(咳嗽)에 쓰지 않는다는 것은 잘못된 것이다. 단지 해수미구자(咳嗽未久者)에는 급히 쓰지 않을 따름이다.'라고 했다.〉"

≪本草逢原≫

"訶子, 苦澁降斂, 生用淸金止嗽, 澁用固腸止瀉, 古方取苦以化痰涎, 澁以固滑泄也. 〈가자는 생용(生用)은 청금지수(淸金止嗽)에, 그리고 외용(煨用)은 고장지사(固腸止瀉)에 쓰인다. 고방(古方)에서는 이의 고(苦)를 이용, 담연(痰涎)을 화(化)하게 하고, 삽(澁)으로는 활설(滑泄)을 고(固)하게 한다고 했다.〉"

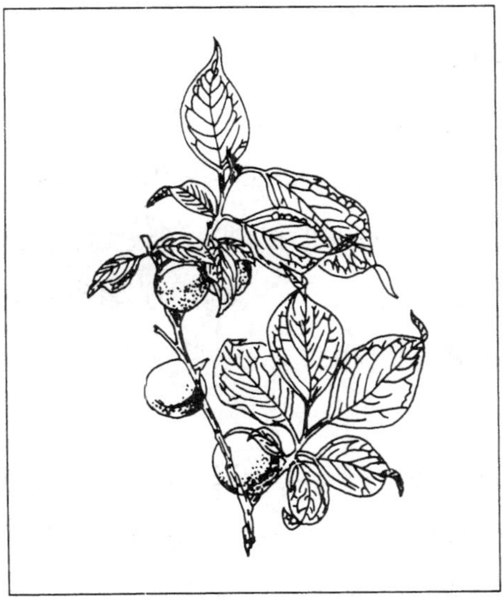

오매(烏梅)
Mume Fructus

【本經】KHP, CP

【처방용명】 烏梅, 黑烏梅, 烏梅肉, 大烏梅, 烏梅炭

【성미】 酸, 澁, 平

【귀경】 肝, 脾, 肺, 大腸

【효능】 염폐지해(斂肺止咳), 삽장지사(澁腸止瀉), 안회지통(安蛔止痛), 생진지갈(生津止渴).

【기원】

이 약은 매화나무 *Prunus mume* Sieb. et Zucc. (장미과 Rosaceae)의 덜 익은 열매를 매연으로 훈증한 것이다. 우리나라 전국 산지에 자생하며 중국에는 사천, 호남, 절강, 복건, 운남, 귀주 등지에서 난다. 5월의 초여름 전후에 채취하여 건조시킨후 생으로 쓰거나 초탄(炒炭)하여 사용한다. 씨를 제거한 후 쪄서 쓰는 것을 오매육(烏梅肉)이라 한다.

【임상응용】

① 폐허구해(肺虛久咳)

이 약은 산삽수렴(酸澁收斂)하여 능히 염폐지해(斂肺止咳)하므로 폐허구해(肺虛久咳)의 담소(痰少), 또는 건해무담(乾咳無痰)의 경우에 행인, 아교를 같이 쓰는데 이 약에 앵속각, 반하, 행인,아교 등을 배오(配伍)하여 폐허구해(肺虛久咳)의 치료에 쓴다(一服散).

≪肘後方≫에는 오매, 속각을 동용(同用), 밀초(蜜炒)하여 분말(分末)로 만든 다음, 취침전에 밀탕(蜜湯)으로 조하(調下)하면 염폐(斂肺)하는 효능이 있어 구해(久咳)의 치료에 효과가 있다고 했다.

② 구사구리(久瀉久痢)

이 약은 산렴(酸斂)하여 양호한 삽장지사(澁腸止瀉)의 효능이 있으므로 비허장활(脾虛腸滑)의 구사구리(久瀉久痢)에 육두구, 가자, 인삼, 목향 등을 같이 쓴다(固腸丸). 그리고 ≪聖惠方≫의 오매환(烏梅丸)은 이 약에 황련을 배합(配合)하여 천행하리(天行下痢)로 인해 불능식(不能食)의 경우에 쓰이는 것이다.

③ 회궐복통(蛔厥腹痛)

회(蛔)는 산(酸)을 만나면 숨는다. 이 약은 지극히 산(酸)하므로 이에 안회지통(安蛔止痛)하여 화위지구(和胃止嘔)시키는 효능이 있다. 즉 ≪傷寒論≫의 오매환(烏梅丸)은 이 약에 천초, 건강, 황련, 부자 등을 배합하여 만든 것으로 회충(蛔蟲)에 의한 복통구토(腹痛嘔吐), 사지궐냉(四肢厥冷)의 회궐증(蛔厥證)의 치료에 응용된다.

④ 허열소갈(虛熱消渴)

이 약은 미(味)가 산(酸)한데 산미(酸味)는 생진(生津)할 수 있으므로 감한약(甘寒藥)과 같이 쓰면 감산화음(甘酸化陰)하고 생진지갈(生津止渴)의 효능을 얻을 수 있다. 따라서 허열소갈(虛熱消渴)의 치료에 단미(單味)로 전복(煎服)해도 되고 또는 천화분, 맥동, 인삼, 황기, 갈근 등을 배합하여 같이 써도 된다(玉泉丸).

⑤ 기타

이 약은 내복(內服)하면 지혈(止血)의 효과가 있으므로 붕루하혈(崩漏下血)의 치료에 쓰인다. 또 오매로 어금니를 문지르면 아관긴폐(牙關緊閉)를 치료할 수 있고 외용(外用)하면 창독(瘡毒)을 소독(消毒)하고 자육외돌(胬肉外突)도 치료할 수 있다.

【임상사용의 요점】

오매는 산삽(酸澁)하고 청량수삽(淸涼收澁) 작용이 있다. 삽장지사(澁腸止瀉)·염폐지해(斂肺止咳)·고붕지혈(固崩止血)의 효과가 주이고, 또 산(酸)으로 익위생진(益胃生津)하며, 「회충은 산성을 만나면 곧 숨어 버린다」하여 안회지토(安蛔止吐)의 양약(良藥)이기도 하다. 그러므로 폐허구해(肺虛久咳)·비허구리(脾虛久痢)·붕루변혈(崩漏便血)· 번열구갈(煩熱口渴)·위매불식(胃呆不食), 회충(蛔蟲)에 의한 구토복통(嘔吐腹痛)에 사용한다. 그외에 외용하면 개규계폐(開竅啓閉)된 자육사기(胬肉死肌)를 제거한다.

【참고】

① 핵(核)과 같이 사용하는 것이 오매(大烏梅)이고 핵을 제거한 것이 오매육(烏梅肉)이다. 초탄(炒炭)한 오매탄은 지혈에 사용한다

② 오매와 가자는 산삽(酸澁)하여 염폐삽장(斂肺澁腸) 작용이 있다. 오매는 산미가 강하여 생진안회(生津安蛔)에 좋고, 가자는 고강(苦降)의 성질이 강하여 강기이인개음(降氣利咽開音)에 좋다.

【용법 · 용량】

3-10g. 대제량(大劑量)은 30g까지 가능하다.

외용(外用)은 적당량을 도란(搗爛) 또는 초탄연말(炒炭研末)하여 외용(外用)한다.

지사지혈(止瀉止血)에는 초탄용(炒炭用)으로 한다.

【사용상의 주의】

이 약은 산렴성(酸斂性)이 아주 강하므로 외유표사(外有表邪) 또는 내유실열적체(內有實熱積滯)에는 모두 쓰지 않는 것이 좋다.

【고전의 기록】

≪本經≫

"下氣, 除熱煩悶, 安心, 止肢體痛, 偏枯不仁, 死肌, 去青黑 , 蝕惡肉 〈기를 내리고, 열(熱)의 번민을 없앤다. 심(心)을 편안히 하며 지체의 통증을 그치게 한다. 편고불인(偏枯不仁)하며

사기(死肌)를 없앤다. 청흑(青黑)의 사마귀를 없애고 악육(惡肉)을 없앤다.〉"

≪本草綱目≫

"斂肺澁腸, 止久咳瀉痢, 反胃噎膈, 蛔厥吐利.〈염폐삽장하며 구해사리를 그치게 한다. 반위열격(反胃　膈), 회궐토리(蛔厥吐利)에 쓰인다.〉"

≪本草求眞≫

"烏梅, 酸澁而溫, 似有類于木瓜, 但此入肺則收, 入腸則澁, 入筋與骨則軟, 入蟲則伏, 入于死肌, 惡肉, 惡痣則除, 刺入肉中則拔…… 中風牙關緊閉可開, 蛔蟲上次眩臥可治, 口渴可止, 寧不爲酸澁收斂之一驗乎.〈오매는 산삽(酸澁)하면서 온(溫)하여 모과와 유사한 점이 있다. 다만 폐(肺)로 들어가서는 수(收)하고 장(腸)으로 들어가서는 삽(澁)하며 근(筋)과 골(骨)로 들어가서는 연(軟)하며 충(蟲)에 들어가면 복(伏)하고 사기(死肌), 악육(惡肉), 악지(惡痣)에 들어가서는 이를 제거하며 바늘이 육(肉)으로 들어간것을 뽑아낸다…… 중풍(中風), 아관긴폐(牙關緊閉)는 열어주며 회충(蛔蟲)의 상차현와(上次眩臥)는 치료해 주고 구갈(口渴)은 그치게 해준다. 이는 그 산삽(酸澁)의 수렴(收斂)하는 한결같은 효험의 덕이 아니겠는가?〉"

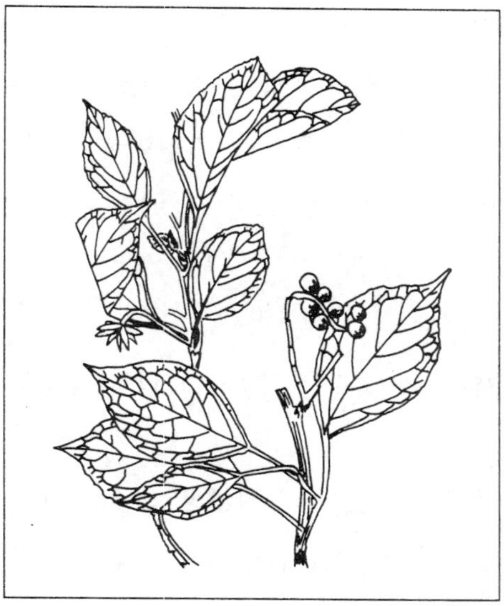

오미자(五味子)*

Schizandrae Fructus

【本經】 KP, JP, CP

【처방용명】 五味子, 北五味子, 北五味, 五味

【성미】 酸, 溫

【귀경】 肺, 腎, 心

【효능】 염폐자신(斂肺滋腎), 생진염한(生津斂汗), 삽정지사(澁精止瀉), 영심안신(寧心安神)

【기원】

이 약은 오미자 *Schizandra chinensis* Bailon (오미자과 Schizandraceae)의 열매이다.

중국에서는 이 이외에 화중(華中)오미자 *S. sphinanthera* Rehd. et Wils. 의 성숙한 열매를 추가하고 있는 데, 보통 전자를 북오미자, 후자를 남오미자라고 부른다.

【임상응용】

① 구해허천(久咳虛喘)

이 약의 산미(酸味)는 수렴(收斂)하고 온(溫)하면서 윤(潤)하게 한다. 위로는 폐기(肺氣)를 염(斂)하고 아래로는 신수(腎水)를 자(滋)한다. 따라서 폐허천해(肺虛喘咳) 및 폐신부족(肺腎不足)의 천해(喘咳)에 적용되며 그 중 폐허천해(肺虛喘咳)에는 주로 인삼, 황기, 자원 등을 같이 쓴다(補肺湯). 또한 앵속각과 같이 쓴다(五味子丸).

그리고 폐신(肺腎)이 모두 허하여 천해(喘咳)할 때에는 숙지황, 산약, 산수육 등을 같이 쓰는 데(都氣丸), 이 약에 온폐화음약(溫肺化飮藥)인 건강, 세신, 복령 등을 가하여 쓰면, 한담(寒痰)이 정음(停飮)한 기천(氣喘), 해수(咳嗽)에 쓴다(苓甘五味薑辛湯).

② 자한도한(自汗盜汗)

이 약은 익기(益氣)하고 자신(滋腎)하며 땀을 거두어드리는 작용이 비교적 강하다. 이처럼 익기(益氣), 고표(固表), 지한(止汗)하는 작용이 있고, 또한 자음(滋陰), 생진

(生津), 염한(斂汗)하므로 양허(陽虛)에 의한 자한(自汗)이나 음허(陰虛)에 의한 도한(盜汗)에 활용할 수 있다. 자한(自汗)에는 인삼, 황기, 백출, 백작, 모려 등을 같이 쓰고, 도한(盜汗)에는 반드시 현삼, 맥문동, 산수육, 부소맥, 생모려 등을 가하여 쓴다. 이 약에 백자인, 인삼, 마황근, 모려 등을 가하면 음허(陰虛)에 의한 도한(盜汗)이나 양허(陽虛)에 의한 자한(自汗)에 모두 쓸 수 있다.

③ 진상구갈(津傷口渴), 내열소갈(內熱消渴)

이 약은 감미(甘味)로 익기(益氣)하고 산미(酸味)로 생진(生津)하여 익기(益氣), 생진(生津), 지갈(止渴)하는 효능을 발휘한다.

따라서 열(熱)이 기음(氣陰)을 상하여 가슴이 두근거리고 맥이 허하며 갈증이 나고 땀을 많이 흘릴 때에는 인삼, 맥문동을 가하여 쓰고(生脈散), 음허(陰虛)하여 속열이 있고 갈증이 나서 물을 많이 마시는 소갈증(消渴證)에는 주로 산약, 지모, 천화분, 황기 등의 익기생진약(益氣生津藥)을 가하여 쓴다(玉液湯).

④ 유정활정(遺精滑精), 구사부지(久瀉不止)

이 약은 산삽(酸澁)하고 성온(性溫)하여 보신(補腎), 삽정(澁精), 지사(止瀉)하는 효능이 있다.

따라서 신(腎)이 허(虛)하여 유정(遺精)이 있거나 설사가 오래도록 멎지 않을 때에 활용하는 데, 음허화왕(陰虛火旺)하거나 몽유설정(夢遺泄精)이 있을 때에는 맥문동, 숙지황, 산수유, 산약 등의 자음강화약(滋陰降火藥)이나 삽정지유약(澁精止遺藥)을 배합하여 쓴다(麥味地黃丸).

신(腎)이 고장(固藏)하지 못하거나 양허(陽虛)하여 활정(滑精)할 때에는 상표초, 용골, 부자 등의 보화조양(補火助陽)하고 고신수삽(固腎收澁)하는 약을 가하여 쓰거나(桑螵蛸丸) 또는 사상자, 토사자를 같이 쓴다(三子丸).

이 약은 보신(補腎), 익기(益氣), 지사(止瀉)하는 작용이 있으므로 비신양(脾腎陽)이 허하여 생기는 오경설사(五更泄瀉)에 보골지, 오수유, 육두구를 같이 써서 신(腎)을 따뜻하게 하고 비(脾)를 따뜻하게 하며 삽장(澁腸)하여 설사를 멈추게 한다(四神丸).

⑤ 심계정충(心悸怔忡), 실면다몽(失眠多夢)

이 약은 심기(心氣)를 수렴(收斂)하고 신(腎)을 자양하고 음(陰)을 자보하여 마음을 편안하게 하고 정신을 안정시키는 효능이 있다. 심신(心腎)이 잘 어울리지 못하고 음혈(陰血)이 휴손(虧損)하여 허번(虛煩)하고 가슴이 뛰며, 잠이 오지 않고 꿈이 많을 때에는 생지황, 맥문동, 단삼, 산조인 등을 같이 쓴다(天王補心丹).

【임상사용의 요점】

오미자는 오미를 갖고 있지만 산미(酸味)가 가장 강하다. 온(溫)하면서 윤(潤)하여 위로는 폐기(肺氣)를 수렴하여 해천(咳喘)을 멈추게 하고, 아래로는 신음(腎陰)을 삽윤(澁潤)하여 삽정지사(澁精止瀉)를 하며, 안으로는 익기생진(益氣生津)하여 안신(安神). 지갈(止渴)하고 밖으로는 염한지한(斂汗止汗)한다. 이외에 폐(肺)가 허하여 오래 기침을 하고 해천(咳喘)하는 증세와 신허(腎虛)에 의한 오경설사(五更泄瀉)·자한(自汗)·도한(盜汗)이나 진액이 고갈하여 갈증이 나는 증세 그리고 심허(心虛)하여 가슴이 뛰고 잠이 오지 않으며 꿈이 많을 때 등에 응용한다.

【참고】

① 폐허(肺虛)에 의한 한음(寒飮)에 외감(外感)되어 천해(喘咳)하고 가래가 묽을 때에는 온폐산한(溫肺散寒) 작용이 있는 건강, 세신 등을 가하여 쓴다. 신산(辛散)에 의해 폐기(肺氣)가 모산(耗散)되는 것을 방지하고 산수(酸收)에 의해 염폐(斂肺) 시에 사(邪)가 엉겨드는 폐해(幣害)를 신산(辛散)으로 방지한다. 산(散)과 수(收)가 서로 도우며 지해(止咳), 평천(平喘)하는 효능을 강하게 할수가 있다. 이에 대하여 옛사람들은 "오미(五味)에 건강이 없으면 폐신(肺腎)의 기(氣)가 납강(納降)하지 않는다"라고 적고 있다. 이러한 논리로는 오미자의 사용량을 많이 하지않고 3g이하를 기본으로 할 수 밖에 없다.

② 오미자와 오배자는 효능이 매우 유사하다. 하지만 오미자는 편온(偏溫)으로 산렴(酸斂)하는 작용과 자양(滋養)의 성질이 있는 반면에 오배자는 편한(偏寒)으로 수렴하여 강화(降火)하지만 자양(滋養)의 효능은 없다.

【용법 · 용량】

3-10g을 물로 달여 복용하거나 환제나 산제에 넣어 복용한다.

【사용상의 주의】

이 약은 산삽(酸澁)하여 수렴(收斂)하는 작용이 있으므로 표사(表邪)가 아직 풀리지 않고 속에 실열이 있으며 해수(咳嗽)의 초기, 마진(痲疹)의 초기에는 쓰지 않는 것이 좋다.

【고전의 기록】

≪本經≫

"主益氣, 咳逆上氣, 勞傷羸瘦, 補不足, 強陰, 益男子精. 〈주로 익기(益氣)하며 해역상기(咳逆上氣), 노상리수(勞傷羸瘦)에 쓰인다. 부족(不足)한 것을 보(補)하고 음(陰)을 강(強)하게 하며 남자의 정(精)을 익(益)한다.〉"

≪別錄≫

"養五臟, 除熱, 生陰中肌. 〈오장(五臟)을 양(養)하며 열(熱)을 없애고 생음중기(生陰中肌)한다.〉"

≪本草備要≫

"性溫, 五味俱備, 酸鹹爲多, 故專收斂肺氣而滋腎水, 益氣生津, 補虛明目, 強陰澁精, 退熱斂汗, 止嘔住瀉, 寧嗽定喘, 除煩渴. 〈성(性)은 온(溫)하며 오미(五味)를 다 갖추고 있으나 산함(酸鹹)이 많다. 따라서 수렴폐기(收斂肺氣)하면서 신수(腎水)를 자(滋)하고 익기생진(益氣生津), 보허명목(補虛明目), 강음삽정(強陰澁精), 퇴열렴한(退熱斂汗), 지구주사(止嘔住瀉), 영수정천(寧嗽定喘)하며 번갈(煩渴)을 없앤다.〉"

第三節 삽장지사약(澁腸止瀉藥)

이 약들은 산(酸), 삽(澁)으로 수렴(收斂)하는 작용이 있고 주로 대장(大腸)으로 들어가 삽장(澁腸)하여 지사(止瀉), 지리(止痢)하는 효능을 발휘한다.

주로 비신(脾腎)이 한허(寒虛)하다 오랫동안 설사하고 이질을 앓았다 설사가 심하고 멎지 않는다 복통이 만지거나 따뜻하게 하면 완화된다 설담태백(舌淡苔白)하다 맥은 침지(脈象沈遲)하다 등의 증상이 있을 때 쓴다.

또한 이 약들을 쓸 때에는 건비익기승양약(健脾益氣升陽藥)이나 온신운비약(溫腎運脾藥)을 같이 써서 표본(標本)을 같이 든든하게 하는 것이 좋고, 대장습열(大腸濕熱)에 속하는 설사나 이질의 초기에는 쓰지 말아야 한다.

약에 따라서는 고붕지대(固崩止帶), 삽정지유(澁精止遺)하는 효능을 겸하고 있으므로 붕루(崩漏)가 멈추지 않을 때, 대하(帶下)가 조금씩 오래 이어질 때, 유정활정(遺精滑精), 유뇨뇨빈(遺尿尿頻) 등에도 활용할 수 있다.

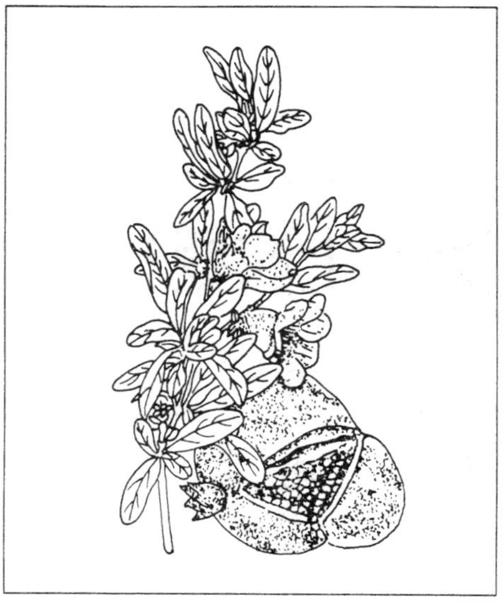

석류피(石榴皮)*

Granati Pericarpium

【別錄】KP, CP

【처방용명】石榴皮

【성미】酸, 澁, 溫

【귀경】胃, 大腸

【효능】 삽장지사(澁腸止瀉), 살충지통(殺蟲止痛), 고붕지혈(固崩止血)

【기원】

이 약은 석류나무 *Punica granatum* L. (석류나무과 Punicaceae)의 과피(果皮)이다. 중국에서는 과피(pericarpium)만을 취하여 잘게 썬 후 건조한 것을 쓴다. 산지는 소아시아가 원산지이며 세계 각지(溫帶)에 분포한다.

【임상응용】

① 사리탈항(瀉痢脫肛)

이 약은 산삽(酸澁)하여 주로 대장(大腸)으로 들어가 삽장지사(澁腸止瀉) 지리(止痢)하는 효능이 있으므로 비허구사(脾虛久瀉), 탈항(脫肛)에는 주로 황기, 승마, 시호 등 익기승양약(益氣升陽藥)을 같이 쓴다.

구리(久痢)의 습열미진(濕熱未盡)의 경우에는 황련, 황백, 당귀, 아교 등 청열조습지리약(青熱燥濕止痢藥)을 같이 쓸 수 있다(黃連湯).

그리고 ≪醫鈔類編≫에는 석류피, 진벽토, 백반을 함께 농전(濃煎)하여 훈세(熏洗)하고 다시 오배자를 가(加)하여 초연(炒研), 탁부(托敷)하는 방법으로 탈항(脫肛)을 치료한다고 했다.

② 충적복통(蟲積腹痛)

이 약은 살충작용(殺蟲作用)이 있어 회충(蛔蟲), 조충(條蟲), 요충(蟯蟲) 등에 대해 모두 구살(驅殺) 작용이 있으며 빈랑을 배합하여 전탕(煎湯)하거나 또는 연말(研末)하여 충복(冲服)한다.

③ 변혈(便血), 붕루(崩漏)

이 약은 수렴지혈(收斂止血)하는 작용도 있으므로 변혈붕루(便血崩漏)에 응용할 수 있다. 즉 ≪千金要方≫에 이 약을 단미(單味)으로 자연말복(炙硏末服)하되 가자지전탕(茄子枝煎湯)으로 송하(送下)하여 변혈(便血)을 치료한다고 했다.

또 ≪產經方≫의 석류피탕(石榴皮湯)은 이 약에 당귀, 아교, 애탄(艾炭)을 배합, 농전(濃煎)하여 복용하는 것으로 주로 임신(姙娠)중의 하혈부지(下血不止), 복통(腹痛)에 쓰인다.

④ 기타

우피선(牛皮癬)의 치료에는 석류피와 명반을 가는 분말(粉末)로 하여 환부(患部)에 붙이거나 석류피침마유(石榴皮浸麻油)를 1:3 비율로 연화하여 외찰(外擦)하는 방법을 쓴다.

【임상사용의 요점】

석류피는 산삽(酸澁)·온(溫)하다. 삽(澁)으로 수렴하여 삽장지사(澁腸止瀉)와 고붕지혈(固崩止血) 작용이 있고, 산(酸)으로 안회구충(安蛔驅蟲)한다. 구사구리탈항(久瀉久痢脫肛), 붕루대하(崩漏帶下) 및 충적복통(蟲積腹痛)에 사용한다. 외용하면 살충지양(殺蟲止痒) 작용이 있어 피선(皮癬)에 사용한다.

【참고】

전제(煎劑)에는 생용으로 하고 산제(散劑)에는 초용(炒用)한다. 초탄(炒炭)하면 지혈작용이 있다.

【용량·용법】

3-10g, 전복(煎服)하거나 환(丸), 산제(散劑)에 넣어서 쓴다. 외용(外用)은 적당량을 연말조부(硏末調敷)하거나 전수(煎水)로 훈세(熏洗)한다.

【사용상의 주의】

사리초기(瀉痢初期)에는 쓰지 않는다.

【고전의 기록】

≪別錄≫

"療下痢, 止漏精. 〈하리(下痢)를 치료하며 누정(漏精)을 그치게 한다.〉"

≪本草拾遺≫

"主蛔蟲, 煎服. 〈주로 회충을 몰아내며 전복(煎服)한다.〉"

≪本草綱目≫

"止瀉痢, 下血, 脫肛, 崩中帶下. 〈사리, 하혈, 탈항, 붕중대하를 그치게 한다.〉"

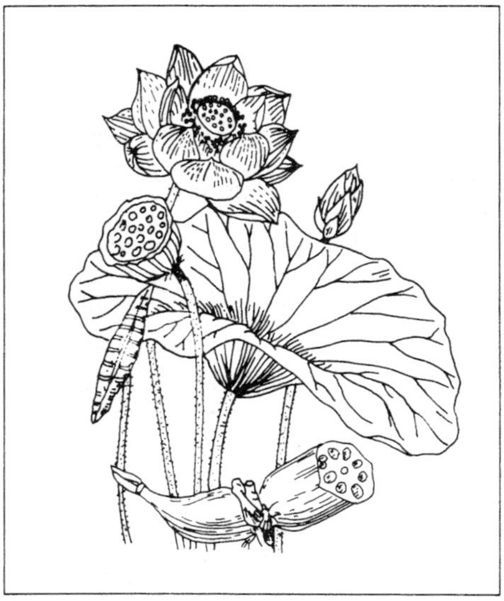

연자(蓮子)*
Nelumbinis Semen

【本經】 KHP, CP

【처방용명】 蓮子, 蓮子肉, 建蓮子, 湖蓮子

【성미】 甘, 澁, 平

【귀경】 脾, 腎, 心

【효능】 보비지사(補脾止瀉), 익신고정(益腎固精), 양심안신(養心安神)

【기원】

이 약은 연 *Nelumbo nucifera* Gaetener 및 기타 동속식물 (수련과 Nymphaceae)의 성숙한 종자로 껍질을 벗긴 것이다.

중심부의 녹색 배아(胚芽)를 속칭 연자심(蓮子心)이라 한다. 중국의 호남(湖南·浙蓮), 복건(福建·建蓮), 강소(江蘇·湖蓮), 절강(浙江) 및 남방(南方) 각지의 연못, 호수, 소택지에 자란다. 우리나라에는 중남부(中南部)의 연못, 소택지에 자란다.

【임상응용】

① 비허설사(脾虛泄瀉)

이 약의 감(甘)은 보비(補脾)하며 삽(澁)은 지사(止瀉)하므로 비허구설(脾虛久泄), 식욕부진(食欲不振) 등에 인삼, 백출, 복령, 산약 등을 배합하여 사용한다(蔘苓白朮散).

② 신허불고(腎虛不固)의 유정(遺精) 활정(滑精)

이약은 보신고정(補腎固精)하는 효과가 있어 신허(腎虛)의 정관불고(精關不固)로 인한 유정(遺精), 활정(滑精), 요통(腰痛), 이명(耳鳴) 등에 사원자, 검실, 용골 등을 같이 쓴다(金鎖固精丸).

③ 심계실면(心悸失眠)

이 약은 감평(甘平)하며 양심익신(養心益腎), 교통심신(交通心腎)하면서 안신(安神)하는 효능이 있으므로 심신불교(心腎不交)의 심계실면(心悸失眠)의 증세에 산조인, 백자인, 복신, 원지 등을 같이 쓴다.

④ 기타

이 약은 또 부녀(婦女)의 붕루(崩漏), 백대과다(白帶過多) 등의 증세에 보비(補脾), 양심(養心), 익신(益腎), 고삽(固澁) 등의 효능도 가지고 있다.

【임상사용의 요점】

연자(蓮子)는 감삽(甘澁)·평(平)하다. 감(甘)으로 보비(補脾)하여「비과(脾果)」라고 칭하며 동시에 양심익신(養心益腎)하고 삽(澁)으로 수렴하여 고정(固精)·지대(止帶)작용이 있으므로 비허설사(脾虛泄瀉)·심계실면(心悸失眠)·신허유정(腎虛遺精)·붕루대하(崩漏帶下)등에 사용한다.

【용법·용량】

6-15g 전복(煎服)한다.

【사용상의 주의】

대변조결자(大便燥結者)에게는 쓰지 않는 것이 좋다.

【고전의 기록】

≪本經≫

"主補中, 養神, 益氣力. 〈주로 보중(補中), 양신(養神)하며 기력(氣力)을 익(益)한다.〉"

≪日用本草≫

"止煩渴, 治瀉痢, 止白濁. 〈번갈(煩渴)을 그치게 하며, 사리(瀉痢)를 치료하고 백탁(白濁)을 멈추게 한다.〉"

≪玉楸藥解≫

"蓮子甘平, 甚益脾胃, 而固澁之性, 最宜滑泄之家, 遺精便溏, 極有良效 〈연자는 감평(甘平)하여 비위(脾胃)에 매우 좋다. 또 고삽(固澁)의 성능은 활설(滑泄)에 최고품이다. 유정변당(遺精便溏)에 지극히 양호한 효력을 나타낸다.〉"

【부】 石蓮子, 蓮子心, 蓮鬚, 荷葉, 荷梗. 蓮房

① 석련자(石蓮子)

연자가 노숙(老熟)한 다음 진흙에 떨어져 시간이 경과함에 따라 돌처럼 딱딱하고 검게 변한 것이다. 첨석련(甛石蓮)이라고도 한다.

성미(性味)는 고(苦), 한(寒)하고, 효능은 제습열(除濕熱)하며, 청심개위(淸心開胃)한다.

열독(熱毒)의 금구이질(噤口痢疾)에 전문적으로 쓰이며 이 경우 창포, 황련을 같이 쓴다(開噤散). 용량은 2-10g

② 연자심(蓮子心)

연자속의 푸른색 여린 배아(靑嫩胚芽)이다. 성미(性味)는 고・한(苦・寒)하고, 효능은 청심제열(淸心除熱)하다.

온열병(溫熱病)의 번열신혼(煩熱神昏)에 원삼, 맥동, 죽엽권심, 연교, 서각등을 배오(配伍)하여 같이 쓴다 (淸宮湯). 용량은 1-5g

③ 연수(蓮鬚)

연꽃(蓮花)의 화예(花蕊)이다. 미(味)는 감・삽(甘・澁)하고 성(性)은 평(平)하며 효능은 청심고신(淸心固腎), 삽정지혈(澁精止血)이므로 몽유활정(夢遺滑精), 유뇨뇨빈(遺尿尿頻), 토혈붕루(吐血崩漏) 등의 증세에 사원자, 검실, 용골, 모려 등을 같이 쓴다(金鎖固精丸). 용량은 1.5-5g

④ 하엽(荷葉)

연(蓮)의 잎(葉片)이다. 미(味)는 고·삽(苦·澁)하고 성(性)은 평(平)하며 청서이습(淸暑利濕), 승양지혈(升陽止血)의 효능이 있다.

여름날의 서열병증(暑熱病證) 및 비허설사(脾虛泄瀉)와 각종 출혈증(出血證)에 응용된다. 즉 서병(暑病)에는 은화, 편두화, 서과취의 등을 같이 쓴다.(淸絡飮) 또 출혈증(出血證)에는 생지, 측백엽 등을 같이 쓴다(荷葉丸, 四生丸). 용량은 3-10g

⑤ 하경(荷梗)

연(蓮)의 잎줄기(葉柄)와 꽃대궁(花柄)이다. 성미(性味)는 고·평(苦·平)하고 능히 통기관흉(通氣寬胸), 화위안태(和胃安胎), 지붕지대(止崩止帶)의 효능이 있다. 하상서습(夏傷暑濕), 흉민불창(胸悶不暢)의 치료에 곽향, 후박, 편두 등을 같이 쓴다. 또 임신구토(姙娠嘔吐), 태동불안(胎動不安) 등에는 곽경, 소경 등을 같이 쓸 수 있고, 토혈(吐血)의 치료에는 하엽을 같이 쓴다.(雙荷散) 용량은 1-2g

⑥ 연방(蓮房)

연(蓮)의 성숙(成熟)한 화탁(花托)이다. "연봉각"(蓮蓬殼)이라고도 한다.

미(味)는 고·삽(苦·澁)하고 성(性)은 온(溫)하다. 소어지혈(消瘀止血)의 효능이 있어 붕루(崩漏), 요혈(尿血), 변혈(便血) 등 출혈증(出血證)에 응용된다. 단용(單用)으로 초탄(炒炭)하거나 혹은 기타 다른 양혈(涼血), 활혈(活血), 지혈약(止血藥)을 같이 쓴다. 용량은 5-10g

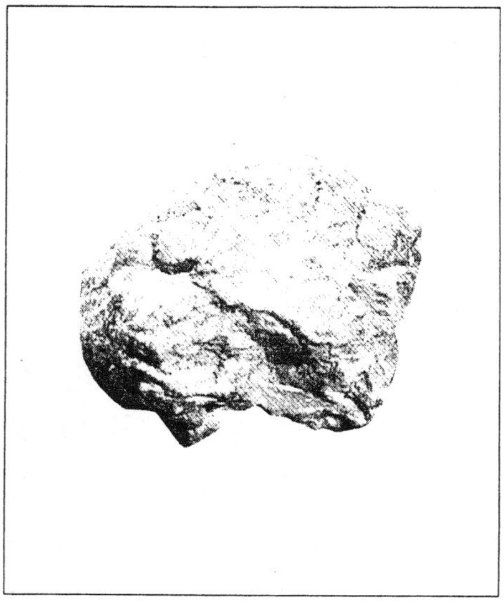

적석지(赤石脂)
Halloysitum Rubrum

【本經】KHP, CP

【처방용명】赤石脂, 赤石土

【성미】甘, 酸, 澁, 溫

【귀경】大腸, 胃

【효능】 삽장지사(澁腸止瀉), 수렴지혈(收斂止血), 염창생기(斂瘡生肌)

【기원】

이 약은 삼사정계(三斜晶系)에 속하는 규산염류광물인 다수고령토(多水高嶺土)의 일종으로 붉은 색의 덩어리이다.

복건(福建), 산동(山東), 하남(河南) 등지에서 나며 채굴한 다음 잡석(雜石)을 골라내고 연분(研粉)하여 수비(水飛) 혹은 화단수비(火煅水飛)하여 사용한다.

【임상응용】

① 구사구리(久瀉久痢), 하리농혈(下痢膿血)

이 약은 감온조중(甘溫調中)하고 산삽질중(酸澁質重)하며 삽장지사(澁腸止瀉)하면서 능히 지혈(止血)하는 효능을 겸하고 있으므로 구사구리(久瀉久痢), 하리농혈(下痢膿血)의 치료에 쓰인다(赤石脂禹餘粮湯). 이는 이 약에 우여량을 배합(配合)한 것으로 주로 사리일구(瀉痢日久), 활탈불금(滑脫不禁)의 치료에 쓴다. 허한하리(虛寒下痢), 변(便)의 농혈부지(膿血不止)에는 건강, 갱미등을 배합한다(桃花湯).

② 붕루대하(崩漏帶下)

이 약은 수렴(收斂), 지혈(止血), 지대(止帶)하므로 붕루하혈(崩漏下血), 적백대하(赤白帶下), 경구불유(經久不愈) 등의 치료에 응용하며 이 약에 측백엽, 오적골을 배합(配合), 소단(燒煅)하여 말복(末服)하는데 부인누하(婦人漏下), 종년불차(終年不瘥)에 쓰인다(赤石脂散).

또 이 약에 백작, 건강을 배합해서는 적백대하(赤白帶下), 일구불유(日久不愈)를 치료하는 처방도 있다.

이 약에 보골지를 배합하여 만든 편제(片劑)가 "지혈령(止血靈)"인데 이는 각종(各種) 출혈증(出血症)에 광범위하게 쓰이는 치료제이다.

③ 창양불렴(瘡瘍不斂)

이 약은 외용(外用)으로 쓰면 수습(收濕), 생기(生肌), 염창(斂瘡)하는 효능이 있으므로 창양불렴(瘡瘍不斂)의 치료에 응용할 수 있다. 즉, "팔보단(八寶丹)"은 이 약에 혈갈, 제유몰, 용골을 배합하여 미세하게 연말(硏末)한 것으로 창구(瘡口)에 외찰(外擦)하여 궤양불렴(潰瘍不斂)을 치료하는 약이다.

④ 기타

이 약은 외용으로 습창유수(濕瘡流水), 외상출혈(外傷出血) 등에 이용하면 수습(收濕), 지혈(止血)의 효과를 얻을 수 있다.

【임상사용의 요점】

적석지는 감산삽(甘酸澁), 온(溫)하다. 감온으로 조중편보(調中偏補)하고 산삽으로 수렴고탈(收斂固脫)하며 질중하강(質重下降)한다. 중. 하초의 체허활탈불금(體虛滑脫不禁)의 구사구리(久瀉久痢)·붕대변혈(崩帶便血)·유정활설(遺精滑泄)·포의불하(胞衣不下)등에 사용한다. 외용하면 수습렴창생기(收濕斂瘡生肌) 작용이 있어 창양(瘡瘍)의 구불수구(久不收口)나 습진습창농수침음(濕疹濕瘡膿水浸淫)에 사용한다.

【용법·용량】

10-20g. 전탕(煎湯)하여 복용(服用)하거나 환(丸), 산(散)에 넣어 써도 된다. 외용(外用)은 미세하게 연말(硏末)하여 환부(患部)에 살포하거나 조부(調敷)해도 된다.

【사용상의 주의】

습열적체(濕熱積滯)가 있는 경우에는 쓸 수 없다. ≪別錄≫에 "난산(難産)으로 포의(胞衣)가 나오지 않을 때 치료한다"라고 했으므로 임산부에게는 조심해서 써야 한다.

【고전의 기록】

≪本經≫

"主泄痢, 腸澼膿血, 下血赤白. 〈주로 설리(泄痢), 장벽농혈(腸澼膿血), 하혈적백(下血赤白)에 쓰인다.〉"

≪別錄≫

"療腹痛腸澼, 下痢赤白, 女子崩中漏下, 難產胞衣不出. 〈보통 장벽(腸澼), 하리적백(下痢赤白), 여자의 붕중누하, 난산으로 인한 포의가 나오지 않을 때 이를 치료한다.〉"

≪本經逢原≫

"赤石脂功專止血固下. 〈적석지의 효능은 오로지 지혈고하에 있다.〉"

第四節 삽정지유약(澁精止遺藥)

이 약들은 산으로 수렴수삽(收斂收澁)하고 감온(甘溫)으로 허를 보하며, 주로 신(腎), 방광(膀胱)으로 들어가 보신삽정(補腎澁精), 축뇨지유(縮尿止遺)하는 효력을 발휘한다.

주로 신허(腎虛)하여 장(藏)하지 못할 때, 하초(下焦)가 든든하지 못할 때, 또는 신기불섭(腎氣不攝), 방광실약(膀胱失約) 등으로 생기는 유정활정(遺精滑精), 유뇨뇨빈(遺尿尿頻) 등에 활용한다.

모든 신음부족(腎陰不足), 하원허냉(下元虛冷), 신실고장(腎失固藏) 등이 치료대상이 되지만 상화(相火)가 속에서 왕성할 때, 화우정설(火尤精泄), 방광습열(膀胱濕熱) 및 소변빈삭(小便頻數) 등에는 조심해서 써야 한다.

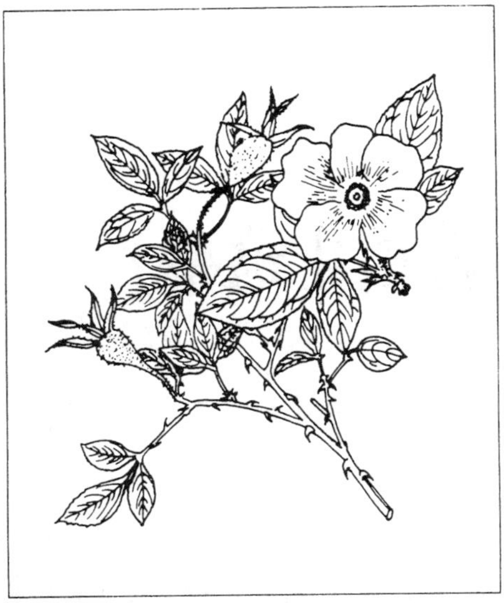

금앵자(金櫻子)

Rosae Laevigatae Fructus

【別錄】 KHP, CP

【처방용명】 金櫻子

【성미】 酸, 澁, 平

【귀경】 腎, 膀胱, 大腸

【효능】 고정축뇨(固精縮尿), 삽장지사(澁腸止瀉)

【기원】

이 약은 금앵자나무 *Rosa laevigata* Michaux (장미과 Rosaceae)의 열매이다.

주된 산지는 광동(廣東), 사천(四川), 운남(雲南), 호북(湖北), 귀주(貴州) 등지이다. 9-10월 과실(果實)이 성숙했을때 거두어 가시를 문질러 없애고, 속씨를 제거한다. 깨끗이 씻어 볕에 말려 그대로 쓴다.

【임상응용】

① 유정활정(遺精滑精), 유뇨뇨빈(遺尿尿頻), 백대과다(白帶過多)

이 약은 미감익신(味甘益腎)하고 산삽수렴(酸澁收斂)하여 고정(固精), 축뇨(縮尿), 지대(止帶)의 작용이 있다. 따라서 신허(腎虛)로 인한 정관부고(精關不固)의 유정활정(遺精滑精) 그리고 방광실약(膀胱失約)의 유뇨뇨빈(遺尿尿頻)및 대맥불속(帶脈不束), 백대과다(白帶過多) 등에 적용된다. 이 약을 단미(單味)로 오고(熬膏)한것이 금앵자고(金櫻子膏)이며 검실을 배오(配伍)한것이 수륙이선단(水陸二仙丹)이다. 그리고 토사자, 보골지, 오적골등 익신조양(益腎助陽), 고삽약(固澁藥)을 같이 쓸 수도 있다.

② 구사구리(久瀉久痢)

이 약은 삽장지사(澁腸止瀉)의 능력이 있으므로 구사구리(久瀉久痢)의 증세에 단미(單味)로 농전(濃煎)하여 복용해도 되고 혹은 인삼, 백출, 산약, 복령, 검실, 오미자등을 배합해서 같이 써도 된다(秘元煎).

③ 기타

이 약은 수삽(收澁)의 효능을 이용하여 붕루(崩漏), 대하(帶下), 탈항(脫肛), 자궁탈수(子宮脫垂) 등의 증세에 응용할 수도 있다.

【임상사용의 요점】

금앵자(金櫻子)는 산삽(酸澁)·평(平)하다. 산(酸)으로 수렴(收斂)하고 삽(澁)으로 고탈(固脫)하며 신(腎)·방광(膀胱)·대장(大腸)에 들어가 수렴고하(收斂固下)하고 고정(固精)·축뇨(縮尿)·지사(止瀉)·고붕(固崩)·지대(止帶)에 사용한다. 신허(腎虛)의 정관불고(精關不固)에 의한 유정(遺精)·활설(滑泄), 방광불약(膀胱不約)의 유뇨(遺尿)·뇨빈(尿頻), 비허(脾虛)의 구사(久瀉)·구리(久痢), 신허(腎虛)의 붕루대하(崩漏帶下)등에 사용한다. 다만 보익(補益)의 효능(效能)은 없고 지삽(止澁)만이 있다.

【참고】

금앵자(金櫻子)·산수유(山茱萸)는 산삽(酸澁)으로 수렴고하(收斂固下)하고 하초허손(下焦虛損)의 활탈불금(滑脫不禁)에 사용한다. 금앵자(金櫻子)는 수렴(收斂)만이 있고 보익(補益)의 효능(效能)은 없으며 산수유(山茱萸)는 수삽(收澁)과 보익간신(補益肝腎)에 작용하여 허탈(虛脫)을 고섭(固攝)할 수도 있다.

【용량·용법】

6-18g. 전복(煎服)한다. 오고(熬膏), 혹은 환(丸)으로 지어 복용해도 된다.

【사용상의 주의】

이 약은 수렴(收斂)에 뛰어나므로 실화실사(實火實邪)가 있는 자에겐 사용하지 않는다.

【고전의 기록】

≪別錄≫

"止遺泄. 〈유설을 그치게 한다.〉"

≪本草備要≫

"酸澁, 入脾, 肺, 腎三經, 固精秘氣, 治便泄遺精, 泄痢便數 〈성미는 산삽(酸澁)하여 비(脾),

폐(肺), 신(腎), 삼경(三經)으로 들어 고정비기(固精秘氣)하는 효능이 있어 변설유정(便泄遺精), 설리변삭의 치료에 쓰인다.〉"

≪本草求眞≫

"生者酸澁, 熟者甘澁, 用當用其將熟之際, 得微酸甘澁之妙, 取其澁, 可止脫, 甘可補中, 酸可收陰, 故能善理夢遺崩帶遺尿.〈생품(生品)은 산삽(酸澁)하고 숙품(熟品)은 감삽(甘澁)하다. 따라서 숙품(熟品)이 되려할때 쓰면 미산감삽(微酸甘澁)한 묘(妙)함을 얻을 수 있다. 그 삽(澁)은 지탈(止脫)하고 감(甘)은 보중(補中)하며 산(酸)은 수음(收陰)한다. 이때문에 몽유(夢遺), 붕대(崩帶), 유뇨(遺尿)를 잘 다스린다.〉"

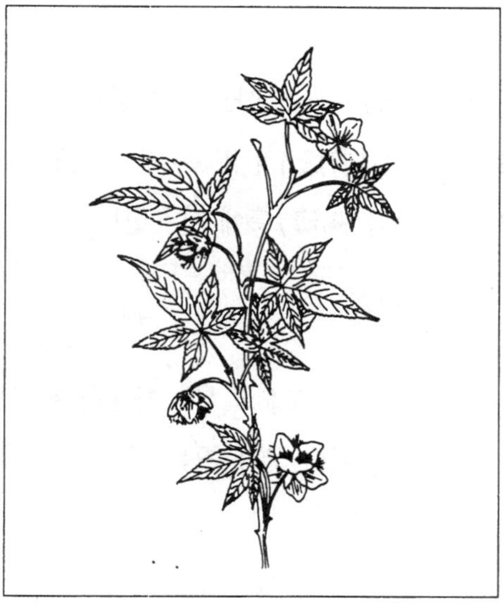

복분자(覆盆子)*

Rubi Fructus

【別錄】KHP, CP

【처방용명】 覆盆子, 缺盆子

【성미】 甘, 酸, 微溫

【귀경】 肝, 腎

【효능】 보신고정(補腎固精), 축뇨지유(縮尿止遺)

【기원】

이 약은 복분자딸기 *Rubus coreanus* Miq. (장미과 Rosaceae)의 채익지 않은 열매이다. 여름에 과실이 미숙할때 채취하여 끓는 물에 약간 익힌 다음 양건한 것을 쓴다.

【임상응용】

① 유뇨뇨빈(遺尿尿頻)

이 약의 감온(甘溫)은 보익(補益)하고 산(酸)은 수렴(收斂)하므로 자양간신(滋養肝腎), 고정축뇨(固精縮尿)하는 효능이 있으므로 신허유뇨(腎虛遺尿), 요빈(尿頻) 및 소아(小兒)의 유뇨증(遺尿症)에 익지인, 상표초, 금앵자를 같이 쓴다.

② 유정활정(遺精滑精), 양위조설(陽痿早泄)

이 약의 보신고정(補腎固精)의 효능을 취하여 신허양위(腎虛陽痿), 유정조설(遺精早泄), 정밀무자(精密無子) 등에 토사자, 구기자, 차전자, 오미자 등을 배오(配伍)한다(五子衍宗丸).

③ 기타

보간명목(補肝明目)하는 작용이 있어 간신부족(肝腎不足)의 목암불명(目暗不明)에 응용할 수 있다.

【임상사용의 요점】

복분자는 감산(甘酸), 미온(微溫)하다. 감온으로 보익(補益)하고 산으로 수렴하며, 간신을 자보하여 하원(下元)을 수렴고삽한다. 신허불능고섭(腎虛不能固攝)의 소변빈삭(小便頻數)·유뇨(遺尿)·유정(遺精)·조설(早泄)·양위(陽痿)등에 사용한다.

【참고】

복분자와 상표초는 보익과 고삽작용이 있고 신허불능고섭(腎虛不能固攝)에 사용한다. 상표초는 보양의 효능이 복분자보다 강하여 임상적으로도 잘 사용된다. 복분자는 주로 자음약(滋陰藥)으로 쓴다.

【용법·용량】

3-10g 전복(煎服)한다.

【사용상의 주의】

신유허화(腎有虛火), 소변단삽(小便短澁)의 경우에는 복용하지 않는다.

【고전의 기록】

≪別錄≫

"益氣輕身, 令髮不白. 〈기(氣)를 익하게 하여 몸을 가볍게 한다. 머리털이 희지 않게 한다.〉"

≪本草衍義≫

"益腎臟, 縮小便. 〈콩팥을 익(益)하며 소변(小便)을 축(縮)한다.〉"

≪本草正義≫

"覆盆, 爲滋養眞陰之藥, 味帶微酸, 能收攝耗散之陰氣而生精液, 故寇宗奭謂益腎縮小便, 服之當覆其溺器, 語雖附會, 尙爲有理. 〈딸기(覆盆)는 자양진음(滋養眞陰)의 약이다. 맛은 미산(微酸)을 띠고 있어 능히 모산(耗散)의 음기(陰氣)를 수섭(收攝)하여 정액(精液)이 생기도록 한다. 따라서 구종석(寇宗奭)은 '신(腎)을 익(益)하여 소변(小便)을 축(縮)한다. 이를 복용하면 그 요강이 뒤집힌다.'라고 했다. 비록 견강부회한 말이지만 일리는 있다.〉"

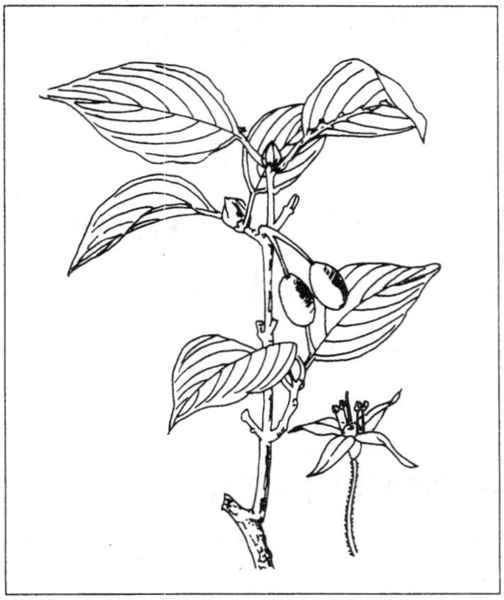

산수유(山茱萸)*
Corni Fructus

【本經】KP, JP, CP

【처방용명】 山萸肉, 淨萸肉, 山茱萸, 萸肉, 棗皮
【성미】 酸, 澁, 溫
【귀경】 肝, 腎

【효능】

보익간신(補益肝腎), 삽정축뇨(澁精縮尿), 고경지혈(固經止血), 염한고탈(斂汗固脫)

【기원】

이 약은 산수유 *Cornus officinalis* Sieb. et Zucc (층층나무과 Cornaceae)의 과핵(果核)을 제거한 과육(果肉)이다.

우리나라 중남부일대에 자생하며 남부지방에서 재배한다. 중국에는 주로 절강, 안휘, 하남, 섬서, 산서 등지에서 산출된다.

10-11월 중에 과실의 색이 붉어 질 때 수확한다.

약한불로 말리거나 끓는 물에 살짝 익혀서 과핵(果核)을 제거한 다음 볕이나 불에 말려서 그대로 쓴다.

【임상응용】

① 유정활정(遺精滑精), 유뇨뇨빈(遺尿尿頻)

이 약은 온신조양(溫腎助陽)하며, 고정축뇨(固精縮尿)하여 뛰어난 수렴고삽(收斂固澁)의 효능을 발휘하므로 신양부족(腎陽不足), 하원불고(下元不固), 유정활정(遺精滑精), 유뇨뇨빈(遺尿尿頻) 등의 증세에 널리 응용할 수 있다. 신실고장(腎失固藏)의 유정활정(遺精滑精)에 숙지, 산약, 검실, 용골, 모려, 토사자, 보골지, 사원자 등을 같이 쓰고 또 방광허냉(膀胱虛冷), 유뇨뇨빈(遺尿尿頻)의 치료에는 주로 복분자, 익지인, 보골지, 상표초, 토사자 등을 같이 쓴다.

② 붕루경다(崩漏經多)

이 약은 온보간신(溫補肝腎)하며 수렴고탈(收斂固脫)하여 고정지혈(固精止血)하는 효능을 발휘한다. 간신부족(肝腎不足), 충임불고(衝任不固), 붕루경다(崩漏經多)의 증세에 황기, 인삼, 백출, 백작, 용골, 모려 등을 같이 쓴다(固衝湯).

③ 한다욕탈(汗多欲脫)

이 약은 산삽성온(酸澁性溫)하며 능히 수렴지한(收斂止汗)하고 고삽활탈(固澁滑脫)하므로 원기허탈(元氣虛脫)을 방지(防止)하는 요약(要藥)으로 쓰이며 생용골, 생모려, 생백작, 인삼, 자감초를 같이 쓴다. 바로 ≪衷中參西錄≫의 "내복탕(來復湯)"으로 주로 대한욕탈(大汗欲脫), 구병허탈(久病虛脫)을 치료한다.

또 인삼, 부자, 용골, 모려를 같이 써서 대한망양(大汗亡陽)의 치료에 응용한다.

④ 요슬산연(腰膝酸軟), 두운이명(頭暈耳鳴), 양위불거(陽痿不擧)

이 약은 보익간신(補益肝腎)하여 보정(補精)하면서 조양(助陽)하므로 평보음양약(平補陰陽藥)이다. 그러므로 간신부족(肝腎不足), 정혈휴허(精血虧虛), 요슬산연(腰膝酸軟), 두운이명(頭暈耳鳴)에 숙지황, 산약, 단피, 복령 등을 같이 쓴다(六味地黃丸).

또 명문화쇠(命門火衰), 요슬냉통(腰膝冷痛)에는 부자, 육계, 숙지 등을 같이 쓴다(腎氣丸).

한편 신양부족(腎陽不足), 양위불거(陽痿不擧)에는 보골지, 사향, 당귀를 같이 쓸 수 있다(草還丹). 이때 녹용, 음양곽, 파극천을 가미하면 효력이 더욱 증강된다.

【임상사용의 요점】

산수유는 산삽(酸澁), 미온(微溫)하고 질(質)은 윤(潤)하다. 간(肝), 신(腎) 이경(二經)에 들어가서 산삽(酸澁)은 수렴(收斂)하고 온(溫)은 조양(助陽)하여 정기(精氣)를 비장(秘藏)하고 하원(下元)을 고섭(固攝)한다. 보익간신작용(補益肝腎作用)으로 정혈(精血)을 자양(滋養)하므로 원양(元陽)의 부족을 도운다. 이 외에도 간신부족(肝腎不足), 정기부족(精氣不足)에 의한 요슬산냉(腰膝酸冷)·이명이농(耳鳴耳聾)·

양위유정(陽痿遺精)·소변불금(小便不禁)·붕루대하(崩漏帶下) 등에 적용한다. 원기욕탈(元氣欲脫)·대한림리(大汗淋漓)에 좋다.

【용법·용량】

6-15g. 대제량(大劑量)은 30g까지 가능하다.

【사용상의 주의】

이 약은 온보수렴(溫補收斂)하므로 명문화치(命門火熾), 소유습열(素有濕熱) 및 소변불리자(小便不利者)에게는 사용하지 않는다.

【고전의 기록】

≪本經≫

"主心下邪氣, 寒熱溫中, 逐寒濕痺, 去三蟲. 〈주로 심하(心下)의 사기(邪氣)에 쓰인다. 한열온중(寒熱溫中)하며 한습비(寒濕痺)를 좇고 삼충(三蟲)을 없앤다.〉"

≪雷公炮炙論≫

"壯之氣, 秘精. 〈기를 강건하게 하고 정을 보존한다.〉"

≪珍珠囊≫

"溫肝. 〈간을 따뜻이 한다.〉"

≪衷中參西錄≫

"山萸肉, 味酸性溫, 大能收斂元氣, 振作精神, 固澁滑脫. 〈산수육은 맛은 산(酸)하고 성(性)은 온(溫)하다. 크게 능히 원기(元氣)를 수렴(收斂)하여 정신을 진작시키고 활탈을 굳혀준다.〉"

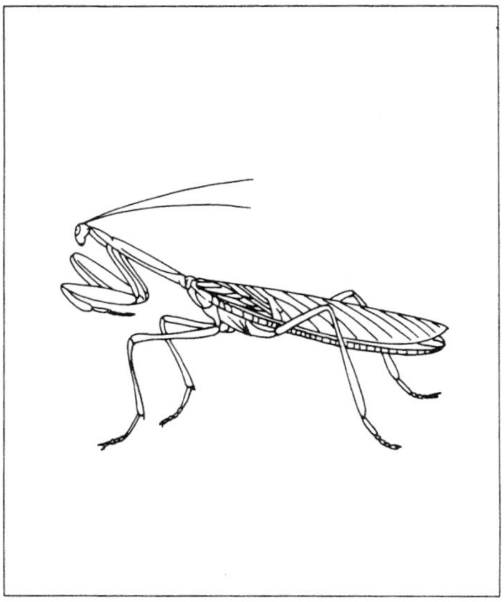

상표초(桑螵蛸)
Mantidis Ootheca

【本經】KHP, CP

【처방용명】 桑螵蛸, 桑螵, 螳螂子, 螵蛸

【성미】 甘, 鹹, 平

【귀경】 肝, 腎

【효능】 보신조양(補腎助陽), 고정축뇨(固精縮尿)

【기원】

이 약은 사마귀 *Paratenodera sinensis* De Saussure 및 동속 동물 (사마귀과 Mantidae)의 알이 들어있는 벌레집을 찐 것이다.

중국약전에는 *Tenothera sinensis* Saussure, *Statilia maculata* Thunb. 또는 *Hierodula patellifera* Serrile를 기원동물로 수재하고 있다. 늦가을부터 이듬해 봄사이에 채집된다. 나뭇가지와 흙을 제거하고 끓는 물에 담가 알을 죽게한 후, 양건한 것을 쓴다.

【임상응용】

① 유정활정(遺精滑精), 양위백탁(陽痿白濁)

이 약은 보신고정(補腎固精), 명문화쇠(命門火衰), 하원허냉(下元虛冷), 그리고 신실고장(腎失固藏)의 유정(遺精), 활정(滑精), 백탁(白濁)을 치료하는 양약(良藥)으로 쓰인다. 용골, 오미자, 제부자를 같이 써서 정냉(精冷), 정활(精滑), 양위(陽痿)를 치료한다(桑螵蛸丸).

또 녹용, 육종용, 파극천, 토사자, 익지인, 보골지, 용골등을 같이 쓰기도 한다.

이는 ≪證治準繩≫의 "녹용익정환(鹿茸益精丸)"으로 심허신냉(心虛腎冷), 유정백탁(遺精白濁)을 치료하는 처방이다.

② 유뇨뇨빈(遺尿尿頻)

이 약은 보신조양(補腎助陽)하고 고삽축뇨(固澁縮尿)한다. 그러므로 신양부족(腎陽

不足), 방광허냉(膀胱虛冷), 유뇨뇨빈(遺尿尿頻)에 가장 적합한 약이다. 따라서 심신양허(心腎陽虛), 요빈유뇨(尿頻遺尿), 심신황홀(心神恍惚) 등에 용골, 인삼, 복신, 당귀, 구판 등을 같이 쓴다(桑螵蛸散).

이 약은 그 외에도 보신조양(補腎助陽)의 효능을 살려 양위(陽痿)의 치료에 응용할 수 있으며 녹용, 종용, 토사자를 같이 써야 한다.

【임상사용의 요점】

상표초는 감함(甘鹹)·편온(偏溫)하다. 보익과 수삽의 성질을 가지고 있고, 보신조양(補腎助陽)하여 하원(下元)을 고삽한다. 신양부족으로 고섭(固攝)이 안될때 사용하며, 신허의 양위(陽萎)·몽유활정(夢遺滑精)·유뇨뇨빈(遺尿尿頻)·백대과다(白帶過多)등에 사용한다. 특히 유뇨뇨빈(遺尿尿頻)에 효과가 좋다.

【참고】

상표초와 해상표(오적골)는 수렴고삽작용이 있다. 상표초는 보신조양(補腎助陽)하여 고정(固精), 축뇨(縮尿)에 주로 쓰고, 해표초는 수렴이 주작용이고 지혈지대(止血止帶), 제산지통(製酸止痛)에 주로 사용된다.

【용량·용법】

3-10g 전복(煎服)한다.

【사용상의 주의】

이 약은 조양고삽(助陽固澁)하므로 음허다화(陰虛多火), 방광유열(膀胱有熱) 및 소변빈삭(小便頻數)에는 쓰지 않는다.

【고전의 기록】

≪本經≫

"主傷中, 疝瘕, 陰痿, 益精生子, 女子血閉腰痛, 通五淋. 利小便水道.

〈주로 상중(傷中), 산하(疝瘕), 음위(陰痿)에 쓰인다. 익정생자(益精生子)하며 여자의 혈폐요통(血閉腰痛)에 쓰인다. 오림(五淋)을 소통시키며 소변(小便), 수도(水道)를 이(利)한다.〉"

≪本草衍義≫

"男女虛損, 腎衰陰痿, 夢中失精, 遺尿, 白濁疝瘕, 不可缺也.〈남녀의 허손(虛損), 신쇠음위(腎衰陰痿), 몽중실정(夢中失精), 유뇨(遺尿), 백탁산하(白濁疝瘕)의 치료에 없어서는 안될 약이다.〉"

≪本草綱目≫

"桑螵蛸肝腎命門藥也, 古方盛用之.〈상표소는 간신명문(肝腎命門)의 약으로 고방(古方)에서는 널리 사용되었다.〉"

19

第十九章
용토약(涌吐藥)

구토(嘔吐)를 일으키거나 촉진시키는 약을 용토약(涌吐藥) 또는 최토약(催吐藥)이라 부른다.

이 약물들은 약성이 주로 산(酸), 고(苦)하고 모두가 상행용토(上行涌吐), 선옹도체(宣壅導滯)하는 작용이 있다.

"내경(內經)"에 "높게 있는 것은 이를 올린다(其高者, 因而起之)", "위에 있는 것은 이를 토한다(在上者涌之)"라 했듯이 인체의 상부, 즉 인후, 흉완(胸脘) 등에 담연(痰涎), 숙식(宿食), 독물(毒物) 등 해로운 것들이 있을 때에는 용토약(涌吐藥)을 써서 이를 내보내야 한다.

독성이 있는 것을 잘못 먹어 위(胃)에 머물러 있거나 아직 흡수되지 않았을 경우, 숙식(宿食)이 정체하고 소화되지 않아 완부(脘部)에 창통(脹痛)이 있는 경우, 또는 담연(痰涎)이 가로 막아 있거나 인후가 경색되어 호흡이 곤란한 경우, 담탁(痰濁)이 위로 올라 청규(淸竅)를 가려 전간발광(癲癎發狂)하는 경우 등에도 쓴다.

용토약(涌吐藥)은 그 작용이 강하고 대부분 독성이 있어서 복용 후에 혼현(昏眩)과 구토(嘔吐)가 계속 될 수 있고, 잘못 사용하면 중독을 일으키기도 하므로 이 약을 사용할 때에는 용량과 용법에 특히 주의를 기울여야 한다.

보통 용토약(涌吐藥)을 쓸 때에는 소량에서 시작하여 점차 그 양을 증가시키는 데, 이는 중독(中毒)을 방지하고 지나치게 구토하는 것을 막기 위함이다.

또 복용 후에는 끓인물을 많이 마셔 약력을 증가시키고 닭의 깃털로 목구멍을 자극하여 쉽게 토해 내도록 하며 구토가 그치지 않을 때에는 구급처리하여야 한다.

이 약들은 위기(胃氣)를 상하게 하고 부작용이 강열하여 다른 장기에 좋지 않는 영향을 미칠 수 있으므로 복용 후에는 바로 음식을 들지 말고 장(腸), 위(胃)의 기능이 회복된 후에 들도록 한다.

이 약들은 기(氣)가 튼튼하고 사(邪)가 실한 경우에만 쓰고, 몸이 약한 사람, 노인(老人), 소아(小兒), 부녀(婦女)의 태전(胎前)이나 산후(產後), 두현심계(頭眩心悸), 노수(勞嗽), 천해(喘咳) 및 출혈 경력이 있는 경우에는 조심해서 써야 한다.

현대 약리학적인 연구에 의하면 용토약(涌吐藥)은 모두 최토작용(催吐作用)이 있고, 주로 위점막(胃粘膜)의 감수기(感受器)를 자극하여 반사적으로 구토중추(嘔吐中樞)를 흥분시키는 것으로 알려져 있다.

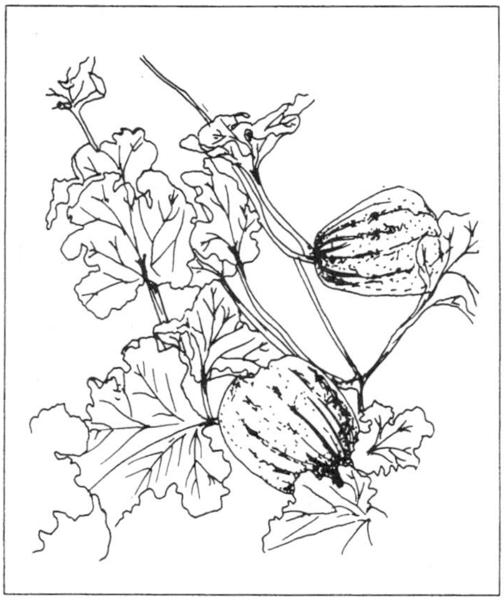

과체(瓜蒂)
Melo Pedicellus

【本經】CP

【처방용명】瓜蒂, 甛瓜蒂, 苦丁香, 瓜丁

【성미】苦, 寒, 有毒

【귀경】胃

【효능】內服 : 용토열담(涌吐熱痰)·숙식독물(宿食毒物), 外用 : 연말취비(研末吹鼻)·인거습열(引去濕熱)

【기원】

이 약은 참외 *Cucumis melo* L. 의 열매꼭지이다. 6-7월에 미숙한 참외를 따서 꼭지를 갈라서 그늘에서 건조한다.(박과 Cucurbitaceae)

【임상응용】

① 담열옹색(痰熱壅塞), 전간발광(癲癎發狂)

이 약은 풍열담연(風熱痰涎)을 토(吐)해내는데 뛰어나다. 이에 담열내요(痰熱內擾), 상몽청규(上蒙淸竅)로 인한 전간(癲癎), 발광욕주(發狂欲走)등에 응용된다.

≪聖惠方≫에는 이 과체를 단용(單用)으로 연말(研末)하여 취토(取吐)시킨다고 했다. 담연(痰涎)이 용후(涌喉)하면 후비천식(喉痺喘息), 호흡곤난(呼吸困難)이 나타나게 된다. 이 경우에도 역시 이 약을 단용으로 분말(粉末)로 하여 취토(取吐)시킨다. 다만 열담(熱痰), 숙식(宿食), 독물(毒物), 병세(病勢)가 흉인(胸咽)으로 상박(上迫)했을 때 모두 이 약을 사용하여 그 상태에 따라 인도(引導), 구사외출(驅邪外出)시킬수 있다.

② 숙식독물(宿食毒物)

이 약은 용토(涌吐)시키는 것을 위주로 하는 약이다. 이에 위완(胃脘)의 숙식정체(宿食停滯), 흉완비경(胸脘痞硬)및 독물오식(毒物誤食)등의 경우에 모두 이 약을 단용(單用)으로 사용할 수 있으며 또는 적소두를 가루로 내어 두시(메주의 일종)자즙(煮汁)으로 온복(溫服)하여 취토(取吐)할수 있다(瓜蒂散).

③ 습열황달(濕熱黃疸), 습가두통(濕家頭痛)

이 약은 외용(外用)으로 연말(研末)하여 취비(吹鼻)하는 방법으로 습열(濕熱)을 제거할 수 있어 습열황달(濕熱黃疸), 목황불제(目黃不除)의 치료에 응용한다.

이를테면 ≪千金翼方≫의 과정산(瓜丁散)으로 이는 과정을 세말(細末)하여 대두 1개만큼의 양(콩알 만큼의 양)을 콧속에 넣고 환자로 하여금 호흡을 통해 심입(深入)하도록 한다. 이에 황수(黃水)가 나오게 되면 곧 낫는다는 처방이다.

또 ≪類證活人書≫에는 과체 가루(末)를 물과 함께 입에 머금었다가 코로 들어가게 한 다음 잠시후 황수(黃水)가 나오도록 하면 습가(濕家)의 두중한습(頭中寒濕), 두통비색(頭痛鼻塞)의 번(煩)을 치료할수 있다고 했다.

④ 기타

이 약을 내복(內服)하면 수습(水濕)을 행(行)하게 하고 황달(黃疸)을 물리치는 효능이 있다.

예를들면 ≪金匱要略≫의 "일물과체탕(一物瓜蒂湯)"으로 이는 과체전탕(瓜蒂煎湯)을 내복(內服)하여 하월(夏月)의 냉수(冷水)에 상(傷)했을때 수행피중(水行皮中) 그리고 신열통중(身熱痛重)의 맥(脈)이 미약(微弱)해 졌을 때와 여러가지 황달(黃疸)을 치료한다고 했다.

【임상사용의 요점】

과체(瓜蒂)는 고한소독(苦寒小毒)으로 용토(涌吐)의 전약(專藥)이다. 담열(痰熱)이 흉중(胸中)에 울(鬱)하여 생기는 전간발광(癲癎發狂)·후비천식(喉痺喘息)·번조불면(煩躁不眠), 숙식(宿食)이 위(胃)에 정류(停留)했기 때문에 생기는 흉완비경(胸脘痞硬) 및 오식독물(誤食毒物)등에 사용하여 최토(催吐)시킨다. 연말(研末)을 취비(吹鼻)하면 인사외해(引邪外解)·선설습사(宣泄濕邪)의 효능(效能)이 있고 양명경(陽明經)의 습열(濕熱)을 인거(引去)하기 때문에 습열황달(濕熱黃疸)이나 습가(濕家)의 두통(頭痛)·신면부종(身面浮腫)에 유효(有效)하다.

【용량·용법】

2.5-5g. 환(丸), 산(散)에 넣을 경우 0.3-1.0g. 외용(外用)은 소량(小量)을 연말(研末)하

여 비강(鼻腔)으로 흡입(吸入)하되 코에서 황수(黃水)가 나오면 약을 그친다.

【사용상의 주의】

체허(體虛), 실혈(失血) 및 상부(上部)에 실사(實邪)가 없는 자에게는 쓰지 않는 것이 좋다.

【고전의 기록】

≪本經≫

"咳逆上氣, 及食諸果, 病在胸腹中, 皆吐下之. 〈해역상기(咳逆上氣) 및 음식의 여러가지 맺힘, 병이 흉복(胸腹)에 멈췄을때 모두 이를 토하게 시킨다.〉"

≪別録≫

"療黃疸. 〈황달을 치료한다.〉"

≪本草綱目≫

"吐風熱痰涎, 治風眩頭痛. 頭目有濕氣. 〈풍열담연을 토해내고 풍현두통(風眩頭痛)을 치료한다. 두(頭)와 목(目)에 습기(濕氣)가 있을때 쓰인다.〉"

20

第二十章
외용약(外用藥)

이 약들은 해독소종(解毒消腫), 화부배농(化腐排膿), 염창생기(斂瘡生肌), 살충지양(殺蟲止痒) 및 지혈(止血) 등의 효능을 가지고 있다.

주로 옹저창절(癰疽瘡癤), 개선(疥癬), 외상(外傷), 소상(燒傷), 충사교상(蟲蛇咬傷) 및 오관과(五官科)의 질환 등에 쓴다.

대부분이 국소에 적용하며, 문질러 바른다(搽塗), 붙인다(敷貼), 김을 쐬어 씻는다(薰洗), 눈에 떨어뜨린다(點眼), 목에 불어 넣는다(吹喉), 코에 떨어 뜨린다(滴鼻) 등의 방법을 활용하지만 내복(內服)하는 것도 있다.

어느 정도의 독성(毒性)은 대부분 가지고 있고, 극렬한 독성을 가진 것도 있으므로 조심해서 써야 한다.

현대 약리학적인 연구에 의하면, 이 약들의 대부분은 살균(殺菌), 소염(消炎), 항균(抗菌), 상처의 유합(愈合) 작용 등이 있음이 보고되었다.

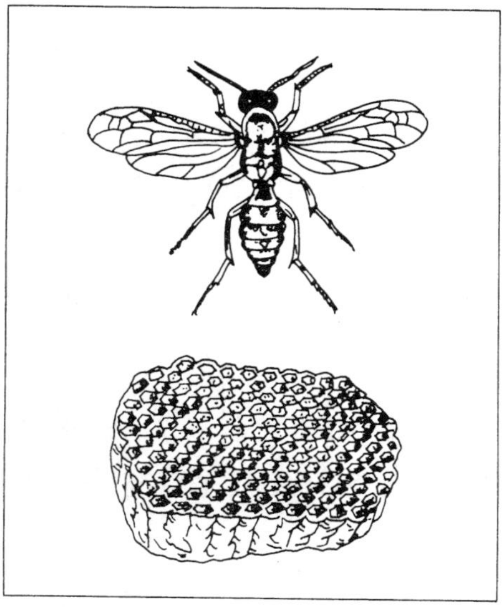

노봉방(露蜂房)
Vespae Nidus

【本經】CP

【처방용명】 露蜂房, 蜂房

【성미】 甘, 平, 有小毒

【귀경】 胃

【효능】 공독살충(攻毒殺蟲)·거풍지통(祛風止痛)

【기원】

이 약은 중국약전에는 *Polistes olivaceous* (DeGeer)(호봉과 Vespidae), *Polistes japonicus* Saussure 와 *Parapolybia varia* Fabricius의 집이 봉방(蜂房)으로 수재되어 있으며 가을과겨울에 채취하여 햇빛에 말리거나 혹은 약간 쪄서 죽은 벌을 제거한 것.

일부에서는 말벌 *Polistes mandarinus* Saussure의 집을 사용하기도한다.

【임상응용】

① 옹저나력(癰疽瘰癧), 선창아통(癬瘡牙痛)

이 약은 공독(攻毒), 살충(殺蟲), 지통(止痛)하는 효능이 있어 옹저정창(癰疽疔瘡)의 치료에 항상 이 노봉방의 소존성 연말(燒存性 硏末)과 삼황말(三黃末 : 황련, 황백, 황금)을 고르게 섞어 채유(菜油)로 조제하여 환부에 붙인다.

또 공독거부(攻毒去腐), 생기렴창(生肌斂瘡)의 효능이 있어 이 약을 단용으로 30g을 전수 외세(煎水 外洗)하여 옹저궤파(癰疽潰破), 창다농즙(瘡多膿汁)을 치료한다.

유옹종통(乳癰腫痛)의 치료에는 단용(單用)으로 이 약을 배초황(焙焦黃)하여 연말(硏末)한 다음, 매회 3g씩 황주(黃酒)로 송복(送服)하되 하루 세차례 연속 3-5일을 시행 하면 곧 사라지게 된다.

또 나력(瘰癧)의 농수불건(膿水不乾)에는 이 약에 현삼, 황기, 사태 등을 배합하여 오고(熬膏)한 다음 외첩(外貼)한다(蜂房膏).

두선(頭癬)의 치료에는 이 약에 오공, 명반을 함께 기왓장(瓦片) 위에 놓고 여린 불(文火)로 고초연말(烤焦研末)하여 기름으로 조제(調製), 외찰(外擦)한다.

이는 ≪全展選編, 皮膚科≫의 처방법이다.

끝으로 풍충아통(風蟲牙痛)은 ≪日華子本草≫에 이 약의 전수(煎水)로 이를 씻는다(漱牙)라고 되어 있다.

② 풍습비통(風濕痺痛), 은진소양(癮疹瘙痒)

이 약은 거풍지통(祛風止痛)작용이 있어 풍비동통(風痺疼痛)의 치료에 독두산, 백초상을 배합하여 외부(外敷)한다. 즉 ≪乾坤生意秘韞≫의 처방법이다.

또 은진소양(癮疹瘙痒)의 치료에는 선의(蟬衣)를 배합하여 내복(內服)한다. 즉 ≪姚僧坦集驗方≫의 처방법으로 이들은 모두 이 약의 거풍지통(祛風止痛)의 효능을 이용한 예이다.

【임상사용의 요점】

노봉방(露蜂房)은 미감(微甘)·평(平)하다. 해독료창(解毒療瘡)·산종지통(散腫止痛)의 효능(效能)을 갖으며 옹저(癰疽)·나력(瘰癧)·창선(瘡癬)·풍충아통(風蟲牙痛)에 내복(內服)·외용(外用)한다. 또한 거풍제비(祛風除痺)·익신지해(益腎止咳)에도 사용하고 풍습비(風濕痺)·풍진피부소양(風疹皮膚瘙痒)·신허유뇨실금(腎虛遺尿失禁)·담수구해(痰嗽久咳)에도 비상(非常)으로 유효(有效)하다.

【용량·용법】

외용(外用)은 적당량을 연말(研末)하여 조복(調服)하거나 혹은 전수(煎水)로 훈세한다. 내복(內服)은 전탕(煎湯)을 6-12g, 혹은 소존성 연말(燒存性 研末)에는 1.5-3g을 쓴다.

【사용상의 주의】

기혈허약자(氣血虛弱者)는 쓰지 않는 것이 좋다.

【고전의 기록】

≪本經≫

"主驚癎瘈瘲, 寒熱邪氣, 癲疾, 腸痔. 〈주로 경간계종(驚癎瘈瘲), 한열사기(寒熱邪氣), 전질(癲疾), 장치(腸痔)의 치료에 쓰인다.〉"

≪別録≫

"合亂髮, 蛇皮燒灰, 以酒日服二方寸匕, 治惡疽附骨癰. 〈난발(亂髮), 사피(蛇皮)를 함께 태워 매일 이방촌비(二方寸匕)씩 술로 복용하여 악저(惡疽)의 부골옹(附骨癰)을 치료한다.〉"

≪日華子本草≫

"煎水漱牙齒, 止風蟲疼痛. 〈전탕한 물로 이를 가셔내면 풍충동통(風蟲疼痛)이 그친다.〉"

≪本草綱目≫

"露蜂房, 陽明藥也. 外科齒科及他病用之者, 亦皆取其以毒攻毒, 兼殺蟲之功耳. 〈노봉방은 양명약(陽明藥)이다. 외과(外科), 치과(齒科) 및 다른 병에 이를 응용할 때는 모두가 그의 이독공독(以毒攻毒)에 살충(殺蟲)을 겸한 효능을 이용할 따름이다.〉"

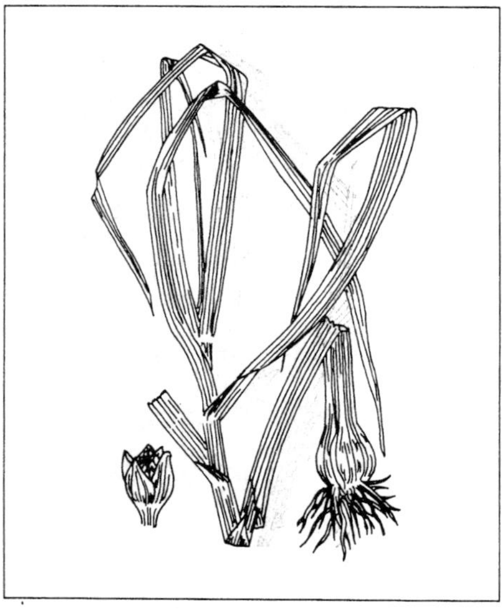

대산(大蒜)
Allii Bulbus

【本草經集注】 KHP, CP

【처방용명】 大蒜, 蒜頭, 葫

【성미】 辛, 溫

【귀경】 脾, 胃, 肺

【효능】 산옹소종(散癰消腫), 해독살충(解毒殺蟲)

【기원】

이 약은 마늘 *Allium sativum* L. (백합과 Liliaceae)의 인경이다.

각지에 널리 재배하고 있으며 5월 잎이 말랐을 때 캐어 말린 다음 약으로 쓴다.

【임상응용】

① 옹종창독(癰腫瘡毒), 선창소양(癬瘡瘙痒)

이 약은 산옹(散癰), 소종(消腫), 해독(解毒), 살충(殺蟲)하는 효능이 있어 단용(單用)으로 마늘(大蒜)을 도란(搗爛)하여 외부(外敷) 하면 소산작용(消散作用)이 있어 옹종초기(癰腫初期)를 치료 한다.

또 ≪植物本草會簒≫에는 독두산(獨頭蒜) 3-4개를 도란(搗爛)하여 마유(麻油)에 넣어 갈아서 종처(腫處)에 두껍게 붙이되 마르면 계속 갈아 붙이는 방법으로 일체의 옹종창독(癰腫瘡毒)을 치료할 수 있다고 했다.

그리고 단용(單用)으로 이 약을 절편(切片)하여 외찰(外擦)하거나 또는 도란(搗爛)하여 외부(外敷)하는 방법으로 두선(頭癬)을 치료 하며 살충지양(殺蟲止痒)의 효과를 얻을 수 있다.

② 폐로돈해(肺癆頓咳), 이질설사(痢疾泄瀉)

이 약은 해독작용(解毒作用)이 비교적 강하여 임상에서는 위에 든 각종 증세를 치료하여 모두 고른 효과를 얻고 있다.

즉 폐로해수(肺癆咳嗽)의 치료에는 이 약을 단용(單用)으로 도란(搗爛)하여 휘발하는 기(揮發氣)를 직접 흡입하거나 또는 마늘을 삶아 죽으로 만든 다음 백급분(白及粉)으로 송복(送服)해도 효과가 난다.

그리고 돈해(頓咳 · 百日咳)의 치료에는 자피산(紫皮蒜) 30g을 도란(搗爛)하여 냉수(冷水)를 부어 작은 공기에 5-6시간 침포(浸泡)시켰다가 그 침포액(浸泡液)에 적당량의 백당(白糖)을 가해 조복(調服)하되 3세 이하는 매번 반(半)순가락(匙), 3-5세는 1순가락, 하루 세차례, 10-15일 연복(連服)하면 된다.

이 약은 해독벽예(解毒辟穢), 소비살충(消痞殺蟲)하며 행체기(行滯氣), 난비위(暖脾胃)하는 효능이 있어 이질설사(痢疾泄瀉)의 치료에 단용(單用)으로 대산을 먹거나 또는 10-15g의 대산을 도란(搗爛)하여 백당수(白糖水)로 충복(沖服)해도 되며 또는 10%의 대산당장제(大蒜糖漿劑)를 매번 5-20ml씩 하루 세차례 구복(口服)하거나 10%의 대마침액(大蒜浸液) 100ml를 관장보유(灌腸保留)시키되 하루 1회씩 연(連) 6일 시행하면 효과가 있다.

③ 구충(鉤蟲), 요충병(蟯蟲病)

이 약은 살충(殺蟲)효과가 있다. 그러나 반드시 다른 살충약(殺蟲藥)을 배합하여 복방(複方)으로 써야 효과가 있다.

이에 구충(鉤蟲), 요충(蟯蟲)의 치료에는 빈랑, 학슬, 비자, 고련피근을 배합하여 그 치료효과를 증강시킨다.

마늘을 도란(搗爛)하여 밭에 나가기 전에 사지(四肢)에 바르면 구충병(鉤蟲病)을 예방할 수 있으며 또 잠자기 전에 5-10%의 대산침액(大蒜浸液)을 관장(灌腸)하여 보류(保留)시키거나 또는 도란(搗爛)한 대산에 약간의 채유(菜油)를 가하여 항문(肛門) 주위에 바르면 요충병(蟯蟲病)의 치료에 효과가 있다.

④ 기타

이 약의 해독(解毒) 효능을 이용, 단용(單用)으로 건산(乾蒜)을 삶아 그 즙(汁)을 마시면 게(蟹) 중독(中毒)을 해소할 수 있다.

【임상사용의 요점】

대산(大蒜)은 신온(辛溫)하다. 살충(殺蟲)·지리(止痢)·지해(止咳)·치학(治瘧)에 사용하고 장내기생충(腸內寄生蟲)·폐로해수(肺癆咳嗽)에 상용(常用)하는 것 외에도 강력한 해독소종(解毒消腫)의 효능(效能)을 갖으며 창절초기(瘡癤初起)에 외용(外用)한다.

【용량·용법】

외용(外用)은 적당량을 도부(搗敷)하거나 절편(切片)하여 외찰(外擦), 또는 마늘을 피부에 덮고 열의 쬐는 구(灸)의 치료법이 있다.(격산구(隔蒜灸))

내복(內服)은 5-10g을 생식(生食), 전탕(煎湯), 자식(煮食) 등으로 복용(服用)하거나 또는 당장제(糖漿劑)로 만들어 내복(內服)해도 된다.

【사용상의 주의】

음허화왕(陰虛火旺) 및 눈(目), 혀(舌), 목구멍(喉), 입(口), 이(齒)에 질환(疾患)이 있는 경우에는 쓰지 않는 것이 좋다.

이 약은 외부(外敷)했을 때 피부발홍(皮膚發紅), 작열(灼熱), 기포(起泡) 등이 생길 수 있다. 따라서 너무 장기간 붙이고 있으면 안된다.

또 관장법(灌腸法)은 임산부에게는 불가(不可)하다.

【고전의 기록】

≪別錄≫

"散癰腫䘌瘡, 除風邪, 殺毒氣. 〈옹종학창(癰腫䘌瘡)을 흩어주며 풍사(風邪)를 없애고 독기(毒氣)를 죽인다.〉"

≪新修本草≫

"久服傷人, 損目明. 〈구복(久服)하면 상해(傷害)가 생기고 눈에 손상이 간다.〉"

≪本草拾遺≫

"去水惡瘴氣, 除風濕, 破冷氣, 爛痃癖, 伏邪惡 ; 宣通溫補, 無以加之 ; 療瘡癬. 〈수악장기(水惡瘴氣)를 없애며 풍습(風濕)을 제거하고 냉기를 깨뜨린다. 현벽(痃癖)을 터뜨리며 사악(邪惡)을 굴복시킨다. 선통온보(宣通溫補)하여 더 이상 보탤 것이 없다. 창선(瘡癬)을 치료한다.〉"

≪隨息居飮食譜≫

"生者辛熱, 熟者甘溫. 除寒濕, 辟陰邪, 下氣暖中, 消穀化肉, 破惡血, 攻冷積, 治暴瀉腹痛, 通關格便秘, 辟穢解毒, 消痞殺蟲. 外灸癰疽, 行水止衄. 〈날것은 신열(辛熱)하며 익힌 것은 감온(甘溫)하다. 한습을 없애며 음사를 물리치고 하기난중(下氣暖中)하며 곡류(穀類)와 육류를 소화시킨다. 악혈(惡血)을 깨뜨리고 냉적(冷積)을 공격한다. 폭사복통을 치료하며 관격변비(關格便秘)를 소통시킨다. 더러움을 물리치고 독을 해소하고 비(痞)를 없애주고 충(蟲)을 죽인다. 외구(外灸)하여 옹저를 치료하고 수(水)를 행하게 하여 코피를 그치게 한다.〉"

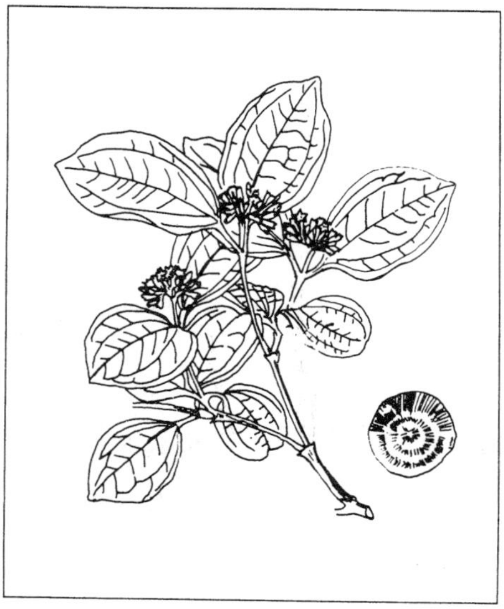

마전자(馬錢子)
Strychni Semen

【本草綱目】 CP, KP, CP

【처방용명】 馬錢子, 番木鼈

【성미】 苦, 寒, 有毒

【귀경】 肝, 脾

【효능】 통락산결(通絡散結), 소종지통(消腫止痛)

【기원】

이 약은 마전자나무 *Strychnos nux-vonica* L. (마전자과 Loganiaceae)의 씨이다. 중국약전에서는 *Strychnos pierriana* A. W. Hill도 기원식물로 인정하고 있다.

여름, 가을에 성열(成熟)한 과실(果實)을 따서 종자(種子)를 꺼내어 그에 붙어 있는 과육(果肉)을 깨끗이 씻어 건조시킨다.

포제(泡製)를 거쳐 약으로 쓰며, 포제(泡製)의 방법(方法)은 다음과 같다.

① 모래를 솥에 넣고 초열(炒熱)한 후 마전자를 넣고 그 마전자의 외면(外面)이 종황색(棕黃色)을 띠며 팽창할 때 꺼낸다.

② 마전자를 끓는 물에 익혀 수침(水浸)한 후 절편(切片)하여 말린다.

③ 참기름(麻油)를 솥에 넣고 끓을 때 마전자를 넣어 튀겨 팽창하여 초황(焦黃)이 되었을 때 꺼내어 부유(浮油)에 여과, 연말(研末)하여 사용한다.

【임상응용】

① 풍습완비(風濕頑痺), 마목구련(麻木拘攣)

이 약은 통락산결(通絡散結)하고 소종지통(消腫止痛)하므로 풍습완비(風濕頑痺), 마목탄탄(麻木癱瘓)의 구련동통(拘攣疼痛) 등의 증세에 응용된다.

이 경우에는 천궁, 초오, 지룡, 백화사, 천산갑, 오공, 전갈, 강잠 등을 같이 써서 그 약효를 강화시킨다.

또 최근에는 이 약에 우슬, 모과, 파극천, 전갈, 오사육, 강잠, 오공 등을 같이 써서 소아마비(小兒麻痺)를 치료하는 데에 상용(常用)하고 있다(加味金剛丸).

또 단용(單用)의 마전자분(馬錢子粉)을 매번 0.3g씩 하루 세차례 복용하여 중증(重症)의 근무력(筋無力)을 치료하고 있다.

그 밖에 제마전자를 윤투(潤透)하여 박편(薄片)(3.6g씩 18-24片으로 자름)으로 만든 다음, 고무연고(橡皮膏)로 환부의 측면에 첩부(貼敷)하여 안면신경마비(顔面神經麻痺)를 치료하고 있다.

이처럼 이 약은 경락(經絡)을 개통(開通)하며 관절(關節)을 투봉(透逢)하고 통비산결(通痺散結)하는 효능이 있다.

② 옹저종통(癰疽腫痛), 질타손상(跌打損傷)

이 약은 통락산결(通絡散結)하고 소종지통(消腫止痛)하여 옹저초기(癰疽初期), 질박내상(跌撲內傷), 풍비동통(風痺疼痛)의 치료에 이 약과 산지마(山芝麻), 유향말, 천산갑 등을 세밀하게 연말(硏末)하여 매회 일전(一錢)씩 술로 복용하지만 다복(多服)해서는 안된다. 즉 허약체질에는 매회 5푼(分)씩만 복용한다(馬前散).

또 ≪本草綱目≫에는 이 약을 인즙(咽汁)으로 머금고 있는 방법이 있으며 ≪醫方摘要≫에는 이 약에 산두근, 청목향을 같이 분말로 하여 인후(咽喉)에 불어 넣는 방법으로 다 같이 후비작통(喉痺作痛)을 치료하면 효과가 있다고 했다.

그리고 나력담핵(瘰癧痰核), 음저유주(陰疽流注)의 치료에는 주로 초오, 사향, 당귀, 유향 등을 배합하여 같이 쓴다(小金丹).

한편 질타박손(跌打撲損), 근골절상(筋骨折傷)의 치료에는 소목, 유향, 몰약, 자연동, 혈갈, 홍화, 사향 등을 배합하여 같이 쓴다(八厘散).

③ 기타

근대(近代)의 임상에서는 이 약에 전갈, 천산갑, 웅황 등을 배합하여 신방신농환(新方神農丸)과 다시 노봉방, 급성자, 강잠 등을 배합하여 항암환(抗癌丸)을 지어 각종 암증(癌症)의 치료에 응용, 어느 정도의 효과를 얻고 있다.

【임상사용의 요점】

마전자(馬錢子)는 고한(苦寒)하다. 강렬(強烈)한 독성(毒性)을 갖으며 통락지통(通絡止痛)에 특효(特效)가 있고 산결소종(散結消腫)에도 사용한다. 풍한습비(風寒

濕痺)의 근골구급(筋骨拘急)·동통마목(疼痛麻木)에 사용되는 것 이외에 질타손상(跌打損傷)·옹저종독(癰疽腫毒)·후비종통(喉痺腫痛)에 외용(外用)한다.

【용량·용법】

외용(外用)은 적당량을 초마(醋磨)하여 바르거나(塗), 연말(研末)하여 취후(吹喉)하며, 또는 조부(調敷)한다. 내복(內服)은 0.3-0.6g을 포제(炮製)한 후에 환(丸), 산(散)에 넣어 쓴다.

【사용상의 주의】

이 약은 척수(脊髓)와 연수(延髓)를 흥분시키는 작용이 있다. 이에 과량복용(過量服用)은 지체전동(肢體顫動), 경궐(驚厥), 혈압상승(血壓上昇), 호흡곤란(呼吸困難), 심지어 혼미(昏迷) 등의 중독증상(中毒症狀)을 일으킬 수 있다.

따라서 그 용량(用量)을 엄격히 통제해야 한다.

또 그대로 쓰지 않으며 다복구복(多服久服)도 피한다. 임신부는 쓰지 않는 것이 좋다.

【고전의 기록】

≪本草綱目≫

"治傷寒熱病, 咽喉痺痛, 消痞塊, 幷含之咽汁, 或磨水噙咽. 〈상한열병(傷寒熱病), 인후비통(咽喉痺痛)을 치료하며 비괴(痞塊)를 없앤다. 즙(汁)을 머금거나 또는 마수(磨水)하여 목구멍에 머금는다.〉"

≪衷中參西錄≫

"開通經絡, 透達關節之力, 遠勝于它藥. 〈경락을 관통(關通)시키고 관절을 투달(透達)시키는 힘이 그 어떤 약보다 강하다.〉"

≪中藥志≫

"散血熱, 消腫毒. 治癰疽, 惡瘡. 〈혈열(血熱)을 산(散)하고 종독(腫毒)을 소(消)한다. 옹저(癰疽)와 악창(惡瘡)을 치료한다.〉"

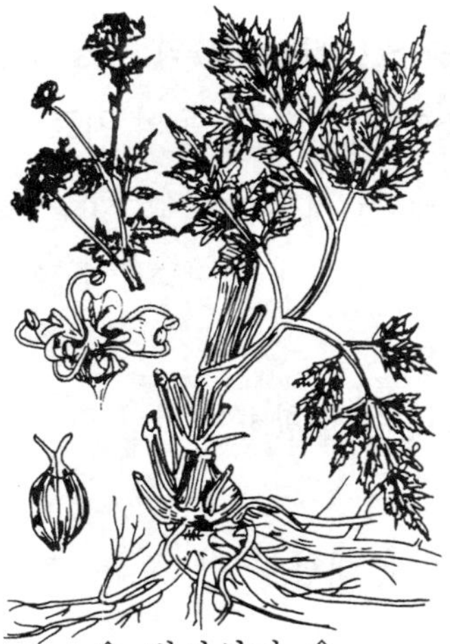

◈ 벌사상자 ◈

사상자(蛇床子)
Torilidis Fructus

【本經】 KHP, CP

【처방용명】 蛇床子, 蛇牀子

【성미】 辛, 苦, 溫

【귀경】 腎

【효능】 온신장양(溫腎壯陽), 산한거풍(散寒祛風), 조습살충(燥濕殺蟲)

【기원】

이 약은 사상자 *Torilis japonica* Decandolle (미나리과 Umbelliferae)의 과실이다. 중국약전에서는 *Cnidium monnieri* L. 을 기원식물로 수재하고 있다.

중국 각지에서 널리 생산되며 특히 광동(廣東), 광서(廣西), 강소(江蘇), 안휘(安徽), 산동(山東) 등지에서 난다.

여름, 가을 두 계절에 열매가 잘 익었을 때 거두어 잡질을 제거하고 볕에 말려 그대로 쓴다.

【임상응용】

① 신허양위(腎虛陽痿), 궁냉불잉(宮冷不孕)

이 약은 성(性)이 온(溫)하며 주로 신(腎)으로 귀경(歸經)하여 온신장양(溫腎壯陽), 기음위(起陰痿), 난자궁(暖子宮)하는 효능을 발휘한다.

이에 신허양위(腎虛陽痿), 궁냉불잉(宮冷不孕)의 치료에 항상 토사자, 오미자 등을 같이 하여 연말(硏末)한 다음 밀환(蜜丸)을 지어 복용한다(三子丸).

② 습비요통(濕痺腰痛)

이 약의 신온(辛溫)은 조습제비(燥濕除痺)하고 통리관절(通利關節)한다.

따라서 습비요통(濕痺腰痛), 특히 신양부족(腎陽不足)이 겹친 자에게 아주 알맞다. 이 경우에는 두충, 우슬, 속단, 상기생, 진교, 위령선 등을 같이 쓴다.

③ 한습대하(寒濕帶下), 습진습창(濕疹濕瘡), 개선소양(疥癬瘙痒)

이 약은 외용(外用)으로 산한조습(散寒燥濕), 살충지양(殺蟲止痒)의 효능이 있다. 이에 한습대하(寒濕帶下), 습진습창(濕疹濕瘡), 개선소양(疥癬瘙痒) 등의 치료에 응용된다. 이를테면 자궁허냉(子宮虛冷), 대하청희(帶下淸稀)의 치료에는 산수유, 남오미자, 차전자, 향부자를 동용하며 ≪方脈正宗≫에 실려 있는 한습대하(寒濕帶下)에 대한 치료법이다.

또 부인(婦人)의 음양(陰痒) 의 치료에는 이 약에 백반을 배합하여 전탕 외세(煎湯外洗)하며 이는 ≪本草綱目≫의 처방법이다.

음낭습양(陰囊濕痒)의 치료에는 이 약에 위령선, 당귀미, 대황, 고삼, 주각, 총두를 배합, 전탕(煎湯)하여 외세(外洗)한다(蛇床子方).

부인(婦人)의 음한(陰寒)을 치료할 때는 이 약을 연말(硏末)하여 백분(白粉)을 약간 가한 후 대추크기 만하게 환(丸)을 지어 솜으로 싸서 음도(陰道)에 삽입한다(蛇床子散).

현재는 이 약 오전(五錢)을 수전(水煎)하여 음도(陰道)를 관세(灌洗)하는 방법을 많이 쓰고 있는데 이는 ≪江西中草藥手册≫의 처방법이며 또는 이 약 30g과 황백 9g을 감유명교(甘油明膠)로 기본을 삼아 2g 정도의 전제(栓劑)를 만든 다음 매일 한번씩 음도(陰道)에 삽입하면 적충성음도염(滴蟲性陰道炎)을 치료 하여 효과를 보고 있다. 이는 ≪中草藥新醫療法資料選編≫에 실려있는 처방법이다.

한편 개선소양(疥癬瘙痒)의 치료에는 단용으로 이 약을 연분(硏粉)하여 돼지기름(猪脂)에 개서 바른다. 이는 ≪千金方≫의 치료법이다.

끝으로 소아(小兒)의 악창(惡瘡)에는 이 사상자와 이분, 황련을 같이 세밀하게 연말(硏末)하여 생유(生油)로 조도(調塗)한다≪聖惠方≫.

【임상사용의 요점】

사상자(蛇床子)는 신산(辛散)으로 거풍(祛風)하고 고조(苦燥)로 제습(除濕)하며 온(溫)으로 산한조양(散寒助陽)한다. 온신장양(溫腎壯陽)·산한거풍(散寒祛風)·조습살충(燥濕殺蟲)의 효능을 가지고 있다. 내복(內服)하면 신양허(腎陽虛)의 양위(陽痿)·궁냉불잉(宮冷不孕)이나 한습대하(寒濕帶下)·습비요통(濕痺腰痛)에 외용(外

用)하면 음양대하(陰痒帶下)·풍진개선(風疹疥癬)·피부소양(皮膚瘙痒)에 각각 유효하다.

【용량·용법】

내복(內服)은 3-10g을 전탕(煎湯)하여 복용하거나 혹은 환(丸), 산(散)에 넣어서 쓴다. 외용(外用)은 15-30g을 전탕(煎湯)하여 훈세(熏洗)하거나 또는 연말(研末)하여 조부(調敷)해도 되고 혹은 연말(研末)하여 전제(栓劑)로 만들어 사용해도 된다.

【사용상의 주의】

하초(下焦)에 습열(濕熱)이 있거나 신음부족(腎陰不足), 상화역동(相火易動) 및 정관불고(精關不固)의 경우에는 쓰지 않는 것이 좋다.

【고전의 기록】

≪本經≫

"主婦人陰中腫痛, 男子陰痿, 濕痒, 除痺氣, 利關節, 癲癇, 惡瘡.〈주로 부인의 음중종통, 남자의 양위, 습양에 쓰인다. 비기(痺氣)를 없애며 관절(關節)을 이(利)하고 전간(癲癎), 악창(惡瘡)을 없앤다.〉"

≪別錄≫

"溫中下氣, 令婦人子宮熱, 男子陰強, 好顏色, 令人有子.〈온중하기하여 부인의 자궁을 덥게 하고 남자의 음을 강하게 한다. 얼굴색을 좋게 하고 임신이 되도록 한다.〉"

≪藥性論≫

"治男子, 女人虛, 濕痺, 毒風, 頑痛, 去男子腰疼. 治男子陰痿, 去風冷, 大益陽事. 主大風身痒. 煎湯治之瘥. 療齒痛及小兒驚癇.〈남녀의 허(虛), 그리고 습비, 풍독, 완통을 치료하며 남자의 요통을 없앤다. 또 남자의 음위를 치료하고 풍랭을 제거한다. 양사(陽事)에 크게 익(益)하다. 주로 대풍신양(大風身痒)을 치료하며 전탕(煎湯)하여 쓰면 차도가 있다. 치통 및 소아(小兒)의 경간(驚癎)을 치료한다.〉"

≪日華子本草≫

"治暴冷, 暖丈夫陽氣, 助女人陰氣, 撲損瘀血, 腰胯疼, 陰汗濕癬, 肢頑痺, 赤白帶下, 縮小便.〈폭랭을 치료하고 남자의 양기를 따뜻이 하며 여자의 음기를 돕는다. 다쳐서 생긴 어혈

(瘀血), 요과통, 음한습선, 사지(四肢)의 완비(頑痺), 적백대하를 치료하며 소변을 농축한다.〉"

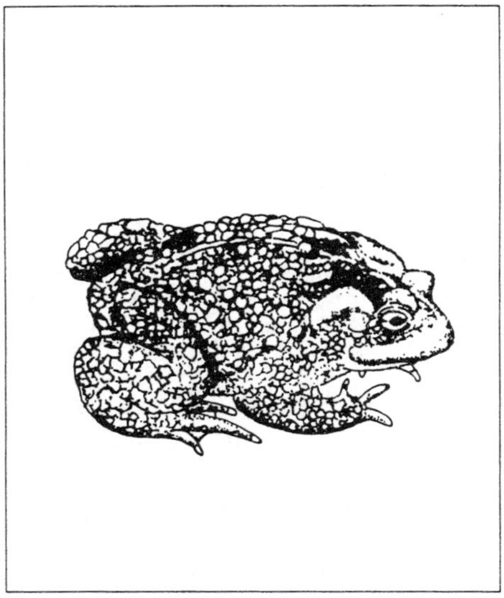

섬수(蟾酥)
Venenum Bufonis

【藥性論】KP, CP

【처방용명】 酒蟾酥, 乳蛆酥

【성미】 甘, 辛, 溫, 有毒

【귀경】 胃, 心

【효능】 해독소종(解毒消腫), 지통개규(止痛開竅)

【기원】

이 약은 중국두꺼비 *Bufo bufo gargorizans* Cantor 및 근연종 (두꺼비과 Bufonidae)의 독선(毒腺)의 분비물을 모은 것이다.

중국 약전에는 흑광섬여(黑眶蟾蜍) *Bufo melanosticus* Schneider가 함께 기재되어 있으며 대개 여름이나 가을에 이를 포획, 깨끗이 씻어 볕에 말린다.

그 다음 그의 이후선(耳後腺)과 피부선(皮膚腺)을 자극, 분비(分泌)된 장액(漿液)을 자기(瓷器)에 담는다.(철기(鐵器)에 닿지 않도록 한다.) 철기에 닿으면 쉽게 흑색(黑色)으로 변한다. 다음 그 분비물을 유리판, 대나무판, 혹은 원형(圓型)의 모형(模型)에 발라 볕에 말려 보관한다.

사용할 때는 잘게 부수어 술(酒)이나 우유로 용해(溶解)시켜 풍건(風乾)하거나, 볕에 말려(曬乾) 연세(硏細)한다. 환(丸), 산제(散劑)에 넣는다.

【임상응용】

① 옹저정창(癰疽疔瘡), 인후종통(咽喉腫痛), 우치작통(齲齒作痛)

이 약은 미(味)가 감(甘)·신(辛)하며 성(性)은 온(溫)하고 유독(有毒)하다.

내복(內服)이나 외부(外敷)에 모두 비교적 강한 해독소종(解毒消腫), 지통(止痛)의 효능이 있으므로 정종(疔腫)의 치료에 두꺼비 일매(一枚)를 가루로 하여 백면(白麵)과 황단(黃丹)으로 환(丸)을 지어 쓴다. 즉 보리알 크기 모양(麥顆狀)으로 만들어 바늘로 환부를 찢어 한 알(一粒)을 그 속에 넣으면 된다(蟾酥丹).

인후종통(咽喉腫痛)의 치료에는 이 약에 주사, 사향, 우황 등을 같이 쓴다(六神丸).

풍주(風蛀)의 각종 아동통(牙疼痛)에는 약간의 섬수와 파두(기름을 제거하고 진흙처럼 간 것), 행인(燒焦한 것)을 함께 이상(泥狀)으로 갈아 솜으로 좁쌀알크기(粟米大)로 만든 다음, 주아(蛀牙)는 그 주처(蛀處)를 메우고 풍아(風牙)는 그 틈속에 틀어 넣어 토연(吐涎)토록 하면 지통(止痛)의 효과까지 함께 얻을 수 있다(蟾酥膏).

② 토사복통(吐瀉腹痛), 신지혼미(神志昏迷)

이 약은 개규성신(開竅醒神), 벽예지통(辟穢止痛)의 효능이 있어 중악(中惡), 중한(中寒)으로 인한 토사복통(吐瀉腹痛), 혼미불성(昏迷不醒)의 증세에 응용할 수 있다.

이 경우에는 모출, 웅황, 정향, 아조, 사향, 주사를 배합하여 환(丸)을 지어 복용한다.(蟾酥丸)

【임상사용의 요점】

섬수(蟾酥)는 감신(甘辛)으로 온산(溫散)한다. 독성(毒性)이 있어 마미(마비되는)(麻味)를 가지고 있으며 강력한 해독소종(解毒消腫)의 효능(效能)을 가지고 있어 옹저절종(癰疽癤腫)·인후종통(咽喉腫痛)등에 내복외용(內服外用)하여 외과(外科)에서는 소중히 여긴다. 또한 벽예통규(辟穢通竅)의 효능(效能)도 현저(顯著)하여 서습예악(暑濕穢惡)에 의한 곽란(霍亂)의 토사복통(吐瀉腹痛)이나 사기(痧氣)의 창민(脹悶)·신지혼미(神志昏迷)에 성신회소(醒神回蘇)의 효과(效果)가 있다.

【용량·용법】

외용(外用)은 적당량을 연말(硏末)하여 조부(調敷)하거나 또는 고약(膏藥)에 넣어 환부

(患部)에 내첩(內貼)한다.

내복(內服)은 0.015-0.03g. 주로 환(丸), 산(散)에 넣어 쓴다.

【사용상의 주의】

임신부에게는 쓰지 않는 것이 좋다. 외용(外用)일 경우 눈에 들어가지 않도록 주의해야 한다.

【고전의 기록】

≪藥性論≫

"端午取眉脂, 以朱砂, 麝香爲丸如麻子大, 治小孩子疳廋, 空心服一丸 ; 如腦疳, 奶汁調, 滴鼻中, 甚妙. 〈단오에 미지(眉脂)를 취하여 주사와 사향으로 깨알만하게 환(丸)을 지은 다음, 이를 아이의 감수(疳廋)를 치료한다. 즉 공복에 일환(一丸)씩 복용한다. 또 뇌감(腦疳)에는 젖과 조제하여 콧속에 방울로 떨어 뜨리면 신묘한 효과를 볼 수 있다.〉"

≪本草衍義≫

"治齒縫出血及牙痛, 以紙維少許, 按之卽止. 〈이빨 틈새의 출혈(出血)과 치통을 치료하되 종이로 싸서 눌러 주면 곧 그친다.〉"

≪本草綱目≫

"治發背疔瘡, 一切惡腫. 〈등에 난 정창(疔瘡)과 각종 악종(惡腫)을 치료한다.〉"

≪本草求眞≫

"蟾酥, 味辛氣溫有毒, 能拔一切風火熱毒之邪, 使之外出‥‥ 蓋辛主散, 溫主行, 使邪盡從汗發, 不留內入, 而熱自可以除矣. 〈섬수는 미신기온(味辛氣溫)하며 독(毒)이 있어 능히 일체의 풍화열독(風火熱毒)의 사(邪)를 뽑아 밖으로 내 보낸다‥‥‥ 대개 신(辛)은 산(散)하게 하며 온(溫)은 행(行)하게 하여 사(邪)가 땀으로 나오게 해서 속에 머물지 못하게 하니 열이 스스로 없어지게 되는 것이다.〉"

【부】 蟾皮

섬여(蟾蜍)의 껍질(皮)로 성미(性味)는 신(辛), 량(凉), 미독(微毒)이 있다. 청열해독(淸熱解毒), 이수소종(利水消腫)의 효능이 있어 옹저종독(癰疽腫毒), 나력종류(瘰癧腫瘤), 감적복창(疳積腹脹) 등에 응용된다(金蟾散).

건섬피(乾蟾皮)는 양의 다소(多少)에 관계없이 갈아서 가루한 다음, 금은화와 조부(調敷)

하면 소종해독(消腫解毒)의 효능을 얻을 수 있다.

내복(內服)은 3-6g을 전탕(煎湯)하거나 연말(研末)하며 외용(外用)은 부첩(敷貼)하거나 연말(研末)하여 조부(調敷)한다.

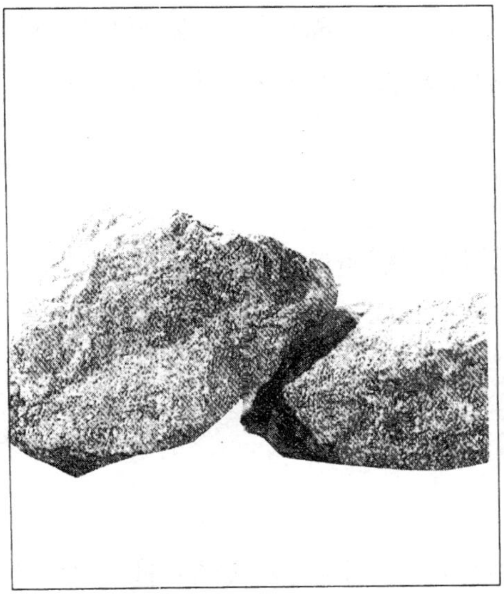

웅황(雄黃)
Realgar

【本經】 CP

【처방용명】 雄黃, 雌黃, 雄精, 腰黃, 黃石

【성미】 辛, 苦, 溫

【귀경】 心, 肝, 胃

【효능】 해독살충(解毒殺蟲), 조습거담(燥濕祛痰)

【기원】

이 약은 단사정계에 속하는 웅황의 광석이다. 이 약을 정량할 때 이황화비소(As_2S_2 =214.0) 90.0% 이상을 함유한다.

중국에서는 주로 호남(湖南), 귀주(貴州), 운남(雲南), 사천(四川) 등지에서 나며, 질량(質量)이 가장 우수한 것을 웅정(雄精)이라 하며, 그 다음의 것을 요황(腰黃)이라 부른다.

캐어낸 후 잡질(雜質)을 제거하고 연세(研細)하거나 수비(水飛)하여 쓴다.

【임상응용】

① 옹저개선(癰疽疥癬), 충사교상(蟲蛇咬傷)

웅황은 해독(解毒)과 살충(殺蟲)에 믿을 만한 치료 효과를 가지고 있으므로 웅황에 유향, 몰약, 사향을 배합한 것이 성소환(醒消丸)인데 주로 옹저(癰疽)의 경종동통(硬腫疼痛) 등의 증세 치료에 쓰인다.

또 웅황과 백반을 같이 하여 연말 외용(研末 外用)하는 약인 이미발독산(二味拔毒散)으로 풍습(風濕)의 여러 창(瘡)과 홍종통양(紅腫痛痒) 및 개선 등의 치료에 쓴다.

≪千金方≫에는 이 웅황을 단용으로 분말하여 정독악창(疔毒惡瘡)의 종통에 쓴다고 했으며 ≪中藥大辭典≫에는 웅황에 생오령지를 배합하여 독사교상의 치료에 쓴다고 했다.

② 충적복통(蟲積腹痛)

이 약은 살충(殺蟲)의 효능이 있어 빈랑, 견우자 등 구충약(驅蟲藥)을 상배(相配)하여 각종 장도기생충(腸道寄生蟲)으로 인한 충적복통(蟲積腹痛)의 치료에 이용할 수 있다.

③ 학질경간(瘧疾驚癎)

이 약은 또 조습거담(燥濕祛痰), 절학(截瘧), 정경(定驚)하는 효능이 있으므로 천해(喘咳), 학질(瘧疾) 및 경간(驚癎) 등의 증세에 울금, 파두 등을 같이 쓴다(雄黃解毒丸).

【임상사용의 요점】

웅황(雄黃)은 고신(苦辛)·온(溫)으로 유독(有毒)하다. 해독살충(解毒殺蟲)·조습거담(燥濕祛痰)의 효능(效能)을 갖는다. 대부분은 외용(外用)하고 옹저정창(癰疽疔瘡)·개선습진(疥癬濕疹)·충사교상(蟲蛇咬傷)에 유효(有效)하여 외과(外科)의 요약(要藥)이다. 내복(內服)하면 충적복통(蟲積腹痛)·학질(瘧疾)·이질(痢疾)·담옹후비(痰壅喉痺)·경간(驚癎)등에 효과(效果)가 있다.

【참고】

① 웅황(雄黃)에는 품종(品種)으로서 웅정(雄精)·요황(腰黃)·웅황(雄黃)·자황(雌黃)의 구별(區別)이 있다. 계관양(鷄冠樣)의 적색(赤色)으로 투명(透明)한 것이 〈웅정(雄精)〉으로 품질(品質)이 최고(最高)이다. 이하(以下) 황색(黃色)으로 가볍고 거의 투명(透明)한 것이 〈요황(腰黃)〉, 요황(腰黃)보다 색(色)이 적(赤)이고 투명도(透明度)가 떨어지는 것이 〈웅황(雄黃)〉, 약간 암흑(暗黑)인 것이 〈자황(雌黃)〉으로 품질(品質)은 가장 나쁘다.

② 웅황(雄黃)・유황(硫黃)은 〈이독공독(以毒功毒)〉의 해독살충약(解毒殺蟲藥)으로 개선악창(疥癬惡瘡)에 자주 외용(外用)한다. 웅황(雄黃)은 해독료창(解毒療瘡)의 효능(效能)이 가장 강하고 옹저악창(癰疽惡瘡)을 주치(主治)하는 것에 비해서 유황(硫黃)은 지양살충(止痒殺蟲)에 뛰어나 개선(疥癬)・피부소양(皮膚瘙痒)에 자주 사용된다. 또한 웅황(雄黃)을 내복(內服)하면 충적복통(蟲積腹痛)・학질(瘧疾)・이질(痢疾)・담연옹성(痰涎壅盛)에 유효(有效)하며 유황(硫黃)을 내복(內服)하면 신양쇠미(腎陽衰微)・하원허냉(下元虛冷)의 담천(痰喘)・양위(陽痿)・허냉변비(虛冷便秘)에 효과(效果)가 있다.

【용량・용법】

외용(外用)은 적당량을 연말(研末)하여 붙이거나(敷), 조제하여 붙인다(調敷). 또는 태워서 훈해도 된다(燒烟熏).

내복(內服)은 0.3-0.9g, 환(丸), 산(散)에 넣어 쓴다.

【사용상의 주의】

잉부(孕婦)에게는 기용(忌用), 화단(火煅)하는 것은 절대 금물이다.

단소(煅燒)한 후에는 분해(分解), 기화(氣化)하여 삼산화비소(三酸化砒素・ As_2O_3)가 되어 극독(劇毒)이 생긴다.

웅황은 피부를 통해 흡수된다. 따라서 국부적(局部的)인 외용도 그 피부면적을 최소한으로 줄이고 장기간 지속적인 사용도 피해야 한다.

【고전의 기록】

≪本經≫

"主寒熱鼠瘻惡瘡, 疽痔死肌, 殺百蟲毒. 〈주로 한열(寒熱), 서루(鼠瘻), 악창(惡瘡), 저치사기(疽痔死肌)에 쓰이며 많은 종류의 충독을 없앤다.〉"

≪別録≫

"療疥蟲䘌瘡, 目痛, 鼻中息肉. 〈개충(疥蟲), 학창(䘌瘡), 목통(目痛), 콧속의 식육을 치료한다.〉"

≪本草綱目≫

"治瘧疾寒熱, 伏暑瀉痢, 酒飮成癖, 驚癇, 頭風眩暈. 〈학질한열, 더위먹은 설사, 음주후 설사, 경간(驚癇), 두풍의 어지러움, 현기증을 치료한다.〉"

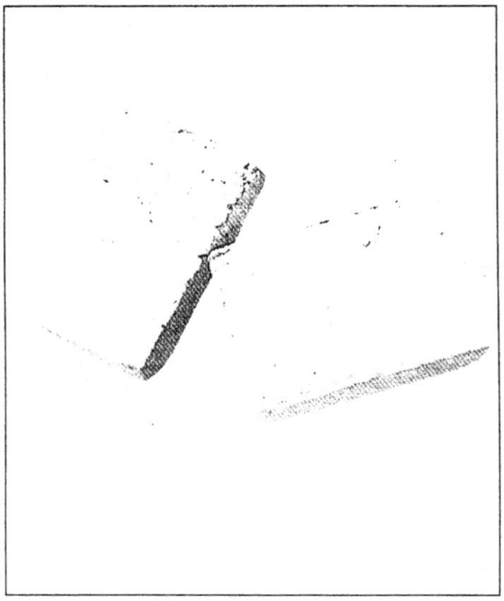

유황(硫黃)
Sulfur

【本經】 CP

【처방용명】 生硫黃, 製硫黃, 魚子黃

【성미】 酸, 溫, 有毒

【귀경】 腎, 大腸

【효능】 ① 외용(外用) : 살충지양(殺蟲止痒)
② 내복(內服) : 장양통변(壯陽通便)

【기원】

이 약은 천연 유황광의 가공품이다.

【임상응용】

① 개선습진(疥癬濕疹), 피부소양(皮膚瘙痒)

유황은 외용(外用)으로 쓰면 살충지양(殺蟲止痒)의 효과가 아주 뛰어나다. ≪肘後方≫에 이 유황을 연말(研末)하여 마유(麻油)로 조도(調塗)하면 개창(疥瘡)을 치유할 수 있다고 했고, ≪聖濟總錄≫에는 유황에 풍화석회, 연단, 이분(膩粉)을 배합, 연말(研末)한 다음 생유(生油)로 조도(調塗)하여 모든 건습선(乾濕癬)을 치료한다고 했다.

또 ≪中藥大辭典≫에는 유황을 태워 연훈(煙薰)하는 방법으로 음낭(陰囊)과 음순(陰唇)의 습양(濕痒)을 치료한다고 했다.

② 신화쇠미(腎火衰微), 신허작천(腎虛作喘), 양위정냉(陽痿精冷)

유황을 내복(內服)하면 보화조양(補火助陽)의 효능이 있으므로 신양부족(腎陽不足), 하원허냉(下元虛冷), 신불납기(腎不納氣)의 허천(虛喘)을 치료할 때는 부자, 육계, 흑석 등을 배합하여 같이 쓴다(黑錫丹).

또 녹용, 보골지를 배합하면 신양부족(腎陽不足), 양위조설(陽痿早泄), 소변빈삭(小便頻數), 요슬냉통(腰膝冷痛) 등의 증세를 치료할 수 있다.

③ 허냉변비(虛冷便秘)

이 약은 온양통변(溫陽通便)하므로 노인(老人)의 신양부족(腎陽不足), 허냉변비(虛冷便秘) 등에 반하를 동용한다(半硫丸).

【임상사용의 요점】

유황(硫黃)은 산온(酸溫)으로 유독(有毒)하다. 이독공독(以毒攻毒)의 효과(效果)를 가지며 내복(內服)하면 난통(暖通)하나 조삽(燥澁)하지 않으므로 온한통변(溫寒通便)·보화조양(補火助陽)에 사용하고 양허(陽虛)의 하초허냉(下焦虛冷)에 의한 요슬냉통(腰膝冷痛)·양위(陽痿)나 신불납기(腎不納氣)에 의한 기역천식(氣逆喘息)및 허냉변비(虛冷便秘)에 유효(有效)하다. 외용(外用)하면 살충의창(殺蟲醫瘡)·지양(止痒)의 효능(效能)이 있고 완경음저(頑硬陰疽)·개선(疥癬)·피부습양(皮膚濕痒) 등에 사용한다.

【용량·용법】

외용(外用)은 적당량을 연말(硏末)하여 살포하거나 혹은 기름으로 조제하여 바른다(油調塗). 내복(內服)은 1-3g을 환(丸), 산(散)으로 넣는다.

【사용상의 주의】

음허화왕(陰虛火旺) 및 임신부에게는 쓰지 않는 것이 좋다.

【고전의 기록】

≪本經≫

"主婦人陰蝕, 疽痔惡血, 堅筋骨, 除頭禿. 〈주로 부인의 음식(陰蝕), 저치(疽痔)악혈(惡血)에 쓰이며 근골(筋骨)을 튼튼하게 하고 대머리를 방지한다.〉"

≪別錄≫

"療心腹積聚, 邪氣, 冷癖在脇, 咳逆上氣, 脚冷疼弱無力,及鼻衄惡瘡. 下部䘌瘡, 止血, 殺疥蟲. 〈심복(心腹)의 적취(積聚), 사기냉벽(邪氣冷癖)이 옆구리에 있을 때, 해역상기(咳逆上氣), 각냉동약(脚冷疼弱)으로 힘이 없을 때, 코피와 악창(惡瘡), 하부(下部)의 닉창(䘌瘡)의 치료에 쓰이며 피를 그치게 하고 개충(疥蟲)을 죽인다.〉"

≪藥性論≫

"下氣, 治脚弱腰腎久冷, 除冷風頑痺. 〈기를 내리며 다리가 약하고 허리와 콩팥이 오래도록 냉할 때에 이를 치료하며 냉풍완비(冷風頑痺)를 없앤다.〉"

"生用治疥癬及療寒熱咳逆. 煉服主虛損泄精. 〈생용(生用)은 개선(疥癬)과 한열해역을 치료하고 연복(煉服)은 주로 허손설정(虛損泄精)에 쓰인다.〉"

≪本草圖經≫

"主命門火衰, 陽氣暴絶, 陰證傷寒, 陽道痿弱, 老人虛秘, 婦人血結, 虛寒久痢, 心腹積聚. 秉純陽之精, 益命門之火. 熱而不燥, 能潤腸結, 亦救危補劑 …但中病則已, 不可盡劑. 〈주로 명문화쇠(命門火衰), 양기폭절(陽氣暴絶), 음증(陰證)의 상한(傷寒), 양도(陽道)의 위약(痿弱), 노인의 허비, 부인(婦人)의 혈결(血結), 허한구리(虛寒久痢), 심복(心腹)의 적취(積聚)에 쓰인다. 또 순양(純陽)의 정(精)을 잡고 명문지화(命門之火)를 익(益)하게 한다. 열(熱)하면서 조(燥)하지 않아 장결을 부드럽게 한다. 위급한 것을 구제하는 보약으로도 쓰인다…… 다만 병에 맞으면 즉시 그치고 약을 끝까지 나머지를 다 써서는 안된다.〉"

찾아보기 I (本草名·處方用名)

【ㄴ】

【ㅈ】

찾아보기 Ⅱ (方劑名)

【ㄴ】

【ㄷ】

【ㅁ】

【ㅇ】

【ㅈ】

【ㅊ】

찾아보기 Ⅲ (生藥名·學名)

[A]

【B】

【D】

【E】

【F】

【G】

【Q】

【R】

【S】

【T】

【U】

【V】

【W】

【X】

【Z】

本 草 學

초판 1쇄 발행일 2002년 2월 28일
초판 3쇄 발행일 2004년 7월 1일

발 행 자 주 성 필
발 행 처 **아카데미서적**

서울특별시 강남구 신사동 628-39
TEL 516-3131 FAX 542-9254
Email aca97@hitel.net
Homepage http://www.academybook.co.kr

* 파본은 교환해 드립니다.

값 25,000 원

ISBN 89-7616-236-6 93510